Wolfgang Wöller

Trauma und Persönlichkeitsstörungen

Trauma und Persönlichkeitsstörungen

Psychodynamisch-integrative Therapie

Wolfgang Wöller

Unter Mitarbeit von

Helga Mattheß
Marianne Eberhard-Kaechele
Ellert Nijenhuis
Arne Hofmann

Mit einem Vorwort
von Luise Reddemann

Mit 18 Tabellen und
1 Abbildung

Schattauer Stuttgart New York

Priv.-Doz. Dr. med. Wolfgang Wöller
Facharzt für Psychosomatische Medizin
und Psychotherapie
Facharzt für Neurologie und Psychiatrie
Psychoanalytiker
Leitender Arzt der Abteilung II
der Rhein-Klinik Bad Honnef
Luisenstraße 3
53604 Bad Honnef
E-Mail: wolfgang.woeller@johanneswerk.de

Bibliografische Information der Deutschen Bibliothek

Die Deutsche Bibliothek verzeichnet diese Publikation in der Deutschen Nationalbibliografie; detaillierte bibliografische Daten sind im Internet über <http://dnb.ddb.de> abrufbar.

Besonderer Hinweis:

Die Medizin unterliegt einem fortwährenden Entwicklungsprozess, sodass alle Angaben, insbesondere zu diagnostischen und therapeutischen Verfahren, immer nur dem Wissensstand zum Zeitpunkt der Drucklegung des Buches entsprechen können.

E-Mail: info@schattauer.de
Internet: http://www.schattauer.de
Printed in Germany

Lektorat: Dipl.-Psych. Mihrican Özdem, Landau
Umschlagabbildung: »Schlüsselerlebnis«,
© Dr. med. Veronika Oepen-Duré, Hinterzarten
(E-Mail: verodure@gmx.de)

Satz: Satzpunkt Ursula Ewert GmbH,
Oswald-Merz-Straße 3, 95444 Bayreuth
Druck und Einband: fgb-freiburger graphische betriebe GmbH & Co. KG,
Bebelstraße 11, 79108 Freiburg

ISBN-10: 3-7945-2446-2
ISBN-13: 978-3-7945-2446-4

Vorwort

Persönlichkeitsstörungen galten lange Zeit als kaum oder nur äußerst schwierig behandelbar. Diese Einschätzung ändert sich in den letzten Jahren vor allem dadurch, dass immer mehr zur Kenntnis genommen wird, wie sehr wir es hier meist mit schwer beschädigten – also traumatisierten – Menschen zu tun haben, deren Problematik und Symptomatologie sich auf dem Hintergrund einer Traumagenese gut verstehen lässt. Die schweren Verhaltensauffälligkeiten bekommen so einen Sinn, und die Chancen für angemessene therapeutische Interventionen erhöhen sich dadurch erheblich.

Die Berücksichtigung der Traumagenese bei Persönlichkeitsstörungen wurde seit Beginn der 90er Jahre des letzten Jahrhunderts zunächst eher von Forscherinnen[1] vertreten, die durch die kognitive Verhaltenstherapie geprägt sind, wie z. B. Marsha Linehan mit ihrer Dialektisch-behavioralen Therapie für Borderline-Patientinnen. Für Linehan steht fest, dass jede ihrer Patientinnen traumatisiert ist, ihr Vorgehen ist vor allem gekennzeichnet vom Prinzip der »Validierung«, das heißt der Wertschätzung dessen, was die Patientinnen mitbringen (Linehan 1996a). Jeffrey Young geht es um gewisse Verhaltensschemata, die es zu identifizieren und zu verändern gilt. Bei ihm fließen psychodynamische Überlegungen mit ein, und das Konzept des verletzten Kindes im Patienten liefert eine wichtige Hintergrundfolie (Young et al. 2003). In Deutschland macht sich Peter Fiedler für ein Verständnis der persönlichkeitsgestörten Patientinnen mit Blick auf die Traumagenese stark (Fiedler 2003). Von der interaktionell-psychodynamischen Seite her hat Lorna Smith Benjamin ihr Modell des *promoting change in nonresponders* (Veränderungen bei denjenigen, die nicht auf Therapie reagieren) angeregt. Interpersonalität, Objektbeziehungen und die Folgen frühkindlicher Traumatisierungen spielen in ihrem Modell eine entscheidende Rolle, ihre Interventionen sind sowohl von psychodynamischen wie von kognitiv-verhaltenstherapeutischen und lerntheoretischen Vorstellungen geprägt (Benjamin 2003). So scheint es, dass gerade in der Therapie von schweren Traumafolgestörungen – und darum handelt es sich fast immer bei persönlichkeitsgestörten Patienten – psychodynamische und kognitiv-verhaltenstherapeutische Konzepte einander ergänzen und befruchten.

Den therapeutischen Modellen ist gemeinsam, dass sie sich nicht mehr von dem therapeutischen Nihilismus früherer Jahre leiten lassen, sondern davon ausgehen, dass auch schwer persönlichkeitsgestörte Patientinnen behandelbar sind, indem man die traumabedingten Schädigungen anerkennt und daraus Konsequenzen für die Behandlung zieht.

Diese Grundhaltung prägt auch Wolfgang Wöllers Buch, das unter Mitwirkung von Helga Mattheß, Marianne Eberhard-Kaechele, Ellert Nijenhuis und Arne Hofmann entstanden ist. Wolfgang Wöller legt eine äußerst sorgfältige Untersuchung und Beschreibung der Grundlagen vor und beschreibt dann im Detail und gut nachvollziehbar sein traumatherapeutisches Modell persönlichkeitsgestörter Menschen. Dabei ist ihm wichtig, das, was Beziehung und – pathologische – Bindung angerichtet haben, genau zu erkennen und durch die neue Erfahrung in der therapeutischen Beziehung auszubalancieren helfen. Er bezieht verschiedenste therapeutische

---

1 In diesem Buch werden feminine und maskuline Formen alternierend gebraucht. Gemeint sind sowohl Frauen als auch Männer.

Ansätze in sein Behandlungskonzept mit ein, unter anderem auch mein Konzept der Psychodynamisch-imaginativen Traumatherapie, und hat daraus ein eigenes, ganz auf sein Verständnis der Besonderheiten persönlichkeitsgestörter Patienten hin ausgerichtetes therapeutisches Vorgehen entwickelt.

Wegen seiner Sorgfalt, seiner profunden Kenntnisse zur Klinik der untersuchten Gruppe, der großen Erfahrung im Umgang mit diesen Patientinnen sowie seines Engagements für das Wohlergehen dieser Menschen ist Wolfgang Wöller ein unbedingt lesenswertes Buch geglückt. Es erleichtert Anfängern auf dem Gebiet, mit dem schwierigen Klientel umzugehen, und für Erfahrene stellt es eine Fundgrube des Wissens und der klinischen Erfahrung zur Verfügung.

Luise Reddemann

Anschriften der Autoren

Marianne Eberhard-Kaechele
Tanz- und Ausdruckstherapeutin
Schwalbenweg 6
51373 Leverkusen
E-Mail: marianne.eberhard@web.de

Dr. med. Arne Hofmann
Facharzt für Psychotherapeutische Medizin
Leiter des EMDR-Instituts Deutschland
Junkersgut 5a
51427 Bergisch-Gladbach Refrath
E-Mail: arne-hofmann@t-online.de

Helga Mattheß, M. D.
Fachärztin für Psychotherapeutische Medizin
Psychoanalytikerin
Psychotraumatology Institute Europe
Großenbaumer Allee 35a
47269 Duisburg
E-Mail: helga.matthess@t-online.de

Ellert Nijenhuis, Ph. D.
Klinischer Psychologe
Mental Health Care Drenthe
P.O. Box 30007
9400 PJ Assen, Niederlande
E-Mail: e.nijenhuis@home.nl

Priv.-Doz. Dr. med. Wolfgang Wöller
Facharzt für Psychosomatische Medizin
und Psychotherapie
Facharzt für Neurologie und Psychiatrie
Psychoanalytiker
Leitender Arzt der Abteilung II
der Rhein-Klinik Bad Honnef
Luisenstraße 3
53604 Bad Honnef
E-Mail: wolfgang.woeller@johanneswerk.de

Inhalt

Grundlagen 1

Psychische Traumatisierungen – traumabedingte Persönlichkeitsveränderungen und Persönlichkeitsstörungen

1 Komplexe psychische Traumatisierungen und Persönlichkeitsstörungen

Einführung in die Thematik dieses Buches

1.1 Folgen von lang anhaltenden Traumatisierungen in Kindheit und Jugend

Dank Forschung und Praxis der letzten Jahrzehnte verstehen wir heute die Zusammenhänge zwischen komplexen psychischen Traumatisierungen in Kindheit und Jugend und psychopathologischen Phänomenen des Erwachsenenalters besser. Wir wissen, welche gravierenden Auswirkungen langjährige und kumulative Traumatisierungen durch körperliche Gewalt, sexuelle Übergriffe oder emotionale Misshandlung auf die psychische und physische Gesundheit der Opfer haben. Die Langzeitfolgen reichen von einer

- Vielzahl psychischer und psychosomatischer Störungsbilder, z. B. von depressiven Symptomen, dissoziativen Symptomen, Somatisierungsstörungen, Essstörungen, Substanzabhängigkeit und Symptomen einer Posttraumatischen Belastungsstörung (PTBS) über
- körperliche Erkrankungen wie Herzerkrankungen, Krebserkrankungen, chronische Lungenerkrankungen und Lebererkrankungen bis zu
- schweren *Persönlichkeitsstörungen*, von denen die emotional instabile Persönlichkeitsstörung (Borderline-Persönlichkeitsstörung) klinisch am bedeutsamsten ist (Brown u. Finkelhor 1986; Felitti 2002; Herman 1992; Wöller et al. 2004; s. Kap. 10).

Chronische Traumatisierungen in Kindheit und Jugend umfassen makrotraumatische Ereignisse in Form physischer Misshandlungen und/oder sexueller Übergriffe und darüber hinaus eine *unüberschaubare Vielzahl kumulativer Mikrotraumen,* die oft nur schwer fassbar sind, aber eine beträchtliche schädigende Wirkung entfalten. Es sind

- andauernde Entwertungen und Überforderungen,
- Situationen des Alleinseins und der fehlenden Geborgenheit,
- emotionale Vernachlässigungen,
- inkonsistentes oder vernachlässigendes elterliches Verhalten,
- emotionaler Missbrauch und
- eine Vielzahl von Trennungen oder Verlusten.

Für diesen begrifflich noch immer unscharfen Bereich gibt es Bezeichnungen wie »emotionale Traumatisierung«, »emotionale Misshandlung«, »entwicklungsschädigende familiäre Bedingungen« oder »chaotisches familiäres Umfeld«; sie beschreiben das Phänomen allerdings nur wenig präzise. Wir wollen den Begriff der »Bindungs- und Beziehungstraumatisierungen« verwenden. Für diese Begriffswahl sprechen nach unserer Auffassung folgende Argumente:

- Der Begriff Bindungs- und Beziehungstraumatisierungen würdigt das *hohe Schädigungspotenzial* dieser Einflüsse angemessen, da durch sie Schädigungen gesetzt werden, die weit in die Hirnphysiologie hineinreichen und die in ihrem Schweregrad physischen Misshandlungen und sexuellen Übergriffen vergleichbar sind.
- Er erlaubt zugleich eine begriffliche Abgrenzung gegenüber den Traumatisierungen in Form körperlicher Misshandlungen und sexualisierter Gewalt.
- Er trägt dennoch dem Umstand Rechnung, dass diese Traumatisierungen *so gut wie immer vor dem Hintergrund eines chronisch beziehungstraumatisierenden Umfeldes geschehen.*
- Er schafft ein produktives neues Verständnis für die *Behandlung schwerer Persönlichkeitsstörungen,* indem er – unter angemessener Berücksichtigung der modernen neurobiologischen Erkenntnisse – eine Traumaperspektive einnimmt und damit neue Möglichkeiten der therapeutischen Beeinflussung eröffnet.

1.2 Chronische Traumatisierungen und spezifische Persönlichkeitsstörungen

Zahlreiche empirische Studien stützen die Hypothese, dass *Traumatisierungen in der Kindheit und die Entstehung einer Persönlichkeitsstörung* eng miteinander verbunden sind. Patienten[1] mit der Diagnose einer Persönlichkeitsstörung weisen zu einem hohen Prozentsatz Misshandlungs- und Missbrauchserfahrungen auf, und die Wahrscheinlichkeit, an einer Persönlichkeitsstörung zu erkranken, ist signifikant erhöht, wenn sich Erfahrungen von Gewalt oder sexuellen Übergriffen in der Vorgeschichte finden (Johnson et al. 1999; Modestin et al. 1998; Southwick et al. 1993).

Die hohen Raten physischer und sexueller Traumatisierung gelten in erster Linie für die *emotional instabile Persönlichkeitsstörung* (Borderline-Persönlichkeitsstörung). Die Untersuchungsergebnisse können wie folgt zusammengefasst werden:

- *In zwei Drittel bis drei Viertel aller Fälle wurden körperliche oder sexuelle Traumatisierungen* gefunden (Herman et al. 1989; Johnson et al. 1999; Modestin et al. 1998; Ogata et al. 1990; Paris u. Zweig-Frank 1992; Westen et al. 1990; Zanarini et al. 1989, 2002).
- In der Studie von Zanarini et al. (2002) an 290 Patienten mit Borderline-Persönlichkeitsstörung gaben 62,4% eine Vorgeschichte mit sexuellem Missbrauch, 86,2% andere Formen der Kindesmisshandlung und 92,1% Vernachlässigung in der Kindheit an. Mehr als 50% gaben an, dass der sexuelle Missbrauch mindestens mit Penetration und dem Einsatz von Gewalt einherging. Es zeigte sich, dass unabhängig von Alter, Geschlecht und Rasse die Schwere des Missbrauchs signifikant mit der Schwere der Symptome und der Einschränkung der psychosozialen Anpassung korrelierte. Auch in der Studie von Yen et al. (2003) zeigte sich, dass Patienten mit einer Borderline-Persönlichkeitsstörung die höchste Rate von Traumatisierungen aufwiesen, vor allem sexuelle Traumatisierungen.
- Ob es einen spezifischen Zusammenhang zwischen einer sexuellen Traumatisierung und der Entwicklung einer Borderline-Persönlichkeitsstörung gibt, ist hingegen noch immer nicht abschließend geklärt (Wöller u. Kruse 2003). Für einen solchen Zusammenhang spricht die Beobachtung, dass die Symptome einer PTBS häufiger gemeinsam mit einer Borderline-Persönlichkeitsstörung als mit einer anderen Persönlichkeitsstörung auftreten (Zanarini u. Frankenburg 1997). Gegen

---

1 Wenn in diesem Buch abwechselnd von Patienten und Patientinnen die Rede ist, so sind jeweils beide Geschlechter gemeint. Wir denken, dass diese Lösung noch am ehesten Lesbarkeit und geschlechtsspezifische Ausgewogenheit miteinander verbindet. Sollte einmal nur eines der beiden Geschlechter gemeint sein, werden wir dies ausdrücklich kennzeichnen.

die Annahme eines solchen Zusammenhangs spricht der Befund, dass sich Misshandlungen, abrupte Trennungen und Vernachlässigung zwar in hohem Maße bei Personen mit einer Borderline-Persönlichkeitsstörung, in nahezu gleichem Ausmaß jedoch auch bei verschiedenen anderen Persönlichkeitsstörungen finden (Johnson et al. 1999; Laporte u. Guttman 1996). Die Metaanalyse von Fossati et al. (1999) über die empirische Literatur zur Beziehung zwischen sexuellem Kindesmissbrauch und dem Auftreten einer Borderline-Persönlichkeitsstörung, die 21 Studien aus den Jahren 1980 und 1995 einbezog, konnte jedenfalls die Hypothese einer spezifischen Korrelation zwischen sexuellem Missbrauch und dem Auftreten einer Borderline-Persönlichkeitsstörung nicht bestätigen. Auf die Bedeutung der sexuellen Traumatisierung deutet wiederum die erwähnte neuere Studie von Yen et al. (2003) hin.

Auch bei den meisten anderen *spezifischen Persönlichkeitsstörungen* spielen Traumatisierungen in Kindheit und Jugend eine wichtige Rolle, auch wenn bei ihnen die Raten von Traumatisierungen im Sinne physischer Gewalt oder sexueller Übergriffe niedriger liegen als bei der Borderline-Persönlichkeitsstörung (Modestin et al. 1996). Allerdings ist keine andere Persönlichkeitsstörung so gut untersucht wie die Borderline-Persönlichkeitsstörung.

Der Korrektheit halber sei hier darauf hingewiesen, dass für die folgende Zusammenstellung der Untersuchungsergebnisse die Begrifflichkeit der ICD-10 (Weltgesundheitsorganisation, WHO 1993) gewählt wurde, obwohl die meisten Untersuchungen auf der Basis der entsprechenden Kategorien der DSM-IV (American Psychiatric Association 1996) durchgeführt wurden. Die Klassifikationen unterscheiden sich durchaus in Nuancen.

- Unter den spezifischen Persönlichkeitsstörungen finden sich körperliche und sexuelle Traumatisierungen in der Kindheit offenbar am häufigsten bei der paranoiden, der emotional instabilen, der abhängigen und der dissozialen Persönlichkeitsstörung (Luntz u. Widom 1994; Modestin et al. 1996; Zanarini u. Frankenburg 1997).
- Bei der *abhängigen Persönlichkeitsstörung*, die im Hinblick auf körperliche und sexuelle Traumatisierungen wenig untersucht wurde, finden sich – im Vergleich zu anderen Persönlichkeitsstörungen – deutlich erhöhte Raten von physischer und sexueller Gewalt in der Kindheit (Modestin et al. 1996). In Fallberichten wird von einem missbräuchlich-kontrollierenden und gleichzeitig vernachlässigenden elterlichen Fürsorgeverhalten berichtet (Benjamin 1993), wobei auch andere Faktoren genannt werden, z. B. mütterliche Überprotektion und Überbesorgtheit (Levy 1966).
- Auch bei der *histrionischen Persönlichkeitsstörung* wird häufig über frühkindliche Erfahrungen von familiärer Gewalt und Missbrauch berichtet (Fiedler 1995), allerdings fehlen systematische empirische Untersuchungen zur Frage der körperlichen oder sexuellen Traumatisierungen bei dieser Persönlichkeitsstörung. Von psychoanalytischer Seite wurde besonders auf emotionale Vernachlässigungen und Verluste in der frühen Kindheit als wesentliche Bedingungen für die Entstehung hingewiesen (Chodoff u. Lyons 1958; Ott et al. 2001; Slavney u. McHugh 1974; Zetzel 1968).
- Bei der *narzisstischen Persönlichkeitsstörung* ist die empirische Befundlage wenig ergiebig. Aus einer größeren Zahl kasuistischer Beiträge geht hervor, dass weniger eine Vorgeschichte mit physischer oder sexualisierter Gewalt als vielmehr schwere beziehungstraumatische Erfahrungen für die Entstehung dieser Persönlichkeitsstörung bedeutsam sind, vor allem Aspekte der Instrumentalisierung der Kinder für die narzisstische Regulation ihrer Eltern (Kernberg 1978, 1988; Kohut 1976). Mit »narzisstischer Instrumentalisierung« ist gemeint, dass Eltern ihre Kinder für die eigenen emotionalen Bedürfnisse missbrauchen, z. B. indem sie ständig ihre Liebe einfordern und ihre Entwicklung zugunsten der eigenen Selbstwertregulation verhindern.

- Auch wenn bei der *schizoiden Persönlichkeitsstörung* eine Häufung realer Traumatisierungen nicht sicher belegt ist, kennzeichnen nach überwiegender Auffassung doch schwerwiegende emotionale Defizite und eine von Hass und Zurückweisung geprägte Atmosphäre die Kindheit der Betroffenen (Balint 1979; Benjamin 1993; Wöller et al. 2001b). In der Studie von Yen et al. (2003) fand sich die zweithöchste Rate an Traumatisierungen – nach der Borderline-Persönlichkeitsstörung – bei der schizoiden Persönlichkeitsstörung.
- Auch bei der *paranoiden Persönlichkeitsstörung* müssen wir aufgrund der vorliegenden empirischen Untersuchungen und Fallberichte von gravierenden Traumatisierungen, insbesondere physischen Misshandlungen in der Kindheit ausgehen (Cameron 1963; Jacobson 1977; Modestin et al. 1996; Wöller et al. 2001a).
- Bei der *dissozialen* Persönlichkeitsstörung konnten körperliche Misshandlung und Vernachlässigung in der Kindheit in kontrollierten Studien als signifikante Prädiktoren identifiziert werden (Luntz u. Widom 1994; Rauchfleisch 1997; Straus et al. 1997). Eine Vorgeschichte von Misshandlungen findet sich bei 80 bis 90% der jugendlichen Straftäter; etwa ein Viertel der von schweren Misshandlungen betroffenen Jugendlichen werden straffällig (Taylor 1986). Von 14 Jugendlichen, die wegen Mordes in den USA zum Tode verurteilt worden waren, waren 12 in brutalster Weise von nahen Angehörigen physisch missbraucht worden, allein 5 davon mit Sodomie (Lewis et al. 1988). In einer prospektiven Untersuchung an sexuell missbrauchten Jungen konnte gezeigt werden, dass Drogenmissbrauch und kriminelles Verhalten wenige Jahre nach der Entdeckung des Missbrauchs einsetzten (Burgess et al. 1987). Allerdings ist auch die Bedeutung genetischer und angeborener Faktoren bei der Entstehung der dissozialen Persönlichkeitsstörung vielfach belegt (Hartkamp et al. 2001). Welche Rolle die Komorbidität, das heißt das gleichzeitige Vorhandensein mit der Borderline-Persönlichkeitsstörung für den Zusammenhang zwischen Realtraumatisierungen und der Ausbildung einer dissozialen Persönlichkeitsstörung spielt – Widiger und Rogers (1989) geben die Komorbiditätsrate mit 26% an –, ist noch nicht endgültig geklärt. So könnte der Zusammenhang durchaus auf eine komorbide Borderline-Persönlichkeitsstörung zurückgehen: In einer Untersuchung an weiblichen Gefangenen war ein zunächst erkennbarer Zusammenhang zwischen physischer und sexualisierter Gewalt in der Vorgeschichte und der Diagnose einer dissozialen Persönlichkeitsstörung dann nicht mehr nachweisbar, wenn das gleichzeitige Vorhandensein einer Borderline-Persönlichkeitsstörung ausgeschlossen werden konnte (Zlotnick 1999).
- Demgegenüber werden für die Entstehung der Persönlichkeitsstörungen des DSM-IV-Clusters C, namentlich für die ängstlich-vermeidende und die anankastische Persönlichkeitsstörung, weniger reale Traumatisierungen als vielmehr überprotektive elterliche Erziehungsstile als pathogenetisch bedeutsam angenommen (Arbel u. Stravynski 1991; Langenbach et al. 2001a, 2001b).

Sind nun schwere Persönlichkeitsstörungen Traumafolgestörungen, oder sind nicht vielmehr die psychischen Traumatisierungen Teil einer größeren Zahl von Faktoren, die in ihrem Zusammenwirken zum klinischen Bild einer schweren Persönlichkeitsstörung beitragen?

Nachdrücklich ist auf die *heterogene Natur* von Persönlichkeitsstörungen im Allgemeinen und der Borderline-Persönlichkeitsstörung im Besonderen hinzuweisen (Paris 1994). So gelten Traumatisierungen in der Kindheit lediglich als *ein* wichtiger Risikofaktor neben anderen für die Entwicklung von Persönlichkeitsstörungen, und die genetisch-konsitutionellen Momente sollten nicht übersehen werden (Paris 1997). Für die Borderline-Persönlichkeitsstörung ergeben sich beispielsweise auf der Ebene der genetisch-konstitutionellen Disposition enge Verbindungen zu den Störungen der Impulskontrolle und zu den affektiven Störungen (Widiger u. Trull 1993).

Tatsächlich haben wir es bei der Entstehung von Persönlichkeitsstörungen immer mit einer *komplexen Interaktion von genetisch-konsitutionellen Faktoren, lebensgeschichtlichen Belastungsfaktoren* und *protektiven Faktoren* zu tun (Egle et al. 1997; Paris 1994; Zanarini u. Frankenburg 1997). Gerade die Befunde der neueren Verhaltensgenetik und die Zwillingsuntersuchungen zeigen den *bedeutsamen Anteil genetischer Einflüsse* auf die Entstehung von Persönlichkeitsstörungen (Torgersen et al. 2000), zu denen die Belastungsfaktoren der frühkindlichen Umwelt hinzutreten (s. Kap. 6).

Ein umfassendes Verständnis der Entstehung von Persönlichkeitsstörungen muss *alle* Aspekte eines chronisch traumatisierenden Umfelds berücksichtigen – neben körperlichen und sexuellen Traumatisierungen auch Vernachlässigungen, Verluste und Trennungen sowie emotionale Formen der Misshandlung und Vernachlässigung sowie protektive Faktoren. So muss bisher noch offen bleiben, ob spezifische Traumatisierungen tatsächlich als ursächlich zu betrachten sind oder ob sie nicht eher als Epiphänomene einer umfassenden Unfähigkeit einer Familie zu verstehen sind, ein Kind zu schützen oder seine Bedürfnisse zu befriedigen (Paris 1994).

Eine *zu starke Betonung der makrotraumatischen Ereignisse* in Form körperlicher Misshandlungen oder sexueller Übergriffe für die Entstehung von Persönlichkeitsstörungen

- übersieht nicht nur die *heterogene Natur von Persönlichkeitsstörungen,* an deren Genese immer auch konstitutionelle Faktoren beteiligt sind,
- sie übersieht vor allem die große Bedeutung *chronischer Beziehungs- oder Bindungstraumatisierungen,* die wir bei nahezu allen Personen mit schweren Persönlichkeitsstörungen finden, deren Prävalenz aber weitaus schlechter erforscht und auch methodisch wesentlich schwieriger zu erforschen ist als die der Traumatisierungen durch körperliche und sexualisierte Gewalt.

Mindestens ebenso stark wie diese Formen der Traumatisierung, wenn nicht noch stärker, müssen die chronischen Beziehungs- oder Bindungstraumatisierungen berücksichtigt werden, wenn es darum geht, ein therapeutisch relevantes Modell möglicher Zusammenhänge zwischen Traumatisierungen und Persönlichkeitsstörung zu formulieren.

In frappierender Deutlichkeit dokumentiert die *neurobiologische Forschung* der letzten Jahre, dass ein chronisch beziehungstraumatisierendes Umfeld einem in der Reifung befindlichen Kind auch ohne das Vorkommen physischer Misshandlung oder sexueller Übergriffe schwerste Schäden zufügen kann. Diese Schäden reichen weit in die physiologischen Regulationsvorgänge hinein und hinterlassen bleibende Schäden im Bereich von Hirnstrukturen, die vor allem für die Emotionsregulierung von Bedeutung sind (Schore 1994, 2000).

Zum sicheren Wissensbestand gehören heute die Zusammenhänge zwischen

- einem Scheitern der frühen dyadischen Affektregulation in der Mutter-Kind-Beziehung,
- der Entwicklung unsicherer Bindungen,
- einem gestörten frühen Hirnwachstum und
- der späteren Beeinträchtigung der Fähigkeit zur Emotionsregulierung (s. Kap. 5.4).

Die frühe Bezugsperson fungiert dabei als externer psychobiologischer Regulator des erfahrungsabhängigen Wachstums des kindlichen Nervensystems, wobei insbesondere das Stress-Regulationssystem im limbisch-autonomen System in seiner Reifung erfahrungsabhängig ist.

Vor allem scheinen frühe Traumatisierungen die Entwicklung der rechten Gehirnhälfte zu beeinträchtigen, derjenigen Gehirnhälfte, zu deren Aufgaben die Verarbeitung sozioemotionaler und bindungsrelevanter Informationen gehört. Eine anhaltende Beeinträchtigung dieses Systems manifestiert sich als Einschränkung der wichtigen rechtshemisphärischen Aufgabe, den Organismus zu befähigen, Stressoren zu bewältigen (Perry et al. 1995; Schore 1994).

Komplexe psychische Traumatisierungen und schwere Persönlichkeitsstörungen

- Es besteht ein Zusammenhang zwischen Traumatisierungen in der Kindheit und der Entstehung einer Persönlichkeitsstörung.
- Bei der Borderline-Persönlichkeitsstörung finden sich anamnestisch in bis zu drei Viertel der Fälle körperliche oder sexuelle Traumatisierungen.
- Es gibt einen bedeutsamen Anteil genetischer Einflüsse bei der Entstehung von Persönlichkeitsstörungen.
- Die Entstehung von Persönlichkeitsstörungen ist als komplexe Interaktion genetisch-konsitutioneller und lebensgeschichtlicher Faktoren zu verstehen.

1.3 Konkurrenz theoretischer Paradigmen und die Notwendigkeit handlungsleitender Modelle

Um die Zusammenhänge zwischen psychischen Traumatisierungen und der Entstehung schwerer Persönlichkeitsstörungen zu verstehen, werden wir in den folgenden Kapiteln die vielfältigen Beiträge von Traumaforschung, Psychoanalyse, Bindungstheorie und Neurobiologie zu dieser Thematik würdigen. Das Wissen über die Verbindungen zwischen der frühen dyadischen Affektregulation in der Mutter-Kind-Beziehung, der Entwicklung sicherer Bindungen, dem reifungsabhängigen Hirnwachstum und den vielfältigen psychopathologischen Manifestationen der Bindungs- und Beziehungsstörungen unserer Patientinnen wächst mit atemberaubender Geschwindigkeit. Wir wollen versuchen, uns darauf einzulassen. Dabei werden wir die Konvergenzen zwischen psychoanalytischer Theoriebildung, bindungstheoretischen Befunden, Ergebnissen der Kognitionswissenschaften und neurobiologischer Forschung herausarbeiten können. Wenn wir verstehen, wie die frühe Bezugsperson in der kindlichen Entwicklung als externer psychobiologischer Regulator des erfahrungsabhängigen Wachstums des kindlichen Nervensystems fungiert und wie sich ein Scheitern der frühen dyadischen Regulationsvorgänge hirnstrukturell auswirkt, werden wir auch Bindungs- und Beziehungstraumatisierungen besser verstehen können.

Es fällt nicht leicht, im Schwindel erregenden Zustrom neuer Erkenntnisse und unter dem Einfluss konkurrierender theoretischer Paradigmen die *Orientierung* zu bewahren. Nun wird es trotz aller Konvergenzen in absehbarer Zeit sicher nicht möglich sein, die heterogenen theoretischen Modelle von Traumaforschung, Psychoanalyse, Bindungstheorie, kognitiver Psychologie und Neurobiologie miteinander in Einklang zu bringen. Ebenso sind wir von einer konsistenten Theorie der Zusammenhänge zwischen Bindungstraumatisierungen und Persönlichkeitsstörungen weit entfernt.

Dennoch haben wir uns in diesem Buch entschlossen, die genannten theoretischen Perspektiven gleichrangig nebeneinander einzunehmen, um die uns interessierenden klinischen Phänomene einordnen zu können. Es erweist sich, dass manche Phänomene am ehesten durch psychoanalytische, andere am besten durch bindungstheoretische und wieder andere am günstigsten durch neurobiologische, kognitive oder psychotraumatologische Modellvorstellungen erklärbar sind.

Sparsame Erklärungsmodelle, die mit wenigen theoretischen Annahmen zur Erklärung klinischer Phänomene auskommen, sind für praktisch tätige Therapeutinnen von großer Bedeutung. In der Flut der neuen Erkenntnisse müssen sie das Augenmaß für das therapeutisch Wichtige und Notwendige bewahren. Praktiker brauchen dringend plausible handlungsleitende theoretische Modelle als Orientierung für ihr therapeutisches Handeln, so unvollkommen sie auch sein mögen.

Ausgehend von dieser Notwendigkeit haben wir uns bemüht, *ein Modell möglicher Zusammenhänge zwischen Bindungstraumatisierungen und Persönlichkeitsstörungen* zu entwickeln, aus dem sich konkrete und, wie wir denken, brauchbare therapeutische Interventionsstrategien ableiten lassen (s. Kap. 9). Ein solches Modell muss angesichts der Heterogenität der uns leitenden theoretischen Hintergrundannahmen notwendigerweise *inkonsistent* sein. Wir bitten an dieser Stelle um wohlwollende Nachsicht, wenn uns die Balance zwischen notwendiger Reduktion von Komplexität und verzerrender Vereinfachung nicht immer gelungen ist. *Die Not der Patienten zwingt aber zum therapeutischen Handeln – und dieses braucht eine Orientierung an Modellen.* Eine unvollständige, lückenhafte und oft auch inkonsistente Modellgrundlage ist zur Orientierung um vieles besser als keine, sofern wir uns dieser Mängel bewusst und stetiger kritischer Reflexion gegenüber offen bleiben.

Wir sind uns darüber im Klaren, dass wir unseren Lesern nichts Geringes abverlangen, wenn wir ihnen zumuten, sich auf *sehr unterschiedliche theoretische Paradigmen und ihre teilweise völlig inkompatiblen Sprachen* einzulassen. Nach unserer Einschätzung erweist es sich oft als nützlich, das jeweilige Phänomen aus der Perspektive mehrerer theoretischer Paradigmen zu beleuchten. Wann immer möglich, haben wir uns bemüht, den entsprechenden Theoriehintergrund zu benennen und »Übersetzungshilfen« zu geben, um den Übergang von einer Theoriesprache in eine andere zu erleichtern. Dennoch werden Brüche und Wechsel der Theoriesprachen in der Darstellung unvermeidlich sein. Wir würden uns wünschen, dass unsere Leserinnen diese nicht als Ärgernis, sondern als Ansporn zu einem vertieften theorienintegrativen Denken empfinden mögen.

1.4 Einige praktische Hinweise zur Nutzung dieses Buches

Das Buch will in erster Linie ein integratives Konzept zur Behandlung traumatisierter Patienten mit Persönlichkeitsstörungen auf tiefenpsychologischer Grundlage vermitteln. Es hat eine praktische, keine grundlagentheoretische Zielsetzung und richtet den Blick mehr auf die Erfordernisse des therapeutischen Handelns als auf die Details ihrer wissenschaftlichen Fundierung.

Dadurch musste die Darstellung der theoretischen Grundlagen auf wenige Kapitel beschränkt bleiben. Dies hat zur Folge, dass die zitierten Befunde und theoretischen Gedankengänge nach subjektiven Kriterien der praktisch-therapeutischen Relevanz ausgewählt wurden. Eine solche Auswahl hat immer auch etwas Willkürliches. Keinesfalls kann sie den Anspruch erheben, den jeweils behandelten Gegenstand auch nur annähernd lückenlos abzudecken. Wer umfassender informiert werden will, sei auf die entsprechenden Literaturempfehlungen verwiesen.

Der Umfang des Buches zwang uns auch zu Beschränkungen im diagnostischen und therapeutischen Teil. Wir vermitteln die Besonderheiten der Diagnostik und Behandlung traumatisierter Patientinnen mit Persönlichkeitsstörungen, wobei allgemeine Kenntnisse der Psychodiagnostik und der tiefenpsychologisch fundierten Behandlungstechnik vorausgesetzt werden. Letztere sind in dem Basisbuch »Tiefenpsychologisch fundierte Psychotherapie« von Wöller und Kruse (2005) dargestellt, auf das wir ebenfalls verweisen wollen. Es basiert auf einem breiten Verständnis tiefenpsychologisch fundierter Psychotherapie, das genügend Raum für ein integratives therapeutisches Vorgehen lässt.

Leser, die dieses Buch kennen, werden sich an dessen Aufbau erinnern. Er betrifft mehrere Aspekte: den didaktischen Aufbau der Kapitelgliederung, die Kapitel- und Unterkapitelverweise und die Verwendung kurzer exemplarischer Interventionssequenzen.

Eine didaktische Intention liegt der Gliederung des therapeutischen Teils zugrunde, die einen idealtypischen Ablauf eines Behandlungsprozesses widerspiegeln soll. Die Gliederung lehnt sich an das von Janet (1889) formulierte Schema »Stabilisierung – Traumabearbeitung – Reintegration« an. Auch wenn dieses an Monotraumen entwickelte Schema die Realität der Behandlung komplex traumatisierter und persönlichkeitsgestörter Patientinnen nur sehr bedingt abbilden kann, hat es sich doch durch seine gute Einprägsamkeit und strukturierende Kraft vielfältig bewährt. An verschiedenen Stellen des vorliegenden Buches weisen wir darauf hin, dass es der groben Orientierung des Behandlungsprozesses dient und niemals ein starres Ablaufschema sein kann.

Auch die kurzen exemplarischen Interventionssequenzen haben wir, wenn auch in geringerem Umfang, aus dem erwähnten Basisbuch übernommen, weil sie, wie wir vielen Rückmeldungen entnehmen konnten, dort offenbar als hilfreiche Anregungen empfunden wurden.

Noch ein Wort zum Begriff »Persönlichkeitsstörung«. Wie wir in Kapitel 6 darstellen werden, haftet diesem Begriff eine Vielzahl von Problemen an, von deren Lösung wir weit entfernt sind. Trotz aller Bedenken, die sich gegen seine Verwendung richten können, haben wir uns doch für ihn entschieden – nicht nur, weil er in unseren Diagnosesystemen eingeführt ist und wir durch die Krankenkassenfinanzierung unserer Behandlungen zu seiner Verwendung gezwungen sind, sondern weil wir derzeit keinen besseren Begriff kennen, der die interpersonellen Formen der Emotions- und Beziehungsregulierung diagnostisch-begrifflich fassen könnte (s. Kap. 9). Wir verwenden ihn im Vertrauen darauf, dass die mit seiner Verwendung verbundene Gefahr der Etikettierung und Stigmatisierung gut reflektiert wird.

Literaturempfehlungen

Herman JL (1993). Die Narben der Gewalt. München: Kindler.

Sachsse U (1995). Die Psychodynamik der Borderline-Persönlichkeitsstörung als Traumafolge. Ein Entwurf. Forum Psychoanal; 11: 50–61.

Sachsse U (2004). Vom Kindheitstrauma zur schweren Persönlichkeitsstörung. In: Sachsse U (Hrsg). Traumazentrierte Psychotherapie. Stuttgart, New York: Schattauer; 92–103.

Tress W, Wöller W, Hartkamp N, Langenbach M, Ott J (Hrsg) (2001). Persönlichkeitsstörungen. Leinie der AWMF und Quellentext. Stuttgart, New York: Schattauer.

Van der Kolk B (1999). Das Trauma in der Borderline-Persönlichkeit. PTT – Persönlichkeitsstörungen, Theorie und Praxis; 3: 21–9.

Wöller W, Kruse J (2003). Persönlichkeitsstörungen und die Psychopathologie in der Folge von Traumen. Überlegungen zur diagnostischen Klassifikation. Nervenarzt; 74: 972–76.

Wöller W, Gast U, Reddemann L, Siol T, Liebermann P (2004). Akute und komplexe Traumafolgestörungen. In: Flatten G, Gast U, Hofmann A, Liebermann P, Reddemann, L, Siol T, Wöller W, Petzold E (Hrsg). Posttraumatische Belastungsstörung. Leitlinie der AWMF und Quellentext. 2. Aufl. Stuttgart, New York: Schattauer; 29–50.

2 Was ist ein psychisches Trauma?

Das psychotraumatologische Paradigma

2.1 Objektive und subjektive Trauma-Definitionen

Die Einnahme der psychotraumatologischen Perspektive setzt eine Auseinandersetzung mit dem Begriff des psychischen Traumas voraus. Trauma-Definitionen können den Akzent auf das traumatische Ereignis oder aber auf den Zusammenhang zwischen einem Ereignis und einem spezifischen subjektiven Erleben legen.

Objektive Definitionen versuchen, objektive oder zumindest intersubjektiv nachvollziehbare Kriterien für traumatische Ereignisse zu formulieren. In der Definition der ICD-10 (WHO 2000) wird eine *außergewöhnliche Bedrohung* oder ein *katastrophenartiges Ausmaß der Belastung* gefordert. Der Vorteil einer objektiven Trauma-Definition mag allenfalls darin liegen, dass für Forschungszwecke eine überschaubare Anzahl traumatischer Ereignisse zusammengestellt werden kann, wobei die Frage der Konsequenz für das betroffene Individuum im Hinblick auf das Auftreten einer psychopathologischen Belastungsreaktion als empirische Frage offen bleiben kann. Ein Nachteil besteht darin, dass Ereignisse subjektiv als extrem traumatisch erlebt werden können, obgleich sie in solchen Listen nicht erscheinen.

Aus der Perspektive psychoanalytischer Autoren wurde immer die Auffassung vertreten, dass ein Trauma nicht nur aus dem Blickwinkel der Art des beobachtbaren Ereignisses, sondern vielmehr aus der *Perspektive der subjektiven Realität des Opfer* verstanden werden muss. Als das Wesentliche an der traumatischen Neurose hatte Freud (1926) in »Hemmung, Symptom und Angst« folgendes Merkmal genannt: die Erfahrung der Hilflosigkeit des Ich angesichts einer unerträglichen Erregungshäufung äußeren oder inneren Ursprungs.

> Ein psychisches Trauma stellt demnach eine *plötzliche Diskontinuität* des körperlichen und psychischen Erlebens dar, ein nicht erwartetes Eindringen äußerer Kräfte in die psychische Organisation. Es wird von daher definiert als ein Zustand *der Überwältigung des Ich durch innere und äußere Kräfte*, die es hilflos machen hinsichtlich seiner unmittelbaren Anstrengungen zur Adaptation.

Der Einfluss des Traumas hängt davon ab, wie das Opfer dieses Erleben interpretiert und bewertet. Das *subjektive Erleben der völligen Hilflosigkeit, Ohnmacht und des Ausgeliefertseins* macht das Trauma aus. Quantitative Überlegungen über die Stärke der Stimulation, die notwendig ist, um als traumatisch angesehen zu werden, stoßen schnell an ihre Grenzen, bedenkt man, dass einige Patienten trotz massiver Über- oder Unterstimulation in der Kindheit erstaunlich wenig geschädigt wurden, während andere Patienten durch Einwirkungen, die »objektiv« weit weniger intensiv oder schmerzhaft gewesen sind, zutiefst verletzt wurden. Obwohl bestimmte Situationen für alle Menschen traumatisch sind, kann in anderen Situationen die Bewältigungsfähigkeit interindividuell sehr variieren. Wovon hängt das ab?

- Unter einer »*traumaspezifischen Bedeutung*« (Lindy 1993) verstehen wir die ganz persönliche Bedeutung, die eine bestimmte Situation für das Selbstkonzept einer Person haben kann. *Kultur- und kontextspezifische Interpretationen* sind entscheidend, ob ein Geschehen traumatisch wirkt. Besonders unter Kriegsbedingungen wird deutlich, wie sehr die seelische Belastung davon abhangt, ob eine Gewalthandlung als im eigenen Wertesystem legitim definiert wird oder nicht. Meist wird das Miterleben von Gewalt gegen einen Gefährten als extrem belastend erlebt. Demgegenüber erscheint das Miterleben von Gewalt gegenüber einem definierten Feind als weniger belastend.

- Auch das *Entwicklungsstadium*, in dem das Trauma eintritt, ebenso die phasenspezifischen Entwicklungskonflikte haben einen Einfluss darauf, ob ein Ereignis traumatisch wirksam ist (Furst 1967; Nunberg 1955).

Unter dieser Perspektive kann konsequenterweise ein Trauma *jedes mögliche* Ereignis sein, das die typischen Symptome der posttraumatischen Pathologie auslöst. Genau genommen kann ein Trauma erst retrospektiv von der Folgesymptomatik her definiert werden. Das entstehende Dilemma, entweder einem klinisch unbrauchbaren engen Trauma-Begriff zu folgen oder eine Inflationierung des Trauma-Begriffs in Kauf zu nehmen, ist nicht ohne weiteres lösbar. Ein klinisch brauchbarer Trauma-Begriff muss z. B. die Möglichkeit bieten, auch den unerwarteten Verlust einer nahen Bezugsperson oder den Eintritt einer lebensbedrohlichen Erkrankung unter bestimmten Bedingungen als traumatisches Ereignis konzeptualisieren zu können.

Die Schwierigkeit der Definitionen des psychischen Traumas liegt darin begründet, dass *bei allen Traumatisierungen objektive Situationsfaktoren und subjektive Bewertungsdimensionen untrennbar miteinander verschränkt sind.* Das Konzept des psychischen Traumas ist ein *relationaler Begriff, der ein äußeres Ereignis mit dessen spezifischen Folgen für die innere Realität verknüpft* (Fischer u. Riedesser 1998). Möglicherweise bleibt als unverzichtbares Kriterium nur das Erleben völliger *Hilflosigkeit und Ohnmacht,* wenn uns nicht die Neurobiologie objektive Kriterien an die Hand gibt, die eine traumaspezifische Informationsspeicherung von einer normalen Erinnerungsspeicherung zu unterscheiden erlauben (van der Kolk 1996). Am ehesten möchten wir uns an folgende Trauma-Definition anschließen:

> Ein Trauma ist ein »vitales Diskrepanzerlebnis zwischen bedrohlichen Situationsfaktoren und den individuellen Bewältigungsmöglichkeiten, das mit Gefühlen von Hilflosigkeit und schutzloser Preisgabe einhergeht und so eine dauerhafte Erschütterung von Selbst- und Weltverständnis bewirkt« (Fischer u. Riedesser 1998, S. 79).

2.2 Eine Typologie von Traumatisierungen: plötzliche und chronisch-kumulative Traumatisierungen

Es hat sich bewährt, psychische Traumen nach zwei Dimensionen zu typisieren: nach der Dimension »personale und apersonale Traumatisierungen«, und danach, ob es sich um »einmalige und überraschende oder um lang anhaltende und kumulative Traumatisierungen« handelt.

- *Apersonale* Traumen sind solche, die nicht durch Menschen herbeigeführt werden. Beispiele hierfür sind Naturkatastrophen, die meisten Verkehrsunfälle sowie die unpersönlichen Aspekte von Kriegseinwirkungen.
- *Personale* Traumen sind dagegen: räuberische Überfälle, Vergewaltigungen, Gewalt im personalen Nahbereich in Form von ehelicher Gewalt, Kindesmisshandlung und Kindesmissbrauch, ferner Folter, Geiselhaft und Kriegseinwirkungen.

Die zweite wichtige Unterscheidungsdimension betrifft die Frage, ob Traumen plötzlich und überraschend oder ob sie lang anhaltend und chronisch einwirken. Wir haben es uns, angeregt durch Terr (1991), zur Gewohnheit gemacht, zwischen Typ-I- und Typ-II-Traumen wie folgt zu unterscheiden:

- *Typ-I-Traumen* oder *Schock-Traumen* sind schicksalhafte Ereignisse, die das gewohnte Leben eines Menschen abrupt unterbrechen, ihn in der Regel seiner tragenden Beziehungen berauben und die Kohärenz seiner Beziehungen und seines Selbsterlebens massiv gefährden. Derartige *plötzlich und überraschend einsetzende einmalige Traumatisierungen können* Naturkatastrophen oder Verkehrsunfälle, aber auch so genannte *Verfolgungstraumen* wie Vergewaltigungen oder räuberische Überfälle sein – Ereignisse, die durch ein Aufeinandertreffen von Tätern und Opfern, ein radikales Macht-Ohnmacht-Gefälle und eine völlige Ohnmacht und Hilflosigkeit auf Seiten der Opfer gekennzeichnet sind. Schließlich können plötzliche Trennungen, Beziehungsabbrüche von Bindungsbeziehungen, ein plötzliches Verlassenwerden oder der unerwartete Tod einer wichtigen Bezugsperson Typ-I-Traumen sein.
- Typ-II-Traumen oder *chronisch kumulative Traumen* wirken dagegen wiederholt im Sinne einer Dauerbelastung ein. Darunter fallen die menschlich verursachten Traumatisierungen durch Kriegeseinwirkungen, Gefangenschaft, Folter und Geiselhaft, Extremtraumatisierungen wie Konzentrationslagerhaft und die Traumatisierungen in Kindheit und Jugend durch Misshandlungen, Missbrauch und Vernachlässigung, die sich aus einer Vielfalt traumatischer Ereignisse zusammensetzen.

Typologie psychischer Traumatisierungen

- Typ-I-Traumen: plötzlich, unvorhergesehen, einmalig
  - apersonal: Naturkatastrophen, Verkehrsunfälle
  - personal: räuberische Überfalle, Vergewaltigung, plötzlicher Verlust einer Bezugsperson
- Typ-II-Traumen: chronisch-kumulativ
  - politische Gewalt: Krieg, Folter, Geiselnahme, Konzentrationslagerhaft
  - personaler Nahbereich: Kindesmisshandlung und -vernachlässigung

2.3 Verlaufsmodelle psychischer Traumatisierung

Verschiedene Autoren haben am Paradigma des Typ-I-Traumas den Versuch unternommen, die *Phasen der Reaktion auf eine Traumatisierung* systematisch zu untersuchen. Bei kumulativen und komplexen Traumatisierungen finden wir eine vielfältige Überlagerung der im Folgenden idealtypisch dargestellten phasenhaften Verlaufsmodelle psychischer Traumatisierungen.

Rangell (1967) hat die traumatische Erfahrung in verschiedene Komponenten differenziert: Die Komponenten sind

- ein traumatisches Ereignis in Form eines äußeren oder inneren Stimulus, das die Verarbeitungskapazität des Ich überschreitet;
- der eigentliche traumatische Prozess;
- der traumatische Zustand als Ergebnis dieses Prozesses: geschwächte Abwehrmöglichkeiten des Ich, Verlust des Sicherheitsgefühls, durchgängiges Gefühl der Hilflosigkeit, verminderte Kontrolle über die äußere Realität sowie verstärkte Verletzlichkeit der Person und schließlich
- die daraus resultierenden schmerzhaften und unangenehmen Affekte.

Horowitz (1986) hat *Phasen der Reaktion auf ein Stress-Ereignis* beschrieben. Die normale Reaktion bezeichnet er als »Stress-Reaktion«, die pathologische Form als »traumatische Reaktion«. Die Phasen lassen sich wie folgt zusammenfassen:

- Die erste Phase ist im Normalfall durch Aufschrei, Angst, Wut und Trauer gekennzeichnet. Im pathologischen Fall haben wir es mit einer überwältigenden Überflutung durch Emotionen bis hin zur Panik und völligen Erschöpfung zu tun.
- Es folgt eine Phase der Verleugnung. Im Normalfall vermeidet das Traumaopfer jede Erinnerung an das Trauma. Im pathologischen Fall finden wir eine extreme Nichtanerkennung des Geschehens, auf der Verhaltensebene ein massives Vermeidungsverhalten, das

auch Substanzkonsum einschließt, um die Erinnerung an das Trauma zu dämpfen.
- In der darauf folgenden Phase kommt es zur Rückkehr der vermiedenen Bilder und Gedanken. Das pathologische Pendant sind die *Intrusionen* (s. Kap. 10.3) der Posttraumatischen Belastungsstörung (PTBS). Mit dem Wechsel von Annäherung (Intrusion) und Verleugnung (Vermeidung) hat die traumatische Reaktion eine pendelnde Verlaufsform.
- Es folgt im Rahmen der normalen Verarbeitung eine Phase des Durcharbeitens, während derer sich das Opfer eingehend mit dem Trauma auseinander setzt. Im pathologischen Fall ist eine Auseinandersetzung nicht möglich. Stattdessen manifestiert sich die Symptomatik der PTBS.
- In der normalen Entwicklung kommt es schließlich zu einem Abschluss der Traumaverarbeitung. Die Betroffenen können sich an das Trauma erinnern, ohne dass sich ihnen Bilder und Gedanken zwanghaft aufdrängen. Diese Möglichkeit eines Abschlusses bleibt den Traumatisierten versagt; Intrusionen, Übererregung, Vermeidungsverhalten und Betäubung halten an und schränken die Lebensqualität dauerhaft ein.

Es kann auch eine Verleugnung in der akuten Situation vorhanden sein, oder ein erstauntes Starren als Ausdruck der Unfähigkeit, das Geschehene zu erfassen (Horowitz 1986). Nicht immer kommt es zu einer Verleugnungsphase. Auch kann – aus Gründen der individuellen Disposition oder der spezifischen Situation – eine Dauerüberflutung eintreten (Brewin et al. 1996).

In ihrem *Verlaufsmodell der psychischen Traumatisierung* unterscheiden Fischer u. Riedesser (1998, S. 115 ff.) folgende drei Phasen, die jedoch nicht notwendig aufeinander folgen, sondern oft auch parallel verlaufen und einander durchdringen können:
- Die *traumatische Situation* umfasst die objektiven Bedingungen und die subjektive Bedeutungszuschreibung. Die Bedingungen und die Bedeutungszuschreibung sind auf dem Hintergrund der persönlichen Lebensgeschichte miteinander verwoben.
- Die „*traumatische Reaktion*" wird analog zur körperlichen Immunreaktion als ein komplexer Abwehrvorgang verstanden, bei dem der psychophysische Organismus versucht, einen eingedrungenen Fremdkörper entweder zu vernichten, auszuscheiden oder zu assimilieren. Zusätzlich kann es vorkommen, dass der Organismus mit dem Trauma als nicht assimilierbarem Fremdkörper weiterleben muss; letzteres ist für den traumatischen Prozess (s. u.) charakteristisch. Die traumatische Reaktion durchläuft die von Horowitz (1986) beschriebenen Phasen der Reaktion auf ein Stress-Ereignis (s. o.), die jeweils in einer normalen und einer pathologischen Variante auftreten können: peritraumatische Expositionsphase – Verleugnungsphase – Eindringen von Gedanken und Erinnerungsbildern – Durcharbeiten – relativer Abschluss. Charakteristisch für die traumatische Reaktion ist ein immer wiederkehrender Wechsel von Intrusion (Eindringen) und Verleugnung der traumatischen Erinnerungsbilder; dieser Wechsel ist Ausdruck einer Tendenz, unvollendete Handlungen zu einem Abschluss zu bringen (Vollendungstendenz). Wie Horowitz gehen auch Fischer und Riedesser davon aus, dass der Verarbeitungsprozess in jeder Phase entgleisen oder „einfrieren" kann.
- Der *traumatische Prozess* ist der oft lebenslange Versuch, die überwältigende, existenzbedrohende und oft auch unverständliche Erfahrung zu begreifen und in das Selbst- und Weltverständnis zu integrieren. Dies geschieht in einem Wechselspiel von Zulassen der Erinnerung und kontrollierender Abwehr oder Kompensation, um erneute Panik und Reizüberflutung zu vermeiden.

Verschiedene psychotraumatologische Symptome lassen sich als »Entgleisung« der Phasen eines natürlichen Selbstheilungsprozesses verstehen. Die Verarbeitung kann in jeder Phase entgleisen oder »einfrieren«. Günstige Bedingungen können eine Erholung einleiten, so dass der Verarbeitungsprozess abgeschlossen und das Opfer zum »Überlebenden« werden kann. Bereits geringe Belastungen können jedoch in der vulnerablen Phase nach der Traumaeinwirkung eine krankhafte Entwicklung anstoßen.

Studien haben übereinstimmend gezeigt, dass *soziale Unterstützung* nach einem akuten Trauma von größter Bedeutung ist, um die Entwicklung einer schweren posttraumatischen Pathologie zu verhindern (Runtz u. Schallow 1997). Wenn dagegen das Unrecht nicht anerkannt wird und keine Unterstützung nach Traumatisierungen gewährt wird, wenn also die traumatische Situation unterschwellig fortbesteht, kann die Verarbeitung nicht zum Abschluss kommen. Das erschütterte Selbst- und Weltverständnis kann nicht wiederhergestellt werden. Das Fortbestehen der traumatischen Reaktion ist der Kern der chronischen PTBS.

Fischer und Riedesser (1998) unterscheiden das *Traumaschema* von dem *traumakompensatorischen Schema*. Das *Traumaschema* speichert die Erinnerung an den Ablauf des Traumas, die Ereignisse um das Trauma herum und das Bild der hilflosen bedrohten Person. Es kann bizarr verändert sein, wenn negative Umweltfaktoren in das eigene Selbst aufgenommen und positive Aspekte der Täterpersönlichkeit zugeschrieben werden. In der Zeit nach der Traumaeinwirkung versucht die Psyche, dieses Traumaschema aufzuarbeiten und in das Gesamterleben der Persönlichkeit zu integrieren. Durch den Versuch, die traumatische Erfahrung durch Umorganisation der Persönlichkeit unter Kontrolle zu bringen, kann ein *traumakompensatorisches Schema* entstehen.

Von *intergenerationaler Tradierung* unverarbeiteter Traumatisierungen sprechen wir, wenn diese sich auf die nachfolgende Generation auswirken. Bei den Kindern von Holocaust-Opfern wurden immer wieder schwere psychische Beeinträchtigungen beschrieben. Vor allem die schuldhafte Beteiligung der Eltern an Verbrechen und deren Verleugnung sowie ihre Unfähigkeit, sich mit Schuld und Verantwortung auseinander zu setzen, führte dazu, dass Kinder narzisstisch funktionalisiert wurden, das heißt für eigene emotionale Bedürfnisse missbraucht wurden (Rosenkötter 1981). Betroffen waren auch die Kinder von Tätern des Nationalsozialismus. Ein weiterer Aspekt intergenerationaler Tradierung von Traumatisierungen besteht darin, dass traumatisierte Eltern ihre Kinder aktiv misshandeln und missbrauchen und so zur Aufrechterhaltung intrafamiliärer Gewalt beitragen (Oliver 1993).

2.4 Definitionen psychischer Traumatisierungen in Kindheit und Jugend

Psychische Traumatisierungen können als Misshandlung (Missbrauch) oder Vernachlässigung in folgenden Formen auftreten:

- *Körperliche Misshandlung* ist definiert als direkte Gewalteinwirkung auf das Kind durch Schlagen, Prügeln, Treten, Verbrennen, Verbrühen oder durch andere körperliche Schädigungen.
- *Körperliche Vernachlässigung* ist eine unzureichende Versorgung und Gesundheitsfürsorge von Kindern, die schwerwiegende Gedeih- und Entwicklungsstörungen zur Folge haben können – bis hin zum psychosozialen Minderwuchs (Wachstumsstörung).
- Unter *sexueller Traumatisierung* oder *sexualisierter Gewalt*[1] verstehen wir die Einbeziehung

1 Der noch immer gebräuchliche Begriff des »sexuellen Missbrauchs« ist deshalb problematisch, weil er suggeriert, es könne – als Gegenteil von »Missbrauch« – einen »Gebrauch« von Menschen geben. Gleichwohl findet er in der Literatur weiterhin Verwendung, zumal im englischsprachigen Raum der Begriff *abuse* für alle Formen körperlicher, sexueller oder emotionaler Misshandlung uneingeschränkt benutzt wird. Der besser geeignete Begriff »sexualisierte Gewalt« unterstreicht, dass auch dann, wenn eine sexuelle Handlung durch Verführung und ohne Anwendung oder Androhung von physischer Gewalt geschieht, in einem umfassenderen Sinne eine gewaltsame Interaktion vorliegt.

abhängiger, noch unausgereifter Kinder und Jugendlicher in sexuelle Aktivitäten, denen sie nicht verantwortlich zustimmen können, weil sie sie in ihrer Tragweite nicht voll erkennen können. Sexuelle Traumatisierung kann sexuelle Handlungen mit Körperkontakt ebenso umfassen wie das Vorzeigen oder Herstellen von pornographischem Material. Die sexuellen Handlungen mit Körperkontakt können von Berührungen im Brust- oder Genitalbereich bis zum vollzogenen Geschlechtsverkehr reichen.

Neben diese Formen der Traumatisierung treten die in Kapitel 1 erwähnten und klinisch äußerst bedeutsamen *Bindungs- und Beziehungstraumatisierungen* als emotionale Form der Traumatisierung. Sie umfassen alle Verhaltensweisen Erwachsener, die geeignet sind, Kinder und Jugendliche mit psychologischen Mitteln zu schädigen (Dean 1979; Garbarino u. Garbarino 1989). Unter anderem sind dies folgende Verhaltensweisen:

- Von *emotionaler Vernachlässigung* (Deprivation) sprechen wir, wenn Eltern ihren Kindern ein nicht hinreichendes oder ständig wechselndes emotionales Beziehungsangebot zur Verfügung stellen.
- *Mangelnde Wärme* in der Eltern-Kind-Beziehung und unzureichende elterliche Aufsicht sind ebenso ein Ausdruck emotionaler Vernachlässigung wie das Bagatellisieren der emotionalen Probleme eines Kindes.
- Erwachsene können Kinder und Jugendliche *quälen, isolieren, terrorisieren, ignorieren* und in ihrer psychosozialen Entwicklung behindern. Eltern können ein Kind *der Isolation preisgeben,* indem sie es in einen kleinen Raum einsperren oder indem sie es daran hindern, Spielkameraden zu kontaktieren. Das *Terrorisieren* von Kindern kann darin bestehen, dass Erwachsene *drohen,* das Kind zu töten oder zu verlassen.
- Eltern können ein Kind *chronisch entwerten* und vor anderen Menschen erniedrigen, seine *Bedürfnisse ignorieren* oder ihm eine *Sündenbockrolle* zuschieben.
- Emotional traumatisierend kann es ebenso sein, wenn Eltern ein Kind in starkem Maße nicht altersentsprechenden Anforderungen aussetzen.
- Eine Vielzahl von *Trennungen und Verlusten* kann emotional traumatisierend wirken.
- Ebenso ist es emotional traumatisierend, wenn ein Kind Gewalt, Gewaltandrohung oder Suiziddrohungen zwischen den Eltern miterlebt oder wenn es mit Erwachsenen zusammenleben muss, die Substanzmissbrauch betreiben und dadurch in ihrem Verhalten verändert sind.
- In einem weiteren Sinne umfasst emotionale Traumatisierung die *Missachtung aller elementaren psychischen Bedürfnisse eines Kindes:* das Bedürfnis, wahrgenommen zu werden, das Bedürfnis, gespiegelt und gehalten zu werden und Schutz zu erfahren. Emotionale Traumatisierung umfasst auch die Ausbeutung der psychologischen Angewiesenheit der Kinder zur eigenen Bedürfnisbefriedigung. Letztlich bleibt es eine Frage der subjektiven Bewertung und der Würdigung von Ausmaß und Auswirkungen, wo die Grenze zwischen alltäglicher Unzulänglichkeit und »Seelenmord« (Shengold 1989/1995) zu ziehen ist.

Die Formen der Traumatisierung lassen sich nicht klar voneinander trennen; häufig kommen sie gemeinsam vor. Empirische Untersuchungen zeigen, dass Kinder, die verprügelt werden, meist auch angeschrien oder anderweitig gedemütigt, also auch emotional misshandelt werden (Engfer u. Kintzer 1986). Meist sind die missbräuchlichen Handlungen nur die herausragenden Ereignisse in einem familiären Umfeld von emotionaler Zurückweisung, Isolation und Vernachlässigung. Sowohl physische Misshandlung wie auch sexualisierte Gewalt gehen häufig mit elterlicher Ablehnung und Vernachlässigung einher. Es wurde mehrfach überzeugend dargelegt, dass emotionaler Missbrauch keine nachrangige Form der Traumatisierung darstellt; sie sollte stärkere Beachtung erfahren, da über emotionale Misshandlung die Effekte von körperlicher und sexueller Misshandlung, aber auch Vernachlässigung vermittelt werden.

Formen psychischer Traumatisierung in Kindheit und Jugend

- körperliche Misshandlung
- körperliche Vernachlässigung
- sexuelle Traumatisierung (sexualisierte Gewalt)
- Bindungs- und Beziehungstraumatisierung

2.5 Historisch-gesellschaftliche Bemerkungen zum Phänomen der Kindesmisshandlung

Aus historischen Dokumenten wissen wir, dass das Phänomen der physischen oder sexuellen Kindesmisshandlung seit dem Beginn der Zivilisation existiert hat. Kinder wurden geschlagen oder eingesperrt, sie wurden im Mittelalter als Sklaven verkauft oder später in Fabriken bis zur Erschöpfung zur Arbeit gezwungen. Sie wurden – wie in der Römerzeit – verstümmelt, um Mitleid zu erregen und als Bettler eingesetzt zu werden, oder ihnen wurden – wie in China – aus Gründen kultureller Schönheitsideale die Füße verstümmelt. Sexuelle Kontakte mit Kindern waren in der Antike sehr verbreitet. Auch wenn die »Knabenliebe« im alten Griechenland streng reglementiert und erst ab dem zwölften Lebensjahr erlaubt war, kamen päderastische Formen der Vergewaltigung und des Inzests sowie kindliche Prostitution oft vor. Ähnliches galt für das antike Rom. Schläge durch Lehrer waren im europäischen Schulsystem über lange Zeit fest verankert – wie überhaupt viele Formen der Kindesmisshandlung in vollständigem Einklang mit dem zeitgenössischen Ethos praktiziert wurden (Ariès 1977; Bange u. Deegener 1996; De Mause 1977; Radbill 1968).

Allerdings hat sich die Gesellschaft bis vor etwa einer Generation geweigert, das Ausmaß und die Schwere der Problematik zur Kenntnis zu nehmen. Erst seit den bahnbrechenden Untersuchungen von Kempe et al. (1962) in den 60er Jahren des letzten Jahrhunderts zum *battered child syndrome* ist eine ernsthafte Beschäftigung mit der Thematik der physischen Misshandlung zu erkennen. Bis dahin gab es einlinige Kausalmodelle, die psychisch abnorm veranlagte Eltern für das Misshandlungsgeschehen verantwortlich machten. Nun wurden in komplexeren Ursachenmodellen neben individuellen auch sozioökonomische Belastungsfaktoren einbezogen (Belsky 1980; Cicchetti et al. 1978; Kempe u. Kempe 1978).

Die Tabuisierung der sexuellen Gewalt zog sich zunächst weiterhin quer durch die meisten Gesellschaften der Welt, und auch die professionelle Welt war von der Tabuisierung nicht ausgenommen. Die ersten zwei Drittel des 20. Jahrhunderts wurden geradezu als Ära der Verleugnung (Armstrong 1958/1985) bezeichnet. Inzest galt als extreme Seltenheit; äußerst niedrige Prävalenzzahlen wurden angegeben (Weinberg 1955). Berichte über Missbrauch wurden mit Abscheu, Verachtung, aber auch mit Skepsis zur Kenntnis genommen. Die Gesellschaft und auch die Professionellen zeigten eine heute kaum mehr verständliche Ignoranz gegenüber dem Phänomen der sexuellen Traumatisierung.

Psychiater und Psychoanalytiker bezogen sich auf die Revision der Verführungstheorie durch S. Freud und fühlten sich dadurch legitimiert, Missbrauch und Traumatisierung zu bagatellisieren. Bekanntlich hat Freud (1905/1972) seine in der damaligen Form revolutionäre Verführungstheorie der Neurosen, nach der alle hysterischen Personen in der Kindheit sexuell missbraucht wurden, unter erheblichem gesellschaftlichem Druck und Widerstand widerrufen. Auch wenn er sie wohl nie ganz aufgegeben, sondern lediglich zugunsten seiner These der zentralen Rolle der unbewussten Fantasie im menschlichen Leben relativiert hat (Baranger et al. 1988; Hanly 1987) – die Tabuisierung realer Traumatisierungen blieb in der psychoanalytisch-professionellen Welt noch über viele Jahrzehnte bestehen, was sich an den Lehrplänen psychoanalytischer Institute und an Lehrbüchern eindrucksvoll belegen lässt.

Es war das unbestrittene Verdienst der internationalen Frauenbewegung, auf die enorme gesellschaftliche Bedeutung der sexualisierten Gewalt hingewiesen zu haben. Mit einer Latenz von 10 bis 20 Jahren erreichte die Bewegung auch Europa, und erst jetzt begann eine Ära, in der die Thematik die Aufmerksamkeit zu finden schien, die ihr von der Sache her zukommt. Die »Ära der Anerkennung« (*age of validation,* Armstrong 1958/1978) begann Ende der 60er Jahre des letzten Jahrhunderts mit der Anerkennung der hohen Prävalenz von körperlicher und sexueller Gewalt in Familien und der posttraumatischen Störungsbilder durch Kriegseinwirkungen. Statt Stigmatisierung wurden therapeutische Zugänge und Heilungsperspektiven für Traumaopfer entwickelt, deren Weiterentwicklung wir bis heute als unsere Aufgabe betrachten. Weiterhin bleibt die Gefahr von Verleugnung und Verdrängung gegenwärtig, wie die »false memory«-Debatte (die Diskussion um den Wahrheitsgehalt von Erinnerungen an sexuellem Missbrauch) in den USA eindrucksvoll gezeigt hat.

Die emotionalen Reaktionen gegenüber dem Phänomen der sexuellen Gewalt in der professionellen Welt der Psychotherapie versuchte Renshaw (1982) unter den Aspekten Annäherung an das Trauma bzw. Vermeidung des Traumas zu fassen. Ohne Frage liegt es in der Natur des Menschen, sich dem Wissen von Traumatisierungen durch Abwehr und Verleugnung zu entziehen (Laub u. Auerhahn 1991). Unser zunehmendes Verständnis der gesellschaftlichen Reaktionen auf das Phänomen der Kindesmisshandlung mag dazu beitragen, unseren traumatisierten Patienten das Schicksal von Tabuisierung und Stigmatisierung zu ersparen.

2.6 Prävalenz von Traumatisierungen in Kindheit und Jugend

Kriminalstatistiken sind wegen der hohen Dunkelziffer kaum in der Lage, die reale Prävalenz von Traumatisierungen in Kindheit und Jugend widerzuspiegeln. Man geht davon aus, dass die wahre Prävalenz das Zehnfache der Kriminalstatistiken erreicht. Prävalenzschätzungen müssen berücksichtigen, dass traumatische Erlebnisse der Amnesie unterliegen oder aus Scham oder Angst vor Sanktionen bewusst verschwiegen werden können (Herman u. Schatzow 1987). Zwar kann die Gefahr des bewussten Verschweigens von Missbrauchserfahrungen durch die Gestaltung einer vertrauensvollen Untersuchungsatmosphäre gemildert werden – das Problem der dissoziierten Erinnerungen sollte bei der Interpretation von Ergebnissen zur Vorsicht Anlass geben.

Geht man von den Daten der Kriminalstatistiken aus, so wurden in den Jahren 1982 bis 1990 jährlich ca. 1200 Fälle von Kindesmisshandlung gemeldet (Engfer 1990). Tatsächlich müssen wir jedoch davon ausgehen, dass in Deutschland zwischen 5 bis 10% aller Kinder unter 15 Jahren misshandelt werden, sofern ein weiter Misshandlungsbegriff zugrunde gelegt wird; schwere Misshandlungen dürften bei 1 bis 1,5% aller Kinder vorkommen (Engfer 1990; Schmidt 1990). Bei stationären Patienten variiert die Rate derjenigen Patienten, die eine Vorgeschichte körperlicher Misshandlung aufweisen, zwischen 18 (Margo u. McLees 1991) und 28% (Chu u. Dill 1990).

Weiterhin muss davon ausgegangen werden, dass bis zu einem Drittel aller Frauen sexuelle Übergriffe im Sinne ungewollter sexueller Berührungen vor ihrem 18. Lebensjahr erfahren haben (Finkelhor et al. 1990; Kilpatrick et al. 1985; Sorensen et al. 1987). Richter-Appelt (1994) fand in ihrer Untersuchung, dass 25% der von ihr befragten Studentinnen sexuell traumatisiert, 26% körperlich misshandelt und 12% sowohl körperlich misshandelt als auch sexuell traumatisiert worden waren. Diese Ergebnisse entsprechen denjenigen früherer Studien (Kanin u. Parcell 1977; Muehlenhard u. Linton 1987). Das inzwischen üblich gewordene Definitionskriterium, das einen Altersabstand von mindestens 5 Jahren zwischen Täter und Opfer fordert, schließt allerdings sexuelle Traumatisierungen durch Gleichaltrige oder Geschwister und andere Verwandte aus. Auf die Unterschätzung des Einflusses sexueller Traumatisierungen durch Kinder, vor allem durch Geschwister, wurde in letzter Zeit wiederholt hingewiesen (Vizard et al. 1995).

Allerdings sollte in diesem Zusammenhang der Begriff der sexuellen Traumatisierung eng gefasst werden, um nicht die gesunden Möglichkeiten kindlicher Sexualexploration ideologisch einzuschränken. Die repräsentative Dunkelfeldstudie zu Gewalterfahrungen in der Kindheit an 3289 Erwachsenen im Alter zwischen 16 und 59 Jahren kommt bei eng gefassten Kriterien zu dem Ergebnis, dass jede vierte bis fünfte Frau bis zum Alter von 16 Jahren Opfer mindestens eines sexuellen Übergriffs war (Wetzels 1997).

2.7 Modelle zur Entstehung von Misshandlungssituationen

Modelle zur Entstehung von Traumatisierungen im Rahmen von Kindesmisshandlung betonen deren komplexe Genese, besonders das Ineinandergreifen von sozioökonomischen Bedingungen, Persönlichkeitscharakteristika der misshandelnden Eltern und Eigenschaften des Kindes.

Auf der Ebene der *Persönlichkeitseigenschaften* finden sich zunächst nur wenige Merkmale, die zwischen Eltern unterscheiden, die ihre Kinder misshandeln, und solchen, die es nicht tun. Am ehesten unterscheiden sich misshandelnde von nicht misshandelnden Eltern – abgesehen von einer häufigen eigenen Misshandlungserfahrung – dadurch, dass sie stärker zu Gefühlen der Einsamkeit und Isolation neigen (Spinetta 1978). Andererseits scheinen *soziale Belastungsfaktoren* in ihrer Kombination die Wahrscheinlichkeit von Kindesmisshandlung zu erhöhen. Sozialpsychologischen Modellen zufolge (Gelles 1973) können soziale Stressoren verschiedenster Art – Arbeitslosigkeit, Kinderreichtum, soziale Isolation – unter bestimmten auslösenden Situationen, z. B. Fehlverhalten des Kindes, Missbrauchsverhalten auslösen. Dabei spielen unterschichtspezifische Einflüsse – Gewalt sanktionierende Normen und entsprechende Sozialisationserfahrungen – für die physische Misshandlung eine wichtige Rolle, während sie bei sexueller Traumatisierung nicht bedeutsam sind.

Theorien des sozialen Lernens erklären die Entstehung von Misshandlungen zu wesentlichen Teilen durch einen unzureichenden Erwerb sozialer Fertigkeiten (Feshbach 1989). In misshandelnden Familien aufwachsende Kinder lernen, das aggressive Verhalten der Eltern als angemessenes Erziehungsmittel anzusehen, wenn die Misshandlungen nach tatsächlichen Verfehlungen einsetzen und von den Eltern rationalisierend kommentiert werden. Experimentell lässt sich zeigen, dass Versuchspersonen, die selbst misshandelt worden waren, eher dazu neigen, Misshandlungen als angemessene Verhaltensweisen zu beurteilen. Tatsächlich finden sich bei missbrauchenden Elternpaaren unzureichende Kenntnisse über alters- und entwicklungsphasenspezifische Bedürfnisse von Kindern und die Tendenz, von ihnen »erwachsene« Reaktionsweisen zu erwarten (Justice u. Justice 1975). Entsprechend finden sich bei misshandelnden Eltern im Vergleich zu nicht misshandelnden Eltern auffällige *soziale Wahrnehmungsstrukturen.* Die Untersuchungsergebnisse können wir wie folgt zusammenfassen:

- Misshandelnde Eltern empfinden mehr Ärger und weniger Sympathie bei der Betrachtung von Video-Bändern schreiender Kinder (Frodi u. Lamb 1980).
- Sie haben eine geringere Fähigkeit zur Empathie (Feshbach 1989).
- Sie haben mehr Schwierigkeiten, experimentell dargebotene kindliche Affektausdrücke korrekt zuzuordnen (Kropp u. Haynes 1987).
- Sie berichten über mehr Problemverhalten der Kinder als nicht misshandelnde Eltern, obwohl geschulte Beobachter keine Unterschiede zwischen diesen Kindergruppen fanden (Reid et al. 1987).
- Sie unterstellen den eigenen Kindern mehr bösartige Motive als anderen Kindern (Bauer u. Tweentryman 1985).

Gerade bei selbst misshandelten Erwachsenen lässt sich beobachten, dass diese dazu neigen, ihre frühen Missbrauchserfahrungen als notwendige Härte der elterlichen Erziehung zu bagatellisieren oder zu rechtfertigen. Dies gilt besonders, wenn Gewalt kulturell oder subkulturell als angemessenes Erziehungsmittel akzeptiert wird. Misshandelnde Eltern oder Ehemänner schildern ihre eigene Kindheit oft als glücklich und ihre Eltern idealisierend; erst detaillierte Befragungen ergeben Hinweise auf elterliche Gewalt. Dieser Befund ist von großer Bedeutung für das Verständnis der intergenerationalen Tradierung traumatischer Erfahrungen.

Nach Hunter und Kilstrom (1979) ist die Wahrscheinlichkeit, eigene Misshandlungserfahrungen an die nächste Generation zu tradieren, um so größer, je verzerrter die eigenen Misshandlungserfahrungen und je idealisierter die Beziehungen zu den eigenen misshandelnden Elternfiguren erinnert werden.

Familiendynamische und psychoanalytische Modelle bezeichnen mit dem Konzept der »Rollenumkehr« oder »Parentifizierung« folgenden Sachverhalt: Die selbst emotional defizitär aufgewachsenen Eltern funktionalisieren ihre eigenen Kinder, indem sie – zur Kompensation ihrer massiven unbewussten Versorgungs- und Wiedergutmachungsansprüche – am Kind ihre eigene Bedürfnisse befriedigen. Personen, die ihre Kinder misshandeln, neigen offenbar dazu, in ihrem Kind ihre eigenen zurückweisenden Eltern oder die zurückweisende Mutter zu sehen (Galdston 1965). In misshandelnden Familien findet sich zwischen beiden Elternteilen eine stetige Konkurrenz um die Frage, wer den größeren Anspruch hat, versorgt zu werden (Justice u. Justice 1975). Zunächst konkurrieren die Ehepartner miteinander; wer »verliert« und den anderen versorgen muss, wendet sich in letzter Instanz an das Kind, um versorgt zu werden. Die Folge davon kann entweder sein, dass das Kind direkt, also durch sexuellen Missbrauch ausgebeutet wird. Oder das Kind wird physisch misshandelt, wobei sich hier Enttäuschungswut und Frustrationsaggression gegen das nicht bedürfnisbefriedigende Kind entlädt.

Familiendynamische Modelle heben weiterhin die Bedeutung von Allianzen und Koalitionen hervor: Es entstehen Koalitionen zwischen einem Elternteil und dem Kind gegen den anderen Elternteil, oder beide Eltern koalieren gegen das Kind, wobei das Kind zum Sündenbock gemacht und misshandelt wird (Blumberg 1974).

Zur Erklärung inzestuöser Übergriffe wurde ein Vulnerabilitätsmodell vorgeschlagen, in dem individuelle Faktoren, das Familiensystem, Systeme der Ursprungsfamilien und des sozialen Milieus als Vulnerabilitätsfaktoren im Zusammenwirken mit auslösenden Ereignissen und geschwächten Bewältigungsmechanismen den inzestuösen Übergriff möglich machen (Trepper u. Barrett 1992). Als Hauptkorrelate für inzestuöse Übergriffe erwiesen sich die soziale Isolation der Familie (Sgroi 1982), eine schlechte Beziehung zwischen den Eltern, eine schlechte Beziehung zwischen dem missbrauchten Kind und einem Elternteil (Finkelhor u. Hotaling 1984) und die Durchlässigkeit der Generationengrenzen (Braun-Scharm u. Frank 1989; Hirsch 1993). Empirische Untersuchungen zur Dysfunktionalität von Inzest-Familien stoßen immer wieder auf Faktoren familiärer Gestörtheit, die jedoch letztlich unspezifisch sind (Joraschky u. Petrowski 2003).

2.8 Direkte Folgen physischer, sexualisierter und emotionaler Gewalt

Traumatisierungen in Kindheit und Jugend können direkte Folgen und Langzeitfolgen haben. Zunächst sollen aus der Vielzahl der Befunde die wichtigsten direkten Folgen für die körperliche und seelische Gesundheit genannt werden.

- *Körperlich misshandelte* Kinder zeigen Verhaltensauffälligkeiten, die von passivem Rückzug bis zu provokativem, impulsivem oder aggressivem Verhalten reichen. Im Vergleich zu nicht traumatisierten Kindern ist ihr Selbstwertgefühl niedriger, und sie neigen stärker zu Depressivität und zu Suizidalität. In der Schule sind sie aggressiver, sie neigen mehr zur Opposition und haben mehr Schwierigkeiten mit Gleichaltrigen. Sie kön-

nen sich schlechter konzentrieren und haben geringere Intelligenzquotienten – Befunde, die durch Einflüsse der sozialen Schicht nicht erklärbar sind (Bryer et al. 1987; Toro 1982).
- Verhaltensindikatoren von *sexualisierter Gewalt* sind entsprechend einer Analyse der empirischen Daten zu Kurzzeiteffekten von Finkelhor (1986): Ängste, Depressionen, Schulschwierigkeiten, Ärgerlichkeit, Aggressivität oder Feindseligkeit, inadäquates sexualisiertes Verhalten, Weglauftendenzen oder Delinquenz.
- Bei Kindern sprechen die folgenden Verhaltensindikatoren für *emotionale Gewalt:* Verhaltensprobleme mit Ängstlichkeit, Aggressivität, Feindseligkeit; das Gefühl, ungeliebt, unerwünscht, unwert zu sein; eine negative Sicht der Welt; eine erhöhte Irritierbarkeit; ein ängstlich-anklammerndes Verhalten gegenüber den Eltern; Angst; Misstrauen; ein geringes Selbstwertgefühl; Gefühle der Unterlegenheit; Rückzugsverhalten; selbstdestruktives Verhalten; Neigung, für die Eltern zu sorgen (Parentifizierung); Lügen; Stehlen; Enuresis und Enkopresis. Weil emotionale Gewalt oft körperliche Misshandlung begleitet, kann es schwierig sein, die spezifische Rolle emotionaler Gewalt von derjenigen der körperlichen Misshandlung zu differenzieren. Dennoch scheint aufgrund empirischer Studien eine bedeutsame Beziehung zwischen der retrospektiven Angabe emotionaler Traumatisierung in der Kindheit und einem geringen Selbstwertgefühl auch dann zu bestehen, wenn der Einfluss anderer Formen der Traumatisierung statistisch berücksichtigt wird (Garbarino u. Garbarino 1989).

Die Dynamik der *Kindesvernachlässigung* unterscheidet sich von derjenigen bei körperlicher und sexueller Traumatisierung vor allem dadurch, dass die Kinder nicht einmal die im letztgenannten Fall noch vorhandene, wenn auch unangemessene und schädliche Aufmerksamkeit ihrer Eltern erhalten. Vernachlässigenden Eltern fehlt das Interesse für das Kind, sie nehmen keinen körperlichen oder emotionalen Kontakt mit dem Kind auf und lassen ihm nicht die notwendigen Stimulationen zukommen. Im Extremfall nehmen sie gar nicht wahr, dass das Kind existiert. Typische Folgen von Vernachlässigung sind
- eine aus der Deprivation resultierende Bindungslosigkeit,
- eine massive Gefühlsunterdrückung,
- eine verminderte Fähigkeit zur Empathie gegenüber anderen Menschen,
- die Neigung zu Gewalt und Delinquenz und
- eine verminderte allgemeine intellektuelle Leistungsfähigkeit als Folge der unzureichenden kognitiven Stimulierung (Polansky et al. 1981).

2.9 Langzeitfolgen psychischer Traumatisierungen

Zu den direkten Folgen der Traumatisierungen liegen umfangreiche Daten vor, nicht jedoch zu den Langzeitfolgen. Es bestehen erhebliche methodische Schwierigkeiten, weil Ursache-Wirkungs-Beziehungen in der Langzeitperspektive komplex und mit Unsicherheiten behaftet sind. Dennoch gibt es keinen Zweifel mehr, dass kumulative Traumatisierungen in Kindheit und Jugend anhaltende und gravierende Auswirkungen auf die psychische Gesundheit der Betroffenen haben. Das breite Spektrum der Traumafolgestörungen umfasst
- die Kernsymptomatik der PTBS,
- depressive Erkrankungen,
- Störungen der Emotionsregulierung,
- dissoziative Phänomene,
- Somatisierungsstörungen,
- funktionelle Sexualstörungen,
- körperliche Erkrankungen,
- Angststörungen und Panikattacken,
- Essstörungen und
- Substanzmissbrauch (s. Kap. 10).

Große Schwierigkeiten bereitet jedoch die Frage, welche spezifischen Traumatisierungen mit welchen Langzeitfolgen verbunden sind und welche Rolle Schutzfaktoren und Ressourcen spielen.

Untersuchungen, die sich mit den Langzeitfolgen spezifischer Formen der Traumatisierung befassen, stehen vor großen methodischen Problemen. Eine kausale Verknüpfung bestimmter Misshandlungseinwirkungen mit den oft viele Jahre später registrierten psychopathologischen Symptomen ist wegen der Vielzahl intervenierender Einflussfaktoren meist problematisch (Fry 1993). Neben den Schwierigkeiten der Prävalenzschätzung durch Amnesien und Tabuisierung lassen die meisten retrospektiven Untersuchungen keine sicheren Schlüsse zu. So fanden einige Studien, dass die Verhaltensprobleme sexuell misshandelter Kinder in stärkerem Maße durch instabile Familienstrukturen und ein Klima emotionaler Vernachlässigung vorausgesagt werden konnten als durch die Schwere oder Dauer der sexuellen Übergriffe selbst. Andere identifizierten hingegen eine sexuelle Traumatisierung in der Kindheit auch dann als signifikanten Prädiktor für eine negative aktuelle Befindlichkeit, wenn der Einfluss schädlicher Familienbeziehungsmuster statistisch kontrolliert wurde (Bifulco et al. 1991; Brayden et al. 1995). In der Untersuchung von Draijer (1990) erwiesen sich zwar die Variablen »elterliche Unterstützung« und »Vernachlässigung« an sich schon als wichtige Bedingungen für die Vorhersage späterer Psychopathologie, eine sexuelle Traumatisierung trug jedoch unabhängig davon zur Vorhersage der späteren Symptomatik bei.

Verschiedene, bisher meist unwidersprochen gebliebene Annahmen zum Zusammenhang zwischen Merkmalen und Art der Traumatisierung in der Kindheit und ihrem pathogenen Einfluss müssen im Lichte neuerer empirischer Daten revidiert werden. So konnte in der großen Metaanalyse von Fossati et al. (1999), die 21 Studien aus den Jahren 1980 und 1995 einbezog, die Annahme nicht bestätigt werden, dass sexuelle Übergriffe durch einen nahen Verwandten einen stärkeren pathogenen Einfluss als Übergriffe durch einen Nichtverwandten haben. Ebenso ließen sich Ergebnisse von Brown u. Finkelhor (1986), die eine Beziehung zwischen jüngerem Lebensalter und der Schwere der Langzeitfolgen beschrieben hatten, nicht reproduzieren. Vielmehr war der Zusammenhang am stärksten, wenn die Traumatisierungen in der Latenzzeit (6. bis 12. Lebensjahr) erfolgten; es folgten an zweiter Stelle die Adoleszenz und dann erst die Traumatisierungen in der frühen Kindheit.

2.10 Erschütterte Grundannahmen

Traumatische Erfahrungen können die Grundannahmen des Lebens erschüttern. Die einem gesunden Menschen selbstverständliche Grundannahme, dass die Welt in ihrem Ganzen sinnvoll, das eigene Selbst wertvoll und die meisten anderen Menschen im Kern gut sind, steht traumatisierten Personen häufig nicht mehr zur Verfügung.

> Traumatisches Erleben kann die Grundüberzeugungen von Sicherheit und Geborgenheit zerstören, ebenso wie die Überzeugung, dass das Leben einer sinnvollen Ordnung folgt (Janoff-Bulman 1992).

Janoff-Bulman (1992) hat in ihren empirischen Untersuchungen eindrucksvoll zeigen können, dass diese Grundannahmen sich bei traumatisierten Menschen ins Gegenteil verkehren: Die Welt wird als von Grund auf schlecht angesehen. Das Gefühl des Stolzes auf die persönliche Eigenheit und Selbständigkeit zerbricht, an seine Stelle tritt ein Gefühl des Verletztseins mit tiefen Zweifeln an der eigenen Person und ihrem Wert.

2.11 Die Rolle von Abwehr und Schutzfaktoren

Ob ein bestimmtes Ereignis traumatische Auswirkungen hat oder nicht, wird weitgehend von der *Präsenz von Schutzfaktoren* bestimmt (Egle et al. 2005). Studien von Opfern körperlicher Misshandlung und Vernachlässigung haben gezeigt, dass einige Kinder sich als erstaunlich widerstandsfähig erweisen gegenüber den Einwirkungen der untersuchten Traumatisierungen (Farber u. Egeland 1987; Kaufman et al. 1994). Unter »Resilience« wird die Fähigkeit verstanden, ein hohes psychisches Adaptationsniveau trotz bestehender ernsthafter Risikofaktoren aufrechtzuerhalten (Rutter 1987a). Offenbar gibt es bestimmte Typen von Familieninteraktionen und Bewältigungsprozessen, die das Opfer davor schützen, Symptome zu entwickeln. Die Erforschung solcher Zusammenhänge ist von großer Bedeutung, um Interventionen konzeptualisieren zu können, die solche Prozesse verstärken.

Um das »schwarze Loch« des nicht symbolisierten traumatischen Erlebens von unerträglicher Leere, Hilflosigkeit und überwältigendem Schmerz organisieren sich verschiedene *Schutz- und Abwehrformen*, um die Kontrolle wiederherzustellen und das Überleben zu sichern. Vor allem *Verleugnung* und *dissoziative Abspaltung*, aber auch andere Abwehrmechanismen, können das traumatische Erleben zudecken oder einkapseln (Hopper 1991). Als Folge dieser Abwehrvorgänge können die Auswirkungen einer Traumatisierung *über längere Zeit kompensiert bleiben*. So kann die Manifestation einer posttraumatischen Symptomatik Jahre oder Jahrzehnte nach einem schweren Trauma einsetzen, wenn eine im Vergleich zum ursprünglichen Trauma geringfügigere traumatische Belastung diese Abwehr kollabieren lässt. Bei Holocaust-Opfern mit Jahrzehnte langem symptomfreien Intervall bedurfte es oft langwieriger Überzeugungsarbeit, um diese Zusammenhänge bei der Anerkennung von Wiedergutmachungsansprüchen geltend zu machen (Lorenzer 1968).

Immer entscheiden vielfältige *Abwehrvorgänge* darüber, wieweit eine traumatische Erfahrung als belastend erlebt wird. Bezogen auf die Therapie kann die Bewertung traumatischer Erfahrungen davon abhängen, in welchem Maße das affektive Erleben traumatischer Erfahrungen in der jeweiligen Therapiephase zugelassen werden kann und wieweit es im Affekt abgespalten werden muss. Oftmals werden die weniger schlimmen Ereignisse in den Vordergrund geschoben, bearbeitet und betrauert, da z. B. die Belastungen, sich emotional an den sexuellen Übergriff zu erinnern, zu stark wären.

Die Meinungen gehen auseinander, ob Traumen überhaupt *verdrängt* werden können, ob sie nicht immer *dissoziiert* werden. Bei robuster Abwehrstruktur mag es vielleicht gelingen, ein Trauma gleich einem *Abszess* abzusondern. Im Allgemeinen bleiben die traumatischen affektiven Erlebnisse der Kindheit unintegriert im Opfer bestehen. Nicht wenige Patienten, bei denen die traumatischen Kindheitserlebnisse zunächst nicht zu einer Manifestation einer psychischen Symptomatik geführt haben, entwickeln eine schwere posttraumatische Pathologie nach einer traumatischen Erfahrung im Erwachsenenalter.

Literaturempfehlungen

Ariès P (1977). Geschichte der Kindheit. München: Hanser.

Bange D, Deegener G (1996). Sexueller Missbrauch an Kindern. Weinheim: Beltz PVU.

Bohleber W (2000). Die Entwicklung der Traumatheorie in der Psychoanalyse. Psyche; 9/10: 797–839.

De Mause L (1977) (Hrsg). Hört ihr die Kinder weinen. Eine psychogenetische Geschichte der Kindheit. Frankfurt a.M.: Suhrkamp.

Egle UT, Hoffmann SO, Steffen M (1997). Psychosoziale Risiko- und Schutzfaktoren in Kindheit und Jugend als Prädisposition für psychische Störungen im Erwachsenenalter. Gegenwärtiger Stand der Forschung. Nervenarzt; 68: 683–95.

Egle UT, Hoffmann SO, Joraschky P (Hrsg) (2005). Sexueller Missbrauch, Misshandlung, Vernachlässigung. 3. Aufl. Stuttgart, New York: Schattauer.

Hirsch M (1987). Realer Inzest. Psychodynamik des sexuellen Missbrauchs in der Familie. Berlin, Heidelberg: Springer.

Joraschky P, Petrowski K (2003). Die Rolle der Familie bei Entstehung und Behandlung von sexuellem Missbrauch. PTT – Persönlichkeitsstörungen, Theorie und Therapie; 7: 84–94.

Kretschmann U (1993). Das Vergewaltigungstrauma. Münster: Westfälisches Dampfboot.

Martinius J, Frank R (Hrsg) (1990). Vernachlässigung, Missbrauch und Misshandlung von Kindern. Bern: Huber; S. 59–68.

Richter-Appelt H (Hrsg) (2002). Verführung – Trauma – Missbrauch. Gießen: Psychosozial-Verlag.

Rutschky K, Wolff R (Hrsg) (1994). Handbuch Sexueller Missbrauch. Hamburg: Rowohlt; S. 116–42.

Sachsse U, Venzlaff U, Dulz B (1997). 100 Jahre Traumaätiologie. PTT – Persönlichkeitsstörungen, Theorie und Therapie; 1: 4–15.

Schlösser A, Höhfeld K (1998). Trauma und Konflikt. Gießen: Psychosozial-Verlag.

3 Verinnerlichung traumatischer Beziehungsmuster

Das psychoanalytische Paradigma

3.1 Beiträge der Psychoanalyse zu Traumafolgeerkrankungen und Persönlichkeitsstörungen

Kaum eine Theorie hat die Zusammenhänge zwischen lebensgeschichtlichen belastenden und traumatischen Erfahrungen, Störungen der Persönlichkeitsentwicklung und der Ausbildung späterer Psychopathologie annähernd so umfassend untersucht wie die *psychoanalytische Theorie.* Die wichtigsten psychoanalytischen Ansätze seien im Folgenden genannt:

- Freud hatte von Beginn an in seinen Theorien zur *Ätiologie von Neurosen Aspekte von Traumatisierungen* für maßgeblich gehalten, namentlich in seinen Formulierungen zur Verursachung der Hysterien (Freud 1896). Auch nach der Rücknahme der Verführungstheorie der Neurosen (s. Kap. 2.5) war er es, der wesentliche Aspekte der Traumapathologie beschrieb; sie haben noch heute Bestand. Er verstand den *Wiederholungszwang* als den Versuch des Ich, die durch eine traumatische Einwirkung entstandenen Reizmengen nachträglich zu bewältigen: Das Ich stellt eine der traumatischen Situation ähnliche Situation aktiv wieder her, um sie nun kontrollieren und beeinflussen zu können (Freud 1920). Diese *Meisterungstheorie* ist noch immer bedeutsam für die Erklärung der Tendenz zur Traumawiederholung (s. Kap. 40).
- Ferenczi (1933/1982) hat in seiner berühmten Schrift über die »Sprachverwirrung zwischen dem Erwachsenen und dem Kind« die für die Traumapathologie so wichtige *Introjektionsdynamik* beschrieben (s. Kap. 3.5).
- Die psychoanalytische *Objektbeziehungstheorie* hat uns ein zunehmendes Verständnis vermittelt, wie sich psychopathologische Manifestationen, vor allem die Persönlichkeitsveränderungen komplex traumatisierter Patienten, aus der *Notwendigkeit des Erhalts der Bindungsbeziehungen zu den primären Bezugspersonen* erklären lassen (Hirsch 1995).
- Diese von uns als Bindungs- und Beziehungstraumatisierungen bezeichneten Phänomene wurden seit langem in der psychoanalytischen Literatur beschrieben. Emotionale Mangelzustände in Form affektiver Deprivation (emotionales Alleingelassenwerden) waren vor allem von Spitz (1965) geschildert worden. Auch Deprivationserlebnisse können paradoxerweise eine traumatische Reizüberflutung darstellen. Überstimulierungen können traumatisch wirken, wenn sexuelle Erregung und Gewalt zu einer schmerzhaften Spannung führen (Wurmser 1998).

Auch für den Bereich der *Persönlichkeitsstörungen* gibt es eine reiche psychoanalytische Literatur: Betrachten wir die wichtigsten Beiträge der Psychoanalyse im Einzelnen:

- Gegenüber den ausschließlich deskriptiven Begriffen von »Psychopathie« und »abnormer Persönlichkeit« der klassischen deutschen Psychiatrie (Schneider 1950) haben sich psychoanalytisch orientierte Autoren ein *psycho-*

dynamisches Verständnis auch der schweren Charakterpathologien und Persönlichkeitsstörungen erarbeitet. Standen zunächst triebpsychologische Erklärungsansätze im Vordergrund (Abraham 1924/1969), so haben in der Folgezeit die psychoanalytische Ich-Psychologie und Objektbeziehungstheorie das psychoanalytische Denken aus der engen Bindung an die Triebtheorie gelöst.
- *M. Klein* (1972) und Autoren der britischen Schule der *Objektbeziehungstheorie* wie *Fairbairn* (1952/1957), *Guntrip* (1969a) und vor allem *Winnicott* (1974b), der wesentliche Ergebnisse der neueren Säuglings- und Kleinkindforschung vorwegnahm, sind besonders wertvolle Beiträge zu verdanken. Sie bilden die Grundlage der modernen *Behandlung von Persönlichkeitsstörungen.*
- *Kohuts* (1971) selbstpsychologische Untersuchungen zu narzisstischen Persönlichkeitsfehlentwicklungen und *Kernbergs* (1967) objektbeziehungstheoretisch fundierte Arbeiten zur Borderline-Persönlichkeitsorganisation haben die Voraussetzungen für Möglichkeiten einer therapeutischen Einflussnahme geschaffen. Sie haben den Weg bereitet, das psychoanalytische Therapieverfahren auch für diese als nicht behandelbar angesehene Patientengruppe zu öffnen.

Beiträge der Psychoanalyse zu Bindungstraumatisierungen und Persönlichkeitsstörungen

- Freud: Traumaätiologie der Neurosen
- Meisterungsaspekt der Traumawiederholung
- Ferenczi: Introjektionsdynamik Traumatisierter
- psychodynamisches Verständnis von Charakterpathologien
- britische Objektbeziehungstheorie (M. Klein, Fairbairn, Guntrip, Winnicott)
- neuere Objektbeziehungstheorie (Kernberg)
- Selbstpsychologie (Kohut)

3.2 Die Beziehung als Trauma

Nach dem *Konzept der kumulativen Traumatisierung* von Khan (1963) muss ein Trauma kein außergewöhnliches Ereignis sein. Es kann sich auch aus einer Reihe von an sich nicht im engeren Sinne traumatischen Einzelerfahrungen zusammensetzen, die in einer Beziehung stattfinden und schließlich zum Zusammenbruch des Ich führen. Für Khan (1963) liegt ein kumulatives Trauma vor, wenn die Mutter ihre Rolle als Schutzschild gegen überwältigende und schädliche äußere Einflüsse im Laufe der Entwicklung des Kindes nicht ausreichend erfüllen kann. Dadurch kommt es beim Kind zu einer sich kumulativ auswirkenden Überforderung des noch unreifen Ich und seiner Abwehrfunktionen. In diesem Fall sind nicht außergewöhnliche Ereignisse traumatisierend, die Beziehung der primären Bezugsperson selbst ist traumatisierend. Äußerlich oft nicht bemerkbar, kann es zu Verletzungen dessen kommen, was einem Menschen zu innerst eigen ist. Khan nennt es *privacy of the self.*

Im psychoanalytischen Verständnis *können personale Traumen nicht getrennt von den relevanten Objektbeziehungen betrachtet werden.* Wie stellt sich der Zusammenhang dar?
- Die frühen Objekte (Bezugspersonen) können die wichtige Funktion des Reizschutzes nicht angemessen zur Verfügung stellen. Das Vorhandensein eines guten Objekts ist jedoch für die Entwicklung der Ich-Funktionen von entscheidender Bedeutung. Das Trauma wird so als *Untergang des guten Objekts* erfahren (Ehlert-Balzer 1996).
- Die verinnerlichten guten Objekte, die inneren Repräsentanzen einer schützenden und tröstenden primären Bezugsperson, sind nicht mehr da, um schützend und tröstend zwischen Selbst und Realität zu vermitteln. Das Urvertrauen wird zerstört, tiefe Einsamkeit und das Gefühl des Verlassenseins sind die Folgen (Cohen 1985; Hoppe 1962). Das Ausmaß der Zerstörung der inneren Verbindung

zwischen den Selbst- und Objektrepräsentanzen kann als Indikator für die Schwere der Traumatisierung angesehen werden (Laub u. Auerhahn 1991)

> Objektbeziehungstheoretisch betrachtet, bricht in der traumatischen Situation die kommunikative Dyade zwischen dem Selbst und seinen guten inneren Objekten auseinander.

> **Psychoanalytische Konzeptualisierung der chronischen Beziehungstraumatisierung**
> - fehlender Reizschutz
> - Untergang des inneren guten Objekts
> - Auseinanderbrechen der Dyade zwischen dem Selbst und seinen guten inneren Objekten

3.3 Traumatisierende Beziehungsmuster

Betrachten wir die Beziehungserfahrungen, denen traumatisierte Patientinnen oft über viele Jahre ausgesetzt sind – Gewaltanwendung, Übergriffe, Zurückweisung emotionaler Bedürfnisse und vieles mehr –, so lassen sich Beziehungsmuster identifizieren, die sich ungünstig auf die Strukturbildung der Persönlichkeit auswirken: auf Erwartungen, Befürchtungen, Kognitionen, Normen, Affekte, Verhalten und das Körpererleben. Das besonders Schädigende aller dieser Beziehungsmuster ist vor allem, dass Gut und Böse – denn Bezugspersonen verhalten sich kaum *nur* traumatisierend – meist von der gleichen, also primär geliebten Bezugsperson ausgehen. Die wichtigsten dieser wiederkehrenden Beziehungsmuster sind folgende:

- *Machtausübung* ohne Respekt vor dem Willen des Kindes oder Jugendlichen, ihre Durchsetzung mit *Gewalt* und die *Beraubung der Handlungsfreiheit* des Kindes sind charakteristische Beziehungsmodi im Rahmen von Traumatisierungen. *Ohnmacht und Ausgeliefertsein* werden so zum zentralen Erleben der Traumaopfer.
- Die Misshandlung beinhaltet die *Degradierung des Kindes zum reinen Objekt der Bedürfnisbefriedigung* der erwachsenen Person. Diese Degradierung wiederum bedeutet eine umfassende Entwertung des Kindes als Person. Die Entsubjektivierung geht einher mit der Verleugnung, dass das Opfer wie jeder andere Mensch fühlt und berechtigte Wünsche und Bedürfnisse hat. Es wirkt sich in Verbindung mit vielfältigen *Beschämungen* verheerend auf die Entwicklung des *Selbstwertgefühls* aus. Die Folge ist eine tief verwurzelte Überzeugung des Opfers, nicht nur unfähig und unwert zu sein, sondern auch kein Recht auf eigene Gefühle und Wünsche zu haben. Shengold (1989/1995) hat dafür den Begriff »Seelenmord« geprägt.
- *Kognitive Verdrehungen* können dazu führen, dass die Opfer in der Beurteilung der Realität verwirrt werden und tiefe Zweifel an der Richtigkeit ihrer Wahrnehmung entwickeln. Die häufigste kognitive Verdrehung besteht darin, einem missbrauchten oder misshandelten Kind einzureden, dass es für das Geschehene selbst verantwortlich sei, oder ihm zu vermitteln, es habe die sexuelle Handlung selbst gewollt.
- In Abhängigkeit vom Lebensalter stellt das *Alleinlassen* eine weitere häufige Dimension der Traumatisierung dar. Verlassenwerden oder Alleingelassenwerden ist für Kinder das gravierendste Trauma, da es zentral die Bindungsbedürfnisse berührt und mit einer umfassenden Hilflosigkeitserfahrung verknüpft ist. Ohne die »sichere Basis« einer Bindungsbeziehung entsteht eine basale Bindungsunsicherheit mit einer Vielzahl negativer Konsequenzen für die biologische und soziale Entwicklung, speziell für die Entwicklung der Fähigkeit, mit physiologischer Erregung umzugehen (Schore 1994).

Die selbst hoch dissoziative Mutter einer Patientin verließ die Familie jede Woche für jeweils mehrere Tage, vermutlich wegen einer anderen Beziehung. Auf diese Weise musste die Patientin schon im Alter von weniger als 10 Jahren für ihren Bruder und den Vater den Haushalt führen.

- Ein *emotionales Alleinlassen* liegt vor, wenn die Not des Kindes von seinen wichtigsten Bezugspersonen nicht wahrgenommen oder ignoriert wird. Hierzu zählen das Wegschauen der Mütter angesichts des väterlichen Inzests und ihre Weigerung, ihm Glauben zu schenken. Auch strafende Handlungen ohne Verständnis für die daraus resultierende Not des Kindes können das Gefühl emotionalen Alleingelassenseins hervorrufen.

Die Eltern einer Patientin zerstörten wiederholt ihr Lieblingsspielzeug, um sie zu bestrafen. Die Eltern einer anderen Patientin töteten aus dem gleichen Grund ihre Katze.

- Der *Verrat* der wichtigsten Bezugspersonen wird – etwa durch das stillschweigende Billigen von Übergriffen anderer – als so bedrohlich für die dringend notwendige Repräsentanz der guten und schützenden Bezugsperson empfunden, dass dissoziative Abwehr einsetzen muss, um die Bindungsbeziehung zu schützen. Freyd (1996) hat sorgfältig den Zusammenhang zwischen dissoziativen Amnesien für Traumatisierungen und dem Erleben des Verrats durch die wichtigsten Bezugspersonen nachgewiesen und dafür den Ausdruck *betrayal trauma* (Trauma durch Verrat) geprägt. Besonders schmerzhaft ist es, wenn Opfer traumatischer Gewalt feststellen, dass der Elternteil, der bisher noch »gut« war, auch zu einem wichtigen Teil, nämlich durch das Wegschauen, zu der Gesamtbelastung beigetragen hat.
- Kinder sind wegen ihrer noch unausgereiften Fähigkeit zur Emotionsregulierung auf äußere Formen der Emotionsregulierung durch ihre Bezugspersonen angewiesen. Mit der *Verweigerung der emotionalen Verfügbarkeit* wird den Kindern die Voraussetzung genommen, die eigene Fähigkeit zur Emotionsregulierung zu entwickeln. In der Theoriesprache Bions (1962b) wird dem in emotionaler Not befindlichen Kind die »Container-Funktion« der Eltern vorenthalten. Das bedeutet, dass das Kind keine Möglichkeit hat, seine eigenen »unverdauten« Affekte in die Eltern (Container) zu projizieren, damit sie dort aufgenommen und verdaut werden können. Darüber hinaus wird es selbst zum Container für die unbewältigten affektiven Spannungen und unverdauten Emotionen und Konflikte der Eltern.

Eine Patientin erhielt als Kind regelmäßig Prügelstrafen durch ihre Eltern, wenn sie nach sexuellen Übergriffen durch den Vater weinte.

- *Parentifizierung* ist die für Traumaopfer typische Rollenumkehr: Das Kind wird zur Elternfigur seiner Eltern. Es soll die Bedürfnisse seiner Eltern nach Versorgung und Bestätigung erfüllen, Verantwortung übernehmen und Probleme für sie lösen. Parentifizierung bedeutet, dass das Kind eine Rollenerwartung zu erfüllen hat, die nicht seinem eigenen Wachstum dient, sondern der Bedürfnisregulierung der Erwachsenen. Im Extremfall ist seine Existenz nur dadurch legitimiert, dass es bestimmte Rollenerwartungen erfüllt. Eine Strategie, misshandelnde Eltern zu besänftigen und zu beschwichtigen besteht darin, für sie zu sorgen und für sie da zu sein.

Eine Patientin musste im Alter von fünf Jahren ihre Mutter trösten und versorgen, wenn der Vater sie geschlagen hatte.
Eine andere Patientin verschwieg ihrer Mutter die Übergriffe des Vaters aus Sorge, sie damit zu überfordern.
Eine weitere Patientin musste nach einer »Prügelorgie« den schlagenden Vater trösten. Sie

musste ihm erklären, dass es nicht so schlimm gewesen sei, wenn er sich anschließend Vorwürfe machte.

- Zentrales Element der pathogenen Psychodynamik in Misshandlungs- und Missbrauchsfamilien ist die *Externalisierung negativer Selbstanteile.* Eine häufige Form der emotionalen Ausbeutung besteht darin, eigene negative – unerwünschte oder bedrohliche – Selbstanteile in das Kind zu verlagern. Das Kind wird zum Repräsentanten der inneren Welt der erwachsenen Person, indem es »böse« Persönlichkeitsanteile der erwachsenen Person verkörpert. In typischer Weise schieben Täter den Opfern die *Schuld* für die Misshandlung oder den Missbrauch zu, um sich projektiv von eigenen Schuldgefühlen zu entlasten. Häufig wird Opfern sexualisierter Gewalt gesagt, sie hätten die Täter verführt oder bei sexuellen Handlungen bereitwillig mitgemacht (Hirsch 1996, 1997). Ein typischer Satz ist: »Du hast mich gerufen, du hast es selbst gewollt.«
- Auch *Schamgefühle* können beim Opfer induziert werden, um eigene Scham- und Versagensgefühle zu mindern. Kinder können zum Sündenbock für alles werden, was in den Augen der Eltern schlecht ist. Der Externalisierung negativer Selbstanteile korrespondiert die ausbeuterische Aneignung positiver Objektanteile des Kindes, die in das Selbst aufgenommen werden – es ist das emotionale »Aussaugen« des Kindes und die »Beraubung des Guten« durch die Täter (Ferenczi 1932/1985; Hirsch 1994b).

Eine Patientin erinnert, wie ihr Vater ihr die Schuld an den Missbrauchshandlungen gab, weil sie sich angeblich so aufreizend angezogen habe. Eine andere Patientin sah als Kind im Rückzug und Schweigen die einzige Möglichkeit, sich vor Entwertungen und Vorwürfen ihrer Eltern zu schützen. Dieses Rückzugsverhalten zog seinerseits Sanktionen nach sich, die zusätzlich traumatisierend waren.

Traumatisierende Beziehungsmuster

- Machtausübung ohne Respekt vor dem Willen des Kindes oder Jugendlichen
- Degradierung zum reinen Objekt der Bedürfnisbefriedigung
- kognitive Verdrehungen
- physisches Alleinlassen
- emotionales Alleinlassen
- Verrat durch die wichtigsten Bezugspersonen
- Verweigerung der emotionalen Verfügbarkeit
- Parentifizierung
- Externalisierung negativer Selbstanteile
- Induktion von Schuldgefühlen

3.4 Traumatische Affekte

Gefühle der *Ohnmacht, Hilflosigkeit* und des *Ausgeliefertseins,* Gefühle des *Verlassenseins,* ohnmächtige *Wut und Hass,* vernichtende *Schamgefühle,* quälende *Schuldgefühle,* Gefühle des *Ekels* und des *Selbsthasses* sowie Gefühle der *Leere* sind zentrale Erlebensmodi nach lang anhaltenden Traumatisierungen. Auf dem Wege der Generalisierung werden diese Emotionen für das gesamte Leben der Betroffenen bestimmend. Oft können die Patienten nur einen vorherrschenden Affekt wahrnehmen, mag es Angst, Wut oder Ohnmacht sein, während eine differenzierte Wahrnehmung der anderen Affekte nicht möglich ist. Häufig werden die Emotionen nicht differenziert, sondern als quälende *undifferenzierte Affektzustände* erlebt. Welche Folgen haben diese undifferenzierten Affektzustände?

- Lerntheoretisch betrachtet führt die Generalisierung der traumatischen Hilflosigkeit zu einem durchgängigen *Gefühl der Ohnmacht* und zu einer *niedrigen Selbstwirksamkeitserwartung.* Hilflosigkeit und Hoffnungslosigkeit entstehen typischerweise dann, wenn eine Person davon überzeugt ist, dass sie keinen Einfluss auf ein Ereignis haben. Täter erzeugen bei ihren Opfern die Vorstellung, dass jeder Versuch, die missbräuchliche Situation zu beenden, eine negative Konsequenz hat, oder sie drohen ihnen Strafen an für den Fall, dass sie das Schweigen brechen. Bei den Opfern entsteht so die Überzeugung, dass sie die Situation nicht beenden können, wie immer sie sich auch verhalten. Es entsteht eine Selbstwahrnehmung als schutzloses Opfer, das keine Möglichkeiten der Einflussnahme hat. Eine Mutter, die vom Missbrauch Kenntnis hat und nichts zu seiner Beendigung unternimmt, wirkt zusätzlich als Modell von Hilflosigkeit und Ohnmacht. Die wiederholte Erfahrung niedriger Selbstwirksamkeit führt zu der Überzeugung, auch künftige Ereignisse nicht kontrollieren zu können, sich nicht wehren und sich nicht abgrenzen zu können (Moggi 1994).

- Traumatische Zustände der Ohnmacht und Hilflosigkeit können *von außen völlig unsichtbar bleiben.* Wenn es aussichtslos ist, sich zu wehren, und ein Sprechen über das Erlebte mit Sanktionen bedroht wird, wird von den Zuständen extremer Ohnmacht und Hilflosigkeit der Opfer niemand etwas erfahren. Hoffer (1952) hat dafür den Begriff des *silent trauma,* des »stillen« Traumas geprägt.
- Für traumatisierte Patienten ist es nun charakteristisch, dass durch eine *Vielzahl von Alltagssituationen Gefühle von Ohnmacht und Hilflosigkeit ausgelöst werden können.* Zusätzlich sind sie damit konfrontiert, dass Interaktionspartner darauf mit Unverständnis reagieren. Tatsächlich ist es ohne ein Verständnis der traumatischen Genese schwer nachvollziehbar, warum Alltagssituationen zu überwältigenden Gefühlen von Ohnmacht und Hilflosigkeit führen. Die Patientinnen wehren sich in entsprechenden Situationen einfach nicht, weil sie sich wie das Kind von damals fühlen.

Eine traumatisierte Frau ruft bei ihren Interaktionspartnern Unverständnis und Verärgerung hervor, weil sie fortwährend in Situationen gerät, in denen sie sich nicht mehr zu helfen weiß. Man wirft ihr vor, sie stelle sich absichtlich dumm an, um auf diese Weise auf sich aufmerksam zu machen und sich umsorgen zu lassen. Von einer Therapeutin wird ihr, offenbar ohne ausreichende Distanz zu ihrem Gegenübertragungsaffekt, dieses Verhalten als Versuch der Machtausübung gedeutet – was zu heftigen autoaggressiven Reaktionen führt.

- Zusammen mit den Ohnmachtgefühlen können – oft getriggert durch Trennungssituationen des Alltagslebens – unerträgliche *Gefühle des Verlassenseins* auftreten. Die Präsenz anderer Personen kann im Sinne der externen Emotionsregulierung für die Aufrechterhaltung der Selbstkohärenz notwendig sein, indem zum Beispiel negative Selbstanteile in eine andere Person projiziert werden. In einem solchen Fall stellt das Verlassenwerden eine existenzielle Bedrohung für die Selbststruktur dar. Paradoxerweise können Suizidversuche auch die Funktion haben, dem Verlassenwerden zuvorzukommen.
- Nahezu alle traumatisierten Patienten leiden unter umfassenden *Schamgefühlen.* Schamgefühle können Störungsbildern wie Depression, Substanzabhängigkeit und vor allem Persönlichkeitsstörungen zugrunde liegen. Durch die anhaltende *Instrumentalisierung* wird dem traumatisierten Kind die Möglichkeit genommen, seine Identität als Subjekt zu entfalten. Nicht mehr als Person, sondern als Ding behandelt und als Objekt benutzt zu werden, stellt eine umfassende Demütigung dar und lässt das Gefühl entstehen, als Person wertlos zu sein. Es entsteht so die Selbstrepräsentanz eines benutzbaren Wesens, dem das Recht auf Respekt und Achtung nicht zusteht und das keine menschenwürdige Behandlung verdient. Häufig haben traumatisierte Patientinnen das Gefühl, hässlich und verunstaltet oder schmutzig und schlecht zu sein. Abgrundtiefe Schamgefühle sind die Folge, oft vermischt mit Schuldgefühlen (Shengold 1989/1995).

P: Ich dachte mir immer, ich muss etwas Verführerisches ausgestrahlt haben, ich kann mir nicht vorstellen, dass mein Vater das sonst getan hätte. Er konnte nicht anders. Ich schäme mich furchtbar dafür.

P: Wenn ich nur an anderen Menschen vorbeigehe, überkommt mich ein entsetzliches Schamgefühl. Ich habe das Gefühl, sie können sehen, was ich für eine bin.

- Die Schamgefühle können – ebenso wie Schuldgefühle – direkt vom Täter *implantiert* worden sein (Hirsch 1994).

P: Er sagte zu mir immer: »Du solltest dich schämen, wie du dich anziehst und wie du dich bewegst.«

- In der therapeutischen Situation löst es große Schamgefühle aus, von sexuell missbräuchlichen Handlungen zu erzählen, für die es im Grunde keine kognitive Einordnung gibt. Allein die Tatsache, so behandelt worden zu sein, ruft Schamreaktionen hervor. Die *Schamgefühle* sind meist am stärksten, wenn Opfer sexueller Traumatisierung entdecken, dass die sexuell stimulierenden Handlungen auch als angenehm erlebt und begehrt wurden. Schließlich kann auch die Neigung, Schmerzerfahrungen zu suchen, um damit Verlassenheitsängste abzuwehren, selbst eine Flut von Schamgefühlen auslösen (Wurmser 1997). Das Ausmaß der Scham, das Opfer von gewaltsamen Übergriffen erlebten, prädiziert offenbar das spätere Auftreten der Symptomatik einer Posttraumatischen Belastungsstörung (Andrews et al. 2000).
- *Schuldgefühle* sind ebenfalls zentrale Affekte bei Opfern traumatischer Gewalt (Amati 1977; Hirsch 1987; Niederland 1966). Sie können durch Introjektion und durch Implantation (Delegation) entstanden sein. Auf die *Introjektion* der Schuldgefühle im Dienste des Erhalts der Bindungsbeziehung gehen wir in Abschnitt 3.5 ein. Von *Induktion* oder *Implantation* von Schuldgefühlen sprechen wir, wenn beispielsweise Inzest-Täter dem Opfer vermitteln, dass es sich durch die Mitwirkung an der sexuellen Handlung schuldig gemacht hat oder dass es sie durch sein Verhalten erst möglich gemacht hat. Täter können so die eigene Schuld bei dem Opfer unterbringen, um sich selbst von Schuldgefühlen zu entlasten. Selbst wenn Gewalt angewendet wurde, kommt es vor, dass Täter im Nachhinein behaupten, vom Kind zur Anwendung von Gewalt gezwungen worden zu sein.

P: Er sagte: »Du hast ja mitgemacht. Es hat dir doch auch Spaß gemacht.«

P: Er sagte immer, ich hätte mich so aufreizend angezogen; kein Wunder, dass er da nicht hätte widerstehen können.

- Eckstaedt (1989) hat darauf hingewiesen, dass eine »Implantation« psychischer Strukturen auch dann noch möglich ist, wenn die Strukturbildung durch Introjektionen bereits abgeschlossen ist. Selbst bei Erwachsenen kann unter traumatischen Bedingungen, z. B. unter der Einwirkung von Folter, die innere Normenwelt modifiziert werden. Schuldgefühle können bei Inzestopfern *nach dem Aufdecken des Inzests* entstehen, vor allem das Schuldgefühl, den Familienzusammenhalt gefährdet zu haben (Cormier et al. 1962; Gutheil u. Avery 1977).
- *Ekel* vor dem eigenen Körper und vor sexuellen Aspekten der eigenen Körperlichkeit sowie *Selbsthass* sind weitere wichtige und häufige Affekte traumatisierter Patientinnen. Die Ausbeutung der kindlichen Sexualität durch Erwachsene verhindert die Entwicklung eines positiv libidinös besetzten Körpergefühls. Besonders sexuell traumatisierte Frauen haben ein verändertes Körpergefühl, ein quälendes Gefühl, dass etwas an ihnen grundlegend geschädigt ist (Nash et al. 1993).
- Schließlich sollten noch die oft quälenden Gefühle der *Leere* erwähnt werden, die bei Opfern traumatischer Gewalt über weite Stre-

cken das Leben bestimmen können, ferner Gefühle der Wut und des Hasses, die ihrerseits der Abwehr des Ohnmachterlebens dienen können. Psychodynamisch können wir Gefühle der Leere durch das *Fehlen oder die Schwäche der Repräsentanz mentaler Zustände und wichtiger Beziehungen* erklären. Die Abwehrfunktion liegt oft auf der Hand: Ein Erleben des Hasses gegenüber wichtigen Bezugspersonen wäre mit den Bindungsbedürfnissen, die ihnen gelten, nicht vereinbar.

Traumatische Affekte

- Ohnmacht, Hilflosigkeit, Ausgeliefertsein
- Gefühle des Verlassenseins
- Schamgefühle
- Schuldgefühle
- Ekel, Selbsthass
- Gefühle von Leere
- Gefühle der Wut und des Hasses

3.5 Persönlichkeitsveränderungen als Ergebnis der Verinnerlichung traumatischer Objektbeziehungen

Die psychoanalytische Theorie hat die *strukturbildenden Prozesse der Internalisierung (Verinnerlichung)* – vor allem der Introjektion und Identifizierung – für das Verständnis zahlreicher Phänomene der Persönlichkeitsentwicklung bei traumatisierten Patienten hervorgehoben.

Bei der *Introjektion* werden bestimmte Aspekte der Beziehungserfahrung mit einer wichtigen Bezugsperson in die normbildenden Strukturen der Persönlichkeit, das »Über-Ich«, aufgenommen. Ferenczi (1933/1982) hat die wichtige Bedeutung der Introjektionsvorgänge bei Traumatisierungen umfassend beschrieben. Sie können wie folgt dargestellt werden:

- Traumatisierung bedroht die existenziell *notwendige Einheit mit dem frühen Liebesobjekt.* Diese Einheit muss um jeden Preis erhalten bleiben oder wieder hergestellt werden, um einen unerträglichen Objektverlust zu vermeiden.
- Um das Beziehungsgefüge zur Elternfigur zu erhalten, wird die Beziehung verinnerlicht: Der missbräuchliche Elternteil wird nun zum Selbstanteil. Der Täter, dessen Liebe dringend weiterhin benötigt wird, wird so entlastet und kann in den Augen des Kindes eine gute Elternfigur bleiben.
- *Es konstituiert sich ein negatives Selbstbild:* Indem sich das Kind als »böse« und »schlecht« wahrnimmt, erhält es sich die *lebensnotwendige Übereinstimmung mit seinem Liebesobjekt.* Letztlich ist die Introjektion ein Vorgang, der dem Ziel dient, das Trauma zu bewältigen und den Objektverlust zu verhindern. Die Übernahme der Schuldgefühle und das Bild des schlechten Kindes, das der Täter anbietet, eröffnen die Möglichkeit, durch die Veränderung des eigenen Verhaltens aktiv die Liebe der Eltern wiederzugewinnen. Kinder übernehmen – ebenso wie Vergewaltigungsopfer oder Folteropfer – das ihnen zugeschriebene Bild des bösen Kindes in der illusionären Erwartung, nach der »gerechten Strafe« wieder geliebt zu werden.
- *Die schädigenden Elternteile bleiben idealisiert.* Von Opfern von Kindesmissbrauch hören wir immer wieder, wie sie die Missbraucher verteidigen oder idealisieren (Steele 1980).

Ferenczi (1933/1982) hat darauf hingewiesen, dass für das Kind die Unterwerfung unter die mächtigen Eltern und die Bereitschaft, das eigene Tun als »böse« anzuerkennen, das Versprechen enthält, von ihnen Hilfe und Versöhnung zu erfahren. Die Introjektion der Imago des »bösen Kindes« enthält somit ein *Versöhnungsversprechen.* Entscheidend für diesen Abwehrvorgang ist die Wendung von der Passivität des Erlebens in Aktivität: Wenn das Kind böse war, war es zumindest nicht ohnmächtig und hilflos. Ein Kind, das sich während des Missbrauchs wertgeschätzt und besonders machtvoll gefühlt hat und das die sexuelle Reaktion mit Lust erlebt hat, wird besonders unter Schuldgefühlen und vor allem – das wird oft übersehen – unter massiven Schamgefühlen leiden.

Aus der Introjektion gewaltsamer, vernachlässigender und missbräuchlicher realer Objektbeziehungen resultieren gewaltsame, vernachlässigende und missbräuchliche verinnerlichte Objektbeziehungen, die als Normen das Verhalten steuern. Ebenso gewaltsam, vernachlässigend und missbräuchlich, wie die frühen Objekte mit den Betroffenen umgegangen sind, müssen die Betroffenen nun mit sich selbst umgehen. Das bedeutet konkret Folgendes:

- Wie unter dem *Gebot dieses Introjekts* müssen sie sich bestrafen, vernachlässigen und sich erneut misshandeln oder missbrauchen lassen.
- Durch *innere Verbote* dürfen sie nicht liebevoll und selbstfürsorglich mit sich umgehen – um nicht die Liebe der »inneren Eltern« zu verlieren.
- Auf der Verhaltensebene manifestieren sich dann *selbstdestruktive Verhaltensmuster,* eine *Unfähigkeit zur Selbstfürsorge* sowie die *Tendenz zur Wiederholung traumatischer Erfahrungen* (s. Kap. 40).
- Die negativen Überzeugungen von der eigenen Person und die daraus resultierenden maladaptiven Verhaltensmuster lassen sich in dieser Theorie als *Niederschlag realer Objekterfahrungen* verstehen. Die realen Beziehungserfahrungen werden so zu einem Teil der Persönlichkeit der Opfer.

Auf der anderen Seite verhindern anhaltende kindliche Traumatisierungen eine ausreichende Verinnerlichung guter und beruhigender Beziehungserfahrungen. Welche Folgen hat das?

- Das Kind kann bei Belastung und Stress *innere Repräsentanzen guter und liebender Objekte nicht genügend aktivieren,* so dass ihm die Ich-Funktion der Selbstberuhigung nicht hinreichend zur Verfügung steht.
- Winnicott (1967) nahm an, dass ein Kind, dessen innerer Zustand nicht von seiner Bezugsperson gespiegelt wird, *den aktuellen Zustand der Bezugsperson verinnerlicht, der so zu einem Teil seiner Selbststruktur wird* – eine Theorie, deren Aktualität durch die neueren entwicklungspsychologischen Befunde bestätigt wird. Das Kind nimmt in seine entstehende Selbststruktur eine Repräsentanz einer anderen Person auf. Wenn das heranwachsende Kind einer wütenden und hasserfüllten Bezugsperson ausgesetzt ist, wird es die Gefühle der Wut, der Angst oder des Hasses ebenso in sein Selbstbild einfügen.
- Um eine erträgliche und ausreichend kohärente Selbstrepräsentanz aufrechterhalten zu können, wird es notwendig, diese *negativen* – bedrohlichen, verfolgenden oder schmerzhaften – *Selbstanteile zu externalisieren.* Aggressive und manipulative Verhaltensweisen traumatisierter Patienten mit Persönlichkeitsstörungen können als ein Versuch verstanden werden, andere Menschen so zu manipulieren, dass sie zur Externalisierung inakzeptabler Selbstanteile tauglich werden (Fonagy u. Target 1995).

Inzwischen liegen überzeugende *neurobiologische Modelle für die strukturbildenden Prozesse der Verinnerlichung positiver Beziehungserfahrungen* vor. Nach diesen Modellen sind die dyadischen Interaktions- und Regulationsprozesse zwischen einer eingestimmten Bindungsfigur und dem sich entwickelnden Kind notwendige Voraussetzung, damit die für die Fähigkeit zur Selbstregulation und Selbstberuhigung bestimmten Hirnstrukturen ausreifen können (Schore 1994).

Ein zweiter wichtiger Vorgang der Verinnerlichung ist bei chronisch traumatisierten Patientinnen von Bedeutung: die *Identifikation.*

- Bei der Identifikation werden bestimmte Merkmale der Bezugsperson – nicht wie bei der Introjektion in die normbildenden Strukturen –, sondern direkt in die Persönlichkeit aufgenommen. Personen, die sich mit positiven oder negativen Aspekten wichtiger Bezugspersonen identifizieren, *erleben und verhalten sich in dieser Hinsicht genau so wie sie* (Sandler 1988).
- Während die primären Bezugspersonen bei traumatisierten Patienten nur unzureichende Möglichkeiten der positiven Identifikation

bieten, kann eine unbewusste *Identifizierung mit bestimmten aggressiven Täteraspekten* erfolgen. Mit dem Abwehrmechanismus der »*Identifizierung mit dem Aggressor*« kann das traumatisierte Kind nicht nur die Bindungsbeziehung und Nähe zum Täter erhalten, auf die es dringend angewiesen ist. Es kann sich durch die Aufladung mit aggressiver Energie vor allem vor dem Gefühl überwältigender Ohnmacht und Hilflosigkeit schützen.

- Diese – in der Regel dem bewussten Erleben verborgenen – täteridentifizierten Persönlichkeitsanteile bilden die Grundlage, *wenn Traumaopfer andere Menschen ausbeuterisch und missbräuchlich behandeln.* Beispiele dafür sind misshandelte Kinder, die jüngere Geschwisterkinder misshandeln, oder Erwachsene mit unverarbeiteter Kindheitstraumatisierung, die ihre eigenen Kinder traumatisieren (s. Kap. 2.7).
- Auch delinquentes Verhalten als Traumasymptom ist über Identifikationen mit dem Täter der eigenen Traumatisierung erklärbar. Die kriminelle Tat ermöglicht eine Befreiung aus Gefühlen der Unterlegenheit und Ohnmacht und vermittelt ein kompensatorisches Machtgefühl.

Eine partielle Täteridentifikation unter traumatisierenden Lebensbedingungen hat möglicherweise das psychische Überleben gerettet. Die Anerkennung dieser Tatsache ist von Bedeutung, wenn wir im therapeutischen Kontext mit täteridentifizierten Persönlichkeitsanteilen traumatisierter Patienten konfrontiert sind (s. Kap. 39).

Persönlichkeitsveränderungen als Ergebnis der Verinnerlichung traumatischer Objektbeziehungen

- Introjektion
  - Die Objektbeziehung wird verinnerlicht, um das Beziehungsgefüge zur Elternfigur zu erhalten.
  - Die Introjektion der Imago des »bösen Kindes« enthält ein Versöhnungsversprechen.
  - Der missbräuchliche Elternteil wird zum Selbstanteil.
  - Negative Überzeugungen von der eigenen Person sind als Niederschlag realer Objekterfahrungen zu verstehen.
  - Es gibt keine ausreichende Verinnerlichung guter und beruhigender Beziehungserfahrungen.
- Identifizierung
  - Identifizierung mit aggressiven Täteraspekten
  - täteridentifizierte Persönlichkeitsanteile

3.6 Widersprüchliche und unassimilierbare Introjekte

Auf zwei Merkmale traumatischer Introjektbildungen wollen wir an dieser Stelle hinweisen: ihre *Widersprüchlichkeit* und die *fehlende Assimilierbarkeit.*

So widersprüchlich wie die Verhaltensweisen, Erwartungen und Forderungen der frühen Bezugspersonen waren – einerseits sollte das parentifizierte Kind frühzeitig Verantwortung übernehmen, gleichzeitig war es das Objekt von Entwertungen und Demütigungen –, so widersprüchlich entwickelt sich als Folge der Introjektionsvorgänge die Welt der inneren Objekte oder Introjekte. Wie können sie beschrieben werden?

- *Massive intrasystemische Konflikte* durchziehen das »Über-Ich«, das in sich widersprüchliche und unvereinbare Gebote, Normen und Ich-Idealforderungen enthält. So kann eine Person sich aus Loyalität zu einer nahen Bezugsperson zu einer Handlung gedrängt fühlen, derer sie sich zutiefst schämt. Oder sie kann, um die fantasierte Achtung durch ihr Umfeld nicht zu gefährden, etwas tun, wofür sie sich schuldig fühlen muss.

- Auf die bei traumatischen Entwicklungspathologien vorherrschende *Massivität und Globalität der Konflikte* hat Wurmser (2000) aufmerksam gemacht. Je schwerer die Traumatisierung ist, desto schroffer sind auch die Über-Ich-Konflikte, bei denen unvereinbare normgebende Instanzen mit unerbittlicher Strenge Gehorsam fordern.

Darüber hinaus finden wir bei Traumaopfern typischerweise »Introjekte« – Normbildungen, gebietende und verbietende innere Instanzen –, die nicht von der Persönlichkeit assimiliert werden konnten, sondern wie *Fremdkörper im Ich* wirken. Der Vorgang lässt sich wie folgt beschreiben:

- Bei normaler Entwicklung kommt es allmählich zu einer mehr oder weniger stark ausgeprägten Identifikation mit den Introjekten durch das Ich (Sandler 1988). Personen identifizieren sich mit ihren Normen, sie werden assimiliert und damit Bestandteil der Selbstrepräsentanz (Sandler 1964). *Traumatische Introjekte lassen hingegen eine Assimilation nicht zu,* weil die durch sie erhobene Forderung, ebenso grausam, vernachlässigend und missbräuchlich mit sich selbst umgehen zu müssen wie es die frühen Bezugspersonen taten, mit einer auch nur annähernd erträglichen Lebensbewältigung nicht vereinbar wäre.
- Das traumatische Introjekt, das die destruktive verinnerlichte Objektbeziehung enthält, muss um des Selbsterhaltes willen *abgespalten* werden. Wird ein Introjekt nicht fortschreitend assimiliert, bleibt es in einem archaischen Zustand, es unterliegt keinem Wachstum und bleibt fremd. Es resultiert ein *nicht assimiliertes archaisches Introjekt,* das feindliche, verfolgende, zerstörerische Qualitäten hat. Durch Aufwendung psychischer Energie in Form von Verdrängungsleistungen (Gegenbesetzungen) werden die Identifizierungen und Introjektionen in einem »eingefrorenen« Zustand gehalten und gebunden und so in Schach gehalten (Giovacchini 1967).

Widersprüchliche und unassimilierbare Introjekte

- Widersprüchlichkeit der Introjektbildungen
  - massive intrasystemische Konflikte
  - in sich widersprüchliche und unvereinbare Gebote, Normen und Ich-Idealforderungen
- fehlende Assimilierbarkeit der Introjekte
  - nicht assimiliertes archaisches Introjekt
  - »Fremdkörper im Selbst«

3.7 Externalisierung traumatischer Introjekte

Die durch traumatische Introjektion entstandene Ich-Organisation ist durch die internalisierten gefährlichen Objekte häufig sehr labil, je nach Strukturniveau von Spannung und Angst vor Desintegration beherrscht. Die von den traumatischen Introjekten ausgehenden Schuld-, Scham- und Insuffizienzgefühle drohen das Ich zu überschwemmen. Ein »Freisetzen von Objekten« (Bychowsky 1956) wird nötig, um die Kohäsion des Selbst gegen die Attacken des Introjekts zu sichern. Wir sprechen von der *Externalisierung traumatischer Introjekte,* die wie folgt beschrieben werden kann:

- Aus der Verzweiflung darüber, keine Möglichkeit zu finden, das »Schlechte« entfernen zu können, stellen traumatisierte Patientinnen – meist unbewusst, aber nicht selten auch bewusst – zahlreiche Situationen her, die eine gewisse Druckentlastung von den beschriebenen unerträglichen Gefühlen versprechen. *Sich in Gefahren zu begeben, gedemütigt, ja selbst geschlagen zu werden* ist leichter zu ertragen, als den Druck der inneren Objekte auszuhalten. Auf dem Wege der Externalisierung werden häufig Situationen geschaffen, die dem ursprünglichen Trauma ähnlich sind.
- Traumatisierte Patienten sind oft zu *endlosen Wiederholungen* und zur süchtigen Bindung an die Außenwelt und ihre Objekte verurteilt.

Ein Teil der *Reviktimisierungstendenz* traumatisierter Patienten und ihre »masochistisch« anmutenden Verhaltensweisen sind als Folge ihres starken Externalisierungsdrucks zu verstehen (Novick u. Kelley 1970; s. Kap. 40).

- *Kontrollierendes und feindseliges Verhalten* verfolgt nicht selten das Ziel, den Interaktionspartner qua projektiver Identifizierung manipulativ zu feindseligen Gegenreaktionen zu bewegen, die eine intrapsychische Druckentlastung versprechen.

3.8 Einschränkung der Symbolisierungsfähigkeit

Auch das wichtige Charakteristikum schwerer traumatischer Erfahrungen, der *Verlust der Fähigkeit, das erlebte Trauma symbolisieren und seine Bedeutung erfassen zu können,* wurde seit langem von der psychoanalytischen Theorie herausgearbeitet (Grubrich-Simitis 1984; Küchenhoff 1998). Die Erfahrung, dass sich das Trauma als »schwarzes Loch« im psychischen Erleben oder wie ein Fremdkörper innerhalb des Übertragungsgeschehens manifestierten kann, gehört ebenso lange zum psychoanalytischen Gedankengut (Cohen 1985; Hopper 1991). Sehr frühe Traumatisierungen treffen ein Ich, das zur Symbolisierung noch nicht fähig ist. Aus der Säuglings- und Kleinkindforschung wissen wir, dass die Möglichkeit der Symbolisierung erst ab dem 18. Lebensmonat gegeben ist. Traumatisierungen, die in früheren Lebensperioden entstanden sind, sind also a priori nicht symbolisch gespeichert. Aber auch nach Erreichen des 18. Lebensmonats kann es unter der Einwirkung traumatischer Erfahrungen und der damit verbundenen heftigen Affekte zu einem Verlust der Fähigkeit zur Symbolisierung kommen.

Unterschiedliche psychoanalytische Ansätze haben in ihrer je eigenen Sprache versucht, den Verlust der Symbolisierungsfunktion auszudrücken. Wir können sie wie folgt zusammenfassen:

- Traumatisches Erleben zerstört die *Ich-Funktion der Metaphorisierung,* die Möglichkeit, etwas als etwas anderes sehen zu können, als eines der wirksamsten Mittel zur Regulierung der Emotionalität (Grubrich-Simitis 1984). Die Symbolisierungsfunktion zu verlieren heißt, nur noch konkret wahrnehmen zu können. *Konkretismus* beinhaltet den Verlust der Fähigkeit, Erfahrungen einzuordnen und auf ein anderes Objekt übertragen zu können. Für Grubrich-Simitis ist die Neigung zum Konkretismus ein Charakteristikum, das bei Überlebenden des Holocaust ebenso anzutreffen ist wie bei ihren Kindern.
- Die kleinianische Analytikerin Segal spricht von der *symbolischen Gleichung.* Das Symbol *ist* das Objekt: Alles ist, was es ist, und es gibt keinen (Übergangs-)Raum zwischen Symbol und Symbolisiertem (Segal 1957/1990).
- Mit Bion (1962/1990) können wir auch sagen: Die *Alpha-Funktion des Containings,* die dem Erleben eine Repräsentation verleiht, ist gestört, so dass traumatische Erlebnisse unverdaute Beta-Elemente bleiben müssen. Dadurch kommt ihnen der oft bedrohliche Wirklichkeitscharakter zu.
- In repräsentanzentheoretischer Formulierung bedeutet dies, dass *traumatische Erfahrungen keine Repräsentanz mehr haben, weil die Repräsentationsfunktion selbst geschädigt oder zerstört ist.* Es bricht gleichsam der Konstruktionsprozess selbst zusammen, mit dem wir Bedeutungen generieren. Sind Bindungsbeziehungen von der Traumatisierung betroffen, kann die Fähigkeit, die Bindungsbeziehung als Ganze zu repräsentieren, verloren gehen (Küchenhoff 1998; Kumin 1996).
- Fonagy et al. (2004) haben unter Bezugnahme auf die Bindungstheorie, den im Gefolge schwerer Traumatisierungen auftretenden *Verlust der Fähigkeit, eigene und fremde psychische Zustände zu reflektieren und einzuordnen (mentalisieren)* hervorgehoben. Wir sprechen vom *Äquivalenzmodus,* wenn mentale Zustände nicht von tatsächlichen Ereignissen unterschieden werden können. Funktionieren im Äquivalenzmodus bedeutet auch, dass Gedanken und Gefühle mit der Intensität aktueller äußerer Ereignisse erlebt

werden. Im *reflektierenden Modus* können innere mentale Zustände als verschieden von äußeren Ereignissen aufgefasst werden. Das Wiedererleben des Traumas, wie wir es bei den Intrusionen der Posttraumatischen Belastungsstörung (PTBS) kennen, stellt den Zusammenbruch der Fähigkeit zur Reflexion dar.

Welche Folgen hat der Verlust der Symbolisierungsfunktion im Einzelnen?

- In dem Maße, wie kein Raum mehr zum Fantasieren als Probehandeln in einer Modalität des »Als-ob« besteht, droht die *Überschwemmung mit Emotionen.*
- Die verminderte Fähigkeit zur symbolischen Repräsentation von Erlebens- und Handlungsmustern bewirkt eine *stärkere Bedeutung von Handlungsdialogen* (Streeck 1998). Handlungsdialoge sind vorsprachlich vermittelte Interaktionsformen, die sich im Handeln, in Blicken, Gestik, Mimik und in der Körperhaltung ausdrücken können (s. Kap. 28.4).
- Die Unfähigkeit der intrapsychischen Verarbeitung des Traumas führt zu einer Reaktivierung *interpersonaler Formen der Abwehr und Bewältigung* (Mentzos 1976).
- Der Ausfall der Symbolisierungsfähigkeit kann weiter zur Folge haben, dass *körperliche Empfindungen zum Ersatz für die fehlenden psychischen Erlebensformen* werden (Bion 1962/1990a). Schon früh wurde darauf hingewiesen, dass der nicht verarbeitbare, weil nicht repräsentierbare Affekt ins Körperliche verschoben werden kann. Die Konkretionsneigung psychosomatisch gestörter Personen zeigt an, dass der Möglichkeitsraum (der *potential space,* Winnicott 1953) für Bedeutungen und Verbindungen symbolischer Art verloren gegangen ist (McDougall 1991). In der psychosomatischen Schule der französischen Psychoanalyse war die Rede von der Dementalisierung der Affekte (Fain 1991; Marty 1976).
- Auch die *Alexithymie,* die verminderte Fähigkeit, Gefühlszustände zu erkennen, kann durch traumatische Einwirkungen beeinträchtigt sein. Wir wissen, dass Misshandlung und Missbrauch diese Fähigkeit, die in der Kindheit erworben wird, vermindert (Cicchetti u. White 1990). Es ließ sich zeigen, dass Frauen, die zuerst in der Kindheit sexuellen Übergriffen ausgesetzt waren, eine stärkere Tendenz zur Alexithymie aufwiesen als Frauen, die zuerst im Erwachsenenalter traumatisiert wurden (Cloitre et al. 1997). Ein Grund dafür kann die chronische Übererregung der traumatisierten Patienten sein. Oft haben sie von ihren frühen Bezugspersonen die Benennung und Beschreibung von Gefühlszuständen nicht lernen können. Täter hatten oft ein Interesse, Gefühlszustände der Opfer falsch zu benennen, um den Missbrauch zu verharmlosen oder für etwas Normales zu erklären.

Folgen traumatisch verminderter Symbolisierungsfähigkeit

- Überschwemmung mit Emotionen
- stärkere Bedeutung von Handlungsdialogen
- Reaktivierung interpersoneller Formen der Abwehr und Bewältigung
- körperliche Empfindungen als Ersatz für die fehlenden psychischen Erlebensformen
- Alexithymie (verminderte Fähigkeit, Gefühlszustände zu erkennen

In welchem Verhältnis stehen nun *Trauma und Konflikt?* Psychische Traumen gehorchen einer ganz anderen Dynamik als Konflikte. *Konflikte implizieren die Symbolisierung einer Beziehungserfahrung.* Ob es sich um interpersonelle oder intrapsychische Konflikte handelt – immer stehen symbolisierte Selbst- oder Objektrepräsentanzen miteinander im Konflikt. Bei psychischen Traumen ist dagegen gerade die symbolische Verarbeitung gestört. Hinsichtlich des Verhältnisses von Trauma und Konflikt seien noch folgende Aspekte genannt:

- Das *Ausmaß des Verlustes der Symbolisierungsfunktion kann variieren.* Oft ist die Unfähigkeit zu symbolisieren auf den traumatischen Bereich fokussiert. Bei Patienten, die zur Symbolisierung fähig sind, kann diese Fähigkeit unter psychischer Belastung wieder zusammenbrechen. Manche Patienten, die im Normalfall über eine ausreichende Fähigkeit zur Symbolisierung verfügen, können in Stresssituationen ihre Fähigkeit zur Symbolisierung verlieren.

- *Typischerweise finden wir bei traumatisierten Patientinnen nicht symbolisiertes »traumatisches« Material, neben symbolisiertem konflikthaftem Material.* Neurobiologisch gesprochen, finden wir unverarbeitete »amygdaloid« gespeicherte Erinnerungsspuren neben verarbeiteten »hippokampalen« Erinnerungen (s. Kap. 5.2). Nicht symbolisierte Erinnerungsspuren können in eine neurotische Entwicklung eingebettet sein. Ganz bestimmte Bereiche des Erlebens können betroffen und in traumatischer Weise blockiert sein, während sich andere Bereiche konflikthaft entwickeln. Wie ein Fremdkörper besteht dann der traumatische Bereich innerhalb des psychischen Geschehens, aber außerhalb der Symbolisierungsmöglichkeiten des Ich. Bei traumatisierten Patienten mit dissoziativen Zügen kann es vorkommen, dass sie mit ihren reifen und erwachsenen Anteilen zur Symbolisierung fähig sind, nicht jedoch mit den Anteilen des verletzten und verschreckten Kindes.

3.9 Psychoanalyse und Neurowissenschaften

Während für die Persönlichkeitsstörungen die Bedeutung biologisch-konstitutioneller Faktoren immer gesehen wurde, erkennen wir für die Traumafolgestörungen heute die *Grenzen eines ausschließlich psychoanalytischen Krankheitsverständnisses* besser. Die Vorstellung vieler Psychoanalytiker, für alle psychischen Phänomene eine psychodynamische Erklärung anbieten zu können und zu müssen, erwies sich vor allem im Bereich der Traumafolgestörungen als unrealistisch und entwicklungshemmend.

Unverkennbar öffnen sich Psychoanalytiker den Einflüssen ihrer Nachbarwissenschaften. Die schon von Kardiner (1941) unter dem Eindruck der Behandlung von Kriegesveteranen des ersten Weltkrieges getroffene Feststellung, *der Kern der traumatischen Neurose sei eine durch extreme physiologische Erregung geprägte Physioneurose,* findet inzwischen bei der Konzeptualisierung psychoanalytischer Behandlungen zunehmende Beachtung. Auch die über lange Jahre sich erstreckende Abschottung der Psychoanalyse gegenüber ihren biologischen Nachbarwissenschaften und die Marginalisierung herausragender Denker wie diejenige des Psychoanalytikers und Bindungstheoretikers Bowlby (1969) wurden erst in den letzten Jahren als Irrweg erkannt.

Wo steht nun die Psychoanalyse? Wenn ein führender Neurowissenschaftler wie der Nobelpreisträger des Jahres 2000, Eric Kandel (1999), feststellt, die Psychoanalyse stelle noch immer die kohärenteste und intellektuell befriedigendste Sicht der Psyche dar, die uns zur Verfügung steht, so spricht dies für die *Reichhaltigkeit und Kreativität des psychoanalytischen Denkens.* Sie dürfe sich jedoch nicht, so Kandel, auf den Errungenschaften ihrer Geistesgrößen ausruhen und bedürfe dringend der *Weiterentwicklung* und des *Anschlusses an die biologischen Forschungsrichtungen.* Immerhin haben über hundert Jahre zwei Psychologien, die akademische und psychoanalytische, nebeneinander existiert.

Die durch die neuen bildgebenden Verfahren unterstützte Tendenz, neurowissenschaftliche, bindungstheoretische und tiefenpsychologische Studien miteinander zu verbinden und Brücken zwischen psychodynamischen Theorien und akademischen Modellen der Psyche zu schlagen, konnte eine *Renaissance tiefenpsychologischer Ansätze in der Gehirn-Psyche-Erforschung* entstehen, deren Ergebnisse für unsere therapeutischen Bemühungen von großem Interesse sind (Panksepp 1999; Solms u. Turnbull 2002). Wir werden darauf immer wieder eingehen.

Literaturempfehlungen

Ehlert-Balzer M (1996). Das Trauma als Objektbeziehung. Forum Psychoanal; 12: 291–314.

Ferenczi S (1933/1982). Sprachverwirrung zwischen den Erwachsenen und dem Kind: Die Sprache der Zärtlichkeit und der Leidenschaft. In: Ferenczi S: Schriften zur Psychoanalyse. Bd. 2. Frankfurt a.M.: Fischer; 303–13.

Freud S. (1920). Jenseits des Lustprinzips. Leipzig, Wien, Zürich: Internationaler Psychoanalytischer Verlag.

Grubrich-Simitis I (1984). Vom Konkretismus zur Metaphorik. Psyche; 38: 1–28.

Hirsch M (1987). Realer Inzest. Psychodynamik des sexuellen Missbrauchs in der Familie. Berlin, Heidelberg: Springer.

Hirsch M (1995). Fremdkörper im Selbst. Jahrbuch Psychoanal; 35: 123–51.

Hirsch M (1996). Wege vom realen Trauma zur Autoaggression. Forum Psychoanal; 12: 31–44.

Rohde-Dachser C, Wellendorf F (Hrsg) (2004). Inszenierungen des Unmöglichen. Theorie und Therapie schwerer Persönlichkeitsstörungen. Stuttgart: Klett-Cotta.

Schlösser AM, Höhfeld K (Hrsg) (1998). Trauma und Konflikt. Gießen: Psychosozial-Verlag.

Wurmser L (2005). Psychoanalytische Behandlung – Trauma, Konflikt und »Teufelskreis«. In: Egle UT, Hoffmann SO, Joraschky P (Hrsg). Sexueller Missbrauch, Misshandlung, Vernachlässigung. 3. Aufl. Stuttgart, New York: Schattauer; 517–29.

4 Trauma und Bindung

Das bindungstheoretische Paradigma

4.1 Einführende Bemerkungen zur Entwicklungspsychologie und Bindungsforschung

Weitgehend losgelöst vom Mainstream der Psychoanalyse haben Bindungsforschung und Entwicklungspsychologie die Grundlagen für die moderne Behandlung schwerer Persönlichkeitsstörungen gelegt. Die wichtigen Befunde, die erst nach und nach für das Verständnis therapeutischer Prozesse genutzt werden (Lichtenberg 1991; Stern 1985/1992), haben die große Bedeutung der *Verfügbarkeit, Responsivität und Feinfühligkeit früher Bezugspersonen für die Ausbildung sicherer Bindungen* hervorgehoben. Sie haben überzeugend gezeigt, wie eine optimale Entwicklung und eine lebenslange Widerstandskraft gegen Belastungen ihre Wurzeln in den *dyadischen Prozessen der frühen Kindheit* haben. Bei einer adäquaten Erfassung der Signale von kindlichem Stress durch die frühe Bezugsperson können sich *Strategien der Stressregulierung* entwickeln, die in *inneren Arbeitsmodellen von Bindung* gespeichert werden (Kobak u. Sceery 1988).

Komplexe posttraumatische Belastungsstörungen sind immer auch Bindungsstörungen, denn anhaltende personale Traumatisierungen treffen die Bindung zu den wichtigsten Bezugspersonen zentral. Von daher haben die Befunde der neueren Bindungsforschung für das Verständnis der Persönlichkeitsproblematik traumatisierter Menschen eine herausragende Bedeutung. Die meisten Autoren der Gegenwart messen dem Einfluss von *kumulativen, emotionsgeladenen, interaktiven Erfahrungen zwischen dem Kind und seinen primären Bezugspersonen* eine noch wichtigere pathogene Rolle zu als einzelnen spezifischen traumatischen Ereignissen (Emde 1981; Stern 1985). Die Annahme, dass das für die spätere Entwicklung gravierendste Moment nicht die physischen Verletzungen sind, die ein Kind durch die Misshandlung erfährt, sondern die Zerstörung des Urvertrauens gegenüber der Person, auf deren Schutz und Fürsorge es am dringendsten angewiesen ist, ließ sich auch empirisch belegen (Steele 1994).

4.2 Das Bindungssystem und innere Arbeitsmodelle von Bindung

Das Bindungssystem ist eines der angeborenen emotionalen oder motivationalen Systeme, die das Verhalten beeinflussen (Bowlby 1969, 1988; Panksepp 1998). *Innere Arbeitsmodelle von Bindung,* wie sie Bowlby (1969) und spätere Bindungsforscher formuliert haben, enthalten Informationen über Interaktionserfahrungen mit bedeutenden Personen der Kindheit. Der Prozess kann wie folgt dargestellt werden:

- Die *typischen Reaktionen von Bindungsfiguren* auf die Bindungswünsche eines Individuums sowie erfolgreiche Strategien des Umgangs mit den Bindungsfiguren werden in inneren Arbeitsmodellen von Bindung gespeichert.
- Diese inneren Arbeitsmodelle befähigen das Individuum, interpersonelle Ereignisse *wahrzunehmen, zu interpretieren und ihr Verhalten gegenüber Bindungsfiguren zu organisieren.*

- Die wiederholten Erfahrungen prägen die Erwartungen hinsichtlich der Natur künftiger Interaktionen und bilden die *Basis für die Entwicklung repräsentationaler Modelle der Bindungsfiguren und des Selbst* (Bowlby 1969).

Die entwicklungspsychologische Literatur geht davon aus, dass sich Ich-Entwicklung und Selbstintegration auf der Grundlage einer sicheren Bindung an eine liebende und schützende Bezugsperson organisieren. Diese Bindung liefert die *sichere Basis,* die es Kindern erst ermöglicht, sich in einer gefährlichen und oftmals überstimulierenden Welt zurechtzufinden. Hieraus erwächst ihnen das Vertrauen in die Fähigkeit, äußere Ereignisse kontrollieren zu können, ohne von ihnen überwältigt zu werden. Eine sichere Bindung bleibt für ein Kind immer ein *Rückzugsort,* um Trost und Beruhigung zu finden, wenn es in der äußeren Welt auf Schwierigkeiten stößt oder scheitert.

Die wichtigsten entwicklungspsychologischen Erkenntnisse sind folgende:

- Ainsworth (1989) identifizierte Attunement (innere Einstimmung), Sensibilität und Responsivität als die wichtigsten Elemente, die eine sichere Bindung ermöglichen. Attunements sind spontane, nichtverbale Reaktionen auf die ausgedrückten Gefühle des Kindes (s. Kap. 5.4), während unter Responsivität oder Feinfühligkeit die Fähigkeit einer Bezugsperson verstanden wird, sich im Antworten und Anregen von kindlichen Signalen leiten zu lassen und das eigene Verhalten darauf abzustimmen. Eltern sicher gebundener Kinder können negative Emotionen der Kinder in sich aufnehmen und verarbeiten, während Eltern unsicher gebundener Kinder dazu neigen, Rache zu üben, ihre Emotionen zu ignorieren oder durch sie überwältigt zu werden.
- Stern (1985) beschreibt die kreuzmodale Einstimmung, bei der ein Elternteil die selbstgenerierten Rhythmen des Kindes aufgreift und spiegelt, was zur Entstehung des Selbstsinnes beiträgt.
- Gergely und Watsons (1996) Studien der Mutter-Kind-Interaktion beschreiben klar definierte interaktive Episoden. »Markieren« bedeutet, dass die Mutter normale Gesichtsausdrücke und Vokalisationen übertreibt. Dadurch trennt sie sie von ihren eigenen alltäglichen Gesichtsausdrücken. Dabei stellt sie ihre eigenen Gefühle ganz zurück. Ein unsicheres Selbst entsteht, wenn die Mutter dem Kind ihre eigenen Gefühle aufzwingt oder nicht reagiert.
- Main (1995) schildert den »fließenden, aufmerksamen Blick« eines sicher gebundenen Kindes, das sich von der liebenden Bindung an seine Eltern zur freudig erregten Eroberung der Welt bewegen kann und kontrastiert dieses Muster mit dem fixierten Anklammern oder dem vermeidenden Verhalten unsicher gebundener Kinder.

Die Bedeutung dieser frühen Elternbindung ist in der *Primatenforschung* gut dokumentiert. Mitglieder jeder Spezies entwickeln instinktiv Verhaltensmuster zum Schutze ihrer Jungen bzw. Kinder. Der Beitrag des Kindes zu dieser Beziehung besteht in der Aktivierung von Bindungsverhalten, wenn es in Not oder Gefahr gerät, der Beitrag der Erwachsenenperson in seinem Fürsorge- oder Beelterungsverhalten.

Das Bindungsverhalten selbst ändert sich mit der Entwicklung, nicht aber das organisierende Ziel dieses Verhaltenssystems. Es besteht darin, Nähe und Schutz durch die Elternfigur herzustellen. Wenn ein Kleinkind ängstlich ist, wird es zu seinen Eltern laufen; ein sechs Jahre altes Kind kann unter gleichen Bedingungen einfach zu seiner Elternfigur blicken und Augenkontakt herstellen. Auch das *Fürsorge- oder Beelterungsverhalten der Erwachsenenperson* ändert sich mit der Entwicklung des Kindes, während sein Ziel, Nähe zum Kind und Schutz des Kindes zu gewährleisten, erhalten bleibt. Damit ein Verhaltenssystem komplexe Veränderungen in der Entwicklung aufweisen kann und dennoch um ein Ziel organisiert bleiben kann, muss es auf einer *Ebene der Repräsentation* organisiert sein. Entsprechend umfassen die fundamentalen Konzepte der Bindungstheorie innere Arbeitsmodelle des Bindungsverhaltens des Kindes, des Bindungsverhaltens des Erwachsenen und des elterlichen Fürsorgeverhaltens (Beelterungsverhaltens).

Obwohl das *Bindungsverhalten Erwachsener* sich in mancher Hinsicht von demjenigen von Kindern unterscheidet, ist es ebenso Ausdruck ihres Bedürfnisses, unter Bedingungen von Bedrohung und Stress bei einer Schutz gebenden Bezugsperson Nähe, Trost und Sicherheit zu finden (Ainsworth 1989; Weiss 1991). Die inneren Arbeitsmodelle der Eltern beeinflussen offenbar die inneren Arbeitsmodelle der Kinder. Es zeigte sich, dass sich aufgrund des Bindungsverhaltens der Eltern das Bindungsverhalten der jeweiligen Kinder vorhersagen ließ (Main u. Goldwyn 1984). Bei einer Mutter mit einem unsicher-vermeidenden Bindungsstil ist die Wahrscheinlichkeit hoch, dass auch ihr Kind ein unsicher-vermeidendes Bindungsmuster entwickelt (Steele et al. 1996). Es finden sich bedeutsame Korrelationen zwischen elterlicher Bindungssicherheit und dem elterlichen Erziehungsverhalten (Collins u. Read 1990; Dozier u. Kobak 1992; Hazan u. Shaver 1987).

Zahlreiche Faktoren beeinflussen die Bindungssicherheit: *Risikofaktoren* und *protektive Faktoren* wirken bei der Entstehung von Bindungssicherheit zusammen. Elterliche Psychopathologie wirkt sich ungünstig auf die Entwicklung der Bindungssicherheit ihrer Kinder aus (Belsky et al. 1995; George u. Solomon 1999). *Soziale Unterstützung* spielt für die Bindungssicherheit eine wichtige Rolle: Unsichere Bindungen können offenbar durch eine supportive Beziehung mit einem sicher gebundenen Partner zu sicheren Bindungen werden (Cohn et al. 1992).

Seit sich die Bindungsforschung in den letzten Jahren von der Beschreibung von Verhaltenssystemen zur Ebene der mentalen Repräsentation von Bindung weiterentwickelt hat, ist eine Konvergenz zwischen der psychoanalytischen Objektbeziehungstheorie und bindungstheoretischen Befunden unübersehbar (Bohleber 2002; Köhler 1998a). Dies gestattet uns, *bindungstheoretische Überlegungen neben die psychoanalytisch-objektbeziehungstheoretischen zu stellen.* Die meisten psychodynamischen Theorien beschreiben die Repräsentationen wichtiger Bezugspersonen als *»innere Objekte«*, die zumindest teilweise schematisierte Repräsentationen der Eltern oder anderer Schlüsselfiguren in frühen Lebensjahren sind (Perlow 1995). Welche weiteren Konvergenzen zwischen beiden Ansätzen gibt es?

- Die Übereinstimmungen zwischen der Konzeption des inneren Arbeitsmodells von Bindung (Bowlby 1969) und der Konzeption der *Welt der Repräsentanzen* (Sandler u. Rosenblatt 1962) sind beträchtlich: Früh gespeicherte mentale Repräsentanzen von Beziehungen zu relevanten Bezugspersonen werden in beiden theoretischen Systemen als entscheidende Determinanten interpersonaler Beziehungen aufgefasst.
- Eine sicherlich ganz bedeutsame Annäherung sehen wir darin, dass die Bindungsforschung inzwischen auch die Fantasien und Wünsche über die Beziehung in die Repräsentanz des »Selbst mit der Bindungsperson« einbezieht (Buchheim u. Kächele 2002). Ob wir objektbeziehungstheoretisch mit Kernberg (1988) von *internalisierten Selbst- und Objektrepräsentanzen,* in der Sprache der modernen Säuglingsforschung von *generalisierten Interaktionsrepräsentanzen* (RIGs; Stern 1985), in der Begrifflichkeit der interpersonellen Theorie von *internalisierten Beziehungsrepräsentanzen (important people and their internalized representation* [IPIRS]; Benjamin 1993) oder bindungstheoretisch mit Bowlby (1969) von *inneren Arbeitsmodellen von Bindung* sprechen – gemeint sind letztlich bei unterschiedlicher Akzentsetzung ähnliche Phänomene.
- Eine äußerst bedeutsame Verbindung zwischen Erwachsenenbindungsforschung und Psychoanalyse liegt in der gemeinsamen Überzeugung, dass *Bindungssicherheit das Ergebnis kohärenter Beziehungserfahrungen mit wichtigen Bezugspersonen* ist, während Bindungsunsicherheit Ausgangspunkt von Abwehrprozessen und Psychopathologie ist.

Wir wissen noch wenig darüber, wie unsicher gebundene Menschen zu *erworbener Sicherheit* (Phelps et al. 1998) gelangen können und welche Mechanismen einer neurobiologischen Reorganisation des Bindungssystems zugrunde liegen. Gleichwohl gibt es Hinweise darauf, dass die *Bindungssicherheit durch Psychotherapie erhöht* werden kann. Fonagy et al. (1993) konnten eine Zunahme sicherer Bindungsrepräsentanzen nach einer einjährigen Psychotherapie beobachteten: 40 % der zu Beginn der Therapie unsicher gebundenen Patienten wiesen am Ende der Therapie sichere Bindungsrepräsentationen auf. Die Idealisierungen der Eltern gingen statistisch signifikant zurück und die Fähigkeit, sich überhaupt an Kindheitserlebnisse zu erinnern, stieg an.

Theoretische Konvergenzen

- internalisierte Selbst- und Objektrepräsentanzen (Kernberg 1988)
- innere Arbeitsmodelle von Bindung (Bowlby 1969)
- generalisierte Interaktionsrepräsentanzen (RIGs; Stern 1985)
- internalisierte Beziehungsrepräsentanzen (IPIRS; Benjamin 1993)

4.3 Unsichere Bindungsstile bei traumatisierten Patienten

Unter bindungstheoretischer Perspektive muss der *Verlust der sicheren Basis als das wohl früheste und wahrscheinlich auch schädlichste psychische Trauma* angesehen werden. Entsprechend wirken sich abrupte Trennungen und Verlusterlebnisse, die nicht in einem Geborgenheit und Verlässlichkeit vermittelnden Umfeld aufgefangen werden, auf die Bindungssicherheit ebenso schädlich aus wie Misshandlungen und missbräuchliche Verhaltensweisen. Es ist oft leichter, in einer Therapie die Ereignisse körperlicher und sexueller Traumatisierung zu beschreiben, als die oft noch viel bedeutsameren Mängel des elterlichen Schutzschildes zu erfassen.

Ainsworth et al. (1978) haben eine Typisierung vorgenommen, die einjährige Kinder nach ihrem Verhalten in der so genannten *Fremden Situation* (einer kurzfristigen Trennung von der Mutter) als »sicher gebunden«, »unsicher-ambivalent gebunden« und »unsicher-distanziert gebunden« klassifiziert. Legt man diese Typisierung zugrunde, so lässt sich sagen, dass traumatisierte Kinder signifikant häufiger unsichere Bindungen an ihre primären Bindungsfiguren aufweisen als nicht traumatisierte Kinder. Je nach Untersuchung wird der Anteil unsicherer Bindungen bei misshandelten Kindern mit 70 bis 100 % angegeben (Crittenden et al. 1991; Egeland u. Sroufe 1981).

Neben den erwähnten Mustern unsicherer Bindung finden wir als ein weiteres Bindungsmuster das Muster der *desorganisierten Bindung.* Dieses Bindungsmuster steht sehr klar im Zusammenhang mit Misshandlungen, Vernachlässigungen und schweren Störungen der dyadischen Abstimmungsprozesse zwischen Mutter und Kind (Carlsson et al. 1989; Egeland u. Sroufe 1981; Schneider-Rosen et al. 1985).

Das desorganisierte Bindungsmuster lässt sich nicht ohne weiteres neben die beiden anderen unsicheren Bindungsmuster stellen, da es vielmehr Ausdruck des Zusammenbruchs dieser Bindungsmuster ist und als vermeidend-desorganisiertes oder anklammernd-desorganisiertes Muster vorkommen kann (Crittenden 1985; Main 1995; Main u. Solomon 1990; Main u. Weston 1981; Radke-Yarrow et al. 1985). Was bedeutet das konkret?

- Kinder mit einem desorganisierten Muster zeigen *keine konsistente Bindungsstrategie* in der Fremden Situation (Main u. Solomon 1990), ihr Verhalten ist vielmehr widersprüchlich und verwirrend. Es alterniert zwischen Nähesuche und Distanz, wobei die Nähesuche durch plötzliche Aggressionsausbrüche durchbrochen werden kann.
- Als wesentliche Determinante eines desorganisierten Bindungsmusters ist eine *traumatische Vorgeschichte mindestens einer Elternfigur* anzusehen. Diese umfasst den unaufgelösten traumatischen Verlust von Bindungsfiguren, traumatische Misshandlungserfahrungen in Form physischer oder sexueller Gewalt oder auch erst kurz zurückliegende

Traumatisierungen. Desorganisierte Bindung ist offenbar nicht auf konstitutionelle Faktoren zurückzuführen (van Ijzendoorn et al. 1999).

- Kennzeichnend ist ein *ängstlich-erschrockenes und gleichzeitig ängstigend-erschreckendes Verhalten auf Seiten der Elternfigur.* Diese Zustände der Elternfigur bringen das Kind in den unlösbaren Konflikt, gleichzeitig bei einer Elternfigur Schutz suchen und sich vor ihr schützen zu müssen (Main u. Hesse 1990). Der daraus entstehende Annäherungs-Vermeidungs-Konflikt macht das Kind unfähig, erfolgreich vorhersagbare Bewältigungsstrategien zu entwickeln, um mit den Eltern in eine Interaktion zu treten. Am ehesten handelt es sich bei den Reaktionen der Eltern um *dissoziative Reaktionen,* bei denen – ausgelöst durch kindliche Merkmale und Verhaltensweisen – eigene traumatische Erfahrungen, vor allem eigene Erfahrungen von traumatischem Verlust und sexuellem Missbrauch wachgerufen werden (Hesse 1999; Liotti 1995, 1999; Main u. Morgan 1996, Nijenhuis et al. 2003).

Beebe (2000) hat besonders eindrucksvoll die dyadischen Interaktionen wechselseitig eskalierender Übererregung eines desorganisierten Bindungspaars beschrieben. Selbst nach extremen Stress-Signalen des Kindes, wie einer 90-Grad-Abwendung des Kopfes und heftigem Schreien, setzte die Mutter ihre bisherige auf das Kind gerichtete Aktivität fort. Die Sequenz endet damit, wie das Kind von einem Zustand der Übererregung und des Protests in einen übermäßig gehemmten Zustand übergeht, den Protest beendet und still wird.

Es zeigen sich zahlreiche Zusammenhänge zwischen *unsicheren Bindungsstilen und dem Auftreten klinischer Psychopathologie. Sicher gebundene Personen* zeigten dagegen die geringste Anzahl von Symptomen und die meisten Indikatoren für psychische Gesundheit. Betrachten wir die Zusammenhänge im Einzelnen.

- Bei unsicher-ambivalent gebundenen *(preoccupied)* Personen fanden sich am häufigsten *abhängige Persönlichkeitsstörungen,* ein selbstschädigendes Verhalten sowie Züge einer Borderline-Störung (Alexander 1992). Zusätzlich neigten sie signifikant häufiger zur Dissoziation (Alexander u. Anderson 1994).
- *Anklammernde Abhängigkeit* und die Unfähigkeit zum Alleinsein finden sich offensichtlich als Folge unsicherer Bindungen in Folge von Traumen bei schwerer Psychopathologie (Barach 1991; Birtchnell 1997; Bornstein 1998; Gunderson 1996; Holmes 1997; Sroufe et al. 1993; Steele et al. 2001).
- Die *defensive Zurückweisung der Bedeutung von Bindungsbeziehungen* (das Leugnen der Wichtigkeit von Bindung) bei Erwachsenen mit unsicher-distanziertem Bindungsstil kann zu *dissozialem Verhalten* beitragen, ähnlich wie in der Kindheit die unsicher-vermeidende Bindungsorganisation oft mit Feindseligkeit und Verhaltensstörungen verbunden ist (Dodge et al. 1990).
- Desorganisierte Bindungsmuster gehen mit der Entwicklung *schwerer Psychopathologie* einher: mit einer geschwächten Kognitionsentwicklung, einer geringeren sozialen Kompetenz und mit aggressivem, externalisierendem Verhalten in den Vorschuljahren (van Ijzendoorn et al. 1999). Aus desorganisierten Bindungsmustern in der Kleinkindzeit entwickeln sich in der späteren Kindheit stark kontrollierende und dominierende Verhaltensweisen (Solomon u. George 1999).
- Eine *erhöhte Tendenz zur Reviktimisierung* findet sich in der Gruppe der unsicher-ambivalent Gebundenen und in der Gruppe der unsicher-desorientiert gebundenen Kinder, aber auch Erwachsenen. Bindungsstile von Frauen, die in der Ehe misshandelt wurden, waren, kurz nachdem sie ihre misshandelnden Ehemänner verlassen hatten, überwiegend ängstlich-anklammernd und mit negativen Selbstbildern verbunden. Vor allem diejenigen mit einem ängstlich-anklammernden Stil liebten ihre Partner weiter, unterhielten weiterhin sexuelle Beziehungen mit ihnen und hatten den Wunsch, zu ihnen zurückzugehen (Henderson et al. 1997).

- Fonagy (1998) vermutet, dass bei unsicheren und vor allem desorganisierten Bindungen der Körper zum Vehikel für einen introjizierten »fremden« Anderen wird, von dem sich eine Person nicht trennen kann, mit dem sie aber auch nicht harmonisch koexistieren kann.

Desorganisierte Bindung

- keine konsistente Bindungsstrategie
- traumatische Vorgeschichte mindestens eines Elternteils
- ängstlich-erschrockenes und gleichzeitig ängstigend-erschreckendes Verhalten auf Seiten der Elternfigur
- mit Entwicklung schwerer Psychopathologie einhergehend
- erhöhte Tendenz zur Reviktimisierung

4.4 Traumatische Opferbindungen

Wer mit Opfern traumatischer Gewalt therapeutisch arbeitet, ist immer wieder aufs Neue von der Stabilität gewaltsamer Beziehungen beeindruckt. In der Ehe misshandelte Frauen kehren immer wieder zu ihren misshandelnden Ehemännern zurück, oder sie nehmen, wenn ihnen die Trennung gelingt, anderweitige gewaltsame Beziehungen auf (Rounsaville 1978; Young u. Gerson 1991). Oft spielen ökonomische Gründe eine Rolle, wenn misshandelte Frauen ihre gewalttätigen Männer nicht verlassen können. Nicht selten fürchten sie stärkere Gewalt, wenn sie den misshandelnden Mann verlassen, oder sie werden durch Morddrohungen eingeschüchtert. Dennoch spricht vieles dafür, dass es vor allem *Bindungsbedürfnisse* sind, die die Frauen veranlassen, in einer Gewaltbeziehung zu bleiben.

Bindungstheoretisch betrachtet, kann die *Bindung an misshandelnde Bezugspersonen als Notfallreaktion* verstanden werden. Misshandlung erzeugt Angst und Verunsicherung, diese wiederum erhöhen die Bindungsbedürfnisse. Menschen suchen verstärkte Bindung angesichts äußerer Bedrohung. Besonders dann, wenn keine anderen Quellen der Unterstützung vorhanden sind, *wird der misshandelnde Partner zur wichtigsten Bindungsfigur.* Die mit der traumatischen Situation verbundene starke Erregung beeinträchtigt gleichzeitig die Urteilsfähigkeit sowie die Fähigkeit, zu einer rationalen Einschätzung der Situation zu gelangen.

Für die Bindung spielt auch das alternierende Verhalten des Misshandlers eine Rolle, also sein abwechselnd gewalttätiges und zugewandtes Verhalten. Betrachten wir im Folgenden, welche Rolle es spielt.

- Die entstandene Bindung kann so stark sein, dass Gefangene diejenigen, die sie gefangen halten, als ihre Retter ansehen und ihre Befreier zu hassen beginnen. Intermittierende und mit liebevoller Zuwendung alternierende Gewaltanwendung scheint dabei die Bindung zwischen Täter und Opfer noch zu intensivieren. Folteropfer berichten vor ihrer Angst, sie könnten *Liebesbindungen an ihre Folterer* entwickeln (Amati 1977, 1990). Wenn Opfer von Folter oder Vergewaltigung durch das Trauma ihrer inneren schützenden und liebenden Objektrepräsentanzen beraubt sind, kann der Täter die Repräsentanz der geliebten Mutter oder des schützenden Vaters annehmen. Als »Stockholm-Syndrom« wurde die Beobachtung bezeichnet, dass Geiseln Liebesbindungen an ihre Geiselnehmer ausbilden (Dutton u. Painter 1981). Von Vergewaltigungsopfern wird berichtet, wie sie sich intensiv mit der Person und den möglichen Motiven des Täters beschäftigen, irrationale Gefühle der Bindung entwickeln und sogar Wünsche nach Trost und Zuwendung an ihn richten (Kretschmann 1993).
- *Intermittierende missbräuchliche Beziehungen* mit einer Bezugsperson können ein Kind veranlassen, sich stärker an die Bezugsperson zu binden. Das Kind lernt früh, Schmerz auszuhalten, um die Bindung aufrechtzuerhalten

(Young u. Gerson 1991). Täter können durch *intermittierendes liebevolles Verhalten* die Projektion der liebevollen Elternfigur noch fördern. Gerade dann, wenn das Opfer vom Täter auch liebevoll behandelt wird, verstärkt sich der Eindruck, man selbst sei »böse« gewesen und nun sei alles wieder gut. Meist wechseln sich in traumatisierenden Familien Episoden der Gewalt ab mit Phasen, in denen auch misshandelnde Eltern liebevoll und fürsorglich sein können.

- Dutton und Painter (1981) haben diesen Prozess für den Bereich der *ehelichen Gewalt* beschrieben. Bei genauer Betrachtung des Prozesses, wie Gewaltereignisse in der Ehe entstehen und aufrechterhalten werden, lässt sich ein typischer phasenhafter Verlauf herausarbeiten, den Walker (1984) in seiner *Zyklustheorie der ehelichen Gewalt* beschreibt: In einer ersten Phase des *Spannungsanstiegs* lassen sich bisherige kleinere Misshandlungen nicht mehr verleugnen, die misshandelte Frau zieht sich zurück. Dadurch ausgelöst kommt es in der zweiten Phase zu dem eigentlichen *akuten Misshandlungsereignis,* in dem sich die Spannung entlädt. In einer dritten Phase findet sich typischerweise ein *liebevoll-fürsorgliches Verhalten des Misshandlers* gegenüber dem Opfer mit dem Ziel, die Beziehung zu erhalten. Das Opfer fühlt sich nun schuldig wegen seiner gehegten Trennungsabsichten und muss zur Selbstbestrafung erneut kleinere Misshandlungen *provozieren,* womit sich der Zyklus schließt.
- Für die Beobachtung, dass sich Bindungen auch unter Missbrauchs- bzw. Misshandlungsbedingungen ausbilden, liefern *ethologische Untersuchungen* wertvolle Hinweise. In naturalistischen und Laborstudien konnte gezeigt werden, dass Vögel, Hunde und Affen eine verstärkte Kind-Bindung an das Muttertier ausbilden, wenn sie experimentell Bedingungen ausgesetzt wurden, die einer Misshandlungssituation analog sind. *Besonders bei inkonsistenter Misshandlung konnten verstärkte Versuche beobachtet werden, Nähe zu den Bindungstieren herzustellen.* Dabei wird angenommen, dass die Bindungsverstärkung in dem Moment erfolgt, in dem der negative Reiz wegfällt (Dutton u. Painter 1981; Ruppenthal et al. 1976; van der Kolk 1989). Die *Primaten-Forschung* dokumentiert besonders die Rolle von Versöhnung und Friedenschließen in der Regulation der Aggression (de Waal u. Aureli 1999). Derartige auf aggressive Handlungen folgende Versöhnungen, die auch in menschlichen Beziehungen zur Modulation von Erregung, Angst und aggressiven Interaktionen vorkommen, können in Gewaltbeziehungen stark stabilisierende Effekte haben.

Welche weiteren Erkenntnisse es zur traumatischen Opferbindung gibt, soll wie folgt dargestellt werden:

- Wenn einem Kind suggeriert wird, dass eine stabile Bindung nur um den Preis von Gewaltanwendung möglich ist, entsteht ein inneres Arbeitsmodell von Bindung, in dem Bindungserfahrung untrennbar mit Gewalt und Aggression verknüpft ist. Verletzen von Gegenständen oder Tieren kann auf eine pathologische Art das *Herstellen von Sicherheit* bedeuten (Brisch 2003). Über andere bestimmen und andere gefügig machen zu können, kann Sicherheit vermitteln. Sadismus und Masochismus versprechen Sicherheit für beide Seiten und ermöglichen so eine gewisse Stabilität, allerdings um einen erheblichen Preis, nämlich von Scham und Gewalt (Pearce u. Pezzot-Pearce 1997).
- Täterbindungen können nicht aufgegeben werden, weil Opfer unbewusst weiterhin von ihren Tätern geliebt werden möchten. Selbst wenn misshandelten Frauen die Trennung von ihren misshandelnden Ehemännern gelingt, bleiben sie dennoch meist *noch länger emotional an sie gebunden* (Henderson et al. 1997). Ähnliches lässt sich bei Vergewaltigungsopfern beobachten, die, ohne es zu wollen, oft in Hass oder auch in Liebe *an ihren Vergewaltiger gebunden* bleiben. Viele Patientinnen hassen ihre Missbraucher, aber sie räumen ein, dass sie sie noch lieben und die Hoffnung haben, sich zu versöhnen. Immer wieder

wird berichtet, dass sich vergewaltigte Frauen intensiv mit der Person und den möglichen Motiven des Täters beschäftigen und ihnen selbst absurd erscheinende Hoffnungen hegen, der Täter möge die Tat bereuen, Wiedergutmachung leisten, der Frau »vergeben«, ja sie sogar trösten (Kretschmann 1993).

- Traumatische Bindungen können als *Wut und Hass* maskiert sein. Von Vergewaltigungsopfern wurde beschrieben, dass sie in Hass und Wut an den Täter gebunden bleiben, ihn nicht aufgeben können, weil sie unbewusst auch von ihm geliebt werden möchten. Unbewusst kann die Hoffnung hinzukommen, in Zukunft wieder liebenswert werden zu können. Psychodynamisch können Wut und Hass als Ausdruck der Reprojektion des zuvor introjizierten Bildes vom Täter verstanden werden.

Traumatische Opferbindungen

- Bindung an misshandelnde Bezugspersonen als Notfallreaktion
- innere Bindung an Vergewaltiger
- Liebesbindungen an Folterer und Geiselnehmer (»Stockholm-Syndrom«)
- Bindungsverstärkung durch intermittierendes liebevolles Verhalten
- traumatische Bindung als Wut und Hass maskiert

Literaturempfehlungen

Brisch KH, Hellbrügge T (Hrsg) (2003). Bindung und Trauma. Stuttgart: Klett-Cotta.

Fonagy P (2001). Bindungstheorie und Psychoanalyse. Stuttgart: Klett-Cotta.

Köhler L (1998). Zur Anwendung der Bindungstheorie in der psychoanalytischen Praxis. Psyche – Z Psychoanal; 52: 369–403.

Lamott F, Fremmer-Bombik E, Pfäfflin F (2001). Fragmentierte Bindungsrepräsentationen bei schwer traumatisierten Frauen. PTT – Persönlichkeitsstörungen, Theorie und Praxis; 5: 90–100.

Milch W (1998). Überlegungen zur Entstehung von Borderline-Störungen auf dem Hintergrund der Säuglingsforschung. PTT – Persönlichkeitsstörungen, Theorie und Praxis; 1: 10–21.

Pedrosa GF, Rupprecht R (2003). Aktuelles zur Bindungstheorie und Entwicklungspsychologie sowie neurobiologische Aspekte bei psychiatrischen und psychosomatischen Erkrankungen Nervenarzt; 74: 965–71.

Ross T, Pfäfflin F (2001). Bindungsstile bei gefährlichen Straftätern. PTT-Persönlichkeitsstörungen, Theorie und Therapie; 5: 101–12.

Wöller W (1998). Die Bindung des Missbrauchsopfers an den Missbraucher. Psychotherapeut; 43: 117–20.

5 Bindungstrauma und das Gehirn

Das neurobiologische Paradigma

5.1 Neurobiologische Befunde bei traumatisierten Patienten

Die neurobiologischen Befunde der letzten Jahre haben entscheidend zum Verständnis der hirnfunktionellen Vorgänge nach schweren Traumatisierungen beigetragen. Sie haben uns gelehrt, dass psychische Traumen nicht nur mit einer veränderten Stressphysiologie, sondern auch mit einer Vielzahl hirnstruktureller Veränderungen verbunden sind. Die neueren bildgebenden Verfahren führen uns in überraschender und verblüffender Weise die funktionellen und strukturellen Korrelate psychischer Traumatisierungen vor Augen.

Es ist nicht übertrieben festzustellen, dass die sich exponentiell vermehrenden neurobiologischen Forschungsergebnisse auf den Gebieten der Psychotraumatologie und der affektiven Neurowissenschaften im Begriff sind, unser Wissen um die Entstehung von Psychopathologie zu revolutionieren. Viele klinische Phänomene erschließen sich im Lichte der neurobiologischen Forschungsergebnisse neu, vertraute Modellvorstellungen müssen den neuen Befunden angepasst werden oder gewinnen eine unvorhergesehene Aktualität.

Vor diesem Hintergrund stellt sich uns Klinikern die nicht leichte Aufgabe, die neuen Erkenntnisse schrittweise zur Kenntnis zu nehmen, um sie bei der Konzeptualisierung unserer Patientenbehandlungen zu berücksichtigen. Je mehr wir über die neurobiologischen Grundlagen psychischer Traumatisierungen wissen, desto eher wird es uns möglich sein, die neurobiologische Perspektive den uns vertrauteren Perspektiven – etwa der psychodynamischen oder der kognitiv-behavioralen Perspektive – an die Seite zu stellen. Die Schwierigkeit besteht darin, sich den neuen Wissensfeldern zu öffnen und gleichzeitig die dargebotenen Befunde mit der gebotenen Vorsicht zu interpretieren. Zu leicht geschieht es, dass – in verständlichem Enthusiasmus angesichts des sich erweiternden Erkenntnishorizontes – die methodisch bedingte Begrenztheit der Befunde unterschätzt und ihre Reichweite überschätzt wird.

Wir können und wollen in diesem Kapitel nicht mehr als einen flüchtigen Einblick in die Vielfalt der neurobiologischen Befunde und Forschungsaktivitäten im Gefolge chronischer Traumatisierungen geben. Interessierte verweisen wir auf aktuelle Übersichtsarbeiten von Wessa und Flor (2002) sowie von Flatten (2003).

Dem soeben beschriebenen Dilemma werden wir nicht ganz entgehen können, denn durch die Knappheit der Darstellung können wir den methodischen Begrenzungen der referierten Befunde nicht immer genügend Rechnung tragen. Wir denken dennoch, dass Grundkenntnisse der Neurobiologie psychischer Traumatisierungen hilfreich sind, um gegenüber unseren traumatisierten Patientinnen eine therapeutische Haltung zu finden, die den Einfluss somatischer und physiologischer Bedingungen angemessen würdigt. Wahrscheinlich erweisen sich zur Erklärung mancher Phänomene neurobiologische Modelle als besonders plausibel, während andere Phänomene plausibler mit psychodynamischen oder anderen Modellen erklärbar sind. Wir empfinden es als Vorteil, im Blick auf unsere Patientinnen unter dem Gesichtspunkt klinisch-praktischer Nützlichkeit im Einzelfall entscheiden zu können, welchem Modell wir für welches klinische Problem den Vorzug geben wollen. Je breiter und genauer unser Kenntnisstand und je größer die Vielfalt unserer Perspektiven ist, desto besser können wir unsere Patienten vor einem einseitigen und verkürzten Verständnis ihrer Problematik schützen.

5.2 Veränderte Informationsverarbeitung nach traumatischem Stress

Eine Vielzahl von Befunden lehrt uns, die Pathophysiologie psychischer Traumatisierungen wesentlich unter dem Blickwinkel einer veränderten Informationsverarbeitung im Gehirn zu betrachten. Wie wir aus zahlreichen Untersuchungen wissen, ist die zentralnervöse Verarbeitung von Informationen aus Umwelt und Organismus ein mehrstufiger, hierarchisierter Prozess, bei dem die limbischen Hirnstrukturen der Amygdala (Mandelkern) und des Hippocampus eine zentrale Rolle spielen. Ihre Funktionen sind folgende:

- Die *Amygdala,* der Mandelkern, liefert die emotionale Bewertung aller eintreffenden Informationen. Sie versieht den sensorischen Input mit affektiven Bedeutungen und erzeugt vor allem diejenigen emotionalen Zustände, die Gefahr und Bedrohungen anzeigen. Im Zusammenwirken mit der limbischen Struktur des Hippocampus speichert sie die Informationen im emotionalen impliziten Gedächtnissystem als affektive Zustände, Körperempfindungen und Bilder, die sehr löschungsresistent und mit Angst verbunden sind.
- Der *Hippocampus* kontextualisiert diese von der Amygdala bewerteten Informationen durch kognitive Abstimmung mit vorexistierenden Informationen und überführt sie in ein explizites oder deklaratives, das heißt semantisch-sprachliches Gedächtnis, das zwischen Gegenwart und Vergangenheit unterscheiden kann.
- Die weitere Verarbeitung und Abstimmung mit autobiographischen Gedächtnisinhalten erfolgt in verschiedenen kortikalen Zentren, unter anderem im präfrontalen Kortex.

Unter traumatischem Stress kommt es zu einem *Zusammenbruch der Funktionen des Hippocampus* und dem Ausfall seiner kontextualisierenden Funktion. Was geschieht im Einzelnen?

- Erinnerungen werden traumatisch, weil die zugehörigen Empfindungen *nicht in ein integriertes semantisches Gedächtnis übergeführt werden können.* Die sensorischen – visuellen, auditiven, olfaktorischen, affektiven oder kinästhetischen – Eindrücke können *nicht narrativ gestaltet* werden, sie können *nicht in einen lebensgeschichtlichen Zusammenhang* eingeordnet werden.
- Die *Amygdala* speichert die Reize vielmehr überwiegend *sensorisch entsprechend ihrer emotionalen Bedeutsamkeit* weiter. Die unmodulierte Aktivität der Amygdala ist für die Ausprägung der intrusiven Symptome der Posttraumatischen Belastungsstörung (PTSB) verantwortlich (LeDoux 1996).
- Es entstehen *übergeneralisierte Angstreaktionen* auf Auslösemomente, die spezifische Elemente der traumatischen Situation enthalten. Typischerweise finden wir abnorme Netzwerke eines traumabezogenen impliziten Gedächtnisses, die im hohen Maße zustandsabhängig funktionieren.
- Ein »Teufelskreis« bewirkt, dass Intrusionen selbst zur Ausschüttung von Stresshormonen führen, wodurch die Einprägung der traumatischen Erinnerungen ins Gedächtnis noch weiter verstärkt wird (Maercker 1997).

Anhaltender Stress schädigt nicht nur die Entwicklung des Hippocampus, sondern auch die kortikalen Strukturen, die das explizite Gedächtnis vermitteln (Nelson u. Carver 1998). Fortgesetzte Übererregung kann zytotoxische Prozesse einleiten, die sich in strukturellen Läsionen niederschlagen und als Atrophiezeichen in Magnet-Resonanz-Tomographie-Untersuchungen (MRT-Untersuchungen) zur Darstellung kommen. Dies gilt nicht nur für Misshandlungs- und Missbrauchstraumen, sondern auch für Vernachlässigung (Perry et al. 1995).

Auch wenn die Studienlage noch nicht vollständig ohne Widersprüche ist, lässt sich doch sagen, dass zahlreiche Studien ein vermindertes Hippocampusvolumen bei Patienten mit PTBS verschiedenster Genese gefunden haben (Bremner et al. 1995; Gurvitz et al. 1996). Die Untersuchungen von Stein et al. (1997a) machen die Annahme wahrscheinlich, dass sexueller und physischer Missbrauch in der Kindheit zu einer Verringerung der Hippocampusvolumina führt. In MRT-Untersuchungen fanden Driessen et al. (2000) bei Patientinnen mit einer Borderline-Persönlichkeitsstörung um ca. 16% kleinere Hippocampusvolumina und um 8% kleinere Amygdalavolumina als bei gesunden Kontrollpersonen. Eine kürzlich von Kitayama et al. (2005) vorgelegte Metaanalyse über 9 kontrollierte Studien mit insgesamt 133 erwachsenen Patienten mit PTBS kommt ebenfalls zu dem Ergebnis, dass die Volumina beider Hippokampi im Vergleich zu gesunden Kontrollpersonen und gegenüber traumatisierten Kontrollpersonen ohne PTBS signifikant geringer waren.

Tierexperimentelle Untersuchungen legten die Hypothese nahe, dass die Hippocampusschädigungen auf neurotoxische Effekte durch erhöhte Kortisolspiegel nach lang anhaltendem Stress zurückzuführen sind (Sapolsky 1995). Allerdings sind unmittelbar nach Traumen und im weiteren Verlauf einer PTBS die Kortisolspiegel eher niedrig. Auch finden sich bei traumatisierten Personen ohne eine spätere PTBS-Symptomatik im Vergleich zu Normalpersonen keine verringerten Hippocampusvolumina (Gurvitz et al. 1996). Eine Untersuchung an 70 eineiigen Zwillingen spricht dafür, dass Anlagefaktoren eine wichtige Rolle spielen. So scheint ein anlagemäßig kleinerer Hippocampus ein genetisches Risiko für die Ausbildung einer späteren PTBS darzustellen. Möglicherweise liegt hier eine Erklärung, warum manche Menschen auf traumatische Einflüsse mit einer PTBS reagieren und andere nicht.

Traumatische Einflüsse haben auch Auswirkungen auf Lateralisierungsvorgänge zwischen den Hirnhemisphären. Positronen-Emissions-Tomographie-Studien (PET-Studien) bei Patienten mit PTBS belegen eine erhöhte rechtshemisphärische Aktivität und eine Deaktivierung der linksseitigen Broca-Region, die für die verbale Enkodierung der emotionalen Erfahrungen zuständig ist. Der »sprachlose Terror« traumatisierter Patientinnen spiegelt sich in diesen PET-Befunden wider (Rauch et al. 1996; Shin et al. 1997).

Veränderte Informationsverarbeitung bei psychischen Traumatisierungen

Traumatischer Stress bewirkt

- einen Zusammenbruch der Funktionen des Hippocampus und damit eine Störung
  - der Transformation der Erinnerungseindrücke in ein integriertes semantisches Gedächtnis
  - der narrativen Gestaltung von Erinnerungen und ihrer Einordnung in den biografischen Zusammenhang
- eine ungefilterte Aktivität der Amygdala mit
  - unangemessener Meldung von Gefahrensignalen
  - Intrusionen und übergeneralisierte Angstreaktionen auf Auslösemomente, die spezifische Elemente der traumatischen Situation enthalten

5.3 Autonome Dysregulation, Neurotransmitter-Veränderungen und veränderte neuroendokrine Phänomene

Die psychobiologische Reaktion auf psychische Traumen folgt den Reaktionsmustern der sympathikogenen und der parasympathikogenen Dissoziation (Perry et al. 1995).

- Im ersten Stadium der Bedrohung wird die *Startle-(Schreck-) und Alarmreaktion* initiiert, in der die sympathische Komponente des autonomen Nervensystems aktiviert wird. Diese geht mit einer erhöhten Herzrate, erhöhtem Blutdruck, verstärkter Atmung, erhöhtem Muskeltonus und einer Hypervigilanz einher. Die Startle- oder Alarmreaktion ist mit hohen Spiegeln von Noradrenalin und Adrenalin vor allem im limbischen System verbunden.

- Eine zweite, sich später ausbildende Reaktion auf ein Trauma ist die *körperliche und emotionale Betäubung*, bei der sich das betroffene Individuum von den Stimuli der äußeren Welt ab- und einer inneren Welt zuwendet. Hier hat auch das Vermeidungsverhalten seinen Ursprung. Der Zustand des *inneren Rückzugs* ist eine parasympathische Regulationsstrategie für Situationen der Hilflosigkeit und Hoffnungslosigkeit, in denen Kampf- oder Fluchtreaktionen unmöglich sind. Die Neurobiologie der dissoziativen Zustände ist durch die Aktivierung von Opiaten gekennzeichnet, die unter anderem Analgesie (Aufhebung der Schmerzempfindung) auslösen. Der Vagustonus erhöht sich stark, Blutdruck und Herzrate fallen ab (Kaufman u. Rosenblum 1967; Putnam 1997).

Entsprechend diesen psychobiologischen Reaktionsformen finden wir bei chronischen Traumatisierungen bedeutsame Fehlregulationen im Bereich der *Neurotransmitter.* Obwohl mehrere Neurotransmitter-Systeme an der Regulierung der Informationsverarbeitung unter der Einwirkung von traumatischem Stress beteiligt sind, steht der *Noradrenalin-Stoffwechsel* im Zentrum der traumatisch dysregulierten Stress-Reaktion. Das *Locus-coeruleus-Noradrenalin-System* spielt eine zentrale Rolle bei der Regulierung von Aufmerksamkeit und Wachheit. Seine Aufgabe besteht darin, Verhaltensabläufe und Entscheidungsprozesse zugunsten eines Stimulus mit höherer Priorität zu unterbrechen, um adaptiv auf eine Bedrohung reagieren zu können (Aston-Jones et al. 1994). Der Locus coeruleus wurde auch als das »Trauma-Zentrum« des Gehirns bezeichnet (Krystal et al. 1989). Er vermittelt die zentrale noradrenerge Stressreaktion, während das periphere sympathische Nervensystem die Person auf Kampf-Flucht-Reaktionen vorbereitet – durch Blutdruckanstieg, erhöhte Herzrate und vermehrte Energieversorgung der Muskulatur (Southwick et al. 1995). Man könnte die PTBS als eine Hyperreagibilität des Locus-coeruleus-Noradrenalin-Systems auf Stress bezeichnen (Southwick et al. 1995). In einer kontrollierten Langzeitstudie fanden sich bei sexuell misshandelten Mädchen im Vergleich zur Kontrollgruppe erhöhte Katecholamin-Spiegel als Ausdruck einer Überaktivität des Locus-coeruleus-Noradrenalin-Systems, eine Störung der Hypothalamus -Hypophysen-Nebennieren-Achse und eine Schwächung des Immunsystems (Putnam u. Trickett 1997).

Als *Kindling-Phänomen* bezeichnen wir den traumabedingten Hypersensibilisierungsprozess des limbischen Systems. Klinisch entsprechen dem die spontanen, »aus heiterem Himmel« auftretenden Flashbacks, für die die Patientinnen keine externe Auslösung identifizieren können. Schließlich können immer geringere Intensitäten unspezifischer Stressoren oder Aspekte früherer Traumasituationen den Gesamtkomplex des Traumanetzwerkes auslösen. Die traumatischen Bilder, Gefühle und Gedanken halten über positive Feedback-Schleifen den *Circulus vitiosus* aufrecht (Davidson 1992). Unter einer Entwicklungsperspektive ist bedeutsam, dass eine Sensibilisierung in der Kindheit die Stressvulnerabilität im Erwachsenenalter erhöhen kann (Post et al. 1995).

Weiterhin finden sich wichtige Auswirkungen auf den *Opiatstoffwechsel.* Das endogene Opioidsystem reagiert im Sinne eines Zustands chronischer Defizienz als Folge der exzessiven sympathischen Übererregung. Die immer wieder beobachtete, *durch Stress induzierte Analgesie* in Verbindung mit selbstverletzendem Verhalten scheint mit den stressbedingten Veränderungen des endogenen Opiatsystems im Zusammenhang zu stehen (Southwick et al. 1995). Die Schmerzempfindlichkeit von Kriegsveteranen konnte experimentell gesenkt werden, wenn sie mit traumatischen Kriegsstimuli konfrontiert wurden (Pitman et al. 1990). Zum anderen könnte der veränderte Opiat-Stoffwechsel die *suchtartige Suche nach traumatischen Stimuli* erklären, die oft genug zur Reviktimisierung führt. Möglicherweise liegt hier die biologische Basis für das bekannte Phänomen des Wiederholungszwanges, bei dem Opfer immer wieder Situationen aufsuchen, die sie an das Trauma erinnern. Jede erneute Exposition gegenüber dem Trauma löst dann die Produktion und Freisetzung von endogenen Opioiden aus, während sich Symptome des Opioid-Entzugs einstellen, wenn die Exposition beendet und damit der Opioid-Spiegel reduziert wird. Tatsächlich ähneln die Symptome der akuten PTBS mit Tachykardien und Angstzuständen denjenigen, wie sie bei Personen beobachtet werden, die von exogenen Opioiden abhängig sind. So betrachtet, können Traumaopfer regelrecht biologisch von dem Trauma »abhängig« werden. Besonders die konstriktive Symptomatik der PTBS mit vermindertem Affekt und Betäubungsgefühl wurde mit einer erhöhten Ausschüttung endogener Opiate in Verbindung gebracht (van der Kolk 1989).

Neurotransmitter- und neuroendokrine Phänomene bei psychischen Traumatisierungen

- sympathische Reaktion
  - Startle- (Schreck-) und Alarmreaktion mit Aktivierung des sympathischen Systems im Sinne der Kampf-Flucht-Reaktion
  - Locus-coeruleus-Noradrenalin-System vermittelt zentrale noradrenerge Stressreaktion
- parasympathische Reaktion
  - Betäubung, Vermeidung und Rückzug als Regulationsstrategien für Situationen der Hilflosigkeit und Hoffnungslosigkeit
  - Veränderungen im Opiatstoffwechsel: durch Stress induzierte Analgesie

5.4 Zur Neurobiologie des Bindungsverhaltens

Auch zur Neurobiologie des Bindungsverhaltens liegen inzwischen hoch interessante Befunde vor. Sie bestätigen eindrucksvoll die Überzeugung der Bindungstheoretiker, dass Bindungsfiguren eine herausragende Rolle spielen (Mollon 2001; Schore 1994). Die Untersuchungen zeigen, in welchem Maße die *Entwicklung der für die Emotionsregulierung* wichtigen limbischen Strukturen von den frühen Bindungsbeziehungen abhängig ist. Von allen Umwelteinflüssen hat die Bindungsbeziehung den größten Einfluss auf die Entwicklung der limbischen Strukturen. Dieser Einfluss soll im Einzelnen dargestellt werden.

- Die Bezugsperson eines sicher gebundenen Kindes reagiert emotional angemessen und prompt auf seine positiven und negativen Zustände. Von zentraler Bedeutung für die Entwicklung des kindlichen Selbst ist die *gegenseitige affektive Einstimmung* von Mutter und Kind, die Stern (1985/1992) mit dem Begriff des *affect attunement* bezeichnet hat. Das Erlernen der emotionalen Kommunikation ist wahrscheinlich der wichtigste Entwicklungsprozess in der Kindheit (Papousek u. Papousek 1997). Diese erregungsregulierenden Interaktionen während des ersten Lebensjahres sind die Grundlage der Bindungsbeziehung zwischen einer Bezugsperson und dem Kind.
- Die frühe dyadische Beziehung ist vor allem durch das Merkmal der *Synchronizität* bestimmt. Synchronizität ist eine *Passung* zwischen den Aktivitäten von Mutter und Kind, die sich auf die spontan fluktuierenden physiologischen Rhythmen der psychobiologischen Affektzustände bezieht. Beide Partner der Dyade stellen sich auf die *rhythmische Struktur* des anderen ein und verändern ihr eigenes Verhalten so, dass es in diese Struktur passt (Lester et al. 1985). Besonders zeigt sich die Synchronizität im gemeinsamen Spiel, in dem *hohe Niveaus gemeinsamer positiver Affektzustände* erreicht werden können (Feldman et al. 1999).
- Mutter und Kind *nehmen wechselseitig ihre Gestimmtheit wahr,* sie erwarten jeweils ein bestimmtes Verhalten voneinander und reagieren negativ, wenn diese »Konversation« entgleist (Beebe u. Lachmann 1988; Lichtenberg 1983; Stern 1985). Dabei kann eine Mut-

ter das, was das Kind für sie ausdrückt, in einem anderen Modus als in dem vom Kind gewählten beantworten. Sie kann beispielsweise den Rhythmus der Bewegungen des Kindes mit rhythmischer Lautmalerei begleiten. Interessanterweise können Säuglinge und Kleinkinder trotz veränderter Sinneswahrnehmungen die gleiche affektive Qualität auch in dem anderen Modus erkennen. Stern spricht hier von einer amodalen Einstimmung auf den affektiven Zustand des Kindes.

- Um in eine solche Kommunikation eintreten zu können, muss eine Mutter *psychobiologisch eingestimmt (attuned)* sein, indem sie den Rhythmus des inneren Zustandes des Kindes und die Crescendos und Decrescendos seiner Arousalsysteme registriert, reflektiert und so sein Erregungsniveau reguliert. Solche Attunements sind spontane, nichtverbale Reaktionen auf die ausgedrückten Emotionen der Kinder, die so schnell erfolgen, dass sie unterhalb der Schwelle der Aufmerksamkeit ablaufen (Polan u. Hofer 1999).
- Der *wechselseitige Blickkontakt* ist dabei ein wichtiger interpersoneller Kanal. Im Alter von 2 Monaten werden Interaktionen von Gesicht zu Gesicht mit hoher affektiver Ladung beobachtet (Feldman et al. 1999). Die emotionale Kommunikation, die sich in den synchronisierten Gesicht-zu-Gesicht-Transaktionen der Dyade vermittelt, wechselt zwischen gemeinsamer Ruhe zu energetisch hoch aufgeladenen positiven Zuständen. Die Freude des Kindes über das empathisch eingestimmte Verhalten der Mutter erfährt durch die Resonanz der Mutter mit den Gefühlen des Kindes eine Amplifikation, die für die Entwicklung des Kindes entscheidend ist. Es handelt sich dabei um hoch organisierte Dialoge mit visuellen und auditiven Signalen, die in Millisekunden übertragen werden (Stern 1985).
- Je mehr sich eine psychobiologisch eingestimmte Mutter auf das *Aktivitätsniveau des Kindes* während Perioden des sozialen Engagements einstimmen kann, desto besser kann dieses sich in Phasen geringer Kommunikation erholen. Je besser sie die Signale des Kindes aufnimmt, wenn dieses eine Interaktion beginnen möchte, und je besser beide Partner voneinander loslassen können, desto eher gelingt eine synchronisierte Interaktion. Im gemeinsamen Loslassen kann ein Raum entstehen, in dem beide Partner zusammen, aber *allein, das heißt selbstreguliert in der Gegenwart des Anderen* sein können (Sander 1988; Winnicott 1974b).
- Eine wichtige Funktion der Bindung besteht darin, die Synchronie und Regulation der biologischen und Verhaltenssysteme auf einer organismischen Ebene zu unterstützen (Schore 2000). Wir sprechen von der dyadischen Regulation der Emotionen. Resonante Amplifikation positiver Emotionen geschieht, wenn die Häufigkeitsmuster der mütterlichen äußeren Stimulation mit den Häufigkeitsmustern der endogenen organismischen Rhythmen des Kindes zusammenfallen. Letztlich führt die Resonanz der Dyade zur Koordination der positiven affektiven Hirnzustände (Trevarthen 1993).
- Gleichzeitig sorgt die Bezugsperson bei diesen Kindern dafür, dass negative Affekte durch beruhigendes und tröstendes Verhalten verringert werden. In *Bindungsbeziehungen mit hoher affektiver Synchronizität* reguliert eine psychobiologisch eingestimmte Bezugsperson die positiven und negativen Emotionszustände des Kindes. Auf diese Weise wird gemeinsam eine fördernde Umwelt geschaffen. Im abgestimmten Austausch von Gesicht zu Gesicht wird nicht nur ein positives Arousal erzeugt, sondern auch ein hohes Niveau an sozialer und kognitiver Information vermittelt (Feldman et al. 1999). Es wird die Voraussetzung geschaffen, dass sich das in der rechten Hirnhälfte lokalisierte erfahrungsabhängige System der Emotionskontrolle entwickeln kann.
- Eine besondere Bedeutung hat das *interaktive Reparieren* von Unterbrechungen der Bindungsbeziehung. Keine Bezugsperson ist zu einem anhaltend optimalen Attunement in der Lage, so dass negative Affektzustände auf Seiten des Kindes unvermeidlich sind. Bezugs-

personen sicher gebundener Kinder haben jedoch die Fähigkeit, sozialen Stress interaktiv zu »reparieren«. Durch ihre beruhigenden Aktivitäten werden Zustände negativer Emotionalität schon nach kurzer Zeit wieder in positiv getönte Affektzustände überführt. Die unterbrochene Bindungsbeziehung wird schnell wieder hergestellt. Mit der Regulierung der Affekte reguliert die Bezugsperson auch die Freisetzung der Neurohormone des kindlichen Gehirns. Sind die Neurohormone durch die unvermeidlichen Stresszustände des Kindes dysreguliert, kann das »Reparieren« der Bindungsbeziehung durch eine tröstende und beruhigende Bezugsperson die Spiegel von Kortisol und verwandten Stresshormonen wieder auf ein der Entwicklung förderliches Maß zurückführen (Schore 1994).

5.5 Bindungstrauma als Scheitern der psychobiologischen Regulation

Bei Patientinnen mit einem *Bindungstrauma* haben wir es mit einem *Scheitern der psychobiologischen Regulation auf der psychologischen und physiologischen Ebene* zu tun. Wir müssen davon ausgehen, dass bei persönlichkeitsgestörten und komplex traumatisierten Patienten dieser frühe Dialog in vielfältiger Weise gescheitert und ein entwicklungsförderndes *affect attunement* nicht geglückt ist. Was spricht für diese Annahme?

- Empirische Untersuchungen zeigen, dass traumatisierende Eltern experimentell dargebotene kindliche Affektausdrücke nicht korrekt zuordnen können (Kropp u. Haynes 1987).
- *Störungen der Gegenseitigkeit* (Meares 1993, 2000) werden mit der Unfähigkeit vieler Patienten mit Persönlichkeitsstörungen zum Spiel in Verbindung gebracht. Erschreckende Reaktionen der Umwelt und ein ständiges Gefühl der Bedrohung verhindert die Entwicklung eines *»Spielraums«* (Lichtenberg 1990). Die Unfähigkeit, in Anwesenheit der Mutter alleine spielen zu können, ohne dass es zu Verwicklungen kommt, behindert die Entwicklung eines Kernselbst (Stern 1985/1992; Winnicott 1974b) mit den Gefühlen eigener Bedeutsamkeit und Lebendigkeit.
- Misshandelnde, vernachlässigende oder über längere Zeit nicht auf die Emotionalität des Kindes eingestimmte Bezugspersonen erzeugen nicht nur weniger positive Affektzustände im gemeinsamen Spiel. Im Gegenteil, sie lösen bei ihnen traumatische Zustände mit *anhaltenden negativen Affektzuständen* aus.

> Beziehungstraumatisierende Bezugspersonen sind vor allem nicht in der Lage, eine »Wiedergutmachung« durch beruhigende und tröstende Interaktionen zu leisten und die Ruptur (Unterbrechung) der Bindungsbeziehung zu »reparieren«. Stattdessen lassen sie die Kinder oft lange Zeit in dysregulierten emotionalen Zuständen mit intensiven negativen Affekten allein – mit der Folge, dass negative emotionale Zustände über längere Zeit anhalten und sich in dauerhaft erhöhten Kortison-Spiegeln niederschlagen.

- Wenn Kinder emotional dysreguliert sind, müssen sie vor allem ihre homöostatische Balance aufrechterhalten. Sie können währenddessen nichts anderes tun und sich vor allem nicht weiterentwickeln (Tronick u. Weinberg 1997).

Das Scheitern der dyadischen Affektregulation (Sroufe 1996) entspricht dem, was Winnicott (1958) mit dem Scheitern des mütterlichen *holding environment* meinte und was andere Autoren mit dem Scheitern des *containment* beschrieben haben. Containment führt zu sicherer Bindung, und sichere Bindung führt zu Containment (Fonagy et al. 1995).

Als zentrales Ergebnis der neurobiologischen Forschung kann festgehalten werden, dass die *Reifung des kindlichen Gehirns erfahrungsabhängig* ist und dass die für die Entwicklung der Emotionsregulierung entscheidenden Erfahrungen in der Bindungsbeziehung gewonnen werden (Schore

1994, 2000; Siegel 1999). Das Hirnwachstum erfolgt in kritischen Perioden, in denen es durch die soziale Umwelt beeinflusst wird. Im ersten Lebensjahr nimmt das Hirnwachstum am stärksten zu, von 400 g bei der Geburt bis 1000 g im Alter von 12 Monaten. Das kindliche Gehirn entwickelt sich in diskreten Reifungsschritten. Die hierarchische Organisation des Gehirns bringt es mit sich, dass sich später entwickelnde kortikale Schichten, die sich früher entwickelnden subkortikalen Schichten hemmen (Jackson 1931).

Die wiederkehrenden positiven Erfahrungen, die in wichtigen Bindungsbeziehungen erfahren werden, haben einen entscheidenden Einfluss auf die Entwicklung derjenigen Hirnstrukturen, die für die Fähigkeit zur Emotionsregulierung und die Fähigkeit, Emotionen anderer wahrzunehmen, verantwortlich sind. Es sind Hirnstrukturen, die während der ersten beiden Lebensjahre reifen. Vor allem das Stress-Regulationssystem im limbisch-autonomen System ist in seiner Reifung erfahrungsabhängig (Rinaman et al. 2000). Eisenberg (1995) spricht sogar von der »sozialen Konstruktion des menschlichen Gehirns« und bringt damit den Sachverhalt zum Ausdruck, dass die Zellarchitektonik des zerebralen Kortex durch Einflüsse aus der sozialen Umwelt gebildet wird, die das sich entwickelnde Gehirn positiv oder negativ modulieren kann.

> Traumatische Einflüsse haben ihre schädlichsten Auswirkungen in denjenigen *kritischen Entwicklungsphasen, in denen das Gehirn am stärksten formbar ist* (Post et al. 1998). Die negativen Beziehungserfahrungen werden in die neurobiologischen Strukturen eingeprägt und bewirken eine anhaltende Minderung der Fähigkeit zur Emotionsregulierung.

Anhaltende Perioden von starkem und nicht reguliertem interaktivem Stress durch wiederholte emotionale Misshandlung oder Vernachlässigung haben folgende *verheerende Auswirkungen auf die Entwicklung der psychophysiologischen Regulation:*

- Schwere Unterbrechungen der Bindungsbeziehungen führen zu einem regulatorischen Versagen und zu einer *gestörten Homöostase der limbischen Aktivität, der hypothalamischen Funktion und autonomer Funktionen* (Reite u. Capitanio 1985). Beziehungstraumatisierungen sind insofern in ihrer schädlichen Wirkung auf die Hirnentwicklung mit Fehlernährung und schädlichen chemischen Noxen vergleichbar. Sie gehen mit schweren biochemischen Veränderungen des unreifen Gehirns einher (Schore 1997).

Mit psychischem Stress verbundene Unterbrechungen der Bindungsbeziehungen und anhaltende Misshandlungen und Vernachlässigung bewirken chaotische biochemische Veränderungen im kindlichen Gehirn, insbesondere eine exzessive Freisetzung von Adrenalin und Noradrenalin. Diese Substanzen führen in hoher Konzentration zum *Rückgang von Synapsen* und beschleunigen damit den normalen Prozess des programmierten Zelltodes (McLaughlin et al. 1998; Zhang et al. 1997).

- Wenn die Bezugsperson nicht eine beruhigende Funktion wahrnimmt, die das psychobiologische Gleichgewicht wieder herstellt, werden die in der Entwicklung befindlichen limbischen Verbindungen für längere Zeit *hohen Spiegeln anderer toxischer exzitativer Neurotransmitter* wie z. B. Glutamat ausgesetzt (Schore 2001). Durch hohe Kortisolspiegel kann sich die Toxizität exzitatorischer Neurotransmitter weiter erhöhen mit der Folge, dass orbitofrontale Neurone zerstört werden (Dias et al. 1996).
- Beziehungstraumen blockieren in kritischen Phasen das Wachstum der *Dendriten.* Sie behindern auch die Vermehrung der *Astrozyten,* die für die Regulation der metabolischen Aktivität und der Plastizität der Synapsen im Gehirn zuständig sind (Kolb u. Whishaw 1998).

Frühe traumatische Erfahrungen führen zu untypischer neuronaler Aktivität, die die Organisation der kortikolimbischen Areale stören. Hirnvermittelte Funktionen wie Bindungsverhalten, Empathie und Emotionsregulierung, die durch die frontolimbischen Areale des Kortex vermittelt werden, führen zu den affektiven Störungen, die im Zentrum früher Traumatisierungen stehen (Perry et al. 1995).

Je nachdem, welche Hirnregion in ihrer reifungssensiblen Phase gestört wird, ergeben sich schwerwiegende Folgen. Sie lassen sich wie folgt darstellen:

- Die Schwächung der limbischen Schaltkreise führt zu Störungen der interaktiven oder Autoregulation der sympathisch-dominierten Affekte wie Schreck, Angst, Wut, Erregung und Hochgefühl und der parasympathisch-dominierten Affekte wie Scham, Ekel und hoffnungsloser Verzweiflung. Auch positive Affekte wie freudige Erregung können für solchermaßen geschädigte Personen einen Stress darstellen (Litz et al. 2000).
- Schäden der Amygdala führen zu schweren Störungen der Fähigkeit zu sozialen Bindungen und zu Störungen der Emotionalität, unter anderem zu autistischen Störungen (Bachevalier 1994).
- Beziehungstraumen in der Mitte des ersten Lebensjahres behindern das Wachstum des limbischen Netzwerkes im Bereich des anterioren Cingulum. Dabei kommt es zu einer Störung der Entwicklung der Bewältigungssysteme, zu emotionaler Übererregung und zu verminderter bewusster Emotionswahrnehmung (Lane et al. 1997b).
- Ein Beziehungstrauma, das die erfahrungsabhängige Reifung der Insula stört, beeinträchtigt die Fähigkeit, sich ein Bild von dem eigenen körperlichen Zustand zu machen und beeinflusst das Körperbild (Craig et al. 2000).
- Vor allem scheinen frühe Traumatisierungen die Entwicklung der *rechten Gehirnhälfte* zu beeinträchtigen, derjenigen Gehirnhälfte, deren Aufgabe die Verarbeitung von *sozioemotionalen Informationen* oder *Körperzuständen* ist. In der rechten Hirnhälfte werden *bindungsrelevante Informationen* als innere Arbeitsmodelle von Bindung gespeichert. Überzeugende Forschungsergebnisse belegen die Zusammenhänge zwischen Bindungsverhalten und der Regulation der rechten Hirnhälfte. Verminderte rechtshemisphärische Aktivität wurde bei verschiedenen psychiatrischen Störungsbildern und auch bei Persönlichkeitsstörungen gefunden (Horton 1985).
- Für die Entwicklung der Fähigkeit zur *Emotionsregulierung* ist der *rechte präfrontale Kortex* von größter Bedeutung. Das orbitofrontale System, das in der rechten Hirnhemisphäre besonders ausgedehnt ist, hat eine exekutive Kontrollfunktion für das gesamte rechte Gehirn. Areale des präfrontalen Kortex modulieren die emotionale Responsivität und vermitteln die konditionierten Angstreaktionen auf angstauslösende Situationen durch eine Hemmung der Funktionen der Amygdala (Morgan u. LeDoux 1995; Schore 1994). Die Reifung des präfrontalen Kortex verläuft im Wesentlichen postnatal. Eine Periode der dendritischen und axonalen Entwicklung findet sich im 1. Lebensjahr, eine zweite Periode im 2. Lebensjahr. Neurologische Schädigungen des präfrontalen Kortex führen zu einem Verlust komplexer sozialer Fähigkeiten und emotionsbezogenen Wissens über soziale Situationen (Anderson et al. 1999).
- Eine anhaltende Beeinträchtigung dieses Systems durch Misshandlung und Missbrauch manifestiert sich als Einschränkung der wichtigen rechtshemisphärischen Funktion der *Stressbewältigung* (Wittling u. Schweiger 1993). Als besonders toxisch für das orbitofrontale Hirnwachstum muss die Kombination von mütterlicher Vernachlässigung und späterem väterlichem Missbrauch gelten (Henry 1993; Schore 1994, 2000; Siegel 1999).
- Bildgebende Verfahren liefern Hinweise auf eine *verminderte präfrontale Aktivität bei verschiedenen schweren Psychopathologien*, unter anderem auch bei Patienten mit Borderline-Persönlichkeitsstörung (Goyer et al. 1994) und »psychopathischer«, das heißt am ehesten antisozialer Persönlichkeitsstörung (Lapierre et al. 1995).
- PET-Untersuchungen deuten auf Aktivitätsdefizite und einen *verminderten Serotonin-Stoffwechsel vor allem im präfrontalen Kortex* bei Störungen der Affektregulierung hin (Schore 1996; Soloff et al. 2000).

- Bei rumänischen Waisenkindern, die seit ihrer Geburt hospitalisiert und unter schweren Vernachlässigungen und Misshandlungen aufgewachsen waren, fanden sich signifikante kortikale Funktionsdefizite in den orbitofrontalen Regionen (Perry 1997).

5.6 Paniksystem und Furchtsystem als basale emotionale Systeme

Bedeutsam für das Verständnis von Bindungstraumatisierungen sind weiterhin neurobiologische Befunde, die dafür sprechen, dass mindestens zwei verschiedene Systeme an der Verarbeitung von traumatischem Stress beteiligt sind: das *Panik-Bindungssystem* und das *Furchtsystem, das* die Kampf-Flucht-Reaktion vermittelt (Panksepp 1998, Sachsse 2003).

Beide Systeme zählen zu den sieben *emotional operating systems,* die Panksepp (1998) in seiner bahnbrechenden Arbeit »Affective Neuroscience« beschrieben hat. Diese *basalen emotionalen Systeme* sind biologisch verankert und stehen im Dienste der Regulation unserer zentralen Bedürfnisse. Lokalisiert in den limbischen und reptilischen Regionen des Gehirns, entsprechen ihnen spezifische neuronale Schaltkreise und integrierte Muster von Kognition, Affekt und Verhalten. Als regulatorische Systeme, die sich bei allen Säugetieren identisch entwickelt haben, waren und sind sie hochgradig effektiv für das Überleben und für die Weitergabe der Gene an die nächste Generation. Ihre Existenz gilt als gesichert durch die experimentelle Möglichkeit, diskrete emotionale Zustände und Verhaltensweisen durch umschriebene elektrische oder chemische Stimulation entsprechender Hirnregionen hervorzurufen. Die *emotional operating systems* können eingeteilt werden in

- ein primordiales Set mit den Systemen »Furcht« *(fear),* »Wut« *(rage)* und »Exploration« *(seeking),* die grundlegend für das Überleben sind, und
- ein soziales Set mit den Systemen »Lust« *(lust),* »Panik« *(panic),* »Fürsorgeverhalten« *(care)* und »Spiel« *(play),* die für die Schaffung und Aufrechterhaltung sozialer Bindungen und damit für das Überleben der Spezies von Bedeutung sind.

Es lässt sich nun zeigen, dass bei einer Aktivierung des Panik-Bindungssystems andere Hirnstrukturen beteiligt und andere Neurotransmitter ausgeschüttet werden als bei einer Aktivierung des Furchtsystems, das die Kampf-Fluchtreaktion auslöst. Während das Paniksystem durch Opiate und Substanzen wie Oxytozin und Glutamat reguliert wird und mit dem parasympathischen Nervensystem assoziiert ist, steht das Furchtsystem dem sympathischen Nervensystem näher. Neurotransmitter dieses Systems sind Adrenalin, Noradrenalin, Dopamin und – bei Aktivierung der Hypothalamus-Hypophysen-Nebennieren-Stressachse – auch Kortisol (Sachsse 2003).

Die Konsequenzen aus diesen Befunden können wir an dieser Stelle nur andeuten. Es zeigt sich, dass die hirnphysiologischen Reaktionen, die emotionalem Schmerz bei sozialen Trennungen zugrunde liegen, denjenigen bei körperlichem Schmerz sehr ähnlich sind. Einige Ergebnisse seien hier angeführt:

- Untersuchungen zur Neurochemie sozialer Bindungen ergaben, dass die gleichen neurochemischen Substanzen, die körperlichen Schmerz regulieren, auch für die Kontrolle von psychischem Schmerz im Gefolge sozialer Verluste und Trennungen zuständig sind. Endogene Opiate, vor allem Endorphine, linderten nicht nur körperlichen, sondern auch Trennungsschmerz bei Ratten, Meerschweinchen, Hühnern, Hunden und Primaten (Panksepp 1998).
- Eisenberger et al. (2003) konnten mithilfe der funktionellen Magnetresonanz-Tomographie Aktivitäten der kortikalen Hirnregionen des anterioren Cingulum während emotionalen Schmerzes bei sozialer Isolierung nachweisen. Sie konnten zeigen, dass die Aktivierung dieser Hirnregionen um so größer war, je ausgeprägter das Gefühl des sozialen Stresses war.

Der präfrontale Kortex wurde hingegen stärker aktiviert, wenn der emotionale Schmerz am geringsten war. Die entgegengesetzte Reaktion der beiden Hirnregionen macht deutlich, dass das vordere Cingulum emotionalen Schmerz bei sozialer Trennung verstärkt, während der präfrontale Kortex, der auch für die Affektregulierung bedeutsam ist, dem entgegenwirkt.

- Aber auch tiefer gelegene Hirnregionen werden bei Tieren unter den Bedingungen von Trennungsschmerz aktiviert: Es sind neben dem vorderen Cingulum auch die Striae terminales, die vorderen präoptischen Regionen, der dorsomediale Thalamus und das zentrale periaquäduktale Grau des Hirnstamms (Panksepp 1998). Ein wichtiges Ergebnis scheint festzustehen: Psychischer Schmerz, vor allem Trauer und Gefühle intensiven Alleingelassenseins haben offenbar die gleichen neuralen Pfade wie körperlicher Schmerz.

Neurobiologie des Bindungstraumas

- Misshandelnde Bezugspersonen lösen bei Kindern traumatische Zustände mit anhaltenden negativen Affektzuständen aus.
- Es gibt kein interaktives »Reparieren« der unvermeidlichen Rupturen der Bindungsbeziehung.
- Es finden »chaotische« biochemische Veränderungen im kindlichen Gehirn statt, insbesondere exzessive Freisetzung von Stresshormonen und Neurotransmittern.
- Synapsen bilden sich zurück und der programmierte Zelltod beschleunigt sich.
- Der präfrontale Kortex, der für die Emotionsregulierung in reifungssensiblen Phasen des Hirnwachstums wichtig ist, ist geschädigt.
- Neurobiologische Vorgänge bei sozialen Trennungen ähneln denjenigen bei körperlichem Schmerz.

5.7 Ausblick

Die eindrucksvollen Befunde zur Neurobiologie der Bindungstraumatisierungen und die zunehmende Integration der Erkenntnisse aus der Entwicklungspsychologie, der Neurobiologie und der Psychoanalyse versprechen ein vertieftes Verständnis der Pathologie traumatisierter und persönlichkeitsgestörter Patienten. Viele klinische und entwicklungspsychologische Phänomene erscheinen in neuem Licht, seit wir um die anhaltenden Veränderungen der neuronalen Differenzierung und Organisation im Gefolge schwerer Traumatisierungen in der Kindheit wissen und die Vorgänge kennen, die äußere Interaktionen zu inneren Regulationsvorgängen werden lassen (Schore 1994, 2001).

Namhafte Forscher auf dem Gebiet der Neurobiologie haben wiederholt darauf aufmerksam gemacht, dass viele psychoanalytische Konzepte über die kindliche Entwicklung durch die moderne neurobiologische Forschung ausdrücklich bestätigt werden (Schore 1994). Wir denken an die bekannten Konzepte des *holding environment* (Winnicott 1974b) oder des Containing (Bion 1962b). Theorien wie derjenigen der Introjektion von Objektbeziehungen finden nun ihre neurobiologische Fundierung (s. Kap. 3.5).

Wieweit die nachweisbaren traumabedingten hirnfunktionellen Veränderungen durch Psychotherapie ganz oder teilweise reversibel sind, ist bisher eine offene Frage. Es spricht aber vieles dafür, dass Psychotherapie ein Umfeld bereitstellt, das – sicherlich in gewissen Grenzen – Ähnlichkeiten mit dem förderlichen Umfeld der frühen Kindheit hat. Was beinhaltet diese Umwelt konkret?

- Zunächst einmal kann die *Förderung der Affektregulation* als ein allen Formen der Psychotherapie gemeinsamer Mechanismus angesehen werden (Bradley 2000).
- Auch gibt es Hinweise dafür, dass die Modulation emotionaler Prozesse durch höhere Regionen, vor allem durch den *präfrontalen Kortex*, für alle modernen psychotherapeutischen Methoden von grundlegender Bedeutung ist. Die Benennung emotionalen

Erlebens, die Deutung emotionsgeladener Interaktionssequenzen und die gemeinsame Konstruktion kohärenter Narrative sind wichtige Bestandteile in der Psychotherapie zahlreicher Störungsbilder (Hariri et al. 2000; Schore 2001).

- Schließlich kann angenommen werden, dass die interaktive Regulierung in einer therapeutischen Beziehung ebenso als *wachstumsfördernde Umwelt,* speziell für die erfahrungsabhängige Reifung des rechten orbitofrontalen Systems (Schore 1994) fungieren kann, in der sich eine unsichere Bindung zu *earned security* (Phelps et al. 1998) weiterentwickeln kann.

Literaturempfehlungen

Deneke FW (1999). Neurobiologische Aspekte von Strukturbildungs- und Regulationsprozessen speziell bei Borderline-Patienten und unter besonderer Berücksichtigung sexuell-traumatischer Erfahrungen. PTT – Persönlichkeitsstörungen, Theorie und Praxis; 119–31.

Flatten G (2003). Posttraumatische Belastungsstörung aus neurobiologischer und synergetischer Perspektive. In: Schiepek G (Hrsg). Neurobiologie der Psychotherapie. Stuttgart: Schattauer.

Flatten G, Gast U, Hofmann A, Liebermann P, Reddemann L, Siol T, Wöller W, Petzold E (Hrsg) (2004). Posttraumatische Belastungsstörung. Leitlinie der AWMF und Quellentext. 2. Aufl. Stuttgart, New York: Schattauer.

Green V (Hrsg) (2005). Emotionale Entwicklung in Psychoanalyse, Bindungstheorie und Neurowissenschaften. Theoretische Konzepte und Behandlungspraxis. Frankfurt a.M.: Brandes & Apsel.

Hüther G (1997). Biologie der Angst: wie aus Stress Gefühle werden. Göttingen: Vandenhoeck & Ruprecht.

Kapfhammer HP (2001). Trauma und Dissoziation – eine neurobiologische Perspektive. PTT – Persönlichkeitsstörungen, Theorie und Praxis; 5: 4–27.

Panksepp J (2003). Trennungsschmerz als mögliche Ursache von Panikattacken – neuropsychologische Überlegungen und Befunde. PTT – Persönlichkeitsstörungen, Theorie und Praxis; 7: 245–52.

Sachsse U (2003). Disstress-Systeme des Menschen. PTT – Persönlichkeitsstörungen, Theorie und Praxis; 7: 4–16.

Sachsse U (2004). Die peri- und posttraumatische Stressphysiologie. In: Sachsse U: Traumazentrierte Psychotherapie. Stuttgart, New York: Schattauer.

Schore AN (1994). Affect Regulation and the Origin of the Self. Hillsdale, NJ: Erlbaum.

Van der Kolk BA (1998). Die Psychobiologie traumatischer Erinnerungen. Klinische Folgerungen aus Untersuchungen mit bildgebenden Verfahren bei Patientinnen mit Posttraumatischer Belastungsstörung. In: Streeck-Fischer A (Hrsg). Adoleszenz und Trauma. Göttingen: Vandenhoeck & Ruprecht; S. 57–78.

Van der Kolk BA, McFarlane AC, Weisaeth L (Hrsg) (2000). Traumatic Stress. Grundlagen und Behandlungsansätze. Paderborn: Junfermann.

Wessa M, Flor H (2002). Posttraumatische Belastungsstörung und Traumagedächtnis – eine psychobiologische Perspektive. Z Psychosom Med Psychother; 48: 28–37.

II Grundlagen 2

Persönlichkeitsstörungen

6 Was sind Persönlichkeits-störungen?

Konzepte von Persönlichkeitsstörungen

6.1 Deskriptive Definition von Persönlichkeitsstörungen – und ihre Problematik

Wie wir schon in Kapitel 1 angedeutet haben, können langjährig traumatisierte Patienten über die beschriebenen traumatischen Persönlichkeitsveränderungen hinaus auch Störungsbilder entwickeln, die wir der Diagnosekategorie der »Persönlichkeitsstörungen« zuordnen. Bevor wir darauf zu sprechen kommen, möchten wir uns zunächst mit dem Konzept der Persönlichkeitsstörungen in allgemeiner Form befassen.

- Entsprechend der Definition in der ICD-10 (Weltgesundheitsorganisation, WHO 2000) zeigen Personen mit Persönlichkeitsstörungen *Auffälligkeiten in ihrem Denken, Fühlen, Verhalten und in ihrer Beziehungsgestaltung,* die zu nachhaltigen Störungen des zwischenmenschlichen Zusammenlebens, oft zu erheblichem Leidensdruck oder zu einer gestörten sozialen Funktions- und Leistungsfähigkeit führen.
- Zur Definition einer Persönlichkeitsstörung gehört die Feststellung, dass die auffälligen Erlebens- und Verhaltensmuster ihren *Ursprung in der Kindheit oder in der Adoleszenz* haben und dass sie bis ins Erwachsenenalter andauern.
- Sie sind definitionsgemäß *nicht durch eine körperliche Ursache bedingt* und stellen ein Risiko für die psychische Gesundheit dar (ICD-10).

Persönlichkeitsstörungen sind nicht Störungen im üblichen klinischen Sinne des Wortes, vor allem keine Krankheiten im Sinne des medizinischen Krankheitsmodells. Wenn wir von einer Persönlichkeitsstörung sprechen, handelt es sich vielmehr um ein *Konstrukt zur Beschreibung einer interpersonellen Kommunikationsstörung,* die durch einen *dysfunktionalen Interaktionsstil* der betroffenen Person und die *negativen Reaktionen der Interaktionspartner* charakterisiert ist.

Des Weiteren möchten wir folgende Punkte hervorheben:

- Mit dem Begriff der Persönlichkeitsstörung beschreiben wir den Menschen aus der Perspektive *relativer Stabilität seiner Strukturen* (Rudolf 1999; zum Begriff »Struktur« s. Kap. 7.1) – gleichwohl ist die Persönlichkeit immer ein dynamisches System (Millon 1996).
- Die für Persönlichkeitsstörungen typischen Kommunikations- und Interaktionsmuster prägen in milderer Form das Alltagsleben vieler Menschen. Es gibt keine klare Abgrenzung zwischen »normal« und »gestört« oder zwischen »gesund« und »krank«, vielmehr sind die Übergänge fließend. Empirisch finden wir eine *Kontinuität von Persönlichkeitszügen und Persönlichkeitsstörungen* (Livesley et al. 1994).

Wir wissen aus der Persönlichkeitsforschung, dass es unter den so genannten »Normalpersonen« nicht wenige gibt, die zahlreiche Kriterien der Persönlichkeitsstörungen erfüllen, wie sie in unseren Diagnosesystemen aufgeführt sind. Diese Menschen können beruflich oder sozial durchaus gut integriert und erfolgreich sein. Es ist keine Frage, dass auch extreme Persönlichkeitszüge mit einer normalen Funktionalität gut vereinbar sind. Nicht selten stellen sie eine wertvolle Ressource für eine bestimmte – wenngleich oft einseitige – Persönlichkeitsentwicklung dar, allerdings um den Preis einer Einbuße in anderen Lebensbereichen. Von einer »Persönlichkeitsstörung« im klinisch relevanten Sinne sollten wir daher nur dann sprechen, *wenn die jeweiligen Persönlichkeitszüge die Alltagsfunktionalität schwer beeinträchtigen und die betroffenen Personen darunter leiden.*

Wir sollten dies gut reflektieren, wenn wir – wie das System der Krankenkassenfinanzierung es von uns verlangt – unsere Patienten mit der Etikette einer »Persönlichkeitsstörung« versehen. Leider hat, ähnlich wie die Begriffe »Psychopathie« oder »Charakterneurose«, inzwischen auch der Begriff »Persönlichkeitsstörung« in der umgangssprachlichen Verwendung zumindest teilweise eine *sozial abwertende und stigmatisierende Konnotation* erhalten. Wir dürfen nie vergessen, dass wir von spezifischen Formen des Erlebens oder des Handelns sprechen und nicht von Erkrankungen oder Charakteranomalien. Gerade das Bewusstsein eines fließenden Überganges zwischen Persönlichkeitsstilen und Persönlichkeitsstörungen sollte uns vor herablassenden Pathologisierungen bewahren.

Deskriptive Definition von Persönlichkeitsstörungen

- Auffälligkeiten im Denken, Fühlen, Verhalten und in der Beziehungsgestaltung
- Leidensdruck oder gestörte soziale Funktions- und Leistungsfähigkeit
- Ursprung in der Kindheit oder in der Adoleszenz
- nicht durch eine körperliche Erkrankung bedingt

6.2 Theorien zur Entstehung von Persönlichkeitsstörungen

Die uns zur Verfügung stehenden Modellvorstellungen zur Ätiologie und Pathogenese von Persönlichkeitsstörungen sind äußerst vielfältig. Das Spektrum reicht von klassisch-psychoanalytischen, interpersonellen, kognitiv-behavioralen, biosozialen bis hin zu neurobiologischen Modellvorstellungen, die ohne nennenswerte Bezugnahme konkurrierend nebeneinander stehen (Bohus et al. 1999). Die Modelle können wie folgt zusammengefasst werden:

- *Biologische Theorien* verstehen Persönlichkeitsstörungen vor allem als Zuspitzung genetisch determinierter Persönlichkeitsmerkmale (s. Kap. 6.3).
- *Klassische psychoanalytische Theorien* erklären die Entstehung von Persönlichkeitsstörungen überwiegend intrapsychisch aus der je spezifischen Konstellation von Abwehrmechanismen und verinnerlichten Objektbeziehungen (s. Kap. 6.4).
- *Interpersonelle Theorien* erklären die Ausbildung von Persönlichkeitsstörungen nicht so sehr aus der individuellen Entwicklung, sondern vielmehr aus den interpersonellen Interaktionsprozessen, die durch *wechselseitige Erwartungen, Vorannahmen und die Interpretation der Verhaltensweisen* der Interaktionspartner beeinflusst sind (s. Kap. 6.5).
- *Kognitiv-behaviorale Theorien* betonen die Bedeutung dysfunktionaler kognitiver Schemata, die zu interpersonellen Schwierigkeiten und maladaptiven Verhaltensweisen führen (Beck u. Freeman 1995).
- Die *biosoziale Lerntheorie* von Millon und Davis (1996) verknüpft biologische und psychosoziale Faktoren zu einer differenzierten psychologischen Theorie der Persönlichkeitsstörungen auf der Basis der bevorzugten Art der Bedürfnisbefriedigung sowie der vorwiegenden Art der Vermeidung negativer Konsequenzen.

6.3 Die Perspektive von Konstitution und Genetik

Biologisch orientierte Autoren fassen Persönlichkeitsstörungen als pathologische Zuspitzung bestimmter Persönlichkeitszüge auf. Persönlichkeitszüge sind demnach konsistente Muster des Verhaltens, des Erlebens und der Kognitionen, die für eine Person charakteristisch und einzigartig sind und die auf genetische Faktoren, insbesondere Temperamente, aber auch auf Umweltfaktoren und soziales Lernen zurückzuführen sind (Rutter 1987b). Unter *Temperamenten* verstehen wir konstitutionell angelegte und weitgehend genetisch determinierte, angeborene Dispositionen zu Reaktionsweisen auf Umweltreize, vor allem hinsichtlich der Intensität, des Rhythmus und der Schwelle affektiver Reaktionen. Dazu gehören auch angeborene Dispositionen zur kognitiven Organisation und zum motorischen Verhalten. Temperamente beschreiben Verhaltensdispositionen, die meist schon bei Geburt vorhanden sind und im Wesentlichen unverändert bis ins höhere Lebensalter fortbestehen (Chess u. Thomas 1990; Maziade et al. 1990). Die Verhaltensgenetik hat die Stärke des genetischen Einflusses bei Persönlichkeitszügen eindrucksvoll herausgearbeitet. In Zwillings- und Adoptionsstudien konnte etwa die Hälfte der Varianz der meisten Persönlichkeitszüge auf genetische Einflüsse zurückgeführt werden, so dass Umweltfaktoren ebenfalls ungefähr 50% der Varianz der Persönlichkeit erklären (Plomin et al. 1990). Persönlichkeitszüge sind über weite Lebensspannen von der Adoleszenz bis ins hohe Alter – stabil. Dies gilt auch für die maladaptiven Züge (McCrae u. Costa 1990).

Die Zwillingsstudien belegen eine erhebliche *Erblichkeit von Persönlichkeitszügen, die eine Persönlichkeitsstörung beschreiben.* In der Studie von Jang et al (1996) lag die Erblichkeit bei 35 bis 56%. Eine große Zwillingsstudie an 92 monozygoten und 129 dizygoten Zwillingspaaren kam zu ähnlichen Ergebnissen (Torgersen et al. 2000).

> Zahlreiche ätiologische Faktoren sind notwendig, damit aus einem Persönlichkeitszug eine Persönlichkeitsstörung wird. Diese lassen sich einteilen in Risikofaktoren, die die Wahrscheinlichkeit des Übergangs erhöhen, und protektive Faktoren, die den Übergang weniger wahrscheinlich machen.

Auch eine noch so große Fülle von Risikofaktoren bedeutet nicht, dass sich eine Persönlichkeitsstörung entwickelt. Andererseits kann ein und derselbe Risikofaktor völlig verschiedene Störungsbilder hervorrufen. Bestimmte Persönlichkeitszüge wie emotionale Instabilität, Impulsivität oder Sozialängste können biologische Risikofaktoren für Persönlichkeitsstörungen darstellen. Wechselwirkungen zwischen diesen Persönlichkeitszügen erhöhen das Risiko der Ausbildung einer Persönlichkeitsstörung, wohingegen mehr adaptive Persönlichkeitszüge die Effekte der weniger adaptiven Züge abpuffern (Siever u. Davis 1991).

> Anzuerkennen, dass auch genetische Faktoren und neurobiologische Faktoren bedeutsam sind, ist von therapeutischem Nihilismus weit entfernt. Im Gegenteil: Es bedeutet, zur Kenntnis zu nehmen, dass es bestimmten Patienten durch ihre genetische Ausstattung erschwert ist, den Anforderungen des Lebens gerecht zu werden, weiterhin, dass sie durch die Inflexibilität ihrer Erlebens- und Verhaltensmuster schlechtere Möglichkeiten der Kompensation besitzen.

6.4 Die intrapsychische Perspektive: psychoanalytische Theorien zur Entstehung von Persönlichkeitsstörungen

Von den *psychoanalytischen Modellvorstellungen* zur Entstehung von Persönlichkeitsstörungen sollen an dieser Stelle nur einige Meilensteine der

Theorieentwicklung erwähnt werden. Statt von »Persönlichkeitsstörungen« spricht die psychoanalytische Tradition meist von »Charakterpathologien«.

- Die frühen psychoanalytischen Erklärungsansätze zu schweren Charakterpathologien waren triebpsychologisch geprägt. Die Charakterbildungen wurden durch *Fixierungen an bestimmte Phasen der frühen Triebentwicklung* erklärt; entsprechend wurden orale, anale oder hysterische Charaktere beschrieben (Abraham 1924).
- Bedeutsame Arbeiten ich-psychologisch orientierter Autoren machten jedoch auch auf die Bedeutung der *nicht triebkonfliktgesteuerten Anteile der Persönlichkeitsentwicklung* aufmerksam, die die *Ausbildung autonomer Ich-Funktionen* ermöglichen (Hartmann 1964/1965; Rapaport 1967). Ich-funktionelle Defizite bilden nach dieser Auffassung die Grundlage der schweren Charakterpathologien (s. Kap. 7.5).
- Ebenfalls unter dem Einfluss der Ich-Psychologie wurden Charaktere entsprechend ihrer *charakteristischen Abwehrorganisation* klassifiziert. Je nachdem, ob eher »reife« oder »unreife« Abwehrmechanismen dominieren, wurden die Entstehungsbedingungen der Charakterstörungen eher früheren oder späteren Phasen der Ich-Entwicklung zugeordnet (Fenichel 1945; A. Freud 1936). Schwere Charakterpathologien sind durch die Dominanz unreifer Abwehrmechanismen charakterisiert (Kernberg 1996b; s. Kap. 7.5).
- Während Melanie Klein (1972) noch fest auf dem Boden der Triebtheorie stand, haben die Autoren der *britischen Schule der Objektbeziehungstheorie* (Fairbairn 1940/1952; Guntrip 1969) die Beziehung zu den wichtigen Bezugspersonen erstmalig unabhängig von der Triebtheorie konzeptualisiert. Vertreter der *neueren Objektbeziehungstheorie* konnten zeigen, wie aus realen äußeren Beziehungserfahrungen verinnerlichte Objektbeziehungen im Sinne innerseelischer Strukturen entstehen, die in ihrer Gesamtheit die *»Welt der Repräsentanzen«* bilden (Jacobson 1964). Schwere Charakterpathologien sind nach dieser Auffassung durch eine Welt archaisch-destruktiver verinnerlichter Objektbeziehungen (»innere Objekte«) charakterisiert. Sie sind das Ergebnis der Verinnerlichung der frühen negativen Beziehungserfahrungen, wobei die Bilder der frühen Objekte vielfältigen Modifikationen unterworfen wurden.
- Margret Mahler (Mahler et al. 1978) schuf auf der Basis intensiver Säuglings- und Kleinkindbeobachtungen ein *Entwicklungsmodell*, das *Phasen der Selbstentwicklung* unterschied – von der Phase der »Symbiose« über verschiedene Subphasen der Selbst-Objekt-Differenzierung bis zur Phase der »Objektkonstanz«. Das Modell war über lange Zeit der wichtigste Bezugsrahmen für die psychoanalytische Entwicklungspsychologie. Den Charakterpathologien entsprechen Defizite in der Bewältigung der einzelnen Phasen und Subphasen.
- In der wesentlich von Kohut (1976) geprägten selbstpsychologischen Auffassung sind Charakterpathologien das Ergebnis einer unzureichenden Verinnerlichung spiegelnder Selbstobjekte. Die unerfüllt gebliebenen Selbst-objektbedürfnisse verlangen nach narzisstischen Kompensationsformen, um eine Fragmentierung des Selbst zu verhindern.
- Für Balint (1987) unterscheiden sich schwere Charakterpathologien von reiferen Neurosen durch die Präsenz der »Grundstörung«, die sich in einem unzureichenden basalen Sicherheitsgefühl und fehlendem Urvertrauen ausdrückt.
- Von herausragender Bedeutung sind Winnicotts (1974b) Konzepte der *haltenden Umwelt (holding environment)* und seine Überlegungen zum *Übergangsobjekt* (1953). Schwere Charakterpathologien sind für Winnicott das Ergebnis einer unzureichenden Verinnerlichung einer haltenden Umwelt und das Resultat ungenügender Übergangsobjekt-Erfahrungen.
- Auf der Basis der Errungenschaften der Ich-Psychologie und der Repräsentanzenlehre Jacobsons (1964) entwickelte Kernberg (1976/

1981) seine *Theorie der Objektbeziehungen,* die unser heutiges psychoanalytisches Verständnis der Persönlichkeitsstörungen entscheidend geprägt hat. Für Kernberg sind schwere Persönlichkeitsstörungen der Ausdruck einer verzerrten und in sich gespaltenen Welt der verinnerlichten Objektbeziehungen.

- Unter den Theoretikern der *zeitgenössischen kleinianischen Tradition* hat Bion (1962/1990) die Prozesse von Projektion, Introjektion und projektiver Identifizierung beschrieben. Diese Prozesse bestimmen die frühen Interaktionen zwischen der primären Bezugsperson und dem Säugling und Kleinkind. Mit seinem Konzept des »Containing« konnte er in der ihm eigenen bildhaften Begrifflichkeit wesentliche Aspekte der affektregulatorischen Interaktionen zwischen Bezugsperson und Kind erfassen, wie sie die neuere Entwicklungsforschung mit den Mitteln der Säuglingsbeobachtung darstellen kann. Schwere Persönlichkeitsstörungen sind im Verständnis Bions und der neokleinianischen Tradition die Folge eines unzureichenden »Containments« der kindlichen Projektionen durch die frühe Bezugsperson.
- In neuester Zeit haben Fonagy und Target (1996, 2001) eine höchst relevante Theorie vorgelegt, die ausdrücklich die Erkenntnisse der Bindungsforschung und der Entwicklungspsychologie einbezieht. In ihrem Verständnis sind viele Phänomene, die wir typischerweise bei schweren Persönlichkeitsstörungen sehen, Ausdruck einer durch ungünstige Bindungserfahrungen unzureichend ausgebildeten Fähigkeit zur reflektierenden Verarbeitung (»Mentalisierung«) eigener und fremder psychischer Zustände. Wir werden auf diese Theorie immer wieder Bezug nehmen (s. a. Kap. 28).

Psychoanalytische Theorien zur Entstehung von Persönlichkeitsstörungen

- triebpsychologische Ansätze zur Erklärung pathologischer Charakterbildungen durch Fixierungen an bestimmte Phasen der frühen Triebentwicklung (S. Freud, Abraham)
- ich-psychologische Ansätze zur Erklärung schwerer Charakterpathologien auf der Basis ich-funktioneller Defizite (Hartmann, Rapaport)
- ich-psychologische Ansätze zur Erklärung schwerer Charakterpathologien auf der Basis ihrer unreifen Abwehrorganisation (A. Freud, Fenichel)
- objektbeziehungstheoretische Erklärung schwerer Charakterpathologien durch die Präsenz archaisch-destruktiver verinnerlichter Objektbeziehungen (Fairbairn, Guntrip, Jacobson)
- Verständnis schwerer Charakterpathologien vor dem Hintergrund unbewältigter Phasen und Subphasen der Selbstentwicklung (Mahler et al. 1978)
- selbstpsychologische Auffassung von Charakterpathologien als Ergebnis einer unzureichenden Verinnerlichung spiegelnder Selbstobjekte (Kohut)
- Verständnis schwerer Charakterpathologien als Ergebnis einer unzureichenden Verinnerlichung einer haltenden Umwelt (Winnicott)
- Kennzeichnung schwerer Charakterpathologien durch die Präsenz der »Grundstörung« (Balint)
- schwere Persönlichkeitsstörungen als Ausdruck einer verzerrten und in sich gespaltenen Welt der verinnerlichten Objektbeziehungen (Kernberg)
- schwere Persönlichkeitsstörungen als Folge eines unzureichenden »Containments« der kindlichen Projektionen durch die frühe Bezugsperson (Bion)
- schwere Persönlichkeitsstörungen als Ausdruck einer durch ungünstige Bindungserfahrungen gestörten Fähigkeit zur Mentalisierung (Fonagy u. Target)

6.5 Die interpersonelle Perspektive: Persönlichkeitsstörungen als dysfunktional gewordene Kommunikationsmuster

Die interpersonelle Theorie wurde – in Bezugsnahme auf die psychoanalytische Theorie, aber auch in expliziter Alternative zu ihr – von Sullivan (1953/1980) erstmalig formuliert und später von Kiesler (1982) ausgebaut. In dieser Theorie wird nicht so sehr die individuelle Entwicklung betrachtet, sondern die zwischenmenschlichen Beziehungen, in denen sich eine Persönlichkeit ausbildet. Die Persönlichkeit wird dieser Theorie zufolge weniger durch intrapsychische Prozesse als vielmehr durch *sich wiederholende interpersonelle Situationen des Lebens* bestimmt.

Die wichtigsten Grundgedanken des interpersonellen Ansatzes lassen sich so zusammenfassen:

- Individuen präsentieren sich in interpersonellen Situationen so, dass sie sich in den Beziehungen mit ihren Interaktionspartnern *möglichst sicher und nicht bedroht* fühlen. Dies geschieht teilweise bewusst, meist aber unbewusst.
- Durch die Art ihrer Selbstpräsentation lösen sie bei ihren Interaktionspartnern *spezifische Reaktionen* aus, die durch deren Interpretation der Situation beeinflusst werden.
- Die *Verhaltensreaktion der Interaktionspartner* wird dann wiederum so ausfallen, dass auch diese sich möglichst sicher und nicht bedroht fühlen.
- Die interpersonellen Interaktionsprozesse sind in hohem Maße durch *wechselseitige Erwartungen, Vorannahmen und die Interpretation der Verhaltensweisen* der Interaktionspartner beeinflusst. Störungen der kommunikativen Prozesse entstehen besonders durch *Diskrepanzen von Selbst- und Fremdwahrnehmung.*
- Es kommt so zu sich wiederholenden, reziproken Interaktionsmustern, die sich nach den Dimensionen »Zuneigung« und »Kontrolle« in »interpersonellen Zirkeln« um die Achsen »Liebe – Hass« und »Dominanz – Submission« organisieren (Leary 1957).
- Leary (1957) beschrieb detailliert die Prozesse, wie Reaktionen eines Interaktionspartners durch die Präsentation des anderen hervorgerufen werden. Als »komplementäres Verhalten« bezeichnete er den häufig zu beobachtenden Sachverhalt, dass submissives Verhalten beim Interaktionspartner Dominanz und dominantes Verhalten Submissivität hervorzurufen pflegt.

In ihrer Formulierung des »zyklisch maladaptiven Beziehungsmusters« (Cyclic Maladaptive Pattern [CMP]) haben Strupp und Binder (1991) vier strukturelle Elemente aufeinander bezogen:

- Der *blockierte positive Beziehungswunsch* gegenüber signifikanten Interaktionspartnern in Verbindung mit der *erwarteten negativen Reaktion der Interaktionspartner,* z. B.: Die betroffene Person wünscht sich, von bedeutsamen anderen Menschen geliebt und unterstützt zu werden, erwartet jedoch, von ihnen übersehen und zurückgewiesen zu werden (so, wie sie sich von ihren frühen Bezugspersonen zurückgewiesen fühlte).
- Das *Verhalten der Person gegenüber den Interaktionspartner,* z. B.: Sie zieht sich zurück und meidet soziale Kontakte (um sich vor deren Zurückweisung zu schützen).
- Das *Verhalten der Interaktionspartner,* z. B.: Sie übersehen die Person und unterstützen sie nicht (weil sie ihre Not nicht erkennen).
- Das *Introjekt* als Beschreibung des Umgangs der Person mit sich selbst; z. B.: Die Person entwickelt das Selbstbild eines Menschen, der nicht wert ist, wahrgenommen und unterstützt zu werden.

Mit dem Konstrukt des Introjekts ist wieder die Brücke zur intrapsychischen Entwicklung geschlagen. Unter Bezugnahme auf die psychoanalytische Theorie der Verinnerlichung früher Beziehungserfahrungen können die Elemente des zyklisch maladaptiven Beziehungsmusters mit den wichtigsten frühen Beziehungserfahrungen in Verbindung gebracht werden. Dabei lassen sich drei Modi der Verinnerlichung früher Beziehungserfahrungen drei Elementen des CMP zuordnen (Tress et al. 1996; s. Abb. 6-1):

- Durch den Modus der *Identifikation* mit wichtigen Bezugspersonen wird das Verhalten gegenüber anderen Personen beeinflusst; z. B.: Personen verhalten sich gegenüber anderen Menschen so, wie eine wichtige Bezugsperson sich ihnen gegenüber verhalten hatte.
- *Internalisierungen* prägen die negativen Erwartungen und Befürchtungen; z. B.: Personen erwarten von ihren aktuellen Interaktionspartnern die gleichen negativen Verhaltensweisen, wie sie sie bei ihren frühen Bezugspersonen erleben mussten.
- Über den Modus der *Introjektion* wird das Selbstbild und der Umgang der Person mit sich selbst, das Introjekt, geprägt; z. B.: Die Person sieht und behandelt sich so, wie sie früher von ihren wichtigsten Bezugspersonen gesehen und behandelt wurde.

6.6 Persönlichkeitsstörungen als Bindungsstörungen

Eine konsistente Theorie, die Bindungsstörungen und die einzelnen Persönlichkeitsstörungen miteinander verknüpft, liegt bisher nicht vor. In Kapitel 9 werden wir versuchen, ein Modell möglicher Zusammenhänge zwischen Bindungstraumatisierungen und schweren Persönlichkeitsstörungen zu skizzieren. Aus diesem Grund wollen wir uns an dieser Stelle darauf beschränken, die insgesamt nicht zahlreichen empirischen Studien zu Bindungsstilen bei Persönlichkeitsstörungen aufzuführen. Sie zeigen klare Zusammenhänge zwischen frühen Traumatisierungen, Bindungsstilen und Persönlichkeitsstörungen (für Definitionen der einzelnen Persönlichkeitsstörungen s. Kap. 7.5):

- Die meisten Studien, allerdings nicht alle, finden einen Zusammenhang zwischen einem ängstlich-ambivalenten Bindungsstil und der Diagnose einer Borderline-Persönlichkeitsstö-

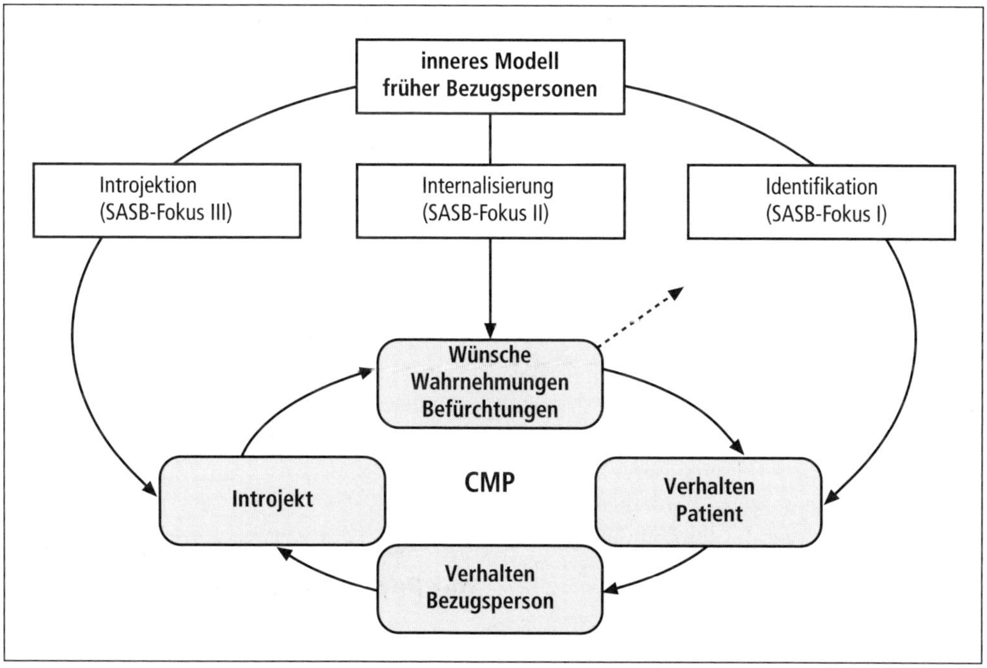

Abb. 6-1 Erweitertes zyklisch-maladaptives Beziehungsmuster (CMP; Tress et al. 1996). Der Begriff »SASB-Fokus« bezieht sich auf die drei Foki der Strukturalen Analyse Sozialen Verhaltens (Benjamin 1974).

rung. Das Adult Attachment Interview (AAI; Main 1995) erlaubt zusätzlich zur Klassifikation des Bindungsstiles die Zuordnung einer Kategorie des ungelösten Traumas *(unresolved trauma)*, sei es durch Misshandlung oder den Verlust einer Bindungsfigur. Diese Zuordnung wird auf der Basis subtiler Zeichen kognitiver Desorganisation vorgenommen, die einsetzt, wenn die Patientinnen über ihre traumatischen Erfahrungen berichten. Patienten mit Borderline-Persönlichkeitsstörung zeigten im AAI besonders häufig unsicher-ambivalente *(preoccupied)* Bindungsstile. Patienten mit einer Borderline-Persönlichkeitsstörung wurden viel häufiger als Patienten ohne Persönlichkeitsstörung der Kategorie des ungelösten Traumas zugeordnet (Fonagy et al. 1996; Patrick et al. 1994).

- Patrick et al. (1994) fanden bei allen 12 untersuchten Patienten mit Borderline-Persönlichkeitsstörung im AAI einen unsicher-ambivalenten *(preoccupied)* Bindungsstil. Interessanterweise unterschieden sich Patientinnen mit einer Borderline-Persönlichkeitsstörung von solchen mit dependenter Persönlichkeitsstörung nicht hinsichtlich des Ausmaßes der frühen Traumatisierung. Was sie unterschied, war das Ausmaß unverarbeiteter *(unresolved)* Traumen bei den Borderline-Patienten. Diese waren nicht in der Lage, in kohärenter Weise über die Traumatisierungen zu sprechen, während die Patientinnen mit dependenter Persönlichkeitsstörung kohärente Strategien entwickelt hatten, um mit traumabezogenen Gedanken und Affekten umzugehen.
- Fonagy et al. (1996) fanden bei drei Viertel der Patienten mit der Diagnose einer Borderline-Persönlichkeitsstörung einen ängstlich-verwickelten *(preoccupied)* Bindungsstil. Auch hier war die Diagnose einer Borderline-Persönlichkeitsstörung eng mit einer Bindungsklassifikation verbunden, die auf ein unverarbeitetes Trauma hindeutet.
- Auch die Mehrzahl der von Alexander et al. (1998) untersuchten Inzestopfer hatten eine ängstlich-unsichere Bindung. Hohe Werte auf den Persönlichkeitsstörungs-Skalen »Borderline-Züge«, »vermeidende Persönlichkeitszüge« und »selbstzerstörerische Persönlichkeitszüge« waren in dieser Untersuchung mit ängstlichen und ambivalenten Bindungsklassifikationen verbunden.
- Andere Autoren legen dar, dass eine *Desorganisation des Bindungssystems zur Borderline-Pathologie disponiert* (Lyons-Ruth 1991). Eine Studie, die als Selbstbeurteilungsinstrument die Attachment Rating Scale (ARS) von Hazan u. Shaver (1987) verwandte, konnte zeigen, dass ein ambivalenter Bindungsstil die Borderline-Pathologie prädizierte, wenn Variablen wie negative Kindheitserfahrungen, Achse-I-Pathologie und Nicht-Borderline-Achse-II-Pathologie kontrolliert wurden (Nickell et al. 2002). Patienten mit einer Borderline-Störung wurden im AAI eher als desorganisiert eingeschätzt als Patienten mit depressiven Störungen (Hobson u. Patrick 1998).
- Zur *dissozialen Persönlichkeitsstörung* liegen Befunde vor, die mit dem AAI (Main 1995) erhoben wurden. Bei Straftätern fanden sich im Gegensatz zu Normalpersonen häufiger distanzierte *Bindungsstile* und auch Zuordnungen zu der Kategorie des ungelösten Traumas (Frodi et al. 2001).
- Bei Personen mit einer *dependenten Persönlichkeitsstörung* wurden überwiegend unsicher-ambivalente Bindungsmuster gefunden (Rosenstein u. Horowitz 1996; West u. Sheldon 1988). Personen mit dependenter Persönlichkeitsstörung scheinen zu stark idealisierenden Schilderungen ihrer Kindheit zu neigen oder aber von negativen Emotionen angesichts ihrer frühkindlichen Erfahrungen überwältigt zu werden (Langenbach et al. 2001d; Rosenstein u. Horowitz 1996).

6.7 Neurobiologische Befunde bei Persönlichkeitsstörungen

Zum Schluss möchten wir noch einige neurobiologische Befunde bei Persönlichkeitsstörungen anführen. Die meisten Studien korrelieren die

Aktivität einzelner Neurotransmitter mit bestimmten Persönlichkeitszügen (Knutson u. Heinz 2004). Es wird sehr deutlich, dass es dazu bisher keine umfassende Theorie gibt, sondern nur deskriptive Befunde, die noch zu einem Modell zusammengefügt oder in bestehende Modelle eingearbeitet werden müssten. Folgende Zusammenhänge seien genannt:

- Bei Persönlichkeitsstörungen wurden Neurotransmitterveränderungen beobachtet. Wiederholt wurden veränderte Metaboliten von Serotonin bei Personen gefunden, die einen Selbstmordversuch unternommen hatten (Asberg et al. 1976). Impulsive Aggressivität und Autoaggressivität waren mit gestörtem Serotoninspiegel verbunden (Coccaro et al. 1996).
- Zusammenhänge zwischen Neurotransmittern und spezifischen Verzerrungen in der Affektaktivierung sind wahrscheinlich (Stone 1993). So sind Dysregulationen im adrenergen und cholinergen System vermutlich mit einer allgemeinen Affektinstabilität assoziiert.
- Es ist wahrscheinlich, dass impulsive sowie fremdaggressive und autodestruktive Verhaltensweisen mit einer reduzierten Funktion des serotonergen Systems verbunden sind (Yehuda et al. 1994).
- Wir können annehmen, dass sich genetisch festgelegte Varianten hinsichtlich der Affektaktivierung als Abweichungen in den Neurotransmittersystemen manifestieren. Affektive Reaktionen haben somit eine genetisch-biologische Grundlage und eine psychosoziale Auslösung.
- In einer Positronen-Emissions-Tomographie-Studie konnte gezeigt werden, dass Patienten mit verschiedenen Persönlichkeitsstörungen – mit antisozialer, Borderline- und narzisstischer Persönlichkeitsstörung – einen verminderten Stoffwechsel im anterior-medialen und im linken anterior-orbitofrontalen Kortex hatten (Goyer et al. 1994).
- Eine verminderte präfrontale Aktivität fand sich auch bei »psychopathischer«, das heißt antisozialer Persönlichkeitsstörung (Lapierre et al. 1995).
- Eine verringerte metabolische Aktivität im Bereich des präfrontalen Kortex wurde bei impulsiver Aggressivität gefunden, sowohl bei Patienten mit Borderline-Persönlichkeitsstörung wie auch bei Patienten mit dissozialer Persönlichkeitsstörung (Raine et al. 1998).

Literaturempfehlungen

Benjamin LS (2001). Die interpersonelle Diagnose und Behandlung von Persönlichkeitsstörungen. München: CIP-Medien.

Bronisch T (2001). Probleme der Komorbidität von Posttraumatischer Belastungsstörung und Borderline-Persönlichkeitsstörungen. PTT – Persönlichkeitsstörungen, Theorie und Therapie; 5: 216–25.

Fiedler P (1997). Persönlichkeitsstörungen. 3., aktualisierte Aufl. Weinheim: Beltz PVU.

Fiedler P (2002). Zur Psychologie der Persönlichkeitsentwicklung. Von der Pathogenese zur Salutogenese in der Persönlichkeitsforschung. PTT – Persönlichkeitsstörungen, Theorie und Therapie; 6: 141–54.

Fonagy P, Target M (2001). Mit der Realität spielen. Zur Doppelgesichtigkeit psychischer Realität von Borderline-Patienten. Psyche – Z Psychoanal; 55: 961–95.

Herpertz S, Saß H (2003). Psychiatrische Konzepte von Persönlichkeitsstörungen. PTT – Persönlichkeitsstörungen, Theorie und Therapie; 7: 140–50.

Heuft G, Schneider G, Burgmer M (2003). Psychoanalytische Konzepte von Persönlichkeitsstörungen. PTT – Persönlichkeitsstörungen, Theorie und Therapie; 7: 164–75.

Kernberg OF (1988). Schwere Persönlichkeitsstörungen: Theorie, Diagnose, Behandlungsstrategien. Stuttgart: Klett-Cotta.

Köhler Th (2000). Biologische Aspekte ausgewählter Persönlichkeitsstörungen. PTT – Persönlichkeitsstörungen, Theorie und Therapie; 4: 202–9.

Langenbach M, Wöller W, Hartkamp N, Ott J, Tress W (2001). Definition und Diagnostik von Persönlichkeitsstörungen. In: Tress W, Wöller W, Hartkamp N, Langenbach M, Ott J (Hrsg). Persönlichkeitsstörungen. Leitlinie und Quellentext. Stuttgart, New York: Schattauer.

Maier W, Linz M, Hawellek B (2000). Genetik von Persönlichkeitsstörungen. PTT – Theorie und Therapie; 4: 182–92.

Rohde-Dachser C, Wellendorf F (Hrsg) (2004). Inszenierungen des Unmöglichen. Theorie und Therapie schwerer Persönlichkeitsstörungen. Stuttgart: Klett-Cotta.

Sachse R (2004). Persönlichkeitsstörungen. Göttingen: Hogrefe.

Schmeck K (2001). Temperament und Charakter – Grundlagen zum Verständnis von Persönlichkeitsstörungen. PTT – Persönlichkeitsstörungen, Theorie und Therapie; 5: 13–20.

Trautmann-Sponsel RD, Zaudig M (1997). Diagnostik, Differentialdiagnostik und Komorbidität der Persönlichkeitsstörungen nach ICD-10 und DSM-IV. PTT – Persönlichkeitsstörungen, Theorie und Therapie; 2: 51–62.

Tress W, Henry WP, Junkert-Tress B, Hildenbrand G, Hartkamp N, Scheibe G (1996). Das Modell des zyklisch maladaptiven Beziehungsmusters und der Strukturalen Analyse Sozialen Verhaltens (CMP/SASB). Psychotherapeut; 41: 215–24.

Tress W, Wöller W, Hartkamp N, Langenbach M, Ott J (Hrsg) (2001). Persönlichkeitsstörungen. Leitlinie und Quellentext. Stuttgart, New York: Schattauer.

7 Gestörte Emotionsregulierung, Mentalisierungsdefizite und Desintegration der Persönlichkeit

Strukturelle Defizite bei schweren Persönlichkeitsstörungen

7.1 Die Notwendigkeit einer strukturellen Betrachtung

Persönlichkeitsstörungen im Gefolge von Bindungs- und Beziehungstraumatisierungen gehen meist mit schwerwiegenden strukturellen Einschränkungen einher. Wenn wir von »Struktur« sprechen, meinen wir mit Rudolf (2004, S. 67) »das Organisationsniveau der psychischen Funktionen, welche das Selbsterleben und das Beziehungsverhalten regulieren«. Strukturelle Störungen beinhalten daher die »unzureichende Verfügbarkeit über diese Funktionen bzw. ihre Vulnerabilität« (S. 58).

Die defizitäre Strukturbildung manifestiert sich in unzureichend ausgebildeten *Ich-Funktionen.* Stehen beruhigende und fürsorgliche Bezugspersonen nicht in genügendem Maße zur Verfügung, kann es nicht zur Internalisierung dieser Beziehungsmuster und zur Ausbildung beruhigender und fürsorglicher innerer Objekte kommen. Unzureichend ausgebildete Ich-Funktionen führen zu einer Beeinträchtigung der psychosozialen Anpassung: Störungen der Emotionsregulierung, der Fähigkeit zur Mentalisierung, der Impulskontrolle, der Selbst-Objekt-Differenzierung, der Fähigkeit zur Objektkonstanz, der Fähigkeit zur Persönlichkeitsintegration, der Selbstwertregulation und der Fähigkeit zur Empathie sind die Folge, um nur die wichtigsten ich-funktionellen Einschränkungen zu nennen.

Am Beispiel der Emotionsregulierung haben wir dargestellt, in welchem Maße in den reifungssensiblen Phasen des Gehirns die Anwesenheit einer extern regulierenden Bezugsperson für das Wachstum der jeweiligen Hirnstrukturen erforderlich ist und welche hirnstrukturellen Defizite im Gefolge von Bindungs- und Beziehungstraumatisierungen zu erwarten sind (s. Kap. 5.5). Auch wenn die zugrunde liegenden neurobiologischen Vorgänge bisher nicht für alle der im Folgenden aufgeführten Ich-Funktionen bekannt sind, haben wir Anlass, auch hier Schäden anzunehmen, die sich mit den Mitteln der neurobiologischen Forschung dokumentieren lassen. Rudolf (2004, S. 13 ff.) hat die reifenden strukturellen Fähigkeiten frühen Entwicklungserfahrungen zugeordnet. Sie lassen sich wie folgt zusammenfassen:

- Entwicklung des Systems der Nähe und Kommunikation (erstes Vierteljahr)
  - basale Erfahrung des angemessenen Versorgtwerdens als Voraussetzung für die spätere Internalisierung guter Objekte
  - basale Erfahrung der gelungenen Emotionsregulierung durch die Objekte als Voraussetzung für spätere Selbstregulierung
  - Fähigkeit des Sich-Ausrichten-Könnens auf andere (Intentionalität)

- Fähigkeit zur gemeinsamen Aufmerksamkeit, das heißt die Fähigkeit, gemeinsam mit einer anderen Person die Aufmerksamkeit auf ein Objekt zu richten
  - Fähigkeit des Naheseins
  - Fähigkeit, sich in einen Dialog einschwingen zu können und dialogisch reziprok zu handeln
  - Fähigkeit des präverbalen emotionalen Austauschs
- Entwicklung des Bindungssystems (1. bis 2. Lebensjahr)
  - Fähigkeit zur Selbst-Objekt-Differenzierung
  - Fähigkeit zur Internalisierung von Erfahrungen
  - basale Fähigkeiten des Sich-Ausdrückens und sich Mitteilen-Könnens
  - Fähigkeit, sich emotional berühren zu lassen und in emotionalen und verbalen Austausch einzutreten
  - beginnende Selbstreflexion von innerer Realität
  - Fähigkeit, Körpererleben mit Emotionen zu verknüpfen, lebendiges Körperselbst
- Entwicklung des Autonomiesystems (2. bis 4. Lebensjahr)
  - Fähigkeit, über ein abgegrenztes autonomes Selbst zu verfügen
  - Fähigkeit zu gezieltem Einsatz von Affektäußerungen und zur Affektregulierung
  - Fähigkeit zur Impulssteuerung unter Berücksichtigung vorgegebener Normen
  - Fähigkeit zur Verwendung von flexiblen und leistungsfähigen Abwehrmustern
  - Fähigkeit zur Antizipation
  - Fähigkeit zur Selbstregulierung
  - Fähigkeit zur Empathie
  - Fähigkeit, Affekte anderer zu verstehen
- Entwicklung des Identitätssystems (4. bis 6. Lebensjahr)
  - Fähigkeit zur ganzheitlichen Objektwahrnehmung
  - Fähigkeit, ein realistisches Selbstbild und lebendiges Körperbild zu gewinnen
  - Fähigkeit zum Erleben von Identität
  - Fähigkeit zur Orientierung in der Welt
  - Fähigkeit, variable Bindungen aufzubauen
  - Fähigkeit zur Loslösung von den Objekten
  - Fähigkeit zur Rollenübernahme

Das klinische Bild der strukturellen Störung umfasst nach Rudolf (2004, S. 57) die folgenden Aspekte eingeschränkter Fähigkeiten des Selbstverständnisses und der Emotionsregulierung, wobei mal das eine, mal das andere ich-strukturelle Defizit stärker ausgeprägt sein kann:

- eingeschränkte Affektgenerierung
- unzureichende Affektdifferenzierung
- geringe Affekttoleranz
- reduzierte Impulssteuerung
- eingeschränkte Selbstwertregulierung
- beeinträchtigte Fähigkeit zum Objekterleben
- eingeschränkte Empathiefähigkeit
- unzureichende Internalisierung objektbezogener Affekte
- uneindeutiger Affektausdruck
- eingeschränktes Affektverständnis

In den folgenden Abschnitten wollen wir die ich-strukturellen Defizite unter klinischen Gesichtspunkten – und sicher auch um den Preis einer Vereinfachung – unter dem Blickwinkel dreier übergeordneter Kategorien betrachten: Störungen der Emotionsregulierung, Störungen der Fähigkeit zur Mentalisierung (als Störungen des Selbst- und Fremdverständnisses), Störungen der Ich-Integration.

7.2 Störungen der Emotionsregulierung

Unsere übergeordnete Kategorie der Fähigkeit der *Emotionsregulierung* umfasst in Anlehnung an Rudolf (2004, S. 44) die Fähigkeit,

- eigene Affekte deutlich zu erleben (Affektgenerierung),
- die erlebten Affekte zu ertragen (Affekttoleranz),
- die erlebten Affekte intrapsychisch zu differenzieren (Affektdifferenzierung),
- die eigenen Affekte zu inhibieren und zu exprimieren (Affektregulierung),

- die eigenen Affekte anderen mitzuteilen (Affektausdruck),
- die Objektrepräsentanzen mit konstanten positiven Affekten zu besetzen (objektbezogene Affekte).

Die schwerwiegenden Störungen der Emotionsregulierung sind immer wieder nach lang anhaltenden Beziehungstraumatisierungen beschrieben und durch deren hirnphysiologische und hirnstrukturelle Auswirkungen erklärt worden (Schore 1994; s. Kap. 5.5). Betrachten wir die Störungen im Einzelnen:

- Meist sind wir bei Patientinnen mit Bindungs- und Beziehungstraumatisierungen mit Problemen der *Affekttoleranz* und der *Affektdifferenzierung* konfrontiert. Die undifferenzierten Emotionen können nicht angemessen moduliert werden, so dass es zu einer Überflutung durch *traumatische Affekte* und *globale und undifferenzierte Affektzustände* kommt. Die stärksten Probleme der Emotionsregulierung finden wir bei Patienten mit einer emotional instabilen Persönlichkeitsstörung.
- Immer wieder kommt es auch vor, dass die Patienten Emotionen nicht deutlich erleben oder ausdrücken können (Probleme der *Affektgenerierung* und des *Affektausdrucks*).
- Die *Störung der Impulskontrolle* vieler schwer persönlichkeitsgestörter Patienten betrachten wir zum einen als Folge der *verminderten Fähigkeit zur Emotionsregulierung.* Sie ist jedoch nach neuerer Auffassung ebenso darauf zurückzuführen, dass emotionale Zustände nicht genügend reflektiert (»mentalisiert«) werden können. Das Verhalten einer anderen Person wird dann nicht als Ergebnis von Wünschen und Absichten dieser Person verstanden, sondern auf der Basis der beobachtbaren Konsequenzen beurteilt. Nur wenn man Verhalten als intentional hergestellt verstehen kann, kann man es verändern, indem man auf die Person, die es hervorruft, einwirken kann. Andernfalls bleibt nur die – oft gewaltsame – Handlung, um eine andere Person zu einem anderen Verhalten zu zwingen (Fonagy et al. 2004).
- Die Fähigkeit zur *Objektkonstanz* ist die Fähigkeit, beruhigende mentale Repräsentationen wichtiger Bezugspersonen ohne deren Anwesenheit aufrechtzuerhalten und sich innerlich mit ihnen verbunden zu fühlen (Boesky 1983; Fraiberg 1969). Objektkonstanz geht mit der Überzeugung einher, dass es einen oder mehrere sorgende Menschen gibt, die trotz räumlicher Trennung im positiven Sinne an die betroffene Person denken. Vielen bindungstraumatisierten Patienten ist diese Fähigkeit verloren gegangen oder sie konnte sich nie entwickeln. Fehlende Objektkonstanz bedeutet auch, kein inneres Bild der Therapeutin bewahren zu können. Physische Trennung wird mit einer *Trennung auf der Beziehungsebene* gleichgesetzt. Umgekehrt können Menschen mit unzureichender Objektkonstanz sich in Anwesenheit eines anderen Menschen nicht als eigenständige Wesen erleben. Die Anwesenheit des anderen zwingt sie, so zu sein, wie sie glauben, in den Augen des Beziehungspartners sein zu sollen. Eine getrennte Person zu sein, ist so in der Gegenwart eines anderen nicht möglich. Winnicott (1958) spricht von der Unfähigkeit, in der Anwesenheit eines anderen allein sein zu können.

> Eine Patientin kann nur so lange angstfrei bleiben, wie sie weiß, dass ihr Freund über Telefon erreichbar ist.
> Patienten mit fehlender Objektkonstanz brauchen den Augenkontakt zum Therapeuten. Wenn der Therapeut nicht im sichtbaren Bereich ist, verschwindet er.

- Schließlich können Störungen der *Selbstwertregulation* als ein Aspekt der Störung der Emotionsregulierung aufgefasst werden. Bei Patienten mit relevanten Defiziten der Selbstwertregulierung ist die *Regulation von Schamgefühlen* gestört. Überwältigende Gefühle von Scham und Minderwertigkeit können das Selbsterleben bedrohen und Kompensationsmechanismen erforderlich machen. Die narzisstischen Kompensationsmöglichkeiten können zusammenbrechen, so dass eine kohäsive (zusammenhaltende) Selbstrepräsentanz nicht aufrechterhalten werden kann. Oder die Kompensationsmechanismen können so übermäßig zum Einsatz kommen, dass schwerwiegende interpersonelle Probleme entstehen.

Um die defizitäre Funktion der Emotionsregulierung zumindest teilweise zu kompensieren, kommen folgende Mechanismen zum Einsatz, die wir als *primitive Formen der Emotionsregulierung* verstehen wollen:

- Verschiedene autodestruktive Verhaltensweisen wie selbstverletzendes Verhalten, Essstörungen und Risikoverhaltensweisen haben die Funktion, unerträgliche Affektzustände zu bewältigen.
- Interaktionspartner können zur externen Emotionsregulierung in Anspruch genommen werden. Mithilfe externalisierender Abwehrmechanismen, insbesondere der *Projektion,* aber auch der *projektiven Identifizierung,* können »schlechte« Selbstaspekte in Interaktionspartner verlagert werden. Als Beispiel wollen wir die Projektion von Schuld- und Schamgefühlen in die Opfer von Misshandlungen nennen. In ähnlicher Weise können Aspekte der Außenwelt in das Selbsterleben aufgenommen werden. Ein Beispiel dafür ist die im Rahmen der narzisstischen Pathologie beobachtbare Aufladung des Selbst mit positiver Energie, die durch Entwertung des Gegenübers entsteht.
- Besonders wichtig erscheint uns ein Verständnis des Abwehrmechanismus der *projektiven Identifizierung* als einer *primitiven Form der externen Emotionsregulierung.* Mangels besserer Alternativen bringen die Patienten zur eigenen Druckentlastung unerträgliche negative Emotionen in Interaktionspartnern unter, die die Emotionen dann als ihre eigenen erleben. Der Vorgang vollzieht sich in zwei Schritten: Im ersten Schritt wird der Interaktionspartner unbewusst in dem Sinne beeinflusst, dass er dem Bild entspricht, das in ihn projiziert werden soll. Das kann durch subtile Formen der Provokation, Manipulation oder der Verführung geschehen. Im zweiten Schritt wird der Interaktionspartner tatsächlich mit dem projizierten Bild identifiziert. Zwei Beispiele: Um ein eigenes Schuldgefühl zu mindern, kann ein Patient dieses Schuldgefühl in uns projizieren. Damit die Projektion besser gelingt, wird er uns zuvor so manipulieren oder provozieren, dass wir uns uneinfühlsam und grob verhalten und so für ihn zu »Schuldigen« werden. In ähnlicher Weise kann ein Patient, um ein eigenes Versagensgefühl durch Externalisierung zu mindern, unbewusst versuchen, uns durch die Art seiner Darstellung das Gefühl zu geben, wir hätten in der Behandlung versagt. Der Abwehrmechanismus erreicht dann sein Ziel, wenn wir durch unsere Reaktion zu erkennen geben, dass wir uns tatsächlich als »Versager« fühlen.

7.3 Störungen der Fähigkeit zur Mentalisierung

Ein weiteres Merkmal vieler chronisch bindungstraumatisierter Patienten mit schweren Persönlichkeitsstörungen ist ihre eingeschränkte Fähigkeit zur Mentalisierung (Fonagy et al. 1993, 2000). Unter Mentalisierung verstehen wir die Fähigkeit,

- über eigene und fremde mentale Zustände nachzudenken, ohne dass diese unmittelbar mit Handlungen verbunden sein müssen;
- sich selbst und wichtige Bezugspersonen als durch Bedürfnisse und Wünsche motiviert und durch Erwartungen und Überzeugungen beeinflusst wahrzunehmen;
- Hypothesen über mentale Zustände oder Motive anderer Personen zu bilden und die Affekte anderer entschlüsseln;
- sich empathisch in die Affektwelt anderer Menschen hineinzuversetzen und die Welt aus deren Perspektive zu betrachten (Empathie);
- die erlebten Affekte zum psychischen und körperlichen Selbstverständnis zu nutzen (affektives Selbstverständnis) und
- die erlebten Affekte zum Situationsverständnis zu nutzen.

Die Fähigkeit der Mentalisierung entwickelt sich, ähnlich wie die Fähigkeit zur Emotionsregulierung, in einer sicheren Bindungsbeziehung. Auch wenn ihre neurobiologischen Korrelate noch nicht hinreichend aufgeklärt sind, wird allgemein dem präfrontalen Kortex eine herausragende Rolle für die Bereitstellung dieser Funktion zugeschrieben. Die Verletzlichkeit dieser Strukturen durch traumatische Einflüsse in den reifungssensiblen Phasen der Entwicklung erklärt die Häufigkeit von Störungen der Mentalisierungsfunktion bei bindungs- und beziehungstraumatisierten Patienten (Fonagy et al. 2004). Dass eine eingeschränkte Mentalisierung auch eine Abwehrfunktion haben kann, stellen wir in Kapitel 28 dar.

Die Unfähigkeit zur reflektierenden Verarbeitung der traumatischen Erlebnisse (»Mentalisierung«) ist nach Auffassung der Autoren eng mit der Ausbildung der Symptomatik einer Borderline-Persönlichkeitsstörung verbunden. Das Modell geht davon aus, dass Opfer von Traumatisierungen psychisch nur überleben konnten, indem sie sich weigerten, darüber nachzudenken, was in ihren Bezugspersonen innerlich vorging. Auf diese Weise vermieden sie den Gedanken, dass ihre Bezugspersonen sie schädigen wollten. Reflexionen über eigene und fremde Gefühle und Motivationen wurden so erfolgreich bekämpft. Die Folge sind ungenaue und schematische Gedanken und Gefühle und eine erhebliche Verletzlichkeit in Beziehungen. Viele Merkmale der Borderline-Persönlichkeitsstörung und anderer schwerer Persönlichkeitsstörungen finden so eine Erklärung, so etwa die Empathie-Defizite narzisstischer und dissozialer Persönlichkeiten, die in Verbindung mit einer negativen Weltsicht erst Gewalt, Grausamkeit und Kindesmisshandlung möglich machen.

Eine eingeschränkte Mentalisierungsfähigkeit hat bedeutsame Folgen. Sie können wie folgt beschrieben werden:

- Ausdruck einer gestörten Mentalisierungsfähigkeit ist auch die Störung der *Selbst-Objekt-Differenzierung*. Die Ich-Funktion der Selbst-Objekt-Differenzierung ist die Fähigkeit, den Ursprung eigener oder fremder mentaler Zustände – Bedürfnisse, Wünsche, Erwartungen – korrekt zuzuordnen. Personen mit einer hinreichend guten Selbst-Objekt-Differenzierung sind in der Lage, eigene psychische Verfassungen, Wünsche und Erwartungen dem eigenen Selbst zuzuschreiben, ohne dass es zu nennenswerten Verzerrungen im Selbstbild und im Bild wichtiger anderer Personen kommt.
- Es werden *vereinfachte Konstruktionen der Realität* gefördert, die Komplexität von Repräsentationen wird reduziert. Damit geht aber auch die Möglichkeit verloren, »mit der Realität zu spielen« (Fonagy u. Target 1996).
- Je geringer die Fähigkeit zur Mentalisierung ausgeprägt ist, desto wahrscheinlicher werden Personen hinter den Verhaltensweisen ihrer Interaktionspartner eine *böse Absicht* vermuten. Dies um so mehr, als traumatisierte Patientinnen über innere Arbeitsmodelle von Bindung verfügen, die bösartige Absichten anderer Personen als wahrscheinliche Möglichkeit gespeichert haben.
- Ein wichtiger Aspekt einer gestörten Mentalisierungsfunktion ist die Störung der Fähigkeit zur *Empathie*. Empathie beinhaltet die Fähigkeit, sich in andere Menschen hineinzuversetzen, um die Welt »aus ihren Augen« zu sehen, und emotional mit ihnen mitzuschwingen, um ihre Gefühle und Bedürfnisse zu erspüren. Diese Fähigkeit kann bei persönlichkeitsgestörten Personen unterschiedlich stark eingeschränkt sein. Am stärksten ist die Fähigkeit bei der dissozialen Persönlichkeitsstörung beeinträchtigt, oft auch bei der narzisstischen Persönlichkeitsstörung.
- *Manipulative Formen der* externen Emotionsregulierung mithilfe externalisierender Abwehrmechanismen und der Einsatz *projektiver Identifizierungen* in der Beziehungsgestaltung stehen mit einer gestörten Mentalisierungsfähigkeit in engem Zusammenhang.

Die gestörte Mentalisierungsfunktion kann Folge einer Störung der Emotionsregulierung sein, aber auch unabhängig von ihr auftreten. Im ersten Fall geht mit einer verbesserten Emotions-Kontrolle auch eine gestärkte Mentalisierungsfähigkeit einher. Im letzten Falle bleibt die geringe Mentalisierungsfunktion auch bei einer verbesserten Emotionsregulierung bestehen.

7.4 Störung der Ich-Integration

Weiterhin kennzeichnet schwere Persönlichkeitsstörungen eine *verminderte bis fehlende Ich-Integration* (Masterson 1981; Rohde-Dachser 1983; Rosenfeld 1981; Volkan 1976).

Unter Ich-Integration wollen wir die *Fähigkeit* verstehen, *unterschiedliche Selbstzustände flexibel entsprechend den Rollenanforderungen des Lebens aktualisieren und bewusst erleben zu können.* Tatsächlich zeichnet sich die Psyche gesunder Personen durch eine Vielzahl nebeneinander bestehender Selbstzustände aus, die jedoch zusammen ein Gefühl von Individualität und Identität entstehen lassen. Wir alle erleben unterschiedliche Zustände des Selbst, wenn die Rollenanforderungen des täglichen Erlebens und Verhaltens wechselnde, andersartige Selbstzustände vorschreiben. Im Allgemeinen wissen wir um die verschiedenen Erlebenszustände, um die Wechsel der Stimmungslage und um die damit verbundenen Änderungen des Verhaltens. Trotz dieser Schwankungen erleben wir ein Gefühl von Kontinuität. Psychische Gesundheit beinhaltet die Fähigkeit, zu unterschiedlichen Ich-Zuständen Zugang zu finden. Die Fähigkeit, verschiedene persönliche Selbstzustände gleichzeitig dem Bewusstsein zugänglich zu machen, kann eine wichtige Voraussetzung für konfliktaufdeckende Psychotherapie sein. Wir sprechen von der »therapeutischen Ich-Spaltung« und meinen damit die Fähigkeit, einen beobachtenden Teil gleichzeitig mit einem erlebenden zu aktivieren: Entscheidend ist, dass diese Fähigkeit flexibel herstellbar ist (Bromberg 1998).

Eine *Störung der Ich-Integration* ist dadurch gekennzeichnet, dass widersprüchliche Aspekte der Persönlichkeit – Emotionen, Impulse, Wünsche, Kognitionen – unintegriert nebeneinander bestehen oder wechselnd aktualisiert werden. Ein integriertes Selbstkonzept besteht ebenso wenig wie ein integriertes Konzept der wichtigsten Bezugspersonen (Mahler et al. 1978; Masterson 1981; Rohde-Dachser 1979; Rosenfeld 1981; Volkan 1976). Kernberg (1975) spricht von Identitätsdiffusion.

Ein Patient kann in einer vergleichbaren Situation zum einen Zeitpunkt unterwürfig und bescheiden und zu einem anderen Zeitpunkt arrogant und herrschsüchtig reagieren, ohne dies als Widerspruch zu erleben.

Psychoanalytische Autoren haben seit längerem versucht, multiple Selbstzustände in ihrer normalpsychologischen Entwicklung und in ihren pathologischen Konfigurationen zu konzeptualisieren. Dies soll im Folgenden dargestellt werden.

- Glover (1932) formulierte in seiner »Theorie der Ich-Kerne« die Vorstellung, dass das Ich des Säuglings aus einzelnen Ich-Kernen entsteht, die sich jeweils um einzelne körperliche Empfindungen bilden. Diese Ich-Kerne schließen sich nach dieser Auffassung allmählich enger zusammen, um mit fortschreitender Entwicklung zur Integration zu gelangen. Wird dieser Prozess gestört, kann die Integration nur unvollständig stattfinden. Unter Belastung kann das Ich auf einen weniger integrierten Zustand regredieren.
- Federn (1952) entwickelte, darauf aufbauend, seine Theorie der »Ich-Zustände«, die er als abgespaltene und relativ autonome Eigenbereiche der menschlichen Persönlichkeit verstand. Diese Ich-Zustände werden in der frühen Kindheit gebildet und befinden sich miteinander in einem dynamischen Gleichgewicht, wobei jeder Ich-Zustand eine eigene Geschichte und eine einzigartige Kombination emotionaler und kognitiver Elemente aufweist.
- Winnicott (1960) hatte von dem »wahren Selbst« und dem »falschen Selbst« gesprochen und folgende Überlegungen entwickelt: Das falsche Selbst ist den Anpassungsnormen, Konventionen und Rollenverpflichtungen der Umgebung verpflichtet; es umgibt das wahre Selbst wie ein Gürtel oder ein Schutzwall. Das »wahre Selbst« verstand er als ein lebendiges

Potenzial, dessen Ursprünge auf die frühesten Körperempfindungen aus der Beziehung mit der Mutter als Umwelt zurückgehen (Winnicott 1960). Geschützt durch das falsche Selbst, kann das wahre Selbst seine Kontinuität bewahren. Unter traumatischen Umständen können die Verletzungen durch die Umwelt so stark sein, dass ein wahres Selbst keine Gelegenheit hat, äußerlich Kontur anzunehmen. Frühreife Kompetenz und rastlose Aktivität des falschen Selbst dienen dann dem Zweck der Anpassung an die Bedürfnisse der Bezugs- und Bindungsperson. Unzulängliche Reaktionen der primären Bezugspersonen auf die spontanen Ausdrucksformen des Kindes – sei es als unzureichendes, vernachlässigendes Eingehen auf die kindlichen Reaktionen, als ein Eindringen *(impingement)* in den spontanen Lebensvollzug *(going-on-being)* oder als ein unverständliches und verwirrendes Verhalten – kann das wahre Selbst völlig an seiner Entfaltung hindern (Turk 1990; Winnicott 1960/1965). Ähnliches hat Deutsch (1942) gemeint, als sie die »Als-ob-Persönlichkeiten« beschrieb.

- Für Entwicklungstraumen hat vor allem Kernberg (1996a) dargestellt, wie Vernachlässigung, Hass und Entwertung durch die frühen Bezugspersonen eine phasengerechte Integration der Liebes- und Hassanteile der verinnerlichten Objektbeziehungen verhindert haben, so dass diese voneinander abgespalten bleiben müssen. Dies hat zur Folge, dass Selbst- und Objektrepräsentanzen gespalten bleiben – ein Phänomen, das Kernberg *Identitätsdiffusion* nennt. Auf der Verhaltensebene zeigen sich Opfer- und Täteridentifikationen, die ohne ein Gefühl des Widerspruchs auf Seiten der Betroffenen nebeneinander stehen können. Die Folge sind widersprüchliche und, von außen betrachtet, schwer nachvollziehbare interpersonelle Verhaltensweisen (Kernberg 1978). Die unzureichende Integration der Konzepte des Selbst und bedeutsamer Bezugspersonen führt zu Verzerrungen in den zwischenmenschlichen Beziehungen, vor allem in intimen Beziehungen. Volkan (1976) berichtet von einer anorektischen Patientin, die von ihrem abgespaltenen archaischen Ich-Anteil als »little person« sprach.
- Wurmser (1986) hat die Wurzeln der Identitätsspaltungen in Prozessen der Identifizierung und Introjektion gesehen. Betroffen sind Selbstbild und innere normgebende Instanzen (das »Über-Ich«). Ein gespaltenes Selbstbild entsteht nach seiner Auffassung durch eine Doppelidentifizierung mit widersprüchlichen Aspekten des Bildes einer primären Bezugsperson. Er berichtet von einem Patienten mit zwei Teilidentitäten: einer depersonalisierten Teilidentität, die das falsche Selbst darstellt und durch aufgezwungene Zahmheit, Bravheit und unterwürfige Annahme der Diktate von Eltern und Beruf geprägt ist, und einer anderen Teilidentität, die das »böse«, rebellische Kind verkörpert. Die Aufspaltung in Teilidentitäten kann nur um den Preis von Verleugnungen aufrechterhalten werden. In der ersten Teilidentität ist die Identifizierung mit dem Opfer verleugnet, in der zweiten die Identifizierung mit dem Angreifer. Wurmser beschreibt das Oszillieren zwischen gegensätzlichen Teilidentitäten und die Rolle der notwendigen Verleugnung, andererseits auch die zentrale Rolle, die das Über-Ich dabei spielt: Verschiedene Über-Ich-Teile stehen im Kampf miteinander. Die vom Über-Ich verursachten Affekte sind für die abrupten Persönlichkeitswechsel, die unverständliche emotionale Unberechenbarkeit und die Unzuverlässigkeit dieser Persönlichkeiten verantwortlich.
- In neuerer Zeit hat Horowitz (1979) den Ausdruck *states of mind* geprägt, um damit multiple, untereinander oft wenig verbundene Erlebniszustände zu bezeichnen, die nicht durch ein *supraordinate ego* koordiniert werden.
- Bromberg (1998) versteht das Selbst als eine interpersonelle Einheit, die als eine Multiplizität von Selbst-Objekt-Konfigurationen strukturiert ist. Aus einer Vielzahl von Selbstzuständen entsteht im Rahmen des Reifungs-Prozesses eine Selbst-Kohäsion; die Aufrechterhaltung der Selbst-Kohäsion bleibt eine der

zentralen Aktivitäten der Psyche. Die Begriffe der individuellen Identität oder des kohäsiven Selbst stehen als Metaphern für die lebendige Erfahrung von Einheit, Kontinuität und Kohäsion im Selbsterleben. Die Fähigkeit, »in den Räumen zu stehen« (Bromberg 1998), zeichnet nach seiner Auffassung psychisch gesunde Menschen aus.

Die schwerste Form der Identitätsstörung finden wir bei strukturellen Dissoziationen der Persönlichkeit, vor allem bei der dissoziativen Identitätsstörung. Es ist bisher noch ungeklärt, wieweit die beschriebenen Persönlichkeitsaufspaltungen und Identitätsstörungen auf einem Kontinuum mit den in Kapitel 8 beschriebenen strukturellen Dissoziationen der Persönlichkeit (van der Hart et al. 1998; van der Kolk et al. 1996a) angesiedelt sind oder ob es sich um verschiedene Phänomene handelt.

Die wichtigsten Ich-Funktionsstörungen bei schweren Persönlichkeitsstörungen

- Störung der Emotionsregulierung
  - Störung der Affekttoleranz
  - Störung der Affektdifferenzierung
  - Störung der Impulskontrolle
  - Störung der Fähigkeit zur Objektkonstanz
  - Störung der Selbstwertregulation
- Störung der Fähigkeit zur Mentalisierung
  - Störung der Selbst-Objekt-Differenzierung
  - Störung der Fähigkeit zur Empathie
- Störungen der Fähigkeit zur Ich-Integration
  - »wahres Selbst« und »falsches Selbst«
  - Identitätsdiffusion (Kernberg)
  - Identitätsspaltungen (Wurmser)

7.5 Strukturelle Diagnostik und die Einteilung der Persönlichkeitsstörungen nach dem Niveau ihrer strukturellen Organisation

Legen wir die deskriptive Definition von Persönlichkeitsstörungen der ICD-10 zugrunde, gewinnen wir mit der Diagnose einer Persönlichkeitsstörung nicht zwangsläufig Hinweise auf das Vorliegen ich-struktureller Defizite. Grundsätzlich können Persönlichkeitsstörungen auf höherem oder niedrigem ich-strukturellem Niveau vorkommen. Für die Therapieplanung kann es von großer Bedeutung sein, ob wir beispielsweise bei einem Patienten mit einer anankastischen Persönlichkeitsstörung schwere ich-strukturelle Defizite oder im Wesentlichen intakte Ich-Funktionen diagnostizieren.

Wie wir in Kapitel 12 noch darlegen werden, bedarf eine deskriptive Diagnostik von Persönlichkeitsstörungen im Hinblick auf die Therapieplanung immer einer Strukturdiagnostik der Ich-Funktionen. Dazu stellen die psychoanalytischen Modelle der Strukturdiagnostik von Kernberg (1996b) und neuerdings von Rudolf (2004) eine große Hilfe dar.

Psychoanalytische Strukturdiagnostik erfasst über die Diagnostik der selbstregulatorischen Ich-Funktionen hinaus noch die Diagnostik der *Abwehrorganisation*, der *Qualität der Objektbeziehungen* und der *Über-Ich-Struktur*. Neben den eingeschränkten Ich-Funktionen nennt die psychoanalytische Strukturdiagnostik als weitere Merkmale schwerer Persönlichkeitsstörungen eine *primitive Abwehrorganisation*, eine *unreife Qualität der Objektbeziehungen* und eine *schwere Pathologie der Über-Ich-Organisation*. Im Einzelnen:

- Aufgabe der *primitiven Abwehrorganisation* ist es, angesichts vernachlässigender und traumatisierender Beziehungserfahrungen die Bindung an die primären Bezugspersonen zu erhalten, die Kohärenz des Selbst und das Selbstwertgefühl zu sichern und ein inneres

Chaos zu verhindern. *Unreife Abwehrmechanismen* wie Projektion, Introjektion, projektive Identifizierung, primitive Idealisierung, Entwertung, Spaltung und Dissoziation müssen zum Einsatz kommen, um sicherzustellen, dass die idealen inneren Objektbeziehungen als Ressourcen erhalten bleiben und es nicht zu einer Überflutung durch traumatisches Material kommt. Der Preis dafür ist eine verzerrte Wahrnehmung der Realität. Durch die Wirkung früher Abwehrmechanismen können sich in der therapeutischen Beziehung schnelle und heftige Übertragungen entfalten, die die Ausbildung eines therapeutischen Arbeitsbündnisses behindern.

- Durch *Projektion, projektive Identifizierung* und *Entwertung* können unerträgliche Aspekte der eigenen inneren Erfahrung, so genannte »schlechte innere Objekte« externalisiert werden, das heißt aus der Innenwelt auf Objekte der Außenwelt verlagert werden (Ogden 1979; Rosenfeld 1978, 1983; Sandler 1976).
- Bei der *projektiven Identifikation* kommt hinzu, dass eine Person weiter eine intensive Beziehung zu der anderen Person unterhält, auf die sie ihre unerträglichen Selbstanteile projiziert hat, und versucht, sie zu kontrollieren und entsprechend ihrem Projektionsbedürfnis zu manipulieren.
- Durch *primitive Idealisierungen* können lebensnotwendige Objektbeziehungen von Hass und Wut freigehalten werden.
- *Spaltungsmechanismen* können dazu beitragen, dass feindselige und hasserfüllte Gefühle von dringend benötigten Personen ferngehalten und auf andere Personen gelenkt werden. Auf diese Weise kann die subjektiv bedeutsame Person idealisiert bleiben. Unter beziehungstraumatisierenden Lebensumständen ist es für das heranwachsende Kind nahezu hoffnungslos, die widersprüchlichen Verhaltensweisen ihrer Bezugspersonen in kohärenter Weise zu integrieren. Um unter diesen Umständen die psychische Kohärenz dennoch aufrecht erhalten zu können, muss das traumatisierte Kind die Repräsentanz seiner Bezugsperson in verschiedene kohärente Bilder aufspalten: ein idealisiertes, das der Bezugsperson nur gute Absichten unterstellt, und ein verfolgendes oder dämonisiertes, das bei ihr nur schlechte Absichten annimmt. Beide Repräsentationen können nicht gleichzeitig aufrechterhalten werden (Gergely 1992).
- Durch *Dissoziationen* können wesentliche Aspekte des Erlebens vom Bewusstsein abgespalten werden. Alle diese Abwehrmechanismen fordern jedoch den hohen Preis einer verzerrten Realitätswahrnehmung. Dadurch kann die Adaptivität einer Persönlichkeit erheblich beeinträchtigt sein.

- Unter *Unreife von Objektbeziehungen* verstehen wir, dass diese auf dem Niveau von Bedürfnisbefriedigung und Selbstregulation organisiert sind. Andere Menschen werden dringend im Dienste der Bedürfnisbefriedigung und der externen Selbstregulation gebraucht und primär unter diesem Aspekt wahrgenommen. Insofern sprechen wir von bedürfnisbefriedigenden Teilobjektbeziehungen im Gegensatz zur ganzheitlichen reiferen Objektbeziehung höher strukturierter Personen (Klein 1946). Der Charakter der Bedürfnisbefriedigung schließt oft eine Beziehungskonstanz aus: Äußerlich betrachtet geringfügige Anlässe können dazu führen, dass eine bisher hoch geachtete und geliebte Person als abgrundtief schlecht und vertrauensunwert erlebt wird, sobald sie nicht mehr als bedürfnisbefriedigendes Objekt zur Verfügung steht.
- Die für schwere Persönlichkeitsstörungen typische *Über-Ich-Pathologie* kann sich auf folgende Arten manifestieren:
  - Die innere Normenwelt (das Über-Ich) kann von *archaischer Strenge* und *Selbstverurteilung* geprägt sein. Das erlebte Versagen vor den eigenen unerreichbaren Idealforderungen kann Ausdruck einer archaisch verurteilenden inneren Normenwelt sein.
  - Oder die innere Normenwelt ist nur *unzureichend ausgebildet*, wie bei bestimmten Formen der narzisstischen Persönlich-

keitsstörung, beim Syndrom des malignen Narzissmus und bei der dissozialen Persönlichkeitsstörung. Wenn Personen mit einer dissozialen Persönlichkeitsstörung kein Gespür für die Amoralität ihres Handelns haben, spricht dies für ein unzureichend ausgebildetes Über-Ich.

– Die Strenge und Selbstverurteilung des Über-Ich kann aber auch im Sinne eines »Aufstands gegen das Über-Ich (Wurmser 1987) *durch Projektion und Externalisierung abgewehrt* werden. In diesem Falle verhalten sich die Betroffenen so, als rebellierten sie gegen alle Über-Ich-Normen oder als hätten die Normen für sie keine Gültigkeit. Meist finden sich allerdings Persönlichkeitsanteile, die gegen das Über-Ich rebellieren, abgespalten neben Persönlichkeitsanteilen, die sich dem Diktat der strengen Normen unterwerfen – Ausdruck eines nicht integrierten Über-Ich.
– Unter einer *gestörten Über-Ich-Integration* verstehen wir das Nebeneinander widersprüchlicher Aspekte der inneren Normenwelt. Die Desintegration der inneren Normenwelt wird deutlich, wenn Menschen bestimmte Moralvorstellungen oder ethische Grundsätze rigoros vertreten und gleichzeitig gegen sie verstoßen, ohne dies als Widerspruch zu empfinden, oder wenn sich die Moralvorstellungen ohne erkennbaren Grund immer wieder ändern (Akhtar 1990; Cameron 1963).

Auf der Basis seiner strukturellen Diagnostik hat Kernberg (1996b) Persönlichkeitsstörungen mit einer *neurotischen Persönlichkeitsorganisation* von solchen mit einer *Borderline-Persönlichkeitsorganisation* unterschieden – wobei eine Borderline-Persönlichkeitsorganisation nicht mit der deskriptiven Diagnose einer Borderline-Persönlichkeitsstörung identisch ist, sondern neben dieser auch andere Persönlichkeitsstörungen umfassen kann. In vereinfachter Terminologie, die wir übernehmen möchten, spricht Kernberg hier auch von *»schweren Persönlichkeitsstörungen«* in Abgrenzung von Persönlichkeitsstörungen auf höherem Strukturniveau.

In gewissen Grenzen, aber nicht in jedem Fall, ist eine Zuordnung deskriptiver Diagnosen von spezifischen Persönlichkeitsstörungen zu einem ich-strukturellen Niveau möglich. So zählt Kernberg (1996b) zu den *schweren Persönlichkeitsstörungen mit einer Borderline-Persönlichkeitsorganisation* neben der

- emotional instabilen Persönlichkeitsstörung (Borderline-Persönlichkeitsstörung)
- die histrionische Persönlichkeitsstörung,
- die schizoide Persönlichkeitsstörung,
- die paranoide Persönlichkeitsstörung,
- die dissoziale Persönlichkeitsstörung sowie
- bestimmte Formen der narzisstischen Persönlichkeitsstörung.

Auf höherem Strukturniveau angesiedelt ist dagegen – meistens, aber nicht immer – die ängstlich-vermeidende Persönlichkeitsstörung, oft auch die anankastische Persönlichkeitsstörung. Auf die Problematik der starken Überlappung der Kategorien spezifischer Persönlichkeitsstörungen gehen wir in Kapitel 12.2 ein.

Die so genannten »schweren« Persönlichkeitsstörungen sind unter dem Aspekt der Bindungstraumatisierungen weitaus bedeutsamer als die Persönlichkeitsstörungen auf höherem Strukturniveau. Wenn eine Persönlichkeitsstörung auf höherem Strukturniveau jedoch den Hintergrund einer akuten Traumatisierung im Erwachsenenalter bildet, müssen wir sie bei der Behandlungsplanung unbedingt berücksichtigen.

Strukturmerkmale im Rahmen der psychoanalytischen Strukturdiagnostik

- selbstregulatorische Ich-Funktionen
- Abwehrorganisation
- Qualität der Objektbeziehungen
- Über-Ich-Struktur

Literaturempfehlungen

Dornes M (2004). Über Mentalisierung, Affektregulierung und die Entwicklung des Selbst. Forum Psychoanal; 20: 175–99.

Federn P (1952/1978). Ichpsychologie und die Psychosen. Frankfurt: Suhrkamp.

Fonagy P, Gergely G, Jurist EL, Target M (2004). Affektregulierung, Mentalisierung und die Entwicklung des Selbst. Stuttgart: Klett-Cotta.

Fonagy P, Target M, Gergely G, Allen JG, Bateman A (2004). Entwicklungspsychologische Wurzeln der Borderline-Persönlichkeitsstörung – Reflective Functioning und Bindung. PTT – Persönlichkeitsstörungen, Theorie und Therapie; 8: 217–29.

Horowitz M (1979). States of Mind. New York: Plenum Med. Book Comp.

Kernberg OF (1988). Schwere Persönlichkeitsstörungen: Theorie, Diagnose, Behandlusstrategien. 5. Aufl. Stuttgart: Klett-Cotta.ng

Kernberg OF (1996). Ein psychoanalytisches Modell der Klassifizierung von Persönlichkeitsstörungen. Psychotherapeut; 41: 288–96.

Rudolf G (1999). Persönlichkeitsstörungen und Persönlichkeitsstruktur. Persönlichkeitsstörungen; 3: 40–8.

Rudolf R (2004). Strukturbezogene Psychotherapie. Stuttgart, New York: Schattauer.

Winnicott DW (1974). Reifungsprozesse und fördernde Umwelt. München: Kindler.

Wurmser L (1993). Das Rätsel des Masochismus. Psychoanalytische Untersuchungen von Über-Ich-Konflikten und Masochismus. Berlin: Springer.

8 Strukturelle Dissoziation der Persönlichkeit

Störungsbilder mit schwerer dissoziativer Persönlichkeitsdesintegration mit der Wertigkeit einer Persönlichkeitsstörung

Helga Mattheß und Ellert Nijenhuis

8.1 Dissoziative Phänomene und schwere Störungen der Persönlichkeitsintegration

Im Gefolge schwerer physischer oder sexueller Traumatisierungen kann es durch die Präsenz schwerer dissoziativer Phänomene zu einer erheblichen Desintegration der Persönlichkeit kommen, die über die in den Kapiteln 2 bis 4 beschriebenen Persönlichkeitsveränderungen weit hinausgeht. Die psychosoziale Anpassung kann so beeinträchtigt und die interpersonelle Beziehungsgestaltung so in Mitleidenschaft gezogen sein, dass es uns notwendig erscheint, im Kontext der Beschäftigung mit Persönlichkeitsstörungen auch auf schwere dissoziative Störungsbilder einzugehen. Auch wenn diese in den Diagnosesystemen ICD-10 und DSM-IV nicht unter den Persönlichkeitsstörungen, sondern unter den dissoziativen Störungen aufgeführt sind, erfüllen sie doch das für Persönlichkeitsstörungen geltende Kriterium deutlicher Abweichungen im Wahrnehmen, Denken, Fühlen und in Beziehungen und stellen durch die massive interpersonelle Kommunikationsstörung unsere Therapien vor ähnliche Herausforderungen wie Patienten mit schweren Persönlichkeitsstörungen.

Ein Blick auf die übliche Diagnosepraxis zeigt, dass bei Patienten mit schweren dissoziativen Störungsbildern oft die Diagnose einer Borderline-Persönlichkeitsstörung gestellt wird, auch wenn die Kriterien einer Borderline-Persönlichkeitsstörung nur teilweise erfüllt sind und dissoziative Phänomene auch nicht zu den Kriterien der emotional instabilen Persönlichkeitsstörung zählen. Vielleicht können wir in dieser diagnostischen Ungenauigkeit das Anliegen der Diagnostiker erkennen, die Dimension der gestörten Persönlichkeitsentwicklung und der scheiternden psychosozialen Anpassung durch eine diagnostische Kategorie aus dem Bereich der Persönlichkeitsstörungen zum Ausdruck zu bringen.

Wir wollen daher in diesem Kapitel zunächst auf traumatisch bedingte dissoziative Phänomene im Allgemeinen und anschließend auf die schweren dissoziativen Störungsbilder mit der Wertigkeit einer Persönlichkeitsstörung eingehen, deren schwerste Ausprägung die Dissoziative Identitätsstörung (sog. »multiple Persönlichkeit«) ist.

Die klinisch-diagnostischen Leitlinien der ICD-10 (Weltgesundheitsorganisation 2000) geben eine *deskriptive Beschreibung der Dissoziation* und deren Abgrenzung gegenüber der normalen Kontrolle psychophysischer Vorgänge:

»Das allgemeine Kennzeichen der dissoziativen oder Konversionsstörungen ist der teilweise oder völlige Verlust der normalen Integration von Erinnerungen an die Vergangenheit, des Identitätsbewusstseins, der unmittelbaren Empfindungen sowie der Kontrolle von Körperbewegungen.«

Normalerweise besteht ein hoher Grad bewusster Kontrolle darüber, welche Erinnerungen und Empfindungen für die unmittelbare Aufmerksamkeit selektiert und welche Bewegungen ausgeführt werden. Von den dissoziativen Störungen wird angenommen, dass die Fähigkeit zu bewusster und selektiver Kontrolle in einem Ausmaß gestört ist, das von Tag zu Tag oder sogar von Stunde zu Stunde wechselt. Es lässt sich nur sehr schwer feststellen, ob und in welchem Umfang dieser Funktionsverlust willkürlich kontrolliert werden kann.

Mittlerweile ist hinreichend belegt worden, dass besonders solche Menschen dissoziative Symptome entwickeln, die in der Kindheit traumatisiert wurden. Dies wird auch in der ICD-10 Kapitel V (F) für die Forschungskriterien direkt benannt.

8.2 Historischer Hintergrund

Diskussionen, wie das Phänomen Dissoziation einzuordnen ist, gibt es spätestens seit Beginn der neuen Ära der Psychotherapie: Dissoziation als »Desintegration und Fragmentierung des Bewusstseins« und als »idées fixes« wurden als psychiatrische Symptomatik erstmals von dem französischen Psychiater und Psychotherapeuten Janet (1859–1947) in die Fachwelt eingeführt, der als wichtigsten auslösenden Faktor für die Phänomene real erlebte Traumatisierungen nannte. Janet (1909) beschreibt seelische Gesundheit als die Fähigkeit zur Differenziation und Integration, wobei Integration eine kontinuierliche Abfolge einer Reihe von geistigen Aktivitäten beinhaltet. Dissoziation sei hiernach die Unterbrechung dieser natürlichen Prozesse; ein Mangel an integrativer Kapazität, die Kontinuität der »Ideen- und Funktionssysteme, die die Persönlichkeit ausmachen«, aufrechtzuerhalten. Dieser Mangel sei auf eine »Form mentaler Depression« zurückzuführen. Depression ist in Janets Sinne nicht eine affektive Störung, wie wir es heute verstehen, sondern die Reduktion der integrativen Fähigkeiten des Betroffenen. Dies könne ohne äußere Unterstützung nicht wieder aufgebaut werden. Demzufolge würden die einzelnen Komponenten der Erfahrung als geteilte Systeme gespeichert, sei es im Bereich der Körperempfindungen, der Körperbewegungen, der Gefühle, der Wahrnehmung der Umgebung und des faktischen Wissens. Insofern könne Dissoziation als Ausdruck einer autoregulativen Verarbeitung traumatischer Erfahrungen gewertet werden, die aufgrund der eigenen Bewusstheit von Wahrnehmungen auch rudimentär ein geteiltes Gefühl für sich selbst mit einschließen kann (Janet 1889).

Freud, der mit den Theorien Janets durch seinen Aufenthalt in der Salpetrière bei Charcot vertraut war, entwickelte im Kontrast dazu seine triebtheoretischen Konzepte, die er für die Modellbildung und Behandlung bei hysterischen Störungen verwendete. Hysterie als damalige Diagnose ist in unserer heutigen Terminologie im großen Bereich mit dem Konzept der Dissoziation identisch: Diagnostiziert man die Symptomatik seiner ersten ihm als Schlüsselmodell dienenden Fallkasuistik der Anna O. nach den heutigen Diagnosekriterien, müsste man die Diagnose einer Dissoziativen Identitätsstörung stellen (Ellenberger 1996). Freud (1916/1917) hielt in seiner psychoanalytischen Theorie hysterische Störungen für Krankheitsbilder, die als Ergebnis aktiver mentaler Verdrängungsprozesse gesehen werden müssten.

Die Kontroverse zwischen den Theorien von Freud und Janet, ob Dissoziation ein Mangel an integrativer Kapazität (Janet) oder ein aktiver mentaler Verdrängungsprozess (Freud) ist, zeigt sich in den immer wieder wechselnden Klassifizierungen der Hysterie als »Konversion« oder »Dissoziation« in den Diagnosesystemen DSM und ICD und erklärt zumindest teilweise die Schwierigkeit, zu einem einheitlichen Konzept zu gelangen (Gast et al. 2001a).

8.3 Unklarheiten in der Konzeption der Dissoziation

Janets basale und klare Konzeption der Dissoziation ist auch durch die Diskussion über die Symptome und die zugrunde liegenden Prozesse verloren gegangen. Hierzu gehört der Disput, ob dissoziative Syndrome State- oder Trait-Eigenschaften haben, oder was überhaupt unter einem dissoziativen Prozess zu verstehen ist. Es bleibt weiterhin eine Kontroverse, ob Phänomene wie Absorption und Hypnotisierbarkeit oder starke imaginative Fähigkeiten zum dissoziativen Formenkreis gehören und ob dissoziative Symptome von Natur aus nur »negativ« sind, das heißt nur solche Phänomene erfassen, bei denen etwas fehlt, wie z. B. der Verlust von Erinnerung (Amnesie), fehlende sensomotorische Erfahrungen oder fehlende Gefühle, wie sie bei Depersonalisations- und Derealisationserlebnissen berichtet werden (Nijenhuis 1999; van der Hart et al. 2004).

Unklarheit besteht auch im Hinblick darauf, ob Dissoziation neben psychischen Symptomen wie Amnesie oder Depersonalisation auch somatische und somatoforme mit einschließt, die z. B. im DSM und größtenteils auch in der ICD-10 bisher nicht mit aufgeführt wurden (Nijenhuis et al. 1996, 1999).

Wichtig in der Diskussion ist auch die Frage, ob es sich bei dissoziativen Phänomenen um ein Kontinuum handelt oder um diskrete innere psychische Zustände. Es überschneiden sich viele dissoziative Symptome mit solchen Phänomenen, die auch alltäglich bei nichtdissoziativen Menschen vorkommen, z. B. Trance-Erleben bei Übermüdung nach langer Autofahrt oder bei langem konzentrierten Arbeiten. Ego-State-Zustände können nach der Theorie der Hypnotherapeuten Watkins und Watkins (1997, 2003) bei jedem Menschen wahrgenommen werden (s. Kap. 32). Problematisch ist die Übertragung dieses Konzeptes auf Patienten mit schweren dissoziativen Störungen insofern, als letztlich impliziert wird, dass eine Teilung innerer Zustände der Norm entspricht. Die Frage wäre dann, wo wir die Grenze zum Pathologischen ziehen wollen. Sicher »kann« jeder Mensch Teile seiner Wahrnehmung und seines Handelns »ausblenden«. Eine dissoziative Erkrankung sollte aber nur dann diagnostiziert werden, wenn die innere Trennung über einen längeren Zeitraum hinweg aufrechterhalten wird und willentlich nicht kontrolliert werden kann. Dies bestätigen auch neue Ergebnisse aus der neurobiologischen Forschung, die zeigen, dass Hirnmorphologie und Hirndurchblutung sich bei Patienten mit schweren dissoziativen Störungen in Teilbereichen deutlich von denen der Kontrollgruppe unterscheiden (Ehling u. Nijenhuis 2004; Nijenhuis u. Krikke 2004; Reinders es al. 2003; s. Kap. 8.5). Deutlichster Unterschied hinsichtlich der Symptomatik erscheint uns das Unvermögen dissoziativer Menschen, ihre Erfahrungen zu integrieren und sich zu Eigen zu machen.

Konzeptionelle Unklarheiten hinsichtlich dissoziativer Phänomene

- State- oder Trait-Charakteristika bei dissoziativen Symptomen?
- Einfluss von Suggestibilität und Hypnotisierbarkeit?
- Negative und/oder positive Phänomene bei Dissoziation?
- Umfasst Dissoziation nur psychische Phänomene oder auch körperliche?
- Kontinuums-Hypothese versus State-Hypothese

Heute ist man sich in Fachkreisen insgesamt einig darüber, dass die Einordnungen und Definitionen der beiden großen Diagnosesysteme ICD-10 und DSM-IV nicht ausreichend sind. Hierfür gibt es verschiedene Gründe: Bei der ICD-10 wird kritisiert, dass eine Systematik fehlt (z. B. stehen Depersonalisations- und Derealisationserkrankungen in verschiedenen Kapiteln) und dass die Aufzählung der möglichen dissoziativen Diagnosen wenig vollständig und ohne innere Ordnung ist. Hinzu kommt, dass die somatischen Phänomene nicht vollständig erwähnt werden. Auch das Amerikanische Diagnostikmanual DSM-IV beinhaltet nur einen Teil der Aspekte, die für dissoziative Störungen von Bedeutung sind. In diesem Diagnosemanual werden z. B. die körperlichen Symptome überhaupt nicht erfasst, die z. T. in Form der Konversionsstörungen in der ICD noch mitberücksichtigt werden.

Tabelle 8-1 zeigt eine Gegenüberstellung der Diagnoseverschlüsselungen im ICD-10 und DSM-VI (nach Freyberger et al. 1998b).

Wir hoffen, deutlich gemacht zu haben, dass es zur Zeit noch viele offene Fragen gibt. Was letztendlich Dissoziation ausmacht, scheint zumindest bisher weitgehend ungeklärt. Wie definieren *wir* das Phänomen Dissoziation? Unsere vorläufige grundlegende Definition lautet:

> Dissoziation beinhaltet eine neuropsychologische Funktionsveränderung, die normale Beziehungen und Bezogenheiten der neuropsychologischen Prozesse unterbricht und diese Trennung weiter aufrechterhält.

Sicher sollten hier auch noch weitere Schwierigkeiten erwähnt werden, die die Forschung und Anerkennung dissoziativer Phänomene in der Fachwelt beeinträchtigen. Nicht nur die Auseinandersetzungen in den USA im Umkreis der »False Memory«-Diskussion zeigen deutlich die Brisanz der Frage, ob und in welchem Rahmen es reale Traumatisierungen im Kindesalter gibt, wer als Täter in Frage kommt und inwieweit wir es uns als Therapeuten und Forscher auch psychisch erlauben können, uns von diesen Tatsachen emotional berühren zu lassen. Die Polarisierung wird

Tab. 8-1 Klassifikation von Dissoziation und Konversion in ICD-10 und DSM-IV

ICD-10		DSM-IV	
F44.0	Dissoziative Amnesie	300.12	Dissoziative Amnesie
F44.1	Dissoziative Fugue	300.13	Dissoziative Fugue
F44.2	Dissoziativer Stupor		
F44.3	Dissoziative Trance- und Besessenheitszustände		
F44.4	Dissoziative Bewegungsstörungen	300.11	Konversionsstörung
F44.5	Dissoziative Krampfanfälle		
F44.6	Dissoziative Sensibilitäts- und Empfindungsstörungen		
F44.7	Dissoziative Störungen, gemischt		
F44.8	Sonstige Dissoziative Störungen		
F44.80	Ganser-Syndrom		
F44.81	Multiple Persönlichkeit	300.14	Dissoziative Identitätsstörung
F44.88	Sonstige näher bezeichnete Dissoziative Störungen		
F44.9	Nicht näher bezeichnete Dissoziative Störung	300.15	Nicht näher bezeichnete Dissoziative Störung
F48.1	Depersonalisations-/Derealisationsstörung (gehört zu den neurotischen Störungen)	300.60	Depersonalisationsstörung (gehört zu den Dissoziativen Störungen)

insbesondere bei der Diskussion um Ätiologie und Validität der Dissoziativen Identitätsstörung (nach ICD-10 »multiple Persönlichkeit«; Weltgesundheitsorganisation 2000) deutlich. Diese Diagnose gilt als die extremste im dissoziativen Formenkreis und wird eindeutig mit sexueller und physischer Gewalt im frühen Kindesalter in Zusammenhang gebracht (Coons 1994; Kluft 1996). Viele Kollegen in den USA, die sich in Therapie und Forschung stark engagiert hatten, haben sich aus diesem Diagnosebereich mehr oder weniger zurückgezogen, weil Patienten und Familienangehörige, die sich manipuliert, falsch diagnostiziert und falsch behandelt fühlten, horrende Schadensersatzforderungen stellten (ISSD 1998). Objektive Forschung und Behandlungen wurden zeitweise immer schwieriger. Dies führte dazu, dass die Internationale Fachorganisation ISTSS (International Society for Traumatic Stress Studies) eine besondere Veröffentlichung über die aktuellsten Erkenntnisse über Gedächtnis und Erinnerung herausgegeben hat (http://www.istss.org/publications; deutsche Übersetzung: ISTSS 2004).

8.4 Prävalenz und Diagnostik

Die konzeptionelle Unklarheit dissoziativer Symptome zeigt sich auch in den Testinstrumenten: Viele Dissoziationstests beinhalten wenig bis keine Items für negative somatoforme dissoziative Symptome wie auch für positive psychische und somatoforme Symptome, aber sehr viele Fragen über Bewusstseinseinschränkungen und niedrigen Bewusstseinsgrad (s. Kap. 41).

Dabei ist das Auftreten dissoziativer Störungen insgesamt nicht selten. Allerdings gibt es bisher wenig verlässliche Ergebnisse darüber, wie hoch die Rate ist. Grund hierfür ist die uneinheitliche Definition z. B. für Depersonalisations- und Derealisationsstörungen (Hunter et al. 2004). In der Metaanalyse von Hunter wird deutlich, dass die Prävalenz zum Zeitpunkt einer Traumatisierung zwischen 31 und 66% liegt. In der Allgemeinbevölkerung kann man bei 1 bis 2% von signifikanten dissoziativen Symptomen ausgehen. Misst man konsekutiv die Depersonalisations- und Derealisationsrate bei der Aufnahme von psychiatrischen Patienten im Krankenhaus, so liegt die Prävalenz bei 1 bis 16%, wobei durch die Screening-Testinstrumente diese Ergebnisse eher zu niedrig als zu hoch ausfallen.

Die große Schwankungsbreite lässt sich sowohl durch methodische als auch durch theoretische Unterschiede erklären. In der Methodik kommt es darauf an, mit welchen Messmethoden und Stichproben die Diagnostik erhoben wurde, ob z. B. die Interviewer vertraut sind mit dem Krankheitsbild und auch mit den Schwierigkeiten bei der Anamneseerhebung, wie wir weiter unten in diesem Unterkapitel noch ausführlicher darstellen werden. Insgesamt kann man realistischerweise von 5 bis 15% für dissoziative Störungen allgemein bei stationär aufgenommenen psychiatrischen Patienten ausgehen. Bei Risikogruppen – Patienten mit positiver Traumaanamnese, akuten oder Posttraumatischen Belastungsstörungen, Borderline-Persönlichkeitsstörung, Suchterkrankungen, Essstörungen und Angsterkrankungen liegen die Prävalenzzahlen deutlich höher (Atchinson u. McFarlane 1994; Gast et al. 2001a; Steinberg 1996).

Patienten mit folgender Symptomatik und folgenden Komorbiditäten haben ein erhöhtes Risiko, gleichzeitig eine dissoziative Symptomatik aufzuweisen:

- positive Traumaanamnese
- akute Belastungsstörung
- Posttraumatische Belastungsstörung (PTBS)
- verschiedenste Formen von Persönlichkeitsstörungen, insbesondere
  - Borderline-Persönlichkeitsstörung
  - vermeidend-selbstunsichere Persönlichkeitsstörung
  - dependente Persönlichkeitsstörung
- Substanzmissbrauch und Suchterkrankungen
- Essstörung
- Angstsymptome und -erkrankung
- Impulsdurchbrüche
- Selbstverletzungen
- Somatisierungsstörung
- schwere Depression
- Suizidimpulse und -versuche

- Sexualstörung
- starke Schwankungen im affektiven und allgemeinen Funktionsniveau

Eine gute Diagnostik ist insgesamt recht schwierig zu erstellen, auch wenn es mittlerweile eine ganze Reihe von Selbstbefragungsbögen zur dissoziativen Symptomatik gibt. Die größte methodische Schwierigkeit ist die subjektive Einschätzung der Patientinnen selbst: Viele dieser Menschen schätzen ihre Symptome nicht so ein, dass sie Krankheitswert haben. Amnestische Lücken z. B. können im Laufe ihres Lebens immer mit einem Vorwurf der Vergesslichkeit verbunden gewesen sein, oder sie können von ihrer Umwelt eher als Manko oder Missachtung der Mitmenschen gedeutet worden sein, statt als Symptom einer dissoziativen Störung.

P: Eigentlich erst durch Fragen während der Therapie ist mir klar geworden, dass meine Erinnerungen an meine Kindheit nur aus Berichten oder Beschreibungen zu Bildern in dem Fotoalbum meiner Eltern bestanden haben, nicht aber aus wirklichen eigenen inneren Bildern. Auf die Idee, dass ich eigentlich wissen müsste, auf welche Grundschule ich früher gegangen bin, wäre ich von mir aus nicht gekommen. Aber auch im Alltag: Für mich war es eigentlich auch immer normal, dass ich in der Woche nur selten wusste, was ich am Wochenende zuvor gemacht hatte.

Menschen, die z. B. seit ihrer frühen Kindheit nie oder nur wenig Schmerzen empfunden haben, wenn sie sich verletzt haben, kommen von sich aus nicht auf die Idee, dass dies ein Symptom von Krankheitswert sein könnte, und würden dies auch bei einer allgemeinen und wenig spezifischen Anamnese nicht erwähnen, wenn sie nicht entsprechend Informationen erhalten. Hier gilt es, während der Diagnostikphase bei entsprechendem Verdacht spezifische Fragen zu stellen. Als diagnostische Hilfsmittel stehen verschiedenste Testinstrumente zur Verfügung. Der bekannteste validierte Selbstbefragungsbogen ist der FDS (Fragebogen zu dissoziativen Symptomen; Freyberger et al. 1998), die deutsche Version der Dissociation Experience Scale (DES; Bernstein u. Putnam 1986, 1993; Dubester u. Braun 1995). Hierbei muss man jedoch anmerken, dass Selbstbefragungsbögen hinsichtlich ihrer Validität oft unsicher sind, wie am obigen Beispiel deutlich wird. Hilfreich ist demzufolge, den Selbstbefragungsbogen in einen Interviewbogen abzuwandeln, ihn gemeinsam in der Therapiestunde durchzusprechen und bei Unklarheiten auch direkt nachzufragen. Der »Golden Standard« des diagnostischen Interviews ist der SCID-D (Steinberg 1994, 1995, 1996), der von Gast (Gast et al. 2000b) ins Deutsche übersetzt wurde. Er wird nach unseren Erfahrungen allerdings nicht als Standardinstrument in der klinischen Praxis eingesetzt, da er relativ aufwendig ist und entsprechende Zeit erfordert.

Zusätzlich sollte bei jeder Diagnosestellung der klinische Eindruck mit in die Gesamtbeurteilung einfließen. Viele erfahrene Therapeuten diagnostizieren z. B. eine Dissoziative Identitätsstörung nur dann, wenn sie im Kontakt mit der Patientin selbst Wechsel der Persönlichkeitsanteile wahrgenommen haben. Man sollte hier immer auch berücksichtigen, dass es sowohl falsch positive wie falsch negative Diagnosen geben kann. Beide Werte scheinen bei ca. 20 % der Erstdiagnosen über einen Selbstbefragungsbogen zu liegen (Boon 2005a; Boon u. Draijer 1993a; Draijer u. Boon 1999).

Weder der DES noch der SCID-D enthalten Fragen zu körperlichen dissoziativen Symptomen, da im angloamerikanischen Sprachbereich nach dem DSM diagnostiziert wird, das bisher die körperliche Symptomatik nicht mit einbezieht und dementsprechend nicht verschlüsselt. Der FDS enthält zusätzliche Fragen zu Konversionssymptomen, die nach unserer Erfahrung allerdings der Symptomatik der Patienten nur teilweise entsprechen, da diese Fragen nicht spezifisch genug sind. Hilfreich erscheint es uns hier, den in Holland validierten Fragebogen SDQ (Nijenhuis et al. 1996, 1997, 1998) zu körperlichen dissoziativen Symptomen hinzuzunehmen, um einen Überblick auch über die somatoforme Symptomatik (s. Kap. 8.6) zu erhalten, auch wenn die deutsche Validierung noch aussteht.

Schwierigkeiten bei der Diagnosestellung

- Symptome sind ich-synton geworden
- Symptome werden nicht spontan genannt, müssen aktiv erfragt werden
- traumatische Vorgeschichten und damit verbundene Schweigegebote
- Angst, fehldiagnostiziert zu werden
- Angst, als verrückt zu gelten
- Selbstbefragungsbogen sind leicht manipulierbar
- Amnesie
- Scham
- Bedürfnis, die Therapeutin zu schützen

8.5 Dissoziative Identitätsstörung als extremste Form dissoziativer Erkrankungen

In der Regel werden bei Patienten z. B. mit einer Dissoziativen Identitätsstörung[1] als der extremsten Form dissoziativer Störungen ungefähr 3 bis 8 Vordiagnosen gestellt. Bis zur endgültigen Diagnosestellung dauerte es mehreren Studien zufolge zwischen 6 und 20 Jahre (Boon u. Draijer 1991, 1993b; Loewenstein 1994; Putnam et al. 1986; Ross 1989). Im Schnitt waren es in den USA 11,9 Jahre, die die Patienten im Gesundheitssystem verbrachten, bevor sie eine entsprechende spezielle Behandlung erhielten (ISSD 2005). Diese Zahlen machen sicher deutlich, wie kostenaufwendig es für unser Gesundheitssystem ist, wenn diese Symptomatik nicht erkannt und eine entsprechende Behandlung nicht eingeleitet wird.

Vermutlich gibt es in Deutschland eine große Anzahl dissoziativer Patienten, die aufgrund von »Stimmenhören« oder anderen dissoziativen Symptomen auch heute noch fehldiagnostiziert werden. Leider ist es immer noch so, dass als wichtiger Hinweis auf eine schwere dissoziative Erkrankung der fehlende Erfolg einer langjährigen Therapie gilt – sei es eine medikamentöse oder unspezifisch psychotherapeutische Therapie (Kluft 1991).

Die Bandbreite dissoziativer Symptome ist groß, das klinische Bild im Gegensatz zum allgemeinen Vorurteil oft eher unauffällig: Viele dissoziative Patientinnen ordnen ihre Beschwerden nicht einer Erkrankung zu, sondern leben mit ihnen seit frühester Kindheit, oder sie versuchen, Ausfälle aufgrund dissoziativer Symptome zu verbergen, »um dazuzugehören«.

P: Im Teenyalter habe ich es am meisten genossen, in der Schule zu sein. Da wusste ich, was ich zu erwarten hatte, konnte mit meinen Freunden ausgelassen sein. Oft durfte ich meine Freundinnen in ihre Familie begleiten, um dort den Nachmittag zu verbringen. Gefährlich wurde es, wenn ich abends dann wieder gehen musste; nicht nur einmal bin ich durch die Straßen gezogen und mit wildfremden Menschen in die Kneipe und oft auch zu ihnen nach Hause gegangen, wo ich mich oft nicht gegen Übergriffe gewehrt habe, sondern dachte, das gehört einfach dazu. Nur nach Hause wollte ich nicht gehen.

Die Bewertung dessen, was Dissoziation, dissoziative Erkrankungen und Auswirkungen psychischer Traumatisierungen in der Kindheit sind, variiert unter psychotherapeutisch und psychiatrisch arbeitenden Kollegen deutlich. Viele Kollegen sind skeptisch besonders im Hinblick auf die Symptomatik bei der »Multiplen Persönlichkeit« (Weltgesundheitsorganisation 2000). Im angloamerikanischen Sprachbereich wurde wegen dieser Vorbehalte und Vorurteile, die durch die schillernde Bezeichnung dieser Diagnose verstärkt wurden, das Krankheitsbild in »Dissoziative Identitätsstörung« (American Psychiatric Association [APA] 1968, 1994) umbenannt. Auf-

1 Wir wollen diesen angloamerikanischen Sprachgebrauch hier übernehmen und nicht die weniger treffende diagnostische Bezeichnung »Multiple Persönlichkeit« aus dem ICD-10.

grund von Medienberichten und Filmen, die dieses Thema aufgenommen haben, gehen manche Kollegen davon aus, dass dies eine sehr seltene Erkrankung mit einer regelhaft floriden, dramatischen Darstellung ist. Tatsächlich werden die Symptome von den meisten Patientinnen eher heruntergespielt und sind anfangs häufig auch für das geschulte Auge schwer zu erkennen, da sie sich polysymptomatisch mit Symptomen aus dem PTBS- und dissoziativen Bereich sowie einem Cluster aus anderen Symptomen zeigen wie Depressionen, Angst- und Panikstörungen, somatoformen Symptomen, Essstörungen, Drogenabusus etc. Insgesamt ist die Dissoziative Identitätsstörung relativ häufig verbreitet. Eine neuere Untersuchung im deutschen Sprachraum geht von 1 bis 5% bei psychiatrischen Patienten aus (Gast et al. 2001a).

Das Beschwerdebild einer komplexen posttraumatischen und dissoziativen Erkrankung wird mangels einer »offiziellen Diagnose« im ICD-10 und DSM-IV im deutschen Sprachraum – in Anlehnung an die amerikanische Diktion von Herman (1992b, 1993, 2003) und van der Kolk (1994) – »DESNOS« genannt, wobei DESNOS für Disorder of Extreme Stress Not Otherwise Specified steht. Dieses Beschwerdebild kann der erfahrene Kliniker sehr viel öfter sehen (s. Kap. 10). Patientinnen mit der Diagnose DESNOS leiden in der Regel unter schweren dissoziativen Symptomen, die allerdings nicht so massiv sind, dass die Patienten unterschiedliche innere Zustände wie eigenständige Personen empfinden.

Aber auch hier gilt: Wird das Beschwerdebild als Ganzes nicht gesehen und werden die Ursachen nicht erkannt, kommt es zu langen und in der Regel wenig erfolgreichen Behandlungen. Auslöser für diese Störungen sind im Allgemeinen physische und sexuelle Gewalterlebnisse in der Kindheit. Erfahrene Kliniker und entsprechende Forschungsergebnisse weisen darauf hin, dass sich in der Regel bei 90% der befragten Patientinnen mit der Diagnose einer Dissoziativen Identitätsstörung solche Übergriffe in der Kindheit nachweisen lassen (Boon u. Draijer 1993; Putnam 1997).

Vielleicht lag bisher das fehlende Interesse, dissoziative Phänomene wahrzunehmen und zu würdigen, an dem Fehlen einer systematischen Theorie, die die biografischen Komponenten in ein übergreifendes Konzept zur Krankheitsentstehung und -entwicklung einbettet. Einen ersten Schritt, psychobiologische Zusammenhänge bei psychotraumatischen Reaktionen aufzuzeigen, zu systematisieren und in Hypothesen zu bringen, finden wir nun in der *Theorie der strukturellen Dissoziation der Persönlichkeit*, die van der Hart und Nijenhuis aus den Niederlanden sowie die Amerikanerin Steele als Modell für die Dissoziation entwickelt haben. Sie haben das bisherige psychotherapeutische Wissen in direkten Zusammenhang mit evolutionsabhängiger Entwicklung gebracht. Deutlich wird hierbei, dass sich für psychische Phänomene durchgehend Gründe finden lassen, die entweder für unsere phylogenetische oder ontogenetische Weiterentwicklung förderlich waren. Dieses Modell lässt sich als eines der wenigen in der Psychotherapie durch Hypothesenbildung auch empirisch überprüfen. Die bisherigen Ergebnisse sind sehr überzeugend; sie können Hilfestellung bei gezielten psychotherapeutischen Interventionen geben und sind somit eine wichtige Bereicherung im psychotherapeutischen Alltag (s. Kap. 41; Nijenhuis et al. 2003; Nijenhuis et al. 2004a; Reinders et al. 2003; Steele 2005; van der Hart 2004).

8.6 Die Theorie der strukturellen Dissoziation der Persönlichkeit

Nachdem wir bisher ausführlich über die Probleme bei der Diagnosestellung und Forschung im Dissoziationsbereich berichtet haben, wollen wir uns jetzt dem Phänomen Dissoziation zusätzlich deskriptiv nähern.

Betrachtet man die physiologischen und die psychischen Reaktionen, haben Traumatisierte zwei grundlegend unterschiedliche Reaktionsweisen, wie in subjektiven Darstellungen der Patienten immer wieder beschrieben wird und wie es auch von vielen Forschern quantitativ und qualitativ nachvollzogen wurde (s. u. a. Nijenhuis 1999; Nijenhuis et al. 2004a; Steele et al. 2005; van der Hart et al. 2004). Die Patienten berichten einerseits von einem »Funktionieren im Alltag« mit massiv eingeschränkter Selbstwahrnehmung auf der körperlichen und seelischen Seite und andererseits von starken emotionalen und somatischen Reaktionen. In den Beschreibungen wird deutlich, dass diese inneren Zustände sich nicht miteinander vereinbaren lassen und es im Erleben der Patienten nur ein »Entweder-oder« gibt.

P: Eigentlich spüre ich mich und meinen Körper meist gar nicht. Alles, was ich an Aufgaben habe, erledige ich zur Zufriedenheit meiner Umgebung, Haushalt, Kinderversorgung, meinen Job. Keiner bekommt mit, dass ich eigentlich gar nicht richtig da bin, ich habe weder positive noch negative Gefühle.

Dieser innere Zustand wird nach der Theorie der strukturellen Dissoziation der Persönlichkeit »anscheinend normaler Persönlichkeitsanteil« (ANP) genannt. Traumatisierte Menschen können oft nach stark belastenden Ereignissen noch gut weiter funktionieren, wenn sie alle inneren Gefühle nicht wahrnehmen, sie reagieren »anscheinend normal«. Forscher sprechen von einer evolutionären Selektion: Wenn die Spezies auch bei massiver Belastung durch die Umwelt weiter bestehen muss, bildet sich (zumindest bei den Säugetieren) ein innerer Zustand aus, in dem alle emotionalen Reaktionen, die die Funktionalität einschränken, »dissoziiert« werden, das heißt nicht als eigene zugehörige Reaktionsweise wahrgenommen werden (Nijenhuis et al. 2003).

Neben diesen eher »gefühllosen« inneren Zuständen (im Englischen *numbing*, das heißt emotionale und körperliche Betäubung) berichten Betroffene auch über weitere, als ich-dyston erlebte »Persönlichkeitsanteile«, die diese abgespaltenen Gefühle tragen.

P: Manchmal passiert es aber auch, vor allem, wenn ich keine Ablenkung oder Aufgabe habe, dass ich nur noch dasitze und tief traurig bin. Fast immer ist es dann so, dass ich die Welt wie durch einen Grauschleier wahrnehme. Ganz oft passiert es, dass ich gleichzeitig richtig Panik bekomme. Eigentlich würde ich dann gern weinen, kann es aber nicht. Mir ist nicht ganz klar, wieso es nicht geht. Manchmal denke ich dann, ich würde überhaupt nicht mehr aufhören zu weinen, wenn ich einmal anfangen würde. Auch so ist es schon schwer genug, überhaupt wieder in das normale Leben zurückzukehren, manchmal bleibe ich stundenlang so sitzen.

Diese Reaktionsweise ist nach der Theorie der strukturellen Dissoziation der Persönlichkeit ein grundlegend anderer dissoziativer Zustand: Patienten spüren ihre Gefühle und Gedanken in diesem Zustand so ungefiltert und so uneingeschränkt, dass sie meist anderes Bedeutsames in ihrem alltäglichen Leben kaum noch wahrnehmen und somit den Ansprüchen im Alltag nicht mehr gerecht werden können.

Neben dieser parasympathisch organisierten Reaktion gibt es weitere emotionale Reaktionen, die den sympathischen Reaktionen von Einfrieren, Kampf und Flucht entsprechen. Andere Patienten nehmen ihre Gefühle wahr, verschließen ihre Gefühle aber innerlich nicht, sondern sie können sie nicht kontrollieren und agieren sie oft impulshaft aus.

P: Wenn ich unterwegs bin, muss ich immer aufpassen, nicht auszurasten, oft genügt schon eine Kleinigkeit und ich habe das Gefühl, mich verteidigen zu müssen, und gerate in eine nicht mehr kontrollierbare Wut. Ich bin dann so wütend, dass ich überhaupt nicht mehr spüre, wie stark ich zugeschlagen habe. Im Nachhinein verstehe ich mich und mein Verhalten dann überhaupt nicht mehr.

Beide Verhaltensweisen, sowohl sympathisch wie parasympathisch innerviert, bei denen Patienten so stark emotional reagieren, dass ihnen eine objektivierende und rationalisierende Außenperspektive fehlt, nennen wir im Sprachgebrauch der Theorie der strukturellen Dissoziation der Persönlichkeit »emotionale Persönlichkeitsanteile« (EP). Hierbei ist anzumerken, dass es sich nicht grundlegend um »Persönlichkeiten« handelt, wie es subjektiv von einigen sehr schwer traumatisierten Patienten wahrgenommen wird, sondern um unterschiedliche, nicht integrierte und somit nicht vereinbare physiologische und psychische Zustände. Die Anlagen solcher innerer Zustände haben sich im Laufe der Evolution ausgebildet, um das Überleben des Individuums und der Spezies zu gewährleisten. Bei den Säugetieren scheinen sie mittlerweile genetisch determiniert zu sein.

Die beiden Zustände des EPs helfen, wie schon erwähnt, das Überleben des Individuums zu garantieren. Nach Panksepp (1998) gibt es unterschiedliche Schritte im Verteidigungsverhalten: Bei Angriff (oder massivem Stress) reagiert jedes Individuum direkt mit normaler physiologischer Verteidigung: zunächst mit einer vom Sympathikus innervierten Übererregung, die Kampf oder Flucht als Möglichkeit der weiteren Reaktion beinhaltet. Gelingt die Verteidigung, so löst sich die physiologische Spannung wieder auf. Besteht die Bedrohung weiter, so kann es zu einem »Einfrieren« kommen, massive Übererregung, die (noch) durch physiologische Entlastung aufgelöst werden kann. Gelingt dies nicht, so ist der nächste Schritt für das Überleben, biologisch gesehen, eine parasympathische Reaktion, die entweder zur Unterwerfungsreaktion oder zum Totstellreflex führen kann.

Von grundlegender Bedeutung ist hierbei das Versagen der integrativen psychischen Kapazität des einzelnen Menschen, wobei vor allem durch häufige Wiederholungen von traumatisierenden Situationen im Sinne der klassischen Konditionierung diskrete Reaktionsmuster »erlernt« werden. Stellen wir uns Folgendes vor: Ein Kind ist in der Familie alltäglich im Kontakt auch mit demjenigen Familienmitglied, das in bestimmten Situationen übergriffig und bedrohlich ist, und das Kind muss nun im Alltag im Kontakt mit diesem Familienmitglied »normal funktionieren«. Der Widerspruch, einerseits vor einem Familienmitglied Angst zu haben und Übergriffe zu befürchten und andererseits mit ihm im Alltag zu leben, lässt sich weder auf der kognitiven noch auf der emotionalen Ebene vereinbaren. Dissoziatives Verhalten ist also neben der epigenetischen Komponente durch einfache Konditionierung erlernt und durch tägliche Erfahrung eingeübt. Die Verhaltensformen richten sich hierbei nach den biologisch verfügbaren Mustern, die sich im Leben der Betroffenen als erfolgreich herausgestellt haben:

- Nach der Theorie der strukturellen Dissoziation der Persönlichkeit besteht die Traumatisierung in einer essenziellen Teilung der Persönlichkeit. Die Persönlichkeit wird geteilt
  - in eine oder mehrere Persönlichkeitsanteile, die hauptsächlich den Funktionen des täglichen Lebens und der Fortpflanzung dienen (d. h. dem Überleben der Spezies), und
  - in eine oder mehrere Anteile, die an die traumatischen Erinnerungen fixiert sind und Reaktionen – ähnlich wie bei Tieren bei der Verteidigung – gegen reale oder vermutete Bedrohung zeigen (d. h. dem Überleben des Individuums).
- Die verschiedenen Persönlichkeitsanteile üben verschiedene Funktionen aus, die von Aktionssystemen (emotional arbeitenden neuronalen Systemen) ausgeführt werden, welche sich in der Evolution entwickelt haben. Das können für den Alltag z. B. Bindung, Erforschung, Spielen und für bedrohliche Situationen verschiedene Verteidigungsreaktionen sein, die sich in speziellen seelischen und verhaltensorientierten Aktionstendenzen manifestieren.

Angeregt durch die *psychologie de la conduite* nach Janet (1889) erklärt die Psychologie der Aktionen den Zusammenbruch der integrativen Kapazität eines Menschen während der Traumatisierung. Dies impliziert die Entwicklung der strukturellen Dissoziation und es beschreibt die Aktionen, sowohl seelisch wie auch im Verhalten, die diese strukturelle Dissoziation aufrechterhalten.

Die strukturelle Dissoziation kann als grundlegendes Merkmal für eine große Reihe von traumabezogenen Störungen angesehen werden, einschließlich der PTBS, der komplexen PTBS (als mögliche diagnostische Kategorie), der Borderline-Persönlichkeitsstörung, den in der ICD-10 aufgeführten dissoziativen Störungen der Bewegung und des Körperempfindens und den dissoziativen Störungen nach den DSM-IV-Kriterien.

Im Gegensatz zu der in den meisten diagnostischen Manualen üblichen Diktion subsumiert die Theorie der strukturellen Dissoziation der Persönlichkeit die Symptome nach Extrembelastung einheitlich als dissoziativ. Hierbei wird nur unterschieden, ob in der Symptomatik

- »normale« Phänomene, das heißt psychische und körperliche Selbstwahrnehmung, fehlen (negative Symptome) oder
- zusätzliche Phänomene auftreten (positive Symptome).

Hintergrund ist die Idee, dass sowohl die negativen als auch die positiven Symptome als direkte Folgen der Überforderung integrativer Fähigkeiten der betroffenen Menschen zu verstehen sind, Dissoziation allgemein also direkte Folge traumatischer Erfahrung und Verarbeitung ist. Negative Symptome ergeben sich, wenn der Betroffene nicht in der Lage ist, dissoziierte Gedanken- und Funktionssysteme zu integrieren, die zumindest im Prinzip zur Verfügung stehen (z. B. emotionale Taubheit, Amnesie etc.). Positive Symptome entstehen dadurch, dass es zwar Zugang zu solchen Systemen gibt, die dann aber nicht integriert werden, hierzu gehören z. B. Flashbacks in jedweder Modalität. So beinhalten z. B. positive psychoforme Symptome das Wiedererleben mentaler Inhalte der traumatischen Erinnerung, wie Gedanken, Bilder und Gefühle, aber auch das Hören von Stimmen, die durch dissoziative Systeme freigegeben werden. Negative somatoforme Symptome wiederum schließen Anästhesie einer oder mehrerer sensorischer Modalitäten ein und motorische Funktionseinschränkungen, wie Lähmungen, Sehstörungen (z. B. den Tunnelblick oder Nebelsehen), Taubheit oder die Unfähigkeit, verschiedene Körperregionen zu spüren. Beispiele für positive Symptome wären hier Schmerzen, sexuelle Gefühle und Zustände, in denen die verschiedenen traumatischen Erfahrungen wiedererlebt werden, wie das Einfrieren, Flucht-, Kampf- oder Unterwerfungsreaktionen.

Physiologisch gesprochen bedeutet dies, dass traumatisierte Menschen, je nach individueller Reaktionsweise und je nach vorliegender Belastungssituation, nach unterschiedlich vorgegebenen biologischen Mustern reagieren. Tabelle 8-2 zeigt die möglichen psychischen und somatischen Reaktionen.

Bewusstseinseinschränkungen können sich auf verschiedenen (Bewusstseins-)Ebenen manifestieren. Das Bewusstsein kann sehr hoch sein, wenn Patienten sich auf Bedrohungen konzentrieren, oder niedrig, wenn sie in einem trancear-

Tab. 8-2 Symptome der Dissoziation

Symptome	Psychisch	Somatisch
Negative	• Amnesie • Depersonalisation • emotionale Betäubung	• Schmerzlosigkeit • körperliche Betäubung • motorische Hemmungen
Positive	• Stimmenhören • unerklärlich und plötzlich auftretende Emotionen • Wiedererleben des Traumas, affektive und kognitive Komponenten	• lokalisierte Schmerzen • unerklärlich und plötzlich auftretende Körperempfindungen • Wiedererleben des Traumas, körperliche Komponenten

tigen Zustand sind, in dem sie sich ihrer selbst und ihrer Umwelt nur minimal bewusst sind und von daher ihre Erfahrungen nicht enkodieren können.

Hohe und niedrige Bewusstseinsgrade sind per se nach der Theorie der strukturellen Dissoziation der Persönlichkeit noch nicht dissoziativ, können aber Grundlage für dissoziative Prozesse sein.

Hier liegt einer der wesentlichen Unterschiede in der Bewertung, was Dissoziation eigentlich umfasst: Viele der Fragen in Testinstrumenten zielen genau auf Bewusstseinseinschränkungen. Solche Phänomene können natürlich auch von nichtdissoziativen Menschen in besonderen Situationen wahrgenommen werden, z. B. bei starker Müdigkeit. Dies hat aber noch keinen Krankheitswert. Wir gehen davon aus, dass es einen qualitativen Unterschied gibt zwischen Menschen mit einer dissoziativen krankung und Menschen ohne diese Erkrankung: Erste Ergebnisse lassen die Vermutung zu, dass es sowohl morphologische als auch physiologische Unterschiede sind.

8.7 Dissoziative Phänomene aus Sicht der Neurobiologie

Wir wissen zwar, dass neuroendokrine Substanzen und spezifische Hirnstrukturen entscheidend für die misslungene Integration von Traumatisierungen bei einigen Menschen sind. Dies erklärt jedoch nicht, warum die Dissoziation der Persönlichkeit kein zufälliges Phänomen ist, sondern offensichtlich einer inneren Ordnung folgt. Wie schon Putnam (1997) beschrieben hat, scheinen komplexe dissoziative Störungen diskrete Verhaltenszustände zu beinhalten. Er erklärt, dass in den ersten Lebensjahren die Grundlage für die Persönlichkeitsorganisation gelegt wird, und dann erst innere Zusammenhänge zwischen kontextuellen Inhalten wie Ort, Zeit und Zustand erkannt werden können. Neugeborene und Kleinkinder scheinen automatisch von einem diskreten inneren Zustand zu dem nächsten zu wechseln, da sie kaum über integrative Fähigkeiten verfügen. Diese inneren Zustände wirken wie diskrete Verhaltenszustände, da bei kleinen Kindern emotionale Zustände sehr eng mit Verhaltensweisen verbunden sind. Dies führt gleichzeitig zu einem stark zustandsabhängigen Selbstgefühl.

Anscheinend sind insbesondere die ersten Lebensjahre für die Basis der Persönlichkeitsorganisation wichtig, Kohärenz in Inhalten, Ort, Zeit und Zustand zu entwickeln. Kleinkinder erleben vieles »pur«: pur traurig, pur hungrig, pur glücklich. Dies zeigt sich in diskreten Reaktionsmustern, die anfangs wenig miteinander verknüpft sind und hierdurch zu einer großen Zustandsabhängigkeit des Selbstgefühls führen (Wolf 1990; Wolff 1987).

Vieles spricht dafür, dass die hauptsächliche Ursache für den Mangel der integrativen Fähigkeiten von Kindern die fehlende Gehirnreife ist, speziell im präfrontalen Kortex und im Hippocampus. Wie schon in Kapitel 5 ausgeführt wurde, beginnt die Reifung des Hippocampus erst stark verzögert und braucht genau wie die Reifung der orbitofrontalen und präfrontalen Gebiete viele Jahre bis zur endgültigen Reifung und Myelinisierung. Demzufolge sind in der frühen Kindheit emotionale Zustände, die die Amygala mit einbeziehen, der Struktur im Gehirn, die insbesondere für Angst und Furcht zuständig ist, schon unter normalen Bedingungen relativ unkoordiniert und unintegriert (Nijenhuis et al. 2002).

Die psychischen Integrationsfähigkeiten sind auch insofern limitiert, als Kindern schon elaborierte Verhaltensmuster fehlen, die ihnen helfen würden, neue und/oder emotional belastende Erfahrungen zu integrieren. Sie sind (noch) auf ihr soziales Umfeld angewiesen, wenn sie ihre instinktiven emotionalen Reaktionen regulieren wollen. In diesem Zusammenhang konnte Ogawa (Ogawa et al. 1997) ergänzen, dass Dissoziation in der frühen Kindheit eine normale Reaktion auf Zerrissenheit und Stress ist, während persistierende Dissoziation in der Adoleszenz und im frühen Erwachsenenalter eher ein Zeichen von Psychopathologie ist.

Bisher ist erst wenig über die Integrationsentwicklung emotionaler Zustände bekannt. Wir wissen, dass im Zusammenspiel und im Kontakt mit Eltern und Pflegepersonen junge Kinder die Fähigkeiten lernen, unterschiedliche innere Zustände aufrechtzuerhalten, zu modulieren und zu integrieren (Schore 2001; Siegel 1999). Sozialer Kontakt scheint dazu zu führen, dass Kinder und Eltern den jeweiligen Zustand miteinander synchronisieren – Stern (1992, 2000) hat das »Tanz der Mutter mit dem Kind« genannt und damit gemeint, dass durch den Austausch mit einem Elternteil das Kleinkind lernt, seine inneren Zustände zu regulieren. Gelingt dies nicht, gibt es Schwierigkeiten in der Integration emotionaler Zustände und der inneren Kontinuität der Kinder und somit auch für die Bildung eines sicheren Gefühls für sich selbst. Hier wird deutlich, dass die Grundlage eines stabilen Ich-Gefühls sicher auch in einer guten Bindung an die Pflegepersonen liegt.

Als belastende Faktoren können traumatische Erlebnisse auftreten, die – kommen sie wiederholt vor – die Entwicklung integrativer Prozesse im Gehirn behindern. Wiederholte Traumatisierung bedeutet wiederholte Aktivierung traumabezogener innerer Zustände; eine Integration dieser inneren Zustände ist so nicht möglich (für Übersichtsartikel s. u. a. Putnam 1997; Schore 2003, 2005). Vielmehr fördert die immer wiederkehrende Aktivierung von traumabezogenen inneren Zuständen ein eigenständiges zustandsabhängiges Funktionieren und die hiermit verbundene Weiterentwicklung des kindlichen Gehirns in »festen Schaltkreisen« (Perry 1999; Perry et al. 1995); dies gilt besonders vor dem 6. Lebensjahr und in Abhängigkeit von den Lebenserfahrungen des Kindes. Aber auch die hormonellen Gleichgewichte, wie bei Opiaten, Kortikosteroiden, Dopamin, Adrenalin, Noradrenalin, Serotonin oder Corticotropin Releasing Factor (CRF), scheinen durch Belastungen in der Kindheit beeinflusst zu werden (Schore 2001; s. Kap. 5).

Maßgebend für die Ausprägung der dissoziativen Symptomatik und der Entwicklung innerer (eigenständiger) Zustände bei den betroffenen Menschen sind neben dem Faktor Bindung also die Zeitdauer und der Zeitpunkt der Traumatisierung. Allgemein lässt sich sagen: Die Beschwerden werden umso deutlicher sein, je früher und je länger hoch belastende Ereignisse in der Kindheit stattfanden und je weniger ein Ausgleich durch das soziale Umfeld stattfand (Nijenhuis et al. 2004a; Ogawa et al. 1997).

In ersten Untersuchungen wurde mittlerweile auch nachgewiesen, dass solche Zustände eigenständige und in sich konsistente psychophysiologische Eigenschaften entwickeln, die in Experimenten auch nachvollzogen werden konnten (für einen Überblick s. Nijenhuis et al. 2002). Besonders beeindruckend ist hierbei, dass Patienten mit einer Dissoziativen Identitätsstörung nachweislich unterschiedliche Gehirnaktivierungsmuster in den verschiedenen inneren Persönlichkeitsanteilen entwickelten, je nachdem, ob sie mit neutralen oder mit belastenden Erinnerungen konfrontiert wurden (Reinders et al. 2003). Als Beispiel sei hier der präfrontale Kortex genannt: Wurde die Patientin in ihrer Alltagspersönlichkeit mit einer neutralen und einer belastenden Erinnerung konfrontiert, war bei ihr der präfrontale Kortex in beiden Fällen ähnlich aktiviert. Wechselte die Patientin in ihren emotionalen Anteil, gab es einen signifikanten Unterschied: Bei Konfrontation mit der belastenden Erfahrung war das Durchblutungsvolumen deutlich geringer als bei Konfrontation mit der neutralen Erfahrung. Dies lässt die Vermutung zu, dass die Einordnung und Integration emotional belastender Ereignisse im Zustand des emotionalen Persönlichkeitsanteils bei Patienten deutlich eingeschränkt ist. Vermutlich kommt es aus diesem Grund zu einer inneren Teilung, die die emotionalen Persönlichkeitsanteile in ihren Aktionen fixiert auf Traumaerinnerungen bleiben lässt (Reinders et al. 2005).

Es lässt sich zusammenfassend sagen, dass sowohl Bindungssysteme als auch dissoziative Reaktionen von der Wechselwirkung zwischen Gefühl und kognitiver Einordnung abhängen. Überwältigende und intensive Affekte nach belastenden Erlebnissen in der frühen Kindheit können mithilfe gut ausgeprägter kognitiver und emotionaler Strukturen eines gesunden Erwachsenen ausgeglichen werden. Ein solcher Erwachsener wird sich der Gefühle des Kindes bewusst sein und dem Kind helfen können, das innere Sicherheitsgefühl wieder aufzubauen und die belastenden Affekte in die eigene Lebenserfahrung möglichst kohärent und gut zu integrieren. Fehlt dieser Ausgleich, muss ein Kind dissoziative Prozesse für sich aktivieren; dann werden die belastenden Erfahrungen nicht weiter in ein kohärentes Selbsterleben verarbeitet, sondern in ähnlichen Situationen immer wieder erneut aufgerufen und weiter ausgebaut, quasi isoliert von anderen möglicherweise positiven Erfahrungen. Dies kann ich-dyston und sogar amnestisch belegt werden, als ob das jeweilige Erleben nicht zum eigenen Erfahrungsschatz gehört. Beide Reaktionen helfen dem Kind zwar, sich in kurzer Zeit selbst, ohne die Hilfe von erwachsenen Bezugspersonen, wieder zu stabilisieren, haben aber auf lange Sicht einen destabilisierenden Effekt auf die Entwicklung des Selbstgefühls.

Die Dissoziation ist somit als Schutzmaßnahme des Ich zu verstehen, des Ich, dem die Fähigkeit fehlt, bestimmte Lebensereignisse zu integrieren. Hat sich erst einmal die Dissoziation als Schutzmaßnahme etabliert, halten andere psychische Reaktionsweisen sie weiter aufrecht. Hierzu gehören zwanghaftes Wiederholen von Situationen oder Vermeidungs- und Ablenkungsverhalten (wie Phobien, Tics, Konversionsprozesse, Konzentrationsstörungen) und viele weitere bewusste wie unbewusste Prozesse.

Wichtig ist es also, genauer zu unterscheiden zwischen

- dem dissoziativen Prozess,
- seiner Aufrechterhaltung,
- psychischer und somatoformer Dissoziation und deren Untergruppen
- wie auch dem Bewusstseinsgrad der Patienten

und herauszufinden, welcher jeweilige Prozess momentan für die weitere Entwicklung vonnöten ist, um die jeweils angemessenen Interventionen und Unterstützungsmaßnahmen einzuleiten. Wichtigste Basis hierfür ist sicherlich eine gute Bindung zwischen Therapeut und Patient.

Dies allein reicht nach unserem Ermessen aber nicht aus. Die Therapie selbst sollte gut geplant und strukturiert durchgeführt werden. Es reicht nicht festzustellen, dass »die Patientin dissoziiert«. Dann ist sicher immer noch unklar, welche therapeutischen Maßnahmen indiziert sind und wie die allgemeine Therapieplanung aussehen soll.

Nach unserer Erfahrung ist die Einordnung der jeweiligen dissoziativen Muster über die Theorie der strukturellen Dissoziation der Persönlichkeit sowohl für den Therapeuten wie auch für die Patienten hilfreich, weil hierdurch die jeweiligen Reaktionsmuster und Defizite der Patienten analysiert werden und sich die entsprechende Therapieplanung logisch ergibt (s. Kap. 41).

8.8 Die Theorie der strukturellen Dissoziation der Persönlichkeit – ein Modell zum Verständnis schwerer Persönlichkeitsstörungen?

Viele der psychotherapeutisch arbeitenden Kollegen, die das klinische Modell der Dissoziation hilfreich für die Planung der Therapie als auch für die Behandlung selbst empfinden, fragen sich häufig, inwieweit es wirklich essenzielle Unterschiede in der Phänomenologie der dissoziativen Erkrankungen und einiger Persönlichkeitsstörungen gibt. Stellvertretend sei hier Steele (2004) genannt, die viele Symptome bei einem großen Teil der Borderline-Persönlichkeitsstörungen im Sinne einer weniger differenzierten dissoziativen Erkrankung interpretiert. Im Unterschied zur dissoziativen Identitätsstörung sind allerdings bei Patienten mit einer Borderline-Persönlichkeitsstörung die einzelnen Persönlichkeitsanteile nicht so differenziert, entwickelt und autonom, als dass die Patientinnen sie als eigenständige Entitäten und als ein Getrenntsein im Sinne von Persönlichkeitsanteilen wahrnehmen würden.

Wir wollen hier sukzessive den Kriterien der emotional instabilen Persönlichkeitsstörung nach ICD-10 und DSM folgen und eine entsprechende Einordnung der dort aufgeführten Diagnosekriterien in das Modell der strukturellen Dissoziation der Persönlichkeit vornehmen:

- Folgt man der diagnostischen Einleitung der ICD-10, so ist für diese Persönlichkeitsstörung insbesondere charakteristisch, Impulse ohne Berücksichtigung von Konsequenzen auszuagieren. In der Diktion der Theorie der strukturellen Dissoziation der Persönlichkeit könnte dies als unkontrollierter Wechsel zwischen dem »anscheinend normalen Persönlichkeitsanteil« (ANP) und dem »emotionalen Persönlichkeitsanteil« (EP) ohne die Fähigkeit der Mentalisierung von emotionalen Reaktionen interpretiert werden. Gerade der Faktor der Unvorhersehbarkeit und der Launenhaftigkeit könnte sehr gut mit – nicht bewusst wahrgenommenen – Triggern und der fehlenden Kontrolle durch den ANP erklärt werden. Da die Reaktionen der EPs sich immer auf biologisches Verteidigungsverhalten beziehen – sowohl im sympathischen wie auch im parasympathischen Bereich –, wäre auch die Tendenz zu streitsüchtigem Verhalten und zu Konflikten mit anderen leicht erklärbar, vor allem, wenn als existenziell empfundene Reaktionsweisen von anderen durchkreuzt würden. Hierunter ließen sich die impulsiven Reaktionen gut subsumieren. Die parasympathischen Reaktionen kämen dann eher bei anderen Persönlichkeitsstörungen mit mehr passiven Zügen in Betracht, wie z. B. der schizoiden, der ängstlichen (vermeidenden), der abhängigen (asthenischen) Persönlichkeitsstörung.
- Der Borderline-Typus mit Störung des Selbstbildes, der Ziele und der inneren Präferenzen, mit intensiven aber unbeständigen Beziehungen mit der Neigung zu selbstdestruktivem Verhalten, mit parasuizidalen Handlungen und Suizidversuchen (ICD-10, F60.31) wäre in dieser Sichtweise eine Manifestation von EP-Persönlichkeitsanteilen, die unterschiedliche Reaktionen in traumatischen Situationen ausgebildet haben. Bei dem instabilen Selbstbild könnte man von einem Wechsel zwischen ANP und EP sprechen, wobei dem ANP der Zugang zu Informationen über die traumatisierenden Aspekte des Selbst nicht möglich wäre. Chronische Einsamkeitsgefühle mit Gefühlsverarmung und Erinnerungsschwund könnten als Vermeidung auf der kognitiven, emotionalen und Beziehungsebene aufgefasst werden, die das Ziel verfolgt, keine traumatischen Erinnerungen oder übermächtigen Gefühle zu triggern.
- Wie bei hoch dissoziativen Patienten könnten gewöhnliche Ereignisse sowohl traumatische Gefühle wie auch Erinnerungen evozieren und somit bei einem Wechsel zwischen ANP und EP die als typisch bekannten dramatischen Stimmungswechsel hervorrufen.
- Traumatisierungen finden in der Regel ohne positive Beziehungsgestaltung statt. Deswegen kann man viele Versuche, reales oder imaginiertes Verlassensein zu vermeiden, dahingehend erklären, dass diese Einsamkeitsgefühle vermieden werden sollen. Außerdem haben Patientinnen weitaus mehr Schwierigkeiten, Wechsel zwischen ANP und EP zu kontrollieren, wenn sie allein sind, da eben nicht nur EP-Reaktionsweisen, sondern auch ANP-Kognitions- und Handlungsmuster getriggert werden können. Von besonderer Bedeutung bei der großen Angst vor Verlassensein ist das Verhalten, das im Tierreich defensiver »Bindungsschrei« genannt wird: das normale arterhaltende Verhalten junger Tiere, nach der Mutter zu rufen, wenn sie allein gelassen wurden (weil ein Überleben in der Natur bei Säugetieren immer nur im Kontakt mit erwachsenen Pflegepersonen möglich ist). Dieses Verhaltensmuster kann sich nach der Theorie der strukturellen Dissoziation der Persönlichkeit in der Ausbildung ähnlich strukturierter emotionaler Persönlichkeitsanteile zeigen.
- Gehen wir den Symptomkatalog des DSM-IV-TR weiter durch, so gelangen wir zur zwanghaften Sexualität, die eine handlungsnahe Reinszenierung des sexuellen Missbrauchs sein kann. Häufig sehen wir auch den Substanzmissbrauch bei Patienten als einen Versuch der Selbstmedikation gegen die Angst an, die von den EPs ausgeht, um die Erinnerungen an belastende Ereignisse zu vermeiden. Auch Fressanfälle *(binge eating)* können zu stuporösen

Zuständen führen, die den Patientinnen helfen, EP-Anteile zu vermeiden.

- Wie schon in der Forschung gezeigt, führt desorganisierte Bindung im Kindesalter zu dissoziativer Symptomatik im Erwachsenenalter. Daher können auch die instabilen und intensiven interpersonalen Beziehungen als Bindungssysteme interpretiert werden, die ANP und EP mit einbeziehen.
- Wenn wir uns auf das selbstverletzende Verhalten beziehen, können wir auch neurobiologisch argumentieren: Durch Schmerzreize werden Endorphine ausgeschüttet, die Dissoziation als Schutz vor emotionalem Disstress und Analgesie induzieren. Dies kann sich auf bestimmte EPs konzentrieren und sich im Alltagsverhalten der Patientinnen als wenig bis nicht erinnerbares episodisches Verhalten äußern.
- Betrachten wir die Tendenz von Borderline-Patienten, selbst Personen als Angreifer zu sehen, die ihnen gegenüber wohlwollend sind: Auch diese können wir in der Sichtweise der Theorie der strukturellen Dissoziation als einen internen Wechsel zu einem defensiven EP deuten. Auch diverse somatische Symptomatiken können als Körpererinnerungen verschiedener emotionaler Persönlichkeitsanteile an belastende Kindheitserfahrungen interpretiert werden.

Neben den hier ausführlicher dargestellten Symptomenkomplexen der emotional instabilen Persönlichkeitsstörung können teilweise auch andere Diagnosen der Persönlichkeitsstörungen im Sinne einer Traumagenese mit Ausbildung dissoziativer Reaktionsweisen dargestellt werden.

Wir haben versucht, aus der Theorie der strukturellen Dissoziation der Persönlichkeit ein Modell zum Verständnis der Borderline-Persönlichkeitsstörung abzuleiten, das für unsere Therapien handlungsleitend sein kann. Wir können nicht genug betonen, dass es auf die jeweilige Modellvorstellung (s. Kap. 9) ankommt, mit der man die psychischen Symptome kategorisiert, um Handlungsanleitungen für die Planung und Durchführung der Therapie zu gewinnen. Wenn wir den zahlreichen, schon verbreiteten Modellvorstellungen zur Entstehung schwerer Persönlichkeitsstörungen, speziell der Borderline-Persönlichkeitsstörung (s. Kap. 7), unter Bezugnahme auf die Theorie der strukturellen Dissoziation der Persönlichkeit eine weitere hinzufügen, so kann dies nur dann sinnvoll sein, wenn wir ihr Hinweise für eine schonendere und effektivere Behandlung unserer Patienten entnehmen können. Tatsächlich haben wir aufgrund unserer klinischen Beobachtungen den Eindruck, dass dies auf Modellvorstellungen zutrifft, die auf der Theorie der strukturellen Dissoziation der Persönlichkeit basieren. Ob sie anderen Modellvorstellungen, z. B. der Modellvorstellung Kernbergs (1978) zur Borderline-Persönlichkeitsstörung, in dieser Hinsicht überlegen sind, wird die weitere Behandlungspraxis zeigen. Unverkennbar ist zumindest, dass viele Kollegen, die traumatisierte Patienten mit Persönlichkeitsstörungen behandeln, sich zunehmend für diese Modellvorstellungen interessieren. Nicht zuletzt aus diesem Grund werden wir in den folgenden Kapiteln immer wieder auf sie zurückkommen.

Literaturempfehlungen

Fragebogen zur Somatoformen Dissoziation (SDQ): http://www.enijenhuis.nl/sdq_2.html (Zugriffsdatum 30.12.2005).

ISSD – The International Society for the Study of Dissociation (2005). Guidelines for treating Dissociative identity disorder in adults. J Trauma Dissociation, 6: 49–149. Dt.: Richtlinien für die Behandlung der Dissoziativen Identitätsstörung bei Erwachsenen. http://www.psychotraumatology-institute-europe.com.

ISTSS – International Society for Traumatic Stress Studies (2004). Kindheitstrauma – erinnert: ein Report zum derzeitigen wissenschaftlichen Kenntnisstand und zu seinen Anwendungen. Traumazentrierte Psychotherapie. In: Sachsse U (Hrsg). Traumazentrierte Psychotherapie. Stuttgart, New York: Schattauer.

9 Bindungstrauma und Persönlichkeitsstörung

Wie hängen Bindungstrauma und Persönlichkeitsstörung zusammen?

9.1 Ein Modell möglicher Zusammenhänge zwischen Bindungstraumatisierungen und schweren Persönlichkeitsstörungen

Wissenschaft macht nicht nur dadurch Fortschritte, dass sie Fakten ansammelt, sondern auch indem sie die gesammelten Fakten in Modellen neu ordnet. Modelle können Heuristiken und Forschungshypothesen liefern. Sie enthalten empirische Daten und theoretische sowie hypothetische Annahmen und können unserem Handeln Orientierung geben (Stachowiak 1973).

Diese Orientierung durch Modelle können wir jedoch nur dann mit Gewinn nutzen, wenn wir uns ihrer Begrenzungen bewusst bleiben. Immer wenn wir eine bestimmte Perspektive einnehmen, um unsere Beobachtungen zu ordnen, werden wir genau durch diese Perspektive eingeengt und blenden zwangsläufig andere Sichtweisen aus. Aber nicht nur das. Wenn wir auf der Basis eines Modells unsere Patienten beobachten und diagnostisch einordnen, stehen wir vor einem Phänomen, das wir auch aus der Physik gut kennen. Wie in der Physik jede Messung immer auch gleich das zu messende System beeinflusst – wir keine Temperatur messen können, ohne sie damit gleichzeitig auch zu verändern –, so können wir ebenso keine psychotherapeutische Fallkonzeption vornehmen, durch deren theoretischen Hintergrund sie und damit unsere Therapie zu beeinflussen (Mattheß 2005).

Die Auswahl der für ein Modell verwendeten Beobachtungen und Daten ist notwendigerweise einseitig. Kein Modell wird alle empirisch verfügbaren Daten integrieren können. Allenfalls können wir uns darum bemühen, Modelle zu formulieren, die wenigstens mit der empirischen Befundlage im Großen und Ganzen vereinbar sind.

Wie lässt sich nun die Auswahl der für ein Modell verwendeten Beobachtungen und Daten begründen? Eine mögliche Begründung für die Wahl eines Modells ist ihre klinische Brauchbarkeit. Wenn wir – im Wissen darum, dass keine Theorie und kein Modell die genannte Problematik erschöpfend abbilden kann – ein Modell möglicher Zusammenhänge zwischen Bindungstraumatisierungen und schweren Persönlichkeitsstörungen formulieren, so liegt dem kein grundlagenwissenschaftliches, sondern ein klinisches Interesse zugrunde. Es soll praktisch tätigen Therapeuten ermöglichen, Orientierungen für ihr Handeln zu gewinnen und therapeutische Entscheidungen daraus abzuleiten.

Wir möchten ein Modell vorschlagen, das die inzwischen vorliegenden umfangreichen Befunde der Bindungsforschung und Neurobiologie psychischer Traumatisierungen ebenso aufgreift wie die uns vorliegenden psychoanalytischen Theorien zur psychischen Strukturbildung. Es ist ein

Modell, das die Bedeutung früher Bindungs- und Beziehungstraumatisierungen und ihrer Auswirkungen auf die Emotionsregulierung für die Entstehung von Persönlichkeitsstörungen hervorhebt und intrapsychische Regulationsvorgänge ebenso wie interpersonelle Strategien beschreibt. Das Modell ist von verschiedenen Modellen und Theorien zum Verständnis schwerer Persönlichkeitsstörungen und komplexer psychischer Traumatisierungen inspiriert. Einige davon seien genannt:

- Der psychoanalytischen Objektbeziehungstheorie Kernbergs (1976, 1978) und seinem Modell der schweren Persönlichkeitsstörung verdanken wir die strukturell differenzierende Betrachtungsweise in Persönlichkeitsstörungen auf höherem (»neurotischem«) und auf niedrigerem (»Borderline-«)Organisationsniveau sowie seine Konzeptualisierung verinnerlichter Objektbeziehungen. Angelehnt an das psychoanalytische Modell der strukturellen Störung (Heigl-Evers u. Ott 1998; Rudolf 2004) legen wir den Akzent auf die eingeschränkte Verfügbarkeit von Ich-Funktionen, die zur Regulation des Selbst und seiner Beziehungen erforderlich sind.
- Linehans (1996a) Konzept der Dialektisch-behavioralen Therapie für Borderline-Patienten und seinem kognitiv-behavioralen Modell der Boderline-Persönlichkeitsstörung verdanken wir die Fokussierung von Problemen der Emotionsregulierung und ein Verständnis defizitärer »Fertigkeiten« der Lebensbewältigung *(skills)* vor dem Hintergrund eines frühen, chronisch invalidierenden Umfeldes.
- Dem Modell der »Komplexen posttraumatischen Belastungsstörung« (Herman 1992; Reddemann u. Sachsse 1997, 1998; Sachsse 2004; van der Hart et al. 1995; van der Kolk u. Fisler 1994) fühlen wir uns besonders verpflichtet, weil es die neurobiologischen Grundlagen psychischer Traumatisierung würdigt und eine Vielzahl von Phänomenen von Patientinnen mit schweren Persönlichkeitsstörungen als adaptive Traumafolgestörung zu erklären vermag.
- In vieler Hinsicht ist unserer Modell auch von der Theorie schwerer Persönlichkeitsstörungen als einer Störung der Fähigkeit zur »Mentalisierung« beeinflusst, die von der Forschergruppe um Fonagy et al. (2004) formuliert wurde. Es handelt sich um eine Theorie, die psychoanalytische, bindungstheoretische und neurobiologische Befunde rezipiert und die die Störung der Mentalisierung auf die Auswirkungen defizitärer früher Bindungserfahrungen zurückführt.
- Auch dem Modell der Ego-States von Watkins und Watkins (1997/2003; s. Kap. 32) verdanken wir wichtige Anregungen, ebenso der daraus abgeleiteten und für die Behandlung traumatisierter Patientinnen äußerst wichtigen Arbeit mit dem inneren Kind (s. Kap. 32.5).

Alle diese Theorien und Modelle haben eine Vielzahl von Vorzügen und auch verschiedene Begrenzungen. In Anerkennung der Verdienste dieser Theorien und Modelle glauben wir, mit unserer Modellauswahl ein breites Spektrum klinischer Phänomene von Persönlichkeitsstörungen in ein beziehungsorientiertes Gesamtverständnis (Wöller u. Kruse 2005a) einordnen und daraus brauchbare therapeutische Handlungsanleitungen ableiten zu können.

Die Einschränkungen unseres Modells liegen auf der Hand. Indem es Persönlichkeitsstörungen vorwiegend als Störung der Selbstregulation und der interpersonellen Beziehungsregulation vor dem Hintergrund einer chronischen Bindungstraumatisierung auffasst, vernachlässigt es zwangsläufig eine Vielzahl von Einflussfaktoren wie konstitutionelle oder gesellschaftliche Faktoren. Dieser Einschränkung wollen wir uns bewusst bleiben, wenn wir das Modell daraufhin überprüfen, ob es uns brauchbare Hinweise und Ansatzpunkte für unsere klinischen Interventionen zur Verfügung stellt.

Die wichtigsten Elemente des Modells werden im Folgenden aufgeführt. Der besseren Übersichtlichkeit wegen wurde an dieser Stelle eine knappe Darstellung gewählt, die naturgemäß relativ abstrakt bleibt. Für detaillierte und anschaulichere Darstellungen verweisen wir auf die jeweils genannten Kapitel dieses Buches.

9.2 Chronische Beziehungstraumatisierungen führen zu Störungen der Selbstregulierung

Überzeugende entwicklungspsychologische und neurobiologische Befunde der letzten Jahre lassen keinen Zweifel daran, dass chronische Bindungs- und Beziehungstraumatisierung im Zusammenwirken mit konstitutionellen Faktoren zu funktionellen Veränderungen der Hirnregionen führen, die für die Regulation der Emotionalität und anderer wichtiger Steuerungsfunktionen zentral sind. Das Scheitern der frühen dyadischen – spiegelnden und spielerischen – Abstimmungsprozesse *(attunement)* zwischen dem sich entwickelnden Kind und seiner primären Bindungsfigur und das Fehlen eines Halt gebenden Containments seiner Affekte führen zu veränderten Stoffwechselvorgängen im Gehirn. Diese Stoffwechselvorgänge verhindern, dass sich die für die Entwicklung der Emotionsregulierung relevanten Hirnregionen entwickeln können (Perry et al. 1995; Schore 1994; Siegel 1999; Sroufe 1996; s. Kap. 5.4).

Besonders wenn die traumatischen Einwirkungen während der ersten Lebensjahre diese Hirnregionen in ihren reifungssensiblen Phasen treffen, resultieren schwere Störungen der Selbstregulation, insbesondere Störungen der Emotionsregulierung, der Fähigkeit zur Selbstreflexion und Mentalisierung sowie Störungen der Ich-Integration (s. Kap. 7).

9.3 Traumatisierungen entfachen die Traumadynamik mit ihren neurobiologischen Korrelaten

Treten zu den Bindungs- und Beziehungstraumatisierungen noch Traumatisierungen in Form körperlicher Misshandlungen oder sexueller Übergriffe hinzu, können diese ihre destruktive Wirkung in besonderem Maße entfalten. Bei geschwächten emotionsregulierenden Funktionen, gestörter Mentalisierungsfähigkeit und verminderter Ich-Integration und ohne ein haltendes Umfeld gelingt eine Verarbeitung der meist intrafamiliären traumatischen Erfahrungen oft nicht. Eine normale Traumaverarbeitung misslingt. Eine Transformation der »heißen« amygdaloiden Informationen in »kalte« hippocampale Gedächtnisinhalte ist nicht möglich (LeDoux 1996; s. Kap. 5.2).

- Die Eigendynamik der Posttraumatischen Belastungsstörung (PTBS) mit den Phänomenen der Sensibilisierung und der Übererregung (s. Kap. 5.3) bewirkt, dass die betroffenen Personen von traumatischen Affekten – vor allem von Gefühlen der Ohnmacht, der Verzweiflung und des Alleingelassenseins – überflutet werden, wenn sie erneut trauma-assoziierten Stimuli ausgesetzt werden (Post et al. 1995). Die Folge sind eine Vielzahl körperlicher und psychischer Symptome, die weit über die Symptomatik einer PTBS hinausgehen und unter dem Begriff der »Komplexen posttraumatischen Belastungsstörung« zusammengefasst sind (s. Kap. 10.3–10.11).
- Die anhaltenden Beziehungstraumatisierungen erzwingen adaptive Anstrengungen im Dienste des Erhalts der primären Bindungsbeziehungen. Die Notwendigkeit, die Bindungsbeziehung zu schützen, führt zur Dissoziation inkompatibler Emotionen und Selbstanteile (Freyd 1996). Diese Abspaltungen können sich auf einzelne dissoziative, intrusive oder somatoforme Symptommuster beschränken oder die gesamte Persönlichkeit erfassen. Bei hoch dissoziativen Pathologien werden Persönlichkeitsanteile mit eigener Teilidentität abgespalten, am ausgeprägtesten bei der dissoziativen Identitätsstörung, der so genannten »Multiplen Persönlichkeit« (Putnam 1989/2003; van der Kolk et al. 1996c; s. Kap. 8).
- Andererseits aktivieren die Betroffenen alle ihnen verfügbaren Bewältigungsstrategien, um zumindest eine für das psychische Überleben notwendige Emotionsregulierung sicher-

stellen zu können. Durch die Aktivierung von Ressourcennetzwerken können sich zahlreiche Bewältigungsstrategien entwickeln, die oft eine bemerkenswerte Lebensbewältigung ermöglichen (s. Kap. 24.1). Meist müssen sie jedoch mit dem hohen Preis bedeutsamer Einschränkungen in wichtigen Lebensbereichen bezahlt werden. Auch autodestruktive Verhaltensweisen, wie selbstverletzendes Verhalten, Substanzmissbrauch und Essstörungen, sowie fremddestruktive Verhaltensweisen dienen mangels besserer Alternativen der Aufrechterhaltung der Selbstregulation (s. Kap. 7.2, 23.1).

9.4 Modifikationen der Repräsentanzenwelt als intrapsychische Formen der Selbstregulierung

Die Notwendigkeit, die Bindungsbeziehung angesichts anhaltender Beziehungstraumatisierungen zu schützen, führt zu Persönlichkeitsveränderungen mit

- einer verzerrten und inkohärenten Wahrnehmung wichtiger Bindungsbeziehungen,
- der Entwicklung negativer Kognitionen über die eigene Person und
- einer lebenslangen Aktivierung »traumatischer« Beziehungsmuster, die in inneren Arbeitsmodellen von Bindung (Bowlby 1969; s. Kap. 4.2) gespeichert sind.

Die für komplex traumatisierte Patientinnen typischen chronischen Persönlichkeitsveränderungen lassen sich weitgehend als intrapsychische (autoregulative) Formen der Selbstregulierung verstehen (Herman 1992; s. Kap. 3.5). Die typischen Veränderungen in der Selbstwahrnehmung – mit unangemessenen Schuld- und Schamgefühlen, der oft verzerrten Wahrnehmung wichtiger Bezugspersonen, der Tendenz, misshandelnde frühe Bezugspersonen zu idealisieren, und der meist inkohärenten und lückenhaften Schilderung der relevanten Bindungsbeziehungen – haben durchweg eine wichtige selbstregulatorische Funktion: die Bindungsbeziehung zur primären Bezugsperson zu erhalten und die Betroffenen vor überflutenden Affekten der Ohnmacht, Verzweiflung und des Alleingelassenseins zu schützen.

Die Modifikation der Repräsentanzenwelt erfordert den umfassenden Einsatz von Abwehrmechanismen, wobei projektive und dissoziative Mechanismen die psychosoziale Anpassung erheblich erschweren können. Traumatische Bindungsmuster sind neben anderen Faktoren für die Tendenz zur Reviktimisierung verantwortlich (s. Kap. 40).

9.5 Persönlichkeitsstörungen als interpersonelle Formen der Selbstregulierung

Beim Scheitern ausschließlich intrapsychischer Formen der Emotionsregulierung werden auch interpersonelle Strategien notwendig. Erreichen interpersonelle Strategien der Emotionsregulierung ein solches Ausmaß, dass die soziale Anpassung der Betroffenen beeinträchtigt wird und Leiden bei der betroffenen Person oder ihren Interaktionspartnern entsteht, sprechen wir von Persönlichkeitsstörungen.

> Während sich diese traumabedingten Persönlichkeitsveränderungen überwiegend intrapsychisch manifestieren und die interpersonelle Beziehungsregulation nicht notwendigerweise in Mitleidenschaft ziehen, kommt es bei Personen mit Persönlichkeitsstörungen zu relevanten Kommunikationsstörungen im Bereich der interpersonellen Beziehungen, die sich in maladaptiven und dysfunktionalen Mustern des Verhaltens und der Beziehungsgestaltung niederschlagen. Als besonders maladaptives Muster muss die Neigung zur Wiederholung traumatischer Erfahrungen gelten (van der Kolk et al. 1989; Wöller u. Kruse 1998; s. Kap. 40).

Während also komplex traumatisierte Patienten trotz schwerer Persönlichkeitsveränderungen, quälender Scham- und Schuldgefühle und einer Vielzahl körperlicher oder psychischer Symptome eine hohe Funktionalität und eine gute soziale Anpassung aufweisen können, sind Patienten mit Persönlichkeitsstörungen immer durch eine problematische psychosoziale Anpassung belastet.

> Ursprünglich sind diese maladaptiven und dysfunktionalen Verhaltens- und Beziehungsmuster als ein Versuch zu verstehen, unter den Bedingungen eines chronisch beziehungstraumatisierenden Umfeldes die ungenügende intrapsychische Selbstregulierung doch noch zum Erfolg zu führen. Im Ergebnis führen sie jedoch – als Folge ihrer ungünstigen Wirkung auf die Interaktionspartner – zu nachhaltigen Störungen des zwischenmenschlichen Zusammenlebens, zu erheblichem Leidensdruck oder zu einer gestörten sozialen Funktions- und Leistungsfähigkeit. In der Regel addieren sich die Folgen traumatischer Persönlichkeitsveränderungen und diejenigen der Persönlichkeitsstörungen zu einer komplexen intrapsychischen und interpersonellen Problematik.

Der Begriff der Persönlichkeitsstörung geht mit seiner Akzentuierung der interpersonellen Aspekte des Denkens, Fühlens und Verhaltens deutlich über den der traumabedingten Persönlichkeitsveränderung hinaus. Er ist ein deskriptiver Begriff, der – anders als die Begriffe »Posttraumatische Belastungsstörung« und »Komplexe posttraumatische Belastungsstörung« – keine ätiologische Annahme im Sinne einer Verursachung durch psychische Traumatisierungen impliziert. Tatsächlich finden wir in der Ätiopathogenese von Persönlichkeitsstörungen immer eine komplexe Interaktion von konstitutionellen Faktoren, belastenden Umweltfaktoren und salutogenetischen Schutzfaktoren (Egle et al. 1997; Paris et al. 1994). Zur Ausbildung einer Persönlichkeitsstörung tragen wesentlich auch genetisch-konstitutionelle Faktoren bei. Wir gehen gleichwohl von der Arbeitshypothese aus, dass zumindest schweren Persönlichkeitsstörungen durchweg Bindungstraumatisierungen zugrunde liegen.

9.6 Maladaptive Verhaltensmuster im Dienste der interpersonellen Emotionsregulierung

Charakteristisch für Patientinnen mit Persönlichkeitsstörungen ist, dass Interaktionspartner zu Zwecken eigener Emotionsregulierung instrumentalisiert, ausgebeutet oder manipuliert werden, wobei Lernerfahrungen aus der Ursprungsfamilie eine wichtige Rolle spielen. Die Interaktionspartner reagieren auf die instrumentalisierenden, ausbeuterischen oder manipulativen Verhaltensweisen oft so negativ, dass Probleme der interpersonellen Beziehungsregulation entstehen. Die für Persönlichkeitsstörungen charakteristischen maladaptiven und dysfunktionalen Muster des Verhaltens und der Beziehungsgestaltung sind somit suboptimale Strategien der Emotionsregulierung: Die Person versucht eine Emotionsregulierung mithilfe maladaptiver interpersoneller Strategien zu erreichen. Dem widerspricht nicht die Tatsache, dass bei der Entstehung von Persönlichkeitsstörungen immer auch konstitutionelle Momente eine bedeutsame Rolle spielen.

Die spezifische Ausformung der jeweiligen Persönlichkeitsstörung und die mit ihr verbundenen Auffälligkeiten des Denkens, der Emotionen und des Verhaltens verstehen wir als das Ergebnis vielfältiger früher Bewältigungs-, Anpassungs- und Kompensationsstrategien, die unter den beziehungstraumatisierenden Bedingungen einmal funktional und adaptiv waren. In der Gegenwart erweisen sie sich jedoch wegen der negativen Reaktionen der Interaktionspartner meist als dysfunktional und maladaptiv.

Unter günstigen Umständen kann mithilfe der interpersonellen Strategien eine relative Emotionsregulierung gelingen. Sie geht jedoch zu Lasten der Interaktionspartner, die meist unfreiwillig die Aufgabe der Emotionsregulierung übernehmen. Was heißt das konkret?

- Personen mit den Merkmalen einer narzisstischen Persönlichkeitsstörung können so lange kompensiert bleiben, wie ihnen ihre gesellschaftliche Stellung hinreichende Möglichkeiten der Bestätigung und Aufmerksamkeit bietet.
- Personen mit einer abhängigen Persönlichkeitsstörung können kompensiert bleiben, so lange eine Bezugsperson vorhanden ist, die sich bereit findet, unter eigenen Einschränkungen Entscheidungen und Verantwortung für die betroffene Person zu übernehmen.
- Schließlich können Personen mit einer anankastischen Persönlichkeitsstörung durch die Ausübung rigider Kontrolle eine gewisse, wenngleich unbefriedigende Emotionsregulierung um den Preis schwerwiegender zwischenmenschlicher Einschränkungen erreichen.

In den meisten Fällen gelingt es den betroffenen Personen auch unter Einsatz interpersoneller Strategien nicht mehr, die ineffiziente Emotionsregulierung zu kompensieren. Entweder ist die Störung der Emotionsregulierung so stark, dass auch interpersonelle Regulationsformen nicht den gewünschten Erfolg bringen. Oder die interpersonellen Strategien sind sozial so unverträglich, dass die negativen Reaktionen der Interaktionspartner so sehr die eigenen negativen Emotionen verstärken, dass diese auch mit allen verfügbaren intrapsychischen und interpersonellen Strategien nicht reguliert werden können.

Als Folge dieser in doppelter Weise misslungenen Regulation leiden die Betroffenen nun nicht nur unter den nachteiligen Wirkungen ihrer maladaptiven interpersonellen Strategien, die ihren Zweck verfehlt haben. Sie leiden nun auch unter einer Vielzahl psychischer und körperlicher Symptome, wie Depressionen, Angstsymptomen und anderen Symptomen, sowie unter den Auswirkungen selbstdestruktiver Verhaltensweisen, die ursprünglich der Emotionsregulierung dienen sollten: unter selbstverletzendem Verhalten, Substanzmissbrauch, Essstörungen oder anderen selbstgefährdenden Verhaltensweisen. Diese Situation finden wir in stärkster Ausprägung bei der klinisch manifesten emotional instabilen (Borderline-)Persönlichkeitsstörung, aber auch bei anderen schweren Persönlichkeitsstörungen, wie der narzisstischen, histrionischen, dependenten, paranoiden oder schizoiden Persönlichkeitsstörung, im Zustand der Dekompensation.

Ein Modell möglicher Zusammenhänge zwischen Bindungstraumatisierungen und schweren Persönlichkeitsstörungen

- Chronische Beziehungstraumatisierungen führen zu Störungen der Selbstregulierung, besonders zu einer verminderten Fähigkeit der Emotionsregulierung.
- Realtraumatisierungen entfachen die Traumadynamik mit ihren neurobiologischen Korrelaten.
- Modifikationen der Repräsentanzenwelt sind intrapsychische Formen der Selbstregulierung.
- Persönlichkeitsstörungen sind als interpersonelle Formen der Selbstregulierung zu verstehen.
- Maladaptive Verhaltensmuster stehen im Dienste der interpersonellen Emotionsregulierung.

9.7 Klinische Beispiele

Wir wollen die Unterscheidung von Persönlichkeitsstörungen und traumatischen Persönlichkeitsveränderungen an einigen Beispielen deutlich machen.

Eine 28-jährige Patientin stellt sich mit diffusen Angstzuständen und depressiver Verstimmung bei uns vor. Wir erfahren, dass sie sich selbst verletzt und dass sie sich kürzlich am Unterarm eine Schnittverletzung zugefügt hat. Es sei ihr einfach nur sehr schlecht gegangen, sie habe unter einem diffusen Gefühl quälender Angespanntheit gelitten. Die Schnittverletzung habe ihr eine vorübergehende Erleichterung gebracht. Oft sei sie depressiv, verzweifelt, Ge-fühle der Leere träten auf, dann wieder Zustände der Wut und des Hasses. Die weitere Exploration zeigt, dass sie immer wieder in Situationen gerät, in denen sie sich ohnmächtig und schutzlos ausgeliefert fühlt. Sie berichtet, dass sie nicht immer bewusst miterlebt, wie sie sich Schnittwunden zufügt. Wahrscheinlich sei sie wieder einmal »weggedriftet« gewesen – vermutlich ein Zustand der Depersonalisation, der der selbstverletzenden Handlung vorangegangen war. Ein weiteres Symptom der Patientin sind Fressanfälle mit selbstinduziertem Erbrechen. Auch dieses Verhalten schafft Erleichterung bei unerträglichen Affektzuständen. Zeitweise hatte sie aus dem gleichen Grund Drogen und größere Mengen an Alkohol konsumiert.

Wir erfahren von der Patientin, dass sie in häufig wechselnden partnerschaftlichen Beziehungen lebt. Sie kann das Alleinsein nicht ertragen, aber hält es in Beziehungen ebenfalls nicht aus. Immer wieder bindet sie sich an Partner, die sie bedrohen und ihr gegenüber gewalttätig sind. Mehrere Freundinnen haben den Kontakt zu ihr abgebrochen, weil sie sich durch ihr manipulatives Verhalten, vor allem auch durch ihre Suiziddrohungen, erpresst gefühlt hatten. Ihre Arbeitsstelle hat sie zum wiederholten Male wegen unkontrollierter Emotionsausbrüche verloren. Sie hasst sich dafür – wie überhaupt Selbsthass ein wesentlicher Zug ihrer Persönlichkeit ist. Ihr Selbstwertgefühl ist schwer gestört, sie ist voller Scham- und Schuldgefühle, hält sich für minderwertig, schmutzig und abgrundtief schlecht. Ihre Wahrnehmung wichtiger anderer Personen ist schemenhaft: Menschen sind entweder nur gut oder nur schlecht, sie sind Täter, Opfer oder Retter. Die Bindung an gewaltsame Partner verstehen wir als einen Versuch, ihren unerträglichen Gefühlen des Alleinseins zu entkommen und durch die Teilhabe an der fantasierten Macht und Stärke dieser Partner Schutz und Geborgenheit zu finden und ihr Selbstwertgefühl zu regulieren.

Schließlich erfahren wir, dass die Patientin in ihrer Kindheit Opfer sexueller Übergriffe ihres Stiefvaters war und in einem chaotischen familiären Umfeld aufgewachsen ist. Vor allem aber wird deutlich, wie wenig ihre überforderte und unreife Mutter in der Lage war, sich auf ihre kindlichen Bedürfnisse einzustellen. Früh fiel ihr die Aufgabe zu, für die Eltern zu sorgen. Wir hören, in welchem Maße sie Ablehnung, Zurückweisung erfahren hat, welche Rolle abrupte Trennungen und Verluste gespielt haben und wie sie emotionale Unterstützung und Wärme noch am ehesten bei ihrem sexuell übergriffigen Vater gefunden hat. Früh schon hat sie den Kontakt zu deutlich älteren Männern gesucht, immer in der Hoffnung, Schutz, Wärme und Geborgenheit zu finden, ohne jemals zu wissen, wer vertrauenswürdig ist und wer nicht.

Es ist eine typische Patientin mit einer komplexen Traumafolgestörung, deren Hauptmerkmale die schwere Störung der Emotionsregulierung und eine Persönlichkeitsveränderung im Sinne einer Störung ihrer Bindungs- und Beziehungsfähigkeit sind. Ihre Störung der Emotionsregulierung äußert sich in wechselnden und unkontrollierbaren emotionalen Zuständen undifferenzierter Affektivität, in ihrer Störung der Bindungs- und Beziehungsfähigkeit, in ihrer Unfähigkeit zu tragfähigen partnerschaftlichen Beziehungen und ihrer Neigung zur Wahl gewaltsamer Partner. Bei der Patientin liegt neben ihrer Traumatisierung durch sexualisierte Gewalt als pathogenetisch ebenso wichtigem Faktor eine schwere Bindungs- und Beziehungstraumatisierung vor, die ihre Persönlichkeit und alle nachfolgenden wichtigen Beziehungen prägt.

Die Störung der Patientin erreicht das Niveau einer Persönlichkeitsstörung, denn ihre Störung der Emotionsregulierung kommt nicht nur auf der intrapsychischen Ebene und durch eine vermehrte Symptombildung zum Ausdruck. Auch beschränkt sich ihre Persönlichkeitsveränderung nicht auf die negative Sicht der eigenen Person. Vielmehr neigt sie im Dienste ihrer defizitären Emotionsregulierung und als Ausdruck ihrer Bindungsstörung zu repetitiven maladaptiven und dysfunktionalen Verhaltensweisen, die ihre interpersonellen Beziehungen nachhaltig stören und zusätzlich ablehnende, vorwurfsvolle und feindselige Reaktionen ihrer Interaktionspartner hervorrufen. Deskriptiv-diagnostisch würden wir die Patientin wegen der ausgeprägten emotionalen Instabilität und der Neigung zu selbstverletzendem Verhalten als emotional instabile Persönlichkeitsstörung (Borderline-Persönlichkeitsstörung) einordnen.

Es ist uns wichtig festzuhalten, dass weder alle komplex traumatisierten Patienten unter einer Persönlichkeitsstörung leiden, noch dass alle Persönlichkeitsstörungen Folge einer komplexen psychischen Traumatisierung sein müssen. Betrachten wir nun eine andere Patientin.

Bei der 36-jährigen Patientin finden sich ebenfalls sexuelle Übergriffe in der Vorgeschichte. Sie leidet ebenso unter häufigen Stimmungsschwankungen, vor allem unter depressiven Verstimmungen, weiterhin unter wechselnden körperlichen Beschwerden und wiederkehrenden Schmerzen im Unterleib. Sie hat ein extrem schlechtes Selbstwertgefühl, hält sich für minderwertig. Im Beruf zeigt sie ein völlig anderes Bild: Sie ist erfolgreich, wirkt kontaktfreudig und ist allgemein gut angesehen. Niemand würde auf den Gedanken kommen, dass sie an Wochenenden unter depressiven Verstimmungen leidet. In ihrem Privatleben lebt sie zurückgezogen ohne Partnerschaft. Sie kann sich nicht vorstellen, dass ein Mann eine Partnerschaft mit ihr führen kann, zumal sie Sexualität als abstoßend und als etwas Schlechtes erlebt.

Zweifellos leidet auch diese Patientin unter einer Komplexen posttraumatischen Belastungsstörung. Störungen der Emotionsregulierung und die traumabedingten Persönlichkeitsveränderungen bestimmen ihr Leben, sie beeinträchtigen jedoch nicht ihre Funktionalität und psychosoziale Anpassung. Die Komplexe posttraumatische Belastungsstörung erreicht somit nicht das Niveau einer Persönlichkeitsstörung. Ihre Auswirkungen bleiben im intrapsychischen Bereich, und es kommt weder zu maladaptiven Verhaltensweisen noch zu interpersonellen Verwicklungen. Deskriptiv-diagnostisch liegt eine Dysthymie und eine somatoforme Schmerzstörung vor.

Ein 35-jähriger Patient leidet unter einer Beeinträchtigung seiner Impulssteuerung. Immer wieder treten unkontrollierte Wutausbrüche auf, die ihn schon mehrere Arbeitsplätze gekostet haben. In diesen Zuständen überfällt ihn eine ohnmächtige Wut, in die sich Gefühle von Verzweiflung und Wertlosigkeit mischen. In zwischenmenschlichen Beziehungen entstehen häufig Verwicklungen und Streitigkeiten. Seine Stimmung schwankt zwischen Gefühlen der Niedergeschlagenheit und Zuständen der Euphorie, während derer er seine Möglichkeiten überschätzt. Er hatte mehrere intensive und emotional hoch aufgeladene partnerschaftliche Beziehungen, die jeweils abrupt beendet wurden, mal durch ihn, mal durch die Partnerinnen. Er neigt zu verschiedenen Risikoverhaltensweisen wie schnellem Autofahren und Börsenspekulationen. In Zuständen der Niedergeschlagenheit hat er bereits zweimal einen Suizidversuch unternommen.
In der Vorgeschichte dieses Patienten finden sich keine realen Traumatisierungen, allerdings erfahren wir von einem chaotischen familiären Umfeld mit einer Alkoholkrankheit des Vaters, wechselnden Partnerschaften der Mutter und häufigen Trennungen. Immer wieder wechselten seine Bezugspersonen. Schon früh musste er anstelle seines Vaters Verantwortung übernehmen. Geborgenheit konnte ihm zeitweise seine Großmutter vermitteln.

Bei diesem Patienten erreicht die Störung der Emotionsregulierung und die Persönlichkeitsproblematik durch ihre beträchtlichen interpersonellen Auswirkungen ohne Frage das Niveau einer Persönlichkeitsstörung. Wie bei der erstgenannten Patientin diagnostizieren wir eine emotional instabile Persönlichkeitsstörung. Wir finden zwar keine realen Traumatisierungen im Sinne körperlicher Misshandlung oder sexualisierter Gewalt, aber eine chronische Bindungs-

und Beziehungstraumatisierung, die die Entwicklung seiner Selbstregulation und die Gestaltung seiner Bindungsbeziehungen nachhaltig beeinträchtigt.

Literaturempfehlungen

Bateman A, Fonagy P (2004). Psychotherapy for Borderline Personality Disorder – Mentalization-based Treatment. Oxford: University Press.

Heigl-Evers A, Ott J (Hrsg) (1998). Die psychoanalytisch-interaktionelle Methode. 2. Aufl. Göttingen: Vandenhoeck & Ruprecht.

Herman JL (1993). Die Narben der Gewalt. München: Kindler.

Kernberg OF (1978). Borderline-Störungen und pathologischer Narzissmus. Frankfurt: Suhrkamp.

Kernberg OF (1981). Theorie der Objektbeziehungen und Praxis der Psychoanalyse. Stuttgart: Klett-Cotta.

Reddemann L (2004). Psychodynamisch imaginative Traumatherapie. PITT – Das Manual. Paderborn: Junfermann.

Rudolf R (2004). Strukturbezogene Psychotherapie. Stuttgart, New York: Schattauer.

III Diagnostik trauma-assoziierter Phänomene

10 Symptomdiagnostik

Das Spektrum posttraumatischer Störungsbilder

10.1 Aktuelle Beschwerdesymptomatik und Diagnose der komorbiden Symptomatik

Persönlichkeitsgestörte Patienten mit psychischen Traumatisierungen kommen in den meisten Fällen weder wegen ihrer Traumatisierung noch wegen ihrer Persönlichkeitsstörung, sondern wegen einer akuten oder chronischen Symptomatik in unsere Behandlung – wegen einer Depression, einer Angsterkrankung, einer Essstörung, einer somatoformen Störung oder wegen anderer Symptombilder. Sie suchen uns wegen dieser Beschwerden auf und erwarten eine Behandlung. Für unsere Therapieplanung sind wir jedoch gut beraten, die Tatsache einer möglichen Traumatisierung ebenso zu berücksichtigen wie das Vorhandensein einer Persönlichkeitsstörung und die Präsenz einer weiteren komorbiden Symptomatik. Das gilt in besonderer Weise für eine begleitende dissoziative Symptomatik oder eine möglicherweise nicht erwähnte Essstörung.

Auf einen sorgfältigen diagnostischen Prozess sollten wir daher nicht verzichten. Ob er uns gelingt, hängt in hohem Maße davon ab, ob wir unsere initiale Beziehungsgestaltung auf die jeweils spezifische Form des Persönlichkeitsstils abstimmen können (s. Kap. 12). Nur wenn sich unsere Patientinnen in der therapeutischen Beziehung ausreichend sicher fühlen, werden sie uns diagnostisch verwertbare Angaben liefern. Insofern sind Diagnostik und Therapie von Beginn an aufs Engste miteinander verwoben.

Eine *handlungsleitende Diagnostik* auf psychoanalytisch-tiefenpsychologischem Hintergrund umfasst nach unseren Vorstellungen bei Patienten mit psychischer Traumatisierung und Persönlichkeitsstörungen

- eine Symptomdiagnostik,
- eine Ressourcen- und Traumadiagnostik (s. Kap. 11) und
- eine intrapsychisch-strukturelle sowie interpersonelle Persönlichkeitsdiagnostik (s. Kap. 12).

In diesem Kapitel wollen wir uns der *Symptomdiagnostik* zuwenden. Sie sollte folgende Fragen klären:

- Welche Beschwerdesymptomatik wird präsentiert?
- Welche komorbide Symptomatik ist aktuell zu diagnostizieren?
- Wegen ihrer besonderen therapeutischen Bedeutung: Besteht eine dissoziative Komorbidität?

Vor Beginn der Behandlung versuchen wir einen umfassenden Überblick über die aktuelle psychische und körperliche Symptomatik zu erhalten. Es kann eine bestimmte psychische Symptomatik im Vordergrund stehen, z. B. depressive Symptome, psychosomatische Beschwerden oder Intrusionen im Rahmen einer Posttraumatischen Belastungsstörung (PTBS). Oder die Verhaltensweisen zur Bewältigung einer Symptomatik können zum Problem werden, z. B. wenn selbstverletzendes Verhalten zur Bewältigung unerträglicher Affektzustände ein solches Ausmaß annimmt, dass eine Selbstgefährdung eintritt oder wenn Beziehungen in Mitleidenschaft gezogen werden, weil eine Patientin immer wieder in Zustände der

Depersonalisation gerät. Selbstverständlich können auch behandlungsbedürftige körperliche Erkrankungen im Vordergrund stehen. Was erfassen wir im Einzelnen?

- Immer erheben wir einen aktuellen *psychopathologischen Befund*, der Störungen der Stimmungslage, des Antriebs, des Gedächtnisses, formale oder inhaltliche Denkstörungen und Wahrnehmungsstörungen beschreibt oder ausschließt. Präzisierende Nachfragen sind unverzichtbar, wenn Patienten in ihrer Schilderung vage bleiben und sich auf Andeutungen beschränken.
- Besonders fragen wir nach den *individuellen posttraumatischen Reaktionen*: Finden sich in der Anamnese Hinweise auf Intrusionen, Gedächtnisstörungen, Lernschwierigkeiten, Depersonalisations- und Derealisationssymptome, Symptome der Übererregtheit, Substanzmissbrauch oder andere Abhängigkeitsphänomene?
- Aktiv fragen wir auch nach *selbstschädigenden Verhaltensweisen* sowie nach suizidalen Tendenzen.
- Neben der reinen Symptomschilderung interessieren uns die *subjektive Bedeutung* und der Grad der *subjektiven Belastung* durch die Symptomatik.

Die spontan geäußerten Beschwerden spiegeln meist nur einen geringen Teil der gesamten Symptomatik wider. *Viele Symptome werden spontan nicht berichtet und müssen gezielt erfragt werden*, weil sie zum einen nicht bewusst, zum anderen so schambesetzt sind. Dies gilt vor allem für begleitende dissoziative Symptome, Symptome einer Essstörung oder Substanzmissbrauch. Auch Symptome einer PTBS wie Intrusionen, Vermeidung bzw. Betäubung und Übererregung werden keineswegs immer spontan genannt. Zur Erfassung dissoziativer Symptome empfehlen wir zusätzlich spezifische Fragebogeninstrumente (s. Kap. 10.5).

10.2 Die Kernsymptomatik der Posttraumatischen Belastungsstörung (PTBS)

Die Kernsymptomatik der PTBS umfasst die durch den Sympathikus vermittelten Symptome Intrusionen und chronische Übererregung und die durch den Parasympathikus vermittelten Symptome psychisches Betäubtsein und Vermeidungsverhalten. Obwohl sie in der Kriterienliste der ICD-10 nicht aufgeführt ist, sollten wir die ebenfalls parasympathisch vermittelte Unterwerfungsreaktion (s. Kap. 8.6) hinzufügen. Der Kernsymptomatik der PTBS liegt ein Oszillieren zwischen einem intrusiven Wiedererleben des Traumas einerseits und der Vermeidung traumabezogener Reize andererseits zugrunde. Horowitz (1997) hat alternierende Phasen der Annäherung an das Trauma (Intrusion) und der Vermeidung bzw. Verleugnung traumabezogener Reize als normale Form der Traumaverarbeitung beschrieben. Im günstigen Fall kommt es zur Traumabewältigung und Restitution, im pathologischen Fall der PTBS bleiben beide Phasen als chronisch fixierte Zustände bestehen, ohne dass es zu einer Traumabewältigung kommt (s. Kap. 2.3).

Im Vordergrund der klinischen Symptomatik steht meist die Symptomatik der Intrusionen. Worin besteht sie?

- Von *Intrusionen* (oder *Flashbacks*) sprechen wir, wenn Traumaopfer erleben, wie sich Teile des traumatischen Erlebens – Erinnerungsfetzen, Bilder, Sinneseindrücke und Emotionen – in überwältigender und erschreckender Weise aufdrängen und die Person affektiv überfluten. Intrusionen können bildhafte Erinnerungsfragmente, aber auch akustische, haptische, olfaktorische oder emotionale Teilerinnerungen sein. Ausgelöst durch ähnliche Erlebnisse der Gegenwart können traumatische Erinnerungen jederzeit mit solch einer Lebhaftigkeit und Heftigkeit wiederkehren, als erlebe die betroffene Person das Trauma wieder. Oft wird das Trauma als *Film* gesehen, der mit allen zugehörigen Emotionen immer wieder abläuft. Gerade Schwersttraumatisierte erleben die Traumarückblenden oft mit einem gesteigerten Realitätsgefühl. *Dennoch lässt die Klarheit der Bilder keine Rückschlüsse auf den Realitätsgehalt der Bilder zu.*

- Besonders wichtig sind isolierte Affektzustände, *Affekt-Flashbacks*, bei denen die Patientinnen von Emotionen meist der Angst, manchmal aber auch der ohnmächtigen Wut, der Scham oder des Ekels überflutet werden, ohne zu wissen warum. Sie stellen wohl die häufigste Form der Flashbacks dar und werden sowohl von Patienten wie auch von Therapeuten oft nicht richtig zugeordnet und verkannt.
- Intrusionen können auch als *Pseudohalluzinationen* auftreten. Nach einer sexuellen Traumatisierung kann eine Patientin beispielsweise ein Gesicht vor sich sehen, etwa das Gesicht des Täters, oder, was häufiger ist, eines, dessen Ursprung nicht erkennbar ist. Sie kann die Hand einer anderen Person auf sich fühlen, sie kann Genitalien des Täters vor sich sehen. Nicht selten wird Alkohol oder Schweiß gerochen. Einige Patientinnen erwähnen kommentierende Stimmen, vor allem solche, die die Patientin entwerten, die sagen, es geschehe ihr recht, sie sei nichts wert. Darauf angesprochen, können sie viele dieser inneren Stimmen (oder Gedanken) der Täterperson zuordnen.
- Manche Intrusionen sind somatosensorischer Art, *Körper-Flashbacks*, die oft als psychosomatische Symptombildungen fehlgedeutet werden (Herman 1992b). Sexuell traumatisierte Patienten beschreiben eindrucksvoll ein außerordentlich *unangenehmes und quälendes Körpergefühl*, als befinde sich ein *Fremdkörper* in ihnen, der erdrückt und lähmt. Sie haben das Gefühl, etwas sei in ihnen, das nicht zu ihnen gehört, »etwas« in ihrem Inneren führe eine gesonderte Existenz. Manche Patienten sind davon überzeugt, etwas Schmutziges oder etwas Totes in sich zu haben. Der Drang, sich dieses Fremdkörpers zu entledigen, kann sich in Übelkeit und Würgegefühlen äußern. Manche Patienten sprechen von einer »Leiche in sich selbst« (Giovacchini 1967; Kogan 1990) oder, was wir häufiger gehört haben, von »Leichen im Keller«.
- Intrusionen können auch als *Albträume* auftreten. Einige typische Ausprägungen von Albträumen nach sexueller Traumatisierung hat Briere (1992) beschrieben. Am häufigsten werden Szenen eines Übergriffs als Abbilder oder Abwandlungen des tatsächlich Erlebten wiedererlebt; diese Albträume werden »Typ-1-Albträume« genannt. »Typ-2-Albträume« sind dagegen symbolischer Natur. Sie enthalten Monster, Schlangen, Spinnen, andere bedrohliche Figuren oder auch dunkle Hallen oder Wege, jeweils begleitet von Gefühlen des Schreckens und der Hilflosigkeit.

Die weiteren Symptome der PTBS werden oft nicht spontan berichtet. Wir fragen daher aktiv nach ihrem Auftreten. Es handelt sich um folgende Symptome:

- *Chronische Übererregung* (Hyperarousal) als Symptom der PTBS umfasst Schreckreaktionen, Ausbrüche von Wut, Panikreaktionen, Konzentrationsstörungen und Hypervigilanz. Die Betroffenen sind stets überwach, immer auf der Hut. Sie wirken, als sei eine ständige Aufmerksamkeit erforderlich, um einer weiteren Traumatisierung zu entgehen. Die Patienten reagieren, als vermuteten sie stets eine Bedrohung – nicht nur reale Bedrohungen, auch fürchten sie Flashbacks. Wie bei Angsterkrankungen kann sich eine Angst vor der Angst entwickeln. Schreckreaktionen erhöhen auch die Wahrscheinlichkeit von Flashbacks (van der Kolk 1994). Die wichtigste Folge chronischer Übererregung sind Schlafstörungen, die sich bei PTBS in erheblichem Umfang als Einschlaf- und als Durchschlafstörungen finden (Briere et al. 1988; Sedney u. Brooks 1984). Sie können als Folge der chronischen Übererregung und im Zusammenhang mit intrusiven Phänomenen vorkommen.
- *Emotionale Taubheit* (Numbing) als weiteres Symptom ist ebenso als Schutzmaßnahme gegen traumatische Überflutungen und als Schutzmaßnahme gegen vorhersehbare, aber nicht abwendbare Übergriffe zu verstehen:

Ich weiß, was auf mich zukommt und kann es nicht beeinflussen. Es geht meist mit einem Gefühl der Entfremdung und mit einer Verringerung der allgemeinen Reaktionsbereitschaft einher. Es kommt zu einem Verlust der Empfindungsfähigkeit, zu Abstumpfung und Lähmung. Das Gefühl des Betäubtseins wird als ein eher passiver und automatischer Vorgang aufgefasst, der einsetzt, wenn die Bemühungen, die Überflutungen durch Vermeidung zu beeinflussen, scheitern (Foa et al. 1995). Die emotionale Taubheit kann sich ungünstig auf das Bedürfnis nach Nähe in Beziehungen, vor allem in Partnerschaften, auswirken. Andere Menschen fühlen sich dann nicht mehr geliebt und zurückgewiesen und ziehen sich zurück.
- Das Symptom des *Vermeidungsverhaltens* der PTBS beinhaltet, dass die betroffenen Personen alle Stimuli vermeiden, die mit dem Trauma assoziiert sind: Gedanken, Gefühle, Gespräche, Aktivitäten und Orte, die die Erinnerung an das Trauma wachrufen könnten. Soziale Kontakte werden nicht mehr wahrgenommen, es kommt zu Isolation und Rückzug. Das verminderte Interesse an sozialen Aktivitäten bringt eine emotionale und kognitive Einengung mit sich, die auch die Lernfähigkeit sowie die Traumaverarbeitung behindern kann.
- Die besonders bei Frauen häufig anzutreffende *Unterwerfungsreaktion* ist Ausdruck eines resignativen Aufgebens angesichts der Übermacht der traumatischen Erinnerungen. Die Patientinnen wollen nicht mehr kämpfen, einfach nur aufgeben, »abschalten« und schlafen.

Das Wiedererleben des Traumas im Flashback kann selbst eine traumatische Erfahrung sein. Flashbacks sind oft sehr quälend, nicht nur wegen ihrer Intensität, sondern auch, weil sie desorganisieren und keinen Sinn ergeben (Brewin et al. 1996). Flashbacks kommen oft mit dissoziativ veränderten Bewusstseinszuständen vor (Krystal et al. 1998). Sie können von Panikattacken, aber auch von Depersonalisations- und Derealisationsphänomenen begleitet sein. Vor allem, wenn Empfindung und Affekt von Kognitionen, Bildern und Bedeutungen dissoziiert sind, entsteht bei den Patienten oft ein hohes Angstniveau, manche befürchten verrückt zu werden.

Betroffene gaben in der Untersuchung von van der Kolk et al. (1984) an, über eine Periode von fünfzehn Jahren hinweg ohne jede Modifikation die gleichen traumatischen Szenen gesehen zu haben. Da es nicht möglich ist, alle mit dem Trauma verknüpften Alltagsstimuli zu vermeiden, ist es nicht übertrieben zu sagen, dass die Krankheit selbst den Betroffenen jeden Tag neu traumatisiert. Als schwerste Ausprägung finden wir das *komplexe Wiedererleben.* In diesem Fall wird eine traumatische Szene mit einer derartigen Intensität erlebt, dass die oder der Betroffene sich plötzlich in die Kindheit zurückgesetzt fühlt – so als werde die Traumatisierung ein zweites Mal erlebt. Vor allem ausgelöst durch sexuelle Handlungen oder Einwirkung von Gewalt sind derartige Phänomene beschrieben (Jehu u. Gazan 1983).

Symptome einer PTBS können kontinuierlich seit dem Trauma bestehen oder mit zum Teil erheblicher Verzögerung auftreten. Gerade Opfer langer Kindheitstraumatisierungen können sich, nachdem sie das traumatisierende Umfeld verlassen haben, oberflächlich betrachtet über längere Zeit relativ gut fühlen, auch durchaus erfolgreich im Leben sein, bis sie dann, unter auslösenden Bedingungen wie Trennungen, Verlustereignissen usw. schwer dekompensieren. Genauere Explorationen lassen allerdings meist deutlich werden, dass das Leben bis dahin dennoch voller Anstrengungen und Belastungen war und dass es nur um den Preis fortgesetzter Aktivitäten, übermäßiger Arbeit (Workaholics) und Aufopferung möglich war, sich von traumatischen Erinnerungen abzulenken.

Eine Patientin, leistungsorientiert und aktiv, ist völlig überrascht vom Einbruch intrusiver traumatischer Erinnerungen und depressiver Symptome, ausgelöst durch die Aufnahme einer Partnerschaft. Sie war davon überzeugt gewesen, dass sie ihre traumatischen Erfahrungen längst hinter sich gelassen hatte.

Erwähnenswert ist, dass weibliche Opfer traumatischer Gewalt im Vergleich zu traumatisierten Männern etwa doppelt so häufig die Symptomatik einer PTBS entwickeln, während Männer eher andere Symptome berichten (Ackerman et al. 1998). Albach und Everaerd (1992) fanden bei 97 weiblichen Inzestopfern in 62% der Fälle eine PTBS. Ein anderer auffälliger Befund ist, dass bei einem Drittel aller Personen mit einer Borderline-Persönlichkeitsstörung die Symptomatik einer PTBS vorgefunden wurde (Gunderson u. Sabo 1993).

10.3 Das Konzept der Komplexen posttraumatischen Belastungsstörung

Anders als bei Opfern plötzlicher und unvorhersehbarer Traumatisierungen im Erwachsenenalter (Typ-I-Traumen), etwa nach Unfällen oder Naturkatastrophen, steht klinisch bei den chronisch kumulativen Traumatisierungen (Typ-II-Traumen) nicht die in der ICD-10 definierte Symptomatik der PTBS, sondern eine Vielzahl anderer Symptome und Störungsbilder im Vordergrund des klinischen Bildes. Zwar leiden auch viele Opfer von Kindheitstraumatisierungen unter Intrusionen (Flashbacks, Nachhallerinnerungen) oder anderen Symptomen der PTBS, häufiger sind jedoch schwere Störungen der Emotionsregulierung, dissoziative Symptome, Somatisierungsstörungen, Persönlichkeitsveränderungen, Persönlichkeitsstörungen und weitere Symptombilder.

Diese Störungsbilder fassen wir mit Herman (1992a) unter dem Begriff der »Komplexen posttraumatischen Belastungsstörung« zusammen, einer diagnostischen Kategorie, die sich klinisch sehr bewährt hat, bisher aber nicht Bestandteil unserer deskriptiven diagnostischen Systeme ge-

Tab. 10-1 Störungen durch extremen Stress, die nicht anderweitig spezifiziert sind (DESNOS; Herman 1992a)

A. Störungen der Regulierung des affektiven Erregungsniveaus
(1) chronische Affektdysregulation (2) Schwierigkeit, Ärger zu modulieren (3) selbstdestruktives und suizidales Verhalten (4) Schwierigkeit, sexuelles Kontaktverhalten zu modulieren (5) impulsive und risikoreiche Verhaltensweisen
B. Störungen der Aufmerksamkeit und des Bewusstseins
(1) Amnesie (2) Dissoziation
C. Somatisierung
D. Chronische Persönlichkeitsveränderungen
(1) Änderung in der Selbstwahrnehmung: chronische Schuldgefühle; Selbstvorwürfe; Gefühle, nichts bewirken zu können; Gefühle, fortgesetzt geschädigt zu werden (2) Änderungen in der Wahrnehmung des Schädigers: verzerrte Einstellungen und Idealisierungen des Schädigers (3) Veränderung der Beziehung zu anderen Menschen: (a) Unfähigkeit, zu vertrauen und Beziehungen mit anderen aufrechtzuerhalten (b) die Tendenz, erneut Opfer zu werden (c) die Tendenz, andere zum Opfer zu machen
E. Veränderungen in Bedeutungssystemen
(1) Verzweiflung und Hoffnungslosigkeit (2) Verlust der bisherigen Lebensüberzeugungen

Tab. 10-2 Kriterien der Posttraumatischen Belastungsstörung nach ICD-10 und weitere Symptome im Rahmen der Komplexen posttraumatischen Belastungsstörung

Posttraumatische Belastungsstörung (ICD-10)	Komplexe posttraumatische Belastungsstörung
• Intrusionen (Flashbacks) – akustische, haptische oder olfaktorische Teilerinnerungen – Pseudohalluzinationen – Körper-Flashbacks, Affekt-Flashbacks – Albträume • emotionale Betäubung • Vermeidungsverhalten • chronische Übererregung	• depressive Symptome • emotionale Instabilität • dissoziative Phänomene • Somatisierungsstörungen • funktionelle Sexualstörungen • körperliche Erkrankungen • Angststörungen und Panikattacken • Essstörungen • Substanzmissbrauch

worden ist. Häufig gebraucht wird auch die Kategorie »Disorders of Extreme Stress Not Otherwise Specified« (DESNOS), die in einem eigenen Abschnitt als »assoziierte Merkmale und Störungen« in die DSM-IV aufgenommen wurde. In Tabelle 10-1 sind die diesem Begriff zuzuordnenden Symptommanifestationen aufgeführt. Sie machen den größten Teil des Spektrums der traumaassoziierten Störungsbilder aus. Allen traumaassoziierten Störungsbildern ist gemeinsam, dass sie eine Traumaätiologie haben können, aber nicht in jedem Fall haben müssen.

Das Fehlen der Kategorie der Komplexen posttraumatischen Belastungsstörung in den großen Klassifikationssystemen zwingt uns weiterhin, die zugehörigen Einzelsymptome unabhängig voneinander wie komorbide Störungsbilder zu kodieren. Die Diagnose einer PTBS muss dabei dem unter F43.1 definierten Symptommuster – Intrusionen, psychische Betäubung, Vermeidungsverhalten, vegetative Übererregung – vorbehalten bleiben. Es wurde vielfach beklagt, wie wenig eine an der Oberfläche der Symptommanifestationen bleibende diagnostische Klassifikation befriedigt und wie inadäquat das Komorbiditätskonzept für die Erfassung der durch eine gemeinsame Ätiopathogenese verbundenen multiplen Symptomatik ist. Tatsächlich stellen die Symptome der Komplexen posttraumatischen Belastungsstörung – Dissoziationen, somatoforme Störungen und die verschiedenen Persönlichkeitsveränderungen – nicht unabhängige komorbide Störungen dar. Sie repräsentieren die komplexen somatischen, kognitiven, affektiven und verhaltensbezogenen Folgen komplexer psychischer Traumatisierungen. In Tabelle 10-2 werden die Kriterien der PTBS nach ICD-10 sowie weitere Symptome der Komplexen posttraumatischen Belastungsstörung gegenübergestellt.

In den folgenden Abschnitten soll die vielfältige Symptomatik der Komplexen posttraumatischen Belastungsstörung dargestellt werden.

10.4 Störungen der Emotionsregulierung und depressive Symptomatik

Wichtigstes Kriterium der Komplexen posttraumatischen Belastungsstörung sind Störungen *der Regulierung des affektiven Erregungsniveaus.* Diese können sich entweder in einer anhaltenden Depressivität oder in affektiven Dysregulationen mit raschen Wechseln der Stimmungslage äußern. Betrachten wir die Symptome im Einzelnen.

- Die unaufhörlichen Verluste führen bei praktisch allen chronisch traumatisierten Personen zu lang andauernden chronifizierenden *depressiven Verstimmungen.* Um welche Verluste handelt es sich hierbei? Allen voran ist es der Verrat durch die wichtigsten Bindungsfiguren in der Kindheit. Hinzu kommt, als Folge der erschütterten Grundüberzeugungen (s. Kap. 2.10), oft auch noch das Gefühl einer verlorenen Zukunft, was in besonderem Maße zur Depression disponiert. *Depressive Symptome gelten als die häufigsten Symptome bei Opfern sexueller Traumatisierungen* und stehen im Zusammenhang mit einem negativen Selbstbild, mit einem geringen Selbstwertgefühl sowie mit Gefühlen der Isolation und Stigmatisierung (Briere u. Runtz 1990).

- Von Bedeutung ist weiterhin die affektive *Dysregulation im Rahmen der Borderline-Symptomatik*. Die Stimmungsschwankungen treten oft unvorhersehbar auf und lassen sich zunächst nicht erklären. Äußere Stimuli »triggern« (auslösen) alte traumatogene Affekte und führen dazu, dass die aus der traumatischen Situation stammenden Gefühle mit der aktuellen Situation verknüpft werden. Wachgerufen werden vor allem Gefühle der Verlassenheit und Hilflosigkeit, oft sind die Gefühle auch nicht differenzierbar. Die Fähigkeit zur Regulierung der Affekte ist geschwächt (van der Kolk et al. 1994).
- *Selbstverletzende und andere autodestruktive Verhaltensweisen* sind häufige Traumafolgesymptome, die im Dienste der Emotionsregulierung stehen (Favazza et al. 1989). Entgegen einer weit verbreiteten Auffassung werden sie von den Patientinnen in aller Regel nicht gezielt eingesetzt, um Zuwendung und Aufmerksamkeit zu erreichen. Vielmehr sind sie oft das einzige Mittel, um quälende traumatische Affektzustände wie diffuse Spannungszustände, Depersonalisationsphänomene und unerträgliche Gefühle des Verlassenseins zu unterbrechen (Briere 1992; Sachsse 1994). Vielfach gehen dissoziative Bewusstseinszustände dem selbstverletzenden Verhalten voraus (s. Kap. 23).

10.5 Dissoziative Phänomene

Dissoziative Symptome sind ebenfalls zentrale Phänomene bei traumatisierten Patienten, sowohl nach sexueller Gewalt wie nach anderen Formen der Misshandlung (Chu u. Dill 1990; Briere u. Runtz 1988).

Zunächst ist das Phänomen der Dissoziation nicht notwendigerweise pathologisch. Es hat sich als nützlich herausgestellt, zwischen normaler und pathologischer Dissoziation wie folgt zu unterschieden (Putnam et al. 1996; Waller et al. 1996):

- In einem *breiteren Sinne* können dissoziative Phänomene auch *normale Erscheinungsformen des Lebens* darstellen. In diesem Sinne können leichtere Trancezustände des täglichen Lebens als dissoziative Phänomene verstanden werden; man denke beispielsweise an leichtere Trancen und das Wegdämmern während automatisch ablaufender Handlungen (»Autobahntrancen«). In manchen Kulturen sind dissoziative Phänomene Bestandteile religiöser Erfahrung.
- In einem *engeren klinischen Sinne* wird unter Dissoziation der *Verlust relevanter Aspekte des bewussten Erlebens bis hin zum Verlust der integrativen Funktionen des Bewusstseins und der persönlichen Identität* verstanden.

Den *Mechanismus der Dissoziation* verstehen wir als einen *komplexen psychophysiologischen Prozess, der zu Veränderungen im Bewusstsein führt* und bewirkt, dass Gedanken und Gefühle dem Bewusstsein zumindest teilweise entzogen werden (Putnam 1989). Auf diese Weise kann es zu einem Nebeneinander verschiedener Bewusstseinszustände und damit zu einem Nebeneinander verschiedener Formen der Wahrnehmung und des Gedächtnisses kommen (Janet 1889). Neurobiologisch ist er wesentlich mit dem parasympathischen Nervensystem assoziiert.

Zur *Verursachung von dissoziativen Störungen* seien zwei Punkte hervorgehoben:

- In erster Linie muss von einer angeborenen oder genetisch determinierten Fähigkeit zum Dissoziieren ausgegangen werden (Frischholz et al. 1992).
- In zweiter Linie wird die Einwirkung von körperlichen, sexuellen oder emotionalen Traumatisierungen als wesentlicher ätiologischer Faktor angesehen (Chu u. Dill 1990; Briere u. Runtz 1988).

Bei Kindheitstraumatisierungen haben dissoziative Mechanismen offensichtlich die Funktion, Bindungsbeziehungen zu misshandelnden Bezugspersonen zu erhalten (Spiegel 1988). Die traumatische Wirklichkeit wie eine »traumähnliche Unwirklichkeit« und das real gewordene Trauma seines Realitätsgehaltes zu entkleiden, kann für eine gewisse Zeit Trost vermitteln. Depersonalisation kann helfen, das Körperempfinden zu verringern, abzustumpfen und eine Distanzierung herzustellen. Das Trauma wird so erlebt, als geschehe es einer anderen Person. Bedeutsam sind vor allem die »Out-of-body-Erlebnisse«, bei denen sexuell traumatisierte Kinder aus ihrem misshandelten Körper »herausschweben« und sich von »oben und außen« mit ansehen, was geschieht.

In der ursprünglichen traumatischen Situation hatten dissoziative Phänomene eine protektive Funktion im Sinne einer psychologischen Fluchtmöglichkeit, um die die Misshandlung begleitenden Affekte von Angst, Wut und Schmerz zu bewältigen. Im späteren Leben wirken sie sich jedoch maladaptiv aus, da sie die Kontinuität des Erlebens bedrohen und die kognitive Leistungsfähigkeit vermindern (Spiegel 1986).

Das Auftreten mehrerer Misshandlungsformen scheint die Wahrscheinlichkeit dissoziativer Phänomene zu erhöhen (Sanders et al. 1989). Dabei wurden die höchsten Dissoziationswerte bei Personen gefunden, die körperlichen und emotionalen Missbrauch erlitten hatten. Die Dissoziationswerte auf der Dissociative Experiences Scale (DES) waren besonders hoch, wenn der Täter ein Familienmitglied war (Bernstein u. Putnam 1986). Extreme Formen der Dissoziation finden sich bei der dissoziativen Identitätsstörung (der sog. »Multiplen Persönlichkeit«), bei denen sich in 95% der Fälle schwerwiegende und oft sehr gewaltsame Formen der körperlichen, sexuellen und emotionalen Gewalt finden (Putnam 1989).

Dissoziative Phänomene können verschiedene Formen annehmen. Wir kennen als dissoziative Phänomene alle Lücken im Bewusstseinsfluss und Wechsel in veränderte Bewusstseinszustände. Wir unterscheiden zwischen *symptomatischen Formen der Dissoziation* und *strukturellen Dissoziationen der Persönlichkeit*: Auf strukturelle Dissoziationen sind wir in Kapitel 8 eingegangen. An dieser Stelle seien die symptomatischen Formen der Dissoziation genannt:

- Unter einer *dissoziativen Amnesie* (F44.0) verstehen wir einen reversiblen Erinnerungsverlust für wichtige, meist traumatische und erst kurz zurückliegende Ereignisse, ohne organische Ursache oder Drogeneinfluss. Die Amnesien beziehen sich häufig auf schwere traumatische Ereignisse. Traumatisierte Patientinnen weisen oft erhebliche Erinnerungslücken in der Biografie auf. Bei Patienten mit schweren dissoziativen Störungen können Amnesien für kurz zurückliegende Zeiträume die therapeutische Arbeit sehr erschweren.
- Klinisch wichtig sind ferner *Depersonalisationsphänomene und Derealisationsphänomene* bei traumatisierten Patientinnen. Die Patientinnen erleben eine veränderte – verzerrte oder verfremdete – Wahrnehmung der Umgebung und der eigenen Person. Typischerweise kommen sich die Patienten vor, als befänden sie sich in einem Film, als stünden sie »neben sich« oder als betrachteten sie die Welt wie durch eine Glas- oder Nebelwand. Oder sie haben ein Gefühl, als befänden sie sich in einer völlig anderen, bedrohlichen Welt voller Täter und Verfolger.
- Seltener ist das Phänomen der *Fugue*. Hierunter wird das Verlassen der gewohnten Umgebung verstanden. Es kann zu einer Reise kommen, für die im Nachhinein eine Amnesie besteht. Das Symptom kommt – sofern eine hirnorganische Ursache ausgeschlossen ist – fast nur im Rahmen einer dissoziativen Identitätsstörung vor.
- Unter dem ebenfalls seltenen *dissoziativen Stupor* (F44.2) verstehen wir eine beträchtliche Verringerung oder das Fehlen willkürlicher Bewegungen oder normaler Reaktionen auf äußere Reize ohne Anhalt für eine körperliche Ursache.

- Misshandlung und Vernachlässigung führen zu einer schweren *Beeinträchtigung des Körperselbsterlebens.* Nach einem Trauma kann es, selbst wenn eine positive und integrierte Körperselbsterfahrung schon vorhanden war, zu einer Affektabwehr kommen, indem die Körperwahrnehmung durch Dissoziation abgeschaltet wird. So ist es möglich, dass körperliche Schmerzen nicht wahrgenommen werden, aber auch positive Körpererfahrungen nicht mehr wahrnehmbar sind, was in einem Gefühl der Gefühllosigkeit oder des Totseins zum Ausdruck kommt (van der Kolk et al. 1996c).
- *Spontane trance-ähnliche Zustände* sind wahrscheinlich das häufigste dissoziative Symptom bei Kindern. Diese *blank spells,* während der das Kind unaufmerksam ist und nicht reagiert, können sich verheerend auf seine schulische Leistung und seine kognitive Entwicklung auswirken. Meist ist sich das Kind dessen nicht bewusst; es fällt ihm allenfalls auf, dass ihm bestimmte Informationen fehlen, über die seine Kameraden verfügen. Diese durch die Dissoziationen bedingten Lücken in der Kontinuität des Erlebens können zu einer Schwächung des Denkens in Ursache-Wirkungs-Zusammenhängen führen und weiter zur Folge haben, dass aus Erfahrung nicht gelernt werden kann (Putnam 1991). Auffällige Veränderungen des Wissensumfangs und der Fähigkeiten werden von Lehrern und Eltern häufig beobachtet (Dell 2002). Das Kind wird sich bald als »dumm« erleben, weil es, so sehr es auch sich bemüht, seine Leistung nicht verbessern kann – mit entsprechend negativen Folgen für die Entwicklung des Selbstwertgefühls. Probleme der Regulation des Verhaltens und des Affekts sind bei dissoziativen Störungen in der Kindheit häufig (Dell 2002).
- Erwachsene mit dissoziativen Störungen zeigen in ähnlicher Weise ausgeprägte *Stimmungsschwankungen,* intermittierende Depressionen, Panikattacken und andere plötzliche Veränderungen ihres affektiven Zustandes (Ross et al. 1989).

Die in den Diagnosesystemen ICD-10 und DSM-IV vollzogene kategoriale Grenzziehung zwischen PTBS und dissoziativen Störungen ist bei näherem Hinsehen nicht haltbar. Das zentrale Charakteristikum traumatisierter Patienten besteht darin, dass traumatische Erinnerungen oder Teile davon dissoziiert bestehen bleiben und ein teilweises oder vollständiges Wiedererleben dieser traumatischen Erinnerungen verursachen (van der Hart et al. 1995). Der Mechanismus der Dissoziation ist bei den intrusiven Symptomen der PTBS ebenso wirksam wie bei den dissoziativen Amnesien oder Depersonalisationssymptomen. Richtiger wäre es, von positiven dissoziativen Symptomen (z. B. Intrusionen, Pseudohalluzinationen) und negativen dissoziativen Symptomen (z. B. Amnesien, Depersonalisationsphänomene) zu sprechen (Nijenhuis et al. 1997).

Die Unterscheidung zwischen positiven und negativen Symptomen gilt besonders auch für die von Nijenhuis et al. (1997) ausführlich beschriebene somatische oder somatoforme Dissoziation. Wir bezeichnen damit zahlreiche medizinisch nicht erklärbare Körpersymptome, die als traumatische »Körpererinnerungen« verstanden werden können, meist ohne ein Wissen um den traumatischen Zusammenhang. Als positive, durch den Sympathikus vermittelte somatisch-dissoziative Symptome kennen wir Schmerzen und Missempfindungen verschiedenster Art, als negative, durch den Parasympathikus vermittelte somatisch-dissoziative Symptome hingegen sensible Ausfallserscheinungen wie Taubheitsgefühle und Gefühllosigkeit im Bereich der Extremitäten.

Die Diagnostik dissoziativer Phänomene ist nicht einfach, aber für die Praxis sehr bedeutsam. Die Schwierigkeiten können folgende Ursachen haben (Gast et al. 2001a; Kluft 1991):

- Sich an wesentliche Begebenheiten nicht erinnern zu können oder eine Umgebung nicht wiederzuerkennen, kann mit großen Schamgefühlen verbunden sein. Daher neigen die Betroffenen aus Angst, für »verrückt« gehalten zu werden, dazu, ein solches Erleben zu überspielen oder zu verheimlichen, und nehmen lieber in Kauf, als vergesslich oder zerstreut angesehen zu werden.

- Weiterhin gibt es eine Amnesie für die Amnesie: Die Betroffenen wissen einfach nicht mehr, dass sie sich an relevante Begebenheiten nicht erinnern konnten.
- Oft ist den Betroffenen gar nicht bewusst, dass andere Menschen die Welt anders erleben und ein anderes Gefühl für zeitliche Kontinuität haben können, weil sie es selbst nie anders erlebt haben.
- Da sich dissoziative Phänomene kaum in Worte fassen lassen, werden schon von daher dissoziative Episoden oft nicht mitgeteilt.

Wegen der geschilderten Schwierigkeiten empfehlen wir, die Diagnostik dissoziativer Symptome systematisch mithilfe von Fragebögen und klinischen Interviews durchzuführen. Die Dissociative Experiences Scale (DES; Bernstein u. Putnam 1986) ist ein sehr verbreitetes Selbsteinschätzungsinstrument, das eine recht gute empirische Validität aufweist (Carlson u. Putnam 1993). Als deutsche Version der DES existiert der Fragebogen zu dissoziativen Symptomen (FDS; Freyberger et al. 1999). Er besteht aus 44 Items, wobei zu den 28 Items der Originalversion 16 hinzugefügt wurden, die körperdissoziative oder Konversionssymptome erfragen. Die Items zur Dissoziation erfassen die Bereiche Depersonalisationsphänomene, Amnesie und Identitätsspaltung. Den Fragebogen auszufüllen dauert etwa 15 Minuten. Bei der Auswertung wird der Mittelwert aus allen angekreuzten Items gebildet. Im Folgenden wollen wir auf den Umgang mit den Ergebnissen eingehen.

- *Auffällige Werte* nehmen wir zum Anlass für eine ausführlichere klinische Exploration, um sicherzustellen, dass die Fragen richtig verstanden wurden. Wir fordern die Patientinnen auf, zu positiv markierten Items Beispiele zu geben. Eine Patientin, die angekreuzt hat, dass sie sich oft an Orten wiederfindet, an denen sie glaubt, noch nie gewesen zu sein, würden wir um eine entsprechende Erläuterung bitten.
- Ab einem Mittelwert von 20 bis 25 besteht der Verdacht auf eine relevante dissoziative Störung, die durch ein strukturiertes Interview erhärtet werden sollte, z. B. mithilfe des DSM-IV-orientierten »Strukturierten Interviews für Dissoziative Störungen« (SKID-D), das inzwischen in der von Gast et al. (2000a) übersetzten Form vorliegt.
- Der Fragebogen kann jedoch nur den Stellenwert eines *Screening-Instruments* beanspruchen. In nicht unbedeutendem Umfang, etwa in 20 % der Fälle, haben wir mit falsch negativen Testergebnissen zu rechnen. Ein unauffälliger FDS-Wert schließt also eine dissoziative Störung nicht aus. Umgekehrt ist auch in ca. 20 % der Fälle mit falsch positiven Testergebnissen zu rechnen, was die Bedeutung von Fremdbeobachtung und sorgfältiger Exploration unterstreicht.

10.6 Somatisierungsstörungen

Somatisierungsstörungen sind eine häufige Folge schwerer Traumatisierungen. Schon früh wurde darauf hingewiesen, dass der nicht verarbeitbare, weil nicht repräsentierbare Affekt ins Körperliche verschoben werden kann. Wir sprechen dann von Resomatisierung, wie wir sie typischerweise bei den Somatisierungsstörungen vorfinden (Krystal 1978). Neben der Dedifferenzierung und der Deverbalisierung ist auch die Resomatisierung Ausdruck der Regression auf eine frühere Ebene des Funktionierens.

Bei Patienten mit funktionellen Abdominalbeschwerden konnte im Vergleich zu einer somatischen Kontrollgruppe signifikant häufiger eine Vorgeschichte sexueller Traumatisierung und körperlicher Misshandlung gefunden werden (Drossman 1995). Bei 33 % der untersuchten Patienten mit somatoformen Schmerzstörungen fanden Egle et al. (1993) körperliche Misshandlungen und bei 14 % sexuelle Gewalt als biografische Belastungsfaktoren. Körperliche Misshandlungen und sexuelle Gewalt waren häufiger in einer Stichprobe mit Rückenschmerzen ohne somatischen Befund im Vergleich zu einer somatischen Kontrollgruppe (Schofferman et al. 1993). Psychogene (»hysterische«) Krampfanfälle nach Inzesterfahrungen werden in der Literatur wiederholt kasuistisch belegt, wobei allerdings systematische Studien bisher fehlen (Goodwin 1989). Die Untersuchungen an Holocaust-Überlebenden zeigen, dass so gut wie alle unter psychosomatischen Symptomen litten (De Loos 1990; Hoppe 1968; Krystal u. Niederland 1968).

10.7 Funktionelle Sexualstörungen

Störungen des Sexualverhaltens werden bei Opfern sexueller Gewalt gehäuft gefunden. Sie reichen von verminderter Sexualaktivität als Folge von Schuldgefühlen, Hemmungen, Alibidinie (Fehlen des sexuellen Bedürfnisses) oder Angst bis zu zwanghaft gesteigerter Sexualaktivität und Promiskuität (Goodwin 1989). Vaginismus (Silverstein 1989) und Frigidität (Jehu 1989) sind häufige Symptome nach sexuellen Traumatisierungen. Sie sind jedoch wie alle funktionellen Sexualstörungen nicht dafür spezifisch.

10.8 Körperliche Erkrankungen

Traumatisierte Patienten haben offenbar auch ein höheres Risiko, körperlich zu erkranken. Dass psychische Traumatisierungen in der Kindheit beträchtliche Auswirkungen auf die körperliche Gesundheit haben können, ist aus einer zunehmenden Anzahl von Studien bekannt. So weisen Opfer traumatischer Gewalt erhöhte Morbiditäts- und Mortalitätsraten auf, vor allem, wenn die Symptomatik einer PTBS vorliegt (Wolff et al. 1994).

Die Wahrscheinlichkeit, körperliche Symptome zu entwickeln – vor allem Schmerzsymptome, funktionelle Sexualstörungen, gastrointestinale Beschwerden und andere körperliche Beschwerden – ist bei Frauen mit einer Vorgeschichte sexueller Übergriffe höher als bei Frauen ohne eine solche Vorgeschichte, wobei die Unterschiede sowohl für organmedizinisch erklärbare als auch für organmedizinisch nicht erklärbare Beschwerden gelten (Golding 1994). Die Vielzahl der Beschwerden deutet oft schon auf eine Traumatisierung hin: Bei Frauen mit 6 oder mehr Beschwerden war die Wahrscheinlichkeit, dass eine Traumatisierung in der Kindheit vorlag, gegenüber Frauen mit einer geringeren Symptomanzahl um das Vierfache erhöht (McCauley et al. 1997). Oft nehmen traumatisierte Patientinnen auch notwendige medizinische Konsultationen aus Angst vor der damit verbundenen körperlichen Berührung nicht wahr. Dies gilt vor allem für gynäkologische Untersuchungen (Zerbe 1999).

In der groß angelegten Studie von Felitti (2002) an über 17000 Patienten stand die Anzahl der untersuchten Belastungsfaktoren in der Kindheit in direkter Beziehung zu der Häufigkeit von ischämischen Herzerkrankungen, Krebserkrankungen, chronischen Lungenerkrankungen, Knochenfrakturen und Lebererkrankungen. Eine neuere epidemiologische Studie (Romans et al. 2002) ergab, dass Störungsbilder wie chronisches Müdigkeitssyndrom *(chronic fatigue syndrome)*, Blasenstörungen, Kopfschmerzen einschließlich Migräne, Asthma, Diabetes und Herzprobleme bei Frauen mit Traumatisierungen in der Kindheit und im Erwachsenenalter signifikant häufiger vorkamen als bei Frauen ohne Traumatisierungen.

10.9 Angststörungen und Panikattacken

Panikattacken finden sich häufig im Rahmen der PTBS. Tatsächlich haben zahlreiche Patienten mit Panikattacken eine traumatische Vorgeschichte (Falsetti et al. 1995). Oft ist die erste Panikattacke mit einem traumatischen Stress verbunden, spätere Panikattacken werden durch traumaassoziierte Stimuli ausgelöst. Angstsymptome finden sich bei traumatisierten Patienten häufiger als bei Kontrollgruppen (Stein et al. 1996). Die Angstmanifestationen können chronisch sein oder durch traumaähnliche Stimuli ausgelöst werden.

10.10 Essstörungen

Essstörungen können ebenfalls eine Langzeitfolge psychischer Traumatisierungen sein. So findet sich bei Patientinnen mit Essstörungen häufig eine Vorgeschichte insbesondere sexueller Traumatisierung in der Kindheit (Hall et al. 1989; Palmer et al. 1990; Waller 1994). Allerdings sind die Traumatisierungen lediglich *ein* Faktor innerhalb einer multifaktoriellen Ätiologie, an der auch genetische und soziokulturelle Faktoren beteiligt sind (Zerbe 1993). Sexuelle Traumatisierungen scheinen bei Frauen mit Bulimie häufiger zu sein als bei Frauen mit Anorexia nervosa (Waller 1992; Wonderlich et al. 1997). Unter stationären Patienten mit Essstörungen hatten 74% eine traumatische Vorgeschichte, bei 52% fand sich gleichzeitig eine PTBS (Gleaves et al. 1998).

Selbstinduziertes Erbrechen kann ähnlich wie bulimische Fressattacken zur Spannungsreduktion eingesetzt werden und dissoziative Zustände bessern (Rorty u. Yager 1996). Nach dem selbstinduzierten Erbrechen berichten die Patienten meist über eine Besserung ihres Befindens, wenngleich Scham- und Schuldgefühle bald darauf wieder einzusetzen pflegen. Essstörungen können eine wichtige Funktion bei der Regulierung des Selbstwertgefühls haben, da während des Fressanfalls oder während des Erbrechens für die Betroffenen nichts anderes existiert als das Essen (Swirsky u. Mitchell 1996).

10.11 Substanzmissbrauch

Drogen- und Alkoholmissbrauch sind ebenso eine häufige Langzeitfolge nach Traumatisierungen in Kindheit und Jugend. Substanzmissbrauch kann als Versuch verstanden werden, den Einbruch unerträglicher und traumatischer Affekte, vor allem von Scham, Wut und Verzweiflung, einzudämmen (Peters 1988). Patienten mit der Neigung zu Substanzmissbrauch berichten über eine höhere Inzidenz von körperlicher Gewalt (13–15%) im Vergleich zur Allgemeinbevölkerung (Kroll et al. 1985). Von traumatisierten Patientinnen ist zu erfahren, dass Alkohol und Heroin günstige Wirkungen auf intrusive und Hyperarousal-Symptome haben und dass Benzodiazepine und Marihuana Übererregungssymptome bessern können (Bremner et al. 1996). Wieweit Traumatisierungen in der Kindheit das Risiko einer Substanzabhängigkeit auch unabhängig von der Entwicklung einer PTBS erhöhen, bedarf noch weiterer Klärung.

Literaturempfehlungen

Allen JG (2001). Traumatic Relationships and Serious Mental Disorders. Chichester, New York: Wiley.

Eckhard-Henn A, Hoffmann SO (Hrsg) (2004). Dissoziative Bewusstseinsstörungen. Stuttgart, New York: Schattauer.

Egle UT, Hoffmann SO, Joraschky P (Hrsg) (2005). Sexueller Missbrauch, Misshandlung, Vernachlässigung. 3. Aufl. Stuttgart, New York: Schattauer.

Fiedler P (2001). Dissoziative Störungen und Konversion. Trauma und Traumabehandlung. 2. Aufl. Weinheim: Beltz-PVU.

Flatten G, Gast U, Hofmann A, Liebermann P, Reddemann, L, Siol T, Wöller W, Petzold E (Hrsg) (2004). Posttraumatische Belastungsstörung. Leitlinie der AWMF und Quellentext. 2. Aufl. Stuttgart, New York: Schattauer.

Freyberger HJ, Spitzer C, Stieglitz RD (1999). Fragebogen zu Dissoziativen Symptomen FDS. Testmanual. Bern: Hans Huber.

Gast U, Rodewald F, Kersting A, Emrich HM (2001). Diagnostik und Therapie Dissoziativer (Identitäts-) Störungen. Psychotherapeut; 46: 289–300.

Herman JL (1992). Complex PSTD: a syndrome of survivors of prolonged and repeated trauma. J Trauma Stress; 5: 377–91.

Kapfhammer HP (2005). Somatisierung als Korrelat komplexer posttraumatischer Belastungsstörungen. Persönlichkeitsstörungen – PTT; 9: 116–26.

Van der Kolk BA, McFarlane AC, Weisaeth L (Hrsg) (2000). Traumatischer Stress. Grundlagen und Behandlungsansätze. Paderborn: Junfermann.

Vollmoeller W (1997). Angst bei Persönlichkeitsstörungen. PTT – Persönlichkeitsstörungen, Theorie und Therapie; 1: 93–100.

Wöller W, Gast U, Reddemann L, Siol T, Liebermann P (2004). Akute und komplexe Traumafolgestörungen. In: Flatten G, Gast U, Hofmann A, Liebermann P, Reddemann, L, Siol T, Wöller W, Petzold E (Hrsg). Posttraumatische Belastungsstörung. Leitlinie der AWMF und Quellentext. 2. Aufl. Stuttgart, New York: Schattauer; 29–50.

11 Ressourcen- und Traumadiagnostik

Die Erfassung von Ressourcen und psychischen Traumatisierungen

11.1 Die Problematik der Exploration traumatischer Erfahrungen

Jede diagnostische Maßnahme ist immer schon eine therapeutische Aktivität. Schon im ersten diagnostischen Kontakt vermitteln wir unseren Patienten die therapeutische Haltung, die die Basis für die Entwicklung einer hilfreichen therapeutischen Beziehung ist. Entsprechend der Ressourcenorientierung unseres Behandlungskonzepts leitet uns der Grundsatz der Ressourcenaktivierung daher schon in den ersten diagnostischen Gesprächen. Im Kontext der Diagnostik bedeutet das, dass wir zunächst die Stärken, Bewältigungsstrategien und positiven Erfahrungen unserer Patienten in den Mittelpunkt unserer Diagnostik stellen und uns erst später – und möglicherweise erst dann, wenn eine hinreichende Ressourcenaktivierung gelungen ist – den Traumatisierungen zuwenden.

Die Mehrzahl der traumatisierten Patienten führt von sich aus bei der Exploration ihrer Beziehungserfahrungen im Rahmen der tiefenpsychologischen Diagnostik traumatische Erlebnisse an. Sie verschaffen uns damit die für die Anfangsphase der Therapie ausreichende Information, dass psychische Traumatisierungen überhaupt vorliegen. Wir begnügen uns zunächst mit dieser Information und verzichten auf eine weitere Exploration. Statt die traumatischen Erfahrungen unserer Patienten vorzeitig in den Fokus zu nehmen, behalten wir sie im Hinterkopf und legen stattdessen den Schwerpunkt in den ersten Stunden mehr auf das, was gemeinhin als Ressourcen und Bewältigungsstrategien benannt wird. Oft ist es sogar notwendig, spontane Berichte über Traumatisierungen taktvoll zu begrenzen und die Patientinnen darauf hinzuweisen, dass es nicht gut sein kann, zu viel negatives Material zu mobilisieren, bevor die dafür notwendigen Ressourcen aktiviert sind. Wir erklären den Patientinnen, dass wir erst eine gute Basis schaffen müssen, die ihnen einen Umgang mit den doch häufig sehr belastenden Affekten ermöglicht.

Andere Patienten stellen uns vor ein Dilemma. Einerseits ist es für unsere Therapieplanung von großer Bedeutung, ob in der Anamnese psychische Traumatisierungen vorliegen oder nicht. Andererseits verbietet sich eine Exploration traumatischer Erfahrungen in der Frühphase einer Therapie wegen der drohenden Überflutung durch traumatisches Material. Wie können wir mit dem Dilemma umgehen? Im Zweifelsfall müssen wir uns für den Grundsatz entscheiden, Schaden von unseren Patienten abzuwenden. Dafür kann es notwendig sein, für die erste Zeit der Behandlung eine gewisse diagnostische Unklarheit in Kauf zu nehmen. Mit einiger Erfahrung lässt sich die Verdachtsdiagnose einer psychischen Traumatisierung aus der Symptomatik ableiten (s. Kap. 10).

Um diese therapeutische Haltung zu unterstreichen, wollen wir uns konsequenterweise zunächst mit der Diagnostik der Ressourcen und Bewältigungsstrategien beschäftigen, bevor wir auf die Diagnostik von Traumatisierungen zu sprechen kommen.

11.2 Ressourcendiagnostik

Vor aller Beschäftigung mit den Details der Traumatisierungen legen wir den größten Wert auf die Frage, wie unsere Patienten es trotz aller Schwierigkeiten und Widerwärtigkeiten doch geschafft haben, ihr Leben in wesentlichen Teilen zu bewältigen, und was ihnen dabei geholfen hat. Wir interessieren uns für ihre *Ressourcen* in der Vergangenheit wie in der Gegenwart. Persönliche Stärken, Fähigkeiten und Erfolge bilden den inneren Anteil, die sozialen Unterstützungssysteme mit ihren materiellen und personalen Aspekten den äußeren Anteil der persönlichen Ressourcenlandschaft. Im Einzelnen kann es sich um folgende Ressourcen handeln:

- eigene Fähigkeiten, z. B. das Sich-Vertiefen in Musik, das Spielen von Instrumenten oder handwerkliche Geschicke, Kreativität
- Aktivitäten und angenehme Beschäftigungen, Tätigkeiten wie Sport, Hobbys etc.
- erfolgreich absolvierte Tätigkeiten und berufliche Leistungen
- erfolgreiches Lernen, Abschluss von Ausbildungen
- Fähigkeiten wie Ausdauer, Geduld, Flexibilität und Intelligenz
- Spiritualität und Religion
- Bücher, intellektuelle Interessen
- physische Konditionen wie körperliche Fitness oder die Fähigkeit, sich selbst zu spüren
- soziale Kompetenzen wie die Fähigkeit zur Beziehungsaufnahme und zur Einfühlung in andere Menschen
- Träume oder Tagträume
- positive Imaginationen (s. Kap. 25)
- soziale Kontakte und Freunde
- Unterstützung in Partnerschaft, Familie und Beruf
- Naturerfahrungen und Lieblingsorte wie Berge, Wiesen, Seen, Strände und Parks
- positive Erinnerung an Lehrer und Mentoren
- Tiere
- Puppen, Kuscheltiere
- Idole und Figuren aus Film, Büchern, Märchen etc.

Besonders wichtig sind immer die *positiven Beziehungserfahrungen* – die Nachbarin, die stets ein gutes Wort für das traumatisierte Kind hatte, oder ein verständnisvoller Lehrer. Besonders häufig waren es bei traumatisierten Patienten allerdings nicht Menschen, mit denen eine angstfreie Beziehung aufgebaut werden konnte, sondern *Tiere*. Tiere können nicht lügen, sie sind loyal und stehen gleichzeitig auch als fassbare und berührbare Partner zu Verfügung. Ein Beispiel hierfür ist die häufig anzutreffende Faszination, die traumatisierte Menschen gegenüber Pferden erleben. Pferde sind groß und stark – sie können fliehen –, aber sie sind nicht gefährlich. Ebenso wichtig ist die Rolle der *Fantasie* und der Idole, die sich das traumatisierte Kind »zusammenträumt«.

Eine Patientin – schwer sexuell und physisch traumatisiert, als 8. ungewolltes Kind geboren, Borderline-Diagnose, mehrfache Suizidversuche – berichtet, nachdem ihr die Imagination eines sicheren Ortes erklärt worden war, dass sie sich schon als kleines Kind immer in ein fernes Land »weggeträumt« hatte. In diesem Land konnten alle Menschen fliegen, alles war gerecht und sicher, und es gab keinen Streit zwischen den Menschen.

11.3 Bewältigungsstrategien

Im Zusammenhang mit der Erfassung der inneren und äußeren Ressourcen erfragen wir auch die Lösungs- und Bewältigungsstrategien, die unsere Patienten in belastenden Lebenssituationen entwickelt haben. Auch hier leitet uns die Frage: Wenn die Patienten so schwere Traumatisierungen erleben mussten, wie haben sie es überhaupt geschafft, psychisch zu überleben und in ihrem Leben so weit zu kommen, wie sie sich uns jetzt präsentieren?

Wichtig ist es hierbei, vor allem diejenigen Bewältigungsstrategien zu erfassen, die die Patienten handlungsfähig halten und ihnen die Erfahrung vermitteln, etwas bewirken zu können. Viele dieser Bewältigungsstrategien sind bei den Patienten auch nach vielen Jahren noch deutlich erkennbar. Wir führen diese Befragung möglichst schon bei der Anamneseerhebung durch. Beispielhaft wollen wir einige Bewältigungsstrategien nennen:

- überhaupt aktiv sein, etwas bewirken
- Vertrauen in eigene Fähigkeiten setzen
- kreativ nach Lösungen suchen
- ausdauernd an einem Ziel festhalten
- sich selbst Trost verschaffen
- sich klug verhalten, flexibel reagieren
- immer auf der Hut sein
- sich in bestimmte Tätigkeiten vertiefen, um sich abzulenken
- in Misshandlungssituationen innerlich »abschalten«, sich »wegbeamen«
- den eigenen Körper, die eigenen Gefühle wahrnehmen
- Verbündete suchen

Eine in der Kindheit traumatisierte Patientin arbeitet als Lehrerin. Durch eine dissoziative Symptomatik hat sie häufig Konzentrationsprobleme und »Aussetzer« im Unterricht. Sie verbündet sich mit den Schülern, indem sie über sich selbst lachen kann und sich so nicht ernst nimmt – durch diese Art Solidarität erhält sie vermehrt Unterstützung von den Schülern, z. B. bei Lehrproben.

- sich in Fantasiewelten zurückziehen

Ein Patient wurde als Kind von anderen Kindern häufig gehänselt, da er nach häufiger massiver physischer Gewalt im Elternhaus auffällig war. Er zog sich von anderen Kindern zurück und entwickelte in der Fantasie im Kuhstall eine Art Familie für sich, wo z. B. Körperkontakt nicht gefährlich war.

Auch bei *aktuellen Symptomen* fragen wir ebenfalls nach deren Bewältigung: »Wenn es immer wieder so schwierig ist, wie schaffen Sie es eigentlich, dies oder jenes dann doch noch zu erledigen?«

Besonders *validieren* wir auch solche Bewältigungsstrategien, die aus heutiger Sicht *nicht mehr adaptiv* erscheinen, z. B. folgende:

- Ein angepasstes Verhalten, das die einzige Möglichkeit ist, um in einem emotional vernachlässigenden Familienklima wenigstens noch etwas positive Aufmerksamkeit zu bekommen.
- Ein weiteres Beispiel für eine Bewältigungsstrategie ist das selbstverletzende Verhalten, das ebenso wertgeschätzt werden sollte, da es hilft, unerträgliche Affektzustände zu reduzieren (s. Kap. 23). Hier stellen wir ergänzend die Frage, ob die Patientinnen auch durch andere, nicht so belastende Mechanismen ähnliche Effekte erfahren haben.
- Auch passive Reaktionsweisen – etwas erdulden, abwarten usw. –, die ebenfalls sehr hilfreich sein können, validieren wir, lenken aber die Aufmerksamkeit auf aktive Aspekte der Bewältigung. Eine Patientin, die eine Misshandlungssituation überstanden hat, hat sehr wahrscheinlich auch aktiv etwas dazu beigetragen zu überleben, indem sie ihre Emotionen zumindest teilweise abgeschaltet hat. Uns interessieren folgende Fragen:

T: Nun sind Sie ja von sich aus auch wieder aus der Situation herausgekommen, wie haben Sie das eigentlich gemacht?

T: Woher kennen sie das, machen Sie das öfter so? In welchen Situationen hat Ihnen das schon vorher gut getan?

Umgekehrt können wir auch fragen, warum ein bestimmter Schutzmechanismus in einer anderen Situation nicht zur Anwendung kommen konnte. Was fehlte, um ihn auch dort anzuwenden?

Die Exploration vorhandener Ressourcen sollte so geführt werden, dass nicht der Eindruck entsteht, die Belastungen seien Bagatellen angesichts der vorhandenen Ressourcen.

11.4 Keine detaillierte Exploration psychischer Traumatisierungen zu Therapiebeginn

Wir wollen an dieser Stelle noch einmal deutlich darauf hinweisen, dass die Exploration psychischer Traumatisierungen der Kindheit nicht am Beginn der Therapie stehen sollte. Auch wenn die Patienten spontan von erlittenen Traumatisierungen berichten, stellen wir in den ersten Gesprächen keine vertiefenden Fragen. Erst wenn wir im weiteren Verlauf der Therapie eine vertrauensvolle Beziehung herstellen können und unsere Patienten Techniken der Distanzierung und Emotionskontrolle beherrschen, kommt eine Exploration in Betracht. Details von Traumatisierungen sollten erst in der Traumabearbeitungsphase erfragt werden.

Patienten, die spontan über Traumatisierungen berichten, geben wir eher allgemeine *Informationen und Erklärungen* zu psychischen Traumatisierungen (s. Kap. 20). Sie machen es den Patienten leichter, das Erlebte zuzuordnen. Übertragungsbedingte Projektionen und Fantasien können so eingegrenzt werden. Auch Imaginationen mit positivem Inhalt wie die Übungen des sicheren Ortes (s. Kap. 22.6) oder der inneren Helfer (s. Kap. 24.5) können schon in den ersten Sitzungen nutzbringend vermittelt werden.

Viel wichtiger ist es am Beginn, nach aktuellen belastenden Lebensereignissen und Möglichkeiten ihrer Bewältigung zu fragen. Aktuelle Alltagsstressoren wie Trennungen, Verluste oder aktuelle interpersonelle Konflikte können durch Reaktivierungen alter Traumamuster mit einem erheblichen subjektiven Belastungsgrad verbunden sein und insofern eine quasi traumatische Qualität haben.

Eine Patientin mit einer dependenten Persönlichkeitsstörung erlebt eine aktuelle Trennung als hoch belastend, während sie die frühere sexuelle Traumatisierung lediglich als mittelgradig belastend einstuft.
Die aktuelle Kränkung durch einen Vorgesetzten belastet einen Patienten mit einer narzisstischen Persönlichkeitsstörung weitaus mehr als die Erinnerung an die schweren Misshandlungen durch seinen Vater in der Kindheit.

Ohnehin kann die Frage einer psychischen Traumatisierung durch eine Exploration nicht schlüssig geklärt werden, da Traumatisierungen der Amnesie unterworfen und somit nicht erinnerlich sein können. Etwa ein Drittel aller massiven Kindheitstraumatisierungen unterliegt zumindest zeitweise einer Amnesie (Femina et al. 1990; Robins et al. 1966). Wenn eine Traumatisierung nicht berichtet wird, bedeutet dies daher nicht, dass keine Traumatisierung vorgelegen hat! Außerdem können erinnerte Traumatisierungen bewusst verschwiegen werden – aus Schamgefühlen oder weil sie nicht als Traumatisierung aufgefasst werden.

Trotz leerer Anamnese denken wir dennoch an die Möglichkeit einer Traumatisierung, wenn Symptome oder Reaktionsbereitschaften erkennbar sind, die für eine posttraumatische Pathologie typisch sind. Liegt die *Kernsymptomatik einer Posttraumatischen Belastungsstörung* (s. Kap. 10.2) vor, kann mit recht hoher Sicherheit von einer Traumatisierung ausgegangen werden. Liegt eine Symptomatik vor, die wir der »Komplexen posttraumatischen Belastungsstörung« (s. Kap. 10.3) zurechnen, sind Traumatisierungen in Kindheit und Jugend zumindest wahrscheinlich. Das gilt z. B. für

- ausgeprägte dissoziative Phänomene
- andauernde selbstschädigende Verhaltensweisen und Suizidalität
- übertriebene Neigung zu Risikoverhalten

- eine Neigung zur Reviktimisierung (Courtois 1999).

Wertvoll ist die Beachtung *nonverbaler Signale*. Wenn Patientinnen bei der Erwähnung eines möglicherweise traumaassoziierten Inhaltes ein offensichtliches Unbehagen oder eine Veränderung ihrer Körperhaltung erkennen lassen oder in Zustände der Depersonalisation geraten, kann dies eine solche Annahme stützen.

Eine Patientin gerät während der Therapiesitzungen jeweils bei der Erwähnung des Vaters, bei der Erwähnung ihrer Sexualität und bei der Erwähnung von Männerbeziehungen in einen tranceähnlichen Zustand (Davies u. Frawley 1994, S. 94).

Es ist jedoch nicht gerechtfertigt, bei Patientinnen mit fehlender Traumaerinnerung aus dem Vorhandensein dissoziativer Zustände, traumatischer Trauminhalte, verdächtiger Körpererinnerungen und traumaverdächtiger Verhaltensinszenierungen auf ein verdrängtes Kindheitstrauma verlässlich zurückzuschließen und so zu intervenieren, als sei eine Traumatisierung bereits bewiesen (Brenneis 1998; Loftus u. Ketehan 1995). Keinesfalls dürfen diese Phänomene den Patienten zu Behandlungsbeginn als Traumafolge gedeutet werden, wenn keine konkreten Erinnerungen vorliegen. Allerdings ist es nützlich, für sich eine ätiologische Hypothese zu formulieren, die durch weitere Hinweise verifiziert oder falsifiziert werden kann.

Wie vorsichtig wir mit Rückschlüssen auf eine sexuelle Traumatisierung in der Kindheit sein müssen, zeigt das folgende Beispiel:

Eine Patientin glaubt aufgrund einer dissoziativen und depressiven Symptomatik, einen sexuellen Missbrauch erlebt zu haben. Sie hat in mehreren gewalttätigen Beziehungen gelebt und gerät oft in Zustände der Depersonalisation und Derealisation. Außerdem hat sie für längere Zeitabschnitte ihrer Kindheit Teilamnesien. Im Laufe der Therapie stellt sich heraus, dass sich die Erinnerung an sexuelle Annäherungen eines ihrer Lehrer, die Erfahrung anderer nicht gravierender sexueller Belästigungen als Kind und die Erinnerung an ihren tyrannisch strengen Vater zu einer Vorstellung sexueller Gewalt in der Kindheit verdichtet haben. Als sie die Situationen einzeln bearbeitet (die durchaus einen bedeutenden Einfluss auf ihre Affekte haben und sie wirklich beeinträchtigen), kann sie schließlich die Vorstellung fallen lassen, dass sie als Kind massiv sexuell missbraucht worden ist.

Wenn wir unsere Zurückhaltung gegenüber ausgiebigen Explorationen traumatischer Erfahrungen betonen, wollen wir damit nicht sagen, dass eine genaue Diagnostik der psychischen Traumatisierungen verzichtbar wäre! Auf sie zu verzichten, würde heißen, die Bedeutung der Traumatisierungen ebenso zu verleugnen wie das frühe familiäre Umfeld der Patienten dies tat. Aber die Traumadiagnostik sollte zu den passenden Zeitpunkten im Verlauf der Therapie erfolgen, wenn die dafür notwendigen Ressourcen genügend aktiviert sind.

11.5 Traumadiagnostik im weiteren Verlauf der Therapie

Erst wenn im weiteren Therapieverlauf die Voraussetzungen einer tragfähigen therapeutischen Beziehung und einer hinreichenden Emotionskontrolle erfüllt sind, können wir auch die Traumatisierungen der Kindheit explorieren. Wir versuchen Klarheit über folgende Fragen zu gewinnen:

- Stehen physische Misshandlung, sexualisierte Gewalt oder die Charakteristika einer Bindungs- und Beziehungstraumatisierung im Vordergrund oder haben wir es – was häufig der Fall ist – mit mehreren Formen der Traumatisierung gleichzeitig zu tun?
- Wieweit werden Traumatisierungen erinnert oder wieweit unterliegen sie der Dissoziation?

- Welche Rolle spielen emotionale Traumatisierungen, Vernachlässigung und traumatische Trennungen?
- In welchem Lebensalter fand die Traumatisierung statt, wie lange dauerte sie an und wie war die Situation vor der Einwirkung des Traumas?
- Wie war die verwandtschaftliche und emotionale Beziehung zwischen Täter und Opfer?
- Standen hilfreiche Bezugspersonen zur Verfügung? Wie wird die Beziehung zu dem nicht direkt an der Misshandlung beteiligten Elternteil gesehen?
- Wie wurden die Traumatisierungen subjektiv verarbeitet?

Wir orientieren uns dabei an folgenden Hinweisen:

- Wir fragen die Patientinnen, wie sie die traumatischen Erfahrungen *am leichtesten mitteilen* können. Viele finden es leichter, sie aufzuschreiben statt sie persönlich mitzuteilen. Manche bringen uns ihre Tagebücher und bitten uns, einen Absatz durchzulesen.
- Wenn wir Fragen stellen, sollte der Stil der Befragung *neutral-deskriptiv* und *empathisch* zugleich sein, mit einer möglichst objektiven Haltung, als würden Tatsachen beschrieben, und dennoch anteilnehmend und akzeptierend. Weder dürfen die Fragen suggestiv sein, noch soll der Eindruck entstehen, das Berichtete würde als unbedeutend abgetan und bagatellisiert. Wir müssen immer auch dosieren und stellvertretend für die Patienten Stopp sagen.
- Der *subjektive Belastungsgrad der Befragung* kann für einzelne Patienten sehr unterschiedlich sein. Die *Gefahr einer Überflutung durch traumatisches Material* müssen wir daher jeweils im Einzelfall abschätzen. Außerdem kann die subjektive Belastung für die Patienten schwanken, je nachdem, in welchem Zustand sie sind. Manchmal kann schon die Erwähnung eines Traumas in eine affektive Überflutung führen, während andere Patientinnen eher affektisoliert über das Geschehene sprechen. Es kommt auch vor, dass im Moment der Befragung keine bedeutsame emotionale Reaktion erkennbar ist, diese aber Tage später verzögert einsetzt. Wieder andere Patientinnen dissoziieren die Inhalte des Befragungsgesprächs und können sich anschließend nicht mehr erinnern, zu einer Traumatisierung befragt worden zu sein.
- Wenn die Kenntnis von Einzelheiten unverzichtbar ist, kann es sinnvoll sein, schon in der diagnostischen Phase eine *Distanzierungstechnik* zu vermitteln: Die Patientin soll lernen, die Erinnerung mithilfe der Containertechnik zu verpacken (s. Kap. 22.5).
- Besonders wichtig ist es, dass Fragen nicht als *Schuldzuweisung* verstanden werden. Da traumatisierte Patientinnen übertragungsbedingt zu einer solchen Wahrnehmung neigen, kann eine Klarstellung notwendig sein. *Psychoedukation* kann negative Übertragungen reduzieren und dazu beitragen, dass Fragen nicht im Sinne einer Schuldzuweisung verstanden werden. Wenn Patientinnen gleich von Anfang an über psychobiologische Zusammenhänge informiert werden, können sie ihre Verhaltensweisen besser als »normale« Reaktionen auf nicht normale Umstände einordnen und Entlastung erfahren (s. Kap. 20.3).
- Zu jedem Zeitpunkt muss die Patientin *bestimmen* können, was sie berichten will. Da dies für traumatisierte Patientinnen gerade nicht selbstverständlich ist, weisen wir besonders immer wieder darauf hin mit der Tendenz, eher das Berichten zu stoppen als nachzufragen.
- Die Art und Weise, wie traumatische Erlebensweisen geschildert werden, kann für die *Diagnostik* von Bindungsstörungen, insbesondere desorganisierter Bindungsmuster (s. Kap. 4.2), aufschlussreich sein. Ist die Erzählung kohärent? Gibt es Erinnerungslücken? Reißt die Erinnerung bei der Schilderung von Details plötzlich ab?

Wir berücksichtigen noch folgende Aspekte:

- Auch *akute Traumatisierungen im Erwachsenenalter* können von Bedeutung sein. Mit akuten personalen Traumatisierungen wie

Vergewaltigungen oder Überfällen müssen wir bei bereits traumatisierten Patienten mit Persönlichkeitsstörungen wegen der traumabedingten Tendenz zur Reviktimisierung häufiger rechnen als bei nicht traumatisierten Patienten.

- Apersonale Traumen, z. B. durch Verkehrsunfälle, technische Katastrophen oder Naturkatastrophen, können bei vortraumatisierten und persönlichkeitsgestörten Patienten meist schlechter verarbeitet werden als bei Patienten ohne diese Beeinträchtigungen. Hinzu kommt, dass in der Kindheit schwer traumatisierte Personen zahlreiche aktuelle Stressoren durch Triggerung alter Erfahrungen wie Retraumatisierungen erleben (s. Kap. 40).

11.6 Traumadiagnostik in der Traumabearbeitungsphase

Erst in der Traumabearbeitungsphase (s. Kap. 33) – nicht vorher! – kann es notwendig werden, *taktvoll nachzufragen*, um auch Einzelheiten der Traumatisierungen zur Darstellung zu bringen. Besonders bei sexueller Traumatisierung kann es viel Einfühlung erfordern, nicht intrusiv und dennoch genau zu fragen: Wann haben die Übergriffe stattgefunden? Wo? Wie lange? Welches Ausmaß hatten sie? Wurde körperliche Gewalt angewendet? Haben sie kontinuierlich oder gelegentlich stattgefunden? Aber auch: Wie hat die Patientin sich verhalten? Welche Gedanken, welche Gefühle waren damit verbunden? Welche Möglichkeiten des Reagierens bestanden? Die Patientin soll erkennen, welche Möglichkeiten des Reagierens sie hatte und welche nicht. Nur so sind Fehlzuordnungen der Schuld korrigierbar. Es sollte auch nach emotionaler Traumatisierung oder nach anderen Formen traumatischen Erlebens wie bedeutsamen Verlusten oder schweren Krankheiten gefragt werden.

Ob und wie Erfahrungen traumatischer Gewalt mitgeteilt werden, hängt in hohem Maße davon ab, mit welcher Haltung die Fragen gestellt und wie die Fragen formuliert werden (Dalenberg 1996). Auch wenn es unangenehm sein kann, Fragen dieser Art zu stellen, überwiegen erfahrungsgemäß doch die nachteiligen Folgen, wenn kritische Bereiche ausgelassen wurden und wichtige Informationen fehlen. Wenn in Psychotherapien nicht über Traumatisierungen gesprochen wird, so liegt dies vielfach auch daran, dass nicht danach gefragt wurde. Wir können nicht davon ausgehen, dass Traumatisierungen in jedem Fall spontan erwähnt werden! Das kann folgende Gründe haben:

- Patientinnen können die Erfahrung gemacht haben, dass mit der Erwähnung einer Traumatisierung *bagatellisierend* umgegangen wurde, womit sie alte Erfahrungen, nicht ernst genommen und nicht beachtet zu werden, wiederholen mussten.
- Oder Patienten schweigen über die ihnen bekannten Traumatisierungen aus *Scham, Angst oder Loyalität gegenüber Familienmitgliedern und gegenüber ihren Therapeuten.* Sie sind innerlich davon überzeugt, die Bezugspersonen ihrer Kindheit und uns schützen zu müssen, indem sie schweigen (Courtois 1988). Nicht nur einmal haben wir es erlebt, dass uns etwas verschwiegen wurde, um uns zu schützen, da die Patientinnen Angst hatten, dass wir es nicht verkraften würden.

> Wir sollten stets bedenken, dass Patienten die Tatsache der sexuellen Traumatisierung aus Scham oder wegen eines verinnerlichten Schweigegebotes nicht von sich aus ansprechen. Wenn wir diese Thematik ebenfalls nicht ansprechen, vermitteln wir indirekt, dass sie unbedeutend ist und folglich darüber nicht gesprochen werden muss. Wir geraten damit ungewollt in die Rolle des Elternteils, der die Übergriffe schweigend tolerierte.

Gelegentlich ist das Argument zu hören, man könne durch das Fragen nach Traumatisierungen die Patientinnen dazu einladen, ein Trauma zu »entdecken«, das als Erklärung für eine Vielzahl von Lebensproblemen herhalten müsse, und man würde somit eine ernsthafte Auseinandersetzung mit aktuellen Problemen behindern. Dem möchten wir entgegenhalten: Wenn Patienten dazu neigen – aus welchen Gründen und wie berechtigt oder unberechtigt auch immer –, eine Problematik mit einem erlittenen »Trauma« in Zusammenhang bringen, so ist dies Teil ihrer psychischen Realität, die nicht erst durch die Befragung entsteht und die zu kennen in jedem Fall nützlich ist. Problematisch kann es erst dann werden, wenn Therapeuten sich dazu verleiten lassen, ausschließlich auf das tatsächliche oder vermeintliche »Trauma« zu schauen und andere relevante Problembereiche aus dem Blick zu verlieren. Das Argument ähnelt in seiner rationalisierenden Struktur der ebenfalls häufiger vorgetragenen Warnung, man solle nicht nach Suizidalität fragen, um die Patienten nicht auf einen derartigen Gedanken zu bringen. Hier wie dort kann die rationalisierende Vermeidung einer angstbesetzten Thematik weitreichende negative Folgen haben.

Es kann gute therapeutische Gründe geben, auf die Exploration traumatischer Erlebnisse ganz zu verzichten. Bei akuten oder chronischen Psychosen, bei sehr psychosenaher Psychopathologie oder ausgeprägter Instabilität des sozialen Umfeldes kann eine Exploration von Traumatisierungen zusätzlich destabilisierend wirken. In diesem Fall sind stabilisierende pharmakotherapeutische und sozialtherapeutische Interventionen vorzuziehen.

Es kommt vor, dass Patientinnen von sich aus einen »Missbrauch« als Ursache für ihre Beschwerden vermuten, ohne sich konkret an Traumatisierungen erinnern zu können. Diese Ursachenzuschreibung würdigen wir wie jede andere subjektive Ursachentheorie wohlwollend, ohne uns dieser Sichtweise vorschnell anzuschließen. Nicht selten lässt sich, wenn sexuelle Gewalt vermutet wird, im weiteren Behandlungsverlauf eine andere Form der Traumatisierung identifizieren, und zwar eine, die weniger greifbar, aber ebenso folgenschwer ist: eine extreme emotionale Vernachlässigung oder eine emotionale Traumatisierung. Eine wohlwollende empathische Haltung wird uns vor skeptischer Distanzierung ebenso schützen wie vor einer übereilten Übernahme dieser Vermutungen.

Ressourcen- und Traumadiagnostik

- zu Behandlungsbeginn
  - ressourcenreiche Momente des Lebens, Stärken, Fähigkeiten und hilfreiche Beziehungen explorieren
  - Bewältigungsstrategien der Gegenwart und Vergangenheit erfragen
  - keine Exploration traumatischer Ereignisse
  - spontanes Berichten traumatischer Erfahrungen eher begrenzen
- bei tragfähiger therapeutischer Beziehung und ausreichender Emotionskontrolle
  - Erklärungen und Erläuterungen geben
  - mit der Bearbeitung von Alltagsstressoren beginnen
  - bei Kindheitstraumen subjektiven Belastungsgrad der Befragung und der Inhalte abschätzen
  - Patientin bestimmen lassen, ob und was sie erzählt
  - Distanzierungstechniken vermitteln
  - Exploration neutral-deskriptiv und empathisch zugleich führen
- erst in der Phase der Traumabearbeitung
  - taktvolles Erfragen von Details

11.7 Subjektive Gewichtung der Belastungen und Ressourcen

Ein weiteres wichtiges Ziel der Diagnostik ist die subjektive Gewichtung von Ressourcen und Belastungen. Sie kann eine große Hilfe sein, um den Effekt therapeutischer, z. B. ressourcenstärkender oder traumaverarbeitender Maßnahmen auf die Verarbeitung der belastenden Szenen und Erinnerungsbilder beurteilen zu können.

Als ein Ordnungsmerkmal empfehlen wir eine Hierarchisierung der subjektiv erlebten Ressourcen und Belastungen durch *Skalierungen* der Ressourcenmomente und der Belastungsfaktoren.

- Zunächst bitten wir unsere Patientinnen, die erinnerten *Ressourcen* – Stärken, Erfolge, gute Zeiten, hilfreiche Beziehungen usw. – auf einer Skala der subjektiv erlebten Hilfe einzuschätzen, die von 0 bis 10 reicht. »0« bedeutet dabei überhaupt keine Hilfe, »10« die maximal erlebte Hilfe.
- In ähnlicher Weise bitten wir die Patienten, die belastendsten Ereignisse auf der bewährten verhaltenstherapeutischen Skala der subjektiven *Belastung* (SUD-Skala; Wolpe 1969) einzuschätzen, die von 0 bis 10 reicht. »0« bedeutet dabei überhaupt keine Belastung, »10« die maximal erlebte Belastung. Die subjektiv erlebten Belastungen können sich auf Traumen und auf Alltagsstressoren beziehen.

Es ist nicht nötig, die Skalierung schriftlich durchzuführen. Meist können die Patienten sich eine Skala recht gut vorstellen und einen Zahlenwert angeben, den wir notieren. Die Ressourcen- und Belastungswerte lassen sich in eine Rangfolge bringen, so dass eine Hierarchie der hilfreichsten Ressourcen und der belastendsten Lebensereignisse und -umstände entsteht. Diese Hierarchisierung kann für die Frage nützlich sein, welche Bilder oder Szenen zuerst und welche später für ein ressourcenstärkendes oder traumaverarbeitendes Vorgehen ausgewählt werden sollen.

Gerne kombinieren wir die Belastungsskalierung mit einer Skalierung der Ressourcenmomente. Wir fertigen mit unseren Patientinnen dazu eine Grafik an, in der die skalierten Ressourcenmomente und Belastungen bzw. Traumatisierungen auf der Lebenszeitachse gegenübergestellt werden. Dabei sprechen wir auch von einer »Trauma- und Ressourcenlandkarte«.

Literaturempfehlungen

Courtois CA (1988). Healing the incest wound. Adult survivors in therapy. New York: WW Norton & Company.

Hofmann A (1999). EMDR in der Behandlung posttraumatischer Belastungsstörungen. Stuttgart, New York: Thieme.

Reddemann L (2004). Psychodynamisch imaginative Traumatherapie. PITT – Das Manual. Paderborn: Junfermann.

Sachsse U (2004). Traumazentrierte Psychotherapie. Stuttgart, New York: Schattauer.

12 Diagnostik der Persönlichkeitsstörungen

Ansätze zur diagnostischen Erfassung der Persönlichkeitsstörungen

12.1 Deskriptive und psychodynamische Persönlichkeitsdiagnostik

Für die Diagnostik der Persönlichkeitsstörung stehen uns zunächst die *deskriptiven Diagnosesysteme* der ICD-10 (Weltgesundheitsorganisation 2000) oder DSM-IV (American Psychiatric Association, 1987) zur Verfügung (s. Kap. 12.3). Die mit ihrer Hilfe mögliche *deskriptive Diagnostik* liefert uns Informationen über Oberflächenphänomene persönlichkeitsgestörter Patienten in Bezug auf ihr Verhalten, Erleben und die Art ihrer Beziehungsgestaltung.

So wichtig und notwendig eine deskriptive Diagnostik ist – für die Therapieplanung im Rahmen eines psychodynamisch orientierten Behandlungskonzepts liefert sie uns nur grobe Informationen. Hierfür benötigen wir ergänzend eine psychodynamische Diagnostik, die Aspekte der Selbst- und Beziehungsregulation vor einem psychodynamischen Theoriehintergrund angemessen beschreibt. Wir unterscheiden eine *interpersonelle* und eine *intrapsychische Ebene* der Diagnostik. Die Ebenen lassen sich folgendermaßen unterscheiden:

- Die *interpersonelle Ebene* der Diagnostik fokussiert auf die Art und Weise, wie Patienten ihre Interaktionspartner wahrnehmen, wie sie auf sie reagieren und mit ihnen umgehen. Sie untersucht ebenso, wie die Patienten von ihren Interaktionspartnern wahrgenommen werden, wie diese sich von den Patienten behandelt fühlen und wie sie auf sie reagieren.
- Die *intrapsychische Ebene* der Diagnostik fokussiert dagegen auf die innerseelischen Prozesse der Patienten. Sie ermöglicht uns ein Verständnis der Konflikte und Ich-Funktionsdefizite, der negativen Überzeugungen, des negativen Selbstbildes und der damit einhergehenden Scham-, Schuld-, Verlassenheits- und Ohnmachtgefühle vor dem Hintergrund ihrer frühen negativen Beziehungserfahrungen (s. Kap. 12.4–12.6).

Betrachten wir die Problematik einer Patientin, die in der Kindheit sexuell traumatisiert wurde und aktuell unter Fressattacken, selbstverletzendem Verhalten und depressiven Zuständen leidet. Es wurden die folgenden Diagnosen gestellt: depressive Episode und Bulimia nervosa bei emotional instabiler Persönlichkeitsstörung (Borderline-Persönlichkeitsstörung). Bei der Exploration ihrer aktuellen Lebenssituation ergibt sich, dass die Patientin schon mehrfach ihren Arbeitsplatz verloren hat, nachdem sie »gemobbt« worden war, und dass sie auch mehrfach bei ehelichen Streitigkeiten von ihrem Partner geschlagen worden war. An die sexuellen Übergriffe durch einen alkoholkranken Vater in der Kindheit hat sie nur noch vage Erinnerungen.

Bei Einnahme einer *interpersonellen Perspektive* wird deutlich, wie die Patientin die Ablehnung ihrer Interaktionspartner antizipiert, sich deren Zuwendung durch forderndes und anklammerndes Verhalten erhalten will, dadurch diese bedrängt und deren forcierte Distanzierung und Zurückweisung provoziert. Ihre eigene Wahrnehmung unterscheidet sich stark von derjenigen ihrer Beziehungspartner: Während die Patientin sich selbst als schuldig und minderwertig ansieht und sich von ihren Beziehungspartnern abgelehnt fühlt, nehmen diese wahr, wie die Patientin sich anklammernd und fordernd verhält. Ihr eigenes Verhalten verstehen die Beziehungspartner so, dass sie sich von der Patientin zurückziehen, um sich vor ihr und ihrem Verhalten zu schützen.

Bei Einnahme einer *intrapsychischen Perspektive* können wir die enormen inneren Konflikte und die Selbstwertproblematik der Patientin als Ausdruck der Verinnerlichung früher kritisierender und entwertender Beziehungserfahrungen verstehen. So kritisierend und entwertend wie die frühen Bezugspersonen mit der Patientin umgegangen sind, geht die Patientin mit sich selbst um, indem sie sich selbst kritisiert und entwertet. Gleichzeitig können wir ihre ich-strukturellen Defizite erkennen: ihre eingeschränkte Fähigkeit zur Emotionskontrolle, ihre gestörte Fähigkeit zur Selbstreflexion und ihre Defizite in der Wahrnehmung anderer Personen.

Die interpersonelle und intrapsychische Ebene sind aufs Engste miteinander verschränkt. Eine umfassende psychodynamische Diagnostik beschreibt daher, wie sich interpersonelle Beziehungserfahrungen in einer psychischen Strukturbildung mit intrapsychischen Konflikten und strukturellen Defiziten niederschlagen und wie sich diese in maladaptiven interpersonellen Verhaltensweisen auswirken. Sie ermöglicht uns ein Verständnis, wie die auf der Basis der verinnerlichten negativen Beziehungserfahrungen entstandenen Überzeugungen, Erwartungen und Fantasien in der konkreten Welt der Alltagsbeziehungen wirksam werden, wie die negativen Überzeugungen die Erwartungen gegenüber wichtigen Bezugspersonen der Gegenwart prägen und wie daraus maladaptive Verhaltensweisen entstehen, die wiederum negative Reaktionen der Interaktionspartner auslösen. Obwohl beide Perspektiven für alle traumatisierten Patienten bedeutsam sind, gewinnt die interpersonelle Perspektive eine besondere Bedeutung in der Behandlung persönlichkeitsgestörter Patienten, denn für sie sind interpersonelle Kommunikations- und Interaktionsstörungen charakteristisch (s. Kap. 6.5).

Mit der *Operationalisierten Psychodynamischen Diagnostik* (OPD-2) verfügen wir inzwischen über ein Instrument psychoanalytisch orientierter Diagnostik, das psychodynamische Konstrukte in Ergänzung der phänomenologischen Diagnostik beobachtungsnah erfasst. Das von einem Arbeitskreis deutscher Psychotherapeuten und Psychosomatiker in mehrjähriger Arbeit entwickelte Instrument ist in einem Manual dargestellt, das inzwischen in einer überarbeiteten Version als OPD-2 vorliegt (Arbeitskreis OPD 2006). Das OPD-Manual erscheint uns inzwischen als eine unverzichtbare Hilfe bei der strukturierten Persönlichkeitsdiagnostik unserer Patienten.

Die OPD umfasst vier psychodynamische und eine deskriptive Achse. Die fünf Achsen lassen sich wie folgt beschreiben:

- Achse 1 (Krankheitserleben und Behandlungsvoraussetzungen) erfasst den Schweregrad des somatischen und psychischen Befundes, den Leidensdruck, die Behandlungserwartungen, die Inanspruchnahmebereitschaft und die Ressourcen eines Patienten.
- Achse 2 (Beziehung) formuliert das habituelle Beziehungsverhalten eines Patienten: die Art, wie er typischerweise sich selbst und seine Beziehungspartner erlebt, und die Art, wie die Beziehungspartner typischerweise den Patienten und sich selbst im Kontakt mit dem Patienten erleben.
- Achse 3 (Konflikt) ermöglicht eine Diagnostik der relevanten und überwiegend unbewussten Konflikte und ihrer Bewältigungsformen vor dem Hintergrund der psychoanalytischen Krankheitstheorie.
- Achse 4 (Struktur) bildet relevante Defizite von Ich-Funktionen ab, darunter Einschrän-

kungen der Selbstwahrnehmung, der Fähigkeit zur inneren und äußeren Abgrenzung und der Emotionskontrolle. Die psychische Struktur stellt gleichsam den Hintergrund dar, vor dem sich die Konflikte abspielen.
- Die deskriptive Achse 5 entspricht im Wesentlichen der ICD-10-Klassifikation.

Wir wollen uns zunächst der deskriptiven und anschließend der psychodynamischen Diagnostik zuwenden.

12.2 Deskriptive Diagnostik und die Probleme der Taxonomie von Persönlichkeitsstörungen

Die uns zur Verfügung stehenden Klassifikationssysteme ICD-10 und DSM-IV bieten eine Typologie der Unterkategorien von Persönlichkeitsstörungen an, die deskriptive Kriterienlisten enthalten (s. Kap. 12.3, Tab. 12-1). Diese Kriterienlisten beschreiben vor allem Verhaltensmerkmale, die Hinweise darauf geben, mit welchen Spezifika der interpersonellen Interaktion wir bei Patientinnen mit dem jeweiligen Subtyp einer Persönlichkeitsstörung rechnen müssen. Obwohl sich mithilfe strukturierter klinischer Interviews, Checklisten und Fragebögen befriedigende Reliabilitäten bei der Diagnose der Unterkategorien von Persönlichkeitsstörungen erzielen lassen, ist die Frage einer validen und klinisch nützlichen Klassifikation von Persönlichkeitsstörungen noch weitgehend ungelöst. Die in den uns vorliegenden Klassifikationssystemen ICD-10 und DSM-IV gewählte kategoriale Klassifikation von Persönlichkeitsstörungen wird aus folgenden Gründen als unbefriedigend empfunden (Langenbach et al. 2001a; Tress et al. 2001):

- Vor allem macht die *hohe Überlappung der Unterkategorien von Persönlichkeitsstörungen* bzw. das *Auftreten multipler Diagnosen einer Persönlichkeitsstörung* bei ein und demselben Patienten eine kategoriale Klassifikation problematisch (Bronisch u. Mombour 1994). Dieser Sachverhalt wird oft mit dem Begriff »Komorbidität« beschrieben, was allerdings nicht korrekt ist, da die Kategorien nicht unabhängig voneinander zusammentreffen, sondern in einem inneren Zusammenhang stehen. Vielmehr handelt es sich um unterschiedliche Modi des Konstrukts »Persönlichkeitsstörung«.
- Ohne Frage wäre es sinnvoller, die Modi des Konstrukts »Persönlichkeitsstörung« *dimensional* zu konzeptualisieren, da so die Kontinuität zwischen normalen Persönlichkeitseigenschaften, akzentuierten Persönlichkeitszügen und Persönlichkeitsstörungen am besten zur Darstellung käme. Verschiedene dimensionale Modelle wurden vorgestellt, meist auf der Basis von Faktorenanalysen, die über eine größere Zahl von Persönlichkeitszügen gerechnet wurden. Beispielhaft sei aus der jüngeren Entwicklung das Fünf-Faktoren-Modell der Persönlichkeit (»Big Five«) erwähnt. Auf der Basis der fünf faktorenanalytisch gewonnenen Faktoren *neuroticism*, *extroversion*, *openness*, *agreeableness* und *conscientiousness* lassen sich alle in der DSM-IV aufgeführten Persönlichkeitsstörungen beschreiben (Costa u. Widiger 1994; Widiger et al. 1994). Allerdings blieben diese Versuche einer dimensionalen Einteilung von Persönlichkeitscharakteristika ohne nennenswerte Wirkung auf die heute gebräuchlichen Klassifikationssysteme. Vorschläge in Richtung komplexer Klassifikationssysteme haben sich in der klinischen Diagnosepraxis nicht durchsetzen können, da dimensionale Diagnosen den medizinischen Diagnosegewohnheiten nicht zu entsprechen scheinen (Westen u. Shedler 2000).
- Als einen weiteren Nachteil der gebräuchlichen kategorialen Klassifikation von Persönlichkeitsstörungen empfinden wir auch die *geringe Anzahl von Kategorien*, die für die Diagnostik spezifischer Persönlichkeitsstörungen zur Verfügung stehen. In diesem Zusammenhang wird in Diskussionen im amerikanischen Sprachraum auf das *Moment der Willkür* hingewiesen, das den Entscheidungs-

prozessen anhaftet, welche Persönlichkeitsstörungen in den »Kanon« aufgenommen und welche ausgeschlossen werden sollen (Jonas u. Pope 1992; Oldham 1994). Kernberg (1992) beklagt die »Politisierung« in den Entscheidungsprozessen der Komitees, die festlegen, welche Persönlichkeitsstörungen unter welcher Bezeichnung in das offizielle DSM-System Eingang finden und welche nicht. Das hat in der Vergangenheit dazu geführt, dass einzelne Persönlichkeitsstörungen neu aufgenommen und andere wieder ausgeschlossen wurden (Jonas u. Pope 1992; Oldham 1994). So blieb die hysterische Persönlichkeitsstörung unberücksichtigt, eine depressive Persönlichkeitsstörung findet sich lediglich im Anhang des DSM-IV, während die selbstschädigende Persönlichkeitsstörung in der DSM-IV nicht mehr aufgeführt ist (Kernberg 1992). Für die ICD-10-Klassifikation lässt sich Ähnliches sagen. So entspricht das Fehlen der Diagnosekategorie der narzisstischen Persönlichkeitsstörung nicht dem Bedürfnis der meisten Kliniker.

- Eine weitere Problematik besteht darin, dass *äußerlich beobachtbare Verhaltensmanifestationen als Diagnosekriterien* ein sehr großes Gewicht erhalten. Dies ist für eine reliable Diagnostik ohne Frage von Vorteil. Es berücksichtigt jedoch nicht die Tatsache, dass gleiche Verhaltensmuster ganz *unterschiedliche Funktionen* haben können. Soziale Ängstlichkeit oder Hemmungen können beispielsweise Kriterien ganz verschiedener Persönlichkeitsstörungen sein. Bei näherem Hinsehen kann der sozialen Ängstlichkeit zugrunde liegen: die übermäßige Vorsicht einer paranoiden Persönlichkeit, die Angst einer narzisstisch gestörten Persönlichkeit vor Beschämung oder eine Reaktionsbildung einer hysterischen Persönlichkeit gegen ihre exhibitionistischen Neigungen.
- Schließlich lassen sich aus den deskriptiven Diagnosen nur wenige Konsequenzen für das therapeutische Handeln ableiten. Aus diesem Grund wurden alternative Klassifikationsschemata vorgeschlagen, wie das von Kernberg (1996b) auf der Grundlage der psychoanalytischen Struktur- und Objektbeziehungstheorie entwickelte klassifikatorische Modell, das schwere Persönlichkeitsstörungen als eine so genannte »Borderline-Persönlichkeitsorganisation« in Abgrenzung zu einer »neurotischen Persönlichkeitsorganisation« definiert und sich für den psychoanalytisch orientierten therapeutischen Zugang als handlungsleitend erwiesen hat (Wöller u. Kruse 2001; s. Kap. 12.6).

Kritik an der deskriptiv-kategorialen Klassifikation von Persönlichkeitsstörungen

- hohe Überlappung der Unterkategorien von Persönlichkeitsstörungen
- dimensionale Diagnosen wären sinnvoller, sind aber nicht durchsetzbar
- Übergewicht äußerlich beobachtbarer Verhaltensmanifestationen als Diagnosekriterien
- wenige Rückschlüsse für therapeutische Interventionen

Trotz aller sachlich berechtigten Einwände gegen das Prinzip der kategorialen Klassifikation von Persönlichkeitsstörungen, die wir in Kapitel 8.3 erörtert haben, betrachten wir die Verfügbarkeit der Diagnosekriterien als eine wertvolle Errungenschaft. Die Orientierung an den deskriptiven Kriterien der genannten Klassifikationssysteme bietet sicherlich den Vorteil einer Eingrenzung des Begriffs der Persönlichkeitsstörung. Persönlichkeitsstörungen sind so auch klar von Persönlichkeitsveränderungen nach Traumatisierungen (s. Kap. 9) abgrenzbar. Eine Folge der hohen Überlappung der spezifischen Persönlichkeitsstörungen ist allerdings, dass eine Patientin mit der Diagnose einer Persönlichkeitsstörung bei sorgfältiger Diagnostik so gut wie immer die Diagnosekriterien mehrerer spezifischer Persönlichkeitsstörungen erfüllt.

12.3 Die Unterkategorien von Persönlichkeitsstörungen in den deskriptiven Diagnosesystemen

In Tabelle 12-1 sind die diagnostischen Unterkategorien für spezifische Persönlichkeitsstörungen der Klassifikationssysteme ICD-10 und DSM-IV aufgeführt. Die meisten Kategorien entsprechen einander, obwohl die Diagnosekriterien teilweise leicht voneinander abweichen. Es fällt jedoch auf, dass in der DSM-IV einige Kategorien enthalten sind, die in der ICD-10 nicht auftauchen (z. B. *schizotypic* und *narcissistic personality disorder*).

Aus praktischen Gründen halten wir uns an die Terminologie der ICD-10-Klassifikation. Gelegentlich werden wir ungenau sein, wenn wir beispielsweise Befunde über Persönlichkeitsstörungen zitieren, die mithilfe der DSM-IV-Klassifikation diagnostiziert wurden. In Übereinstimmung mit Tress et al. (2001) verwenden wir den klinisch wichtigen Begriff der narzisstischen Persönlichkeitsstörung, der in der ICD-10 ohne Pendant ist, entsprechend der DSM-IV-Diagnosekriterien. Die wichtigsten Merkmale der spezifischen Persönlichkeitsstörungen sind Folgende:

- Die *paranoide Persönlichkeitsstörung* (F60.0) ist geprägt durch ein die Persönlichkeit beherrschendes, nicht gerechtfertigtes Misstrauen gegenüber anderen Menschen und die Neigung, ihnen bösartige Motive zu unterstellen.

Tab. 12-1 Die Unterkategorien von Persönlichkeitsstörungen in den deskriptiven Diagnosesystemen

ICD-10 Persönlichkeitsstörung	DSM-IV personality disorder
• paranoide	• paranoid
• schizoide	• schizoid
• –	• schizotypical
• dissoziale	• antisocial
• emotional instabile	• Borderline
• histrionische	• histrionic
• anankastische	• »obsessive compulsive«
• –	• narcissistic
• ängstliche (vermeidende)	• avoidant
• abhängige	• dependent

- Bei der *schizoiden Persönlichkeitsstörung* (F60.1) findet sich eine ausgeprägte Neigung zur sozialen Isolation und zum Einzelgängertum; es finden sich keine oder kaum enge Beziehungen außer aus dem Kreis der Verwandten ersten Grades; in interpersonellen Beziehungen wirken die Betroffenen kühl, emotional distanziert und unnahbar.
- Die *dissoziale Persönlichkeitsstörung* (F60.2) ist eine Persönlichkeitsstörung mit deutlicher und überdauernder Verantwortungslosigkeit und Missachtung sozialer Normen, Regeln und Verpflichtungen, sehr geringer Frustrationstoleranz und niedriger Schwelle für aggressives, auch gewalttätiges Verhalten. Eine andauernde Reizbarkeit kann ein zusätzliches Merkmal sein.
- Die *emotional instabile Persönlichkeitsstörung*, Borderline-Typus (*Borderline-Persönlichkeitsstörung*: F60.31) ist gekennzeichnet durch ein überdauerndes Muster von emotionaler Instabilität und Impulsivität, durch inkonstante und krisenhafte Beziehungen, ausgeprägte Angst vor dem Verlassenwerden, impulsive, häufig auch selbstschädigende Verhaltensweisen und eine instabile und wechselhafte Stimmung. Es finden sich multiple und wechselnde psychogene Beschwerden sowie eine Identitätsunsicherheit.
- Bei der *histrionischen Persönlichkeitsstörung* (F 60.4) findet sich ein tiefgreifendes Muster übermäßiger Emotionalität und gesteigerten Verlangens nach Aufmerksamkeit, Außenreizen, Akzeptanz und Bewunderung. Die Interaktionen sind durch Selbstdramatisierung sowie oft durch ein unangemessen sexuell verführerisches und provokant-manipulatives Verhalten charakterisiert.
- Personen mit *anankastischer (zwanghafter) Persönlichkeitsstörung* (F60.5) sind von Gefühlen starken Zweifels und verstärkter Vorsicht beherrscht mit einer Vorliebe für Details, Regeln, Listen, Ordnung, Organisation oder Schemata. Perfektionismus, Pedanterie und Rigidität mindern die Aufgabenerfüllung und Genussfähigkeit in zwischenmenschlichen Beziehungen.

- Bei der *ängstlichen (vermeidenden) Persönlichkeitsstörung* (F60.6) finden sich die Persönlichkeit beherrschende andauernde und intensive Gefühle von Anspannung und Besorgtheit, ferner die Vorstellung, sozial minderwertig, unattraktiv oder anderen unterlegen zu sein, sowie eine übertriebene Erwartung, von anderen kritisiert oder zurückgewiesen zu werden.
- Personen mit *abhängiger (asthenischer) Persönlichkeitsstörung* (F60.7) neigen dazu, die meisten wichtigen Lebensentscheidungen nicht für sich zu treffen, sondern an andere zu delegieren, sie ordnen ihre eigenen Bedürfnisse unter die von anderen unter und zeigen sich ihnen in übertriebener Weise gefügig. Sie haben eine ausgeprägte Angst, von nahen Personen verlassen zu werden und für sich selbst sorgen zu müssen.
- Erwähnt sei noch die *narzisstische Persönlichkeitsstörung*, die zwar in der DSM-IV-Klassifikation, nicht jedoch in der ICD-10 als diagnostische Kategorie aufgeführt ist. Bei ihr findet sich ein tiefgreifendes Gefühl von Großartigkeit und Wichtigkeit (in Fantasien oder Verhalten) sowie ein starkes Bedürfnis nach Bewunderung. Die Betreffenden glauben von sich, »besonders« und einzigartig zu sein und legen ein Anspruchsdenken an den Tag, das heißt, sie erwarten, bevorzugt behandelt zu werden oder dass auf ihre Erwartungen automatisch eingegangen wird. In zwischenmenschlichen Beziehungen sind die Betreffenden ausbeuterisch, zeigen einen Mangel an Empathie sowie arrogante, überhebliche Verhaltensweisen oder Haltungen.

Nicht selten werden Patienten mit einer *dissoziativen Identitätsstörung* als histrionische Persönlichkeitsstörung fehldiagnostiziert. Selbstdramatisierung, Egozentrizität, abhängiges Fordern und Neigung zum Manipulieren kann bei beiden Störungsbildern vorkommen. Allerdings gehören Amnesien nicht zum Störungsbild der histrionischen Persönlichkeitsstörung (Solomon u. Solomon 1998).

Zur *exakten deskriptiven Diagnostik von Persönlichkeitsstörungen* empfehlen wir das an der DSM-Klassifikation orientierte halbstrukturierte Klinische Interview für DSM-IV für die Achse II (SKID-II), das hinsichtlich Reliabilität und Validität gut untersucht ist (Wittchen et al. 1993). Das SKID-II kombiniert eine Fragebogenuntersuchung mit einem klinischen Interview. Die Items des Fragebogens dienen als Screening für die Merkmale der erfassten Persönlichkeitsstörungen. Nur wo sich im Fragebogen Hinweise auf eine Persönlichkeitsstörung ergeben, werden im anschließenden Interview Fragen gestellt. Auf diese Weise kann die Durchführungszeit auf ca. 30 Minuten verringert werden. Neben der kategorialen Auswertung bietet SKID-II die Möglichkeit einer dimensionalen Auswertung.

Als Screening-Instrumente für Persönlichkeitsstörungen stehen einige zeitökonomisch einsetzbare Merkmals-Checklisten zur Verfügung: die für DSM-IV und ICD-10 geeignete Internationale Diagnosen-Checkliste für Persönlichkeitsstörungen (IDCL-P; Bronisch 1992) und die Aachener Merkmalsliste für Persönlichkeitsstörungen (AMPS; Saß u. Mende 1990). Weitere Instrumente zur Erfassung von Persönlichkeitsstörungen finden sich bei Langenbach et al. (2001a).

12.4 Psychodynamische Diagnostik: interpersonelle Persönlichkeitsdiagnostik und die Beziehungsachse der OPD

Bei keinem Störungsbild steht der interpersonelle Aspekt so sehr im Vordergrund wie bei den Persönlichkeitsstörungen. Eine interpersonelle Betrachtungsweise ist daher für Patienten mit Persönlichkeitsstörungen besonders hilfreich. Objektbeziehungstheoretiker wie Guntrip (1969a), Fairbairn (1946) und Balint (1988) haben die Notwendigkeit erkannt, die interpersonelle Beziehungsgestaltung gleichrangig neben die intrapsychische Betrachtung zu stellen. Neuere psychoanalytische Beziehungstheorien thematisieren die interpersonelle Betrachtungsweise explizit (Mitchell 1988; Norma et al. 1986).

Eine interpersonelle Persönlichkeitsdiagnostik hat sich der Frage zuzuwenden, welche Problemsituation für unsere Patienten aktuell im interpersonellen und sozialen Bereich vorliegt. Betrachten wir die Problemsituationen im Einzelnen:

- Häufige *interpersonelle Schwierigkeiten* können im Bereich der Regulierung von Nähe und Distanz liegen oder die Unfähigkeit beinhalten, sich auf nahe Beziehungen einzulassen. Schwierigkeiten, sich vor Übergriffen zu schützen oder sich abzugrenzen, sind für traumatisierte Menschen typisch. Sie können sich mit den für Persönlichkeitsstörungen charakteristischen maladaptiven Erlebens- und Verhaltensmustern zu schwerwiegenden interpersonellen Problemmustern verbinden. Nicht selten zwingt uns die Vielzahl der interpersonellen oder sozialen Probleme, die Problemsituationen nach ihrer Dringlichkeit zu ordnen und die schwerwiegenden Probleme als erstes zu bearbeiten.
- Das Hauptproblem kann auch im *sozialen Bereich* liegen. Ungeachtet ihrer Verursachung und Entstehung können eine unzureichende materielle und soziale Absicherung sowie fehlende soziale Unterstützung zum dominierenden Problembereich geworden sein. Bei der Exploration des interpersonellen und sozialen Bereichs achten wir zuerst auf Aspekte der persönlichen Sicherheit und der sozialen Absicherung. Besteht eine reale Bedrohung durch Gewalt oder sexuelle Übergriffe? Besteht derzeit eine gewaltsame partnerschaftliche Beziehung oder ein andersartiger missbräuchlicher Täterkontakt? Oder ist die Person Zeuge von Gewalt und Übergriffen? Besteht eine regelmäßige Berufstätigkeit? Sind die Bereiche Wohnung und Arbeit geregelt? Besteht ein Netzwerk sozialer Unterstützung? Belasten schwere Konflikte oder Erkrankungen die Familie? Ist der Arbeitsplatz konfliktreich? Besteht eine rechtliche Auseinandersetzung?
- Zur *Diagnostik der psychosozialen Anpassung* explorieren wir unsere Patientinnen im Hinblick auf die aktuelle familiäre und berufliche Situation und die ihnen zur Verfügung stehende soziale und emotionale Unterstützung. Wenn interpersonelle Probleme im Vordergrund stehen und es therapeutisch vertretbar erscheint, erwägen wir stets, wichtige *Beziehungspartner und Angehörige* zu einem diagnostischen Gespräch hinzuzuziehen. Voraussetzung dafür ist die Zustimmung der Patienten. Wir führen die Exploration der Beziehungspartner immer in Gegenwart des Patienten durch, um nicht in schwer lösbare Loyalitätskonflikte zu geraten. Wenn diese Bereiche ungeklärt sind, geben wir sozialtherapeutischen Interventionen den Vorrang.
- Das zentrale Charakteristikum persönlichkeitsgestörter Patientinnen besteht darin, dass sich ihre *subjektive Wahrnehmung interpersoneller Beziehungen* meist stark von derjenigen ihrer Interaktionspartner unterscheidet. Dies macht eine *spezielle Beziehungsdiagnostik* erforderlich, die die Erlebensperspektiven der Patientinnen und ihrer Interaktionspartner gleichermaßen betrachtet. Die Erlebensperspektive des anderen schließt ausdrücklich auch die des Untersuchers ein.

Die *OPD-Achse »Beziehung«* stellt ein Modell zur Verfügung, das die Erlebensperspektiven der Patienten und die ihrer Interaktionspartner jeweils unter Berücksichtigung des Selbsterlebens und des Fremderlebens einander gegenüberstellt:

- Perspektive A: Die Erlebensperspektive des Patienten
  - Der Patient erlebt sich immer so, dass er (andere bzw. an andere) …
  - Der Patient erlebt andere immer so, dass sie …
- Perspektive B: Erlebensperspektive der anderen – auch des Untersuchers
  - Andere – auch der Untersucher – erleben, dass der Patient (sie) immer wieder …
  - Andere – auch der Untersucher – erleben sich gegenüber dem Patienten immer wieder so, dass sie …

In Anlehnung an die Leitlinie »Persönlichkeitsstörungen« der Arbeitsgemeinschaft der Wissenschaftlichen Fachgesellschaften (AWMF 2001) wollen wir einige typische Beziehungsmuster exemplarisch aufführen, die wir bei einzelnen spezifischen Persönlichkeitsstörungen – so oder ähnlich – häufig antreffen:

- Eine Patientin mit einer *emotional instabilen Persönlichkeitsstörung (Borderline-Persönlichkeitsstörung)* erlebt sich so, dass sie eine verlässliche Bindung sucht. Die Patientin erlebt andere so, dass sie sie entweder in unberechenbar zudringlicher Weise bedrängen oder sie durch unvorhersehbares Sich-Abwenden schädigen wollen. Beziehungspartner erleben die Patientin so, dass sie sie grundlos angreift, beschuldigt und kontrollieren will. Die Beziehungspartner erleben sich so, dass sie sich zurückziehen, um sich vor ihren Angriffen zu schützen.
- Ein Patient mit einer *schizoiden Persönlichkeitsstörung* erlebt sich so, dass er keine bewussten Beziehungswünsche gegenüber anderen Menschen hat. Er erlebt andere so, dass ihm Kontakte mit ihnen unwichtig sind. Die Beziehungspartner erleben den Patienten so, dass er ihre Beziehungsangebote zurückweist und sich zurückzieht. Die Beziehungspartner erleben sich so, dass sie sich als Folge dessen ebenfalls zurückziehen.
- Eine Patientin mit einer *histrionischen Persönlichkeitsstörung* erlebt sich so, dass sie sich Aufmerksamkeit, Fürsorge und Liebe durch ständigen Einsatz der körperlichen Erscheinung und verführerisch-unterhaltsamer Fähigkeiten erzwingen muss. Sie erlebt andere so, dass sie sie vernachlässigen und missachten. Die Beziehungspartner erleben die Patientin so, dass sie sie verführt, provoziert und manipuliert. Die Beziehungspartner erleben, dass sie fasziniert sind und sich dann verärgert zurückziehen.
- Eine Patientin mit einer *paranoiden Persönlichkeitsstörung* erlebt sich so, dass sie sich vor den feindlichen Absichten anderer schützen muss. Sie erlebt ihre Beziehungspartner so, dass diese sie schädigen wollen. Diese erleben die Patientin dagegen so, dass sie sie grundlos beschuldigt und kontrolliert. Sie erleben sich selbst so, dass sie sich zurückziehen, um sich vor ihren ungerechtfertigten Beschuldigungen und kontrollierenden Verhaltensweisen zu schützen.
- Ein Patient mit einer *dissozialen Persönlichkeitsstörung* erlebt sich so, dass er seine Interessen verteidigen muss, ohne auf die Bedürfnisse anderer Rücksicht zu nehmen. Er erlebt andere so, dass sie ihn übervorteilen oder bedrohen. Die Beziehungspartner erleben den Patienten so, dass er sie ausbeutet, angreift oder in anderer Weise schädigt. Die Beziehungspartner erleben sich so, dass sie sich angstvoll zurückziehen, um sich zu schützen.
- Eine Patientin mit *abhängiger Persönlichkeitsstörung* erlebt sich so, dass sie allein hilflos und unfähig ist, für sich selbst zu sorgen. Sie erlebt andere so, dass sie Schutz bieten und Verantwortung für wichtige Entscheidungen übernehmen. Beziehungspartner erleben die Patientin so, dass sie sich auf sie verlässt und sich ihnen unterordnet. Sie erleben sich so, dass sie Kontrolle und Verantwortung übernehmen oder sich zurückziehen.

Zur Beschreibung der Interaktionsstörungen im Rahmen von Persönlichkeitsstörungen haben interpersonelle Theorien wertvolle Modelle geliefert. Eine wichtige interpersonelle Theorie verortete die interpersonell bedeutsamen Persönlichkeitsaspekte auf einem »Interpersonellen Zirkel« (Leary 1957), der zwischen den beiden Achsen »Liebe – Hass« und »Dominanz – Unterwürfigkeit« aufgespannt wurde. Es folgten verschiedene Modifikationen dieses Modells (z. B. Kiesler 1983).

Am weitesten verbreitet hat sich das von Benjamin (1974, 1996) entwickelte Modell der Strukturalen Analyse Sozialen Verhaltens (SASB). Dieses Modell erweitert das Zirkumplexmodell um den Aspekt des Fokus: Die Dimension »Liebe – Hass« wie auch die Dimension »Dominanz – Unterwürfigkeit« können auf »sich selbst« oder auf »andere« bezogen sein. Neben den Fokussen »selbst« und »andere« wird als dritter Fokus das

»Introjekt« eingeführt, das als Ausdruck des Umgangs des »Selbst mit sich selbst« verinnerlichte Normen beschreibt. Dieses Analysesystem eignet sich zur Analyse von Therapieprozessen (Benjamin 1987; Henry et al. 1986; Tress 1993; Wöller et al. 1993), aber auch zur Beschreibung der für die einzelnen Persönlichkeitsstörungen typischen Interaktionssequenzen. So lassen sich schizoide, paranoide und dissoziale Persönlichkeitsstörungen im interpersonellen Raum auf der Achse »Dominanz – Submissivität« eher an dem widerständig-dominierenden Pol lokalisieren, während die dependente und die selbstunsichere Persönlichkeitsstörung eher am anderen, submissiven Ende zu suchen sind.

In der OPD-2 wird die Beziehungsachse konsequent an die Logik des Zirkumplexmodells angepasst (Arbeitsgruppe OPD 2006, Grande et al. 2005).

12.5 Psychodynamische Diagnostik: Konfliktdiagnostik und die Konfliktachse der OPD

Auch wenn bei schweren Persönlichkeitsstörungen die Beziehungsdiagnostik und die Strukturdiagnostik im Vordergrund stehen, sollte die Diagnostik der wichtigsten zeitüberdauernden Konflikte, deren Lösung nicht gelungen ist, nicht vernachlässigt werden. Auch hier können wir die von der Operationalen Psychodynamischen Diagnostik (OPD) vorgeschlagene Systematik zur Unterstützung bei der Konfliktformulierung nutzen. Wir wollen uns ihrer Klassifizierung der Konflikte hier anschließen.

Die *Achse »Konflikt« der OPD* versteht unter Konflikten im Wesentlichen *unbewusste Konflikte*, die von der bewusst erlebten Spannung bewussten Konflikterlebens abgegrenzt werden. Als zeitlich überdauernde Konflikte werden sie auch von konflikthaften Lebensbelastungen unterschieden. In jeder Konfliktebene finden sich ein passiver und ein aktiver (kontraphobischer) Modus der – suboptimalen – Bewältigung des jeweiligen unbewussten Konflikts. Im *passiven Modus* zeigen die Betroffenen unter dem Druck des ungelösten Konflikts einen passiven Rückzug, während sie sich im *aktiven Modus* aktiv dem anderen zuwenden bis hin zur Objektabhängigkeit. Die OPD führt die folgenden sieben Konfliktkonstellationen auf.

- Beim Konflikttypus *Individation versus Abhängigkeit* sind die gegensätzlichen Pole die Suche nach enger Bindung und das Streben nach Selbstständigkeit. Im *passiven Modus* werden eigene Autonomiewünsche unzureichend wahrgenommen und den Wünschen bedeutsamer Beziehungspersonen untergeordnet, um die Bindung nicht zu gefährden. Im *aktiven Modus* wird eine übersteigerte Unabhängigkeit realisiert, während Anlehnungs- und Bindungswünsche unterdrückt werden.
- Bei Konflikten zwischen *Unterwerfung und Kontrolle* sind Wünsche, sich gehorsam leiten zu lassen und sich zu unterwerfen, mit Wünschen, Macht auszuüben und sich aufzulehnen, nicht integrierbar. Im *passiven Modus* prägen Selbstkontrolle und Unterwerfung das Verhalten, während Wünsche nach Macht und Auflehnung unterdrückt sind. Im *aktiven Modus* dominieren Wünsche nach Auflehnung und Macht, während Bedürfnisse, sich zu fügen und zu gehorchen, unzureichend wahrgenommen werden.
- Beim Konfliktmuster *Versorgung versus Autarkie* stehen Wünsche nach Versorgung und Geborgenheit im Widerstreit mit einem Streben nach Selbstgenügsamkeit, das gleichzeitig der Abwehr der Versorgungswünsche dient. Im *passiven Modus* werden Wünsche nach Geborgenheit und Versorgung offen eingefordert und sie äußern sich in einem abhängigen und anklammernden Verhaltensmuster. Im *aktiven Modus* findet sich eine übersteigerte Selbstgenügsamkeit oder eine besonders altruistische Grundhaltung.
- Bei *Selbstwertkonflikten* ist die Regulation des Selbstwertgefühls konflikthaft gestört. Im *passiven Modus* herrscht das Erleben eigener Bedeutungslosigkeit und eigenen Unwerts vor, während im *aktiven Modus* kom-

pensatorische Strategien der Selbstüberschätzung und Objektentwertung dominieren.
- Bei *Schuldkonflikten* stehen egoistische und prosoziale Tendenz miteinander im Konflikt. Im *passiven Modus* nehmen die Betroffenen in übertriebener Weise Schuld auf sich, während sie im *aktiven Modus* dazu neigen, anzuklagen und die Schuld anderen zuzuschieben.
- Bei *ödipal-sexuellen Konflikten* finden sich Konflikte zwischen erotisch-sexuellen Wünschen und der Hemmung dieser Wünsche. Im *passiven Modus* steht die Verdrängung der Sexualität im Vordergrund, während es im *aktiven Modus* zu einer forcierten Sexualisierung aller Lebensbereiche kommt.
- Bei *Identitätskonflikten* stehen bestimmte Aspekte des Selbstbildes mit anderen Aspekten des Selbstbildes im Widerspruch. Im *passiven Modus* besteht ein anhaltendes Gefühl eigenen Identitätsmangels. Im *aktiven Modus* wird die Unsicherheit im Identitätserleben aktiv überspielt.
- Auch eine *eingeschränkte Konflikt- und Gefühlswahrnehmung* kann kodiert werden. Im *passiven Modus* fehlt ein Gefühl für innere Konflikte ebenso wie eine Wahrnehmung der zugehörigen Affekte. Im *aktiven Modus* wird die Wahrnehmung von Gefühlen und Konflikten aktiv unterdrückt.

Bei schweren Persönlichkeitsstörungen haben die Konflikttypen *Individuation versus Abhängigkeit*, *Versorgung versus Autarkie*, die *Selbstwertkonflikte* und die *Identitätskonflikte* die größte Bedeutung. Grundsätzlich können aber auch alle anderen Konflikte vorkommen.

12.6 Psychodynamisch-strukturelle Diagnostik und die Strukturachse der OPD

Für die Therapieplanung bei traumatisierten Patienten mit Persönlichkeitsstörungen hat die Erfassung der Strukturmerkmale der Persönlichkeit eine herausragende Bedeutung. Eine für das therapeutische Handeln wichtige Differenzierung der Persönlichkeitsstörungen gewinnen wir durch die Beachtung der Dimension der *strukturellen Organisation der Persönlichkeit*. Mit Kernberg (1967) verstehen wir darunter ein Konstrukt, das folgende Aspekte zusammenfasst:
- die Intaktheit von Ich-Funktionen
- die Reife der Abwehrorganisation
- das Niveau der Objektbeziehungen
- die Ich-Integration
- die Intaktheit des Über-Ich

Kernberg (1967) hat *Persönlichkeitsstörungen mit einer neurotischen Persönlichkeitsorganisation* von *Persönlichkeitsstörungen mit einer Borderline-Persönlichkeitsorganisation* unterschieden. In vereinfachter Terminologie sprechen wir bei letzteren auch von *schweren Persönlichkeitsstörungen* in Abgrenzung von Persönlichkeitsstörungen auf höherem Strukturniveau.

Die so genannten *schweren Persönlichkeitsstörungen* mit einer *Borderline-Persönlichkeitsorganisation* sind unter dem Aspekt der Traumagenese weitaus bedeutsamer als die Persönlichkeitsstörungen auf höherem Strukturniveau.

Kernberg (1996b) zählt zu den *schweren Persönlichkeitsstörungen mit einer Borderline-Persönlichkeitsorganisation* neben der emotional instabilen Persönlichkeitsstörung (Borderline-Persönlichkeitsstörung) vor allem die histrionische, die schizoide, die paranoide und die dissoziale Persönlichkeitsstörung. Die narzisstische Persönlichkeitsstörung kann ebenfalls auf dem Niveau der Borderline-Persönlichkeitsorganisation vorkommen, gelegentlich auch die anankastische Persönlichkeitsstörung.

Auf die wichtigsten strukturellen Defizite bei schweren Persönlichkeitsstörungen sind wir in Kapitel 7 eingegangen. Entsprechend finden wir bei schweren Persönlichkeitsstörungen
- defizitäre Ich-Funktionen mit Störungen der Emotionsregulierung und Mentalisierung;
- eine unreife Abwehrorganisation mit Dominanz unreifer Abwehrmechanismen;

- unreife, das heißt bedürfnisbefriedigende bzw. ausbeuterische (auch selbstausbeuterische) Teilobjektbeziehungen;
- eine gestörte Ich-Integration mit nicht integrierten Persönlichkeitsanteilen und
- eine schwere Über-Ich-Pathologie mit archaisch strengem oder desintegriertem Über-Ich.

Höher strukturierte Persönlichkeitsstörungen entstehen in der Regel nicht als Folge schwerer Traumatisierungen, sondern auf der Basis neurotischer Konflikte, für die durch die Ausbildung einer Charakterpathologie eine – wenngleich suboptimale – Konfliktlösung gefunden wurde (Mentzos 2000). Ihre Entstehung setzt trotz aller Mängel ein verlässliches und nicht traumatisierendes Beziehungsumfeld voraus. Für höher strukturierte Persönlichkeitsstörungen wurde in der psychoanalytischen Literatur auch der Begriff der »Charakterneurose« geprägt.

Unter den spezifischen Persönlichkeitsstörungen, die in der ICD-10 bzw. der DSM-IV aufgeführt sind, zählen nach Kernberg (1996b) die ängstliche (vermeidende) und meist auch die anankastische Persönlichkeitsstörung zu den höher strukturierten Persönlichkeitsstörungen. Auch Personen mit einer narzisstischen Persönlichkeitsstörung können auf höherem Strukturniveau vorkommen.

Strukturell finden wir bei höher strukturierten Persönlichkeitsstörungen mit einer *neurotischen* Persönlichkeitsorganisation im Gegensatz zu den schweren Persönlichkeitsstörungen die folgenden Merkmale:

- keine relevanten Ich-Funktionsstörungen, insbesondere keine nennenswerten Störungen der Emotionsregulierung und der Mentalisierung
- eine reife Abwehrorganisation mit einer Dominanz reifer Abwehrmechanismen, in deren Zentrum die Verdrängung steht
- reife »Ganzobjektbeziehungen«, bei denen die eigenständigen Bedürfnisse der Beziehungspartner respektiert werden
- eine ausreichende Ich-Integration ohne Hinweise auf eine Ich-Identitätsstörung
- ein integriertes, wenngleich oft sehr strenges Über-Ich

Steht bei den schweren Persönlichkeitsstörungen eine Problematik im Bereich der Aggressivität im Vordergrund, so finden wir bei den weniger schweren Persönlichkeitsstörungen mit neurotischer Persönlichkeitsorganisation eher eine Problematik im Bereich von Libido und Sexualität (Kernberg 1967). Da die Fähigkeit zur Symbolisierung psychischer Inhalte meist gut ausgebildet ist, treten Inszenierungen und Agieren als präsymbolische Kommunikationsformen zurück.

Natürlich ist die Realität nicht so dichotom wie das idealtypische Klassifikationsschema Kernbergs. Faktisch treffen wir immer auch Persönlichkeitsstörungen an, die weder eindeutig der Gruppe der »reiferen« oder der Gruppe der »unreiferen« Persönlichkeitsstörung zuzuordnen sind. Zur Strukturierung der Therapieplanung ist die Einteilung jedoch von großem Wert.

Eine umfassende und genaue Diagnostik der strukturellen Defizite ist heute mithilfe der *Strukturachse der OPD-2* (Arbeitskreis OP 2006) möglich. Struktur wird nach der OPD definiert als Struktur des Selbst und seiner Beziehung zu den Objekten (Rudolf et al. 1995). Die Strukturachse unterscheidet vier Strukturdimensionen, deren Integrationsniveau bestimmt werden kann – jeweils mit der Ausrichtung auf das Selbst und die Objekte.

Strukturachse der OPD-2

1. *Kognitive Fähigkeit*
1.1 Selbstwahrnehmung: Selbstreflexion, Affektdifferenzierung, Identität
1.2 Objektwahrnehmung: Selbst-Objekt-Differenzierung, ganzheitliche Objektwahrnehmung, realistische Objektwahrnehmung

2. *Steuerungsfähigkeit*
2.1 Selbstregulierung: Impulssteuerung, Affekttoleranz, Selbstwertregulierung
2.2 Regulierung des Objektbezugs: Beziehungen schützen, Interessenausgleich

3. *Emotionale Fähigkeit*
3.1 Kommunikation nach innen: Affekte erleben, Fantasien nutzen, Körperselbst

3.2 Kommunikation nach außen: Kontaktaufnahme, Affektmitteilung, Empathie

4. *Fähigkeit zur Bindung*
4.1 Innere Objekte: Internalisierung, Introjekte, variable Bindungen
4.2 Äußere Objekte: Bindungsfähigkeit, Hilfe annehmen, Bindung lösen

Zusätzlich ist eine globale Einschätzung des Integrationsniveaus möglich. Unter dem Niveau der Integration wird der Grad verstanden, in dem die Person über die jeweiligen Fähigkeiten bzw. Ich-Funktionen verfügen kann. Für jede Dimension können vier Niveaus der strukturellen Integration differenziert werden: gut, mäßig, gering und desintegriert. Die vier Strukturdimensionen sind folgende:

- Die *kognitiven Fähigkeiten* umfassen die *Selbstwahrnehmung* und die *Objektwahrnehmung.*
  - Bei der *Selbstwahrnehmung* geht es um die Fähigkeit, ein Bild des eigenen Selbst und der innerseelischen Vorgänge, vor allem der eigenen Affekte, differenziert wahrnehmen zu können.
  - Die *Objektwahrnehmung* umfasst die Selbst-Objekt-Differenzierung, das heißt die Fähigkeit, eigene Gedanken, Bedürfnisse und Impulse von denen anderer zu unterscheiden, weiterhin die Fähigkeit, andere in ihren verschiedenen Aspekten, das heißt ganzheitlich wahrzunehmen und die Fähigkeit, ein realistisches Bild von anderen entwerfen zu können.
- Die *Steuerungsfähigkeit* bezieht sich auf die Selbstregulierung und die *Regulierung des Objektbezugs.*
  - Die *Selbststeuerung* beinhaltet die Fähigkeit, sich von Impulsen zu distanzieren und Impulse zu steuern und zu integrieren, die Fähigkeit, sich von Affekten zu distanzieren und Affekte zu regulieren sowie die Fähigkeit, sich von Kränkungen zu distanzieren und den Selbstwert zu regulieren.
  - Die *Regulierung des Objektbezugs* umfasst die Fähigkeit, die Beziehung vor eigenen störenden Impulsen zu schützen, die Fähigkeit, in Beziehungen die eigenen Interessen aufrechtzuerhalten und die Interessen anderer angemessen zu berücksichtigen und die Fähigkeit, die Reaktionen anderer zu antizipieren.
- Die *emotionale Fähigkeit* beinhaltet die *Kommunikation nach innen und außen.*
  - Die *emotionale Fähigkeit nach innen* umfasst die Fähigkeit, eigene Affekte zu generieren und zu erleben, die Fähigkeit, eigene Fantasien zu entwerfen und zu nutzen und die Fähigkeit, die eigene Körperwahrnehmung bzw. das Körperselbst emotional zu beleben.
  - Die *emotionale Fähigkeit nach außen* umfasst die Fähigkeit der emotionalen Kontaktaufnahme, die Fähigkeit, eigene Affekte zu Ausdruck zu bringen, sich von den Affekten anderer erreichen zu lassen und die Fähigkeit, Empathie zu erleben.
- Die *Fähigkeit zur Bindung* bezieht sich auf *innere und auf äußere Objekte.*
  - *An innere Objekte gebunden sein* umfasst die Fähigkeit zur Internalisierung (positive Selbst- und Objektrepräsentanzen, positive objektbezogene Affekte aufbauen und erhalten können), das Vorhandensein positiver Introjekte (für sich sorgen, sich beruhigen, sich trösten, helfen, schützen, für sich eintreten) und die Fähigkeit zu variablen und triangulären Bindungen.
  - *An äußere Objekte gebunden sein* umfasst die Fähigkeit, sich emotional an andere binden zu können, die Fähigkeit, Hilfe annehmen zu können und die Fähigkeit, sich aus Bindungen lösen und Abschied nehmen zu können.

Bei Persönlichkeitsstörungen im Zusammenhang mit psychischen Traumatisierungen sind die Strukturdimensionen in der Regel entweder mäßig oder gering integriert. Eine gute Integration findet sich lediglich bei Störungsbildern auf neurotischem Niveau, eine Desintegration spricht für eine psychotische Verarbeitung. Wegen ihrer großen Bedeutung für die psychodynamische Strukturdiagnostik wollen wir beispielhaft anhand der Dimension »Selbstwahrnehmung« aufführen, was nach der OPD-2 unter einem guten, mäßigen, geringen oder desintegrierten Integrationsniveau verstanden wird:

- Die Dimension *Selbstreflexion* ist
  - *gut integriert,* wenn der Patient über die Fähigkeit verfügt, den Blick auf die eigene Person und die eigene Innenwelt zu richten, realitätsgerecht wahrnehmen kann, was für ein Mensch er ist und was in ihm vorgeht, und dies in sprachliche Begriffe fassen kann;
  - *mäßig integriert,* wenn der Patient wenig Interesse hat, über sich nachzudenken, die Selbstreflexion sich vor allem auf das handelnde Selbst richtet, das Selbstbild vergröbert wirkt und es schwer fällt, treffende sprachliche Begriffe zu finden;
  - *gering integriert,* wenn eine selbstreflexive Wahrnehmung kaum möglich ist, der Patient auch mit Unterstützung kein kohärentes Bild von sich und seiner Situation entwerfen kann, widersprüchliche Selbstaspekte nebeneinander stehen und keine Begriffssprache für innere Vorgänge existiert;
  - *desintegriert,* wenn die Selbstschilderung das Gefühl der Beliebigkeit erzeugt, Realitätsbezogenheit fehlt, unverständlich ist und das Selbstbild wenig authentisch, unter Umständen entliehen oder abwegig wirkt und sprachlich befremdliche, widersprüchliche Formulierungen vorherrschen.
- Die Dimension *Affektdifferenzierung* ist
  - *gut integriert,* wenn der Patient Affekte trotz konflikthafter Einschränkungen differenziert wahrnehmen kann und diese handlungssteuernd sind, weiterhin, wenn im Erleben positive Affekte überwiegen und negative Affekte große Variabilität haben;
  - *mäßig integriert,* wenn Affekte nur eingeschränkt wahrgenommen und in schwierigen Situationen zur Wahrung der Stabilität auch vermieden werden;
  - *gering integriert,* wenn Affekte nicht differenziert wahrgenommen oder nachvollziehbar geschildert werden, wenn sie sich entweder in Erregung oder in Entfremdung, Affektleere, Depression oder manischer Gestimmtheit äußern, von daher auch nicht zur gezielten Verhaltenssteuerung eingesetzt werden und im affektiven Ausdruck chronische Verachtung, Ekel und Wut dominieren;
  - *desintegriert,* wenn kein innerer Abstand zu den eigenen Gefühlen und keine introspektive Wahrnehmung von Affekten möglich ist, wenn zwischen Handlungen und Affekterleben nur sehr wenig steuernde Instanz geschaltet ist und wenn der Patient an heftige, nicht ausgestaltete emotionale Zustände ausgeliefert ist, die nicht in Worten benannt werden können.
- Die Dimension *Identität* ist
  - *gut integriert,* wenn der Patient über ein Selbstbild verfügt, das über die Zeit hinweg konstant und kohärent erscheint und eine eindeutige psychosexuelle Identität erkennen lässt;
  - *mäßig integriert,* wenn situations- und stimmungsabhängige Einbrüche und Wechsel im Selbstbild vorkommen;
  - *gering integriert,* wenn in unterschiedlichen Zeiten unterschiedliche Selbstaspekte in den Vordergrund treten und das Gefühl einer konstanten psychosexuellen und sozialen Ausrichtung im Sinne einer Identität nicht verfügbar ist;
  - *desintegriert,* wenn eine differenzierte psychosexuelle und sexuelle Identität weitgehend fehlt zugunsten verzerrter und klischeehafter Eigenschaftszuschreibungen, unter Umständen wahnhafter Identitätsaspekte.

12.7 Vorgehen in der Diagnostik von Persönlichkeitsstörungen

Bei bindungs- und beziehungstraumatisierten Patienten sind wir regelmäßig mit *traumatischen Persönlichkeitsveränderungen* konfrontiert. Diese können, aber müssen nicht das Niveau einer Persönlichkeitsstörung erreichen. Wie gehen wir nun bei der Diagnostik von Persönlichkeitsstörungen konkret vor?

- Ob die Diagnose einer Persönlichkeitsstörung vorliegt, erfassen wir am besten über die *deskriptive Diagnostik* nach ICD-10 oder DSM-IV. Haben wir die Diagnose einer *Persönlichkeitsstörung* gestellt, so klären wir weiter, durch welche *spezifische Persönlichkeitsstörung* oder spezifischen Persönlichkeitsstörungen die Person am besten beschrieben werden kann.
- Unabhängig von der Frage, ob eine Persönlichkeitsstörung im deskriptiven Sinne vorliegt, liefert eine *psychodynamische Diagnostik* Informationen darüber,
  - welche überdauernden interpersonellen Muster des Erlebens und Verhaltens das Beziehungsgeschehen dominieren (Beziehungsachse der OPD),
  - welche Konflikte im Vordergrund stehen und wie sie bewältigt werden (Konfliktachse der OPD) und
  - wie das Strukturniveau der Persönlichkeit organisiert ist und wieweit die Aspekte Selbstwahrnehmung, Selbststeuerung, Abwehr, Objektwahrnehmung, Kommunikation und Bindung integriert sind (Strukturachse der OPD).

Eine sorgfältige, anhand der OPD-Kriterien durchgeführte psychodynamische Diagnostik empfiehlt sich besonders für die Antragstellung im Rahmen der Richtlinienpsychotherapie. Besonders wenn größere Stundenkontingente für komplex traumatisierte Patientinnen mit Persönlichkeitsstörungen beantragt werden, wird eine detaillierte OPD-basierte Beziehungs-, Konflikt- und vor allem Strukturdiagnostik den Psychotherapiebedarf am besten plausibel machen können.

Literaturempfehlungen

Arbeitskreis OPD (Hrsg) (2006). Operationalisierte Psychodynamische Diagnostik OPD-2. Das Manual für Diagnostik und Therapieplanung. Bern: Huber, Hogrefe.

AWMF (2001). Leitlinie »Persönlichkeitsstörungen« der Arbeitsgemeinschaft der Wissenschaftlichen Medizinischen Fachgesellschaften (AWMF). http://www.leitlinien.net (7. Dezember 2005). (Stichwort für die Suche: Persönlichkeitsstörungen.)

Benjamin LS (2001). Die interpersonelle Diagnose und Behandlung von Persönlichkeitsstörungen. München: CIP-Medien.

Fiedler P (1995). Persönlichkeitsstörungen. 2. Aufl. Weinheim: Beltz PVU.

Kernberg OF (1996). Ein psychoanalytisches Modell der Klassifizierung von Persönlichkeitsstörungen. Psychotherapeut; 41: 288–96.

Langenbach M, Wöller W, Hartkamp N, Ott J, Tress W (2001). Definition und Diagnostik von Persönlichkeitsstörungen. In: Tress W, Wöller W, Hartkamp N, Langenbach M, Ott J (Hrsg). Persönlichkeitsstörungen. Leitlinie und Quellentext. Stuttgart, New York: Schattauer.

Rudolf G (1999). Persönlichkeitsstörungen und Persönlichkeitsstruktur. PTT – Persönlichkeitsstörungen, Theorie und Therapie; 3: 40–8.

Rudolf R (2004). Strukturbezogene Psychotherapie. Stuttgart, New York: Schattauer.

Trautmann-Sponsel RD, Zaudig M (1997). Diagnostik, Differentialdiagnostik und Komorbidität der Persönlichkeitsstörungen nach ICD-10 und DSM-IV. PTT – Persönlichkeitsstörungen, Theorie und Therapie; 2: 51–62.

Tress W, Wöller W, Hartkamp N, Langenbach M, Ott J (Hrsg) (2001). Persönlichkeitsstörungen. Leitlinie und Quellentext. Stuttgart, New York: Schattauer.

Wittchen HU, Schramm E, Zaudig M, Unland H (1993). SKID-II. Strukturiertes Klinisches Interview für DSM-III-R, Achse II. Göttingen: Beltz-Test.

IV Therapeutische Möglichkeiten

13 Therapeutische Perspektiven

Perspektivenvielfalt in der Behandlung traumatisierter Patienten mit Persönlichkeitsstörungen

13.1 Einleitung

Auf der Basis unseres Modells zu Zusammenhängen zwischen Bindungs- und Beziehungstraumatisierungen und Persönlichkeitsstörungen (s. Kap. 9) wollen wir nun eine *integrative Behandlungskonzeption auf psychodynamischer Grundlage* entwickeln, das als Ausgangspunkt für unsere therapeutischen Empfehlungen dienen kann.

Ohne Frage hat die *Entwicklung traumatherapeutischer Ansätze* die Bandbreite der Interventionsmöglichkeiten bei Patientinnen mit Bindungs- und Beziehungstraumatisierungen mit Persönlichkeitsstörungen in den letzten Jahren sehr bereichert. Die Verbreitung *ressourcenaktivierender* und *imaginativer Techniken* im Rahmen der traumaspezifischen Stabilisierung durch Reddemann und Sachsse (1997, 1998), Reddemann (2004) und Sachsse (2004) und die kreative *Weiterentwicklung traumaverarbeitender Methoden* sind nur einige wenige Beispiele für die vielen Errungenschaften im Bereich der Traumatherapie. Der rege Zuspruch, den traumatherapeutische Weiterbildungen auch bei langjährigen Psychotherapeuten erfahren, macht deutlich, dass der Kenntnisstand über psychische Traumatisierungen und ihre Behandlungsmöglichkeiten bei weitem noch nicht als ausreichend empfunden wird. Es ist sicher nicht übertrieben, von einem Paradigmenwechsel in der therapeutischen Landschaft zu sprechen.

Vor allem von psychoanalytischer, aber auch von anderer Seite vernehmen wir jedoch *Warnungen vor einer übereilten Anwendung des Traumaparadigmas* auf die Behandlung schwerer Persönlichkeitsstörungen. Zunächst wird darauf verwiesen, dass eine *Traumaätiologie nur bei einem Teil der Patienten* mit Persönlichkeitsstörungen anzunehmen ist und dass selbst bei diesen die Traumatisierung nicht notwendigerweise im Zentrum der klinischen Problematik steht. Je nach theoretischer Hintergrundorientierung wird es für vordringlicher gehalten,

- die klärende und deutende Arbeit an den verzerrten Selbst- und Objektrepräsentanzen voranzutreiben (Kernberg 1998),
- die Fähigkeit der Emotionsregulierung zu verbessern und Fertigkeiten zur Lebensbewältigung zu vermitteln (Linehan 1996a),
- maladaptive Muster des Verhaltens zu modifizieren (Benjamin 2001, 2003; Sachse 2004),
- die Entwicklung der Fähigkeit zur »Mentalisierung« und Selbstreflexion zu entwickeln (Bateman u. Fonagy 2004) und
- strukturelle Defizite zu bearbeiten (Rudolf 2004).

Alle Auffassungen können für sich in Anspruch nehmen, gut durchdacht und auf einem soliden theoretischen Hintergrund gegründet zu sein. Praktisch tätige Psychotherapeutinnen, die sich überschaubare Störungsmodelle wünschen, um aus ihnen konkrete Handlungsanweisungen abzuleiten, bleiben angesichts der Vielfalt der Perspektiven und Theorien jedoch mit einem *Bedürfnis nach Orientierung* zurück. Sie haben sich längst damit abgefunden, dass es auf die gestellten Fragen keine einfachen Antworten geben kann. Viel zu heterogen und in ihrer Individualität viel zu verschieden sind die ihnen anvertrauten Patienten, gleichgültig, ob ihnen nun das Etikett »Trauma« oder »Persönlichkeitsstörung« zugeschrieben wurde.

Wir wollen uns in diesem Buch, das vor allem *therapiepraktische Orientierungen* geben möchte, um einige differenzierte Antworten bemühen. In erster Linie wollen wir aus der begrenzten empirischen und umfangreichen kasuistischen Literatur und aus eigenen Erfahrungen *therapeutische Empfehlungen* geordnet zusammentragen, die bei der Behandlung dieser Patientengruppe wertvoll sein können. Diese Empfehlungen sollen in der integrativen Behandlungskonzeption auf psychodynamischer Grundlage ihren Rahmen finden. Welchen Grundsätzen folgen wir?

- Bei unserem integrativen Bemühen leitet uns ein erweitertes tiefenpsychologisches Grundverständnis, das den Einbezug wertvoller therapeutischer Techniken anderer Therapieschulen ausdrücklich bejaht, sofern dies vor dem Hintergrund von Übertragung und Gegenübertragung, Abwehr und Widerstand geschieht (Wöller u. Kruse 2005d).
- Wir tun dies im Respekt vor all den theoretischen Anstrengungen und persönlichen Therapieerfahrungen, die diesen Empfehlungen zugrunde liegen, und in Dankbarkeit – nicht nur gegenüber den vielen Kolleginnen und Kollegen, die uns ihr Wissen weitergaben, sondern auch gegenüber unseren Patientinnen, von denen wir lernen durften. Eine Würdigung der bisher vorliegenden wichtigsten Behandlungskonzeptionen wollen wir im folgenden Kapitel leisten (s. Kap. 14).
- Indem wir von einer integrativen psychodynamischen Behandlungskonzeption sprechen, nehmen wir Bezug auf die Persönlichkeits-, Krankheits- und Behandlungstheorie der Psychoanalyse und berücksichtigen ebenso die umfangreichen bindungstheoretischen, psychotraumatologischen und neurobiologischen Befunde zu Bindungs- und Beziehungstraumatisierungen (s. Kap. 5). Dieses Vorhaben wirft beträchtliche Probleme der Integration auf – immerhin haben wir es mit höchst divergenten Theoriesprachen zu tun, die auch die daraus abzuleitenden therapeutischen Konsequenzen beeinflussen. Eine Vermittlung der theoretischen Positionen wird, darauf haben wir schon in Kapitel 1 hingewiesen, in absehbarer Zeit nicht möglich sein. Die Vielzahl der Problemfelder in der Behandlung traumatisierter Patientinnen mit Persönlichkeitsstörungen lässt es uns am ehesten als sinnvoll erscheinen, die Perspektiven der verschiedenen theoretischen und Forschungsparadigmen abwechselnd und parallel einzunehmen, um zu geeigneten therapeutischen Zugängen zu gelangen und entsprechende Interventionen zu planen.

Wir möchten daher im Folgenden fünf unterschiedliche Perspektiven vor dem Hintergrund eines psychodynamischen Grundverständnisses traumatisierter Patienten mit Persönlichkeitsstörungen darstellen: die psychodynamische, die entwicklungspsychologische, die traumatherapeutische, die ressourcenorientierte und die neurobiologische Perspektive.

13.2 Die psychodynamische Perspektive

Nach unserer Auffassung sprechen folgende Gründe dafür, eine psychodynamische Perspektive bei der Behandlung von traumatisierten Personen mit Persönlichkeitsstörungen einzunehmen:

- Eine psychodynamische Perspektive trägt dem Umstand Rechnung, dass Patientinnen mit chronischen Traumatisierungen neben allen symptomatischen Störungsbildern unter einer *schweren Beziehungspathologie* leiden.
- Die schwerwiegenden *Beziehungs- und Bindungsprobleme*, die Probleme mit Vertrauen und Nähe, Probleme der Selbstwertregulation, die negativen Überzeugungen von der eigenen Person und die maladaptiven Verhaltensweisen lassen sich nach unserer Auffassung am besten in einer psychodynamischen Perspektive konzipieren.
- Die Arbeit an den zahlreichen intrapsychischen und interpersonellen Konflikten trau-

matisierter Patienten und die Stärkung ihrer Fähigkeit zur Mentalisierung sind exquisit psychodynamisch-psychoanalytische Aufgaben. Im Hinblick auf die Behandlung ermöglicht die psychodynamische Perspektive am ehesten ein Verständnis der Phänomene von Übertragung und Gegenübertragung bei traumatisierten Patienten.

Ein psychodynamisches Grundverständnis einzunehmen ist nicht gleichbedeutend mit einer Orientierung am Paradigma der Deutung unbewusster Prozesse und Konflikte. Historisch betrachtet, hatte die Notwendigkeit, auch Patienten mit schweren Persönlichkeitsstörungen zu behandeln, weitreichende theoretische Entwicklungen in Gang gesetzt. Statt der Fokussierung unbewusster Konflikte war bei Patientinnen mit Persönlichkeitsstörungen eine *Entwicklungsperspektive* wichtiger geworden. Die *Nachreifung der Persönlichkeit* und der *Aufbau defizitärer Ich-Funktionen* traten in den Vordergrund, Einflüsse der Triebtheorie in den Hintergrund. Mit dem Wechsel der theoretischen Paradigmen hatte sich auch die Behandlungstechnik grundlegend geändert. Was dies konkret bedeutet, wollen wir im Folgenden darstellen:

- Die *ich-psychologische Betrachtung* (A. Freud, 1936; Blank u. Blank 1978, 1980) erlaubt uns eine systematische Erfassung von Ich-Funktionsdefiziten und eine therapeutische Arbeit mit dem Ziel der Nachentwicklung defizitärer Ich-Funktionen.

Ein Patient ist nicht in der Lage, Kränkungsaffekte als solche wahrzunehmen und gerät aus diesem Grund in suizidale Krisen, ohne zu verstehen warum.

- Die *objektbeziehungstheoretischen Ansätze* ermöglichen eine Sichtweise, derzufolge alle seelischen Strukturen ein Niederschlag früherer Objekterfahrungen sind. Die Gesamtheit der frühen Beziehungserfahrungen bewirkt die Strukturbildung der »verinnerlichten Objektbeziehungen«, die die Grundlage für alle späteren Beziehungsgestaltungen werden (Fairbairn 1952; Kernberg 1978; Winnicott 1974b).

Wenn eine Patientin nicht weinen kann, würden wir fragen: Welches innere Objekt, das, wie verzerrt auch immer, für eine reale Beziehungserfahrung steht, lässt es nicht zu, kann es nicht ertragen, dass sie weinen kann? Von welchem Objekt wird die Patientin so alleingelassen, dass sie es sich nicht gestatten kann zu weinen? Aber auch: Welches innere Objekt, das für eine gute Beziehungserfahrung steht, hat es möglich gemacht, dass die Patientin sich trotz aller Widerwärtigkeiten so tapfer behauptet hat?

- Mit der Anwendung der Ergebnisse der Säuglingsforschung hat sich vor allem die neuere psychoanalytische *Selbstpsychologie* beschäftigt (Bacal 1985; Milch 1997, 1998). Die Selbstpsychologie vertritt die Auffassung, dass alle Menschen während ihres gesamten Lebens auf die Responsivität spiegelnder Selbstobjekte angewiesen sind. Das therapeutische Medium zur Vermittlung optimaler Responsivität ist unsere Empathie. Indem wir auf das Selbsterleben unserer Patienten empathisch und mit »optimaler Responsivität« eingehen, fördern wir – das ist die selbstpsychologische Auffassung – die Kohäsion des Selbst.

Die veränderte theoretische Blickrichtung ging mit dem *Wandel der Behandlungstechnik* einher. Welche Techniken wurden nun angewendet und welche wurden aufgegeben?

- Die *»klassische« Deutungstechnik* mit einem zurückhaltend-abwartenden Therapeutenverhalten erwies sich bei der Mehrzahl der Patienten mit schweren Persönlichkeitsstörungen nicht nur als unzureichend, sondern oft auch als *schädlich:* Beziehungsabbrüche und maligne Regressionen waren häufig. Es zeichnete sich die Tendenz ab, dass schwere Persönlichkeitsstörungen, besonders Borderline-Persönlichkeitsstörungen, modifizierter therapietechnischer Zugänge bedürfen. Es entstand der Eindruck, dass die Ergebnisse umso besser waren, je stärker supportive Techniken angewandt wurden.

- Eine *neue, korrigierende Beziehungserfahrung* wurde wichtiger als die Bewusstmachung des Unbewussten. Man erkannte die Bedeutung der Identifizierung mit dem Therapeuten und die Introjektion seiner Funktionen als Wirkfaktoren von Psychotherapie (Alexander u. French 1946; Cremerius 1979; Hoffmann 1983).
- Therapeutische Aufgabe wurde es, persönlichkeitsgestörten Patientinnen eine *haltende und fördernde Umwelt* zu schaffen (Winnicott 1965), sich ihnen als Selbstobjekt (Kohut 1979) und als »Container« ihrer negativen Affekte (Bion 1962b; s. Kap. 31.4) zur Verfügung zu stellen. Supportive und interaktionelle Behandlungstechniken wurden wichtiger als die Analyse von Widerstand und Übertragung (Adler 1989; Heigl-Evers u. Ott 1998; Rockland 1989; Wöller et al. 1996).
- Die selbstpsychologische Auffassung hatte stets die Bedeutung eines *empathischen Spiegelns der Selbstobjekt-Bedürfnisse* hervorgehoben. Kohut (1979) vertrat am konsequentesten den Standpunkt, dass Veränderung in der Therapie nicht in erster Linie die Folge von Deutungen oder Einsicht ist, sondern durch Empathie entsteht. Indem wir auf das Selbsterleben unserer Patienten empathisch und mit »optimaler Responsivität« eingehen, fördern wir die Kohäsion des Selbst – in einem interaktiven System gegenseitiger Bezogenheit, dessen Vorbild die frühe Mutter-Kind-Dyade ist (Bacal 1985; Bacal u. Newman 1990/1994).
- Neben die intrapsychische Perspektive, die den Akzent auf die innerseelischen Prozesse der Patienten legt, trat die *interpersonelle Perspektive*, die die zwischenmenschlichen Kommunikations- und Interaktionsstörungen persönlichkeitsgestörter Personen betont. Sie ermöglicht uns ein Verständnis, wie sich die verinnerlichten negativen Beziehungserfahrungen auf die konkrete Beziehungsgestaltung in der Gegenwart auswirken. Sie macht deutlich, wie die negativen Überzeugungen die Erwartungen gegenüber wichtigen Bezugspersonen der Gegenwart prägen und wie daraus maladaptive Verhaltensweisen entstehen, die wiederum negative Reaktionen der Interaktionspartner auslösen (Sullivan 1953).

Betrachten wir die Problematik einer Patientin, die in der Kindheit sexuell traumatisiert wurde und aktuell unter Fressattacken, selbstverletzendem Verhalten und depressiven Zuständen leidet. Es wurden die folgenden Diagnosen gestellt: depressive Episode und Bulimia nervosa bei emotional instabiler Persönlichkeitsstörung (Borderline-Persönlichkeitsstörung). Bei der Exploration ihrer aktuellen Lebenssituation ergibt sich, dass die Patientin schon mehrfach ihren Arbeitsplatz verloren hatte, nachdem sie »gemobbt« worden war, und dass sie auch mehrfach bei ehelichen Streitigkeiten von ihrem Partner geschlagen worden war. An die sexuellen Übergriffe durch einen alkoholkranken Vater in der Kindheit hat sie nur noch vage Erinnerungen.

Unter einer intrapsychischen Perspektive können wir die enormen Schuld- und Schamgefühle der erwähnten Patientin als Ausdruck einer kritisierenden und entwertenden verinnerlichten Objektbeziehung verstehen: So kritisierend und entwertend, wie die frühen Bezugspersonen mit der Patientin umgegangen waren, geht die Patientin mit sich selbst um, indem sie sich selbst kritisiert und entwertet.

Bei Einnahme einer interpersonellen Perspektive wird deutlich, wie die Patientin die Ablehnung ihrer Interaktionspartner antizipiert, sich deren Zuwendung durch kontrollierendes und anklammerndes Verhalten erhalten will, dadurch diese bedrängt und deren forcierte Distanzierung und Zurückweisung provoziert.

- Wir sind zu der Überzeugung gelangt, dass ein auf schwere Persönlichkeitsstörungen abgestimmtes psychodynamisches Arbeiten nicht ohne ein *bewältigungsorientiertes Vorgehen* auskommen kann, das *Techniken und Hand-*

lungsanweisungen für definierte Problemsituationen bereitstellt. Vor allem zur Verbesserung der Emotionsregulierung beziehen wir bewährte kognitiv-behaviorale Techniken (z. B. Techniken der Dialektisch-behavioralen Psychotherapie für Borderline-Patienten nach Linehan; s Kap. 14.4), aber auch hypnotherapeutische und lösungsorientierte Techniken mit ein (s. Kap. 24.4 u. 24.8).

Die psychodynamische Perspektive

- Bedeutung der neuen, korrigierenden Beziehungserfahrung
- Bedeutung der haltenden und fördernden Umwelt
- Bedeutung der interpersonellen Perspektive
- Bedeutung des empathischen Spiegelns der Selbstobjektbedürfnisse
- Bedeutung der Bewältigungsperspektive

13.3 Die entwicklungspsychologische Perspektive

Die folgenden Erkenntnisse der neueren Säuglings- und Kleinkindforschung bilden eine wichtige Grundlage für das Verständnis des therapeutischen Prozesses in der Behandlung bindungs- und beziehungstraumatisierter Patientinnen (s. Kap. 5.4):

- Ein *affect attunement* (Stern 1985/1992) und Aspekte wie Feinfühligkeit im Wahrnehmen, Verstehen und Beantworten von Signalen sind für eine gelingende therapeutische Situation ähnlich bedeutsam wie für die Bindung zwischen Mutter und Säugling. Auch die therapeutische Beziehung ist darauf angewiesen, dass beide Interaktionspartner wechselseitig ihre affektive Gestimmtheit wahrnehmen. Es spricht viel für die Annahme, dass die spontan fluktuierenden Rhythmen des therapeutischen »Dialogs« dem frühkindlichen Dialog vergleichbar sind. Die selbstpsychologische Tradition in der Psychoanalyse hat diese basalen Vorgänge in ihrer Theorie der *Selbstobjekt-Bedürfnisse* konzeptualisiert, zu denen das Bedürfnis nach Spiegelung durch relevante Selbstobjekte, das Bedürfnis nach Idealisierung sowie das Bedürfnis nach Gleichheit und nach Zugehörigkeit zählen (Kohut 1971).
- Wir denken auch, dass es für Therapien bindungstraumatisierter Patienten *schädlich ist, wenn Patienten über längere Zeit negative Affektzustände aushalten müssen,* weshalb wir die systematische Arbeit mit negativen Übertragungen nicht für förderlich halten. Hingegen kann es hilfreich sein, häufiger positive Affektzustände zu induzieren.
- Auch der *wechselseitige Blickkontakt* ist wahrscheinlich für das Gelingen eines therapeutischen Ein- und Abstimmungsprozesses von großer Bedeutung. Schon von daher scheint uns ein klassisch-psychoanalytisches Setting im Liegen, das den wechselseitigen Blickkontakt ausschließt, für bindungs- und beziehungstraumatisierte Patientinnen weniger gut geeignet zu sein.
- Eine bedeutsame Parallele zwischen der Behandlungssituation und der frühen Entwicklung finden wir bei der Bedeutung von *Unterbrechungen der Bindungsbeziehung und ihrer »Reparatur«* als therapeutische Chance. Wie in der frühkindlichen Entwicklung führt auch in der therapeutischen Situation die notwendigerweise unzureichende empathische Einstimmung zu unvermeidlichen Brüchen der Bindungsbeziehung. Ähnlich wie in einer »hinreichend guten« Bindungsbeziehung, in der die Bezugsperson solche Brüche durch beruhigende und tröstende, gleichsam »wieder gut machende« Interaktionen auffangen kann, können in einer gelingenden therapeutischen Beziehung die unvermeidlichen Unterbrechungen der therapeutischen Bindungsbeziehung interaktiv »repariert« werden. Selbstpsychologische Autoren sprechen von der *Wiederherstellung des empathischen Bandes* durch ein verstehendes Aufgreifen der eigenen Empathiedefizite (Bacal 1985; Milch 1997, 1998).

Auf der Basis dieser Erkenntnisse sind Beebe und Lachmann (2002) der Frage nachgegangen, wieweit sich die interaktiven Organisationsprinzipien der Säuglingsforschung auf die Psychotherapie erwachsener Patienten anwenden lassen. Sie betrachten die therapeutische Dyade als ein System, in dem Prozesse der Selbstregulierung und der interaktiven Regulierung integriert werden. Sie nennen *drei Prinzipien interaktiver Regulierung*, die beschreiben, wie dyadische Regulierungen in der Behandlung verlaufen und wie Internalisierungen ko-konstruiert werden. Es sind

- ständige Regulierungen des interaktiven Austauschs beider Partner, die subtile nonverbale Verhaltensweisen wie den Austausch von Körperhaltung und Gesichtsmimik, Tonfall und stimmlichen Klang und die verbalen Kommunikationen betreffen;
- Unterbrechungen und Wiederherstellungen von Interaktionen, bei denen enttäuschte Erwartungen auftreten und Bemühungen erkennbar werden, um die entstandenen Risse in der Beziehung zu kitten; und
- Momente der Affektsteigerung, wenn machtvolle – positive wie negative – Zustandstransformationen erlebt werden, die zu neuen Erfahrungen und Erlebnisweisen Anlass geben können.

Entwicklungspsychologische Perspektive

- Bedeutung des »affect attunement«
- Schädlichkeit lang anhaltender negativer Affektzustände
- Nutzen gemeinsamer positiver Affektzustände
- Bedeutung des wechselseitigen Blickkontakts
- Bedeutung von Unterbrechungen der Bindungsbeziehung und ihrer »Reparatur« als therapeutische Chance

13.4 Die traumatherapeutische Perspektive

Die Traumaperspektive war bereits in den Anfängen der Psychoanalyse von maßgeblicher Bedeutung. In den letzten Jahren gelang es, vor allem unter dem Einfluss der Arbeiten von Reddemann und Sachsse, sie – eingebettet in ein psychodynamisches Grundverständnis – wieder aufleben zu lassen und mit dem Konzept der »Psychodynamisch-imaginativen Traumatherapie« (PITT; Reddemann 2004) oder dem Ansatz der »Traumazentrierten Psychotherapie« (Sachsse 2004) tiefenpsychologische Behandlungskonzepte für komplex traumatisierte Menschen zu entwickeln. Die Traumaperspektive ist aufs Engste mit der Ressourcenperspektive verknüpft.

Eine Traumaperspektive einzunehmen bedeutet, in einer Traumatisierung einen wesentlichen ätiologischen Faktor für die Entstehung einer bestimmten Psychopathologie oder Problematik zu sehen. Was heißt das konkret?

- Die Traumaperspektive nimmt auf die umfassenden *hirnstrukturellen Schäden* Bezug, die unter der Einwirkung früher defizitärer Erfahrungen und inadäquater Stimulierung insbesondere im Bereich der präfrontalen kortikolimbischen Strukturen entstehen (Schore 1994, s. Kap. 5.5).
- Sie hat in besonderem Maße die neurobiologischen Grundlagen der *traumatischen Erinnerungsverarbeitung* im Blick: die »amygdaloide« Speicherung traumatischen Materials im impliziten Gedächtnis im Gegensatz zu der »hippocampalen« Speicherung im expliziten und autobiografischen Gedächtnis, die Entstehung von Symptomen durch Triggerung und die Prozesse von Sensibilisierung und Kindling (s. Kap. 5.2).
- Da nach dieser Sichtweise die traumatische Einwirkung von außen auf das Individuum einwirkt, impliziert dies ein Verständnis der wesentlichen Psychopathologie als eine *Anpassungsreaktion* auf traumatische Einwirkungen. Verschiedene Phänomene der Pathologie von Personen mit Persönlichkeitsstö-

rungen lassen sich mithilfe der Traumaperspektive besser verstehen.
- Sie bedingt darüber hinaus eine *therapeutische Haltung*, die wichtige Auswirkungen auf die therapeutische Beziehung hat. Sie entlastet die Patientin von der Verantwortung für die Entstehung der Psychopathologie und von den damit verbundenen Scham- und Schuldgefühlen. Dies allein kann sich bei vielen Patienten angesichts ihrer frühen negativen Beziehungserfahrungen bereits als therapeutisch wirksam erweisen.

Auf einige Gefahren einer unkritischen Anwendung der Traumaperspektive und häufige Missverständnisse wollen wir im Folgenden aufmerksam machen:
- Eine mögliche Gefahr einer unkritischen Anwendung der Traumaperspektive auf das Verständnis von Persönlichkeitsstörungen liegt in der *Vernachlässigung genetischer und intrapsychischer Faktoren*. Es darf nicht übersehen werden, dass Abwehrvorgänge und unbewusste Fantasien immer auch die Wahrnehmung dessen beeinflussen, was als traumatisch erlebt wird. *Tatsächlich unterliegt jede Persönlichkeitsstörung in ihrer Entstehung multifaktoriellen Einflüssen, von denen die Traumatisierung nur ein Aspekt unter anderen ist.*
- Es wird immer wieder angeführt, dass die Traumaperspektive eine Opferidentität fördere und die Selbstverantwortlichkeit vermindere, indem sie für alles und jedes das »Trauma« verantwortlich mache. Diese Argumente lassen sich bei sachgerechter Handhabung des therapeutischen Prozesses leicht entkräften. Weder lassen sich alle Lebensprobleme unserer Patientinnen auf ein Trauma oder multiple Traumatisierungen in der Kindheit zurückführen, noch wird unseren Patienten die Selbstverantwortlichkeit genommen. *Eine wohlverstandene traumatherapeutische Haltung fördert gerade nicht eine passive Versorgungshaltung, sondern die Eigenverantwortung und Selbstfürsorge der Patienten!* Wohl aber hilft die Traumaperspektive in vielen Fällen – besser als andere therapeutische Zugänge –, die oft *unangemessene* Selbstverantwortlichkeit und Selbstanklage der Opfer zu korrigieren und zu einer Entlastung von Schuld- und Schamgefühlen beizutragen.

Gerade in sozialen Berufen treffen wir immer wieder auf traumatisierte Patienten, die keine Grenze in ihrer Hilfsbereitschaft wahrnehmen und dennoch das Gefühl haben, nie genug zu tun. Die Förderung der Selbstfürsorge und Anleitung beim Erspüren der eigenen Grenzen muss bei ihnen vorrangiges Therapieziel sein.

- Eine Traumaperspektive einzunehmen ist *nicht gleichbedeutend mit einem traumaaufdeckenden oder traumakonfrontativen therapeutischen Vorgehen!* Diesem immer wieder anzutreffenden Irrtum ist entschieden mit dem Hinweis zu begegnen, dass nur bei einem Teil aller traumatisierten Patienten ein traumakonfrontatives Vorgehen indiziert ist (s. Kap. 33.4). Bei nicht wenigen Patienten würde ein traumakonfrontatives Vorgehen zu einer dramatischen Verschlechterung ihres Befindens führen – während traumaspezifische Maßnahmen der Stabilisierung, Ressourcenstärkung und Verbesserung von Bewältigungs- und Problemlösestrategien von erheblichem Nutzen sein können.

Wir sprechen uns für die Einnahme der Traumaperspektive vor allem aus praktisch-therapeutischen Gründen aus, da nach unserer Auffassung die Vorteile die möglichen Nachteile bei weitem überwiegen – sofern die Beziehungspathologie in ein psychodynamisches Grundverständnis eingebettet ist. Immerhin hat die Traumaperspektive – gerade auch wegen ihrer Würdigung der neurobiologischen Grundlagen psychischer Traumatisierungen – eine Reihe interessanter neuer Therapieverfahren hervorgebracht, die wir in den folgenden Kapiteln darstellen werden. Diese reichen von einer Vielzahl ressourcenaktivierender Verfahren einschließlich imaginativer Verfahren bis zu dem traumaverarbeitenden Verfahren des Eye Movement Desensitization and Reprocessing

(EMDR), das bemerkenswerterweise auch bei den vielen Alltagsstressoren persönlichkeitsgestörter Patientinnen, wie z. B. bei Kränkungen, Verlusten, bedrohlichen Näheangeboten, erfolgreich eingesetzt werden kann (s. Kap. 34.2).

Traumatherapeutische Perspektive

Die Einnahme einer Traumaperspektive
- nimmt auf die hirnstrukturellen Schäden nach Bindungstraumatisierungen Bezug
- berücksichtigt die neurobiologischen Grundlagen der traumatischen Gedächtnisspeicherung
- darf intrapsychische und genetische Faktoren nicht vernachlässigen
- fördert die Eigenverantwortung
- impliziert nicht notwendigerweise ein traumakonfrontatives Vorgehen

13.5 Die Ressourcenperspektive

Erst in neuerer Zeit ist die Bedeutung der Ressourcenaktivierung in vollem Umfang als Wirkfaktor von Psychotherapie erkannt worden. Viele so genannte »unspezifische« Effekte von Psychotherapie können wir heute über den Wirkfaktor der Ressourcenaktivierung erklären (Grawe 1998). Eine große Zahl empirischer Befunde lässt keinen Zweifel daran, dass die Ressourcenaktivierung ein gesicherter Wirkfaktor jeder Form von Psychotherapie ist (Grawe u. Grawe-Gerber 1999).

Die Einbeziehung der Ressourcenperspektive hat die Therapie traumatisierter und persönlichkeitsgestörter Patientinnen in dramatischer Weise verändert. Tatsächlich sind ressourcenaktivierende Verfahren in der Therapie dieser Patientengruppe von unschätzbarem Wert. Sie finden zunehmend auch eine Fundierung in neueren neurobiologischen Modellvorstellungen.

Die Ressourcenperspektive fokussiert auf *vorhandene Fähigkeiten, Lösungsstrategien, Motivationen, Stärken und Möglichkeiten* der Patienten und macht sie für den therapeutischen Prozess nutzbar. Mit der Ressourcenperspektive greifen wir auf wertvolle *hypnotherapeutische* und *lösungsorientierte Ansätze* zurück. Zwei Namen sind mit der Ressourcenperspektive untrennbar verbunden: Milton Erickson und Steve de Shazer.

- Für *Milton Erickson*, den Begründer der *Hypnotherapie*, war es von grundlegender Bedeutung, die Ressourcen, die in allen Menschen angelegt sind, zu würdigen und zu aktivieren, um sie in die Lage zu versetzen, besser mit Problemen und Konflikten umzugehen (Erickson et al. 1980). Er war davon überzeugt, dass *Möglichkeiten der Selbstheilung im Unbewussten jeder Person gespeichert sind*, es bedürfe nur ihrer Aktivierung und Entfaltung. Zur Aktivierung innerer Ressourcen nutzte Erickson das Prinzip der *positiven Suggestion* und das *Auftreten natürlicher Trancezustände*. Besonders wichtig war für ihn das *Utilisationsprinzip*: Um Ressourcen mobilisieren zu können, stellte er sich ganz auf die Eigenheiten einer Person ein, um alle ihre Denkweisen, Vorstellungen, Gewohnheiten und Verhaltensweisen therapeutisch zu nutzen. Alle Äußerungen eines Patienten, und seien sie noch so pathologisch, sollten unter dem Gesichtspunkt betrachtet werden, wie sie für Wachstum und Heilung nutzbar gemacht werden können (Erickson 1980; Fürstenau 2001).
- Die lösungsorientierte Sichtweise (de Shazer 1989) hat die Annahme in Frage gestellt, dass es nötig sei, die Ursache eines Problems zu kennen, um es zu lösen. Statt sich für die vermeintlichen Ursachen der Probleme in der Vergangenheit zu interessieren, sollen vielmehr neue Lösungskontexte entwickelt werden, die eine eigene lösungsfördernde Dynamik in Gang setzen. Statt sich auf Probleme und ihre Entstehung zu konzentrieren, sollen Lösungen konstruiert werden. Eine Grundüberzeugung der Hypnotherapie besagt, dass die Konzentration der Aufmerksamkeit auf traumatische Situationen und traumatisches Erleben negativ suggestiv in eine »Problemtrance« führt und eine Schwächung der Ressourcen mit sich bringt. Die Tunnelvision und

die Überwältigung durch negatives Material verstellen den Blick auf die Ressourcenpotenziale, die traumatisierte Patientinnen immer auch zur Verfügung haben (G. Schmidt 2004).

Ein besonders wertvoller Beitrag der Hypnotherapie besteht in der Entwicklung zahlreicher ressourcenaktivierender imaginativer Verfahren, die G. Schmidt (2004) erstmals in Deutschland eingeführt hat und die Reddemann (2003) in verdienstvoller Weise für die Traumatherapie weiterentwickelt und verbreitet hat. Sie sind zentraler Bestandteil ihres Ansatzes der »Psychodynamisch-imaginativen Traumatherapie« (PITT; Reddemann 2004; s. Kap. 14.3).

Die Ressourcenperspektive

- fokussiert auf vorhandene Fähigkeiten, Motivationen, Stärken und Möglichkeiten
- greift auf wertvolle hypnotherapeutische und lösungsorientierte Ansätze zurück
- geht davon aus, dass Möglichkeiten der Selbstheilung im Unbewussten jeder Person gespeichert sind
- nimmt an, dass die Konzentration auf negatives Material suggestiv in eine »Problemtrance« führt und eine Schwächung der Ressourcen mit sich bringt

13.6 Die neurobiologische Perspektive

Wir können bei der Konzeptualisierung eines therapeutischen Prozesses bei bindungs- und beziehungstraumatisierten Patienten nicht darauf verzichten, die ohne Übertreibung als revolutionierend zu bezeichnenden Erkenntnisse der neueren neurobiologischen Forschung zu berücksichtigen.

Bislang waren die reduktionistischen Modellformulierungen der Neurobiologie ein Hindernis, neurobiologische Daten in unsere psychologischen und psychotherapeutischen Modelle zu integrieren. Das hat sich sehr geändert. Vielmehr bilden die hohe Komplexität der Beziehungen und die Wechselseitigkeit der Abhängigkeiten zwischen Hirnstrukturen und Umwelt den Rahmen für alle modernen neurobiologischen Erklärungsansätze. Dies sollte genügend Veranlassung sein, sich diesen Ansätzen zu öffnen.

Wir wollen im Folgenden einige der wichtigsten Erkenntnisse, die für unser praktisches Handeln bedeutsam sind, zusammentragen.

- Das Gehirn des Menschen hat die Aufgabe, das Überleben und das psychobiologische Wohlbefinden des Organismus zu sichern. Ihm steht dazu eine beträchtliche Flexibilität zur Verfügung. Indem es flexibel auf eine sich verändernde Umwelt reagiert und indem es ständig die fortgesetzt eintreffenden Informationen und Erfahrungen des Organismus aufnimmt, auswertet, bewertet und beantwortet, ändert es seine eigene Struktur so, dass es »sich selbst und sein Verhalten auf der Basis seiner eigenen Biografie organisiert« (Koukkou u. Lehmann 1998).
- Entsprechend reagiert das Gehirn auf fördernde und schädliche Einflüsse mit großer Anpassungsbereitschaft: Wiederkehrende Einflüsse führen zu strukturellen Veränderungen der betroffenen Hirnregion. Neuronale Systeme entwickeln sich während der gesamten Lebensspanne des Organismus. Vor allem während spezifischer Phasen der Entwicklung können sich neuronale Strukturen erweitern oder verringern. Auf die schädigenden Einflüsse von Bindungs- und Beziehungstraumatisierungen haben wir ausführlich in Kapitel 5.5 hingewiesen.
- Alle Aspekte des normalen oder psychopathologischen Verhaltens werden durch *Wissensbestände* organisiert, die in den *verschiedenen Gedächtnissystemen* des menschlichen Gehirns abgelegt sind. Allen diesen Gedächtnisinhalten und psychischen Vorgängen liegen bestimmte *neuronale Erregungsmuster* zugrunde. Die Bereitschaften zu diesen Erregungsmustern sind auf neuronaler Ebene in Form von *neuronalen Netzwerken* verschiedener Gedächtnisarten gespeichert.

- *Neuronale Netze* entstehen dadurch, dass auf einen bestimmten Reiz hin bestimmte Muster gemeinsam aktiviert werden. Wenn eine solche Aktivierung wiederholt erfolgt, kommt es zur Verstärkung des neuronalen Netzwerkes, das anschließend leichter aktivierbar wird (Edelman 1987). Immer wieder gleichzeitige Aktivierung derselben Neuronenverbände führt zum Zusammenwirken der neuronalen Erregungsmuster und zur Bahnung synaptischer Übertragungsbereitschaften (»Neurons that fire together, wire together«; Hebb 1949).
- Die neurobiologische Forschung hat uns unmissverständlich vor Augen geführt, dass unserem *bewussten Erleben* keinesfalls die zentrale Stellung als Steuerungsorgan unseres Lebens zukommt, wie es über lange Zeit angenommen wurde. Vielmehr verläuft der größte Teil der Gehirnaktivität über unbewusste, emotional gesteuerte Prozesse. Bewusst verlaufen nur die Vorgänge, die mit einer Aktivität des assoziativen Kortex verbunden sind (Roth 2001).
- Sie hat uns auch deutlich gemacht, in welchem Maße *Emotionen* unser Handeln und unser Verhalten steuern. Sie greifen in die Verhaltensplanung und -steuerung ein und wirken bei der Handlungsauswahl mit, als Wille »energetisieren« sie die Handlungen bei ihrer Ausführung und unterdrücken als Furcht oder Abneigung andere (Roth 2001). Verhaltensänderungen sind nur dann aussichtsreich, wenn die therapeutischen Bemühungen physiologisch angelegte emotionale Bewertungsprozesse unterstützen.
- Der Unterscheidung zwischen bewussten und unbewussten Prozessen im Gehirn entspricht die Unterscheidung der Gedächtnispsychologie in explizite und implizite Prozesse (Schacter 1996). *Explizite Prozesse* werden vom Gehirn nur dann aktiviert, wenn eine Situation als »neu« oder als »wichtig« bewertet wurde. Dann sind sie in hohem Maße steuerbar und veränderbar. *Implizite Prozesse* können dagegen automatisiert, schnell und mit hoher Zuverlässigkeit ablaufen. Je häufiger die Abläufe wiederholt werden und je automatisierter sie ablaufen, desto weniger Aufwand an Bewusstsein und Aufmerksamkeit ist erforderlich, bis sie schließlich unbewusst ablaufen. Sie sind allerdings, wenn sie einmal automatisiert sind, nur noch *schwer beeinflussbar und veränderbar* (Roth 2001).
- Die Forschung zur *Plastizität des Gehirns* hat gezeigt, dass Lernvorgänge im Bereich des impliziten Wissens Umstrukturierungen der neuronalen Netzwerke erfordern (Hüther 2001; Roth 2001). Die im Vergleich zu den ersten Lebensjahren zwar deutlich geringere, aber dennoch vorhandene Plastizität des erwachsenen Gehirns setzt eine *vielfach wiederholte Aktivierung der neuronalen Strukturen* voraus, bis sich neue Lernerfahrungen hirnstrukturell niederschlagen.

Am prägnantesten hat in letzter Zeit Grawe (2004) mögliche Anwendungen neurobiologischer Befunde für die Psychotherapie zur Diskussion gestellt. Für ihn ist es evident, dass positive Veränderungen nur dann zu erwarten sind, wenn durch eine *hinreichend wiederholte Aktivierung* das Wachstum entsprechender neuronaler Netzwerke gefördert wird – was praktisch ein geduldiges Üben und Durcharbeiten bedeutet.

Vieles spricht dafür, dass ressourcenorientiertes Denken mit modernen neurophysiologischen Modellvorstellungen in Einklang steht. So beinhalten neurophysiologische Modelle beispielsweise die *Aktivierung und Deaktivierung adaptiver und maladaptiver neuronaler Netzwerke*. Im Sinne einer neurowissenschaftlichen Definition versteht Grawe (1998, 2004) unter einer *Ressource* ein *positiv zu bewertendes neuronales Erregungsmuster*. Positiv bedeutet in diesem Zusammenhang

- die Berücksichtigung unserer *menschlichen Grundbedürfnisse* – nach Selbstwerterhöhung, nach Bindung, nach Orientierung und Kontrolle sowie nach Lustgewinn und Unlustvermeidung – in dem Sinne, dass Wohlbefinden am ehesten dann zu erwarten ist, wenn wir die Befriedigung möglichst vieler menschlicher Grundbedürfnisse anstreben, und

- die Berücksichtigung der entsprechenden emotionalen Bewertungssysteme von Annäherung und Vermeidung in dem Sinne, dass Wohlbefinden durch die Annäherung an bedürfnisbefriedigende Reize oder die Vermeidung unlusterregender Reize entsteht.

Schließlich wollen wir noch einen uns wichtigen Gesichtspunkt hinzufügen: Es sollte auch die *Perspektive der Genetik* nicht unberücksichtigt bleiben. Die Verhaltensgenetik wird uns in den nächsten Jahren noch mit einer Fülle von Befunden konfrontieren, die zeigen, wie viele Persönlichkeitszüge zumindest genetisch kodeterminiert sind. Ein adäquates ätiologisches Modell muss auch die Bedeutung genetischer Faktoren einbeziehen. Dies ist kein Grund zu therapeutischem Nihilismus; es sollte aber die Grenzen aufzeigen, die einer Änderung von Persönlichkeitsmerkmalen gesetzt sind. Möglicherweise werden wir einige Persönlichkeitsstörungen nicht heilen, aber doch ihren Verhaltensausdruck so modifizieren können, dass die Betroffenen ihre Persönlichkeit auf adaptiverem Wege zu nutzen vermögen (Paris 1998).

Neurobiologische Perspektive

- Allen Gedächtnisinhalten und psychischen Vorgängen liegen neuronale Erregungsmuster zugrunde. Die Bereitschaften zu diesen Erregungsmustern sind in Form neuronaler Netzwerke in verschiedenen Gedächtnisarten gespeichert.
- Prozesse, die unser psychisches Wohlbefinden regulieren, sind zum größten Teil automatisierte Prozesse, die im impliziten Gedächtnis gespeichert sind.
- Bindungstraumatisierungen können eine Dysfunktion basaler emotionaler Systeme bewirken.
- Immer wieder gleichzeitige Aktivierung derselben Neuronenverbände führt zum Zusammenwirken der neuronalen Erregungsmuster und zur Bahnung synaptischer Übertragungsbereitschaften (»Neurons that fire together, wire together«; Hebb 1949).
- Die im Vergleich zu den ersten Lebensjahren zwar deutlich geringere, aber dennoch vorhandene Plastizität des erwachsenen Gehirns setzt eine vielfach wiederholte Aktivierung der neuronalen Strukturen voraus, damit sich neue Lernerfahrungen im Bereich des impliziten Wissens hirnstrukturell niederschlagen können.
- Positive Veränderungen sind zu erwarten, wenn bedürfniskongruente, das heißt mit den menschlichen Grundbedürfnissen – nach Selbstwerterhöhung, nach Bindung, nach Orientierung und Kontrolle und nach Lustgewinn und Unlustvermeidung – übereinstimmende Ziele entwickelt werden.
- Die Perspektive der Genetik kann therapeutischen Erwartungen realistische Grenzen setzen.

13.7 Schlussfolgerung und Zusammenfassung

Von der dominierenden Symptomatik und der Phase im therapeutischen Prozess wird es abhängen, welche Perspektive das Verständnis der Problematik unserer Patientinnen am meisten erleichtert.

Die Perspektiven schließen einander nicht aus, sondern ergänzen einander. Die *psychodynamische Perspektive*, in der die Bedeutung der korrigierenden emotionalen Beziehungserfahrung betont wird, lässt sich gut mit den neurobiologischen Befunden zur frühen Entwicklung emotionsregulierender Strukturen vereinbaren. Die *Traumaperspektive* lenkt den Blick auf die traumatisch veränderte Informationsspeicherung des Gehirns und stellt so ebenfalls eine Verbindung zur Neurobiologie und Hirnphysiologie her. Gleichzeitig nutzen die traumatherapeutischen Verfahren ganz wesentlich *ressourcenorientierte therapeutische Techniken*. Zusammen mit den genannten Perspektiven kann die *neurobiologische Betrachtungsweise* einen Rahmen für die Planung unserer Interventionsstrategien zur Verfügung stellen. Das steht noch am Anfang, aber erste Hinweise können schon unsere Behandlungsplanung unterstützen.

Eine sorgfältige Diagnostik von Symptomatik und Persönlichkeit – unter Einschluss der Erfassung auch der gesamten komorbiden Symptomatik und einer strukturellen Diagnostik – wird uns am besten helfen, die für unsere Patienten zum jeweiligen Zeitpunkt günstigste Perspektive auszuwählen. Dabei bemühen wir uns, wann immer möglich, mehrere Perspektiven gleichzeitig oder abwechselnd einzunehmen, um uns dann für diejenige zu entscheiden, die den situativen Erfordernissen und Bedürfnissen unserer Patientinnen am ehesten zu entsprechen scheint. In der praktischen Arbeit erleben wir es gerade bei bindungstraumatisierten Patienten mit Persönlichkeitsstörungen als Bereicherung, psychodynamische, traumaorientierte, neurobiologisch begründete und ressourcenorientierte Interventionsformen nach ihrem jeweiligen Nutzen einsetzen zu können.

Literaturempfehlungen

Psychodynamische Perspektive

Bion WR (1992). Elemente der Psychoanalyse. Frankfurt: Suhrkamp.

Cremerius J (1979). Gibt es zwei psychoanalytische Techniken? Psyche; 33: 577–99.

Hoffmann SO (Hrsg) (1983). Deutung und Beziehung. Kritische Beiträge zur Behandlungskonzeption und Technik in der Psychoanalyse. Frankfurt a. M.: Fischer.

Kohut H (1979). Die Heilung des Selbst. Frankfurt a. M.: Suhrkamp.

Winnicott DW (1974). Reifungsprozesse und fördernde Umwelt. München: Kindler.

Traumatherapeutische Perspektive

Reddemann L (2004). Psychodynamisch imaginative Traumatherapie (PITT). Manual. Paderborn: Junfermann.

Sachsse U (2004). Traumazentrierte Psychotherapie. Stuttgart, New York: Schattauer.

Ressourcenperspektive

De Shazer S (1989). Wege erfolgreicher Kurztherapie. Stuttgart: Klett-Cotta.

Fürstenau P (2001). Psychoanalytisch verstehen – systemisch denken – suggestiv intervenieren. Stuttgart: Pfeiffer bei Klett-Cotta.

Grawe K, Grawe-Gerber M (1999). Ressourcenaktivierung. Ein primäres Wirkprinzip der Psychotherapie. Psychotherapeut; 44: 63–73.

Schiepek G, Cremers S (2002). Ressourcenorientierung und Ressourcendiagnostik in der Psychotherapie. In: Schemmel H, Schaller J (Hrsg). Ressourcen. Ein Hand- und Lesebuch. Tübingen: dgvt.

Neurobiologische Perspektive

Grawe K (2004). Neuropsychotherapie. Göttingen, Bern, Toronto: Hogrefe.

Hüther G (2001). Bedienungsanleitung für ein menschliches Gehirn. Göttingen: Vandenhoeck & Ruprecht.

LeDoux J (2003). Das Netz der Persönlichkeit. Wie unsere Seele entsteht. Olten: Walter.

Ratey JJ (2001). Das menschliche Gehirn. Olten: Walter.

Roth G (2001). Fühlen, Denken, Handeln. Wie das Gehirn unser Verhalten steuert. Frankfurt a. M.: Suhrkamp.

Roth G (2001). Wie das Gehirn die Seele macht. Vortrag auf den 51. Lindauer Psychotherapiewochen 2001. http://www.lptw.de/vortraege2001/g_roth.html (7. Dezember 2005).

Solms M, Turnbull O (2004). Das Gehirn und die innere Welt. Düsseldorf, Zürich: Patmos.

14 Auf den Schultern von Riesen

Konzepte zur Behandlung schwerer Persönlichkeitsstörungen und psychischer Traumatisierungen

14.1 Einleitung

Wir möchten in diesem Kapitel einige uns wichtig erscheinende Therapienansätze, die für die Behandlung traumatisierter Patienten mit Persönlichkeitsstörungen in Betracht kommen, im Überblick darstellen.

Zunächst werden wir *Ansätze auf psychodynamischer Grundlage* beschreiben und kritisch im Hinblick auf ihre Anwendung auf traumatisierte Patientinnen bewerten. Es folgen *Therapiekonzepte, die ausdrücklich das Ziel verfolgen, psychodynamisches Denken mit Grundsätzen der Traumatherapie zu verbinden.* Eine ausführlichere Darstellung erfährt dabei das Konzept der Psychodynamisch-imaginativen Psychotherapie (Reddemann 2004; Sachsse 2004). Danach führen wir störungsspezifische Ansätze anderer Therapieschulen – *behaviorale, kognitiv-behaviorale, gesprächspsychotherapeutische und andere* – an, die für einzelne Problemstellungen innerhalb eines integrativen Konzeptes zur Behandlung traumatisierter Patienten mit Persönlichkeitsstörungen herangezogen werden können. Schließlich wird auf das traumatherapeutische Verfahren Eye Movement Desensitization and Reprocessing (EMDR) eingegangen, das speziell zur Traumabearbeitung eingesetzt werden kann.

14.2 Psychodynamische Therapieansätze

Traditionelle psychoanalytische Therapieansätze

Traditionelle, das heißt unmodifizierte psychoanalytische Therapieansätze, bei denen die verinnerlichten traumatischen Beziehungserfahrungen in der Übertragung auf die Therapeutin reaktiviert und dann analysiert werden, wurden zwar immer wieder auch bei traumatisierten Patienten praktiziert und auch als erfolgreich beschrieben (Davies u. Frawley 1994; Hirsch 1987, 1993b; Holderegger 1993; Mayr 2000), bei schweren Persönlichkeitsstörungen blieben sie jedoch die Ausnahme. Lediglich Psychoanalytiker der *neokleinianischen Tradition* (Steiner 1998; Weiß 2000) bedienen sich nach wie vor der klassischen analytischen Technik im hochfrequenten Setting und im Liegen auch bei schweren Persönlichkeitsstörungen.

Aus unserer Sicht müssen unmodifizierte psychoanalytische Therapieansätze im Hinblick auf ihre generelle Anwendbarkeit bei schweren Persönlichkeitsstörungen eher kritisch bewertet werden. Warum?

- Die für viele schwere Persönlichkeitsstörungen charakteristische *Vermischung von Vergangenem und Gegenwärtigem* und die *Durchdringung des Alltagslebens mit traumaassoziierten Stimuli* bringen es mit sich, dass eine klare Unterscheidung zwischen Vergangenheit und gegenwärtigem Beziehungserleben mindestens erschwert, wenn nicht unmöglich wird. Durch die eingeschränkte Fähigkeit zur Mentalisierung und wegen der Wirksamkeit früher Abwehrmechanismen kann die Realitätswahrnehmung soweit verzerrt sein, dass der *Als-ob-Charakter von Übertragungen* nicht mehr ausreichend wahrgenommen wird. *Eine therapeutische Ich-Spaltung* mit einem erlebenden und einem beobachtenden Teil als Voraussetzung für eine erfolgreiche Arbeit mit der Übertragung steht nicht genügend zur Verfügung.

- Heute besteht weitgehend Übereinstimmung darüber, dass eine unmodifizierte Psychoanalyse dann *kontraindiziert* ist, wenn gleichzeitig die Symptomatik einer Posttraumatischen Belastungsstörung (PTBS) oder einer schwere dissoziative Symptomatik besteht. Die ausgeprägte hirnphysiologische Komponente dieser Störungsbilder (s. Kap. 5.2) und die Besonderheiten traumatischer Erinnerungsverarbeitung erschweren nicht nur die Möglichkeit eines rein verbalen psychotherapeutischen Zugangs zur Modifikation dieser Phänomene. Durch eine Wiederholung der Täter-Opfer-Beziehung in der Übertragung können leicht alte traumatische Bezugsmuster aktiviert werden, weil die Patientinnen keine Möglichkeit der reflektierenden Distanzierung haben. Retraumatisierung kann die Folge sein (Flatten et al. 2004, S. 7; Reddemann u. Sachsse 2000).

Aus den genannten Gründen haben sich bei schweren Persönlichkeitsstörungen – unabhängig davon, ob psychische Traumatisierungen vorliegen – *modifizierte Behandlungstechniken* durchgesetzt, die die Besonderheiten dieser Störungsgruppe im Hinblick auf das Arbeitsbündnis und den Umgang mit Übertragungen berücksichtigen. Dies schließt nicht aus, dass im Einzelfall auch positive Ergebnisse im unmodifizierten Setting berichtet werden; offensichtlich hat das hochfrequente Setting für bestimmte Patienten eine beträchtliche haltgebende Funktion. Auf einige modifizierte Behandlungsansätze wollen wir im Folgenden eingehen.

Die Übertragungsfokussierende Psychotherapie für Borderline-Patienten

Unter den modifizierten psychoanalytisch begründeten Ansätzen für die Behandlung von Patientinnen mit schweren Persönlichkeitsstörungen hat der von Kernberg (1993) entwickelte und jetzt in manualisierter Form vorliegende Therapieansatz der Übertragungsfokussierenden Psychotherapie für Borderline-Patienten (*transference focused psychotherapy* [TFP]; Clarkin et al. 2001a) die größte Verbreitung gefunden. Er wurde nicht nur für Patienten mit der deskriptiven Diagnose einer emotional instabilen Persönlichkeitsstörung (Borderline-Persönlichkeitsstörung), sondern für alle Persönlichkeitsstörungen auf dem ich-strukturellen Niveau einer »Borderline-Persönlichkeitsorganisation« (Kernberg 1967, 1996b; s. Kap. 12.4) konzipiert.

Der Ansatz basiert auf Kernbergs (1981) Objektbeziehungstheorie und seinen Theorien zur Borderline-Pathologie sowie zur Pathologie der narzisstischen Persönlichkeitsstörung (Kernberg 1978). Er konzentriert sich auf die Analyse der Übertragung, da sich nach Auffassung der Autoren die innere Welt der Objektbeziehungen und Abwehrmechanismen in besonderem Maße in den Übertragungsbeziehungen manifestiert und hier therapeutisch gut beeinflussbar ist. Die Übertragungsanalyse im Hier und Jetzt bietet, so die Autoren, eine gute Möglichkeit, die gespaltene Repräsentanzenwelt zu integrieren.

Der Therapieansatz verfolgt das Ziel, libidinöse und aggressive Teilselbst- und Teilobjektrepräsentanzen in integrierte Selbst- und Objektrepräsentanzen zu überführen, um so den Patienten eine realitätsadäquatere Sicht von sich und ihren wichtigsten Bezugspersonen zu vermitteln. Die dabei verfolgte therapeutische Strategie fokussiert auf die Beschreibung und Benennung der *dominanten Objektbeziehungsmuster*, welche sich in der Übertragung darstellen, und zielt auf die Integration der abgespaltenen Teilobjekte.

Zum Vorgehen seien folgende Punkte genannt:

- Vor allem in der ersten Phase der Therapie sind zahlreiche *Interventionen zur Sicherung*

des Rahmens der Therapie ausgearbeitet, die das Ziel verfolgen, die Patientinnen sowie die Therapie vor destruktiven Anteilen zu schützen. Beispielsweise wird klar vereinbart, unter welchen Bedingungen die Behandlung nicht fortgeführt werden kann und eine Klinik aufgesucht werden muss.
- Von Beginn an werden auch *negative Übertragungselemente* fokussiert.
- Wichtiger Teil der therapeutischen Arbeit ist die Analyse der *primitiven Abwehrmechanismen*, die sich im Zusammenhang mit primitiven Teilobjekt-Übertragungen in der therapeutischen Beziehung darstellen lassen.
- Es wird eine Haltung behandlungstechnischer Neutralität gefordert.
- Das therapeutische Vorgehen erfordert in der Regel eine Sitzungsfrequenz von mindestens 2 Wochenstunden und ist im Allgemeinen nur in einer längeren tiefenpsychologisch fundierten oder in einer modifizierten analytischen Psychotherapie zu realisieren.

An *empirischen Wirksamkeitsbelegen* des Ansatzes liegen bisher erst vorläufige Ergebnisse einer Wirksamkeitsstudie an 23 Patienten vor (Clarkin et al. 2001b). Im Vergleich zu dem Jahr vor der Therapie war die Anzahl der Suizidversuche, der selbstverletzenden Handlungen und der Krankenhaustage deutlich zurückgegangen. Allerdings stehen die Ergebnisse einer randomisierten kontrollierten Studie zwischen TFP, Dialektisch-behavioraler Therapie (s. Kap. 14.4) und supportiver Psychotherapie noch aus.

Der Ansatz der TFP (Clarkin et al. 2001a) bietet – vor allem gegenüber den nicht modifizierten psychodynamischen Ansätzen – folgende Vorzüge:
- Er ist von hoher *theoretischer Konsistenz* und knüpft an breit akzeptierte objektbeziehungstheoretische Modellvorstellungen der Psychoanalyse an.
- Er enthält wichtige Empfehlungen zur *Sicherung des Rahmens der Therapie* und zum Schutz der Patientinnen vor destruktiven Tendenzen.
- Der Ansatz hat einen *klaren Beziehungsfokus* und strebt über eine umfangreiche beziehungsklärende Arbeit eine Modifikation der inneren Objektwelt der Betroffenen im Sinne einer Integration der gespaltenen Repräsentanzenwelt an.
- *Interaktionen im Hier und Jetzt* haben klaren Vorrang vor Rekonstruktionen der Vergangenheit.

Eine *Einschränkung* in der Anwendbarkeit dieses Ansatzes ergibt sich für uns durch die Empfehlung, von Beginn an negative Übertragungsphänomene zu fokussieren. Unsere eigenen Erfahrungen sprechen eher dagegen, in einem frühen Stadium der Therapie negative Übertragungen als Ausdruck der Aktualisierung »nur schlechter« verinnerlichter Objektbeziehungen zu deuten. Uns liegen Berichte dahingehend vor, dass forcierte Übertragungsdeutungen zu schweren Belastungen der therapeutischen Beziehung und zu Therapieabbrüchen geführt haben. Besonders beim Vorliegen einer komorbiden *PTBS* oder einer schweren *dissoziativen Symptomatik* – beide sind häufige komorbide Störungsbilder der Borderline-Persönlichkeitsstörung! – sehen wir von einem konflikt- und übertragungsfokussierenden Vorgehen ganz ab, weil nicht symbolisiertes, »amygdaloid« abgespeichertes traumatisches Material einem Konfliktverständnis prinzipiell nicht zugänglich ist (s. Kap. 5.2). Ein übertragungsfokussierendes Vorgehen können wir uns hingegen in späteren Phasen der Therapie gut vorstellen, wenn intrusive und dissoziative Symptome durch traumaspezifische Maßnahmen soweit unter Kontrolle gebracht sind, dass das Konflikt- und Übertragungsverständnis nicht durch unsymbolisiertes Material eingeschränkt ist (s. Kap. 36.4).

Vieles spricht dafür, dass die TFP für eine bestimmte Gruppe von Personen mit schweren Persönlichkeitsstörungen von hohem Nutzen sein kann, während wir sie für Personen, bei denen eine komorbide PTBS oder dissoziative Symptomatik vorliegt, *nicht* empfehlen.

Psychoanalytisch-interaktionelle Psychotherapie

Die Psychoanalytisch-interaktionelle Psychotherapie zur Behandlung ich-struktureller Störungen (Heigl-Evers u. Ott 1994) formuliert als vorrangige Ziele

- die Nachreifung der gestörten Ich-Funktionen,
- eine zunehmende Differenzierung ihrer Selbst- und Objektrepräsentanzen von basal gestörten Teil-Objektbeziehungen hin zu ganzheitlichen Objektbeziehungen und
- die Einleitung von Internalisierungsprozessen, wobei pathogene innere Objektbeziehungen durch benigne ergänzt und gutartige Introjekte etabliert werden sollen (Heigl-Evers et al. 1997).

Unter behandlungstechnischen Gesichtspunkten setzt die Psychoanalytisch-interaktionelle Psychotherapie im Vergleich zur analytischen und zur tiefenpsychologisch fundierten Psychotherapie deutlich andere Akzente. Sie fordert

- eine therapeutische Haltung, bei der der Therapeut den Patienten als reale Person »antwortend« zur Verfügung steht,
- die Übernahme von Hilfs-Ich-Funktionen und
- die Vermittlung und Einübung realer Fähigkeiten der interpersonellen Interaktion.

Auf Deutungen wird weitgehend zugunsten »antwortender« Interventionen verzichtet. Das »Prinzip Antwort« wird realisiert, indem den Patientinnen die vermuteten oder wahrscheinlichen Gefühlsantworten alltäglicher Interaktionspartner und auch die eigenen Gefühlsreaktionen selektiv und authentisch mitgeteilt werden. Dadurch soll ein Verständnis der interpersonellen Schwierigkeiten und Verwicklungen im Alltagsleben möglich und eine Verbesserung der Selbst-Objekt-Differenzierung erreicht werden.

Die *Psychoanalytisch-interaktionelle Psychotherapie* verdient aus folgenden Gründen unsere Aufmerksamkeit:

- Mit guter theoretischer Fundierung in der psychoanalytischen Ich-Psychologie und Objektbeziehungstheorie trägt sie *defizitären Ich-Funktionen* persönlichkeitsgestörter Patienten in besonderem Maße Rechnung.
- Rekonstruktionen der Vergangenheit sind nicht das Ziel, sondern die Verbesserung der *realen Interaktionen im Hier und Jetzt.*
- *Maladaptive Verhaltensmuster* werden ausdrücklich fokussiert.
- Das *antwortende Therapeutenverhalten* mittels selektiv-authentischer Mitteilungen wird unserer Auffassung nach den Bedürfnissen der Patienten nach Orientierung in der Realität stärker gerecht als ein übertragungsanalytisches Vorgehen.

Als *Einschränkungen* für die Anwendung der Psychoanalytisch-interaktionellen Psychotherapie möchten wir anführen,

- dass neuere Erkenntnisse zur Neurobiologie der Emotionsregulierung und Bindungsforschung nicht rezipiert wurden,
- dass empirische Wirksamkeitsbelege des Ansatzes bisher fehlen und
- dass für den Umgang mit unsymbolisiertem traumatischem Material keine Empfehlungen gegeben werden.

Strukturbezogene Psychotherapie

Das von Rudolf (2004) entwickelte Konzept der Strukturbezogenen Psychotherapie ist eine modifizierte Form der psychodynamischen Psychotherapie, die sich speziell an Patienten mit ich-strukturellen Störungen wendet. Strukturbezogene Psychotherapie kann als eigenständige Therapie durchgeführt werden oder ein therapeutisches Element im Rahmen einer analytischen oder tiefenpsychologischen Behandlung sein. Die wichtige neue Therapiekonzeption weist die folgenden Merkmale auf:

- Gegenstand der strukturorientierten Therapie sind die eingeschränkt verfügbaren strukturellen Funktionen oder Ich-Funktionen, die bei unterschiedlichen Störungsbildern vorkommen können: bei schweren Persönlichkeitsstörungen, bei Essstörungen oder auch bei somatoformen Störungen.

- Theoretische Grundlage ist ein psychodynamisches Verständnis der Selbst- und Beziehungsregulierung. In ätiologischer Hinsicht wird auf Konzepte der frühen Persönlichkeitsentwicklung und Emotionsregulierung Bezug genommen. Der Strukturbegriff ist in Anlehnung an die Strukturachse der Operationalen Psychodynamischen Diagnostik (OPD-2; Arbeitskreis OPD 2006) definiert.
- Primäres *therapeutisches Ziel* ist nicht das Verstehen der Störung im Hinblick auf ihre Konfliktdynamik und biografische Bedingtheit, sondern der veränderte Umgang des Patienten mit der strukturellen Störung. Diese soll er als etwas Eigenes akzeptieren, als etwas schwieriges Eigenes verantworten und durch veränderte Einstellungen bewältigen.
- Die *Therapieziele* sind: eine realistische Wahrnehmung des Selbst und der Objekte; die Fähigkeit, Distanz gewinnen und regulieren zu können; die Fähigkeit, sich emotional involvieren zu können, und die Fähigkeit, über innere und äußere Objekte verfügen zu können. Die therapeutische Zielsetzung wird mithilfe der *Strukturfokusliste* formuliert, die an die OPD angelehnt ist. Die Fokusse betreffen die defizitären strukturellen Fähigkeiten der kognitiven Ebene (Selbstwahrnehmung und Objektwahrnehmung), der regulativen Ebene (Steuerung und Abwehr), der emotionalen Ebene (Fähigkeit zur Kommunikation) und der Beziehungsebene (innere Bindung und äußere Beziehung). Therapieziele sind im Einzelnen:
  - das Verhalten und Erleben als Muster sehen lernen
  - das Verhaltensmuster als emotionale Antwort auf eine aktuelle (äußere oder innere) Situation sehen lernen
  - das funktionelle Schema herausarbeiten
  - das affektive Schema als etwas biografisch Gewachsenes akzeptieren, das auch Bewältigungsversuche beinhaltet
  - die heutige Funktionalität bzw. Dysfunktionalität des Verhaltensmusters untersuchen
  - das Verhaltensmuster als etwas Eigenes akzeptieren, Verantwortung dafür übernehmen und schließlich alternative Möglichkeiten erproben
- Die psychoanalytische *Behandlungstechnik* ist gegenüber der bei Konfliktpathologien üblichen Behandlungstechnik substantiell modifiziert. Nicht Deutungen stehen im Vordergrund, sondern die spiegelnde Beschreibung und die emotionale Antwort. Anders als in der analytischen Psychotherapie, in der die Bewusstmachung des explizit Unbewussten (das heißt unbewusster Gedankenvorstellungen, Erinnerungen oder Wünsche) im Vordergrund steht, beschäftigt sich strukturbezogene Psychotherapie mit dem implizit Unbewussten. Das sind die Aspekte des impliziten Gedächtnisses, die automatisierte Verfahrensabläufe, emotionale Reaktionen, Einstellungen und Überzeugungen betreffen.
- Die in der Strukturbezogenen Psychotherapie hilfreichen therapeutischen Haltungen lassen sich unter drei Begriffen subsumieren: Sich hinter den Patienten stellen, sich neben den Patienten stellen und sich dem Patienten gegenüber stellen.
- Die *therapeutischen Interventionen* unterscheiden sich ebenfalls erheblich von denjenigen der konfliktbezogenen Psychotherapie. Anders als bei dieser wird die strukturelle Problematik nicht in die Übertragung einbezogen und dort gedeutet, sondern als ein Drittes gemeinsam untersucht und bearbeitet. Gemeinsam bemühen sich Therapeut und Patient darum, realitätsgerecht wahrzunehmen, das emotionale Erleben nachzuvollziehen, angemessen das Erlebte zu beschreiben, es zu verstehen und ihm einen Sinn zu geben, die emotionale Steuerung zu verbessern und ein verantwortliches Handeln zu ermöglichen. Die therapeutischen Interventionen umfassen Anregung, klärende Fragen, Einladung zur Selbstreflexion, antwortende Mitteilungen des Therapeuten, spiegelnde Äußerungen, strukturierende Interventionen sowie aufzeigende und hypothesengeleitete Interventionen.

Die Strukturbezogene Psychotherapie nach Rudolf (2004) weist ohne Frage eine Vielzahl von

Vorzügen auf und stellt einen Meilenstein in der theoretischen Fundierung der psychoanalytischen Behandlungstechnik für schwere Persönlichkeitsstörungen dar.

- Sie ist theoretisch gut in der psychoanalytischen Ich-Psychologie und Objektbeziehungstheorie fundiert und trägt der besonderen Problematik persönlichkeitsgestörter Patienten mit defizitären Ich-Funktionen Rechnung.
- Therapeutische Zielsetzung und Interventionstechnik sind systematisch strukturiert. Die Interventionstechnik der Strukturbezogenen Psychotherapie wird klar von der konfliktorientierten Interventionstechnik abgegrenzt.
- Maladaptive Verhaltensmuster werden ausdrücklich fokussiert und im Hinblick auf das zugrunde liegende strukturelle Defizit untersucht.

Eine für unsere Belange relevante *Einschränkung* ist allerdings darin zu sehen, dass traumaorientierten Behandlungstechniken keine nennenswerte Beachtung geschenkt wird.

Das Konzept der Mentalisierungsorientierten Psychotherapie für Borderline-Patienten

Ein wichtiges neues Konzept auf psychoanalytischer und bindungstheoretischer Grundlage zur Behandlung von Patienten mit einer Borderline-Persönlichkeitsstörung haben kürzlich Bateman und Fonagy (2004) mit der *Psychotherapy for Borderline Personality Disorder – Mentalization-based Treatment* (MBT) vorgelegt.

Es basiert auf der von Fonagy et al. (2000) entwickelten Theorie zur Entstehung der Borderline-Persönlichkeitsstörung, in deren Zentrum die Autoren die durch eine traumatisierende Sozialisation eingeschränkte Fähigkeit zur Mentalisierung sehen. Ausgangspunkt ist die vielfältig dokumentierte Beobachtung, dass Patientinnen mit Borderline-Persönlichkeitsstörung durch die schweren Bindungstraumatisierungen in ihrer Fähigkeit zur reflektierenden Selbstbeobachtung und Wahrnehmung eigener und fremder psychischer Zustände und Befindlichkeiten beeinträchtigt sind. Unter Einbezug moderner neurobiologischer Befunde wird die Störung der Mentalisierung einerseits auf die hirnfunktionellen Auswirkungen defizitärer früher Bindungserfahrungen und andererseits auf defensive Phänomene in einem traumatisierenden Beziehungsumfeld zurückgeführt. Viele Phänomene der Borderline-Symptomatik lassen sich durch Defizite der Mentalisierung erklären.

Zentrales Anliegen dieses Behandlungsansatzes ist es, die Fähigkeit der Patienten zur Mentalisierung zu stärken, indem sie immer wieder zur reflektierenden Betrachtung eigener und fremder emotionaler Zustände, Wünsche, Befürchtungen und Annahmen angehalten werden.

Die Behandlungsziele des MBT-Ansatzes von Bateman und Fonagy (2004) sind Folgende:

- Identifikation und adäquater Ausdruck von Affekten
- Entwicklung stabiler innerer Repräsentanzen
- Bildung eines kohärenten Selbstgefühls
- Förderung der Fähigkeit, sichere Bindungen herzustellen

Das Modell hat einen klaren psychoanalytischen Beziehungsfokus. Anders als in der Übertragungsfokussierenden Psychotherapie für Borderline-Patienten (Clarkin et al. 2001a) wird die Arbeit mit der Übertragung besonders in der Anfangsphase der Therapie nicht forciert. Hingegen können in fortgeschrittenen Phasen Übertragungsphänomene genutzt werden, um die Fähigkeit zur Mentalisierung zu fördern.

Der Ansatz der MBT von Bateman und Fonagy (2004) weist folgende *Vorzüge* auf:

- Er fokussiert auf die Störung der Fähigkeit zur *Mentalisierung* als Auswirkung defizitärer früher Bindungserfahrungen. Damit erfasst er eine *zentrale Problematik* von Personen mit schweren Persönlichkeitsstörungen.
- Er greift auf eine *breite Rezeption psychoanalytischer, bindungstheoretischer und neurobiologischer Gedanken und Befunde* zurück und verbindet bei hoher theoretischer Konsistenz psychoanalytisches Denken mit einer an der Bindungstheorie orientierten therapeutischen Haltung. Insbesondere nimmt er Bezug

auf die *neurobiologischen Erkenntnisse* zur bindungstraumatisch veränderten Emotionsregulierung und zur traumatischen Erinnerungsverarbeitung (s. Kap. 5).

- Er legt großen Wert auf die *Identifikation und den adäquaten Ausdruck von Affekten*, wobei die Klarifizierung mentaler Zustände und die Reflexion ihrer Bedeutung Vorrang vor Übertragungsdeutungen hat.
- Mit den Therapiezielen der *Entwicklung stabiler innerer Repräsentanzen*, der Bildung eines *kohärenten Selbstgefühls* und der *Fähigkeit, sichere Bindungen herzustellen*, befindet er sich im Bereich der Entwicklungsziele der Psychoanalyse.
- Der Ansatz wurde bereits *empirisch evaluiert*. Eine randomisierte, kontrollierte Studie bei Patienten mit der Diagnose einer Borderline-Persönlichkeitsstörung (Bateman u. Fonagy 1999, 2002), die in einem psychodynamisch orientierten tagesklinischen Behandlungsprogramm mit Einzel- und Gruppentherapie behandelt wurden, ergab eine signifikante Verringerung der Suizidversuche, der selbstverletzenden Handlungen und der Hospitalisationen.

Einschränkungen ergeben sich für uns lediglich aus der Tatsache, dass

- einer *traumabearbeitenden Vorgehensweise* keine nennenswerte Bedeutung beigemessen wird,
- auf den Einbezug wirksamer Techniken anderer Therapieschulen zur Verbesserung der Emotionsregulierung verzichtet wird und
- *maladaptive Verhaltensweisen* nicht gezielt fokussiert werden.

Von diesen Einschränkungen abgesehen, stellt der Ansatz der MBT – als der sicherlich modernste aller psychoanalytisch orientierten Behandlungsansätze – ohne Frage eine große Bereicherung unseres therapeutischen Denkens und Handelns dar. Insofern ist er in vieler Hinsicht mit unserem eigenen Vorgehen vereinbar.

14.3 Traumaorientierte psychodynamische Konzepte

Das Konzept der Psychodynamisch-imaginativen Traumatherapie

Das von Reddemann und Sachsse (1996, 1997, 1998) entwickelte und jetzt als Manual (Reddemann 2004) vorliegende Konzept der Psychodynamisch-imaginativen Traumatherapie (PITT) – wesentliche Elemente dieses Konzepts sind auch bei Sachsse (2004) beschrieben – versucht, die Essentials traumatherapeutischer Ansätze mit einem tiefenpsychologischen Behandlungsverständnis zu integrieren und für die Behandlung komplex traumatisierter Patienten nutzbar zu machen.

Grundlage dieses Konzepts ist das auf Janet (1889) zurückgehende *Phasenmodell der traumatherapeutischen Interventionen* (z. B. van der Hart et al. 1995). Das Modell lässt sich so zusammenfassen:

- Die erste Phase dient der umfassenden *Stabilisierung*. Hier werden Symptomreduktion, Selbstberuhigung und Emotionskontrolle angestrebt.
- In der Phase der *Traumaexposition oder Traumakonfrontation* wird das Trauma unter geschützten therapeutischen Bedingungen wiederbelebt mit dem Ziel, die Dissoziation traumatischer Erinnerungen aufzuheben und die traumatischen Erfahrungen als erinnerte biografische Tatsache in die Gesamtheit der Persönlichkeit zu integrieren.
- Die dritte Stufe dient der *Reintegration* der nun verfügbaren traumatischen Erinnerungen in die Persönlichkeit. In dieser Phase geht es vor allem um ein Abtrauern der durch das traumatische Erleben erlittenen Verluste, eine neue Sinnfindung, ein Einordnen des bisher Abgespaltenen in die Lebensgeschichte und die Bewältigung des Lebens unter den neuen Möglichkeiten.

Der seit über 15 Jahren in Deutschland erprobte Behandlungsansatz geht von der Überzeugung aus, dass eine Psychotherapie für Patienten, bei denen Traumatisierungen im Vordergrund stehen, *andere technische Vorgehensweisen* und eine *andersartige therapeutische Haltung* erfordert, als sie zur Behandlung von Patienten mit Konfliktpathologien oder auch ich-strukturellen Störungen beschrieben wurden. Im Einzelnen bedeutet dies Folgendes:

- Die *Selbstheilungskräfte* der Patientinnen werden gezielt gefördert. Insofern wird auch *keine therapeutische Regression* angestrebt. Vielmehr sollen die Patienten frühzeitig Möglichkeiten der *Selbstfürsorge*, der *Selbstberuhigung* und der *Selbsttröstung* entwickeln. Die Therapeutin soll möglichst nicht die Rolle des »rettenden« stabilisierenden Objekts übernehmen.
- Dabei werden *ressourcenaktivierende Techniken* einbezogen, deren Ursprung in anderen Therapieschulen zu suchen ist. Vor allem Techniken der Hypnotherapie und des Neurolinguistischen Programmierens (NLP), aber auch verhaltenstherapeutische Techniken wurden adaptiert.
- Hier kommt den *imaginativen Verfahren* eine besondere Bedeutung zu. Mit ihrer Hilfe kann es gelingen, den grauenhaften Bildern der traumatischen Erfahrung kontrollierte, nur gute Imaginationen entgegenzusetzen und eine gute innere Welt zu erschaffen (Reddemann 2003). Viele Patienten haben von einer solchen Möglichkeit bereits in der Kindheit Gebrauch gemacht. Auf die Induktion einer Trance im engeren Sinne wird dabei in der Regel verzichtet. Vielmehr kommt es darauf an, positive innere Bilder zu schaffen, die nicht von den Traumatisierungen infiziert und vergiftet sind. Die imaginativen Verfahren können sowohl in der Stabilisierungs- wie auch in der Traumakonfrontationsphase von großem Nutzen sein. Übungen wie der »sichere Ort«, die »inneren Helfer«, die »Tresor«-Übung und zahlreiche imaginative Übungen haben sich vor allem in der Stabilisierungsphase bewährt (s. Kap. 22). Für die Traumakonfrontation wurde von Reddemann (2004) die so genannte Beobachtertechnik entwickelt (s. Kap. 34.5).
- Im Sinne der Ressourcenorientierung werden bestimmte *Abwehrmechanismen gezielt für therapeutische Zwecke genutzt* (»utilisiert«): die Abwehrformen der Dissoziation, der Spaltung, der Verleugnung und der Externalisierung. Unter der Einwirkung traumatischen Erlebens haben nahezu alle traumatisierten Patientinnen die Fähigkeit zur Dissoziation entwickelt, um psychisch zu überleben. Diese Bewältigungsform wird in der Therapie bewusst eingesetzt, um Distanz zum traumatischen Erleben herzustellen. Der Abwehrmechanismus der Spaltung wird genutzt, um eine ausschließlich als gut und hilfreich erlebte innere Welt zu schaffen und diese dem »nur schlechten« Bereich der Gewalt und der Traumatisierung gegenüberzustellen. Der aktive Einsatz der Verleugnung soll traumatisches Material vom Bewusstsein fernhalten. Externalisierung schafft die Möglichkeit, bedrohliche Selbstanteile in die Außenwelt zu verlagern, um so besser mit ihnen umgehen zu können.
- Anders als in der analytischen Psychotherapie ist es nicht das Ziel, dass der Therapeut sich als *Übertragungsfigur* zur Verfügung stellt. Vielmehr wird ein Arbeitsbündnis hergestellt, in dem zwei Erwachsene die Verletzungen der Vergangenheit empathisch betrachten und aufarbeiten. Die traumatischen Erfahrungen sollen so eingegrenzt werden, dass die traumabedingten Beziehungsstörungen möglichst nicht in die therapeutische Beziehung eindringen und zu einer übertragungsbedingt verzerrten Wahrnehmung der Person der Therapeutin führen. Wenn sich dennoch Anzeichen einer negativen Übertragung ausbilden, werden übertragungsbedingte Wahrnehmungsverzerrungen schnell angesprochen und korrigiert.
- Ein wichtiger Bestandteil des Therapiekonzeptes ist die Arbeit mit dem inneren Kind. Ziel dieser Arbeit ist es, traumatische Beziehungsmanifestationen als Übertragungsphänomene zu erkennen und sie anschließend auf der inneren Bühne zur Darstellung zu bringen.

Das Konzept der PITT weist folgende *Vorzüge* auf:

- Es knüpft an die von Janet (1889) entwickelten *traumatherapeutischen Grundsätze* an und verbindet diese mit einem tiefenpsychologischen Grundverständnis und einer klaren Ressourcenorientierung.
- Es bietet eine Vielzahl von Techniken der *traumaspezifischen Stabilisierung* und der *schonenden Traumaverarbeitung* an, wobei imaginative Verfahren einen zentralen Stellenwert haben (s. Kap. 22, 24 u. 34).
- Es nimmt Bezug auf die *neurobiologischen Erkenntnisse* zur bindungstraumatisch veränderten Emotionsregulierung und zur traumatischen Erinnerungsverarbeitung.
- Es eignet sich besonders auch bei dissoziativer Komorbidität.
- Es trägt in der Handhabung von Übertragungsphänomenen dem Umstand Rechnung, dass vielen traumatisierten Patienten mit Persönlichkeitsstörungen die »therapeutische Ich-Spaltung« nicht zur Verfügung steht, die ihnen gestattet, den »Als-ob«-Charakter von Übertragungsphänomenen zu erkennen.

Einschränkungen ergeben sich lediglich aus der Tatsache, dass systematische Studien, die den Effekt der Stabilisierung dokumentieren, noch fehlen. Allerdings wäre es ethisch kaum zu vertreten, aus Gründen des Studiendesigns eine Kontrollgruppe zusammenzustellen, bei der auf Stabilisierung verzichtet wird. Aufgrund der vielfältigen klinischen Erfahrungen gehen wir von der Wirksamkeit und Notwendigkeit einer traumatherapeutischen Stabilisierung aus. Eine Studie, die das gesamte Göttinger Behandlungskonzept von Sachsse (2004) evaluierte, zeigte eine deutliche Senkung der Morbidität, der Arbeitsunfähigkeits- und der Klinikbehandlungstage (Leichsenring et al. 2004).

Mehrdimensionale psychodynamische Traumatherapie

Ein weiteres Konzept traumaadaptierter psychodynamischer Psychotherapie ist das von Fischer (2000a) entwickelte und ebenfalls in Manualform vorliegende Konzept der Mehrdimensionalen Psychodynamischen Traumatherapie (MPTT). Es formuliert die Psychodynamik der Traumafolgestörungen auf der Basis der Begriffe »Traumaschema« und »traumakompensatorisches Schema«. Das Traumageschehen wird unter den Aspekten des natürlichen Verlaufsprozesses der traumatischen Erfahrung, der traumatischen Situationserfahrung, der Persönlichkeit und des Therapieverlaufs konzeptualisiert. Ziel ist die Akkommodation des Traumaschemas und seine Integration in die Lebensgeschichte. Grundlage für die therapeutische Vorgehensweise ist eine Analyse der individuellen und interaktionellen Traumareaktionen, die sich in vier Dimensionen erfassen lässt. Fischer und Riedesser (1998) unterscheiden dabei die Zeitdimension, die Situationsdimension, die Dimension der Persönlichkeit, die Dimension des sozialen Umfeldes und, daraus abgeleitet, die Dimension des therapeutischen Prozesses. Therapie versteht sich als Unterstützung des natürlichen Verarbeitungsprozesses.

Zur Dokumentation, Therapieplanung und Erfolgskontrolle steht das Kölner Dokumentationssystem für Psychotherapie und Traumabehandlung (KÖDOPS; Fischer 2000a) zur Verfügung. Erste Daten zur Evaluation des MPTT wurden kürzlich vorgelegt (Bering et al. 2004).

Der Ansatz der Mehrdimensionalen psychodynamischen Traumatherapie bietet ebenfalls eine Reihe von *Vorzügen*:

- Er ist von hoher *theoretischer Konsistenz* und verbindet psychoanalytisches Therapiewissen mit den spezifischen Charakteristika der individuellen Traumaverarbeitung.
- Der Ansatz hat einen *klaren Beziehungsfokus* und bezieht gleichzeitig auch verhaltenstherapeutische und traumaspezifische Behandlungstechniken mit ein.
- Er berücksichtigt ausdrücklich die Prozesse von *Übertragung und Gegenübertragung* und trägt auch den besonderen Gegebenheiten persönlichkeitsgestörter Patienten Rechnung.

Einschränkungen der Anwendbarkeit dieses Ansatzes sehen wir lediglich darin, dass die empirische Datenbasis für die Wirksamkeit des Ansatzes noch schmal ist.

14.4 Verhaltenstherapeutische und kognitiv-behaviorale Verfahren

Die Dialektisch-behaviorale Therapie für Borderline-Patienten

In verdienstvoller Weise hat Linehan in ihrem Manual zur Dialektisch-behavioralen Therapie der Borderline-Persönlichkeitsstörung (Linehan 1996a) eine Fülle wertvoller Techniken zusammengestellt, mit deren Hilfe Patienten mit der Symptomatik einer Borderline-Persönlichkeitsstörung angeleitet werden, Fähigkeiten und Fertigkeiten der Affektkontrolle, der Impulssteuerung und der Beziehungsgestaltung zu erlernen, die sie wegen ihrer negativen frühen Beziehungserfahrungen nicht entwickeln konnten. Sie sollen befähigt werden, mit kritischen Situationen umzugehen, ohne auf selbstschädigende Verhaltensweisen zurückgreifen zu müssen. Das Manual liegt auch in deutscher Übersetzung vor und ist zur Lektüre sehr zu empfehlen (Linehan 1996b).

Das klassische Fertigkeitstraining nach Linehan wird während der Dauer eines Jahres begleitend zur Einzeltherapie durchgeführt. In den Gruppensitzungen werden spezifische Kenntnisse, Fertigkeiten und Kompetenzen vermittelt und geübt. Der Transfer auf die individuellen Bedürfnisse der Patientinnen, die Bearbeitung ihrer Schwierigkeiten und Widerstände bei der Umsetzung der Fertigkeiten und die Integration des Gelernten in die aktuelle Beziehungsgestaltung kann am besten in der Einzeltherapie erfolgen.

Es ist nicht die Aufgabe der Gruppe, psychodynamische Hintergründe zu klären, ebenso nicht, interpersonelle Schwierigkeiten der Gruppenteilnehmer untereinander und individuelle Krisen zu bearbeiten. Dies ist der begleitenden Einzeltherapie vorbehalten. Die Module des Fertigkeitentrainings sind: Stresstoleranz, Emotionsmodulation, zwischenmenschliche Fertigkeiten, innere Achtsamkeit. In der klassischen Version nimmt jedes Modul etwa 8 Sitzungen in Anspruch. Eine Sitzung dauert etwa 2 bis 2,5 Stunden. Nach verhaltenstherapeutischer Manier werden auch Hausaufgaben eingesetzt.

Das Konzept der Dialektisch-behavioralen Therapie für Borderline-Patienten weist folgende *Vorzüge* auf:

- Es bietet eine Vielzahl von Techniken der Emotionsregulierung und Stabilisierung an.
- Es plädiert für eine therapeutische Haltung, bei der die psychische Erfahrung des Betroffenen validiert und wertgeschätzt wird.
- Es stellt Aspekte der Selbstfürsorge und der Selbstachtung in den Mittelpunkt.

Einschränkungen ergeben sich insofern, als

- traumaspezifische Behandlungselemente fehlen,
- durch die Begrenzung auf die Borderline-Persönlichkeitsstörung andere Persönlichkeitsstörungen nicht berücksichtigt werden und
- Aspekte der Beziehungsdynamik nicht systematisch bearbeitet werden können.

Schematherapie

Die von Young (1990, Young et al. 2005) entwickelte Schematherapie stellt ursprünglich eine *Erweiterung der kognitiven Verhaltenstherapie* dar. Sie war entwickelt worden, um auch Patienten mit chronischen charakterologischen Problemen und maladaptiven Verhaltensmustern behandeln zu können, die durch die traditionelle kognitive Verhaltenstherapie nicht angemessen erreicht werden konnten. In vieler Hinsicht hat sie Ähnlichkeit mit der für Persönlichkeitsstörungen modifizierten kognitiven Verhaltenstherapie von Beck und Freeman (1995). Sie enthält jedoch auch psychodynamische Elemente und Aspekte des Ego-State-Ansatzes. Schließlich nutzt sie auch imaginative Techniken.

Die zentralen Probleme von Patienten mit charakterologischen Störungen werden »frühe maladaptive Schemata« *(early maladaptive schemas)* genannt. Ein frühes maladaptives Schema ist definiert als »ein weitgestecktes, umfassendes Thema oder Muster, das aus Erinnerungen, Emotionen, Kognitionen und Körperempfindungen besteht, die sich auf den Betroffenen selbst und seine Kontakte zu anderen Menschen beziehen, ein Muster, das in der Kindheit oder Adoleszenz entstanden ist, im Laufe des Lebens stärker wurde und stark dysfunktional ist« (Young et al. 2005, S. 36).

Schemata entstehen in der Kindheit durch Nicht-Erfüllung zentraler emotionaler Bedürfnisse. Die Autoren postulieren *fünf zentrale emotionale Bedürfnisse*: das Bedürfnis

- nach sicherer Bindung,
- nach Autonomie, Kompetenz und Identitätsgefühl,
- nach der Möglichkeit, Bedürfnisse und Emotionen auszudrücken,
- nach Spontaneität und Spiel und
- nach realistischer Grenzsetzung.

Insgesamt werden *18 Schemata* postuliert, die zu *fünf Domänen* zusammengefasst werden:

- Domäne I (Abgetrenntheit und Ablehnung) mit den Schemata Verlassenheit/Instabilität, Misstrauen/Missbrauch, emotionale Entbehrung, Unzulänglichkeit/Scham, soziale Isolierung/Entfremdung
- Domäne II (Beeinträchtigung von Autonomie und Leistung) mit den Schemata Abhängigkeit/Inkompetenz, Anfälligkeit für Schädigungen oder Krankheiten, Verwicklung/unentwickeltes Selbst, Versagen
- Domäne III (Beeinträchtigung im Umgang mit Begrenzungen) mit den Schemata Anspruchshaltung/Grandiosität, unzureichende Selbstkontrolle/Selbstdisziplin
- Domäne IV (Fremdbezogenheit) mit den Schemata Unterwerfung, Selbstaufopferung, Streben nach Zustimmung und Anerkennung
- Domäne V (übertriebene Wachsamkeit und Gehemmtheit) mit den Schemata Negativität/Pessimismus, emotionale Gehemmtheit, überhöhte Standards/übertrieben kritische Haltung, Bestrafen

Die Verarbeitung der Schemata erfolgt mithilfe der drei Bewältigungsstile Schemavermeidung, *Sich-Fügen in ein Schema* und *Überkompensieren.*

Das Konzept der *Schematherapie* verfolgt die Schemata und ihre Bewältigung von der frühen Kindheit bis in die Gegenwart. Die Phasen der Therapie lassen sich folgendermaßen skizzieren:

- In einer *Einschätzungs- und Edukationsphase* werden die frühen maladaptiven Schemata identifiziert. Den Patienten wird ein Verständnis der Ursprünge des Schemas in der Kindheit und Jugend vermittelt. Weiterhin werden die typischen Bewältigungs- und Reaktionsweisen erfragt. Für die Formulierung eines Fallkonzepts wird auch auf Selbstberichte und Fragebögen zurückgegriffen. Im Anschluss daran werden *imaginative Techniken* eingesetzt, um das Schema zu aktivieren und mit seinen Ursprüngen in der Kindheit und mit aktuellen Problemen in Verbindung zu setzen.
- Mithilfe *kognitiver Strategien* sollen die Patienten das Inadäquate des Schemas erkennen. Die Auflistung von Vor- und Nachteilen der aktuellen Bewältigungsstile und Dialoge zwischen der »Schema-Seite« und der »gesunden Seite« sind Bestandteile der kognitiven Strategien.
- Ein wichtiger Teil sind *erlebensbasierte Strategien*, um die Schemata auch auf der emotionalen Ebene nachzuvollziehen und zu verändern. Dabei wird *imaginative Arbeit* eingesetzt. Zunächst wird das *Bild des sicheren Ortes* imaginiert. Von dort aus geht die Patientin zu belastenderen Bildern der Kindheit und Bildern von ihren aktuellen Lebensproblemen über. Mit *drei Modi – verletzbares Kind, dysfunktionaler Elternteil und gesunder Erwachsener* – werden in der Vorstellung Dialoge geführt.
- Es folgt eine ausgiebige Imaginationsarbeit mit dem Ziel des *Reparenting* (Nachbeelterung). Bei dieser Arbeit soll versucht werden, die unerfüllten emotionalen Bedürfnisse der Patienten zumindest teilweise zu befriedigen, um so die Schemata positiv zu beeinflussen. Im *ersten Schritt* bittet die Therapeutin um Erlaubnis, sich in das Vorstellungsbild der Patientin zu versetzen und mit dem verletzbaren Kind direkt zu sprechen. Im *zweiten Schritt* hilft sie dem verletzbaren Kind durch Reparenting. Im *dritten Schritt* gibt die »gesunde erwachsene Person« der Patientin dem verletzbaren Kind nach dem Vorbild der Therapeutin nachträglich elterliche Zuwendung.

- Die nächste Behandlungsphase wird »*Aufbrechen von Verhaltensmustern*« genannt. Diese Phase zielt auf die Modifikation der Bewältigungsstile der Schemata: Sich-Fügen – Vermeiden – Überkompensation. Statt der selbstschädigenden Verhaltensweisen sollen die Patienten adäquatere Bewältigungsmuster erlernen, die sie einsetzen, wenn Schemata aktiviert werden.
- Funktionales Verhalten wird in *Rollenspielen* geprobt. *Hausarbeiten* nach Art der Verhaltenstherapie gehören ebenso zu den Elementen der Schematherapie.

Die Schematherapie von Young et al. (2005) weist folgende *Vorzüge* auf:
- Sie liefert ein übersichtliches und konsistentes Konzept auf kognitiv-behavioraler Grundlage mit klar strukturierten Handlungsweisen zur Behandlung maladaptiver Verhaltensmuster.
- Sie integriert gleichzeitig Aspekte des psychodynamischen Ego-State-Ansatzes und nutzt neben kognitiven auch imaginative Verfahren. Tatsächlich weist die Schematherapie nicht geringe Ähnlichkeiten mit psychodynamischen Therapiemodellen auf. Sowohl die Erforschung der Ursprünge aktueller Probleme in der Kindheit und die Fokussierung auf die therapeutische Beziehung sind wichtige Gemeinsamkeiten.
- Mit dem Konzept der »begrenzten nachträglichen elterlichen Fürsorge« gelingt ihr nicht nur, eine überzeugende Operationalisierung dessen, was wir als spezifische positive Beziehungserfahrung zu bezeichnen gewohnt sind, sondern auch eine konkrete Konzeptualisierung der dafür notwendigen therapeutischen Schritte.

Einschränkungen dieses Ansatzes ergeben sich lediglich aus der Tatsache, dass
- die theoretische Fundierung der Schemakategorien nicht nachvollziehbar wird,
- nicht auf die Neurobiologie der Bindungs- und Beziehungstraumatisierungen Bezug genommen wird und
- traumatherapeutische Behandlungselemente zwar integriert sind, aber die Möglichkeiten moderner Traumatherapie nicht ausgeschöpft werden.

Weitere behaviorale und kognitiv-behaviorale Therapieansätze

Im Unterschied zur Dialektisch-behavioralen Therapie für Borderline-Patienten, die sich, wie der Name schon besagt, auf Borderline-Patienten beschränkt, gibt es behaviorale oder kognitiv-behaviorale Verfahren, die auch bei verschiedenen anderen Persönlichkeitsstörungen Gewinn bringend zum Einsatz kommen. Sie werden insbesondere bei Persönlichkeitsstörungen des Clusters »C«, vor allem bei der ängstlich-vermeidenden Persönlichkeitsstörung angewandt. So wurden insbesondere Kombinationen mit Expositiontraining, Selbstsicherheitstraining und Trainings sozialer Fertigkeiten erprobt (Alden 1989; Marzillier et al. 1976). Kognitive Therapieansätze bei Persönlichkeitsstörungen fokussieren auf die Modifikation dysfunktionaler Überzeugungen über die eigene Person und die Welt (Beck 1998; Maercker 1997).

Zur Behandlung einer komorbiden PTBS im engeren Sinne (s. Kap. 10.2) können grundsätzlich Konfrontationsverfahren in Verbindung mit anderen Techniken zu einer Reduktion von Intrusionen führen (Foa et al. 1999; Maercker 1997). Das zur Traumabearbeitung von verhaltenstherapeutischer Seite am häufigsten eingesetzte Konfrontationsverfahren ist die prolongierte Exposition (*prolonged exposure* [PE]; Rothbaum u. Foa 1995). Hierbei werden die Patienten mit den traumatisierenden Szenen so lange konfrontiert, bis eine Habituation eintritt. Auch wenn das Verfahren in Kombination mit Entspannungsübungen, kognitiven Verfahren und psychoedukativen Elementen (vgl. Maercker 1997) angeboten wird und trotz einer in zahlreichen Studien nachgewiesenen hohen Wirksamkeit, sollte bedacht werden, dass das Verfahren eine ausreichende Ich-Stärke voraussetzt. Eine ausreichende Ich-Stärke ist aber bei komplex traumatisierten und persönlichkeitsgestörten Patientinnen oft nicht gegeben. Insofern kann es bei komplexen Traumatisierungen wegen der Gefahr der traumatischen Überflutungen nur unter Vorbehalt empfohlen werden (Reddemann u. Sachsse 2000). EMDR ist bei gleicher Wirksamkeit sicher das schonendere Verfahren, seine Anwendung bedarf gleichwohl umfangreicher Überlegungen (s. Kap. 34.2).

14.5 Interpersonelle Ansätze

Interpersonelle rekonstruktive Lerntherapie

Ein interessantes Verfahren auf der Grundlage der interpersonellen Theorie der Persönlichkeitsstörungen ist die von Benjamin (2003) entwickelte Interpersonelle rekonstruktive Lerntherapie für Patienten mit Persönlichkeitsstörungen. Bei dieser Therapieform werden aktuelle Problemmuster und Beziehungserfahrungen mit den primären Bezugspersonen verknüpft. Dabei werden folgende drei Nachahmungsmuster deutlich:

- zu sein, wie die frühe Bezugsperson (Identifizierung)
- so zu handeln, als sei die frühe Bezugsperson aktuell anwesend und einflussreich (Internalisierung)
- mit sich so umzugehen, wie die frühe Bezugsperson mit der Patientin umgegangen ist (Introjektion)

Die Nachahmungsmuster werden aufrechterhalten durch die Wirkung »internalisierter Repräsentationen von wichtigen Bezugspersonen« (*internalized representations of early important persons* [IPIRs]). Sie unterhalten die Fantasie, dass die verinnerlichte Bezugsperson letztlich dringende Beziehungsbedürfnisse erfüllen wird, wenn der Patient sich nur an ihre Regeln hält. Die Behandlung muss sich darauf konzentrieren, derartige Fantasien abzutrauern und loszulassen.

Die fünf Schritte der Interpersonellen rekonstruktiven Lerntherapie erfordern Klärungsprozesse auf psychodynamischer Grundlage und Verhaltensmodifikationen auf kognitiv-behavioraler Grundlage. Alle Schritte fokussieren den basalen Konflikt zwischen einem regressiven Anteil, der der frühen Bezugsperson loyal ist und ihre Zustimmung sucht, und einem Teil, der sich dem Ziel persönlichen Wachstums und konstruktiver Veränderung verschrieben hat. Die fünf Schritte sind (s. Kap. 38):

- Aufbau einer therapeutischen Beziehung
- Information über problematische Beziehungsmuster und Möglichkeiten, sie zu erkennen
- Blockieren von Problemmustern sowie Umgang mit Krisen und mit Stillstand in der Therapie
- den Willen zur Veränderung ermöglichen
- Erlernen neuer Muster mittels verhaltenstherapeutischer Techniken

Der Vorzug dieses Ansatzes liegt darin, dass maladaptive Verhaltensmuster gezielt fokussiert werden. Auch bei bindungstraumatisierten Patientinnen mit schweren Persönlichkeitsstörungen ist er von großem Interesse, er bedarf jedoch der Ergänzung durch traumaorientierte Verfahren sowie durch Techniken zur Verbesserung der Emotionsregulierung.

Interpersoneller Therapieansatz für Persönlichkeitsstörungen auf gesprächstherapeutischer Grundlage

Auf gesprächspsychotherapeutischer Grundlage hat Sachse (2002, 2004) einen interessanten Therapieansatz zur Behandlung maladaptiver Kommunikationsstile von Personen mit Persönlichkeitsstörungen entwickelt.

Das Konzept vermittelt therapeutische Interventionen, um verdeckte und intransparente interpersonelle Regulationsstrategien persönlichkeitsgestörter Patienten zu identifizieren. Diese Regulationsstrategien waren unter schwierigen und traumatisierenden frühkindlichen Sozialisationsbedingungen zur Befriedigung elementarer Beziehungsbedürfnisse notwendig, im aktuellen Lebenskontext stoßen diese »Interaktionsspiele« jedoch auf Ablehnung und führen zu interpersonellen Verwicklungen (s. Kap. 29).

Sachse (2002, 2004) stellt die einzelnen Schritte von der initialen Gestaltung der therapeutischen Beziehung über die Erfassung der grundlegenden Beziehungsbedürfnisse bis zur Konfrontation mit den Mustern der »Spielebene« dar. Besonders ausgearbeitet ist der Ansatz für die narzisstische und die histrionische Persönlichkeitsstörung.

Auch dieser Ansatz kann gewinnbringend bei bindungstraumatisierten Patientinnen mit schweren Persönlichkeitsstörungen zur Anwendung kommen. Er ist jedoch ebenfalls durch traumaorientierte Verfahren sowie durch Techniken zur Verbesserung der Emotionsregulierung zu ergänzen.

14.6 Traumatherapeutische Ansätze: EMDR

Im Rahmen eines umfassenden Behandlungskonzeptes kann das traumabearbeitende Verfahren *Eye Movement Desensitization and Reprocessing* (EMDR; Shapiro 1998) auch bei bindungstraumatisierten Patienten mit Persönlichkeitsstörungen von Nutzen sein.

Ohne Zweifel hat sich das Verfahren in der Behandlung einfacher PTBS als ausgesprochen effizient erwiesen (Sack et al. 2001). Bei komplexen Traumatisierungen und Persönlichkeitsstörungen gestaltet sich die Behandlung allerdings weitaus schwieriger. Besonders bei unsachgerechter Anwendung besteht die *Gefahr einer Retraumatisierung durch Überflutung mit traumatischem Material!* Dies gilt vor allem bei dissoziativer Komorbidität. Wir setzen EMDR bei dieser Patientengruppe daher nur *unter bestimmten Voraussetzungen*, mit großer *Umsicht* und in der Regel *in modifizierter Technik* ein (s. Kap. 34.3).

Trotz der genannten Risiken spricht viel dafür, dass – bei kompetenter und verantwortlicher Handhabung – durch den Einsatz von EMDR auch bei komplex traumatisierten und persönlichkeitsgestörten Patientinnen bedeutsame Besserungen erzielt werden können. Dies gilt vor allem, wenn eine PTBS als Komorbidität vorliegt. Aber auch Anpassungsstörungen vor dem Hintergrund einer schweren Persönlichkeitsstörung können vorteilhaft mit EMDR behandelt werden, wenn Alltagsstressoren als Folge einer persönlichkeitsstrukturell akzentuierten Vulnerabilität mit einer hohen subjektiven Belastung einhergehen.

Im Rahmen der Emotionsregulierung eignet sich EMDR vorzüglich zur Ressourcenverankerung (s. Kap. 24.3)

14.7 Körpertherapeutische Ansätze

Schließlich bedarf die Therapie persönlichkeitsgestörter Patienten mit Traumafolgestörungen der Ergänzung durch körpertherapeutische Ansätze. Es würde den Rahmen dieses Überblicks überschreiten, wollten wir an dieser Stelle ausführlich auf körpertherapeutische Ansätze eingehen. Genannt sei hier der wichtige Ansatz von Levine (1998). Darüber hinaus werden körpertherapeutische Interventionen in Kapitel 42 besprochen.

14.8 Pharmakotherapeutische Ansätze

Auch wenn die Pharmakotherapie in der Behandlung von Persönlichkeitsstörungen eher von marginaler Bedeutung ist, erweist sie sich zur Stabilisierung in akuten Krisensituationen und zur Behandlung komorbider Störungen oft als unverzichtbar. Alle pharmakotherapeutischen Interventionen müssen selbstverständlich in ein umfassendes Behandlungskonzept eingebettet sein.

14.9 Forschung zur Therapie schwerer Persönlichkeitsstörungen

Studien zur Wirksamkeit von Psychotherapie bei Persönlichkeitsstörungen stehen vor erheblichen methodischen Problemen. Nicht nur die starke Überlappung der spezifischen Persönlichkeitsstörungen untereinander (s. Kap. 12.3) wirft Probleme bei der Planung von Studiendesigns auf, sondern auch die fast immer notwendige Individualisierung und Flexibilisierung der Behandlungsplanung, die oft nicht vereinbar ist mit der für Forschungszwecke notwendigen Forderung nach Standardisierung der Untersuchungsbedingungen. Hinzu kommt, dass es bei Langzeittherapien nahezu unmöglich ist, adäquate Kontrollbedingungen herzustellen (Wöller u. Tress 2005).

Trotz dieser Einschränkungen liegen zwar nicht viele, aber doch eine größere Zahl unkontrollierter sowie genügend kontrollierte Studien vor, die die Wirksamkeit von Psychotherapie bei Persönlichkeitsstörungen klar belegen. Eine Übersicht über 15 Behandlungsstudien, von denen drei randomisierte kontrollierte Studien und weitere drei randomisierte Vergleiche unterschiedlicher Behandlungsformen waren, fand über alle Studien hinweg eine signifikante Besserung der Symptomatik der Persönlichkeitsstörung (Perry et al. 1999). Es handelt sich dabei vorwiegend um Kurzzeittherapien psychodynamischer oder verhaltenstherapeutischer Provenienz.

Von den schweren Persönlichkeitsstörungen war bisher nur die emotional instabile Persönlichkeitsstörung (Borderline-Persönlichkeitsstörung) Gegenstand empirischer Therapiestudien.

Eine kontrollierte Untersuchung zur kognitiv-behavioralen Therapie bei Patienten mit Borderline-Persönlichkeitsstörung stammt von Linehan et al. (1993), die zeigen konnten, dass Borderline-Patienten, die mit dem Konzept der Dialektisch-behavioralen Therapie für Borderline-Patienten (DBT) behandelt worden waren, in der 1-Jahres-Katamneseuntersuchung eine geringere Anzahl an Suizidversuchen und weniger Klinikaufenthalte im zurückliegenden Jahr aufwiesen.

Eine kontrollierte Studie von Bateman und Fonagy (2002) konnte zeigen, dass der beträchtliche therapeutische Gewinn nach einer psychoanalytisch orientierten teilstationären Behandlung im Vergleich zu einer standardpsychiatrischen Therapie nach 18 Monaten nicht nur erhalten blieb, sondern die Patienten sich auch im weiteren Verlauf statistisch signifikant besser präsentierten als die Patienten der Kontrollgruppe. Als Erfolgsmaße wurden Suizidversuche, Selbstverletzungstendenzen, Anzahl und Dauer der stationären Aufnahmen, die Nutzung medizinischer Dienste, Selbstbeurteilungsmaße von Angst und Depression, interpersonales Funktionieren und soziale Anpassung herangezogen.

Zanarini et al. (2003) untersuchten die syndromale und subsyndromale Phänomenologie der Borderline-Persönlichkeitsstörung prospektiv über 6 Jahre. Sie fanden, dass symptomatische Besserungen auch bei schwer gestörten Borderline-Patienten eindrucksvoll und stabil waren. Nach 2 Jahren waren 34,5 % der Personen nach den Kriterien remittiert, nach 4 Jahren 49,4 und 68,6 % nach 6 Jahren. Insgesamt kommen sie zu dem Ergebnis, dass die symptomatische Prognose bei den meisten Borderline-Patienten, wenn auch nicht bei allen, besser war als bisher angenommen wurde.

Eine Metaanalyse der Wirksamkeit psychodynamischer und kognitiv-behavioraler Therapie in der Behandlung von Personen mit Borderline-Persönlichkeitsstörung (Leichsenring u. Leibig 2003) hatte 14 Studien zur psychodynamischen und 11 Studien zur kognitiven Verhaltenstherapie aus den Jahren 1974 und 2001 einbezogen. Nur Studien wurden berücksichtigt, die standardisierte Methoden zur Diagnostik von Persönlichkeitsstörungen und reliable und valide Instrumente zur Einschätzung des Behandlungserfolgs eingesetzt hatten. Bei den psychodynamischen Therapien fanden sie eine beträchtliche Effektstärke von 1,46 (bei Effektstärken von 1,08 für Selbstbeurteilungsmaße und 1,79 für Fremdbeurteilungsmaße). Vereinfacht ausgedrückt gibt die Effektstärke an, wie bedeutsam ein Unterschied zwischen Populationen ist; hier zwischen Personen, die therapeutisch behandelt wurden, und Personen, die keine Behandlung erfahren haben. Je höher die Zahl ist, desto größer ist der Unterschied. Für die kognitive Verhaltenstherapie betrugen die entsprechenden Werte 1,00, 1,20 und 0,87. Für spezifische Maße der Persönlichkeitsstörungspathologie wurde eine Overall-Effektstärke von 1,56 bei den psychodynamischen Therapien gefunden. Die Autoren ziehen die Schlussfolgerung, dass sowohl psychodynamische wie auch kognitiv-behaviorale Therapien in der Behandlung der Borderline-Persönlichkeitsstörung effektiv sind.

Der Frage, ob die Borderline-Persönlichkeitsstörung im Laufe der Jahre »ausbrennt«, sind Stevenson et al. (2003) nachgegangen. Sie fanden, dass ältere Patienten mit Borderline-Persönlichkeitsstörung weniger Impulsivität als jüngere zeigten, dass es jedoch in der Affektstörung, der Identitätsstörung und bei den interpersonellen Problemen keine Einflüsse des Alters gab.

14.10 Zusammenfassung

Der Überblick zeigt, dass die meisten Ansätze entweder für Patientinnen mit Persönlichkeitsstörungen oder für Patientinnen mit Traumafolgestörungen konzeptualisiert wurden. Im einen Falle wurden die Besonderheiten traumatisierter Patienten, im anderen Falle die Besonderheiten von Patienten mit schweren Persönlichkeitsstörungen zu wenig berücksichtigt.

Traditionelle psychodynamische Behandlungsansätze, die sich in der Behandlung von neurotischen Erkrankungen oder Persönlichkeitsstörungen auf höherem Strukturniveau bewährt haben, gelten heute in der Behandlung von schweren Persönlichkeitsstörungen und bei Traumaerkrankungen als obsolet. Im Einzelfall mögen sie erfolgreich sein, jedoch kaum, wenn als Komorbidität eine PTBS oder eine dissoziative Symptomatik vorliegt.

Modifizierte psychodynamische Ansätze wie die Übertragungsfokussierende Psychotherapie für Borderline-Patienten nach Kernberg (Clarkin et al. 2001a), die Psychoanalytisch-interaktionelle Psychotherapie zur Behandlung ichstruktureller Störungen (Heigl-Evers u. Ott 1998) oder die Mentalisierungsorientierte Therapie für Borderline-Patienten (Bateman u. Fonagy 2004) werden dieser Patientengruppe eher gerecht. Wir haben allerdings Bedenken gegenüber einem ausgiebigen übertragungsfokussierenden Vorgehen schon zu Beginn der Behandlung und halten es beim Vorliegen einer komorbiden dissoziativen Symptomatik oder einer PTBS für kontraindiziert. Von großem Interesse ist der moderne mentalisierungsorientierte Ansatz von Bateman und Fonagy (2004), der auch neuere bindungstheoretische und neurobiologische Befunde berücksichtigt. Allen genannten Ansätzen ist gemeinsam, dass eine Traumaorientierung nicht im Zentrum steht.

Das traumaorientierte psychodynamische Konzept der Psychodynamisch-Imaginativen Traumatherapie (Reddemann 2004) eignet sich hervorragend besonders auch zur Behandlung schwerer Persönlichkeitsstörungen mit komorbider dissoziativer Symptomatik oder einer begleitenden PTBS. Insofern bildet das Konzept in vieler Hinsicht auch die Grundlage dieses Buches. Nicht fokussiert wird in diesen Ansätzen allerdings die Interaktionspathologie persönlichkeitsgestörter Patienten.

Von den kognitiv-behavioralen Konzepten schätzen wir vor allem die Dialektisch-behaviorale Psychotherapie für Borderline-Patienten. Zahlreiche Elemente dieses Konzepts haben unser eigenes therapeutisches Instrumentarium bereichert. Das gilt auch für drei uns bedeutsam erscheinende Konzepte, die sich den maladaptiven interpersonellen Beziehungsmustern persönlichkeitsgestörter Patientinnen widmen: die Schema-Therapie nach Young et al. (2005), die Interpersonelle rekonstruktive Lerntherapie für Patienten mit Persönlichkeitsstörung (Benjamin) und der auf gesprächspsychotherapeutischer Grundlage konzipierte Interpersonelle Therapieansatz für Persönlichkeitsstörungen (Sachse). Auch diesen Ansätzen ist gemeinsam, dass eine Traumaorientierung nicht im Zentrum steht.

Das *EMDR* sehen wir schließlich bei sorgfältiger Handhabung als wertvolle Ergänzung der Behandlung an. Der Einsatz von EMDR als traumaverarbeitendes Verfahren ist bei Patientinnen mit PTBS und komorbider Persönlichkeitsstörung an strikte Voraussetzungen gebunden, vor allem an eine hinreichende Stabilisierung. Ganz besondere Vorsicht ist geboten, wenn zusätzlich eine dissoziative Komorbidität besteht.

Therapieansätze bei Bindungstraumatisierungen und schweren Persönlichkeitsstörungen

- psychodynamische Therapieansätze
  - Übertragungsfokussierende Psychotherapie für Borderline-Patienten (Kernberg u. Clarkin)
  - Psychoanalytisch-interaktionelle Psychotherapie (Heigl-Evers u. Ott)
  - Mentalisierungsorientierte Psychotherapie für Borderline-Patienten (Bateman u. Fonagy)
- traumaorientierte psychodynamische Konzepte
  - Psychodynamisch-imaginative Traumatherapie (PITT; Reddemann) bzw. Traumaorientierte Psychotherapie (Sachsse)
  - Mehrdimensionale psychodynamische Traumatherapie (Fischer)
- verhaltenstherapeutische und kognitiv-behaviorale Verfahren
  - Dialektisch-behaviorale Therapie von Borderline-Patienten (Linehan)
  - Schema-Therapie (Young)
  - weitere behaviorale und kognitiv-behaviorale Therapieansätze
- interpersonelle Ansätze
  - Interpersonelle rekonstruktive Lerntherapie (Benjamin)
  - Interpersoneller Therapieansatz für Persönlichkeitsstörungen auf gesprächstherapeutischer Grundlage (Sachse)
- traumatherapeutische Ansätze
  - EMDR (Shapiro)
- körpertherapeutische Ansätze
- pharmakotherapeutische Ansätze

Literaturempfehlungen

Traditionelle psychodynamische Ansätze bei psychischen Traumatisierungen

Davies J, Frawley MG (1994). Treating the Adult Survivor of Childhood Sexual Abuse: A Psychoanalytic Perspective. New York: Basic Books.

Hirsch M (1993). Therapeutische Erfahrungen mit Opfern inzestuöser Gewalt. Jahrbuch Psychoanal; 31: 132–48.

Holderegger H (1993). Der Umgang mit dem Trauma. Stuttgart: Klett-Cotta.

Mayr U (2000). Ohnmacht und Bewältigung – Gesichter des Inzests. Diagnose und Behandlung im psychoanalytischen Kontext. Stuttgart: Pfeiffer bei Klett-Cotta.

Psychodynamische Therapieansätze bei schweren Persönlichkeitsstörungen ohne spezielle Berücksichtigung psychischer Traumatisierungen

Bateman A, Fonagy P (2004). Psychotherapy for Borderline Personality Disorder – Mentalization-based Treatment. Oxford: University Press.

Clarkin JF, Yeomans F, Kernberg OF (2001). Psychotherapie der Borderline-Persönlichkeit. Stuttgart, New York: Schattauer.

Dammann G, Buchheim P, Clarkin F, Kernberg OF (2000). Einführung in die übertragungsfokussierte, manualisierte psychodynamische Therapie der Borderline-Störung. In: Kernberg OF, Dulz B, Sachsse U (Hrsg). Handbuch der Borderline-Störungen. Stuttgart, New York: Schattauer.

Heigl-Evers A, Ott J (Hrsg) (1998). Die psychoanalytisch-interaktionelle Methode. 2. Aufl. Göttingen: Vandenhoeck & Ruprecht.

Rudolf G (2004). Strukturbezogene Psychotherapie. Stuttgart: Schattauer.

Psychodynamische traumatherapeutische Ansätze

Fischer G (2000). Mehrdimensionale Psychodynamische Traumatherapie MPTT. Manual zur Behandlung psychotraumatischer Störungen. Heidelberg: Asanger.

Reddemann L (2004). Psychodynamisch Imaginative Traumatherapie (PITT). Manual. Stuttgart: Pfeiffer bei Klett-Cotta.

Reddemann L, Sachsse U (1997). Traumazentrierte Psychotherapie. Teil 1: Stabilisierung. PTT – Persönlichkeitsstörungen, Theorie und Therapie; 3: 113–47.

Reddemann L, Sachsse U (1998). Traumazentrierte Psychotherapie. Teil 2: Traumaexposition. PTT – Persönlichkeitsstörungen, Theorie und Therapie; 3: 77–87.

Sachsse U (2004). Traumazentrierte Psychotherapie. Stuttgart, New York: Schattauer.

Andere traumatherapeutische Ansätze

Hofmann A (1999). EMDR in der Behandlung posttraumatischer Belastungsstörungen. Stuttgart, New York: Thieme.

Huber M (2003). Trauma und Traumabehandlung. Teil 1: Trauma und die Folgen, Teil 2: Wege der Traumabehandlung. Paderborn: Junfermann.

Shapiro F (1998). Eye Movement Desensitization and Reprocessing (EMDR). Paderborn: Junfermann.

Van der Hart O, Steele K, Boon S, Brown P (1995). Die Behandlung traumatischer Erinnerungen: Synthese, Bewusstwerden und Integration. Hypnose und Kognition; 12: 34–67.

Weitere Ansätze zur Psychotherapie bei Persönlichkeitsstörungen

Benjamin LS (2001). Die interpersonelle Diagnose und Behandlung von Persönlichkeitsstörungen. München: CIP-Medien.

Benjamin LS (2003). Interpersonal Reconstructive Therapy: Promoting Change in Nonresponders. New York: Guilford Press.

Linehan MM (1996). Dialektisch-behaviorale Therapie der Borderline-Persönlichkeitsstörung. München: CIP-Medien.

Linehan MM (1996). Trainingsmanual der Dialektisch-Behavioralen Therapie der Borderline-Persönlichkeitsstörung. München: CIP-Medien.

Sachse R (2002). Histrionische und Narzisstische Persönlichkeitsstörungen. Göttingen, Bern, Toronto, Seattle: Hogrefe.

Sachse R (2004). Persönlichkeitsstörungen. Psychotherapie dysfunktionaler Interaktionsstile. 2. Aufl. Göttingen, Bern, Toronto, Seattle: Hogrefe.

Young JE, Klosko JS, Weishaar ME (2005). Schematherapie. Ein praxisorientiertes Handbuch. Paderborn: Junfermann.

Wöller W, Langenbach M, Ott J, Hartkamp N, Tress W (2001). Therapie von Persönlichkeitsstörungen. In: Tress W, Wöller W, Hartkamp N, Langenbach M, Ott J (Hrsg). Persönlichkeitsstörungen. Leitlinie und Quellentext. Stuttgart, New York: Schattauer.

Wöller W, Tress W (2005). Die psychotherapeutische Behandlung von Persönlichkeitsstörungen. Z Psychosom Med Psychother; 51: 110–27.

15 Therapiekonzeption bei Bindungstraumatisierungen und schweren Persönlichkeitsstörungen

Die Konzeptualisierung der Behandlung

15.1 Einführung und grundsätzliche Überlegungen

Wir kommen nun zur Formulierung unserer *integrativen Behandlungskonzeption auf psychodynamischer Grundlage*, die auf unserem Modell zu Zusammenhängen zwischen Bindungs- und Beziehungstraumatisierungen und Persönlichkeitsstörungen (s. Kap. 9) und auf der Basis der in Kapitel 13 entwickelten therapeutischen Perspektiven basiert. Wir folgen dabei einem *Verständnis tiefenpsychologisch fundierter Psychotherapie*,

- für das genuin psychoanalytische Begriffe wie Beziehung, Konflikt, Struktur, Übertragung, Gegenübertragung, Abwehr und Widerstand eine zentrale Rolle spielen,
- das gleichzeitig die umfangreichen *bindungstheoretischen, psychotraumatologischen und neurobiologischen Befunde* zu Bindungs- und Beziehungstraumatisierungen berücksichtigt,
- das auf bewährte phasenorientierte traumatherapeutische Konzepte (z. B. Reddemann 2004) ebenso Bezug nimmt wie auf neuere psychodynamische Behandlungskonzeptionen mit der Unterscheidung zwischen konfliktorientierter und strukturbezogener Psychotherapie (Rudolf 2004) und
- das den *Einbezug wertvoller therapeutischer Techniken anderer Therapieschulen* ausdrücklich vorsieht, sofern sie vor dem Hintergrund von Übertragung, Gegenübertragung reflektiert werden (Wöller u. Kruse 2005).

Wenn wir von einer »psychodynamischen« Konzeption sprechen, greifen wir damit eine Begriffswahl des Wissenschaftlichen Beirates Psychotherapie (2005) in seiner Stellungnahme vom 11.11.2004 auf. Dieser hält die grundsätzliche Unterscheidung zwischen der »analytischen« und der »tiefenpsychologisch fundierten Psychotherapie« in den Psychotherapie-Richtlinien (1998, B I. 1.1.1) nicht für begründbar und will stattdessen beide Verfahren unter dem Oberbegriff der »psychodynamischen Psychotherapie« zusammengefasst wissen.

Wir machen damit auch deutlich, dass uns die von den Psychotherapie-Richtlinien vorgesehene Unterscheidung zwischen einem regressionsfördernden Langzeitverfahren, der *analytischen Psychotherapie*, und einem regressionsbegrenzenden kürzeren Verfahren, der *tiefenpsychologisch fundierten Psychotherapie*, mit einer zeitgemäßen Behandlung bindungs- und beziehungstraumatisierter Patienten mit Persönlichkeitsstörungen nicht mehr vereinbar erscheint. Warum?

- Weder kann der Behandlungsrahmen auf das knapp bemessene Stundenkontingent begrenzt werden, das im Rahmen des tiefenpsychologisch fundierten Verfahrens genehmigungsfähig ist, noch kann bei dieser Patientengruppe durchweg ein regressionsförderndes Setting als förderlich angesehen werden.
- Auch die an den Psychotherapie-Richtlinien orientierte Praxis, Langzeitbehandlungen nur bei Beantragung einer analytischen Psychotherapie zu bewilligen, kann dem tatsächlichen Therapiebedarf bindungs- und beziehungstraumatisierter Patienten mit Persönlichkeitsstörungen nicht genügen.

Eine Behandlungskonzeption, die der Vielfalt und Komplexität dieser Patientinnen gerecht werden will, verlangt nach unserer Auffassung

- *Behandlungskontingente*, wie sie bisher nur der analytischen Psychotherapie zur Verfügung stehen, auch für tiefenpsychologisch ausgebildete Therapeutinnen mit traumatherapeutischer Qualifikation;
- eine *regressionsbegrenzende therapeutische Haltung* und einen *begrenzenden Umgang mit der Übertragung*, wie er in der tiefenpsychologisch fundierten Psychotherapie gefordert wird, und
- den Einbezug bewährter therapeutischer Techniken unterschiedlicher Therapieschulen, vor allem den Einbezug kognitiver, edukativer, suggestiver und störungsspezifischer, insbesondere traumatherapeutischer Behandlungstechniken (Wöller u. Kruse 2005).

Eine solche Behandlungskonzeption soll folgende zwei Bedingungen erfüllen:

- Sie soll gut *strukturiert* sein und in jeder ihrer Phasen einen *klaren Fokus* haben. Es hat sich empirisch immer wieder gezeigt, dass zufriedenstellende Behandlungsergebnisse am ehesten zu erwarten sind, wenn das therapeutische Vorgehen durch ein gut strukturiertes Konzept mit klarem Fokus und plausiblem Theoriehintergrund geleitet ist und flexibel den aktuellen Bedürfnissen der Patienten angepasst wird (Roth u. Fonagy 1996).
- Sie soll gleichermaßen *ätiologieorientiert* und *störungsorientiert* sein. Mit Ätiologieorientierung meinen wir die Berücksichtigung einer möglichen Traumaätiologie im Sinne von Real- und/oder Bindungs- und Beziehungstraumatisierungen, ohne dass dabei die Bedeutung konstitutioneller Faktoren vernachlässigt wird. Unter Störungsorientierung verstehen wir die Ausrichtung des Konzepts auf
  - die dominierende Symptomatik einschließlich der symptomatischen Komorbidität und
  - die jeweilige Persönlichkeitsorganisation mit Persönlichkeitsveränderungen und Persönlichkeitsstörungen.

Voraussetzung für die Anwendung des Therapiekonzepts ist eine sorgfältige *Diagnostik* mit den Aspekten Symptomdiagnostik, Ressourcen- und Traumadiagnostik und Persönlichkeitsdiagnostik (s. Kap. 10–12). Erst die genaue Diagnostik erlaubt uns eine Konzeptualisierung der Behandlung und einen reflektierten Einsatz der Interventionen. Je nachdem, in welchem Ausmaß eine traumabedingte Persönlichkeitsveränderung, eine Persönlichkeitsstörung oder beides vorliegt, wird das therapeutische Vorgehen sich entsprechend einzustellen haben.

15.2 Die Hauptstruktur der Therapiekonzeption

Die *Hauptstruktur der Therapiekonzeption* orientiert sich in wesentlicher Hinsicht an zwei Traditionen der Konzeptualisierung von Behandlungsprozessen:

- Zum einen lehnt sie sich an das von Janet (1889) entworfene und von Herman (1993), van der Hart et al. (1993, 1995), van der Kolk et al. (1995), Reddemann (2004) und Sachsse (2004) weiterentwickelte Drei-Phasen-Modell der Traumatherapie mit den Phasen »Stabilisierung – Traumaverarbeitung – Reintegration« (s. Kap. 14.3) an.

- Sie orientiert sich jedoch in gleicher Weise an neueren psychodynamischen Therapiekonzeptionen, für die die Unterscheidung zwischen *Konfliktpathologie und Struktur- oder Entwicklungspathologie* zentral ist (Heigl-Evers u. Ott 1998; Rudolf 2004). Diese Therapieansätze betonen die Notwendigkeit, die Interventionstechnik auf die vorherrschende Pathologie abzustimmen. Bei Konfliktpathologien steht eine *konfliktbearbeitende*, am Prinzip der Deutung unbewusster Konflikte orientierte Vorgehensweise, und bei Struktur- oder Entwicklungspathologien der *Aufbau defizitärer Ich-Funktionen* im Vordergrund. Rudolf (2004) hat die therapeutischen Strategien kürzlich als *konfliktbezogene und strukturbezogene Psychotherapie* gegenübergestellt.

Der unterschiedliche theoretische Hintergrund der traumatherapeutischen Konzeptionen auf der einen und der psychodynamischen Konzeptionen auf der anderen Seite und die daraus resultierende andersartige Begrifflichkeit lassen die Therapiemodelle inkompatibler erscheinen als sie es tatsächlich sind. Ähnlich wie in der psychodynamischen Konzeption ist in der Stabilisierungsphase des Drei-Phasen-Modells der Traumatherapie die Arbeit an defizitären Ich-Funktionen von zentraler Bedeutung. Die Bearbeitung der zahlreichen bewussten und unbewussten Konflikten ist ein wichtiger Bestandteil der Phase der Reintegration. Ähnlich wie in traumatherapeutischen Konzeptionen liegt auch der psychodynamischen Konzeption des Behandlungsprozesses eine implizite Phasenorientierung zugrunde: Strukturbezogene Arbeit mit dem Ziel des Aufbaus defizitärer Ich-Funktion hat immer Vorrang vor der deutenden Arbeit unbewusster Konflikte.

Wir denken, dass die Begrifflichkeit beider Konzeptionen die therapeutische Realität bei Patientinnen mit Bindungstraumatisierungen und Persönlichkeitsstörungen nur unzureichend abbildet. So werden die in der ersten Phase des traumatherapeutischen Therapiemodells notwendigen Interventionen zur Stärkung der Emotionskontrolle und zum Aufbau anderer Ich-Funktionen mit dem Begriff der »Stabilisierung« nur unzureichend beschrieben. Auch verleitet nach unserer Erfahrung der Begriff »Stabilisierung« nicht wenige Patienten, aber auch Therapeuten dazu, die Bedeutung der wichtigen strukturbezogenen Arbeit in diesem Therapieabschnitt zu unterschätzen. Auch ist der Begriff der »Reintegration« wenig geeignet, die in der dritten Phase notwendige konfliktbezogene Arbeit angemessen zu beschreiben. Andererseits wird das psychodynamische Modell mit der Unterscheidung zwischen konfliktbezogener und strukturbezogener psychotherapeutischer Arbeit der Notwendigkeit traumaspezifischen Intervenierens nicht genügend gerecht. Die Präsenz nicht symbolisierten traumatischen Materials und die traumatisch veränderte Informationsverarbeitung erzwingen zusätzliche traumaspezifische Interventionen, die über die Bearbeitung ich-funktioneller Defizite hinausgehen.

Wir haben uns daher entschlossen, unserer Therapiekonzeption eine Struktur zugrunde zu legen, die sowohl das Prinzip der Phaseneinteilung wie auch die Begrifflichkeit beider Traditionen aufgreift. So gegliedert, umfasst unsere Therapiekonzeption die in Tabelle 15-1 genannten Phasen.

Tab. 15-1 Phasen des Therapiekonzepts zur Behandlung bindungs- und beziehungstraumatisierter Patientinnen mit Persönlichkeitsstörungen

- Stabilisierung und Strukturaufbau 1: Sicherheit, Halt und die Stärkung der Bewältigungskompetenz
- Stabilisierung und Strukturaufbau 2: Emotionsregulierung und Selbstfürsorge
- Stabilisierung und Strukturaufbau 3: Mentalisierung und die Entwicklung stabiler Repräsentanzen
- Traumabearbeitung
- Konfliktbearbeitung und die Arbeit an maladaptiven Beziehungsmustern

Dazu möchten wir noch folgende Hinweise geben:

- Die Phaseneinteilung dient uns als Anhaltspunkt und als *grobe Gliederung des therapeutischen Prozesses.* Keinesfalls denken wir dabei an ein starres sequentielles Abarbeiten der Phasen. Vielmehr passen wir uns flexibel an die jeweiligen klinischen Anforderungen an. Praktisch bedeutet das beispielsweise, dass wir auch in späteren Phasen *zirkulär* immer wieder auf Probleme der Emotionsregulierung oder der Mentalisierung zurückkommen, wenn es erforderlich ist. Besonders wenn wir unsere Patienten mit ihren maladaptiven Verhaltensweisen konfrontieren oder mit traumabearbeitenden Verfahren arbeiten, können wir auf intermittierende stabilisierende Interventionen mit dem Ziel der Emotionsregulierung selten verzichten. Probleme der Selbstregulierung haben immer vor einem traumakonfrontativen Vorgehen oder vor einer Konfrontation mit maladaptiven Verhaltensmustern Vorrang.
- Die Phasen der Stabilisierung und des Strukturaufbaus können in Abhängigkeit von der Schwere der Traumatisierungen, seien sie nun Bindungs- und Beziehungs- oder Realtraumatisierungen, *lange Zeit* in Anspruch nehmen. Dies gilt umso mehr, wenn die Vielfalt der komorbiden Symptomatik umfassende störungsspezifische Maßnahmen zur Symptomkontrolle verlangt und ein unruhiges interpersonelles Umfeld die erreichte Stabilisierung immer wieder in Frage stellt. Auch können abgespaltene Persönlichkeitsanteile die erfolgreiche Emotionsregulierung zusätzlich komplizieren. Wir können keine allgemein gültigen Zeitangaben für die Dauer der jeweiligen Phasen angeben. Jeder Patient benötigt ein individuelles Maß an Zeit, um seine basalen Ressourcen zu aktivieren und um sich vor schweren Dekompensationen zu schützen.
- In der klinischen Anwendung muss nicht *notwendigerweise jede Phase des Therapiekonzepts in gleichem Maße bedeutsam* sein. So mag bei einem Patienten mit einer schizoiden oder narzisstischen Persönlichkeitsstörung das Problem der Emotionsregulierung zunächst nicht im Vordergrund stehen – es wird jedoch dann zum Problem, wenn das maladaptive Rückzugsverhalten oder die narzisstische Schamabwehr fokussiert wird. Bei Patientinnen mit einer Borderline-Persönlichkeitsstörung sind Probleme der Emotionsregulierung hingegen zentral. Die Förderung der Fähigkeit zur Mentalisierung kann bei Patienten mit histrionischem Persönlichkeitsstil oder einer Borderline-Persönlichkeitsstörung sehr bedeutsam sein. Eine Phase der Traumabearbeitung kann unter verschiedenen Umständen nicht sinnvoll oder kontraindiziert sein (s. Kap. 33).
- Das Tempo und die Intensität der Psychotherapie müssen sorgfältig bestimmt werden. Briere (1989, 1992) spricht von »Titrieren« der therapeutischen »Dosen«. Der Prozess sollte langsam vonstatten gehen, damit es nicht zu einer Überflutung mit traumatischem Material kommt. Die Patientinnen sollen nicht überflutet werden, aber auch nicht unterfordert werden.

Aus den genannten Gründen kann die folgende Gliederung des Therapieprozesses nur *idealtypisch* sein. Der tatsächliche Behandlungsprozess lebt von unserer Flexibilität und Kreativität.

15.3 Stabilisierung und Strukturaufbau 1: Sicherheit, Halt und die Stärkung der Bewältigungskompetenz

Die erste Phase unseres Behandlungskonzepts verlangt von uns eine doppelte Aufgabe, die auf den ersten Blick paradox anmutet: Zum einen stellen wir unseren Patientinnen mit der Sorge für die äußere – körperliche und soziale – Sicherheit und dem Angebot einer haltenden Bindungsbeziehung eine externe Form der Emotionsregulierung zur Verfügung. Wir realisieren das mit einem mütterlich-fürsorglichen Beziehungsangebot und der Übernahme von Hilfs-Ich-Funktionen, wo es notwendig ist. Zum anderen legen wir größten Wert darauf, von Beginn an die Bewältigungskompetenzen unserer Patientinnen zu stärken. Dafür ist eine ressourcen- und lösungsorientierte Haltung notwendig.

Es kommt uns darauf an, das haltende Beziehungsangebot und die Förderung der Bewältigungskompetenz flexibel an die wechselnden Erfordernisse unserer Patientinnen anzupassen. Wenn die Patienten sich in einer Krise befinden oder unter dem Druck starker Emotionen stehen, brauchen sie eher unsere sicherheit- und haltgebende Funktion, und sobald sie wieder stabiler sind, brauchen sie unsere Förderung ihrer Bewältigungskompetenzen. Die Grundregel lautet daher von Beginn an: so viel haltendes Beziehungsangebot wie nötig und so viel Förderung der Bewältigungskompetenz wie möglich.

Die *externe Form der Emotionsregulierung* als Möglichkeit der positiven Beziehungsneuerfahrung orientiert sich am Modell der *dyadisch-rhythmischen Einstimmung (attunement)* der *frühen Mutter-Kind-Beziehung.* Wie wir gesehen haben (s. Kap. 5.4), ist die Entwicklung der Emotionsregulierung an ein Gelingen dieser frühen Abstimmungsprozesse gebunden. Durch die tröstende, beruhigende und spiegelnde Aktivität der frühen Bezugspersonen werden die Voraussetzungen dafür geschaffen, dass sich die Fähigkeiten zur Selbsttröstung, Selbstberuhigung und Selbstachtung ausbilden und die entsprechenden Hirnstrukturen ausreifen können. Die uns vorliegenden entwicklungspsychologischen und bindungstheoretischen Befunde lassen vermuten, dass die Vermittlung einer positiven Beziehungserfahrung eine höhere *Bindungssicherheit* und eine *Modifikation der inneren Arbeitsmodelle von Bindung* bewirkt und die Fähigkeit zur Selbstberuhigung verstärkt. Im psychoanalytischen Sprachgebrauch würden wir sagen, dass die tröstende, beruhigende und spiegelnde Beziehungserfahrung verinnerlicht (»introjiziert«) und zu einem Teil der psychischen Struktur wird. Neurobiologisch würde dem die *Generierung neuronaler Netzwerke* entsprechen, die die zur Emotionsregulierung notwendigen impliziten Wissensbestände bereitstellen können. Der Prozess der Ausbildung impliziter Strukturen braucht allerdings – angesichts der im Vergleich zum Kleinkind geringeren Plastizität des erwachsenen Gehirns – genügend Zeit.

Wir gehen davon aus, dass wir mit dem Angebot einer haltenden Bindungsbeziehung für unsere Patienten die Möglichkeit schaffen, Fähigkeiten zur Emotionsregulierung zu entwickeln. Das psychoanalytische Paradigma konzipiert diesen Vorgang als *strukturbildende Introjektion einer beruhigenden, schützenden und fürsorglichen Beziehungserfahrung,* deren Resultat die Fähigkeit zur Selbstberuhigung, zum Selbstschutz und zur Selbstfürsorge ist.

Die Stärkung der Bewältigungs- und Lösungskompetenz geschieht auf der Basis unserer ressourcenorientierten Grundhaltung, der von den Stärken und Fähigkeiten unserer Patienten ausgeht und alle bisher erreichten Bewältigungskompetenzen würdigt. Sie setzt die Arbeit fort, die bereits in der diagnostischen Phase begonnen wurde. Bereits im Rahmen der Ressourcen- und Traumadiagnostik haben wir auf vorhandene Bewältigungsmöglichkeiten und Lösungskompetenzen fokussiert.

Die Therapiephasen 1 und 2 sind insofern eng miteinander verwoben, als wir so früh wie möglich Techniken zur autonomen Emotionsregulierung und Möglichkeiten der Selbstfürsorge vermitteln, wie sie im Therapieabschnitt 2 mit »Emotionsregulierung und Selbstfürsorge« dargestellt sind. Andererseits werden Elemente der sicherheit- und haltgebenden Bindungsbeziehung auch die folgenden Therapiephasen, letztlich die gesamte Therapie, durchdringen.

Die erste Therapiephase wird von drei Grundsätzen bestimmt:

- maximaler Kontrast zur traumatischen Situation
- externe Form der Emotionsregulierung und Möglichkeit der positiven Beziehungsneuerfahrung
- Förderung der Bewältigungskompetenz
- Herstellung eines therapeutischen Arbeitsbündnisses und Erarbeitung von Therapiezielen

Zur ersten Therapiephase gehören noch folgende Aspekte:

- Wir vermitteln einen *maximalen Kontrast zur traumatischen Situation* durch die Beziehungsqualitäten Sicherheit, Kontrolle und das Respektieren basaler Beziehungsbedürfnisse (s. Kap. 16). Eine gleichwertige und transparente Beziehungsgestaltung, reale Präsenz und Toleranz für abweichende Interaktionsmodi sind ebenfalls geeignet, den Kontrast zur traumatischen Situation zu unterstreichen. Aufklärung und Edukation sind wesentliche Elemente einer transparenten Beziehungsgestaltung.
- Als eine Form der unerlässlichen externen Emotionsregulierung bemühen wir uns, *akute Symptome* mit belastendem Charakter unter Einschluss *pharmakologischer Möglichkeiten* zügig unter Kontrolle zu bringen (s. Kap. 19).
- Um ein therapeutisches Arbeitsbündnis aufzubauen, versuchen wir den spezifischen Kommunikationsstörungen unserer Patienten Rechnung zu tragen und die therapeutische Beziehung in Abhängigkeit von ihren Persönlichkeitsstilen zu gestalten. Dazu machen wir uns mit den typischen *Ängsten und Beziehungscharakteristika der jeweils diagnostizierten Persönlichkeitsstörung* vertraut (s. Kap. 21).
- Die Vielzahl der Problemfelder macht einerseits eine exakte Zielformulierung unerlässlich. Sie fordert von uns andererseits eine hohe Flexibilität, um auf die sich immer wieder anders darstellenden Problemlagen in der Therapie angemessen reagieren zu können (Budman u. Gurman 1988).

15.4 Stabilisierung und Strukturaufbau 2: Emotionsregulierung und Selbstfürsorge

Die zweite Phase der Therapie verfolgt das Ziel, die Möglichkeiten autonomer Emotionsregulierung und die Fähigkeit zur Selbstfürsorge zu entwickeln.

Viele entwicklungstraumatisierte Patientinnen können als Folge ihrer Störung der Emotionsregulierung durch ständige Widerbelebung traumatischer Affekte im Alltagsleben oder durch erneute Traumatisierungen so destabilisiert sein, dass ihre Abwehr- und Bewältigungsmöglichkeiten erschöpft sind und geringfügige Belastungen zu psychischen und körperlichen Dekompensationen führen. Die Wiederbelebung der traumatischen Gefühle von Ohnmacht, Hilflosigkeit und Kontrollverlust verursacht fortgesetzte Wechsel der Stimmungslage und oft kaum erträgliche undifferenzierte Affektzustände. Gleichzeitig verstärkt die Unfähigkeit, die Symptomatik kontrollieren zu können, die Gefühle von Ohnmacht, Hilflosigkeit und Kontrollverlust im Sinne eines *Circulus vitiosus* – eine massive Bedrohung für die Kohärenz des Selbst und die Alltagsbewältigung. Da sich bei diesen Patienten durch frühe bindungstraumatische Umstände die im impliziten Gedächtnis gespeicherten und normalerweise automatisiert ablaufenden emotionsregulierenden Hirnstrukturen nicht genügend ausbilden konnten, ist es notwendig, dieses Defizit mit aktiven Techniken auszugleichen. Über die externe Emotionsregulierung im Rahmen der haltenden Beziehung hinaus leiten wir unsere Patientinnen gezielt dazu an, *bewusst und explizit Techniken der Selbstregulation* zu erlernen und anzuwenden. Folgende Fähigkeiten und Fertigkeiten sollten dazu vermittelt werden:

- Der *Umgang mit Affekten soll verbessert werden*, insbesondere die Fähigkeit zur Affektregulierung und -differenzierung.
- *Distanzierungstechniken und Stressmanagement* sollen den Patienten zu einem kontrollierten Umgang mit belastendem und traumatischem Material verhelfen. Die Patienten sollen lernen, belastende und traumatische Gedanken, Gefühle und Fantasien vorübergehend zu verdrängen, wegzupacken oder auszublenden. Imaginativen Techniken kommt dabei eine besondere Bedeutung zu. Auch Achtsamkeitsübungen zur Aufmerksamkeitsumfokussierung haben sich sehr bewährt (s. Kap. 22).
- Die häufigen *interpersonellen Krisen*, die durch verzerrte Wahrnehmung aktueller Bezugsper-

sonen ausgelöst werden, machen es notwendig, bei der Klärung dieser interpersonellen Verwicklungen im aktuellen Lebensumfeld der Patientin mitzuwirken.
- Es sollen alternative Formen der Emotionsregulierung an die Stelle von selbstverletzendem Verhalten und anderen autodestruktiven Verhaltensweisen treten.
- Potenzielle *Auslöser symptomatischer Dekompensationen* sollen antizipierbar werden.
- Die Fähigkeit zur *Selbstfürsorge* muss entwickelt werden. Dazu gehört auch die Entwicklung der Fähigkeit zur *Selbstbehauptung* und zur Abgrenzung gegenüber ungerechtfertigten Ansprüchen anderer, ebenso die Fähigkeit, sich vor Übergriffen zu *schützen.*

15.5 Stabilisierung und Strukturaufbau 3: Mentalisierung und die Entwicklung stabiler Repräsentanzen

Um stabile psychische Repräsentanzen zu fördern, sehen wir unsere Aufgabe in dieser Phase vor allem in der Entwicklung der Fähigkeit zur *Mentalisierung*, das heißt der Fähigkeit, eigene und fremde mentale Zustände zu reflektieren, statt auf der Basis eines ersten Eindrucks impulshaft zu handeln. Wir gehen davon aus, dass die Verbesserung der Fähigkeit zur reflektierenden und distanzierenden Betrachtung eigener und fremder Befindlichkeiten, Bedürfnisse, Befürchtungen und Annahmen entscheidend ist, um die maladaptive interpersonelle Beziehungsregulation zu verbessern und manipulative Verhaltensmuster zu verringern. Was tun wir im Einzelnen?
- In dieser Phase achten wir besonders darauf, die *Bedürfnisse und Beziehungsängste* der Patientinnen wahrzunehmen und ihrer Selbstreflexion zugänglich zu machen.
- *Handlungsdialoge als* präverbale Kommunikation nicht symbolisierter Erfahrungen bedürfen in besonderem Maße unseres Verständnisses und unserer »Übersetzungsarbeit«, um die verschlüsselt kommunizierten Beziehungsbedürfnisse zu erfassen.
- Auch die *Übertragungen* bindungstraumatisierter Patienten können wir großenteils unter dem Blickwinkel der unzureichend entwickelten Fähigkeit zur Mentalisierung verstehen (s. Kap. 7.3). Sie können ebenso *Ausdruck externalisierter Selbstanteile* sein, die im Dienste der externen Emotionsregulierung in Interaktionspartner verlagert werden (s. Kap. 7.2).
- Indem wir Externalisierungen, negative Übertragungsmanifestationen und manipulative Verhaltensweisen als Versuche verstehen, die *Kontrolle über die Verfügbarkeit eines äußeren emotionsregulierenden Objekts* zu erzwingen, schaffen wir die Voraussetzung für ein *respektvolles Annehmen der zugrunde liegenden Beziehungsbedürfnisse.* Selbst wenn diese Beziehungsbedürfnisse kindlicher Art sind, erhalten sie vor dem Hintergrund der schweren Bindungs- und Beziehungstraumatisierung ihre subjektive Legitimität. Indem wir dies anerkennen, können wir konkret mit unseren Patientinnen daran arbeiten, wie sie auf die Befriedigung kindlicher Bedürfnisse verzichten und zu *einer interpersonell akzeptierten Realisierung ihrer Beziehungsbedürfnisse* in der Gegenwart gelangen können.
- Ein solches Verständnis kann uns helfen, die bei bindungstraumatisierten Patienten nicht selten auftretenden negativen Emotionen in der *Gegenübertragung* zu vermindern oder aufzulösen.

15.6 Traumabearbeitung

Vor allem wenn Traumatisierungen im Sinne physischer oder sexualisierter Gewalt eine wichtige Rolle spielen, stellt sich die Frage des traumabearbeitenden Vorgehens. Die meist defizitäre Emotionsregulierung bringt es mit sich, dass wir Therapiestrategien, wie sie bei der PTBS nach Monotraumen als empirisch gut abgesichert gelten können (z. B. Rothbaum u. Foa 1995; Shapiro 1998), nicht ohne weiteres auf die Behandlung komplexer posttraumatischer Störungsbilder übertragen können. Ein unreflektiert angewandtes traumakonfrontatives und traumarekonstruktives Vorgehen kann schwere Destabilisierungen bis hin zur Retraumatisierung zur Folge haben.

Auf der anderen Seite können Therapieformen, die auf eine Traumabearbeitung gänzlich verzichten und sich auf eine Bearbeitung aktueller Probleme beschränken, das Wiedererleben des Traumas in der Gegenwart in Bildern, Gefühlen und Verhaltensweisen und die Tendenz zur Traumawiederholung und Retraumatisierung nicht immer wirkungsvoll verhindern.

Nicht in jedem Falle ist eine Phase der Modifikation traumatischer Erinnerungen möglich und sinnvoll. Eine Untergruppe schwer traumatisierter Patienten – besonders solche, die keine Traumaerinnerungen haben – wird von einer umfassenden Verbesserung der Emotionsregulierung mehr profitieren als von einer schwierigen Traumakonfrontation mit fraglichem Erfolg.

15.7 Konfliktbearbeitung und Arbeit an maladaptiven Beziehungsmustern

Die letzte Phase der Behandlung gilt der Förderung der Konfliktverarbeitung und der Arbeit an maladaptiven Beziehungsmustern. Tatsächlich leiden bindungstraumatisierte Patientinnen unter einer Vielzahl bewusster und unbewusster Konflikte. Je stärker die Traumatisierung, desto tiefgreifender, radikaler und unversöhnlicher sind die psychischen Konflikte (Wurmser 1987, 1993). Die Palette der Konflikte reicht von Autonomie-Abhängigkeits-Konflikten bis hin zu intrasystemischen Über-Ich-Konflikten (s. Kap. 36). Häufig ist eine Auflösung maladaptiver Be-ziehungsmuster nur durch eine umfassende Abwehr- und Widerstandsanalyse zu erreichen.
Erst jetzt verfügen die Patienten über ausreichende Fähigkeiten der Emotionsregulierung und der Selbstreflexion, um sich auch mit unbewussten Konflikten auseinander zu setzen. Abwehr- und widerstandsanalytisches Vorgehen wird nun besser toleriert und kann gewinnbringend zum Einsatz kommen. Auch Übertragungsdeutungen können den Behandlungsprozess jetzt bereichern. Allerdings sollten wir bedenken, dass unter Belastungen immer wieder auch Probleme der Emotionsregulierung oder der Mentalisierung auftreten können. Die Behandlung hat sich inzwischen sehr derjenigen bei neurotischen Störungsbildern angenähert.

15.8 Das Therapiekonzept im Vergleich zu anderen Behandlungsansätzen

Wir wollen im Folgenden unser Therapiekonzept mit den in Kapitel 14 vorgestellten Behandlungsansätzen zur Behandlung von Patienten mit Bindungs- und Beziehungstraumatisierungen und schweren Persönlichkeitsstörungen vergleichen. Gemeinsamkeiten und Differenzen sollen deutlich werden. Besondere Beachtung wollen wir dabei den psychodynamischen Ansätzen schenken.

Mit dem Ansatz der *Übertragungsfokussierenden Psychotherapie für Borderline-Patienten* (*transference focused psychotherapy* [TFP], Clarkin et al. 2001a; s. Kap. 14.2.2) hat unser eigenes Vorgehen insofern *Ähnlichkeiten*, als wir

- ebenfalls von einem psychodynamischen Grundverständnis ausgehen (s. Kap. 13.2),
- in ähnlicher Weise Interventionen zur Sicherung des *Rahmens der Therapie* gestalten (s. Kap. 17.5, 17.6),
- ebenso *Affekte* und *affektgeladene Kognitionen* fokussieren (s. Kap. 25),
- die Bedeutung von *Beziehungsrepräsentanzen* hervorheben und das Ziel verfolgen, *kohärente, integrierte und stabile Repräsentanzen* zu errichten (s. Kap. 28–31).

Es *unterscheidet* sich von der TFP aber insofern, als wir

- die Analyse der *Übertragung* nicht ins Zentrum unserer Arbeit stellen und *Übertragungs-*

phänomene differenziert und je nach Fähigkeit zur Mentalisierung handhaben (s. Kap. 30),
- *keine therapeutische Neutralität* fordern, sondern eine positiv zugewandte Haltung empfehlen, die sich in der reflektiert handelnden Mitgestaltung des therapeutischen Prozesses äußert (s. Kap. 17),
- nicht in der Durcharbeitung alter Beziehungsmuster den wichtigsten Wirkfaktor der Behandlung sehen, sondern in einer *neuen und korrigierenden Beziehungserfahrung* und in der *Entwicklung selbstregulatorischer Fähigkeiten* (s. Kap. 17, 18, 22)
- stärker auf die *neurobiologischen Erkenntnisse* zur Emotionsregulierung Bezug nehmen (s. Kap. 5),
- eine klare *Ressourcenorientierung* anstreben (s. Kap. 24) und
- Elemente anderer Therapieschulen, insbesondere verhaltenstherapeutische und hypnotherapeutische Techniken zur Emotionsregulierung einbeziehen (s. Kap. 22, 24).

Mit der *Psychoanalytisch-interaktionellen Psychotherapie zur Behandlung ich-struktureller Störungen* (Heigl-Evers u. Ott 1998; s. Kap. 14.2.3) hat unser eigenes Vorgehen insofern Ähnlichkeiten, als wir
- in ähnlicher Weise *Affekte* und *affektgeladene Kognitionen* fokussieren (s. Kap. 25),
- die Bedeutung von *Beziehungsrepräsentanzen* hervorheben und das Ziel verfolgen, *kohärente, integrierte und stabile Repräsentanzen* zu entwickeln (s. Kap. 28–31),
- dem *Aufbau defizitärer Ich-Funktionen* große Bedeutung beimessen (s. Kap. 22–27),
- die Verbesserung der *realen Interaktionen im Hier und Jetzt* fördern (s. Kap. 30),
- *maladaptive Verhaltensmuster* fokussieren (s. Kap. 29, 39) und
- die Beachtung der eigenen *Gegenübertragungsreaktionen* für notwendig halten (s. Kap. 31).

Es *unterscheidet* sich jedoch von der Psychoanalytisch-interaktionellen Psychotherapie insofern, als wir
- für den Umgang mit unsymbolisiertem traumatischem Material *traumaspezifische Vorgehensweisen* bevorzugen (s. Kap. 22, 33, 36),
- stärker Bezug auf die *neurobiologischen Erkenntnisse* zur Emotionsregulierung nehmen (s. Kap. 5),
- der Förderung der Mentalisierungsfähigkeit ein stärkeres Gewicht geben (s. Kap. 28),
- eine klare *Ressourcenorientierung* anstreben (s. Kap. 24) und
- Elemente anderer Therapieschulen, insbesondere verhaltenstherapeutische und hypnotherapeutische Techniken zur Emotionsregulierung aufgreifen (s. Kap. 22, 24).

Mit der *Mentalisierungsorientierten Therapie für Borderline-Patienten* (MBT; Bateman u. Fonagy 2004) hat unser Konzept insofern Ähnlichkeiten, als wir in ähnlicher Weise
- die Bedeutung von Beziehungsrepräsentanzen hervorheben und das Ziel verfolgen, kohärente, integrierte und stabile Repräsentanzen zu entwickeln (s. Kap. 28–31),
- auf die neurobiologischen Erkenntnisse zur Emotionsregulierung Bezug nehmen (s. Kap. 5),
- – angeregt durch dieses Konzept – die Mentalisierungsfähigkeit fördern (s. Kap. 28) und
- die Beachtung unserer Gegenübertragungen für notwendig halten (s. Kap. 31).

Unser Vorgehen unterscheidet sich von der MBT insofern, als wir
- für den Umgang mit unsymbolisiertem traumatischem Material *traumaspezifische Vorgehensweisen* bevorzugen,
- Elemente anderer Therapieschulen, insbesondere verhaltenstherapeutische und hypnotherapeutische Techniken zur Emotionsregulierung anwenden (s. Kap. 22, 24),
- eine klare *Ressourcenorientierung* anstreben (s. Kap. 24),
- Beziehungsgestaltungen auch *anderer spezifischer Persönlichkeitsstörungen* als diejenige der Borderline-Persönlichkeitsstörung in den Blick nehmen (s. Kap. 21) und

- *maladaptive Verhaltensmuster* noch stärker fokussieren (s. Kap. 29, 39).

Mit der *Strukturbezogenen Psychotherapie* (Rudolf 2004) hat unser Konzept insofern Ähnlichkeiten, als wir in ähnlicher Weise

- für eine modifizierte tiefenpsychologische Interventionstechnik auf der Basis einer sorgfältigen psychodynamischen Strukturdiagnostik eintreten und
- für unsere Arbeit die Notwendigkeit der strukturbezogenen Arbeit an Ich-Funktionen für eine vordringliche Aufgabe halten.

Unser Vorgehen unterscheidet sich von der Strukturbezogenen Psychotherapie insofern, als wir

- für den Umgang mit unsymbolisiertem traumatischem Material *traumaspezifische Vorgehensweisen* bevorzugen und
- Elemente anderer Therapieschulen, insbesondere verhaltenstherapeutische und hypnotherapeutische Techniken zur Emotionsregulierung aufgreifen (s. Kap. 22, 24).

Das Konzept der *Psychodynamisch-imaginativen Traumatherapie* (PITT; Reddemann 2004) ist in vieler Hinsicht Vorbild für unser eigenes Vorgehen. Wir ergänzen es lediglich insofern, als wir

- insbesondere der Förderung der *Mentalisierungsfähigkeit* ein stärkeres Gewicht einräumen (s. Kap. 28),
- die *neurobiologische Fundierung des therapeutischen Vorgehens* unter Rückgriff auf weitere Modellvorstellungen noch vertiefen (s. Kap. 5),
- einzelne Aspekte der *Beziehungsgestaltung und Repräsentanzenbildung* noch stärker unter Rückgriff auf die psychoanalytische Theorietradition explizieren (s. Kap. 28),
- die differenzierten Beziehungsgestaltungen bei den *spezifischen Persönlichkeitsstörungen* hervorheben (s. Kap. 21) und
- *maladaptive Verhaltensmuster* noch stärker fokussieren (s. Kap. 29, 39).

Mit der *Mehrdimensionalen psychodynamischen Traumatherapie* (MPTT; Fischer et al. 2000a) verbindet uns die psychoanalytische Grundorientierung und die Traumaorientierung. Unser *eigenes Vorgehen* setzt bei ähnlicher Grundorientierung insofern andere Akzente, als wir stärker auf die neurobiologischen Erkenntnisse zur Emotionsregulierung und Bindungstraumatisierung Bezug nehmen und maladaptive Verhaltensweisen stärker fokussieren.

Von der *Dialektisch-behavioralen Therapie für Borderline-Patienten* (Linehan 1996a), der von Benjamin (2003) entwickelten *Interpersonellen rekonstruktiven Lerntherapie* für Patienten mit Persönlichkeitsstörungen und von dem *Interpersonellen Therapieansatz für Persönlichkeitsstörungen auf gesprächstherapeutischer Grundlage* (Sachse 2004) haben wir zahlreiche wertvolle Anregungen und Techniken übernommen. Viele der von Linehan (1996a) gesammelten Techniken zur Emotionsregulierung haben unser Interventionsrepertoir sehr erweitert. Den Ansätzen ist gemeinsam, dass sie, anders als unser Konzept, keine explizite Traumaorientierung aufweisen. Das traumabearbeitende Verfahren EMDR (Shapiro 1998) setzen wir sowohl zur Traumabearbeitung – hier mit besonderer Umsicht – und bereits ab der Phase der Emotionsregulierung zur Ressourcenaktivierung ein, allerdings immer im Rahmen eines umfassenden Gesamtbehandlungsplanes.

Unsere besondere Aufmerksamkeit hat unter den kognitiv-behavioralen Verfahren die *Schematherapie* nach Young et al. (2005) gefunden. Mit ihr hat unser Vorgehen insofern Ähnlichkeiten, als wir

- in der Intervention des *selektiven Reparenting* eine Interventionsstrategie erkennen, die weitgehend unserer gezielten positiven Beziehungsneuerfahrung als Voraussetzung für die Modifikation maladaptiver Beziehungsmuster entspricht, und
- in der Arbeit mit *Schema-Modi* einen unserer Arbeit mit Ego-States vergleichbaren Ansatz erblicken.

Trotz fundamentaler Unterschiede in der – verhaltenstherapeutischen bzw. psychodynamischen – Grundorientierung der Ansätze sind diese Ähnlichkeiten ein eindrucksvoller Beleg dafür, wie eine vertiefte Beschäftigung mit den klinischen Problemstellungen unserer Patienten zu konvergenten therapeutischen Vorgehensweisen führt.

15.9 Therapieziele und Fokus der Behandlung

Die Vielzahl der Probleme traumatisierter Patientinnen mit Persönlichkeitsstörung legt es nahe, eine Unterscheidung zwischen langfristigen (»strategischen«) und kurzfristigen Therapiezielen vorzunehmen.

- Die *langfristigen* (strategischen) Therapieziele entwerfen wir auf der Basis einer umfassenden Diagnose der strukturellen Defizite und Lebensprobleme unserer Patienten im Hinblick auf die Phasen unserer Behandlungskonzeption. Als ein idealtypischer Entwurf eines möglichen therapeutischen Prozesses geben sie uns die grobe Richtung unserer Arbeit vor. Sie bedürfen aber immer wieder der Konkretisierung durch kurzfristige Therapieziele.
- Die *kurzfristigen* Therapieziele handeln wir mit unseren Patientinnen für einen überschaubaren Zeitraum aus, idealerweise für eine Phase der Behandlungskonzeption. Sie werden überwiegend durch den aktuellen Leidensdruck und die Bedürfnisse und Erwartungen der Patientinnen bestimmt, orientieren sich aber ebenfalls an der Phasensequenz unserer Behandlungskonzeption.

Wir wollen im Folgenden einige Beispiele für eine langfristige Behandlungsplanung geben.

Bei einer bindungstraumatisierten Patientin mit einer *Borderline-Persönlichkeitsstörung mit erheblichen Stimmungsschwankungen und chaotischen Beziehungsmustern* könnte eine langfristige Therapieplanung idealtypisch so aussehen:

- Da die Patientin mit einem leicht idealisierenden Beziehungsmodus in die Behandlung eintritt, positiv auf unser ressourcenorientiertes Angebot reagiert und sich trotz ihrer erheblichen Stimmungsschwankungen ein therapeutisches Arbeitsbündnis gut herstellen lässt, können wir zügig damit beginnen, mit ihr Möglichkeiten der autonomen Emotionsregulierung zu erarbeiten und ihre Fähigkeit zur Selbstfürsorge zu verbessern, vor allem ihre Fähigkeit zur Abgrenzung und zur Regulierung von Nähe und Distanz (Therapiephasen 1 und 2). In der Sprache der Strukturachse der Operationalisierten Psychodynamischen Diagnostik (OPD-2; s. Kap. 12.6) arbeiten wir vor allem an der Integration der Steuerungsfähigkeit und stärken Ich-Funktionen der Selbstregulierung und der Regulierung des Objektbezugs.
- Im nächsten Schritt kann die Gestaltung wichtiger Beziehungen zum Gegenstand der Therapie werden. Dazu werden wir ihre Fähigkeit zur Mentalisierung fördern und mit ihr daran arbeiten, ihre Bedürfnisse bewusst zu erleben und sprachlich auszudrücken, ohne sie handelnd auszuagieren. Durch die Rücknahme von Projektionen und projektiven Identifizierungen wird sie andere Menschen besser als Ganzobjekte mit eigenen Bedürfnissen anerkennen und Sorge und Verantwortung ihnen gegenüber erleben können. Dadurch werden eine Modifikation maladaptiver Beziehungsmuster und die Korrektur kognitiver Verzerrungen möglich (Therapiephase 3). In der Begrifflichkeit der OPD-Strukturachse geht es um die Verbesserung der Selbstwahrnehmung mit den Aspekten Selbstreflexion, Affektdifferenzierung und Identität, weiterhin um die Verbesserung der Objektwahrnehmung mit den Aspekten Selbst-Objekt-Differenzierung, ganzheitliche Objektwahrnehmung und realistische Objektwahrnehmung.
- Wieweit Traumatisierungen in der Kindheit mit traumabearbeitenden Verfahren (z. B. EMDR) angegangen werden können, wird im weiteren Verlauf entschieden. Da Symptome einer PTBS im engeren Sinne nicht vorliegen, wird der Einsatz sich voraussichtlich auf die

Bearbeitung aktueller Stressoren konzentrieren (Therapiephase 4).

- Die Bearbeitung unbewusster Konflikte soll es der Patientin ermöglichen, sich auf nahe Beziehungen einzulassen. Ihre Fähigkeit zur Ambivalenz soll gestärkt werden, ebenso ihre Fähigkeit, Angst, Trauer und psychischen Schmerz auszuhalten und zu verarbeiten, ohne diese Emotionen abspalten zu müssen (Therapiephase 5). In der Sprache der OPD-2 arbeiten wir nun überwiegend an den unbewussten Konflikten, wie sie in der Konfliktachse der OPD-2 (s. Kap. 12.5) beschrieben sind. Bezogen auf die OPD-Strukturachse soll sich die Arbeit an den maladaptiven Beziehungsmustern in der Verbesserung der interpersonellen Kommunikation niederschlagen. Dies müsste daran erkennbar sein, dass sich zwei Perspektiven einander deutlich annähern: die Perspektive, aus der die Patientin sich und ihre Beziehungspartner wahrnimmt, und die Perspektive, aus der die Beziehungspartner die Patientin und sich selbst in der Beziehung zu ihr wahrnehmen (Beziehungsachse der OPD-2; s. Kap. 12.4).

Bei einer anderen Patientin mit einer *Borderline-Persönlichkeitsstörung und einer vor allem depressiven, aber auch dissoziativen Komorbidität* bei schweren real- und beziehungstraumatischen Kindheitserfahrungen würde eine langfristige Zielplanung wie folgt aussehen:

- Da die depressive Symptomatik sehr im Vordergrund steht, sind über längere Zeit supportive und pharmakotherapeutische Maßnahmen vorrangig. Auf das zügige Angebot ressourcenaktivierender Imaginationen würde die Patientin eher mit dem Gefühl der Überforderung reagieren sowie mit dem Gefühl, in ihrem Leiden nicht gesehen und nicht ernst genommen zu werden.
- Nach einer Auflockerung der depressiven Symptomatik wird die Patientin sich mit ihren dysfunktionalen Kognitionen auseinander setzen können, die ihre Selbstfürsorge behindern. Psychodynamische Gründe für die dysfunktionalen Kognitionen können dann erarbeitet werden.
- Wenn die Fähigkeit zur Selbstfürsorge als Therapieziel akzeptiert wird, haben auch ressourcenaktivierende Techniken Aussicht auf Erfolg.
- Durch eine konsequente affektdifferenzierende Arbeit und die Stärkung der Fähigkeit zur Mentalisierung kann die Dissoziationsneigung der Patientin verringert werden.
- Erst nach längerer Behandlungsdauer können auch unbewusste Konflikte zur Bearbeitung gelangen.

Bei einem Patienten mit einer narzisstischen Persönlichkeitsstörung, der unter schweren Selbstzweifeln und der Symptomatik einer PTBS leidet, seitdem er von einem Mann vergewaltigt wurde, könnte folgende längerfristige Therapiezielplanung das therapeutische Vorgehen strukturieren:

- Da der Patient keine Traumatisierungen in Form von körperlicher oder sexueller Gewalt in der Kindheit aufweist und bei relativ stabiler narzisstischer Abwehrkonfiguration keine schweren Störungen der Emotionsregulierung zeigt, könnte – sofern sich die narzisstische Psychodynamik nicht sehr erschwerend auf die therapeutische Beziehungsgestaltung auswirkt – zügig eine traumaverarbeitende Behandlung der Vergewaltigungssituation in Betracht gezogen und durch ressourcenaktivierende Techniken vorbereitet werden (Phase 4).
- Nach einer Durcharbeitung der Vergewaltigungsszene könnten dann die Mentalisierungsdefizite und Beziehungsschwierigkeiten zu Themen der Therapie werden.
- Traumaverarbeitende Techniken (z. B. EMDR) könnten weiter zur Bearbeitung kränkender Beziehungserlebnisse mit hoher subjektiver Stressbelastung eingeplant werden.
- Durch eine längere Abwehranalyse und die Bearbeitung unbewusster Konflikte kann schließlich eine Modifikation der narzisstischen Persönlichkeitsorganisation angestrebt werden.

Die folgenden drei Aspekte scheinen uns bei der langfristigen Therapiezielplanung wichtig:

- Die langfristigen Therapieziele sollen unter den Rahmenbedingungen der Therapie *realistisch erreichbar* sein. Bei schweren Traumafolgestörungen kann eine vollständige Heilung meist nicht erwartet werden. Möglich ist jedoch eine deutliche Verringerung der Symptomatik und der traumatischen Stressbelastung. Ebenso ist es nicht realistisch, eine umfassende Modifikation der Persönlichkeit zu erwarten. Wenn es uns gelingt, die dysfunktionalen Aspekte bestimmter Persönlichkeitszüge einzugrenzen und ihre funktionalen Aspekte stärker für die Lebensbewältigung nutzbar zu machen, ist bereits viel gewonnen (Paris 1998).
- Wann immer es möglich ist, nehmen wir die langfristige Therapiezielplanung *gemeinsam* mit unseren Patientinnen vor. Wenn jedoch maladaptive Verhaltensmuster im Vordergrund stehen, müssen wir berücksichtigen, dass viele persönlichkeitsgestörte Patienten zu Beginn der Therapie *keine Modifikation ihrer maladaptiven Verhaltensmuster wünschen*, so störend und modifikationsbedürftig sie uns auch erscheinen mögen. Erst wenn sie ein Empfinden für das Störende ihres Interaktionsstils entwickelt haben, können wir die Modifikation maladaptiver Verhaltensmuster in die langfristige Therapiezielvereinbarung einbeziehen. Solange das nicht der Fall ist, können wir durchaus als langfristiges Therapieziel die Modifikation maladaptiver Persönlichkeitszüge anvisieren und uns gleichzeitig bei der Therapiezielvereinbarung auf aktuell konsensfähige Therapieziele einigen, z. B. die Stärkung des Selbstbewusstseins und der Durchsetzungsfähigkeit, die Verbesserung der Fähigkeit zur Selbstfürsorge oder zur Abgrenzung von unangemessenen Ansprüchen.
- Oft ist die *Motivation* persönlichkeitsgestörter Patientinnen zumindest zu Beginn der Behandlung keine »Änderungsmotivation«, sondern eine »Stabilisierungsmotivation« (Sachse 1999, 2004). Wertend von »unmotivierten« Patienten zu sprechen, ist nach unserer Auffassung mit einem ressourcenorientierten Ansatz nicht vereinbar. Wir können persönlichkeitsgestörten Patienten nicht vorwerfen, dass ihre Motivation sich auf eine Symptomreduktion und eine Stabilisierung ihres Persönlichkeitssystems beschränkt. Im Gegenteil: Eine Stabilisierungsmotivation ist nicht nur in hohem Maße legitim, sie ist auch sinnvoll, da jede aussichtsreiche Therapie mit der Verbesserung der Emotionsregulierung beginnen muss. Erst wenn die Patienten sich davon überzeugt haben, dass wir ihrem Bedürfnis nach Emotionsregulierung entsprechen, werden sie sich vielleicht auch zu Modifikationen ihrer maladaptiven Verhaltensmuster bereit finden.

Nicht in jedem Fall ist eine langfristige Therapieplanung möglich und sinnvoll. Im Einzelfall hängt sie von vielen, z. B. von folgenden Faktoren ab:

- Viele Patienten sind zu einer langfristigen Therapieplanung von sich aus nicht *bereit*, weil sie entweder die Notwendigkeit dazu nicht erkennen oder sich aus unterschiedlichen Gründen auf eine längere Therapie nicht festlegen können oder wollen.
- Nicht selten *schützen* sich Patienten damit auch unbewusst vor regressiven Prozessen, besonders vor der Entwicklung einer Abhängigkeitsbeziehung in der Therapie. Möglicherweise sollten wir die häufig beklagten vorzeitigen Behandlungsabbrüche von Borderline-Therapien (McGlashan 1993; Waldinger u. Gunderson 1984) als weise Entscheidung der Patienten würdigen, regressiven Prozessen rechtzeitig entgegengewirkt zu haben.
- In anderen Fällen müssen wir Patientinnen durch einen Verzicht auf eine langfristige Behandlungsplanung aktiv vor der Entwicklung einer Abhängigkeitsbeziehung schützen. Dies kann vor allem bei der abhängigen Persönlichkeitsstörung (s. Kap. 21.4) wichtig sein.

Der Gedanke der *Intervalltherapie* (Alexander u. French 1946) kann dem Rechnung tragen. Bei diesem Konzept fordern wir die Patienten auf, die Therapie nur so lange in Anspruch zu nehmen, bis sie einige Schwierigkeiten meistern können, und sie wieder aufzunehmen, wenn sie den Eindruck haben, dass maladaptive Muster ihnen Schwierigkeiten bereiten.

Bei der *Formulierung der kurzfristigen Therapieziele* folgen wir den Grundsätzen, die für die tiefenpsychologisch fundierte Psychotherapie erarbeitet wurden (Wöller u. Kruse 2005). Darüber hinaus berücksichtigen wir die folgenden Hinweise:

- In erster Linie hängen die Therapieplanung und die Formulierung der Therapieziele davon ab, wie *stabil* oder instabil unsere Patientin ist, weiterhin, wieweit ein therapeutisches Arbeitsbündnis bereits hergestellt werden konnte. Bei sehr instabilen Patienten kann das Therapieziel zunächst darin bestehen, ohne selbstschädigende Handlungen bis zur nächsten Therapiesitzung zu »überleben«. Bei sehr misstrauischen und kontaktscheuen Patientinnen kann als Therapieziel vereinbart werden, überhaupt die Therapiesitzung wahrzunehmen und nicht die Therapie abzubrechen.
- Auch *soziale Ziele* können lohnende Ziele sein, beispielsweise ein zufriedenstellendes Berufsleben oder die Wiederaufnahme der Arbeit in einer zu vereinbarenden Zeit. Äußere stabilisierende Faktoren können das Identitätsgefühl stärken, maligne Regressionen verhindern und ein inneres Chaos bis zu einem gewissen Grade abpuffern (McGlashan 1993).
- Oder das Therapieziel kann darin bestehen, ein *persönliches Unterstützungssystem* zu etablieren und Menschen zu finden, die zu gemeinsamen Aktivitäten bereit und in Problemsituationen ansprechbar sind. Wenn Patienten mit Persönlichkeitsstörungen Schwierigkeiten haben, nahe Beziehungen herzustellen, legen wir besonderen Wert auf den Aufbau eines sozialen Netzwerkes, das weniger enge, aber dennoch verlässliche Beziehungen anbieten kann.
- Bei der Formulierung von Therapiezielen ist es besonders wichtig, die bestehenden *Defizite* nicht zu übersehen. Wir klären also folgende Fragen: Bestehen traumatische Gedächtnisstörungen stärkerer Art, die die Lernfähigkeit behindern? Bestehen schwerwiegende Verzerrungen der Realitätswahrnehmung, deren Korrektur wir vorrangig anstreben sollten? Eine sorgfältige Diagnostik der strukturellen Defizite und des Integrationsniveaus der Persönlichkeit mithilfe der Operationalisierten Psychodynamischen Diagnostik (OPD-2) ist dabei hilfreich (s. Kap. 12).
- Bei der Formulierung von Therapiezielen beachten wir die *Grundsätze der Ressourcenorientierung*. Aus der Forschung zu persönlichen Zielen ist bekannt, dass Menschen, die ihre Ziele mit einem hohen Grad an Selbstbestimmung und intrinsischer Motivation verfolgen, mehr Lebenszufriedenheit und subjektives Wohlbefinden berichten als Personen mit fremdbestimmten Zielen (Kuhl 2001). Weiterhin wissen wir, dass Ziele, die stärker mit der Bedürfnis- und Wertstruktur einer Person vereinbar sind, die also mit einer höheren Selbstkongruenz einhergehen, eher zum Erfolg führen als Ziele mit geringerer Selbstkongruenz (Sheldon u. Kasser 1995). Ressourcenorientiertes Vorgehen in der Psychotherapie muss daher die Fähigkeit entwickeln, Ziele zu bilden, die mit der Bedürfnis- und Wertestruktur der Patientin übereinstimmen, und die Voraussetzungen dafür schaffen, dass die Ziele erreicht werden können (Grawe 2004).
- Manche Patienten fühlen sich durch die Aufforderung zur Zielformulierung unter Druck gesetzt. Reddemann (2004) empfiehlt, mit diesen Patienten *über Wege statt über Ziele* zu sprechen und zu besprechen, wie der Weg beschaffen sein soll.
- Nicht selten kommt es vor, dass Behandlungsmotivation und Problemdefinition persönlichkeitsgestörter Patientinnen *nicht unseren Erwartungen und Vorstellungen* entsprechen und umgekehrt. Das allein muss nicht grundsätzlich problematisch sein, solange wir es reflektieren. Schwierig wird es jedoch, wenn

wir die Unterschiede in den Zielen und Vorstellungen nicht bemerken oder ignorieren. Wenn die Patienten vor dem Hintergrund ihrer jeweiligen Beziehungserfahrungen nicht in der Lage sind oder es nicht wagen, ihre abweichenden Erwartungen und Bedürfnisse zum Ausdruck zu bringen, besteht die Gefahr, dass sie sie unbewusst in Szene setzen und die Behandlung auf diese Weise scheitert.

- Eine die Patientenbedürfnisse respektierende therapeutische Haltung beinhaltet auch den Respekt vor dem *Bedürfnis der Patienten, sich nicht schutzlos einer unüberschaubaren Therapieerfahrung auszusetzen* oder ein potenziell gefährliches Neuland zu betreten. Je besser wir den individuellen Weg der Patientinnen wertschätzen und je weniger wir ihn bekämpfen, desto mehr stärken wir ihr Sicherheitsgefühl und um so eher werden sie – nur scheinbar paradoxerweise – sich bereit finden, neue Wege zu gehen.

Auf der Basis der kurzfristigen Therapieziele und unter Einbezug aller uns zur Verfügung stehenden Informationen zu strukturellen Defiziten, Therapiemotivation und Introspektionsfähigkeit und unter Auswertung unserer Gegenübertragungsreaktionen ergibt sich für uns der *Behandlungsfokus* für den jeweiligen Behandlungsabschnitt (Wöller u. Kruse 2005d).

Behandlungsplanung und Therapieziele

- Therapiezielvereinbarung von der Stabilität abhängig machen
- auch soziale Therapieziele als legitim betrachten
- evtl. von »Wegen« statt von Zielen sprechen
- Bedürfnis der Patienten, sich nicht schutzlos einer unüberschaubaren Therapieerfahrung auszusetzen, respektieren
- Grundsätze der Ressourcenorientierung bei der Zielplanung berücksichtigen
- keine initiale Veränderungsmotivation bezüglich maladaptiver Verhaltensmuster voraussetzen
- auch Stabilisierungsmotivation wertschätzen

15.10 Psychotherapie-Richtlinien und Psychotherapie-Antragsverfahren

Immer muss auch geklärt sein, wie die Kosten der Therapie getragen werden können. Die Psychotherapie-Richtlinien sind bisher nicht in genügender Weise auf die Bedürfnisse der Behandlungsplanung bei traumatisierten Patientinnen mit Persönlichkeitsstörungen eingestellt.

Dass langfristige Behandlungsplanungen nur durch die Beantragung einer analytischen Psychotherapie möglich sein sollen, ist sachlich nicht begründbar und unter Berücksichtigung der aktuellen psychotherapeutischen Versorgungsrealität nicht akzeptabel. Eine breiter gefasste *tiefenpsychologisch fundierte Psychotherapie*, die sich nicht auf die Behandlung aktueller neurotischer Konflikte beschränkt und den *Einbezug kognitiver, edukativer, suggestiver und störungsspezifischer therapeutischer Techniken* nicht scheut (Wöller u. Kruse 2005d), wird den Problemen bindungs- und beziehungstraumatisierter Patienten besser gerecht als eine hochfrequent geführte analytische Psychotherapie im regressionsfördernden Setting. Selbstverständlich ist auch eine analytische Psychotherapie im modifizierten Setting denkbar – hier wird der Einbezug nichtanalytischer Techniken allerdings noch kontroverser diskutiert als bei der tiefenpsychologisch fundierten Psychotherapie.

Wir plädieren daher mit aller Entschiedenheit für ein ausgeweitetes Stundenkontingent für die tiefenpsychologisch fundierte Psychotherapie bei Patienten mit schweren Persönlichkeitsstörungen und für die Möglichkeit, effektive traumatherapeutische Techniken wie imaginative Verfahren (s. Kap. 24.4–24.6) oder EMDR (s. Kap. 36) einbeziehen zu können.

Natürlich berücksichtigen wir, dass wir uns mit der Beantragung einer psychodynamischen Psychotherapie für ein Verfahren entschieden haben, das von seinem Grundverständnis her konfliktorientiert ist und in dessen Zentrum Aspekte von Übertragung und Gegenübertragung stehen.

Tatsächlich dürfen wir nicht übersehen, dass traumatisierte Menschen eine Vielzahl bewusster und unbewusster Konflikte aufweisen, deren Klärung für die Verbesserung ihrer aktuellen Beziehungsfähigkeit entscheidend sein kann. Dem tragen wir bei der Antragsformulierung Rechnung. Durchweg ist es aber möglich, ich-strukturelle Defizite – wie Störungen der Affektkontrolle und -differenzierung – zu beschreiben, deren Behandlung die Voraussetzung für die Klärung der vielfältigen Konflikte ist. Dazu wiederum sind traumatherapeutische Techniken zur Verbesserung der Emotionsregulierung bestens geeignet. Wir denken, dass diese Arbeit mit einem modernen Konzept tiefenpsychologisch fundierter Psychotherapie vorteilhaft vereinbar ist, und dass wir wertvolle Beiträge anderer Therapieschulen aufnehmen kön-nen, vorausgesetzt, sie werden vor dem Hintergrund von Abwehr, Übertragung und Gegenübertragung reflektiert (Wöller u. Kruse 2005). Insofern muss eine psychoanalytische Fallkonzeptualisierung nicht im Widerspruch zu einer traumatherapeutischen Fallkonzeptualisierung stehen. Eine Orientierung an der OPD-2 kann für die Antragstellung sehr von Nutzen sein.

Im Übrigen hat jede Patientin und jeder Patient – darauf hat Reddemann (2004) immer wieder hingewiesen – einen gesetzlichen Anspruch auf eine Behandlung, soweit sie wegen einer Erkrankung erforderlich ist. Dieser Anspruch kann auch durch die Stundenkontingentierung im Rahmen der Psychotherapie-Richtlinien nicht aufgehoben werden. Auf die Möglichkeit einer Einzelfallentscheidung machen wir ausdrücklich aufmerksam.

V Stabilisierung und Strukturaufbau 1

Sicherheit, Halt und die Stärkung der Bewältigungskompetenz

16 Sicherheit und Kontrolle

Maximaler Kontrast zur traumatischen Situation

16.1 Übersicht über die erste Behandlungsphase

Auf die doppelte Aufgabe der ersten Behandlungsphase haben wir bereits in Kapitel 15.3 hingewiesen. Sie verlangt von uns

- mit der Sorge für die äußere – körperliche und soziale – Sicherheit und dem Angebot einer haltgebenden Bindungsbeziehung eine externe Form der Emotionsregulierung, das heißt eine *mütterlich schützende Haltung*;
- mit der Aktivierung aller vorhandenen Bewältigungsressourcen und der Förderung der Bewältigungskompetenz eine *ressourcenaktivierende Haltung*, bei der wir gezielt die erwachsene, kompetente Seite unserer Patienten ansprechen.

Die erste Phase ist kein in sich abgeschlossener Behandlungsabschnitt. Sie bildet vielmehr den *tragenden Untergrund für den weiteren Behandlungsprozess*; auf ihr bauen sich die anderen Phasen auf. Wir müssen auf sie immer wieder zurückgreifen, wenn der tragende Untergrund gefährdet ist.

Sicherheit umfasst die körperliche Sicherheit, die äußere soziale Sicherheit, Sicherheit in der therapeutischen Beziehung und schließlich innere Sicherheit.

- *Körperliche Sicherheit* bedeutet im therapeutischen Zusammenhang, dass alle Bedrohungen für die physische Gesundheit erste Priorität haben. Nicht nur körperliche Erkrankungen müssen vorrangig behandelt werden, sondern ebenso psychiatrische Erkrankungen wie z. B. schwere Depressionen. Selbstverständlich hat der Umgang mit selbstschädigenden Verhaltensweisen und Suizidalität Vorrang.
- *Soziale Sicherheit* beinhaltet die Abwesenheit von äußeren Bedrohungen und die Sicherstellung der notwendigsten Lebensbedingungen. Das Alltagsleben mit Wohnen, Essen usw. muss geregelt sein. Die Entfernung aus einem traumatisierenden Milieu kann dringend notwendig sein. Die Beendigung eines anhaltenden Täterkontaktes sollte ein vorrangiges Ziel sein, auch wenn es nicht immer sofort erreicht werden kann. Soziale Sicherheit umfasst auch die Möglichkeit, auf ein Netz sozialer Unterstützung zurückgreifen zu können. Hier können sehr konkrete Hilfen erforderlich sein; unter Umständen ist die Mitwirkung eines Sozialarbeiters sinnvoll. Wird für die soziale Sicherheit nicht genügend gesorgt, besteht die Gefahr, dass die im Folgenden aufgeführten Möglichkeiten der inneren Stabilisierung wirkungslos bleiben.
- *Sicherheit in der therapeutischen Beziehung* ist die Voraussetzung dafür, dass sich Patientinnen auf eine Therapie einlassen können.

Die *haltende Bindungsbeziehung* stellt eine *externe Form der Emotionsregulierung* dar, die sich am Modell der dyadisch-rhythmischen Einstimmung der frühen Mutter-Kind-Beziehung orientiert (s. Kap. 4.2). Mit einer gelingenden Bindungsbeziehung schaffen wir die hirnstrukturellen *Voraussetzungen für die Entwicklung der zur autonomen Emotionsregulierung notwendigen impliziten Wissensstrukturen.* Seit wir die neurobiologische Seite der von der psychoanalytischen Theorie immer wieder beschriebenen Prozesse der Verinnerlichung positiver Beziehungserfahrungen kennen

(s. Kap. 3), verstehen wir besser, wie sich in einer schützenden, beruhigenden, sorgenden und achtungsvollen Beziehung die Fähigkeiten zu Selbstschutz, Selbstberuhigung, Selbstfürsorge und Selbstachtung ausbilden können. Auch zahlreiche andere selbstregulatorische Funktionen wie die Fähigkeit zur Mentalisierung oder die Fähigkeit zur Integration disparater Persönlichkeitszustände – um nur die wichtigsten zu nennen – können sich unter der Einwirkung einer sicheren und haltenden Bindungsbeziehung entwickeln.

Wir wollen im Folgenden erläutern, warum wir die Erfassung der vorhandenen Bewältigungsressourcen und die Stärkung der Bewältigungskompetenzen vom ersten Moment der Therapie an für so bedeutsam halten. Indem wir viele Beziehungsqualitäten anbieten, die unsere Patienten in ihrer frühen Entwicklung vermissen mussten, beleben wir zwangsläufig ihre *Wünsche nach einer kindlichen Abhängigkeitsbeziehung*. Damit beginnt die Gratwanderung zwischen der Herstellung einer entwicklungsfördernden korrigierenden Beziehungserfahrung, die die Verinnerlichung positiver Bindungserfahrungen ermöglicht, und der Entwicklung einer *regressiven Abhängigkeitsbeziehung*, der so genannten »malignen Regression«, die in die zunehmende Unfähigkeit zur Alltagsbewältigung führt.

Die Gefahr der Entwicklung einer malignen Regression nehmen wir sehr ernst. Um ihr zu begegnen, leiten wir unsere Patientinnen so früh wie möglich an, eigenständig selbstregulatorische Funktionen zu übernehmen. Wir tun dies, indem wir bewusst und gezielt die entsprechenden Fähigkeiten fördern und ein *explizites Wissen über die Fähigkeit zur Selbstregulation* schaffen. Wir leiten die Patienten an, alle dazu erforderlichen *inneren und äußeren Ressourcen* zu nutzen, vor allem aber auf die fast immer vorhandenen selbstregulatorischen Fähigkeiten bewusst und gezielt zuzugreifen und diese weiterzuentwickeln. Mit dieser anleitenden Funktion vermitteln wir eine hilfreiche Beziehungserfahrung, die – als Hilfe zur Selbsthilfe – der Entwicklung einer Abhängigkeitsbeziehung entgegenwirkt. Wir bleiben aber im Hintergrund, um diesen Prozess zu begleiten und im Bedarfsfall aktiv regulierend einzugreifen.

Manchmal ist es auch sinnvoll, der Tendenz der malignen Regression zuvorzukommen und die Therapie niederfrequent zu führen, um eben die Tendenz zur Abhängigkeit nicht so weit zu fördern, dass für die Patientenseite ein Abbruch weniger ängstigend ist als eine Weiterführung der Therapie.

Betrachten wir im Folgenden die weiteren Inhalte dieser Behandlungsphase:

- Zunächst lassen wir uns von dem Grundsatz leiten, dass die therapeutische Situation in *maximalem Kontrast zur traumatischen Situation* stehen sollte. Von zentraler Bedeutung ist es daher, dass wir unseren Patientinnen ein Gefühl von *Sicherheit und Kontrolle* vermitteln, die *Transparenz* für das therapeutische Geschehen erhöhen (s. Kap. 16.2) und das *Selbstwertgefühl* stärken.
- Eine externe Form der Emotionsregulierung beinhaltet auch, dass wir unsere Patienten zügig von *akutem Symptomdruck* entlasten.
- Ein radikales Ernstnehmen der Patientinnen bedeutet weiterhin, anzuerkennen, dass sie über eine Fülle gespeicherten Wissens zur Selbstregulation und Beziehungsregulation verfügen, das aktivierbar ist, wenn wir sie als *Experten ihrer Person* betrachten.
- In Abhängigkeit vom Typ der Persönlichkeitsstörung stellen wir uns dabei durch eine hohe *Flexibilität* auf ihre *spezifischen Kommunikationsstile* und die spezifischen Ängste und Beziehungscharakteristika ein, um ihnen ein größtmögliches Gefühl von Sicherheit zu vermitteln.

Übersicht über die Phase 1: »Stabilisierung und Strukturaufbau 1: Sicherheit, Halt und die Stärkung der Bewältigungskompetenz«

- Sicherheit
  - Sorge für körperliche und soziale Sicherheit
  - Sicherheit in der therapeutischen Beziehung
  - maximaler Kontrast zur traumatischen Situation (Sicherheit, Kontrolle, Transparenz, Selbstwertschutz)

- Halt
  - haltende Bindungsbeziehung als eine externe Form der Emotionsregulierung
  - Symptomkontrolle
  - Flexibilität im Umgang mit persönlichkeitsspezifischen Kommunikationsstilen
- Stärkung der Bewältigungskompetenz
  - Stärkung der Alltagsbewältigung
  - Patienten als Experten ihrer selbst
  - Ressourcenaktivierung, um der Entwicklung einer regressiven Abhängigkeitsbeziehung entgegenzuwirken

16.2 Maximaler Kontrast zur traumatischen Situation als Grundprinzip der Beziehungsgestaltung

Patientinnen mit traumatischen Erfahrungen benötigen für die Therapie Bedingungen, die in *maximalem Kontrast zur traumatischen Situation* stehen. Nur so kann ihnen deutlich werden, dass das, was wir ihnen anbieten, etwas grundsätzlich anderes ist als das, was sie in ihrem traumatischen Umfeld erfahren haben. Was bedeutet nun maximaler Kontrast zur traumatischen Situation im Einzelnen?

- Traumatische Situationen sind durch eine *Bedrohung* für das eigene Leben oder die eigene Unversehrtheit und damit durch *maximale Unsicherheit* gekennzeichnet. Es verwundert daher nicht, dass die Patienten das Erleben von Unsicherheit mit in die Therapie bringen. Das Gefühl, permanent im Überleben oder in der eigenen Unversehrtheit bedroht zu sein, hat die Entstehung eines Sicherheitsgefühls verhindert. Von daher ist es von allergrößter Bedeutung, dass die Patienten in der Therapie ein Gefühl von *Sicherheit* entwickeln können.
- In traumatischen Situationen hatten die Patientinnen das Erleben von *Kontrollverlust*. Wir sorgen daher dafür, dass sie das Gefühl *maximaler Kontrolle* über den therapeutischen Prozess haben. Auf keinen Fall dürfen sie sich erneut ohnmächtig fühlen. Im Gegenteil: Sie sollen bestimmen, was in der Therapie zu geschehen hat. Unsere Aufgabe ist es, sie darin zu unterstützen und sie gegebenenfalls auf mögliche nachteilige Auswirkungen ihrer Entscheidungen aufmerksam zu machen (vgl. Kap. 16.5 u. 16.9). Das *Empowerment-Prinzip* besagt, dass Ich-Stärkung und Autonomieförderung wesentliche Therapieziele sein müssen.
- Traumatische Erfahrungen sind durch eine vollständige *Missachtung* der Individualität und *der basalen Bedürfnisse* der Patientinnen gekennzeichnet. Wir achten daher besonders darauf, dass wir die *aktuelle Bedürfnislage* unserer Patienten möglichst genau erfassen und sie anleiten, ihre Bedürfnisse wahrzunehmen, wertzuschätzen und zu äußern. Natürlich ist es weder möglich noch sinnvoll, alle Bedürfnisse zu erfüllen, es geht vielmehr darum, ihnen eine *Repräsentanz* zu verleihen und ihnen ihre *Legitimität* zurückzugeben.
- Selbstverständlich wirkt es stabilisierend, wenn wir mit unseren Patientinnen gemeinsam die aktuelle Problemsituation *verstehen* und die einzelnen Teilaspekte der Problemlage benennen, wenn wir uns ihrer aktuellen Realität zuwenden, ihre Ressourcen hervorheben und daraus eine strukturierte Behandlungsplanung ableiten. Das Sich-verstanden-Fühlen, die Aussicht auf eine Problembewältigung und eine positive emotionsregulierende sowie bedürfnisorientierte Beziehungserfahrung tragen bereits entscheidend zur Stabilisierung bei.
- Das Gefühl der *Unterlegenheit und des Ausgeliefertseins* in der traumatischen Situation können wir am ehesten durch eine möglichst *gleichwertige Beziehungsgestaltung* ausgleichen.
- Traumatische Situationen sind in hohem Maße *verwirrend und intransparent* und erzeugen das Gefühl, einem unverständlichen Geschehen ausgeliefert zu sein. *Klarheit und Eindeutigkeit* sind daher besonders wichtige Merkmale des therapeutischen Kommunikationsstils. Zwar sind Klarheit und Eindeutigkeit Kriterien jeder guten therapeutischen Intervention – bei traumatisierten Patienten sind

diese Eigenschaften jedoch von ganz besonderer Bedeutung. In ihren Herkunftsfamilien waren verwirrende und unklare Interaktionen mit einer Vielzahl von Missverständnissen die Regel. Alles Vage, Uneindeutige oder Andeutende lädt dazu ein, missverstanden zu werden und Übertragungsängste und -fantasien zu fördern. Wir bemühen uns daher, alle Fragen, Empfehlungen, Ratschläge oder Deutungen mit großer Klarheit vorzutragen. Indem wir uns klar ausdrücken, sind wir unseren Patienten gleichzeitig ein Modell: Wir vermitteln ihnen, dass ein klarer Kommunikationsstil möglich ist, anders als in ihrem beziehungstraumatischen Umfeld, wo es gefährlich war, sich klar auszudrücken. *Aufklärung und Information* können auch dazu beitragen, Klarheit und Transparenz zu schaffen.

- Die posttraumatische Symptomatik erzeugt zudem leicht das Gefühl, psychisch krank oder »verrückt« zu sein. Dem Prinzip der *Entpathologisierung* folgend, sehen wir alle Muster der Verarbeitung traumatischen Erlebens als normale Anpassungsleistungen an, auch dann, wenn dies von außen betrachtet schwer verständlich ist (Ochberg 1993). Wir gehen auf Information und Aufklärung ausführlich in Kapitel 20 ein.
- Traumatische Situationen sind durch das Gefühl des *Alleingelassenseins* gekennzeichnet. Nur zu leicht kann sich das Gefühl des Alleingelassenseins auch in der Therapie entwickeln. Hieraus ergibt sich für uns die Notwendigkeit, als Therapeutinnen *real präsent* zu sein.
- Persönlichkeitsgestörte Patienten haben Strategien zur Regulierung basaler Beziehungsbedürfnisse entwickelt, die bei ihren Interaktionspartnern negative Emotionen und ablehnende Verhaltensweisen auslösen. Wie bei anderen Menschen, so werden sie auch bei uns zunächst *negative Emotionen und aversive Impulse* in der Gegenübertragung hervorrufen. Hier bemühen wir uns um *Toleranz für vom Üblichen abweichende Interaktionsmodi* und ein Verständnis der zugrunde liegenden basalen Beziehungsbedürfnisse und bieten den Patienten möglichst früh in der Therapie ein Erklärungsmodell an für ihre abweichenden Interaktionsformen vor dem Hintergrund ihrer frühen Beziehungserfahrungen (s. Kap. 29).

Tabelle 16-1 stellt die traumatische und therapeutische Situation gegenüber.

Tab. 16-1 Maximaler Kontrast zur traumatischen Situation

Traumatische Situation	Therapeutische Situation
Bedrohung, Unsicherheit	Sicherheit
Kontrollverlust	Kontrolle
fehlende Entscheidungsfreiheit	Entscheidungsfreiheit, Wahlmöglichkeit
Missachtung basaler Bedürfnisse	Respektieren basaler Bedürfnisse
Unterlegenheit	gleichwertige Beziehungsgestaltung
Verwirrung, Intransparenz	Aufklärung, Transparenz
Gefühl, »verrückt« zu sein	Entpathologisierung
Gefühl des Alleingelassenseins	reale Präsenz

16.3 Sicherheit in der therapeutischen Beziehung

Um ein Gefühl der Sicherheit in der therapeutischen Situation entwickeln zu können, brauchen traumatisierte Patienten *eine Atmosphäre von gleichmäßiger Ruhe und Schutz.* Eine solche Atmosphäre stand persönlichkeitsgestörten und traumatisierten Patientinnen in ihrer Kindheit nicht zur Verfügung. Wiederkehrende inadäquate mütterliche Reaktionen haben, wie Winnicott (1974b) es formulierte, die innere Seinskontinuität, die *continuity of being,* zerschnitten und gleichsam eine Zerstückelung des Seins in Gang gesetzt. Klinisch bemerken wir diese Zerstückelung der inneren Seinskontinuität an innerer und äußerer Ruhelosigkeit, der Angewiesenheit auf Zuwendung von außen und der Orientierung am Handeln statt am Sein. Wenn wir unseren Patienten in der Therapie einen Zugang zu ihren verletzlichen und schutzlosen Anteilen ermöglichen wollen, müssen wir ihnen einen äußeren Rahmen schaffen, der *Frustrationen und Irritationen so gering wie möglich hält.* Was bedeutet Sicherheit in der Therapiesituation im Einzelnen?

- Sicherheit in der therapeutischen Situation beginnt damit, dass ein sicherer *Therapieraum* zur Verfügung steht, zu dem während der Therapiezeit kein Unbefugter Zutritt hat, und ein *Setting,* bei dem sehr klar ist, welche Informationen an wen weitergeleitet werden können und welche nicht. Alle Selbstverständlichkeiten des Patientenschutzes und alle Grundsätze des Datenschutzes sind in der Therapie traumatisierter Patientinnen von allergrößter Bedeutung.
- Ein *sicherer Rahmen* mit Regelmäßigkeit der Sitzungen, pünktlichem Beginn und Ende der Therapiesitzungen ist für die Entwicklung des Sicherheitsgefühls von großer Bedeutung. Die Therapie sollte eine *verlässliche Struktur* mit einer Regelmäßigkeit und Berechenbarkeit haben, damit sich Struktur und Ordnung in der Psyche ausbilden können. Nicht die erwachsenen, sondern die kindlichen Teile der Psyche benötigen den Halt der verlässlichen Struktur und Umgebung. Für die kindlichen Anteile der traumatisierten Patienten kann es äußerst irritierend sein, wenn Therapiestunden unvermittelt ausfallen oder verschoben werden.

Eine Therapeutin muss eine Sitzung aus einem dringenden Grund kurzfristig absagen. Die Patientin erlebt ein Gefühl völligen Alleingelassenseins. Sie wird überflutet von dem Gefühl, unerwünscht und unwert zu sein und fügt sich daraufhin eine Schnittverletzung am Unterarm zu.
Eine andere Therapeutin hatte es ihrer Patientin gestattet, sich im Anschluss an die Therapiesitzung noch über mehrere Stunden in der Praxis aufzuhalten. Die Patientin hatte angegeben, dass ihre »inneren Kinder« noch auf diese Nähe zur Therapeutin angewiesen seien. Als die Therapeutin der Patientin schließlich klar und deutlich zu verstehen gibt, dass sie die Praxis verlassen müsse, ist die Patientin dazu ohne größere Schwierigkeiten in der Lage. Die »Erwachsene« ist in den Vordergrund getreten und sieht die Notwendigkeit ein.

- Oft genügt es nicht, nur verbal zu versichern, dass Sicherheit und Schutz gewährleistet ist. Vielmehr müssen wir unseren Patientinnen *ganz real das Gefühl von Sicherheit* vermitteln. Einigen Patienten ist es eine Hilfe, wenn wir die Türe des Behandlungsraums zuschließen, damit niemand überraschend den Raum betreten kann, oder wenn wir einen Vorhang zuziehen, damit niemand hineinschauen kann. Unser aktives Ansprechen solcher möglichen Veränderungen für ein höheres Sicherheitsgefühl hat auch Modellcharakter: Es ist möglich, etwas an der Situation zu verändern. Nicht nur einmal haben wir es erlebt, dass Patientinnen erst nach vielen Stunden mehr Sicherheit in der Therapie fanden, als sie den Sitzplatz im Raum gewechselt hatten. In einem Fall hatte die Patientin sich selbst auf ausdrückliches Nachfragen hin nicht getraut, wahrheitsgemäß zu sagen, dass sie sich mit

ihrer Sitzposition nicht sicher fühlte. Im stationären Bereich kann eine das Sicherheitsgefühl berücksichtigende Haltung auch das Respektieren des persönlichen Nahbereichs bedeuten, indem beispielsweise nicht unangemeldet das Zimmer des Patienten betreten wird.
- Gerade weil traumatisierte Patienten sich auf der realen Ebene vor äußeren Bedrohungen und vor ihrer eigenen Destruktivität oft nicht genügend schützen können, muss es unsere Aufgabe sein, ihre *äußere Sicherheit* stets im Blick zu haben.

Dennoch kann es für viele Patientinnen schwer sein, in der Therapie ein Sicherheitsgefühl zu entwickeln. Der traumatische *Verlust des basalen Sicherheitsgefühls und die Erschütterung des Selbst- und Weltverständnisses* (s. Kap. 2.10) erschweren die Entwicklung eines Sicherheitsgefühls in der therapeutischen Beziehung. Ebenso kann ein Gefühl des Wohlbefindens nur langsam entstehen. Misstrauen, Ängste, abweisende Reaktionen und die Sorge, auch die therapeutische Beziehung könne nicht sicher sein, können über lange Zeit die therapeutische Beziehung beherrschen. Manchmal kann es *Jahre dauern*, bis sich ein Gefühl der Sicherheit in der therapeutischen Beziehung einstellt. Wie wirken wir dem Unsicherheitsgefühl entgegen?
- Wir *fragen* unsere Patienten häufig, ob sie sich sicher und wohl fühlen und explorieren, was ihnen fehlt, um sich etwas sicherer oder wohler zu fühlen. Wir fragen auch, was wir tun können, um das Sicherheitsgefühl zu erhöhen. Derartige Bedürfnisse und Wünsche werden in der Regel nicht spontan mitgeteilt, sondern sie müssen ausdrücklich erfragt werden.
- Manche Patientinnen benötigen immer wieder die *Versicherung*, dass sie wegen ihrer Wünsche und Ängste nicht verurteilt oder zurückgewiesen werden.
- Am meisten hilft es den Patienten, wenn wir auch *übertriebenes Misstrauen wertschätzen*. Wir sagen ihnen, dass wir dieses Misstrauen *als Maßnahme der Vorsicht* verstehen, weil sie früher die Erfahrung des Vertrauensmissbrauchs machen mussten. Geduld, Verlässlichkeit und ein empathischer Umgang mit dem Verlust des basalen Sicherheitsgefühls und des basalen Selbst- und Weltverständnisses tragen dann am ehesten dazu bei, dass sich langfristig ein Sicherheitsgefühl entwickeln kann.

T: Wenn ich bedenke, wie sehr Ihr Vertrauen missbraucht worden ist, empfinde ich Ihr Misstrauen als gerechtfertigt; außerdem kennen Sie mich noch nicht so lange.

16.4 Worte als Trigger

Überhaupt sollten wir alles vermeiden, was als Stress oder als Trigger erlebt werden kann. *Längere Schweigepausen* können leicht Gefühle des Alleingelassenseins triggern und bieten die Möglichkeit, vielfältige Bedrohungen in die Person der Therapeutin zu projizieren. Eine aktive und am Alltagsdialog orientierte Gesprächsführung wirkt dem eher entgegen. Wenn eine Patientin über längere Zeit zu schweigen beginnt, aktivieren wir meist das Gespräch von uns aus, indem wir beispielsweise fragen, mit welchem Gefühl das Schweigen verbunden ist. Nur wenn wir die Rückmeldung erhalten, dass das Schweigen als hilfreich erlebt wird, begleiten wir den Patienten mit unserem Schweigen.

Wir müssen ebenso damit rechnen, dass unsere Worte als Trigger für traumatische Assoziationen erlebt werden können. Wie viele Alltagsstimuli können auch unsere Worte durch assoziative Nähe zu traumatischen Erfahrungen negative Emotionen, vor allem Gefühle von Verlassenheit und Ohnmacht, auslösen, ohne dass wir dies voraussehen können. Wir achten daher sorgfältig auf unsere Wortwahl und gleichzeitig auf den Gesichtsausdruck unserer Patientinnen, um zu erkennen, ob wir unwissentlich eine Formulierung mit triggernden Eigenschaften verwendet haben.

Eine Patientin kann das Wort »locker« nicht ertragen, weil ihr in sexuellen Missbrauchssituationen wiederholt gesagt wurde, sie solle locker sein.
Eine andere Patientin kann es nicht ertragen, mit ihrem Namen angeredet zu werden, weil dadurch die kritisch-verurteilende Ansprache ihrer Mutter getriggert wird.

16.5 Kontrolle, Transparenz und Autonomieförderung

Stabilisierend und selbstwertstärkend wirkt es, wenn wir unseren Patienten das Gefühl von *Kontrolle und Transparenz* vermitteln. Unkontrollierbarkeit und fehlende Wahlmöglichkeiten kennzeichneten die traumatischen Situationen unserer Patientinnen. Um einen größtmöglichen Kontrast zu schaffen, machen wir unseren Patienten immer wieder deutlich, dass sie es sind, die zu jedem Zeitpunkt darüber entscheiden, was als Nächstes in der Therapie behandelt werden soll.

Ich-Stärkung (empowerment) und *Autonomieförderung* sind Grundprinzipien der traumaorientierten Psychotherapie. Sie erfordern Therapiestrategien, die die Selbstbestimmung der Patientinnen fördern und einer abhängig-unterwürfigen Haltung, wie sie in missbräuchlichen Familien oft erzwungen wurde, entgegenwirken. Der Grundsatz, einem Patienten eine *weitgehende Kontrolle über den Therapieprozess* einzuräumen, bedeutet, dass er das Recht hat

- alles über unseren Ausbildungshintergrund zu erfahren,
- über Risiken und Erfolgsaussichten der geplanten Therapie informiert zu werden,
- alle Interventionen unseres Therapieangebotes zu jedem Zeitpunkt daraufhin zu prüfen, ob sie hilfreich sind,
- als nicht hilfreich empfundene Interventionen zurückzuweisen und
- die Therapie abzubrechen, ohne dass wir dies als Ausdruck fehlender Therapiemotivation werten.

Weil traumatisierte Patientinnen es nicht gewohnt sind, Einfluss und Kontrolle auszuüben, können wir nicht damit rechnen, dass sie uns ein fehlendes Einverständnis offen mitteilen. Es hat sich daher bewährt – zumindest in den ersten Phasen der Therapie – für jeden therapeutischen Schritt einen Vorschlag zu unterbreiten und das *Einverständnis* des Patienten einzuholen.

T: Ist es okay für Sie, wenn wir …?

Wir machen unseren Patientinnen deutlich, dass sie unsere Empfehlungen und Ratschläge als Angebote verstehen mögen, die sie selbst auf ihre Nützlichkeit überprüfen sollen. Sie sollen beurteilen, welche unserer Vorschläge für sie brauchbar und nützlich sind und welche der Modifikation bedürfen.

T: Ich möchte Ihnen vorschlagen, es folgendermaßen zu machen: (...) Bitte prüfen Sie, ob Ihnen der Vorschlag nützlich erscheint.
T: Ich sage Ihnen, was ich dazu denke, und bitte Sie, zu überlegen, ob die Überlegung Ihnen weiterhilft.

- Ohne Frage sind wir als Therapeuten die Experten für das therapeutische Veränderungswissen, und es wäre nicht günstig, diesen Expertenstatus leugnen oder verschleiern zu wollen. Dennoch billigen wir unseren Patienten zu, dass sie wahrscheinlich mehr über sich selbst wissen als wir bisher in Erfahrung bringen konnten. Insofern sind sie *Experten für sich selbst*: Sie kennen ihre spezifischen Erlebensweisen, Reaktionsmuster und Gedankengänge am besten. Nur sie können beurteilen, welche Intervention geholfen hat und welche nicht.
- Die Patientinnen zu Experten für sich selbst und zu Partnern bei unserer Entscheidungsfindung zu machen, bedeutet selbstverständlich nicht, dass wir uns in der Therapie zu Handlungen drängen lassen, die wir nicht für richtig halten. Wir erläutern den Patienten dann, was wir für therapeutisch hilfreich und

was wir für schädlich halten, und dass wir nicht bereit sind, eine Therapie durchzuführen, die wir nicht für hilfreich halten. Wenn Patienten beispielsweise auf ein traumabearbeitendes Vorgehen drängen, ohne hinreichend stabil zu sein, gestehen wir ihnen das Recht zu, dies zu wollen. Wir sagen ihnen aber, dass wir ein solches Vorgehen nicht für richtig halten, und erklären ihnen die Gründe, warum wir die Therapie so nicht durchführen werden. Dann können die Patienten von sich aus entscheiden, ob sie die Therapie bei uns fortsetzen wollen oder nicht. Wir entscheiden dann nicht für sie, welchen Weg sie gehen sollen, sondern nur für uns.

- Die Erschütterung des Selbst- und Weltverständnisses kann sich nur dann restituieren, wenn Fragen von *Verantwortung und Schuld* angemessen eingeordnet werden können. Aus diesem Grund ist die Vermittlung von Informationen im Rahmen von Psychoedukation von hohem therapeutischem Nutzen (s. Kap. 20).
- Traumatisierte Patienten sind nicht für die Traumatisierung verantwortlich, wohl aber sind sie mitverantwortlich für den Heilungsprozess. Besondere Bedeutung hat auch die Aufklärung über die Risiken einer vorzeitigen Beschäftigung mit traumatischem Material (s. Kap. 20).

16.6 Die Stärkung der Bewältigungskompetenz

Wir können nicht genug betonen, wie wichtig es ist, von Beginn an die Bewältigungskompetenz unserer Patienten zu stärken. Darunter verstehen wir die Erfassung und Aktivierung aller bereits vorhandenen Bewältigungsressourcen und die Vermittlung einer lösungs- und bewältigungsorientierten Grundhaltung. Das Vorgehen gliedert sich in folgende Schritte:

- die genaue Klärung der Problemlage;
- die Anregung, ähnlich gelagerte Problemsituationen der Vergangenheit zu betrachten;
- die Exploration der bisherigen Lösungs- und Bewältigungsstrategien und der eingesetzten inneren und äußeren Ressourcen (s. Kap. 11.2 u. 11.3);
- die Aufforderung, diese auf ihre Nützlichkeit bzw. Schädlichkeit zu überprüfen;
- die Anregung zu überlegen, welche Strategien und Verhaltensweisen für die Bewältigung des aktuellen Problems hilfreich, nicht hilfreich oder sogar schädlich sind;
- die Aufforderung einzuschätzen, welche inneren oder äußeren Ressourcen dafür vorhanden sind und welche noch fehlen;
- die Anregung zu überlegen, wie die noch fehlenden inneren oder äußeren Ressourcen entwickelt werden können.

Praktisch bedeutet dies eine stetige Fokussierung auf die folgenden Fragen:

- Wie würden Sie das Problem beschreiben?
- Wie sind Sie mit einem Problem dieser Art bisher umgegangen?
- Welche Lösungsmöglichkeiten haben Sie in Betracht gezogen, welche haben Sie umgesetzt?
- Welche Bewältigungsformen haben sich als hilfreich, welche als nicht hilfreich erwiesen? Welche waren sogar schädlich?
- Auf welche eigenen Fähigkeiten (innere Ressourcen) konnten Sie damals zurückgreifen?
- Welche Hilfen (äußere Ressourcen) standen Ihnen damals zur Verfügung?
- Was können Sie tun, um das aktuelle Problem einer Lösung näher zu bringen?
- Auf welche Fähigkeiten können Sie dabei zurückgreifen?
- Welche Hilfen würden Ihnen dabei zur Verfügung stehen?
- Welche Fähigkeiten müssten Sie dafür noch erwerben?
- Welche äußeren Hilfen bräuchten Sie dabei?

16.7 Von der Übernahme regulatorischer Funktionen zum Erwerb der Fähigkeit zur Selbstregulation

Je schwerer gestört die Patientinnen sind, desto stärker müssen wir zu Beginn regulatorische Funktionen oder *Hilfs-Ich-Funktionen* übernehmen. Von Beginn an achten wir aber darauf, dass die Patienten die Techniken der Emotionskontrolle selbst erlernen. Dazu gehört

- die Kenntnis von Distanzierungstechniken,
- die Kenntnis von Techniken der Selbstberuhigung (s. Kap. 22),
- die Fähigkeit zur Identifikation von symptom- und emotionsauslösenden Bedingungen und Triggern und
- die Fähigkeit zur Identifikation und Benennung von Emotionen.

Hilfs-Ich-Funktionen übernehmen wir darüber hinaus bei folgenden Bedingungen:

- Wenn die Fähigkeiten zur *Selbstfürsorge, Abgrenzung, Kontaktaufnahme* und zur *Inanspruchnahme von Hilfe* defizitär ausgebildet sind, arbeiten wir mit den Patientinnen sehr konkret an der Entwicklung dieser Fähigkeiten.
- Ebenso sind wir bemüht, die Ich-Funktionen der *Antizipation und Planung* zu stärken, indem wir unsere Patienten anhalten, Belastungen und Probleme der nahen Zukunft zu antizipieren und nötigenfalls auch die nächsten Tage vorauszuplanen.
- Bei sehr instabilen Patientinnen kann es notwendig werden, gleich zu Beginn der Behandlung *konkrete Lebensabläufe*, das heißt Tagesstrukturierungen mit Planungen der Arbeitszeiten und der Freizeit im Einzelnen durchzusprechen.
- Oft ist es zunächst einmal notwendig, mögliche *Belastungsfaktoren zu identifizieren.* Da die Belastungen oft von – unbewusst traumaassoziierten – Alltagsstimuli ausgehen, ist es für die Patienten zunächst nicht nahe liegend, diese Alltagsstimuli als potenziell belastend anzusehen.

> **T:** Was wird voraussichtlich in den nächsten Tagen anstrengend oder belastend sein?
> **T:** Sind Treffen mit Menschen zu erwarten, die konflikthaft sein könnten?
> **T:** Wie stark wird die Anstrengung oder die Belastung sein?

- Wir erfragen aktiv, *was für die Patientinnen im Moment belastend ist,* welche *Bewältigungsressourcen* für die jeweilige Belastung zur Verfügung stehen, welche Belastungen sie sich zumuten können und welche sie besser vermeiden sollten. Entsprechend sollen die Patienten so planen, dass nicht mehrere anstrengende oder belastende Ereignisse dicht aufeinander folgen, sondern so, dass auf ein anstrengendes Ereignis eine Phase der Erholung oder Entspannung folgt. Wenn bestimmte Tätigkeiten oder Erfahrungen sich als anstrengender oder belastender erweisen als zuvor angenommen, ist dies Anlass zu besonderer Aufmerksamkeit. Oft zeigt sich die assoziative Verknüpfung mit früherem traumatischem Erleben erst im weiteren Therapieverlauf.
- Wegen der oft gering ausgeprägten Fähigkeit zur Selbstfürsorge fragen wir immer, was die Patientinnen in den nächsten Tagen unternehmen werden, um *für sich etwas Gutes zu tun* (s. Kap. 26).

Oft wird die Frage gestellt, wie viel Zeit für Stabilisierung und die Verbesserung der Emotionsregulierung aufgewendet werden muss. Entscheidende Kriterien sind die *Ich-Stärke* und die *Affekttoleranz.* Der für eine ausreichende Stabilisierung erforderliche Zeitraum ist abhängig vom Ausmaß der Ich-Stärke, der depressiven oder dissoziativen Symptomatik und von der Art der Abwehrorganisation. Im Einzelnen:

- Bei *höher strukturierten Patienten,* z. B. Patienten mit einer PTBS und einer höher strukturierten narzisstischen Persönlichkeitsstörung mit guter psychosozialer Anpassung und ausreichender Ich-Stärke kann eine ausreichende Emotionsregulierung in kurzer Zeit erreicht werden.

- Hingegen kann die Konsolidierung der Emotionsregulierung bei Patientinnen mit einer *unreifen, instabilen Abwehrorganisation* oder bei Patientinnen mit einer *dissoziativen Komorbidität* mehrere Jahre dauern. Auch wenn bei dieser Gruppe von Patienten im Laufe einer längeren Therapie schon traumakonfrontativ gearbeitet wird, können immer wieder Phasen der Stabilisierung notwendig werden.
- *Strukturelle Dissoziationen der Persönlichkeit* mit abgespaltenen Persönlichkeitsanteilen können die Therapie sehr komplizieren. Das Vorliegen einer strukturellen Dissoziation der Persönlichkeit verlangt wichtige Modifikationen des therapeutischen Vorgehens. Die Gestaltung der therapeutischen Beziehung kann schwierig werden, wenn die verschiedenen Persönlichkeitsanteile unterschiedliche Erwartungen an die Therapie haben und unterschiedliche Ziele verfolgen als die Alltagspersönlichkeit, mit der über Therapieziele verhandelt wurde. Es muss bei allen therapeutischen Aktivitäten damit gerechnet werden, dass abgespaltene Persönlichkeitsanteile die Sicherheit der Patientin und die Integrität des therapeutischen Settings bedrohen, wenn ihnen nicht genügend Beachtung geschenkt wird. Der Stabilisierung und Ressourcenstärkung kommt eine besondere Bedeutung zu, da eine Ich-Stärkung die Voraussetzung für die Integration der Persönlichkeitsanteile ist. Langfristige Aufgabe muss es sein, einen Dialog aller Persönlichkeitsanteile in Gang zu setzen. Die Behandlung ist um ein Vielfaches erschwert, wenn wie bei der Dissoziativen Identitätsstörung die Alltagspersönlichkeit die Kontrolle über den Zugang zur Realität verloren hat und andere Persönlichkeitsanteile die Kontrolle übernehmen. Auf die Arbeit mit strukturellen Dissoziationen der Persönlichkeit werden wir in Kapitel 41 näher eingehen.

16.8 Wenn äußere Sicherheit nur schwer herstellbar ist

Die Beendigung gewaltsamer Beziehungen und der Verzicht auf Täterkontakte können dann besonders schwer sein, wenn der Täterkontakt der Aufrechterhaltung der Selbststruktur dient. Die Bindungsbeziehung zum Täter wird dann als die einzige verlässliche Form der Bindungsbeziehung erlebt. Welche Aspekte müssen noch beachtet werden?

- Oft ist auch der innere *Druck durch maligne Introjekte* so stark, dass nur eine Externalisierung der inneren Gewalt Entlastung bringt. Auch kann eine sehr fragile Selbststruktur gleichsam im Chaos »zerfließen«, wenn nicht eine gewaltsame Strukturierung von außen erfolgt.
- Oder es kann zur Regulierung des Selbstwertgefühls die *narzisstische Verschmelzung mit dem gewaltsamen Partner unverzichtbar* sein. Als Therapeuten müssen wir uns diese strukturellen Bedingungen mit ihren prognostischen Implikationen klarmachen, um uns vor negativen Gegenübertragungsreaktionen zu schützen.

Die anfängliche Enttäuschung und Wut auf die Patientin, die sich ihrem gewaltsamen Partner zugewandt hatte, weicht bei der Therapeutin einem mitfühlenden Verständnis für die Schwere des strukturellen Problems ihrer Patientin. Sie erlangt Zugang zu dem Gefühl unendlichen Alleinseins, in das die Patientin ohne den Partner verfiel; sie versteht mehr von dem umfassenden Gefühl von Unwertsein, wenn die Möglichkeit einer narzisstische Verschmelzung mit einem als groß und mächtig erlebten Menschen nicht gegeben ist. Sie erlangt empathischen Zugang zu ihrer Unfähigkeit, anderen Menschen zu vertrauen, sowie zu der noch immer bestehenden Schwierigkeit, eine vergleichbare Stütze in der Therapie zu finden.

Folgende Überlegungen leiten uns im Umgang mit dieser Problematik:

- Natürlich kann es gelegentlich notwendig sein, unsere Patientinnen *vor akuter Bedrohung zu schützen*, indem wir darauf drängen, sich vom gewaltsamen Partner fernzuhalten. Wir dürfen uns aber nicht der Illusion hingeben, damit das Problem der traumatischen Bindung auch nur annähernd gelöst zu haben. Im Allgemeinen ist es günstiger, die *Tiefe der Bindung* und das Sicherheitsgefühl, das sie paradoxerweise vermittelt, *anzuerkennen*.
- Statt auf die Beendigung der Beziehung zu drängen, versuchen wir zu *verstehen*, warum Patienten es so schwer haben, sich aus missbräuchlichen Beziehungen zu lösen. Wenn die Schlüsselelemente traumatischer Beziehungen vorhanden sind – das Machtungleichgewicht, die Isolierung von Quellen der Unterstützung und ein geringes Selbstwertgefühl –, wird das vertraute Schlechte dem unbekannten Anderen vorgezogen (Dutton u. Painter 1981; Herman 1992b; Walker 1984).
- Eine Bindungsperspektive kann uns zu einer *gelasseneren und weniger verurteilenden Haltung* verhelfen, wenn wir darüber zu verzweifeln drohen, dass unseren Patientinnen die Loslösung aus missbräuchlichen Beziehungen nicht gelingt. Sie kann uns davor bewahren, ihnen Vorwürfe oder Vorhaltungen zu machen, wenn sie sich nicht von ihren misshandelnden Partnern trennen können.
- Nur eine *neue positive Bindungserfahrung* kann sie allmählich in die Lage versetzen, sich von einem gewaltsamen Partner zu trennen. Das kann lange Zeit in Anspruch nehmen. Auch müssen erst die Voraussetzungen für eine Trennung von einem gewaltsamen Partner geschaffen werden. Selbstwertstärkung durch Ressourcenaktivierung, die Entwicklung basaler Fähigkeiten der Abgrenzung und der Aufbau eines Netzwerks sozialer Unterstützung sind schwierige, aber auch lohnende therapeutische Aufgaben. Entscheidend für die Prognose ist, wieweit es der Patientin gelingt, masochistische Muster der Selbstregulierung durch selbstfürsorglichere Muster zu ersetzen.

16.9 Wenn Patienten verfrüht auf Beschäftigung mit dem Trauma drängen

Eine Arbeit mit traumatischem Material verbietet sich, solange eine unzureichend ausgebildete Fähigkeit zur Emotionsregulierung zu einer Überflutung durch traumatisches Material mit der Gefahr der Retraumatisierung führen kann.

Nicht selten drängen traumatisierte Patienten jedoch auf eine Beschäftigung mit traumatischem Material, ohne hinreichend stabil dafür zu sein. Auch wenn wir uns normalerweise an dem orientieren, was die Patientinnen in der Therapie erreichen wollen, so gilt dies in diesem Punkt nicht. Der Vorrang der Emotionsregulierung vor möglichen traumakonfrontativen Interventionen ist nicht verhandelbar.

Hier eine klare Position zu beziehen und nicht dem Drängen der Patienten auf schnelle Traumakonfrontation nachzugeben, ist ein Aspekt therapeutischer Fürsorge und Ausdruck unserer Entschlossenheit, sie vor Retraumatisierungen zu schützen. Auch wenn wir die Sehnsucht nach einer magischen Problemlösung vor dem Hintergrund der quälenden Symptomatik verstehen können, müssen wir berücksichtigen, was hinter dem Wunsch steht: Wenn Patienten auf Traumakonfrontation drängen, so verstehen wir den Widerstand gegen die Stabilisierung als Ausdruck einer teilweise biologisch begründeten und der Traumapathologie inhärenten *Retraumatisierungsneigung* (s. Kap. 40).

Wenn Patienten auf ein traumabearbeitendes Vorgehen, z. B. mit EMDR (s. Kap. 34), drängen, ohne ausreichend stabilisiert zu sein, gehen wir folgendermaßen vor:

- Zunächst *validieren* wir den Wunsch, von traumatischen Erinnerungen und Symptomen erlöst zu werden, als nur zu verständlich angesichts des hohen Leidensdrucks und schätzen die evozierte positive Zukunftsvision als eine Ressource. Sie ist Ausdruck des Wunsches nach Veränderung und Heilung und zeigt, dass die Patientin nicht resigniert hat.

- Wir *erläutern* den Patienten dann die Gefahr der Retraumatisierung bei einer vorzeitigen Beschäftigung mit traumatischem Material.

T: Ich verstehe, dass Sie von Ihren traumatischen Erinnerungen schnell erlöst werden möchten. Meine Erfahrung sagt mir jedoch, dass bei unzureichender Stabilisierung alles nur schlimmer wird. Ich bitte Sie, die Geduld aufzubringen, zunächst eine Stabilität zu erreichen. Dann wird es möglich sein, die Traumen durchzuarbeiten.

- Wir erklären ihnen auch die zur Traumapathologie gehörende Neigung, traumatische Situationen aktiv wieder aufzusuchen (»Sog ins Trauma«). Nicht wenigen traumatisierten Patientinnen ist diese Tendenz durchaus bekannt – gleichwohl erliegen sie ihr immer wieder.
- Patienten, die von erfolgreichen *Traumakonfrontationen mit EMDR* gehört haben und stark auf eine Behandlung mit diesem Verfahren drängen, weisen wir auf die Möglichkeit der *Ressourcenverankerung mit EMDR* hin (s. Kap. 24.3). Keinesfalls sollte eine Traumabearbeitung mit EMDR durchgeführt werden, wenn keine hinreichende Emotionskontrolle gegeben ist oder andere Kontraindikationen vorliegen (s. Kap. 36).

In einigen Fällen kann der *Druck, über traumatisches Erleben zu sprechen*, sehr hoch sein. Gerade dann sollten die Patientinnen ressourcenaktivierende Übungen und Distanzierungstechniken anwenden. Es kann Ausnahmen geben. Einige Patienten erleben es als unerträgliche Zurückweisung, wenn wir ihnen unter Hinweis auf den Vorrang von Stabilisierung und Emotionsregulierung völlig verwehren, über traumatisches Erleben zu sprechen. Wenn wir ihnen die Möglichkeit schaffen, kontrolliert und dosiert über die wichtigsten Aspekte des Erlebten sprechen zu können, kann ihnen dies im Einzelfalle eine deutliche Entlastung bringen. Es handelt sich dabei um eine *stützende Maßnahme, nicht um eine Traumabearbeitung*. Voraussetzung für ein solches Vorgehen ist, dass

- die Patientinnen zumindest die wichtigsten Techniken der Ressourcenaktivierung und Distanzierung anwenden können,
- die Beschäftigung mit traumatischem Material auf eine vorher vereinbarte kurze Zeitdauer (etwa 10 Minuten) begrenzt wird,
- durch das Sprechen über das traumatische Erleben tatsächlich eine Entlastung und nicht eine Befindensverschlechterung eintritt,
- nach der Sitzung die Alltagsstabilität nicht gefährdet ist,
- die Sitzung mit einer Ressourcenaktivierung beendet wird und
- der Patient die Sitzung im Zustand relativen Wohlbefindens verlässt.

Auch unabhängig von diesem Patientenwunsch kann es in einer frühen Phase der Therapie notwendig sein, über Themen zu sprechen, die sich auf die Traumatisierung beziehen. Wir fordern dann unsere Patientinnen auf,

- so abstrakt, objektiv und distanziert wie möglich (»wie ein Nachrichtensprecher«) darüber zu sprechen;
- die Emotionen »abzuschalten« und
- nicht Details zu schildern, sondern sich auf Andeutungen zu beschränken.

Manchen Patienten hilft es, in der dritten Person über das Geschehen zu sprechen (»Sie«/»Er« hat ... erlebt).

Wenn Patienten verfrüht auf Beschäftigung mit dem Trauma drängen

- nicht dem Drängen unreflektiert nachgeben
- Drang als Ausdruck einer der Traumapathologie inhärenten Retraumatisierungsneigung verstehen
- Vorrang der Emotionsregulierung erläutern
- Möglichkeit eines dosierten, abstrakten Sprechens über Traumatisierungen erwägen

Literaturempfehlungen

Courtois CA (1988). Healing the incest wound. Adult survivors in therapy. New York: Norton.

Reddemann L (2004). Psychodynamisch imaginative Traumatherapie (PITT). Manual. Paderborn: Junfermann.

Sachsse U (2004). Traumazentrierte Psychotherapie. Stuttgart, New York: Schattauer.

17 Halten

Haltende Bindungsbeziehung als externe Form der Emotionsregulierung

17.1 Was ist eine haltende Beziehung?

Die Bindungstheorie hat uns gezeigt, dass die entscheidende Funktion der frühen Objektbeziehung darin besteht, dem Säugling oder Kleinkind ein *Gefühl der Sicherheit in einer Angst auslösenden Umgebung* zu verschaffen (Bowlby 1973). Dies geschieht in der *haltenden Beziehung* zu einer hinreichend guten Bezugsperson (Winnicott 1974b). Durch die neuere Entwicklungsforschung haben wir recht genaue Vorstellungen von dem, was eine haltende Beziehung ausmacht.

- Eine haltende Beziehung anbieten bedeutet, durch schützendes, beruhigendes und tröstendes elterliches Verhalten *emotionsregulierende Funktionen für Zustände kindlicher Not durch überwältigende negative Affekte* zu übernehmen.
- Halten bedeutet, *Schutz vor weiterer Überflutung durch negative Affektzustände* und Beruhigung zu bieten. Mit negativen Affektzuständen sind hier Affekte gegenüber der Bezugsperson gemeint, die nie vollständig einen Schutz bieten kann. Ist aber die Bezugsperson imstande, die negativen Affektzustände rechtzeitig zu beenden, indem Sie die haltende Beziehung wiederherstellt, können die unvermeidlichen *Rupturen der Bindungsbeziehung* rasch »repariert« werden, so dass bald wieder die für die Entwicklung so bedeutsamen, gemeinsam erlebten positiven Affektzustände entstehen können.
- Wie wir gesehen haben (s. Kap. 5.4), entwickeln sich unter dem Einfluss der sich wiederholenden emotionsregulierenden – beruhigenden, tröstenden – Interaktionen zwischen der frühen Bezugsperson und dem Kind *die für die Fähigkeit zur Autoregulation negativer Affektzustände notwendigen Hirnstrukturen.* Vor allem die Region des präfrontalen Kortex ist in ihrem Wachstum auf Inputs externer Emotionsregulation angewiesen.
- Mit der Entwicklung der autoregulativen Funktionen entstehen *innere Repräsentanzen beruhigender Bindungsbeziehungen*, die die Voraussetzung für die Entstehung von Bindungssicherheit sind. Die Sicherheit der Bindung zwischen Kind und Bezugsperson kommt in dem Vertrauen des Kindes zum Ausdruck, dass die Bezugsperson seine Not richtig einschätzen und angemessen darauf reagieren kann (Ainsworth et al. 1978).

Moderne psychoanalytische Theorien haben diese Vorgänge mit unterschiedlicher Akzentsetzung in ihrer Sprache beschrieben. Winnicotts (1974b, 1984) Konzept der haltenden Umwelt *(holding environment)*, Kohuts (1971) Konzept der spiegelnden Selbstobjekte, das Containment-Konzept Bions (1962) und das Konzept der Sicherheit Sandlers (1960) stellen den gleichen Sachverhalt aus der Perspektive des jeweiligen Theoriehintergrundes dar.

Im Grundsatz gehen alle diese Theorien von der Hypothese aus, dass bindungs- und beziehungstraumatisierte Patienten zumindest vorübergehend auf das Angebot einer haltenden

Beziehungserfahrung angewiesen sind, um so zu einer *Nachentwicklung ihrer autoregulativen Funktionen* zu gelangen. Folgen wir den Erkenntnissen der modernen Neurowissenschaften zur Plastizität des Gehirns, würde diese sich in der Nachreifung der entsprechenden Hirnstrukturen niederschlagen.

Auch wenn wir uns dieser Schlussfolgerung in großen Zügen anschließen, hielten wir es für fatal, Befunde der Entwicklungspsychologie unreflektiert auf die in vieler Hinsicht andersartige Problemlage erwachsener Patientinnen zu übertragen. Entscheidender Unterschied ist die Lebenserfahrung, vor allem die Erfahrung, vielfältige Lebensschwierigkeiten bis hin zu traumatischen Erfahrungen bewältigt oder zumindest überstanden zu haben. Diese Bewältigungserfahrungen können wir im Sinne der Ressourcenaktivierung für die Behandlung nutzen (s. Kap. 24).

17.2 Elemente einer haltenden Bindungsbeziehung

Was bedeutet nun eine haltende Beziehung im Hinblick auf bindungs- und beziehungstraumatisierte Patienten mit Persönlichkeitsstörungen?

- Eine haltende Beziehung erfordert, dass wir nicht nur warmherzig, echt und vorhersagbar, sondern vor allem auch *verlässlich* sind. Halten heißt, *beruhigend anwesend zu sein* und eine Atmosphäre ruhiger Vertrautheit zu schaffen. Winnicott (1974b) hat darauf hingewiesen, dass ein wichtiger Aspekt der haltenden Funktion des Therapeuten seine *unaufdringliche Präsenz* ist, der Verzicht auf eine »eindringende« Haltung *(impinging)*. Manche Patientinnen möchten einfach sprechen und darin angenommen werden. Es kann beruhigend und haltend wirken, wenn ein übererregter Patient sprechen darf, ohne sofort einen »eindringenden« Kommentar zu hören. Gelegentlich kann auch Schweigen des Therapeuten Ausdruck eines Nicht-Eindringens sein. Eine solche »mütterliche Matrix« wird nicht bewusst registriert. Wie bei der Versorgung mit Sauerstoff wirkt erst der Mangel irritierend (Modell 1990).
- Halten heißt, die *subjektive Stressbelastung gering zu halten*, um so die innere Erfahrung der »Kontinuität des Seins« (Winnicott 1974b) zu fördern. Es kann nicht heißen, unseren Patienten jede Frustration zu ersparen. Das wäre weder realistisch noch therapeutisch sinnvoll. Auf die Dauer wird es sogar notwendig, ihnen dosiert auch andersartige Anschauungen und Frustrationen zuzumuten, damit sie emotional stabiler werden können. Es heißt vielmehr, sie bestmöglich vor Einflüssen zu schützen, vor denen sie sich selbst aufgrund ihrer Traumatisierung nicht schützen können: vor Überflutungen durch traumatische Affekte oder vor selbstzerstörerischen Verhaltensweisen. Was allerdings einzelne Patientinnen als *Stress* erleben, kann höchst unterschiedlich sein kann, so dass es sich empfiehlt, den Grad der subjektiv erlebten Stressbelastung zu erfragen.
- Die haltende Hintergrundbeziehung erfordert die Fähigkeit, verfügbar und da zu sein, ausreichend einfühlsam auf die *Bedürfnisse* des Patienten eingestellt zu sein und auf sie zu antworten, aber auch die nötigen Grenzen aufzuzeigen, wenn es nötig ist. Halten ist nicht möglich, ohne – wie unvollkommen auch immer – die wichtigsten Grundbedürfnisse unserer Patienten zu *erspüren*. Dies kann bei persönlichkeitsgestörten Patientinnen besonders schwierig sein, wenn diese ihre elementaren Beziehungsbedürfnisse nicht anders als in Handlungsdialogen und in manipulativen Verhaltensweisen kommunizieren können (s. Kap. 28.2 u. 29).
- Halten heißt insofern, *das Richtige zum richtigen Zeitpunkt zu tun*. Halten kann bedeuten, zum richtigen Zeitpunkt die richtigen Worte zu finden, indem wir unseren Patienten zu verstehen geben, dass wir ihre »tiefe Angst« kennen und verstehen (Winnicott 1953). Eine Konfrontation oder Deutung zum falschen Zeitpunkt zu geben, kann ebenso schädlich sein wie zum falschen Zeitpunkt zu füttern. Dies wiederum erfordert, dass wir uns – auch

darauf hat Winnicott (1953) hingewiesen – mit unseren Patienten und ihren jeweils wechselnden Bedürfnissen identifizieren, wie eine Mutter sich mit ihrem Kind identifiziert. Es ist evident, dass dies oft nicht gelingt; es scheint zu genügen, dass es *hinreichend oft* gelingt. Oft stellt aber schon die Anerkennung der Tatsache, dass es nicht gelungen ist, die Bedürfnisse adäquat zu erfassen, also die *Anerkennung des empathischen Scheiterns*, eine »Reparatur« der unterbrochenen Bindungsbeziehung oder – wie Kohut (1971) es ausgedrückt hat – die Wiederherstellung der Selbstobjektbeziehung dar.

- Halten kann auch heißen, *aktiv den Kontakt mit Patienten aufzunehmen*. Manchmal müssen wir uns aktiv um den Kontakt bemühen, wenn eine Patientin den Kontakt abgebrochen und wegen traumatischer Ohnmachtgefühle oder ihn aus narzisstischen Gründen nicht wieder aufnehmen kann.
- Halten heißt weiterhin, *Zustände der Desintegration, der Haltlosigkeit oder »Bodenlosigkeit« zu erkennen* und aufzufangen, in die vor allem traumatisierte Patienten geraten können. Der Wegfall einer haltenden Umgebung oder das Gefühl des Unverstandenseins kann wie eine drohende psychische Vernichtung erlebt werden. Die Ängste können von unvorstellbarem, oft geradezu »psychotischem« Ausmaß und dennoch von außen betrachtet nicht nachvollziehbar sein. Patientinnen berichten dann davon, dass ihnen »der Boden unter den Füßen weggezogen wird«, oder von einer »völligen Orientierungslosigkeit«. Winnicott (1953) spricht hier auch von »Zusammenbrechen« und auch von »unaufhörlichem Fallen«. Nicht wenige traumatisierte Patienten wählen als Abwehr gegen diese Vernichtungsängste die Desintegration und Dissoziation. Zustände der Desintegration und Bodenlosigkeit erfordern unsere volle Aufmerksamkeit und Präsenz, denn sie beinhalten die Gefahr akuter Selbstgefährdung.
- Halten heißt, unseren Patientinnen ein *affektives Spannungsoptimum* zu vermitteln, das für ein gelingendes Attunement von größter Bedeutung ist. Aus der Säuglingsforschung wissen wir, dass ein affektives Spannungsoptimum mit einer gelingenden Interaktion korreliert. Wenn wir als ein das »Selbst regulierender Anderer« (Stern 1985/1992) fungieren wollen, sollten wir übermäßige Stille und Ruhe ebenso vermeiden wie Hyperaktivität und Überstimulation. Die leichte Übererregbarkeit von Patienten mit posttraumatischer Pathologie kann es erfordern, dass wir für einen Reizschutz gegen zu starke Eindrücke von außen und Gefühle von innen sorgen.
- Ähnlich wichtig ist das *optimale Gleichgewicht zwischen Nähe und Distanz*. Ein Angebot emotionaler Nähe kann notwendig sein, um mit bestimmten Patienten in Kontakt zu bleiben, während die Wahrung ausreichender Distanz anderen Patienten erst die Aufrechterhaltung der Beziehung möglich machen kann. Nicht nur brauchen unterschiedliche Patienten ein unterschiedliches Angebot von Nähe und Distanz. Oft brauchen auch dieselben Patienten zu unterschiedlichen Zeiten mal mehr und mal weniger Nähe oder Distanz.
- Eine haltende Beziehung beinhaltet auch eine *authentische und glaubwürdige Haltung*. Da die Traumatisierungen so gut wie immer in einer heuchlerischen und von Unehrlichkeit geprägten Atmosphäre geschahen, sollten wir unseren Patientinnen gegenüber unbedingt ehrlich und aufrichtig sein. Gerade wegen der Bedeutung von Unaufrichtigkeit und Heuchelei in ihrer Genese nehmen traumatisierte Patienten es uns erfahrungsgemäß übel, wenn wir Ausreden gebrauchen oder uns verstellen, statt die tatsächlichen Gründe für unsere Entscheidungen und Verhaltensweisen zu nennen. Tatsächlich gibt es nach unserer Auffassung – von sehr seltenen Ausnahmen abgesehen – keine therapeutischen Gründe, die es rechtfertigen, Patienten gegenüber unaufrichtig zu sein. Wenn traumatisierte Patientinnen atmosphärisch spüren, »dass etwas nicht stimmt«, werden sie sich verschließen, wodurch sich das mühsam erreichte Vertrauen schnell wieder in Misstrauen verkehren kann. Nicht selten stellen die Patienten uns auf die

Probe, um herauszufinden, wie ehrlich wir sind. Wir haben häufig die Beobachtung gemacht, dass Patienten ehrliche Rückmeldungen schonenden Halbwahrheiten auch dann vorziehen, wenn sie hart und belastend sind, weil das Bewusstsein, eine ehrliche Auskunft bekommen zu haben, das Sicherheitsgefühl in der therapeutischen Beziehung stärkt.
- Eine haltende Beziehung anbieten heißt schließlich auch, unsere Patienten *vor ihrer eigenen Destruktivität zu schützen.*

Haltende Bindungsbeziehung

- anwesend und beruhigend sein
- subjektive Stressbelastung gering halten
- Bedürfnisse hinreichend gut erspüren
- Grenzen setzen und die Realität aufzeigen
- Anerkennung des empathischen Scheiterns und »Reparieren« der Bindungsbeziehung
- Kontakt aufnehmen
- Zustände der Desintegration und Haltlosigkeit (der »Bodenlosigkeit«) erkennen
- affektives Spannungsoptimum herstellen
- authentische und glaubwürdige Haltung
- Schutz vor der eigenen Destruktivität

17.3 Reale Präsenz und Verfügbarkeit des Therapeuten

Wir sollten für die Patienten als reale Person verfügbar sein. Um wirklich hilfreich sein zu können, müssen wir real sein in dem Sinne, dass wir »Teil einer gemeinsamen Realität« sind »und nicht nur ein Bündel von Projektionen« (Winnicott 1969). Das bedeutet: Wir bringen uns als reale Person in die therapeutische Beziehung ein, als eine Person, die fühlt, denkt und handelt, jedoch immer nur insoweit, als es den Zielen der Therapie dient. Durch unsere reale und emotionale Präsenz geben wir unseren Patientinnen etwas, was sie in früheren Lebensjahren dringend gebraucht hätten und nach dem sie sich sehnen. Wir geben ihnen gleichsam eine »zweite Chance« (Orange 1995), eine solche Beziehungserfahrung nachzuholen.

Eine als »Abstinenz« missverstandene Zurückhaltung ist bei traumatisierten Patienten im Allgemeinen eher schädlich, weil sie zu leicht als Ablehnung und Zurückweisung aufgefasst wird. Zu leicht entsteht eine verzerrte Wahrnehmung der therapeutischen Situation, die wir nicht bemerken können, wenn die Patientinnen es übertragungsbedingt nicht wagen, ihr Erleben mitzuteilen. Ein zurückhaltendes Therapeutenverhalten kann negative Übertragungen fördern, die leicht zu Quellen des Widerstandes werden. Die Gefahr besteht, dass sich eine negative Beziehungserfahrung verfestigt. Allerdings kann eine zurückhaltende Haltung im Einzelfall auch hilfreich sein, wenn sie einer Patientin, die durch missbräuchliche Näheangebote geschädigt ist, als wohltuende Distanz, als ein Gewähren- und Wachsenlassen erscheint.

Bei persönlichkeitsgestörten Patienten mit fehlender Objektkonstanz kann es sinnvoll sein, auch im Urlaub, zumindest symbolisch präsent zu sein. Manchmal genügt eine Postkarte oder ein Stein aus der Halbedelsteinsammlung, manchmal auch ein »Übergangsobjekt« aus der Kuscheltierkiste.

Was aber heißt emotionale Präsenz im positiven Sinne? Wir verstehen darunter zunächst die *Bereitschaft zuzuhören.* Für traumatisierte Patienten, die durch das Fehlen eines empathischen Zuhörers, durch Nichtbeachtung und Zurückweisung noch ein weiteres Mal traumatisiert wurden, ist es von allergrößter Bedeutung, dass wir grundsätzlich bereit sind, zuzuhören und nicht wegzuhören.

P: Meine Mutter sagte immer: Sprich nicht weiter. Ich kann es nicht hören. Ich werde krank, wenn ich das höre.

Realpräsenz hat auch viel mit *Aufmerksamkeit und Wachsamkeit* zu tun. Anders als neurotische

Patienten, bei denen ein gelegentliches gedankliches Abschweifen des Therapeuten nicht schädlich sein muss oder sich sogar förderlich auf den Therapieprozess auswirken kann, wird ein solches Abschweifen von persönlichkeitsgestörten und traumatisierten Patienten, deren Objektkonstanz brüchig ist (s. Kap. 17.9), in der Regel unmittelbar mit Irritation oder Verunsicherung registriert und wie ein Alleinlassen erlebt: Wir müssen während der Sitzung voll und ganz präsent sein. Green (2000) empfiehlt zudem eine extreme Wachsamkeit gegenüber den Worten des Patienten, »und zwar gegenüber den Worten selbst und nicht nur gegenüber deren Bedeutung« (S. 638) – was das genaue Gegenteil der frei schwebenden Aufmerksamkeit darstellt, die in der klassischen Analyse angewandt wird. Die einzelnen Worte können deshalb so wichtig sein, weil sie auf bestimmte Beziehungserfahrungen verweisen. Oft gibt es Schlüsselwörter, deren Sinn sowohl von den Patienten wie auch von den Therapeuten erst später verstanden wird. Diese erhöhte Anforderung an Aufmerksamkeit und Wachsamkeit trägt dazu bei, dass die Therapie dieser Patientinnen oft als anstrengend und beanspruchend erlebt wird.

Reale Verfügbarkeit bedeutet nicht, denjenigen Wünschen der Patienten nachzugeben, die über das übliche Maß hinausgehende Unterstützung von uns erwarten. Es ist nicht im Sinne der Therapieziele, wenn wir ihnen in einer falsch verstandenen Helfer-Haltung die eigenen Entfaltungs- und Entwicklungsmöglichkeiten nehmen, ja sie letztlich von uns abhängig machen. Etwas anderes ist es, wenn wir in einer Notsituation eine konkrete Hilfe anbieten. Davon kann die therapeutische Beziehung sehr profitieren – sofern ein solches Angebot die Ausnahme bleibt.

17.4 Brüche der Bindungsbeziehung und ihre »Reparatur« als therapeutische Chance

Wiederum aus der Säuglingsforschung ist bekannt, dass eine Bezugsperson nicht unablässig optimal auf ihr Kind eingestimmt sein kann. Unzureichendes Attunement führt zu unvermeidlichen Brüchen der Bindungsbeziehung. In einer »hinreichend guten« Bindungsbeziehung ist die Bezugsperson jedoch in der Lage, solche Brüche der Bindungsbeziehung durch beruhigende und tröstende, gleichsam »wiedergutmachende« Interaktionen aufzufangen und zu »reparieren«, so dass die Zustände des kindlichen Stress nicht lange andauern. Auf diese Weise kann sich die Fähigkeit zur Selbstregulierung des Kindes entwickeln. Entscheidend ist, dass die Bezugsperson ihren eigenen Affekt wahrnehmen und regulieren kann, vor allem ihre negativen Emotionen.

Traumatisierende Bezugspersonen sind nicht in der Lage, eine solche »Wiedergutmachung« durch beruhigende und tröstende Interaktionen zu leisten und die Ruptur der Bindungsbeziehung zu »reparieren«. Stattdessen lassen sie die Kinder oft lange Zeit in dysregulierten emotionalen Zuständen mit intensiven negativen Affekten allein. Wenn Kinder emotional dysreguliert sind, müssen sie vor allem ihre homöostatische Balance aufrechterhalten. Sie können währenddessen nichts anderes tun und sich vor allem nicht weiterentwickeln (Tronick u. Weinberg 1997).

Diese Erkenntnisse sind von größter Bedeutung auch für die therapeutische Beziehung. Brüche der therapeutischen Beziehung sind ebenso unvermeidlich wie Brüche der frühen Bindungsbeziehung. Tatsächlich werden wir unserer Aufgabe, die emotionale Verfassung und die Bedürfnisse unserer Patienten zu erkennen und spiegelnd wertzuschätzen, oft nicht gerecht. So kann das aktuelle Bedürfnis eines Patienten darin bestehen, lediglich angenommen und wahrgenommen werden, er braucht unser anteilnehmendes Zuhören, nicht unsere Ratschläge oder Kommentare. Vielleicht wünscht er sich, dass wir im Stillen anerkennen, wie schwer er es hat und wie viel er durchgemacht hat. Eine Störung der Hintergrundbeziehung ist gegeben, wenn wir in Verkennung dieses Bedürfnisses Erklärungen oder Deutungen formulieren oder Konfrontationen vornehmen. Bei schweren Persönlichkeitsstörungen ist es eher die Regel als die Ausnahme, dass wir die Beziehungsbotschaft zunächst nicht verstehen.

Eine traumatisierte Patientin hofft, sie könnte durch ihr Fernbleiben von der Therapiesitzung ihrem Therapeuten zu verstehen geben, dass sie sich durch eine Bemerkung von ihm verletzt gefühlt hat. Sie hatte keine Möglichkeit gesehen, es ihm mitzuteilen. Der aggressive Aspekt ihres Fernbleibens ist ihr nicht zugänglich. Der Therapeut versteht diese Botschaft zunächst nicht, sondern reagiert verärgert. Die Klärung der Sequenz in der darauf folgenden Stunde macht deutlich, welche immensen Schwierigkeiten die Patientin hat, ihr Gefühl des Verletztseins in der Beziehung zu kommunizieren.

Gerade bei persönlichkeitsgestörten Patienten kommt es immer wieder vor, dass wir die Bedeutung eines Phänomens zu wissen glauben, obwohl die Patienten ihm eine ganz andere Bedeutung gegeben haben (Bettinghofer 2000). Schweigen kann beispielsweise als mitfühlende Präsenz, als wortloses Verstehen oder als Rückzug und aggressive Verweigerung verstanden werden. Als Folge unseres unvermeidlichen empathischen Versagens fühlen sich Patientinnen typischerweise unverstanden, abgelehnt, zurückgewiesen, wie ein Objekt behandelt und in ihrer Subjektivität nicht wahrgenommen. Wir sprechen von *Störungen der sicherheitsgebenden Hintergrundbeziehung.*

Störungen der Hintergrundbeziehung setzen immer dann ein, wenn ein Patient das Gefühl entwickelt, in seinen elementaren Bedürfnissen nicht wahrgenommen worden zu sein. Viele Patientinnen lassen nur an der Stimme oder am Gesichtsausdruck erkennen, dass die tragende Hintergrundbeziehung zu zerreißen droht. Manche Patienten verändern ihre Stimme, andere antworten nur »halbherzig« und unkonzentriert auf die gestellten Fragen, wieder andere lassen sich ihr inneres Erleben nicht anmerken, so dass der Bruch der Hintergrundbeziehung länger unbemerkt bleiben kann.

Nun liegt paradoxerweise in der Art, wie *empathisch wir mit unserem empathischen Scheitern* umgehen, eine große Chance für die Therapie. Indem wir die negativen Affekte annehmen, den Bruch in der sicherheitsgebenden Hintergrundbeziehung erkennen und seine Auslösung durch unser empathisches Versagen explorieren, kann es uns gelingen, die empathische Verbindung wiederherzustellen. Wir stellen gleichsam »das empathische Band«, die emotionale Brücke zu unseren Patienten wieder her und ermöglichen ihnen so, die Selbstobjekt-Erfahrung im Hintergrund und damit die Selbstkohäsion wiederzugewinnen (Lichtenberg u. Wolf 1997). Wenn wir einräumen können, dass es uns nicht gelungen war, das Bedürfnis der Patientin angemessen zu erfassen, geben wir ihr dadurch die Möglichkeit, sich wieder verstanden zu fühlen.

Die Therapeutin geht auf Aspekte der Realität ein. Das Bedürfnis der traumatisierten Patientin besteht dagegen darin, in dem Grundbedürfnis nach Nähe anerkannt zu sein. Die unweigerlich auftretende Kränkung und Zurückweisung stellt den Bruch des empathischen Bandes dar. Nachdem dies herausgearbeitet ist, ändert sich die Stimmung der Patientin dramatisch; sie wird freier und lebendiger.

Die Wiederherstellung der Hintergrundsicherheit ist für die therapeutische Beziehung von allergrößter Bedeutung. Sie hat absoluten Vorrang vor allen anderen Interventionen. So anstrengend es sein kann, empathisches Scheitern zu analysieren – die Patienten und wir werden gleichermaßen dafür belohnt: Jedes gelingende Reparieren der Brüche der Hintergrundbeziehung wirkt sich stärkend auf die therapeutische Allianz aus (Lichtenberg et al. 2000). Das erfolgreiche Wiederherstellen von Beziehungsbrüchen ist offenbar stark mit einem guten Behandlungserfolg verknüpft (Safran et al. 1990).

Bei schwer traumatisierten Patienten mit hohem Anpassungsdruck kann es vorkommen, dass wir die Störung der Hintergrundbeziehung nicht bemerken, wenn die Patienten uns keine entsprechenden Signale zukommen lassen. Aus diesem Grund empfehlen wir dringend, uns besonders gegen Ende der Sitzung nach dem Befinden zu erkundigen.

Nach einer Sitzung wird die Patientin von einem überwältigenden Gefühl überflutet, nicht verstanden, abgelehnt und völlig alleingelassen worden zu sein. Sie kann das Gefühl nur mit selbstverletzendem Verhalten kontrollieren. Das Gefühl hatte sich in der Sitzung schon angekündigt, die Patientin hatte sich aber nichts anmerken lassen, um die Therapeutin nicht zu enttäuschen. Die gestörte Hintergrundbeziehung kann repariert werden, als die Therapeutin die Patientin in der nächsten Sitzung fragt, wie es ihr seit der letzten Sitzung ergangen ist. Nach dieser Erfahrung macht die Therapeutin es sich zur Gewohnheit, die Patientin regelmäßig vor Ende der Sitzung zu fragen, wie sie sich fühlt. Zu ihrem Erstaunen gibt die Patientin häufiger an, sie fühle sich schlecht, was die Therapeutin nicht erwartet hatte. Nach der Klärung des empathischen Versagens kann die Patientin die Sitzung stabil verlassen.

17.5 Schutz vor Grenzüberschreitungen und vor der eigenen Destruktivität

Halten heißt auch, unsere Patienten *vor Grenzüberschreitungen und ihrer eigenen Destruktivität zu schützen.* Es kommt nicht selten vor, dass Patientinnen, die unter traumatischen Umständen Grenzüberschreitungen und ohnmächtiges Ausgeliefertsein erlebt haben, sich in der Therapie grenzüberschreitend verhalten. Einige Patienten versuchen, den Rahmen der Therapie zu sprengen, den Therapeuten in nichtprofessionelle Aktivitäten zu verwickeln oder ihn außerhalb der Therapiesitzungen in Anspruch zu nehmen. Halten bedeutet demnach auch,

- *Grenzen zu setzen* und gegenüber dem Patienten das Recht des anderen, auch unser eigenes Recht, durchzusetzen und
- den *therapeutischen Raum gegen Versuche des Patienten, ihn »aufzuweichen« oder zu zerstören, zu schützen.* Traumatisierte Patientinnen sind oft ihren eigenen destruktiven Anteilen schutzlos ausgeliefert und haben einen Anspruch auf Schutz vor sich selbst.

Passiv-masochistisch zu erdulden, wie ein Patient unsere Rechte und die anderer Menschen verletzt oder den therapeutischen Raum zerstört, wäre ein grobes Missverständnis von Containing.

Wir können die Notwendigkeit grenzensetzender Interventionen besser vermitteln, wenn wir folgende wichtige Gründe für grenzüberschreitende Verhaltensweisen verstehen:

- Traumatisierte Patientinnen haben oft kein klares Gefühl für Grenzen entwickeln können. Als Folge *fehlender Lernerfahrungen* fehlt ihnen das Empfinden dafür, was von anderen Menschen als Grenzüberschreitung empfunden wird.
- Ihre defizitären Erfahrungen machen es manchmal besonders verständlich, dass sie hoffen, durch *Grenzüberschreitungen positive Beziehungserfahrungen* zu machen. In der psychoanalytischen Literatur finden wir immer wieder Hinweise auf einen triebähnlichen *Sog in Richtung auf den Verlust der Grenzen* des psychischen Selbst, der als Verschmelzungsfantasien oder als Suche nach der Einheit mit dem mütterlichen Objekt beschrieben wurde (Jacobson 1964; Kaplan 1977). Nicht wenige traumatisierte Patienten hoffen unbewusst, durch Grenzüberschreitungen eine fantasmatische Einheit und Verschmelzung mit uns herstellen zu können, um unerträgliche Verlassenheitsängste abzuwehren.
- Andere Patientinnen sind davon überzeugt, nur durch grenzüberschreitendes und destruktives Verhalten ihre *Kontrolle wahren* und sich vor Ohnmachtgefühlen schützen zu können. In ihrer Erfahrung ist oft folgende Annahme gespeichert: Nur derjenige, der selbst Macht und Kontrolle ausübt, indem er andere ohnmächtig macht, kann verhindern, selbst ohnmächtig gemacht zu werden. In der Regel vermeiden wir einen Machtkampf, wenn wir das Bedürfnis unserer Patienten nach Wahrung der Kontrolle würdigen, aber mit ihnen erarbeiten, dass die *Wahrung der Kontrolle*

nicht notwendigerweise heißt, manipulativ Macht auszuüben.

Wir erläutern von Beginn an die große Bedeutung klarer Grenzen für den Heilungserfolg der Therapie. Wir geben den Patientinnen zu verstehen, dass wir ihre Sehnsucht nach Wiedergutmachung und Nachbeelterung gut nachvollziehen können, dass eine Realisierung aber einen Heilungserfolg verhindern würde. Wann immer Patienten sich grenzüberschreitend verhalten, weisen wir daher diese Verhaltensweisen mit Empathie und Entschiedenheit zurück.

17.6 Begrenzungen und Verträge bei inakzeptablem Verhalten

Wenn inakzeptables Patientenverhalten dennoch auftritt, benennen wir dies klar, ebenso unsere Entschlossenheit, es nicht zu tolerieren. Dabei verwenden wir viel Sorgfalt darauf, dem Patienten deutlich zu machen, dass wir ihn als Person gleichwohl wertschätzen.

Therapieverträge können helfen, selbst- oder fremdzerstörerische Verhaltensweisen einzugrenzen, besonders wenn Patientinnen zeitweise unter den Einfluss abgespaltener Teile des Ich-Selbst-Systems geraten, die die Therapie blockieren oder torpedieren können. Ein erstes therapeutisches Arbeitsbündnis kann oft erst über einen Therapievertrag ermöglicht werden, der einen professionellen Rahmen bietet. Der Rahmen soll nicht willkürlich, reaktiv oder bestrafend sein. Was vereinbaren wir im Einzelnen?

- Oft ist es notwendig, auf einer *Ordnung des Lebensstils* wie der Regelung finanzieller Angelegenheiten zu bestehen und dies vertraglich abzusichern, um die Therapie überhaupt erst möglich zu machen.
- Es sollte Klarheit darüber bestehen, wofür wir und wofür die Patientin die *Verantwortung* trägt. So kann es nicht zu unserer Aufgabe gehören, fortgesetzt durch Telefonanrufe und Notfallkontakte in Handlungen involviert zu werden. Die Erfahrung zeigt, dass Therapien nicht aussichtsreich sind, wenn wir in größerem Maße außerhalb der Therapiestunden in Aktivitäten verwickelt werden (Yeomans et al. 1992).
- Therapieverträge sollen festlegen, dass der Patient die *Verantwortung für sein eigenes Überleben* trägt. Es muss klar sein, was der Patient zu tun hat, wenn er selbstzerstörerische und suizidale Impulse nicht mehr steuern kann. Er kann beispielsweise eine Klinik aufsuchen. Bei Essstörungen kann ein Minimalgewicht festgelegt werden. Selbstverletzungen und verbale Attacken gegen die Therapeutin können ebenfalls vertraglich geregelt werden.

Wir rechnen immer damit, dass persönlichkeitsgestörte und traumatisierte Patientinnen nicht alle Vereinbarungen einhalten können (Kluft 1993). Wegen des tief sitzenden Misstrauens kann es für sie schwer sein, sich überhaupt in eine Therapie zu begeben. Oft kann die Angst vor der Konfrontation mit schmerzhaftem Material ihre Vermeidungstendenzen erklären. Wir stellen uns also darauf ein, dass die Einhaltung des Behandlungsvertrages nicht immer gelingen wird und dass »Nachverhandlungen« notwendig werden. Es ist immer möglich, »aus gegebenem Anlass« neue Vereinbarungen zu treffen. Es ist nicht einfach, die Balance zu finden zwischen dem Bestehen auf die Einhaltung der Abmachungen und dem dennoch flexiblen Umgang damit, wenn Patienten die Abmachungen nicht einhalten. Wie »hart« oder »flexibel« wir reagieren, hängt in erster Linie davon ab, ob und wie destruktiv das Beziehungsmuster ist.

17.7 Aggressives Patientenverhalten

Wenn ein Patient in der Therapiesitzung feindselig, kontrollierend, entwertend oder arrogant reagiert, denken wir an folgende Möglichkeiten:

- Der Patient kann sich in der therapeutischen Situation bewusst oder unbewusst *angegriffen,*

bedroht, alleingelassen oder gekränkt gefühlt haben und versucht mit seinem aggressiven Verhalten, die wahrgenommene Bedrohung abzuwehren. Es kann sich um die Wahrnehmung einer äußeren Bedrohung oder um die Wahrnehmung einer Bedrohung für das Selbst- und Selbstwertgefühl durch überflutende negative Emotionen in Form von überwältigenden Angst-, Ohnmacht-, Scham-, Schuld- oder Ohnmachtgefühlen handeln.
- Oder er *befürchtet*, durch uns angegriffen, bedroht, alleingelassen oder gekränkt zu werden, und reagiert mit dem aggressiven Verhalten auf die erwartete Ablehnung oder Kritik *präventiv*.
- Kritisieren kann auch ein Weg sein, die *Distanz* zu regulieren, wenn keine andere Möglichkeit der Regulation bedrohlicher Nähe besteht.

Entscheidend ist, dass wir auch überzogene Kritik der Patientinnen als ein vernünftiges Verhalten würdigen, das durch ein nachvollziehbares Erleben motiviert ist.

P: Ich finde es verachtend und demütigend, dass Sie mich hier haben warten lassen.
T: Es tut mir leid, dass Sie warten mussten.
P: Das ändert nichts daran, dass es verachtend und demütigend ist, wie Sie sich mir gegenüber verhalten.
T: Ich kann nachvollziehen, dass Sie sich so gefühlt haben müssen, möchte Ihnen aber versichern, dass es nicht meine Absicht war, Sie verachtend und demütigend zu behandeln.

Manchmal ist es möglich, den *Übertragungsaspekt* der Patientenreaktion herauszuarbeiten (s. Kap. 30).

T: Auch wenn ich verstehen kann, dass Sie sich so behandelt gefühlt haben, kommt mir Ihre Reaktion doch auch unangemessen heftig vor. Ich frage mich, was es für Sie so schlimm gemacht hat, warten zu müssen, und wie es kommt, dass Sie sich gedemütigt und verachtend behandelt gefühlt haben. Erinnert Sie das an frühere Situationen?
P: Es war genau wie bei meinem ersten Ehemann ...

Gelegentlich kommt es vor, dass Patientinnen in eine *eskalierende Spirale von Wut* geraten, die ihre oder unsere Sicherheit bedroht. Im Sinne der externen Emotionsregulierung können wir auf folgende Weise *beruhigend* auf sie einwirken (Matsakis 1998):
- Wir bemühen uns, selbst ruhig zu bleiben und zu *verstehen*, was den Ärger und die Wut ausgelöst hat. Vor allem ist eine ruhige Stimme wichtig. Vorschnelle Rechtfertigungen vermeiden wir. Wir können fragen, was der Patient sich anders gewünscht hätte.
- Wir geben den Patientinnen so viel *Kontrolle* über die Situation, wie es der Rahmen der Therapie zulässt.
- Wir versuchen, ihnen *Wahlmöglichkeiten* einzuräumen, indem wir sie z. B. fragen, ob sie über das Wut auslösende Thema noch weiter sprechen möchten oder bitten um Erlaubnis, ein anderes ansprechen zu dürfen.
- Es kann auch zur Beruhigung beitragen, wenn wir über unsere *eigene Reaktion* sprechen.

T: (zu einem laut schreienden Patienten) Ich bekomme Angst, wenn Sie mich so laut anschreien.

- Manchmal hilft ein *Reframing der Wut*. Reframing ist eine Technik, bei der das Verhalten oder Erleben des Patienten umgedeutet wird, um ihm eine andere Sichtweise zu ermöglichen. Wir sprechen von der Wut so, als handele es sich um einen körperlichen oder seelischen Schmerz, um eine Enttäuschung oder um eine Verletzung.
- Wenn es möglich ist, kann auch ein *Raumwechsel* beruhigend wirken.

- Entspannung kann auch eine *kurze Pause in der Sitzung* bringen, während der die Patientin ein wenig spazieren geht oder eine Zigarette raucht.
- Es kann zur Distanzierung beitragen, wenn wir *Parallelen zu anderen Situationen* ziehen, die zu einer ähnlichen Wutreaktion geführt haben.

T: War es damals, als …, nicht so ähnlich wie jetzt? Waren Sie damals nicht ähnlich verärgert?

- Wir achten darauf, dass wir *Äußerungen, die auf aggressive Angriffe hindeuten oder Drohungen beinhalten*, nicht aus Angst ignorieren. Wir sollten sie aber auch nicht dramatisieren, sondern mit ihnen in der hier beschriebenen Weise ruhig umgehen.

Bei Patienten, die zu aggressiven Ausbrüchen neigen, hat es sich bewährt, *Regeln* zu vereinbaren, die aggressives Ausagieren in der Therapie ausschließen. Diese können in *Verträgen* festgehalten werden (s. Kap. 17.6).

17.8 Beziehungstests

Die Versuche der Patientinnen, den Rahmen der Therapie zu sprengen, können auch als Beziehungstests im Sinne von Sampson und Weiss (1983) verstanden werden. Beziehungstests dienen den Patienten dazu, sich in der für sie neuartigen therapeutischen Beziehung zu orientieren und zu erfahren, ob und inwieweit wir uns anders als die frühen traumatisierenden Bezugspersonen verhalten. Die Tests können sich auf die verschiedensten Merkmale oder Qualitäten beziehen, die die Patientinnen brauchen, um von der Therapie profitieren zu können. So können sie versuchen herauszufinden,

- ob die Beziehung hinreichend sicher und verlässlich ist;
- ob wir hinreichend präsent oder innerlich mit anderen Dingen beschäftigt sind;
- ob wir bereit sind, uns auf ihre Bedürfnisse einzulassen, oder ob uns die Befriedigung eigener Bedürfnisse wichtiger ist, letztlich ob wir wirklich zur Abstinenz bereit sind;
- ob wir bereit sind, ihnen genügend Autonomie für ihren eigenen Weg zu lassen, oder ob wir ihnen unsere eigenen Vorstellungen aufdrängen wollen;
- ob wir zerstörbar sind oder ihren Angriffen standhalten können;
- ob wir stark genug sind, den Rahmen zu verteidigen und die Therapie vor ihrer Destruktivität zu schützen;
- ob wir sie vor ihrer Neigung zur Reinszenierung traumatischer Erfahrungen zu schützen imstande und bereit sind.

Als ein Charakteristikum ihrer Übertragungsentwicklung neigen traumatisierte Personen in der Psychotherapie im Rahmen von Handlungsdialogen zu *Reinszenierungen* alter traumatischer Erlebnisse. Sie versuchen nicht selten, uns zu drängen, uns so zu verhalten, dass sie die traumatische Situation wiedererleben. Sexuell traumatisierte Patienten können einen starken Druck erleben, Aspekte des sexuellen Missbrauchs wiederzubeleben – symbolisiert in der Fantasie, wir seien manipulativ und verführerisch, oder auf der Verhaltensebene im konkreten Versuch, uns zu verführen. Dieses Verhalten ist Ausdruck der Tendenz, eine Person zu drängen, bestimmte Rollen zu übernehmen. Diese Tendenz bezeichnet Sandler und Sandler (1978) als »Aktualisierung«. Eine genauere Betrachtung offenbart häufig die stille Hoffnung, wir mögen anders, besser als die frühen Objekte der Kindheit reagieren und die Patientin nicht mit den Gefühlen von Ohnmacht und Schuld allein lassen. Welche weiteren Gründe für Beziehungstests gibt es noch?

- Vor allem sollen Beziehungstests dazu dienen zu klären, ob die therapeutische Beziehung eine ausbeuterische und grenzüberschreitende Beziehung ist oder nicht. Wenn Patienten nicht zwischen ausbeuterischen und nichtausbeuterischen Beziehungen unterscheiden können, müssen sie sich ständig der Gefahr ausgesetzt sehen, eine Beziehung für nichtausbeuterisch zu halten, die sich dann doch als ausbeuterisch erweist. Diese Gefahr sollten wir nicht unterschätzen. Für beziehungstraumatisierte Personen gibt es kaum eine schlimmere Vorstellung, als sich auf eine Beziehung vertrauensvoll einzulassen und sich verletzlich und angreifbar zu ma-chen und anschließend erneut den Verrat zu erleben, den sie in der Beziehung zu den frühen Bezugspersonen erlebt haben.

- Beziehungstests dienen nicht nur zur Klärung, ob die Therapeutin ausbeuterisch oder grenzüberschreitend ist, sondern auch zur Klärung, ob und *wieweit die Therapeutin das ausbeuterische oder grenzüberschreitende Verhalten des Patienten zulässt.* Ausbeutung und Grenzüberschreitung aufseiten des Therapeuten kann also im aktiven wie auch im passiven Sinne stattfinden: Wir könnten Patientinnen ausbeuten oder uns von ihnen ausbeuten lassen. Wir könnten ihre Grenzen überschreiten oder zulassen, dass sie unsere Grenzen überschreiten. Der Beziehungstest kann somit beides klären: ob wir aktiv ausbeuten oder Grenzen überschreiten, oder ob wir uns ausbeuten lassen und einer Überschreitung unserer Grenzen tatenlos zusehen. Je nachdem werden sie sich bereit finden, sich weiter auf das Wagnis des neuartigen Beziehungsmusters einzulassen oder aber den Rückzug in die zwar nicht guten, aber noch vertrauten alten Beziehungsmuster anzutreten. Zumindest hätten sie dann Klarheit gewonnen, dass es doch besser ist, sich nur auf sich selbst zu verlassen.

Eine Patientin tut alles, um ihren Therapeuten zu überreden, sich mit ihr außerhalb der Therapiestunde in einem Café zu treffen. Nur dadurch könne er ihr beweisen, dass es ihm um sie und nicht nur um das Geld gehe. Auf seine Ablehnung reagiert sie mit heftiger Wut und Entwertung. Nach Wochen berichtet sie, wie erleichtert sie über die Ablehnung war. Wäre der Therapeut ihrem Wunsch gefolgt, hätte sie das Gefühl gehabt, ihn ebenso »um den Finger« wickeln zu können wie alle anderen Männer (Ettl 2001).

17.9 Umgang mit Trennungen und fehlende Objektkonstanz

Sollte es notwendig werden, in der Behandlung einen traumatisierten Patienten mit einer längeren *Trennung* zu konfrontieren, stellen wir vorher Überlegungen an, wie er dies voraussichtlich aufnehmen wird. Ist der Patient so stabil, dass er in genügendem Maße schützende innere Objekte aktivieren kann, um mögliche Gefühle völligen Verlassenseins mithilfe seiner reifen Anteile kompensieren zu können? Oder besteht die Gefahr, dass kindliche Anteile des verletzten und ohnmächtigen Selbst so weit in den Vordergrund treten, dass die Nachricht von der bevorstehenden Trennung als völliges Alleingelassensein erlebt wird?

Therapieunterbrechungen durch Urlaube oder andere Abwesenheiten des Therapeuten stellen immer dann ein besonderes Problem dar, wenn *Verlassenheitsängste* leicht getriggert werden können und wenn *keine ausreichende Objektkonstanz* ausgebildet werden konnte. Bei fehlender Objektkonstanz können Patientinnen eine mentale Repräsentation einer wichtigen Bezugsperson nicht ohne deren Anwesenheit aufrechterhalten. Dies ist vor allem bei Patienten mit einer Borderline-Persönlichkeitsstörung oder einer abhängigen Persönlichkeitsstörung der Fall.

Wichtig ist es, klare Bewältigungsstrategien zu entwickeln, wie mit den zu erwartenden Verlassenheitsängsten umzugehen ist. Vor allem klären wir minutiös, welche Schritte unternommen werden können, um Hilfe im Notfall zu erreichen. Der »Notfallkoffer« muss immer griffbereit sein (s. Kap. 22.12). Warum?

- Bei fehlender Objektkonstanz sind *Übergangsobjekte* von großer Bedeutung. Winnicott (1953/1983) hat das *Konzept des Übergangsobjekts* und der *Übergangsphänomene* eingeführt. Dieses Konzept beschreibt die Mechanismen, die das Kind gebraucht, um mit Trennungsangst umzugehen und um den Entwicklungssprung von der absoluten Abhängigkeit von der Mutter bis hin zur Orientierung an der äußeren Welt zu überbrücken. Ein

Übergangsobjekt kann z. B. das Stofftier des Kindes sein. Das Übergangsobjekt repräsentiert einen Zwischenbereich des Erlebens, einen Übergangsbereich der Erfahrung. Der Übergangsraum wird auch als der potenzielle Raum bezeichnet, der sich zwischen der inneren und der äußeren Realität befindet. Der Gebrauch von Übergangsobjekten vermag bei Patientinnen mit symbiotischen und dependenten Übertragungsmustern Unabhängigkeit und Ich-Stärke zu fördern (Frederick u. McNeal 1999). Als Übergangsobjekte können Symbole oder Bilder, z. B. aus der Praxiseinrichtung verstanden werden. Auch Tonbandaufnahmen von Therapiesitzungen können als hilfreich empfunden werden. Ungefähr zu wissen, wo die Therapeutin sich im Urlaub aufhält, kann die symbolische Repräsentanz erleichtern.

Eine Patientin sucht täglich auf der Landkarte das Land, in dem ihre Therapeutin Urlaub macht, und stellt sich vor, was die Therapeutin dort vermutlich unternimmt.
Eine andere Patientin wählt an Wochenenden die Telefonnummer der Praxis ihrer Therapeutin, um ihre Stimme auf dem Anrufbeantworter zu hören.
Eine weitere Patientin vergewissert sich mehrfach, ob das Haus ihres Therapeuten noch steht.

17.10 Regressionsbegrenzung, positive Abhängigkeit und die Förderung autonomer Emotionsregulierung

Wenn wir unseren Patienten eine haltende Beziehung anbieten, müssen wir uns mit der Frage auseinander setzen, wieweit wir damit auch eine Abhängigkeitsbeziehung herstellen. In diesem Zusammenhang möchten wir zunächst Missverständnisse ausräumen:

- Das Angebot einer haltenden Beziehung bedeutet *nicht*, dass wir unsere Patientinnen in unauflösbarer Abhängigkeit an uns binden. Es bedeutet auch nicht, dass wir sie in eine regressive Beziehung zu uns eintreten lassen. Im Gegenteil, *wir tun alles, um der Entwicklung einer malignen Abhängigkeitsbeziehung entgegenzuwirken.*
- Wir glauben, dass wir unsere Patienten gerade dadurch halten und ihnen Bindungssicherheit vermitteln, dass wir ihnen die *Fähigkeit zur autonomen Regulation vermitteln.* Das Angebot einer haltenden Beziehung steht daher nicht im Widerspruch zu der Forderung, unseren Patientinnen ein Maximum an Kontrolle und Autonomie einzuräumen und sie zur Nutzung ihrer Selbstheilungskräfte, zu Selbstfürsorge und Selbstregulation anzuleiten.
- Indem wir klarstellen, dass unser Angebot einer externen Emotionsregulierung im Rahmen der Stabilisierung *vorübergehender Natur* ist und eine autonome Emotionsregulierung angestrebt werden soll, betonen wir, dass die Patienten *in ihrer Alltagsbewältigung nicht auf uns angewiesen sein sollen.*
- Mit einer *ressourcenorientierten Haltung* steht uns ein wertvolles therapeutisches Instrument zur Verfügung, das geeignet ist, den scheinbaren Widerspruch zwischen einer haltenden Beziehung und der Forderung nach Regressionsbegrenzung aufzulösen. Ausgangspunkt ist die Überlegung, dass traumatisierte und persönlichkeitsgestörte Patientinnen ihr bisheriges Leben unter vielfach erschwerten Bedingungen bisher bewältigt haben. Sie müssen daher über Möglichkeiten der Emotionsregulierung verfügen, die als *Ressourcen* gespeichert sind. Diese Ressourcen können therapeutisch aktiviert werden (s. Kap. 24).
- Eine haltende Beziehung muss also vor allem darin bestehen, die Selbstheilungskräfte der Patienten zu fördern und sie darin anzuleiten, sich selbst zu trösten, *sich selbst eine gute Mutter zu sein.* Diese therapeutische Haltung, die zunehmend akzeptiert wird, scheint bei traumatisierten und persönlichkeitsgestörten Pati-

entinnen der Arbeit mit einer regressionsfördernden Beziehungsgestaltung deutlich überlegen zu sein. Ressourcenaktivierende Imaginationen (s. Kap. 24) und die Arbeit mit dem inneren Kind (s. Kap. 32) sind bewährte therapeutische Techniken.

Andererseits tun wir gut daran, die Tatsache nicht zu verleugnen, dass wir eine Behandlung – auch bei einer ressourcenorientierten Einstellung und einem regressionsbegrenzenden Ansatz – langfristig *nicht ohne die Entwicklung einer Abhängigkeitsbeziehung* führen können und auch nicht sollten, wenn wir *Bindungssicherheit* und *Vertrauen* vermitteln wollen. Warum?

- Personen, die nie gelernt haben, zu vertrauen und sich auf andere Menschen zu verlassen, werden diese Fähigkeit nicht allein durch Ressourcenaktivierung, sondern nur durch die konkrete Erfahrung in einer menschlichen Beziehung erwerben.
- Die Bedeutung der *hilfreichen Beziehung für das Gelingen von Psychotherapie* ist durch die Psychotherapieforschung eindeutig belegt worden. Als ein unverzichtbares Element enthält sie das zentrale Element der Bindung *(bond)*, und in der Forderung, der Patient solle zu der Überzeugung gelangen, dass der Therapeut ihn verstehen und ihm helfen kann, ist ein Aspekt von Abhängigkeit enthalten. Therapeutinnen, die mit ihren Patienten zu distanziert umgehen, um einer Abhängigkeitsentwicklung entgegenzuwirken, nehmen ihnen diese Möglichkeit.
- Abhängigkeit im positiven Sinne ist zudem ein Aspekt unseres *biologisch verankerten emotionalen Bindungssystems* (Panksepp 1998).

Wenn wir diesen Sachverhalt leugnen wollten, würden wir in anderer Form frühere psychoanalytische Diskussionen neu beleben, die darauf abzielten, Abhängigkeitswünsche nicht zu gratifizieren, sondern zu deuten. Inzwischen hat sich unter analytisch orientierten Autoren die Auffassung durchgesetzt, dass vor allem bei Patienten mit schweren Persönlichkeitsstörungen eine gewisse Gratifikation ihrer Abhängigkeitsbedürfnisse unverzichtbar ist (Adler u. Buie 1979; Cremerius 1979; Hoffmann 1983; Winnicott 1974b). Auch bei den schwer gestörten traumatisierten Personen sprechen sich maßgebliche Autoren nach wie vor dafür aus, dass sich auch regressive und abhängige Bedürfnisse in der Behandlung entwickeln dürfen (Dalenberg 2000; Davies u. Frawley 1994; Steele et al. 1997). Sie verbinden dies keineswegs immer mit dem von uns als problematisch empfundenen behandlungstechnischen Vorgehen, das eine Darstellung der traumatischen Beziehungspathologie in der Übertragung zum Ziel hat (s. Kap. 14.2).

Es kommt sicher sehr darauf an, eine positive und entwicklungsfördernde Abhängigkeit von einer negativen und entwicklungshemmenden Abhängigkeit zu unterscheiden. Die Kunst besteht darin, die *Balance* zu halten zwischen der *Erfüllung regressiver Bedürfnisse nach Vertrauen, Verlässlichkeit und emotionaler Fürsorge* und der *Selbstverantwortung für die Lebensbewältigung und Emotionsregulierung*. Eine so verstandene therapeutische Beziehung beinhaltet, dass wir

- für unsere Patientinnen regulatorische Funktionen und Hilfen bei der Lebensbewältigung *nur dann* übernehmen, wenn sie selbst dazu nicht in der Lage sind;
- sie, wann immer möglich, darin zu unterstützen, die Funktionen der Selbstberuhigung und Selbsttröstung aus eigener Kraft zu aktivieren und ihre Alltagsbewältigung selbst in die Hand zu nehmen;
- ihnen aber insofern regressive Bedürfnisse gestatten, als sie Vertrauen entwickeln und sich auf uns einlassen dürfen.

17.11 Ringen um das therapeutische Arbeitsbündnis

Die Bedeutung der therapeutischen Arbeitsbeziehung für den Erfolg von Psychotherapie ist inzwischen vielfältig empirisch belegt (Luborsky et al. 1988). Ein therapeutisches Arbeitsbündnis umfasst folgende Aspekte, die zu unterschiedlichen Zeitpunkten der Therapie bedeutsam werden können:

- die Übereinstimmung hinsichtlich der zu bewältigenden Aufgaben,
- die Gemeinsamkeit der Therapieziele und
- die durch Vertrauen geprägte und emotional positiv getönte Bindung zwischen Therapeut und Patient (Bordin 1979).

Die Herstellung eines tragfähigen therapeutischen Arbeitsbündnisses kann bei traumatisierten Patientinnen mit Persönlichkeitsstörungen eine große Herausforderung sein. *Maladaptive interpersonelle Verhaltensmuster* sowie *rigide Stile der Wahrnehmung und der Informationsverarbeitung* können sich erschwerend auf die Entwicklung der therapeutischen Arbeitsbeziehung auswirken. Folgende Schwierigkeiten möchten wir im Einzelnen benennen:

- Heftige Entwertungen können die Kommunikation bei Patienten mit einer *Borderline-* oder mit einer *narzisstischen Persönlichkeitsstörung* prägen.
- Ein Kleben am Detail erschwert oft die Arbeit bei *anankastischen Persönlichkeitsstilen*.
- Globale, ungenaue und selektive Wahrnehmungen kennzeichnen *histrionische Persönlichkeitsstile*.
- Bei *narzisstischen* und *schizoiden Persönlichkeitsstilen* können Näheängste die Zusammenarbeit schwierig machen.

Empirische Befunde bestätigen die Schwierigkeiten bei der Herstellung und Aufrechterhaltung einer therapeutischen Arbeitsbeziehung. Dies wurde vor allem für die Borderline-Persönlichkeitsstörung untersucht. Mehr als die Hälfte der Personen mit dieser Diagnose brachen Psychotherapien vorzeitig ab (Frank 1992; Gunderson et al. 1989; Skodol et al. 1983). Für einen vorzeitigen Therapieabbruch wurden in einer Studie stationär behandelter Borderline-Patienten folgende Gründe genannt: zu viel Frustration in der Therapie, fehlende familiäre Unterstützung und logistische Probleme, die sich auf die Faktoren Anreise, Zeit und die Kosten bezogen (Gunderson et al. 1989). Ähnliche Ergebnisse fanden sich in einer anderen Studie (Waldinger u. Gunderson 1984). Auch erfahrene Psychotherapeuten hatten Probleme, Borderline-Patienten in Psychotherapie zu halten. Von 790 Borderline-Patienten blieben nur 54% länger als 6 Monate, und nur 33% beendeten ihre Therapie zufriedenstellend.

Einige Studien haben die Entwicklung des therapeutischen Arbeitsbündnisses zwischen Borderline-Patienten und ihren Therapeuten im Langzeitverlauf untersucht. Im Menninger-Projekt wurde deutlich, das die Qualität der therapeutischen Allianz zwischen den einzelnen Sitzungen erheblich schwankte (Gabbard et al. 1988, 1994; Horwitz et al. 1996). In einer prospektiven Studie an 35 Patienten mit Borderline-Persönlichkeitsstörung, die einzeltherapeutisch behandelt wurden, verbesserte sich die therapeutische Arbeitsbeziehung über Jahre stetig (Gunderson et al. 1997).

Trotz aller Schwierigkeiten gilt: Je schwerer die Persönlichkeitsstörung ist, desto wichtiger sind unsere Bemühungen um die Herstellung eines tragfähigen therapeutischen Arbeitsbündnisses. Umso mehr müssen wir uns bemühen, die Faktoren zu identifizieren, die einem Therapieabbruch entgegenwirken können. Wir haben den Eindruck, dass die Zahl der Behandlungsabbrüche zurückgegangen ist, seit wir uns – zumindest in der ersten Phase der Behandlung – mit einer bedingungslos wertschätzenden therapeutischen Haltung konsequent um die Herstellung einer positiven Übertragungsbeziehung bemühen und in der Behandlungstechnik ressourcenorientierte und bewältigungsorientierte Aspekte betonen. Leider liegen bisher nicht genügend empirische Daten vor, um unseren Eindruck aus der klinischen Praxis zu bestätigen.

Dennoch werden sich ein umfassendes Vertrauen und ein durchgängiges Gefühl der Sicherheit in der therapeutischen Beziehung meist erst nach einer längeren Therapiezeit entwickeln, manchmal erst nach Jahren. Für Patientinnen, die in einem von Zurückweisung, Übergriffen oder Vernachlässigung geprägten Umfeld aufgewachsen sind, ist das Neuerleben einer guten, annehmenden und schützenden Beziehungserfahrung sehr *fremd*. Sie können sich eine solche Beziehung nicht vorstellen. Folglich erwarten sie sie nicht, so groß ihre Sehnsucht danach auch ist. Hinzu kommt, dass traumatisierte Patienten mit Persönlichkeitsstörung oft zu traumatischen Übertragungen und zu unbewussten missbräuchlichen Inszenierungen neigen. Dadurch ist das therapeutische Arbeitsbündnis – oder in Kohuts (1979) Worten die therapeutisch notwendige Selbstobjektübertragung – stets *gefährdet.*

Die Arbeit an der therapeutischen Beziehung durchzieht oft die gesamte Therapie. Nicht selten kommt es über längere Zeit zu einem zyklischen Wechsel von Unterbrechungen und Wiederherstellungen der therapeutischen Beziehung, der als »therapeutischer Tanz« dem Wechselspiel von Ruptur und Reparatur der frühen Mutter-Kind-Bindung ähnelt. Indem wir den Aspekt der *Reparatur der Bindungsbeziehung* zu einer zentralen Grundlage unserer therapeutischen Arbeit machen, unterscheiden wir uns in unserem Beziehungsangebot um vieles von der Situation in der Ursprungsfamilie, die durch Machtausübung, Kontrolle und Alleinlassen geprägt ist. So betrachtet können wir unser oft mühevolles Ringen um die therapeutische Beziehung vielleicht besser wertschätzen.

Literaturempfehlungen

Bion WR (1990). Lernen durch Erfahrung. Frankfurt a. M.: Suhrkamp.

Clarkin JF, Yeomans F, Kernberg OF (2001). Psychotherapie der Borderline-Persönlichkeit. Stuttgart, New York: Schattauer.

Kohut H (1976). Narzissmus. Frankfurt a.†M.: Suhrkamp.

Lohmer M (2004). Zum Umgang mit Rahmen, Regeln und Vereinbarungen in der Borderline-Therapie. PTT – Persönlichkeitsstörungen, Theorie und Therapie; 8: 4–10.

Winnicott DW (1974). Reifungsprozesse und fördernde Umwelt. München: Kindler.

18 Selbstwertstärkung und Validierung der psychischen Erfahrung

Wertschätzende Beziehungsgestaltung und die Anerkennung der subjektiven Realität

18.1 Entwicklung des Selbstwertgefühls und die Bedeutung der Ressourcenorientierung

Für die Entwicklung eines sicheren Selbstwertgefühls ist die Verinnerlichung einer *wertschätzenden und affektspiegelnden frühen Beziehungserfahrung* unerlässlich. Die Kindheitsforschung hat gezeigt, wie wichtig es schon für ein neugeborenes Kind ist, für seine Bezugsperson »bedeutsam« zu sein. Schon das Neugeborene versucht, mit einer anderen Person in Kontakt zu kommen, um mit ihr ein Erlebnis enthusiastischer Gemeinschaft zu genießen (Trevarthen 2001). Das *Bedürfnis, wahrgenommen, gesehen und wertgeschätzt zu werden*, wurde bei bindungstraumatisierten Personen tief verletzt.

Entwicklungspsychologische Untersuchungen betonen weiterhin die Bedeutung der *frühen dyadischen Schamregulation*. Für die normale Entwicklung gilt, dass geringe Dosen von Scham wegen eines kleineren Fehlers oder Misserfolgs eine entwicklungsfördernde Bedeutung haben können, sofern sie von einer empathisch eingestimmten Bezugspersonen angemessen begleitet und anteilnehmend und tröstend reguliert werden. Die Erfahrung, mit einer die Schamgefühle regulierenden Bezugsperson zusammen zu sein, wird in eine bleibende Interaktionsrepräsentanz eingefügt. Derartige Repräsentationen können künftig dazu dienen, Schamzustände selbst zu regulieren und aus Fehlern und Misserfolgen zu lernen. Ohne ein angemessenes interaktives Reparieren des schambedingten Stresses durch die frühe Bezugsperson wird jedoch ein bleibendes sensumotorisches Selbstbild geschaffen, *unakzeptabel und unwert zu sein* (Schore 1994). Bindungstraumatische Erfahrungen gehen so gut wie immer mit einer schweren Störung der Selbstwertentwicklung einher.

Das *geringe Selbstwertgefühl* von Opfern traumatischer Gewalt ist in einer Vielzahl von Untersuchungen empirisch bestätigt worden (Briere u. Runtz 1990). Folgende Aspekte sind in diesem Zusammenhang wichtig:

- Für die Entwicklung des Selbstwertgefühls ist die *Überzeugung von der Gültigkeit der eigenen subjektiven Erfahrungen* eine unerlässliche Voraussetzung. Das Vertrauen in die Gültigkeit der eigenen Wahrnehmungen, Gefühle und Bedürfnisse entsteht durch deren regelmäßige Bestätigung durch die betreuenden Bezugspersonen. Wenn hingegen früh eine validierende Responsivität gefehlt hat oder wenn – wie es im traumatisierenden Beziehungsumfeld üblich ist – die Gültigkeit der eigenen Wahrnehmung und Gefühle in Frage gestellt wurde, wird das Vertrauen in die eigene subjektive Realität unterminiert und

das Selbstwertgefühl fragil (Milch u. Putzke 1991; Stolorow et al. 1987/1996).
- Wiederholte *Ohnmachterfahrungen* im Rahmen traumatisierender Einflüsse untergraben zusätzlich das *Gefühl der Selbstwirksamkeit* (Bandura 1977) und damit ebenfalls das Selbstwertgefühl. Es entsteht ein Gefühl totaler Sinnlosigkeit, das es aussichtslos erscheinen lässt, noch irgendetwas zu tun (Wurmser 1997).

Das Bedürfnis nach Selbstwerterhöhung zählt neben dem Bedürfnis nach Bindung, dem Bedürfnis nach Orientierung und Kontrolle und dem Bedürfnis nach Lustgewinn und Unlustvermeidung zu den menschlichen Grundbedürfnissen (Grawe 2004). Ein ressourcenaktivierendes Vorgehen muss daher bei bindungstraumatisierten Patienten in der Stärkung des Selbstwertgefühls eine vorrangige therapeutische Aufgabe sehen.

18.2 Wertschätzende und gleichberechtigte Beziehungsgestaltung

Welche Konsequenzen lassen sich aus diesen Befunden für die Behandlung beziehungs- und bindungstraumatischen Patientinnen mit Persönlichkeitsstörungen ziehen? Es ergeben sich folgende Möglichkeiten:
- Wegen der besonderen Bedeutung des *Blickkontakts* für die Entwicklung der frühen Schamregulation (Schore 1994) vermitteln wir zur Förderung des Selbstwertgefühls eine wertschätzende Beziehungserfahrung am ehesten durch eine wohlwollende und respektvolle *nonverbale Kommunikation*; dazu gehört auch ein entsprechender *Blickkontakt* – oder, wenn der Blickkontakt als bedrohlich oder als beschämend wahrgenommen wird, gerade *durch den Verzicht auf den Blickkontakt.*

Eine Patientin erlebt es als hilfreich, wenn die Therapeutin in belastenden Situationen zum Fenster hinausschaut, weil sie sich sonst zu sehr beschämt fühlt.

- Wegen der vielfältigen Erfahrungen von Ohnmacht und Kontrollverlust stärken wir das Selbstwertgefühl dadurch, dass wir den Patienten eine *größtmögliche Kontrolle* über den therapeutischen Prozess zugestehen. Wann immer möglich, räumen wir ihnen *Wahlmöglichkeiten* ein.
- Vor dem Hintergrund der umfassenden *Unterlegenheitserfahrung* achten wir ganz besonders auf eine *Atmosphäre gleichwertiger und partnerschaftlicher Zusammenarbeit* und vermeiden alles, was das Machtgefälle zwischen den Patientinnen und uns unterstreichen könnte.

Wir leugnen gegenüber unseren Patienten nicht, dass es zwischen uns wie in jeder helfenden Beziehung ein reales Machtgefälle gibt. Zugleich bemühen wir uns, ihnen ein *Gefühl von Gleichwertigkeit* zu vermitteln und alles zu vermeiden, was als Machtausübung verstanden werden könnte. Wie gehen wir konkret vor?
- Wir vermeiden alle Äußerungen und Handlungen, die den Eindruck entstehen lassen könnten, dass wir eine bestimmende Haltung oder die Attitüde des Allwissenden einnähmen, und achten sorgfältig darauf, ob unsere Äußerungen oder Handlungen in dieser Weise wahrgenommen werden können. Derartige Haltungen führen, selbst wenn sie nur in subtiler Form in Erscheinung treten, in der Regel zu einer kontraproduktiven Idealisierung und zu einem angepassten Patientenverhalten, was einer Stärkung des Selbstwertgefühls abträglich ist.
- Auch in anderer Hinsicht erweist sich ein bestimmendes Therapeutenverhalten als nachteilig: Narzisstische Persönlichkeiten können sich in ihrem Selbstwert bedroht fühlen und mit einer Verstärkung ihrer narzisstischen Abwehr reagieren. Paranoide und schizoide Persönlichkeiten können ein bestimmendes Therapeutenverhalten als bedrohlich und intrusiv erleben und ebenfalls mit einer Verstärkung ihrer paranoiden oder schizoiden Abwehr reagieren. Bei Patienten mit dependenten Persönlichkeitszügen kann zudem die Illusion entste-

hen, es bedürfe nur eines vertrauensvollen Sich-Hingebens, um die Lebensprobleme zu lösen.

- Besonders persönlichkeitsgestörte Patienten mit einem eher distanzierten Bindungs- und Beziehungsstil schätzen es, wenn wir ihnen das Gefühl vermitteln, nicht ihr Therapeut, sondern ihr *Coach* zu sein. Narzisstisch gestörten, aber auch paranoid oder schizoid reagierenden Patienten kann es schwer fallen, die Patientenrolle anzunehmen, weil sie sie als kränkend, beschämend oder autonomieeinschränkend erleben. Die Rolle des »Coach« ist mit ihrer Form der Selbst- und Selbstwertregulierung besser vereinbar. Sich »coachen« zu lassen, heißt für ihr Erleben, als gleichberechtigter Partner an einem kontrollierten Lernprozess teilhaben zu können, ohne die als demütigend empfundene Krankenrolle annehmen oder in eine als bedrohlich wahrgenommene Therapiebeziehung eintreten zu müssen.
- Überhaupt versuchen wir, die Therapie so zu gestalten, dass unsere Patientinnen sich auch in ihren *positiven Seiten* und mit ihren *Stärken* erfahren können. Wir versuchen zu erfahren, welche Fähigkeiten und welche Motivationen am stärksten ausgeprägt sind und fragen uns oft, bei welchem Angebot sie optimal im Therapieprozess mitarbeiten und dann auch profitieren können. Dabei achten wir auf subtile Hinweise, die bestimmte Motivationen erkennen lassen. So kann ein Anflug von Lächeln oder ein Aufblitzen von Freude zu erkennen geben, dass ein Patient mit einer Ressource und einer positiven Motivation in Kontakt gekommen ist, was wir für die weitere Therapie nutzen können.

Ein rational und pragmatisch denkender Patient bringt eine Sammlung von Schemata und Folien mit in die Therapie. Als er bemerkt, dass sein Therapeut interessiert auf seine Schemata eingeht und sehr rational mit ihm spricht, entdeckt er Freude an der Therapie und arbeitet deutlich besser mit.

- Patienten mit *maladaptiven Bewältigungsstilen* benötigen in besonderem Maße unseren Respekt und unsere Achtung. Wir können diese Qualitäten am besten vermitteln, indem wir ihre problematischen Verhaltensweisen als Lösungsstrategien validieren, die unter traumatischen Bedingungen tauglich und oft lebensrettend waren.

Eine Patientin mit schweren Bindungsstörungen und zahlreichen Beziehungsabbrüchen versperrt sich viele Möglichkeiten dadurch, dass sie sich selbst nur als hilfsbedürftig darstellt und zahlreiche hilfswillige Personen gleichzeitig zu Aktionen und Aussagen drängt. Die Tatsache, dass die Hilfsangebote und Ratschläge einander widersprechen, benutzt sie dann zur Spaltung der Helfer. In der Kindheit durfte sie gegenüber ihren zwei älteren Brüdern, einer aversiven und gewalttätigen Mutter und einem impulshaft schlagenden Vater nie eine Position beziehen, da sonst Schläge oder andere Gewalt gedroht hätten. Es blieb ihr nichts anderes übrig, als jeweils dyadische Koalitionen mit den einzelnen Familienmitgliedern einzugehen. Die Wertschätzung in der Therapie heute als Erwachsene kann ihr die eigene Wertschätzung erhalten und ermöglicht ihr die biografische Einordnung ihrer Verhaltensweisen.

- Manchmal ist es vorteilhaft, das *reale Ungleichgewicht in der Beziehung direkt anzusprechen*, das unter anderem darin besteht, dass wir viel von einer Patientin erfahren, sie aber wenig von uns erfährt. Wir erläutern dann, warum wir wenig von uns mitteilen: nicht um Macht auszuüben, sondern weil es für die Therapie notwendig ist, dass wir uns ganz ihr widmen und die Aufmerksamkeit nur insoweit auf unsere Person lenken, als es die Therapie betrifft.

Für manche traumatisierte Patientinnen ist eine gleichberechtigte Beziehung ohne das Gefühl passiven Ausgeliefertseins sehr ungewohnt (Gartner 1999; Herman 1992). Sie kommen oft nicht spontan auf den Gedanken, dass sie eine von uns abweichende Meinung haben oder uns gar widersprechen dürfen. Daher erinnern wir sie im Therapieverlauf immer wieder daran, dass sie sich als gleichberechtigte Partner am Therapieprozess fühlen und ausdrücklich abweichende Meinungen äußern dürfen und sollen.

Wertschätzende und gleichberechtigte Beziehungsgestaltung

- respektvoller Blickkontakt
- Kontrolle und Wahlmöglichkeiten einräumen
- Atmosphäre gleichwertiger und partnerschaftlicher Zusammenarbeit schaffen
- bestimmende Haltung und Attitüde des Wissenden vermeiden
- positive Seiten und Stärken erfassen

18.3 Validierung der psychischen Erfahrung

Weil traumatisierte und persönlichkeitsgestörte Patienten oft so große Schwierigkeiten haben, ihrer eigenen Wahrnehmung zu trauen, kommt der *Validierung ihrer Wahrnehmungen und Gefühlszustände* in der Therapie eine herausragende Rolle zu. Bei manchen Patientinnen kann die Bestätigung ihrer Wahrnehmungen und ihrer Gefühlszustände über längere Zeit der wichtigste Modus der Intervention sein (Killingmo 1995). Dies soll im Einzelnen wie folgt dargestellt werden:

- Bestätigend wirkt es zunächst schon, wenn wir aufmerksam *zuhören*, das Gesagte aufgreifen, nachfragen, wenn wir etwas nicht verstanden haben, und durch unsere Haltung und Mimik zu verstehen geben, dass wir die mitgeteilten Wahrnehmungen und Empfindungen *als gültig annehmen.*
- Ressourcenstärkend ist es auch, wenn wir uns wertschätzend für das Erleben und Verhalten unserer Patienten *interessieren.* Wir können die Wertschätzung zum Ausdruck bringen, indem wir sie bitten, gleichsam in der Rolle der Experten über sich zu berichten, welche Bewältigungsstrategien sie erfolgreich angewendet haben, welche Erfahrungen sie in vielen Lebensbereichen gemacht haben, sogar welche »psychodynamischen Hypothesen« sie zu verschiedenen Sachverhalten entwickelt haben. Wir hüten uns vor Bewertungen und bemühen uns vielmehr, eine von interessiertem Respekt und emotionalem Abstand geprägte Haltung einzunehmen. Paar (1987) hat diese Haltung mit derjenigen eines »Ethnomediziners« verglichen, der eine ihm fremde Kultur forschend und neugierig fragend kennen lernen will.

T: Wenn es Ihnen ganz schlecht geht, wie finden Sie wieder aus dem Zustand heraus? Was tun Sie dagegen? Können Sie mir das genauer erklären?

- *Respekt und Interesse* gilt, darauf hat besonders Kernberg (1993) hingewiesen, jedem Aspekt des Selbst unserer Patientinnen, und sei er auch noch so schambesetzt oder ablehnungswürdig. Auch und gerade wenn Patienten über Gefühle, Motivationen und Handlungen sprechen, die entweder sie oder wir ablehnen, bemühen wir uns, diese respektvoll als Teil ihrer psychischen Realität anzunehmen.

P: Ich hasse mich dafür, dass ich so empfinde.
T: Es muss für Sie sehr schwer sein, dieses Gefühl wirklich anzunehmen, weil Sie sich deswegen so stark verurteilen.

- Wenn Patienten ihren Wahrnehmungen und Gefühlen nicht trauen, weil diese so oft für ungültig erklärt worden sind, unterstützen wir sie ausdrücklich darin, ihre *eigenen Wahrnehmungen und Gefühle ernst zu nehmen und ihnen zu trauen.*

P: Ich hatte da so ein Gefühl, da stimmt etwas nicht, aber ich weiß nicht, ob ich Recht habe.

T: Sie haben da ein Gefühl wahrgenommen, dass etwas nicht stimmt. Ich denke, Sie sollten dieses Gefühl ernst nehmen und ihm trauen. Erzählen Sie mir mehr darüber.

- Bei einigen Patientinnen müssen wir ihr *Recht, eigene Gefühle und Gedanken zu haben,* immer wieder hervorheben.

T: Es ist Ihr Recht, das so zu empfinden. Niemand darf Ihnen das Recht nehmen, so oder anders zu fühlen.

- Selbstwertstärkend kann es auch wirken, wenn wir unseren Patienten verdeutlichen, dass alle ihre Überlegungen und Handlungsweisen aus gutem Grunde erfolgt und grundsätzlich *logisch nachvollziehbar* sind, auch wenn wir im Moment noch nicht alle Gründe oder Motivationen kennen. Die Vernünftigkeit und Normalität der Patienten hervorzuheben und problematisch erscheinende Verhaltensweisen als grundsätzlich nachvollziehbar einzuordnen, kann ihnen sehr helfen, sich uns zu öffnen.
- Oft ist es nicht überflüssig, den Patientinnen zu vermitteln, dass sie ein *Recht haben, in der Welt zu sein,* so wie sie sind, und dass es dafür keiner Entschuldigungen und Rechtfertigungen bedarf.
- Natürlich kann es auch vorkommen, dass wir eine Wahrnehmung unseres Patienten als grob verzerrt empfinden und die Realitätsprüfung durch entsprechende Korrekturen verstärken müssen. *Auch dann nutzen wir noch die Gelegenheit, die Gültigkeit des entsprechenden – immer richtigen! – Grundgefühls zu validieren,* sei es auch durch eine noch so verzerrte Wahrnehmung zustande gekommen.

T: Wenn Sie das so wahrnehmen, ist es absolut nachvollziehbar, dass sie sich so fühlen.

Validierung der psychischen Erfahrung

- mitgeteilte Wahrnehmungen und Empfindungen als gültig annehmen
- respektvolles Interesse für bisherige Bewältigungsstrategien
- Aufforderung, eigene Wahrnehmungen und Gefühle ernst zu nehmen und ihnen zu trauen
- auch bei verzerrter Wahrnehmung der Realität Gültigkeit des Grundgefühls anerkennen
- auch schambesetzte Teile des Selbst als Teil der psychischen Realität anerkennen

18.4 Solidarität und klare Stellungnahme gegen Gewalt

Die Behandlung traumatisierter Patienten erfordert unsere klare Solidarität. Eine eindeutige Stellungnahme gegen Gewalt bedeutet, die Unterschiede zwischen Täter- und Opferstatus nicht zu verwischen. *Die Patientin muss spüren, dass wir mit ihr solidarisch sind und nicht daran zweifeln, dass ihr Unrecht geschehen ist oder noch geschieht.* Unsere Solidarität umfasst auch die Bereitschaft, den Patienten *Glauben zu schenken.* In diesem Zusammenhang wurde der Begriff der »parteilichen Abstinenz« geprägt, die eine solidarische Haltung und eine Bereitschaft zu glauben beinhaltet. Die Patientinnen brauchen unsere Zeugenfunktion, damit sie sich selbst glauben können bei dem, was sie erinnern. Ohne die professionelle Distanz aufzugeben, folgen wir ihnen in die innere Welt und nehmen gleichzeitig die äußere Realität wahr. Folgende Punkte möchten wir dazu hervorheben:

- Allein die Tatsache der Traumatisierung anzuerkennen, bedeutet für viele Opfer bereits, dass sie viele Schwierigkeiten als adaptive Lösungen einer nicht normalen Situation verstehen können.
- Es bedeutet auch, klarzumachen, dass alle Reaktionen normale Anpassungsreaktionen sind und nicht Ausdruck von Defekten und psychischer Gestörtheit sind.

Diese Botschaft ist mit einer therapeutisch-neutralen Haltung und einer distanzierten Betrachtung der Schilderungen kaum zu vermitteln, da diese zu leicht als Zurückweisung und Missachtung der Not oder als Parteiergreifung für den Täter verstanden werden können.

> Eine neutral-distanzierte Haltung kann bei traumatisierten Patienten einer Retraumatisierung gleichkommen, wenn Verlassenheitsängste getriggert oder Selbstbeschuldigungs- und Selbstbeschämungstendenzen durch das Anwachsen negativer Übertragungen verstärkt werden (s. Kap. 30).

Mit der gleichen Entschiedenheit wenden wir uns gegen Gewalt, die von unseren Patientinnen ausgeht, gleichgültig, ob es sich um körperliche, sexuelle oder emotionale Gewalt handelt. Weder tolerieren wir, dass unsere Patienten anderen Personen Schaden zufügen, noch dass sie sich selbst schädigen. Kommt dies vor, konfrontieren wir sie frühzeitig damit und machen unmissverständlich klar, dass wir ohne die Bereitschaft zur Beendigung dieser Verhaltensweisen keine Möglichkeit der Behandlung sehen. Dabei räumen wir durchaus ein, dass der völlige Verzicht auf autodestruktive Handlungen nicht immer sofort möglich ist. Wir bestehen aber darauf, dass ein Bemühen und eine Tendenz in diese Richtung erkennbar sein müssen, damit wir die Behandlung fortsetzen können.

Eine Haltung der Solidarität einzunehmen kann uns schwer fallen, wenn bei uns Zweifel am *Wahrheitsgehalt* der Schilderungen unserer Patientinnen aufkommen. Zweifel können entstehen, wenn äußere Umstände eine Traumatisierung unwahrscheinlich erscheinen lassen oder weil die Schilderungen übertrieben oder bizarr klingen. Grundsätzlich gilt dazu, dass wir keine Möglichkeit haben, den objektiven Wahrheitsgehalt der Schilderungen zu beurteilen, und dass die Forschung zu Traumaerinnerungen wiederholt gezeigt hat, wie unzuverlässig Erinnerungen an eine Traumatisierung sein können (s. Kap. 35.3). Das bedeutet, dass wir mit falsch positiven und mit falsch negativen Erinnerungen rechnen müssen. Traumaerinnerungen ohne reale Traumaerfahrung (sog. *false memories*, s. Kap. 35.4) sind allerdings weitaus seltener als der umgekehrte Fall, nämlich einer Amnesie für eine tatsächlich geschehene Traumatisierung (International Society for Traumatic Stress Studies 2004).

Wichtig ist uns noch folgender Hinweis: Die Erinnerung an eine Traumatisierung kann tatsächlich in vielfältiger Weise verzerrt oder auch verfälscht sein – dies bedeutet aber nicht, dass keine Traumatisierung stattgefunden hat! Gerade schwere Traumatisierungen können zu Erinnerungslücken führen, die durch Narrative gefüllt werden und dann als Pseudoerinnerungen imponieren (s. Kap. 35.4).

In der praktischen therapeutischen Arbeit haben wir es uns zur Gewohnheit gemacht, unsere Patientinnen darüber zu *informieren*, dass *es schwierig ist, den Wahrheitsgehalt ihrer Erinnerungen zu beurteilen.* Gleichzeitig versichern wir sie unserer uneingeschränkten Solidarität. Auf der emotionalen Ebene machen wir ihnen deutlich, dass wir ihre *subjektive Realität in vollem Umfang annehmen* und ihnen und ihrer Schilderung *Glauben schenken.* Nur so werden wir mit ihnen eine tragfähige therapeutische Beziehung aufbauen können, die es uns vielleicht später gestattet, auch die hinter der reklamierten Traumatisierung stehenden Beziehungswünsche zu verstehen.

18.5 Solidarität bei Reviktimisierungstendenz

Eine differenzierte Betrachtung ist erforderlich, wenn wir erkennen, dass unsere Patienten unbewusst, vorbewusst oder sogar bewusst *dazu beitragen, dass Gewalthandlungen an ihnen vollzogen werden.* Welche Konsequenz ergibt sich daraus für das therapeutische Handeln?

- Grundsätzlich gilt auch hier, dass wir *gegen jede Form der Gewalt* klar Position beziehen. Aus therapeutischen Gründen müssen wir jedoch berücksichtigen, dass die Tendenz zur Reviktimisierung der Traumapathologie inhärent ist (s. Kap. 40).

- Dies lässt es geboten erscheinen, besonders zu Beginn der Behandlung einem Patienten einen *Opferstatus* auch dann zuzubilligen, wenn wir eine unbewusste, vorbewusste oder sogar bewusste aktive Mitwirkung am Zustandekommen der Traumatisierung erkennen können. Ein zu frühes Ansprechen der eigenen Mitwirkung würde der Patientin erneut das Gefühl geben, für die Misshandlung oder den Missbrauch selbst verantwortlich zu sein, was einer Retraumatisierung in der therapeutischen Beziehung gleichkäme.
- Wir hüten uns auch, in einem frühen Stadium der Therapie z. B. abgewehrte Wünsche nach einer narzisstischen Verschmelzung mit dem idealisierten Täter oder eine heimliche Komplizenschaft zu deuten, so zutreffend beides auch sein mag. *Opfer müssen zu allererst als Opfer anerkannt werden*, auch dann, wenn eine eigene Mitwirkung an der Viktimisierung evident ist.
- Eine Bearbeitung der Reviktimisierungstendenz sowie der eigenen Täteranteile betrachten wir als eine spätere Aufgabe der Therapie. Ebenso sollte es einem späteren Stadium der Therapie vorbehalten sein, Aspekte realer Schuld von introjizierten oder täterimplantierten Schuldgefühlen zu unterscheiden. Wegen der damit verbundenen meist unerträglichen Schamgefühle halten wir es für unverzichtbar, zunächst das Selbstwertgefühl umfassend zu stärken.

18.6 Subjektives Opfererleben ohne sichere Traumagenese

Eine ähnlich differenzierte Haltung nehmen wir ein, wenn persönlichkeitsgestörte Patientinnen sich in ihren aktuellen Beziehungen geschädigt, misshandelt, gedemütigt oder missbraucht fühlen und uns deutlich ist, dass sie zur Entstehung dieser Situationen teilweise durch eigenes Verhalten beigetragen haben. Unsere therapeutische Haltung besteht konkret im Folgenden:

- Auch wenn uns deutlich ist, dass die Patienten in maladaptive interpersonelle Beziehungsmuster verstrickt sind, bei denen negative Verhaltensweisen der Patienten zu ablehnenden, negativen Reaktionen der Interaktionspartner führen, ist zu Beginn der Behandlung eine Haltung der *Solidarität* und der *Annahme des Opferstatus* zweckmäßig. Tatsächlich sind die Patientinnen im Moment der Schädigung, der Misshandlung oder der Demütigung Opfer fremder realer oder emotionaler Gewaltanwendung und brauchen unsere Solidarität! Im Rahmen der Bearbeitung maladaptiver Verhaltensmuster wird zu einem späteren Zeitpunkt die eigene Mitwirkung am Geschehen zum Gegenstand der Therapie werden.
- *Einen Opferstatus als solchen anzuerkennen heißt nicht, ihn zu fixieren!* Niemals dürfen wir unsere Patienten auf eine unmündige Opferrolle beschränken. Wir betrachten sie als das, was sie sind: verantwortungsbewusste erwachsene Menschen mit der Fähigkeit zu klarem Denken und der Fähigkeit, verantwortlich zu entscheiden und zu handeln. Eine Idealisierung des Opfers oder des Opferstatus ist ebenso schädlich wie eine Dämonisierung des Täters, und nichts ist problematischer als eine »Haltung entmündigender Larmoyanz« (Fischer 2000a, S. 96), die sich in Goethes Spruch »Was hat man dir, du armes Kind getan?« ausdrückt. Diese verweist auf Probleme einer nicht ausreichend reflektierten Gegenübertragung.
- Genauso wenig ist es erstrebenswert, wenn auch nicht immer vermeidbar, dass Traumaopfer ihre *Identität über ihre Traumatisierung definieren (survivors)*. Eine Integration der Persönlichkeitsanteile, die zur Mitwirkung an der Herstellung eines Opferstatus beitragen, muss in jedem Fall das Ziel der Therapie sein.

Solidarität und Anerkennung des Opferstatus

- klare Stellungnahme gegen Gewalt
- Solidarität bekunden

- bei Zweifel an einer Traumatisierung über die Schwierigkeiten einer Beurteilung des Wahrheitsgehaltes informieren und gleichzeitig subjektive Realität annehmen
- auch bei Reviktimisierungstendenz Opferstatus anerkennen
- Opferstatus anzuerkennen heißt nicht, ihn zu fixieren!
- einer Identitätsbildung durch Opferstatus entgegenwirken

Literaturempfehlungen

Allen JG (2001). Traumatic Relationships and Serious mental Disorders. Chichester, New York: Wiley.

Linehan MM (1996). Trainingsmanual der Dialektisch Behavioralen Therapie der Borderline-Persönlichkeitsstörung. München: CIP-Medien.

Reddemann L (2004). Psychodynamisch Imaginative Traumatherapie (PITT). Manual. Stuttgart: Pfeiffer bei Klett-Cotta.

19 Symptomkontrolle

Techniken zur Symptomreduktion

19.1 Die Bedeutung der Symptomkontrolle

Patienten mit komplexen Traumafolgestörungen und Persönlichkeitsstörungen weisen eine vielfältige komorbide Symptomatik auf: Am häufigsten kommen depressive Störungen, dissoziative Symptome, somatoforme Störungen, Angsterkrankungen, Essstörungen, Substanzmissbrauch und andere Formen selbstschädigenden Verhaltens vor (s. Kap. 10). Externe Emotionsregulierung umfasst auch die Behandlung dieser vielfältigen Symptomatik. Es gibt folgende Gründe, warum eine *Symptomreduktion* gerade bei Personen mit Traumafolgestörungen und Persönlichkeitsstörungen eine große Bedeutung hat:

- Symptome werden von traumatisierten Patienten nicht nur als lästig, störend und beeinträchtigend erlebt, sondern sie erzeugen oft ein Gefühl des *Kontrollverlustes* und ein Gefühl, dem Körper *ohnmächtig ausgeliefert* zu sein.
- *Symptome schwächen das Ich* und binden viel Energie, die für die weitere therapeutische Arbeit und für die Bewältigung der alltäglichen Lebensprobleme benötigt wird.
- Symptome können *chronifizieren* und umfangreiche Änderungen im Leben erzwingen, bis schließlich ein eingeengtes Arrangement entsteht, das auf Symptome nicht mehr verzichten kann.

Symptomreduktion hat folglich eine ich-stärkende und ressourcenaktivierende Wirkung. Dies äußert sich wie folgt:

- Als wesentlicher Faktor der *Stabilisierung* ist sie in der Behandlung komplex traumatisierter Patientinnen mit Persönlichkeitsstörung die Voraussetzung sowohl für eine Traumabearbeitung wie auch für die Modifikation maladaptiver Verhaltensmuster.
- Zwischen *Symptomreduktion*, *Stressbewältigung* und *Ressourcenaktivierung* besteht eine wechselseitige Beziehung. Symptomreduktion führt zur Minderung von traumatischem Stress und erleichtert die Mobilisierung eigener Kräfte, Fähigkeiten und Fertigkeiten. Andererseits können stressreduzierende und ressourcenaktivierende Techniken sehr erfolgreich zur Symptomreduktion eingesetzt werden (s. Kap. 22, 24).

Symptomreduktion kann auf folgenden Wegen erreicht werden:

- Die *haltende therapeutische Beziehung* kann bereits durch ihre annehmende, beruhigende, wertschätzende und zugleich grenzensetzende Qualität eine Verringerung der traumatischen Stressbelastung und damit eine Symptomreduktion bewirken.
- Besonders zu Beginn der Behandlung, aber auch im weiteren Verlauf, kann eine begleitende *zielsymptomorientierte Psychopharmakotherapie* eine große Hilfe und oft unverzichtbar sein. Zu beachten ist, dass die Symptome der komplexen Traumafolgestörung unterschiedlich gut auf pharmakotherapeutische Interventionen ansprechen. Bei einigen Symptombildern, z. B. bei schweren depressiven Störungen, sind sie zumindest im akuten Stadium psychotherapeutischen Maßnahmen überlegen.

- Schließlich kann eine Vielzahl *stressreduzierender und ressourcenaktivierender psychologischer Techniken* die Symptomreduktion unterstützen. Bei einigen Symptombildern, z. B. bei Intrusionen, sind sie pharmakotherapeutischen Interventionen überlegen. Je sicherer die Patientinnen in der Anwendung von Techniken der Selbstberuhigung und des Stressmanagement sind, desto weniger sind sie auf pharmakotherapeutische Unterstützung angewiesen.
- Manche *Symptome, die die Funktion haben, unerträgliche Affektzustände erträglicher zu machen*, wie bulimische Symptome, tolerieren wir in gewissem Umfang solange, wie alternative Formen der Emotionskontrolle noch nicht zur Verfügung stehen. Eine frühzeitige Konfrontation könnte dazu führen, dass stärker selbstgefährdende Handlungen wie selbstverletzendes Verhalten oder Substanzmissbrauch heimlich zur Emotionsregulierung eingesetzt werden.

19.2 Kontrolle einer akuten Symptomatik

Unsere symptomorientierte Therapieplanung folgt einer Prioritätenhierarchie. Sie lässt sich wie folgt beschreiben:

- Höchste Priorität haben die Beruhigung des sozialen Umfeldes (z. B. Klärung der Wohnverhältnisse), die äußere Sicherheit und der Schutz vor realen Bedrohungen.
- Es folgen alle Symptome oder Verhaltensweisen, die die *Sicherheit und die körperliche Integrität* der Patientin oder anderer Personen *bedrohen*. Vorrangig behandelt werden müssen daher selbst- und fremdgefährdende Tendenzen, vor allem Suizidalität, Selbstverletzungstendenzen oder lebensbedrohliche Gewichtsreduktionen bei Essstörungen, natürlich auch körperliche Erkrankungen.
- Bei *Substanzmissbrauch* muss vorrangig Abstinenz angestrebt werden, um die Patienten in die Lage zu versetzen, Psychotherapie für sich zu nutzen.
- In der Prioritätenhierarchie folgen alle Symptome, die einen hohen *Leidensdruck* mit sich bringen, z. B. depressive Symptome, Intrusionen im Rahmen einer Posttraumatischen Belastungsstörung sowie schwere Angststörungen. Hier sind pharmakotherapeutische Maßnahmen sowie psychotherapeutische Stabilisierungs- und Distanzierungstechniken angezeigt.

19.3 Depressive Symptomatik

Bei der Symptomatik mittelschwerer und schwerer depressiver Episoden bringt eine *antidepressive Pharmakotherapie* in der Regel am schnellsten Entlastung, wenn sie sachkundig und mit ausreichender Dosierung durchgeführt wird. Wegen der besseren Verträglichkeit und geringeren Nebenwirkungsrate ist den neueren Antidepressiva vom Typ der Selektiven Serotonin-Reuptake-Inhibitoren (SSRI) der Vorzug zu geben. Sie haben den zusätzlichen Vorteil, auch die Symptomatik einer häufig gleichzeitig bestehenden Posttraumatischen Belastungsstörung (PTBS) positiv beeinflussen zu können, allerdings den Nachteil, nicht sedierend zu wirken. Bei drohender Suizidalität oder starker Agitiertheit ist daher oft eine Kombination mit sedierenden trizyklischen Antidepressiva hilfreich. Gute Erfahrungen haben wir auch mit Mirtazapin, das gleichzeitig sedierend wirkt. Die Patientinnen sollten wissen, dass mit dem Einsetzen der Wirkung nicht vor 1 bis 2 Wochen gerechnet werden kann. Oft sind posttraumatische Depressionen medikamentös auch schwer zu beeinflussen, vor allem wenn sie schon sehr chronifiziert sind.

Die therapeutische Haltung in der Akutphase der depressiven Störungen entspricht den *Grundsätzen der Psychotherapie bei Depressionen* (Wöller u. Kruse 2005d):

- Wir legen großen Wert darauf, *ermutigend* und *entlastend* zu wirken. Sorgfältig achten wir darauf, keine Äußerungen zu tun, die als Vorwurf oder Kritik verstanden werden können.

- Wir fragen grundsätzlich nach *suizidalen Gedanken*, nicht nur weil wir es für diagnostisch unverzichtbar halten, sondern auch, um unseren Patienten zu vermitteln, wie *ernst* wir die depressive Symptomatik nehmen.
- Wir versuchen *Hoffnung und Zuversicht* zu vermitteln, achten aber darauf, dass bei den Patienten nicht der Eindruck entsteht, wir wollten ihr Leiden bagatellisieren. Ressourcenstärkende Imaginationen können depressive Patienten leicht unter Druck setzen. Wir vermitteln sie daher nur dann, wenn die Patientinnen sie nicht als Druck erleben, positiv denken zu müssen, und die Hinwendung zum Positiven nicht als Bagatellisierung ihres Leidens verstehen (s. Kap. 24.7).
- *Entlastung von Schuld- oder Schamgefühlen*, die aufgrund von feindseligen Impulsen oder zerstörerischen Fantasien entstehen, kann dagegen sehr hilfreich sein.
- So sehr depressive Patienten *sozialen Kontakt* brauchen, so schwierig ist es für sie, ihn herzustellen. Dies zu würdigen, kann entlastend wirken. Wenn depressive Patienten sich im sozialen Kontakt zurückgewiesen und abgelehnt fühlen, ist dies nicht Ausdruck einer depressiven Kognition, sondern auch eine Realwahrnehmung. Diese Wahrnehmung zu validieren und taktvoll Hinweise zu geben, welche Merkmale des depressiven Patientenverhaltens die Ablehnung hervorrufen, ist weitaus hilfreicher. Sozialen Aktivitäten mit vielen Menschen sollten sich depressive Patienten nur sehr dosiert aussetzen, da ein Scheitern einen Rückschlag bringen könnte.
- Wenn möglich, fordern wir depressive Patientinnen zu einer *wohl dosierten Aktivität* auf, da Aktivität an sich antidepressiv wirkt (Dunn u. Dishman 1991). Wir verbinden diese Aufforderung mit dem Hinweis, dass die Aktivität nicht erschöpfend oder überfordernd sein und nur in kleinen Schritten gesteigert werden sollte, und erläutern dazu, dass den Patienten als Folge der Depression eine verminderte Energie zur Verfügung steht.
- Einige traumatisierte Patientinnen sprechen offenbar gut auf *kognitiv-behaviorale Verfahren* an. Bei anderen kann eine kognitive Therapie dazu führen, dass sie sich aufgrund ihres negativen Denkens kritisiert fühlen, so als seien sie selbst an ihrer Depression schuld. Erschwerend wirkt sich in jedem Fall der Anspruch aus, schnell die Denkmuster ändern zu müssen.

Symptombehandlung bei depressiven Störungen

- antidepressive Pharmakotherapie (insbesondere Selektive Serotonin-Reuptake-Inhibitoren [SSRI], Mirtazapin)
  ermutigende und entlastende Haltung
- Frage nach Suizidgedanken
- Hoffnung und Zuversicht vermitteln
- zu wohldosierter Aktivität auffordern
- sorgfältig reflektierter Einsatz ressourcenstärkender Interventionen

19.4 Akute Intrusionen und dissoziative Zustände

Akut auftretende Flashbacks und dissoziative Zustände sollten nach Möglichkeit sofort unterbrochen werden. Zwar klingen Flashbacks meist nach Minuten oder Stunden auch von allein ab, sie können allerdings auch Tage andauern. Da sie aber oft sehr quälend sind und durch die wiedererlebten Ohnmachtgefühle retraumatisierend wirken können, raten wir zu einem aktiven Vorgehen (Reddemann 2000). Dies gilt vor allem, wenn die Patienten offensichtlich das Trauma wieder erleben.

Wenn Patienten sich im Zustand der Depersonalisation oder der psychischen Betäubung (Numbing) befinden und kaum ansprechbar sind, müssen wir selbst aktiv werden, um die Flashbacks zu unterbrechen. Ansonsten vermitteln wir unseren Patientinnen die Techniken des Flashback-Managements.

Um die oft *weit »weggetretenen«* Patientinnen in die Realität zurückzuholen, ist es notwendig, dem inneren Erleben starke *sensorische Außenreize* entgegenzusetzen. Nur eine sehr klare und direkte Ansprache ist in der Lage, die Dissoziation zu durchbrechen und eine Reorientierung in der Gegenwart herbeizuführen (Bohus 2002).

- Dazu kann es nötig sein, die Patientin *klar, deutlich und direktiv anzusprechen.* Eine einfühlende Haltung oder gar die Aufforderung, über das Erlebte zu berichten, kann in dieser Situation eher schädlich sein, da es das traumatische Erleben verstärken würde.

T: (laut) Herr B., sind Sie noch da? Schauen Sie sich um: Hier ist keine Gefahr. Wir befinden uns im Jahr 2006, hier ist nur meine Praxis, hier sind Sie sicher.

- *Kältereize* sind sehr wirksam. Eiswürfel in die Hand geben oder einen anderen Sinnesreiz setzen kann von dem inneren Erleben ablenken. Gute Erfahrungen haben wir damit gemacht, den Patientinnen vorsichtig Gegenstände wie Kissen oder Taschentuchpäckchen zuzuwerfen. Die dann einsetzende Orientierungsreaktion holt sie regelmäßig aus dem Zustand der Betäubung (Numbing-State) heraus. Vielen Patienten empfehlen wir, sich einen Igelball anzuschaffen und Eisbeutel im Haushalt vorrätig zu haben.
- Hilfreich kann es auch sein, bestimmte *Düfte* einzuatmen. Hier kommt es besonders darauf an, dass die Düfte einerseits eine starke Reizwirkung haben, andererseits auch nicht triggern. Einige Duftstoffe können an Duftstoffe aus traumatischen Situationen erinnern (z. B. Rasierwasser). Trigeminusreizstoffe wie Ammoniak (25%) sind im Allgemeinen sehr wirksam, sollten aber behutsam und vorsichtig eingesetzt werden.
- *Körperliche Berührungen* können zwar grundsätzlich wirksam sein, beispielsweise die Hand fest zu drücken oder die Schulter zu berühren, sie können jedoch als bedrohlich erlebt werden. Daher dürfen sie grundsätzlich nur *mit ausdrücklicher Einwilligung der Patientin* eingesetzt werden, die vorher schon verabredet sein sollte.
- So gut wie immer können wir auf Maßnahmen verzichten, die zwar als Ultima ratio wirksam sein können, aber letztlich mit einem respektvollen Umgang kaum vereinbar sind: die Patientinnen zu verwirren, mit dem falschen Namen anzusprechen, den falschen Wochentag zu nennen oder die Bewegungen des Patienten zu imitieren (»spiegeln«).
- Bei stärkerer Dissoziationsneigung kann es auch einmal nützlich sein, die Therapie *im Stehen oder Gehen* durchzuführen, um ein Zurücksinken in dissoziative Zustände zu erschweren. In einer Krisensituation gehen wir mit einer Patientin auch spazieren, um die Alltagspersönlichkeit zu aktivieren und die Reorientierung zu fördern. Überhaupt sind kreative und unkonventionelle Interventionen von großem Wert (Bohus 2002).
- Schwere dissoziative Zustände, bei denen die Patienten durch Ansprache und durch starke Reize nicht reorientierbar sind, sollten wegen der Gefahr unkontrollierten selbstschädigenden Verhaltens immer *stationär* behandelt werden. Nicht immer sind Zwangsmaßnahmen zu vermeiden, um die Patienten vor selbstdestruktiven Handlungen zu schützen. Wir sollten jedoch bedenken, dass sie eine Retraumatisierung darstellen können.

Ist die Patientin noch *ansprechbar*, empfehlen wir das folgende Vorgehen:

- Wir fordern die Patientin auf, sich im Zimmer umzusehen, die *Aufmerksamkeit auf die sichtbaren Gegenstände zu lenken* und sich davon zu überzeugen, dass sie sich in einer äußeren Realität befindet, in der keine aktuelle Gefahr droht.

T: Schauen Sie sich im Zimmer um und benennen Sie fünf Dinge, die Sie sehen können, dann fünf Geräusche der Umgebung sowie fünf Dinge, die Sie körperlich fühlen.

- Die Patientin soll sich das *Gesicht reiben*, tief *ein- und ausatmen* oder *Kniebeugen* machen, den *Boden unter den Füßen spüren* oder mit den Händen *den Oberschenkel reiben.*

- Bei wiederkehrender Dissoziationsneigung ist es gut, *Eiswürfel* oder einen *Igelball* zur Hand zu haben. Ein bewährtes Mittel sind auch kleine Gummiringe, die die Patientinnen um das Handgelenk legen und im Bedarfsfall schnippen lassen können.

Nachdem die Patienten die Realität wieder besser wahrnehmen können, klären wir die Bedingungen, die den dissoziativen State getriggert haben. Wir fordern die Patienten auf, die Situation zu beschreiben, die sie als letzte erinnern können, bevor sie »weggetreten« sind. Meist lassen sich die traumatischen Affekte – der Ohnmacht oder des Alleingelassenseins – noch rückwirkend identifizieren. Die Patienten sollen lernen, die Trigger zu vermeiden. Gleichzeitig sollten sie auf weitere Flashbacks vorbereitet sein und die Techniken der Flashback-Kontrolle selbst durchführen können. Sie sollten wissen, dass sie auftretende Flashbacks sofort unterbrechen müssen, um Retraumatisierungen zu verhindern.

Symptome einer PTBS und dissoziative Störungsbilder können durch folgende *pharmakotherapeutische Maßnamen* in gewissem Umfang beeinflusst werden (Bauer et al. 1997; Bering et al. 2002; Friedman et al. 2000):

- Bei Symptomen einer PTBS haben sich Antidepressiva vom Typ der *Selektiven Serotonin-Reuptake-Inhibitoren* (SSRI) in gut kontrollierten Studien als wirksam erwiesen (Brady et al. 2000; Marshall et al. 1998; Meltzer-Brody et al. 2000).
- Bei akuten Flashbacks und dissoziativen Zuständen können einzelne Benzodiazepine wie Lorazepam (Tavor®) erregungsmindernd wirksam sein. Sie eignen sich als Notfallmedikation, jedoch nicht für eine Dauermedikation, da sie die Informationsverarbeitung während der REM-Schlafphase behindern.
- Zur Gabe des *Opiatantagonisten* Naltrexon bei dissoziativen Symptomen liegen bisher widersprüchliche Erfahrungsberichte vor. Es scheint Patienten zu geben, die sehr gut auf die Gabe dieser Substanz ansprechen, während andere durch sie keine positive Wirkung erfahren. Die Entwicklung bleibt hier abzuwarten.
- Bei *Übererregungssymptomen* können niederpotente Neuroleptika und atypische Neuroleptika zur Beruhigung beitragen, eventuell auch bei Pseudohalluzinationen und Depersonalisationszuständen im Rahmen einer dissoziativen Symptomatik. Sie sollten jedoch nicht als Monotherapeutika bei PTBS eingesetzt werden. Darüber hinaus wird der Einsatz von Neuroleptika sehr zurückhaltend beurteilt (Bauer et al. 1997; Friedman et al. 2000).

Für einige traumatisierte Patienten kann die Vorstellung einer verordneten Medikation als bedrohlich erlebt werden und Ängste vor dem Ausgeliefertsein aktivieren, vor allem wenn im Zusammenhang mit missbräuchlichen Handlungen Drogen verabreicht worden waren. Oft haben Patientinnen auch ungünstige Erfahrungen mit medikamentösen Überdosierungen oder mit unangenehmen Nebenwirkungen.

Wir erläutern den Patienten die Vorteile und gegebenenfalls Nebenwirkungen einer Medikation sachlich und genau, aber lassen sie selbst entscheiden, ob sie eine Medikation einnehmen möchten oder nicht. Wir können einer skeptischen Patientin auch die Möglichkeit vorschlagen, eine einzelne Tablette probeweise einzunehmen und anschließend zu entscheiden, ob sie das Medikament weiter einnehmen möchte.

Längerfristig ist die entscheidende Hilfe ohnehin eher von *psychotherapeutischen Interventionen* zu erwarten, z. B. von Folgenden:

- Wenn *Intrusionen* (Flashbacks) im Rahmen einer PTBS das klinische Bild beherrschen, vermitteln wir zügig *imaginative Distanzierungstechniken* (s. Kap. 22.4–22.7). Wir leiten die Patienten an, die intrusiven Bilder, »Filme« oder traumatischen Erinnerungsfragmente mithilfe der Containertechnik oder Tresor-Übung »wegzupacken« oder Techniken der *Aufmerksamkeitsumfokussierung* anzuwenden (s. Kap. 22.8). In schweren Fällen müssen wir im Sinne der externen Regulierung Flashbacks und dissoziative Zustände aktiv durch *laute Ansprache* oder durch *intensive sensorische Außenreize* unterbrechen, besonders wenn

eine Patientin offensichtlich ein Trauma wiedererlebt.
- Prägen *dissoziative Erinnerungslücken* das klinische Bild, ist ein ich-stärkendes und ressourcenaktivierendes Vorgehen besonders wichtig. Nur ein gestärktes Ich ist in der Lage, unerträgliche Affektzustände zu integrieren. Eine Verbesserung der Emotionsregulierung und eine geduldige affektdifferenzierende Arbeit können die Patientinnen in die Lage versetzen, auch unangenehme und bedrohliche Emotionen besser wahrnehmen zu können, ohne sie abspalten zu müssen.

Sobald die Emotionsregulierung gewährleistet ist, prüfen wir die Indikation für traumabearbeitende Verfahren, insbesondere für Eye Movement Desensitization and Reprocessing (EMDR), die Bildschirmtechnik oder die Beobachtertechnik (s. Kap. 33, 34). Wenn jedoch neben den Intrusionen auch dissoziative Amnesien bestehen, ist beim Einsatz von EMDR Vorsicht geboten (s. Kap. 34).

Symptombehandlung bei akuten Intrusionen und dissoziativen Störungen

- Patientinnen und Patienten weit »weggetreten«:
  - klare, deutliche und direktive Ansprache
  - ggf. Kältereize oder andere Sinnesreize setzen
  - körperliche Berührungen nur mit ausdrücklichem Einverständnis
  - möglichst keine Techniken anwenden, die mit respektvollem Umgang unvereinbar sind
  - bei Selbstgefährdung stationäre Behandlung
- Patientinnen und Patienten ansprechbar:
  - Aufmerksamkeit auf sichtbare Gegenstände lenken
  - Aufmerksamkeit auf Körperempfindungen lenken
  - Eiswürfel oder Igelball in die Hand nehmen lassen
  - ggf. Therapie im Gehen oder Stehen durchführen
- pharmakotherapeutisch:
  - Antidepressiva vom Typ der Selektiven Serotonin-Reuptake-Inhibitoren (SSRI)
  - bei akuten dissoziativen Zuständen Benzodiazepine wie Lorazepam (Tavor®)
  - bei Übererregungssymptomen niederpotente Neuroleptika und atypische Neuroleptika
- psychotherapeutisch:
  - bei Intrusionen imaginative Distanzierungstechniken
  - bei dissoziativen Erinnerungslücken ichstärkendes und ressourcenaktivierendes Vorgehen

19.5 Affektive Dysregulationen und Impulskontrollstörungen bei Persönlichkeitsstörungen

Zur pharmakologischen Behandlung der oft extremen Stimmungsauslenkungen von Patienten mit Borderline-Persönlichkeitsstörung kommen in erster Linie Antidepressiva vom Typ der Selektiven Serotonin-Reuptake-Inhibitoren (SSRI) in Betracht. Tatsächlich konnte in gut kontrollierten und randomisierten Studien an Patienten mit Borderline-Persönlichkeitsstörung nachgewiesen werden, dass Serotonin-Reuptake-Hemmer affektive Dysregulationen günstig beeinflussen (Rinne et al. 2002; Soloff et al. 2000). In zweiter Linie denken wir an Stimmungsstabilisatoren wie Lithium, Carbamazepin oder Valproinsäure (Soloff 1998).

Auch bei Störungen der Impulskontrolle empfiehlt sich vor allem die Gabe von SSRI-Antidepressiva. Zusätzlich kommen niedrig dosierte Neuroleptika in Betracht (Soloff 1998). Zu bedenken ist, dass Impulsdurchbrüche oft auch als dissoziative Phänomene verstanden werden können.

Auch wenn Persönlichkeitsstörungen als solche pharmakotherapeutisch nicht behandelbar sind, so können doch psychopathologische Zielsymptome im Rahmen eines Gesamtbehandlungsplans einer psychopharmakologischen Beeinflussung zugänglich sein. Selbstverständlich muss die Gabe von Psychopharmaka immer im jeweiligen Beziehungskontext und vor dem Hintergrund von Übertragung und Gegenübertragung reflektiert werden. Längerfristig sind psychotherapeutische Maßnahmen zur Verbesserung der Emotionsregulierung aussichtsreicher.

19.6 Schlafstörungen

Schlafstörungen können bei traumatisierten Patientinnen mit Persönlichkeitsstörung vor allem im Rahmen depressiver Episoden und bei PTBS vorkommen. Sie sollten in jedem Falle behandelt werden, denn unzureichender und gestörter Schlaf beeinträchtigt das soziale Funktionieren erheblich (Dement 1999). Schlafstörungen sind oft nicht nur Symptome einer Erkrankung, sie tragen auch zur Entstehung zahlreicher weiterer Störungsbilder bei. Vor allem bei Patienten mit einer PTBS sind Circuli vitiosi nicht selten (Mellman et al. 1995; Weiss u. Marmar 1997):

- Die Angst vor Albträumen kann die Patienten am Einschlafen hindern.
- Albträume und nächtliche Panikattacken führen zu Durchschlafstörungen.
- Schlafstörungen können die Ängste verstärken.

Zur Behandlung von Schlafstörungen im Rahmen einer PTBS hat sich der vorübergehende Einsatz von Zopiclon, Zolpidem und ähnlichen Substanzen bewährt.

19.7 Komorbide Essstörungen

Die Anwesenheit einer Bulimie oder einer Anorexie kompliziert eine traumaorientierte Behandlung ebenso wie umgekehrt eine Traumavorgeschichte die Behandlung dieser Essstörungen kompliziert. Therapieresistente Patientinnen mit einer Bulimie weisen signifikant häufiger eine Vorgeschichte sexueller Traumatisierung auf als andere Patientinnen mit einer Bulimie (Gleaves et al. 1998).

Die Konsequenz ist eine Kombinationsbehandlung, die beide Aspekte berücksichtigt. Wegen der multifaktoriellen Genese und der Eigendynamik der Störung warnen wir vor der Annahme, dass eine Traumatherapie allein in der Lage sein könnte, die bulimischen Symptome ausreichend zu behandeln (Pope u. Hudson 1992).

Wir sollten auch bedenken, dass bei schweren Traumafolgestörungen eine bulimische Symptomatik noch eine Zeit lang zur Kontrolle der Affektregulierung und Aufrechterhaltung der Selbstkohärenz notwendig sein kann.

19.8 Substanzmissbrauch

Substanzmissbrauch – der Missbrauch von Alkohol, Medikamenten und Drogen – stellt beim Vorliegen der Symptome einer PTBS oder einer Borderline-Persönlichkeitsstörung gleichsam eine Selbstmedikation dar. Diese Tatsache darf allerdings nicht dazu verleiten anzunehmen, dass sich das Problem des Substanzmissbrauchs allein mit der Behandlung der PTBS oder der Persönlichkeitsstörung löst.

Bei bestehendem Substanzmissbrauch muss gleichzeitig mit der traumaorientierten Behandlung eine Entziehungsbehandlung erfolgen, denn Substanzmissbrauch verschlechtert eine begleitende PTBS und die Möglichkeit, von einer traumaorientierten Therapie zu profitieren. Substanzmissbrauch erhöht auch das Risiko interpersoneller Konflikte und das Risiko einer Retraumatisierung.

Umgekehrt kann der Entzug der Substanz eine PTBS-Symptomatik verschlechtern. Daher bedürfen Patienten mit einer PTBS besonderer Hilfe beim Entzug (Ruzek et al. 1998). Inzwischen liegen Therapiemanuale für Patienten vor, die gleichzeitig an einer PTBS und einer Substanzabhängigkeit leiden (Najavits et al. 1998; Ruzek et al. 1998).

Literaturempfehlungen

Allen JG (2001). Traumatic Relationships and Serious Mental Disorders. Chichester, New York: Wiley.

Bohus M, Remmel A (2004). Zum Umgang mit Suizidalität in der Borderline-Therapie. PTT – Persönlichkeitsstörungen, Theorie und Therapie; 8: 11–6.

Bolm T, Herzog T (2004). Zum Umgang mit Essstörungen bei Borderline-Patientinnen. PTT – Persönlichkeitsstörungen, Theorie und Therapie; 8: 37–42.

Dammann G, Benecke C (2002). Psychotische Symptome bei Patienten mit Borderline-Persönlichkeitsstörungen. PTT – Persönlichkeitsstörungen, Theorie und Therapie; 6: 261–74.

Dulz B, Makowski C (1999). Zur Pharmakotherapie und Pharmakoforschung bei Borderline-Patienten. PTT – Persönlichkeitsstörungen, Theorie und Therapie; 3: 98–110.

Dulz B, Welge A (2003). Zur medikamentösen Anxiolyse bei Borderline-Patienten. PTT – Persönlichkeitsstörungen, Theorie und Therapie; 7: 253–62.

Flatten G, Gast U, Hofmann A, Liebermann P, Reddemann, L, Siol T, Wöller W, Petzold E (Hrsg) (2004). Posttraumatische Belastungsstörung. Leitlinie der AWMF und Quellentext. 2. Aufl. Stuttgart, New York: Schattauer.

Gast U (2004). Zum Umgang mit Dissoziationen in der Borderline-Therapie. PTT – Persönlichkeitsstörungen, Theorie und Therapie; 8: 23–30.

Kapfhammer HP (2004). Zum Umgang mit Medikamenten in der Borderline-Therapie. PTT – Persönlichkeitsstörungen, Theorie und Therapie; 8: 55–60.

Kapfhammer HP (2005). Somatisierung als Korrelat komplexer posttraumatischer Belastungsveränderungen. PTT – Persönlichkeitsstörungen, Theorie und Therapie; 9: 116–26.

Küchenhoff J (2002). Die tagesklinische Behandlung von Patienten mit Borderline-Persönlichkeitsstörungen. PTT – Persönlichkeitsstörungen, Theorie und Therapie; 8: 27–42.

Leitlinie Posttraumatische Belastungsstörung. http://www.awmf-online.de (Zugriffsdatum: 18. Dezember 2005).

Reddemann L (2000). Angst. In: Bronisch T, Bohus M, Dose M, Reddemann L, Unckel C (Hrsg). Krisenintervention bei Persönlichkeitsstörungen. Stuttgart: Klett-Cotta.

Reddemann L (2000). Dissoziation. In: Bronisch T, Bohus M, Dose M, Reddemann L, Unckel C (Hrsg). Krisenintervention bei Persönlichkeitsstörungen. Stuttgart: Klett-Cotta.

Spitzer C, Barnow C (2005). Somatisierung als eigenständige Dimension von Persönlichkeitsstörungen. PTT – Persönlichkeitsstörungen, Theorie und Therapie; 9: 196–215.

Thomasius R (2004). Zum Umgang mit Substanzmissbrauch in der Borderline-Therapie. PTT – Persönlichkeitsstörungen, Theorie und Therapie; 8: 31–6.

20 Aufklärung und Information

Psychoedukation

20.1 Die Bedeutung der Psychoedukation bei traumatisierten Patienten

Aufklärung und Information spielen in der medizinischen oder psychologischen Behandlung aller Erkrankungen eine wichtige Rolle. Empirische Untersuchungen zeigen übereinstimmend, mit welchen nachteiligen Wirkungen wir rechnen müssen, wenn wir Patienten Informationen zu Krankheit und Behandlung vorenthalten (Raspe 1983). Gerade Personen mit psychischen Störungen haben fast immer ein ausgeprägtes Bedürfnis nach Informationen über ihre Erkrankung (Fiedler 2000; Reschke 1990). In der Behandlung traumatisierter Patienten mit Persönlichkeitsstörungen sind Aufklärung und Information nicht nur Ausdruck einer wertschätzenden therapeutischen Haltung. Empirische Untersuchungen belegen hier eindeutig den Nutzen und die Effektivität psychoedukativer Interventionen (Allen 2001; Lubin et al. 1998; Resnick et al. 1999; Stalker u. Fry 1999). Sie sind daher ein unverzichtbarer Bestandteil unseres Behandlungskonzepts, und zwar aus folgenden Gründen:

- Traumatisches Erleben kann zu einem unerträglichen Gefühl von Kontrollverlust, Orientierungslosigkeit und ohnmächtigem Ausgeliefertsein führen. Wissen und Transparenz können dagegen das Gefühl von *Kontrolle und Einfluss* erhöhen, die Orientierung stärken und insofern *ressourcenaktivierend* wirken. Wir beziehen uns dabei auf das Prinzip des größtmöglichen Kontrasts zur traumatischen Situation (s. Kap. 16.2).
- Traumatisierte Patientinnen entwickeln leicht das Gefühl, ihre normale psychische Reaktionsfähigkeit verloren zu haben und *»verrückt«* geworden zu sein, besonders dann, wenn sie unter Intrusionen oder Pseudohalluzinationen leiden. Diese Verarbeitung führt sekundär zu starken Scham- oder auch Schuldgefühlen, die das Befinden weiter beeinträchtigen. Aufklärung und Information können diesen Personen helfen, ihr klinisches Bild als normale Anpassungsreaktion an nicht normale Bedingungen zu verstehen, und so *entpathologisierend* wirken.
- Die Vielfalt der Symptome traumatisierter Patienten kann unübersichtlich und verwirrend sein. Das gilt vor allem für die umfangreiche Symptomatik der Borderline-Persönlichkeitsstörung. Symptome der affektiven Instabilität oder dissoziative Symptome können zu erheblichen interpersonellen Verwicklungen führen. Verschiedene Verhaltensweisen, die Bewältigungscharakter haben, rufen unter Mitmenschen meist starke affektive Reaktionen hervor, etwa Schnittverletzungen, selbstinduziertes Erbrechen oder abrupte Rückzugsreaktionen. Eine *Auflistung und Beschreibung der wichtigsten, nach psychischen Traumatisierungen vorkommenden Symptombilder* kann sehr zur Orientierung beitragen. Oft hilft es, wenn Patienten ihre Symptome einordnen können – dadurch allein ist schon eine Verbesserung der Symptome möglich.

P: Mittlerweile weiß ich: Wenn ich mich nach einem Streit mit meinem Mann immer schneiden will, liegt die eigentliche Ursache nicht in dem Streit, sondern in der Erinnerung an die schrecklichen Auseinandersetzungen meiner Eltern.

- Traumatisierte Patientinnen haben typischerweise das Gefühl verloren, dass die Welt einer sinnvollen Ordnung folgt. Aufklärung trägt dazu bei, das Gefühl für eine *Sinnkohärenz* zu stärken.
- Traumatisches Erleben kann zu einer verzerrten Beurteilung der Verantwortlichkeit für erlittenes Unrecht führen. Aufklärung hilft, *verzerrte Annahmen zu Verantwortlichkeit und Schuld zu korrigieren.*
- Schließlich kann Edukation unseren Patienten helfen, sich im Dschungel der *Therapieangebote* zu orientieren, und sie zumindest vor grob unprofessionellen Angeboten bewahren. Oder sie kann sie unterstützen, zusätzliche hilfreiche Angebote zu suchen, z. B. ein Sportangebot oder ein Angebot im Bereich Selbstverteidigungstraining.

Persönlichkeitsgestörte Patientinnen, bei denen *Probleme der Beziehungsregulation* im Vordergrund stehen, können ebenfalls von edukativen Maßnahmen und einer transparenten Beziehungsgestaltung profitieren. Die Aussicht, einen Expertenstatus für eigene Beziehungsmuster zu erlangen, statt immer wieder passiv in maladaptive Interaktionszirkel verwickelt zu werden, kann entscheidend zur Stärkung des Selbstwertgefühls beitragen. Im Folgenden möchten wir die Bedeutung der Aufklärung für die einzelnen Persönlichkeitsstörungen aufführen.

- Patienten mit einer emotional instabilen Persönlichkeitsstörung (Borderline-Persönlichkeitsstörung) werden nicht nur aus der Vermittlung emotionsregulierender Techniken, sondern auch aus Erläuterungen zur Gestaltung zwischenmenschlicher Beziehungen Nutzen ziehen. Viele ausgearbeitete Empfehlungen enthält das Manual der Dialektisch-behavioralen Psychotherapie von Borderline-Patienten von Linehan (1996).
- Patientinnen mit der Neigung zu *narzisstischer* Verarbeitung werden die Zuschreibung, »Experte für die eigene Person« zu sein, sehr schätzen, weil sie mit ihrem kompensatorischen Autonomie- und Autarkie-Ideal gut vereinbar ist. Ausdrücklich empfehlen wir, diese Persönlichkeitszüge als Ressource zu »utilisieren« (s. Kap. 13.5).
- Bei Patienten mit *histrionischer* Persönlichkeitsstörung hat der sachlich informierende Stil den Vorteil, dass er die Fähigkeit zu rationaler Problemlösung fördert (s. Kap. 21.5).
- Bei Patientinnen mit *abhängiger* Persönlichkeitsstörung ist die Vermittlung von Wissen zur Stärkung ihrer Bewältigungskompetenz besonders wichtig; sie wirkt ihrer Tendenz zur passiven Hilfesuche entgegen (s. Kap. 21.4).
- Bei Patienten mit der Neigung zu *paranoider* Verarbeitung kann eine sachlich informierende und transparente Beziehungsgestaltung die unbewusste Angst verringern, in eine abhängige Therapiebeziehung zu uns zu geraten und darin »verschlungen« zu werden. Wenn der unbewussten Wut auf uns – wegen der befürchteten Abhängigkeit – der Boden entzogen wird, lässt im günstigen Fall der Projektionsdruck nach und die Angst vor äußerer Verfolgung geht zurück (s. Kap. 21.7).

20.2 Inhalte und Form der Psychoedukation

Im Rahmen der Psychoedukation geben wir Informationen zur Entstehung psychischer Traumatisierungen, zu typischen posttraumatischen Reaktionen und Symptombildern, zu interpersonellen Beziehungsmustern und zur geplanten Therapie. Im weiteren Verlauf umfassen psychoedukative Maßnahmen auch die Vermittlung von Problemlösetechniken und Fertigkeiten. Je nachdem, ob die typische Traumafolgesymptomatik oder eine dysfunktionale interpersonelle Interaktionsdynamik im Vordergrund steht, setzen wir andere Akzente. Konkret sieht unser Vorgehen wie folgt aus:

- Aufklärung und Information bieten wir vor allem zu Beginn, aber auch im weiteren Verlauf der Psychotherapie an. Wir streuen psychoedukative Elemente immer dann ein, wenn wir den Eindruck haben, dass Informationen den Fortgang der Therapie fördern können.
- Zur Unterstützung haben wir gute Erfahrungen damit gemacht, schriftliches *Informationsmaterial* auszugeben, auf dessen Grundlage Probleme diskutiert und Fragen beantwortet werden können.
- Auch geben wir Hinweise auf *Fachartikel* und *Bücher zur Selbsthilfe*, die in allgemein verständlicher Sprache verfasst sind. Einige Titel sind am Ende dieses Kapitels aufgeführt.
- Wir achten darauf, dass unsere psychoedukativen Maßnahmen dazu führen, dass unsere Patientinnen sich *wohler* fühlen und nicht zusätzlich verwirrt werden.
- Aus diesem Grund fordern wir sie zu häufigen *Rückfragen* auf und vergewissern uns, ob unsere Informationen die gewünschte Klärung herbeigeführt haben oder ob neue Fragen aufgetaucht sind. Wir können nicht selbstverständlich davon ausgehen, dass traumatisierte Patienten spontan Fragen stellen, wenn ihnen etwas unklar ist – gerade weil von ihnen so oft erwartet wurde, dass sie nicht nachdenken, nicht sprechen und nicht fragen. Die Gewohnheit, Unklares lieber nicht zu hinterfragen, kann sich auf vielfältige Weise auf die Therapie auswirken. Dies ist besonders wichtig, wenn Psychoedukation in Gruppen durchgeführt wird.
- Ein weiteres Problem kann darin bestehen, dass einzelne Ausdrücke oder Begriffe *negative Assoziationen* auslösen oder traumatische Erinnerungen triggern können. Nun können wir nie im Voraus wissen, *welche* Begriffe das beim jeweiligen Patienten sein können. Deshalb fordern wir die Patienten auf, es uns mitzuteilen, wenn sie sich durch ein Wort getriggert fühlen. Fast immer lassen sich alternative Begriffe finden, denen die negative Konnotation nicht anhaftet und die keine triggernden Wirkungen haben.

20.3 Informationen zur Entstehung von Traumatisierungen und zu posttraumatischen Störungsbildern

Informationen zu psychischen Traumatisierungen sind besonders dann von großem Nutzen, wenn unsere Patientinnen unter den Symptomen einer *Posttraumatischen Belastungsstörung* (PTBS) oder unter *dissoziativen Symptomen* leiden. Ob wir diese Erläuterungen bereits in einem frühen Stadium der Therapie geben, hängt davon ab, wieweit unsere Patienten ein Selbstverständnis als Opfer traumatischer Gewalt haben oder nicht. In unseren Erläuterungen folgen wir gern den wertvollen Vorschlägen von Allen (2001, S. 139 ff.). Wir gehen so vor:

- Für viele Patienten ist es nicht nur informativ, sondern auch entlastend, wenn wir ihnen die biologische Basis der traumatischen Reaktionen erläutern. Sie verstehen dann, warum es so schwierig ist, die Verhaltensweisen zu zeigen, die von der Umwelt erwartet werden. Ein Verständnis der traumatisch verminderten Stresstoleranz und der Sensibilisierungsprozesse hilft ihnen, sich weniger »verrückt« zu fühlen. Es entlastet sie von Selbstvorwürfen, wenn es ihnen nicht gelingt, die überschießenden Stressreaktionen unter Kontrolle zu bringen. Die veränderte Funktionsweise von Hippocampus und Amygdala anschaulich zu erläutern, ist oft sehr lohnend (s. Kap. 5.2). Viele Patientinnen erleben es als sehr erleichternd, wenn die ihnen oft vorgeworfene Neigung, »aus der Mücke einen Elefanten machen«, auf die erhöhte Sensibilität oder Instabilität ihres Nervensystems zurückgeführt werden kann. Sie sollen wissen, dass ihr Störungsbild eine intensive Behandlung erfordert und nicht als persönlicher Makel angesehen werden darf. Allerdings ist es angesichts der neueren neurobiologischen Befunde (s. Kap. 5) nicht mehr gerechtfertigt, die Symptomatik einer PTBS als eine »normale Reaktion auf nicht normale Umstände« anzusehen, allein schon deshalb, weil nur eine Minderheit traumaexponierter Personen die Symptomatik einer PTBS entwickelt (Breslau 1998). Manche Autoren schlagen sogar vor, die PTBS mit chronischen körperlichen Erkrankungen wie dem insulinabhängigen Diabetes zu vergleichen (Shalev 1997). Wir können dies im Einzelfall therapeutisch rechtfertigen, wenn wir uns des letztlich unzulässigen Reduktionismus bewusst bleiben.

- Wir erläutern, dass ein *psychisches Trauma* durch eine Überschreitung der Verarbeitungskapazitäten der menschlichen Psyche hervorgerufen wird. Viele Patienten verstehen den – sicherlich unzulänglichen – Vergleich, dass Computer »abstürzen« können, wenn sie die angebotene Informationsmenge nicht verarbeiten können.
- Ebenso erläutern wir die *Grundzüge der psychischen Reaktionen auf Traumatisierungen* und machen deutlich, wie die Verarbeitung von Traumatisierungen über wechselnde Annäherungen an das Trauma und nachfolgende Vermeidungen verläuft. Dann zeigen wir auf, welche Entwicklungen nach psychischen Traumatisierungen möglich sind und dass Psychopathologie vielfach Bewältigungsfunktionen hat. Es ist nützlich, sich die Zeit zu nehmen, um darzustellen, welche Symptombilder typischerweise bei traumatisierten Patienten vorkommen.
- Die raschen *Wechsel der Stimmungslage* erklären wir als Resultat einer traumatisch bedingten Überempfindlichkeit in Kombination mit einer aktuellen Triggerung durch alltägliche Umweltreize, die über Erinnerungsspuren mit traumatischen Erfahrungen verknüpft sind. Wir erläutern, dass es – bedingt durch die Funktionsminderung des Hippocampus – fortgesetzt im Alltag zu einer Vermischung von Vergangenheit und Gegenwart kommt, und stellen dar, wie die Patienten in Situationen, die an eine frühere traumatische Situation erinnern, emotional quasi in die Vergangenheit versetzt werden. Viele Patientinnen kennen die triggernde Funktion von Jahrestagen.
- Die chronische *Übererregung* traumatisierter Patientinnen lässt sich ebenso vor dem Hintergrund früher Beziehungserfahrungen verständlich machen. Für ein Kind, das in einer chaotischen und unvorhersagbaren Umwelt aufwächst, kann eine hypervigilante und hyperreaktive Reaktionsbereitschaft hoch funktional sein. Wenn die primären Beziehungen von Gewalt und Vernachlässigung geprägt sind, wären Sorglosigkeit und Entspannung sogar gefährlich.
- Von den Symptomen der PTBS im engeren Sinne rufen *Intrusionen* in der Regel die stärkste Beunruhigung hervor. Die Patientinnen benötigen eine Erläuterung, dass die in Intrusionen überdeutlich sichtbaren Bilder mitunter auch irreführende Hinweise auf eine erlebte Wirklichkeit geben können. Sie sollen wissen, dass die Deutlichkeit der in einem Bild enthaltenen Einzelheiten keine sicheren Rückschlüsse auf den tatsächlichen Ablauf des Geschehens erlaubt.
- Bei *Pseudohalluzinationen* weisen wir darauf hin, dass sie nicht Ausdruck einer psychotischen Erkrankung sind, als die sie oft auch von Fachleuten verkannt werden.
- Auch bei den Symptomen der *Vermeidung* und *Betäubung* können Information und Aufklärung wichtig sein. Patienten haben oft Scham- oder Schuldgefühle wegen ihrer Neigung zur Vermeidung, vor allem ihrer Neigung, soziale Kontakte zu meiden. Wir machen ihnen deutlich, dass das Vermeiden von Triggern eine sinnvolle Schutzmaßnahme ist und dass auch die psychische Betäubung eine solche Funktion hat.
- *Depersonalisationen* lassen sich – ebenso wie die psychische Betäubung und andere dissoziative Phänomene – als ein »Abschalten« oder eine Distanzierung der Psyche angesichts einer drohenden Überflutung durch unerträgliche Affekte erklären.
- Vielen Patientinnen ist die *Bewältigungsfunktion autodestruktiver Verhaltensweisen* gut bekannt, sie schämen sich ihrer jedoch oder versuchen sie aus Angst vor sozialen Sanktionen zu verbergen. Das gilt vor allem für selbstin-

duziertes Erbrechen, aber auch für selbstverletzendes Verhalten oder andere Risikoverhaltensweisen. Um den Verhaltensweisen den Charakter des Makels zu nehmen, regen wir an, sie als oft unvermeidliche, aber letztlich modifikationsbedürftige Bewältigungsformen anzuerkennen.

- Auch zu typischen *traumabedingten Persönlichkeitsveränderungen und Verhaltensmustern* lassen sich vorteilhaft Informationen vermitteln. So kann die Tendenz von Traumaopfern, im späteren Leben erneut Opfer von Traumatisierungen zu werden, die so genannte Tendenz zur Reviktimisierung, als Folge eines traumabedingten Bindungsmusters erklärt werden. Auch die Schwierigkeit vieler traumatisierter Patienten, Hilfe anzunehmen, kann aus traumatogenen Beziehungserfahrungen verstanden werden. Viele Phänomene lassen sich auch damit erklären, dass Patienten in Zuständen traumatischer Über- oder Untererregung keine Lernerfahrungen machen können.
- Patientinnen, die sich mit der Genauigkeit ihrer Erinnerungen quälen, geben wir Informationen über die Funktionsweise des Gedächtnisses (s. Kap. 35).

Vielfach benötigen die Patienten auch Erläuterungen zur Frage von *Schuld und Verantwortung.* Auch wenn Psychoedukation nicht die Neigung zur Selbstbeschuldigung auflösen kann, so kann sie doch ein erster Schritt zur Entlastung von den meist sehr quälenden Schuldgefühlen sein. Bei Opfern sexueller Gewalt, die sich selbst die Schuld an der Mitwirkung geben, betonen wir, dass missbrauchte Kinder hilflos, abhängig und intellektuell nicht in der Lage sind, die Zustimmung zu Sexualität zu geben.

Patientinnen, de sich im Jugendlichenalter oder als Erwachsene Vorwürfen ausgesetzt sehen, sie hätten durch ihr Verhalten selbst dazu beigetragen, dass sie wieder Opfer geworden seien, können Erläuterungen zu Wiederholungsmustern oder fehlenden oder falschen Lernerfahrungen eine wichtige Entlastung bringen.

Wenn Patientinnen noch Täterkontakt haben, stellen sich häufig komplizierte *rechtliche Fragen.* Wir geben ihnen Adressen von Opferhilfe-Organisationen, die rechtliche Beratung leisten können, z. B. die Hilfsorganisation für Kriminalitätsopfer und ihre Familien »Der Weiße Ring e. V.«. Auch weisen wir sie auf das Gesetz zur Entschädigung für Opfer von Gewalttaten (OEG 1976) hin.

Nicht zuletzt sind meist auch die grundsätzlich unterstützungsbereiten *Angehörigen und Partner* von Betroffenen auf Informationen angewiesen. Sie wünschen oft Hinweise, wie sie sich am besten verhalten sollen. Selbstverständlich lassen wir unsere Patienten selbst entscheiden, ob und in welchem Maße sie ihre Angehörigen informieren wollen. Wenn sie es möchten, diskutieren wir mit ihnen über die Art und Weise, wie es geschehen könnte. Eine Möglichkeit ist ein gemeinsames Gespräch mit den Angehörigen oder mit dem Partner. Darüber hinaus ermutigen wir unsere Patientinnen, ihren nächsten Angehörigen und Partnern Erklärungen und Erläuterungen zu geben und ihnen zu sagen, wie sie mit ihnen umgehen sollen. Traumatisierte Patientinnen tun dies oft deshalb nicht, weil sie Ablehnung, Zurückweisung und Unverständnis erfahren haben, wenn sie mit ihren Angehörigen oder Partnern über ihre Traumatisierung und deren Folgen gesprochen haben. Hier kann der Hinweis helfen, dass es möglich ist, Erläuterungen zu geben, ohne über traumatische Inhalte zu sprechen.

Edukation zu psychischen Traumatisierungen

- über die biologische Basis von Traumatisierungen informieren
- psychisches Trauma als eine Überschreitung der Verarbeitungskapazitäten der menschlichen Psyche erklären
- Verarbeitung von Traumatisierungen über wechselnde Annäherungen an das Trauma und Vermeidung desselben erläutern
- rasche Wechsel der Stimmungslage als Resultat traumatisch bedingter Überempfindlichkeit bei Triggerung durch traumaassoziierte Alltagsstimuli erklären

- chronische Übererregung als unter traumatischen Umständen funktionale Hypervigilanz verständlich machen
- Pseudohalluzinationen von psychotischen Phänomenen abgrenzen
- Schutzfunktion der Vermeidungs- und Betäubungssymptome der PTBS erläutern
- Schutzfunktion von Depersonalisations- und Derealisationsphänomenen erläutern
- autodestruktive Verhaltensweisen als modifikationsbedürftige Bewältigungsformen anerkennen
- Reviktimisierungstendenz als Folge traumabedingter Bindungsmuster erklären
- Informationen über die Funktionsweise des Gedächtnisses geben
- Informationen zur Frage von Schuld und Verantwortung geben
- die Frage der Information von Angehörigen und Partner diskutieren

20.4 Edukation zu Persönlichkeitsstörungen

Bevor wir unseren Patientinnen Informationen zu »Persönlichkeitsstörungen« geben, explorieren wir, welche subjektive Bedeutung das Wort »Persönlichkeitsstörung« für sie hat, vor allem, ob sie damit die Konnotation des schlechten Charakters oder eine andere Etikettierung verbinden. Wenn wir erklären, dass Persönlichkeitsstörung bedeutet, interpersonelle Schwierigkeiten zu haben und Möglichkeiten der Beeinflussung in Aussicht stellen, bleibt dagegen wenig von dem Etikett der Abnormität und dem Verdikt der Unveränderbarkeit. Im Allgemeinen wird der Begriff »Persönlichkeitsstörung« besser akzeptiert als die Begriffe »Charakter«, »Charakterpathologie« oder »Charakterneurose« – möglicherweise, weil diese assoziativ zu stark mit »schlechtem Charakter« verknüpft sind.

Inzwischen ist der Begriff »Borderline-Persönlichkeitsstörung«, oft auch verkürzt als »Borderline-Störung« bezeichnet, für viele Patienten zu einem negativen Etikett geworden. »Borderliner« zu sein bedeutet, schwer oder gar nicht behandelbar zu sein. Oder der Begriff ist mit Verhaltensauffälligkeiten ungesteuerter Wut und unkontrollierten Ausagierens assoziiert. Wir bevorzugen den – zudem korrekteren – Begriff »emotional instabile Persönlichkeitsstörung«, der viel besser das den Patientinnen vertraute Problem der Emotionsregulierung beschreibt.

Wir halten es für nützlich, wenn unsere Patienten verstehen, wie sich interpersonelle Schwierigkeiten aus einer Bindungs- und Beziehungstraumatisierung entwickelt haben. Dazu erläutern wir ihnen unser *Modell zum Zusammenhang zwischen Bindungs- und Beziehungstraumatisierungen und der Entstehung von Persönlichkeitsstörungen* (s. Kap. 9) in einer allgemein verständlichen Sprache.

Es kann auch entlastend wirken, wenn wir störende und belastende Aspekte von Persönlichkeitsstörungen als *im Grundsatz adaptive Verhaltens- und Reaktionsweisen* auffassen, die unter traumatischen Lebensumständen ihre Berechtigung hatten, jetzt aber dysfunktional geworden sind. Wie wir dies den Patienten vermitteln, beschreiben wir im Folgenden.

- *Abhängigen* Persönlichkeiten erklären wir, dass ihre Neigung, sich an eine Bezugsperson zu klammern und sich für sie aufzuopfern, zumindest zum Teil daher rührt, dass sie als misshandeltes Kind unter Verlassenheitsängsten litten und von einer schützenden und versorgenden Bezugsperson real abhängig waren.
- Die Entstehung einer *ängstlich-vermeidenden* Persönlichkeitsstörung erläutern wir mit dem Hinweis, dass misshandelte Menschen alles tun, um erneute Schädigungen zu vermeiden, wobei es zur Übergeneralisierung der Vermeidungshaltung kommen kann.
- Die Affektübertreibung und Dramatisierung *histrionischer* Personen erklären wir als den verzweifelten Versuch, in ihrer Not durch die Übersteigerung des Emotionsausdrucks doch noch Gehör zu finden, nachdem ein »normaler« Affektausdruck keine Reaktion hervorgerufen hat. Die Verselbständigung dieser Tendenz führt später dazu, dass die Patienten

trotz der Ernsthaftigkeit ihrer Anliegen nicht ernst genommen werden.

- *Paranoide* Persönlichkeitszüge erläutern wir als eine im Grundsatz verständliche Reaktion auf eine schwere menschliche Verletzung. Wer verletzt wird, reagiert nachvollziehbar misstrauisch, um sich vor weiteren Verletzungen zu schützen. Das paranoide Erleben validieren wir als Ausdruck einer grundsätzlich sinnvollen und adaptiven, wenngleich übersteigerten Vorsicht, die unter traumatisierenden Bedingungen weit besser ist als Unvorsichtigkeit, Gutgläubigkeit und Naivität. Wir erläutern, dass die therapeutische Aufgabe darin besteht, herauszufinden, was zu der Übersteigerung beigetragen hat.
- Die Symptomatik der *emotional instabilen Persönlichkeitsstörung* (Borderline-Persönlichkeitsstörung) können wir allerdings nicht ohne Weiteres aus der Übergeneralisierung einer ehemals adaptiven Persönlichkeitseigenschaft ableiten. Vielmehr müssen wir die Symptome einzeln im Hinblick auf ihre – adaptive oder maladaptive – Bewältigungsfunktion betrachten. Allerdings können wir die Spaltungstendenz der emotional instabilen Persönlichkeitsstörung verständlich machen, in dem wir Folgendes erklären: Um in einer traumatisierenden Umwelt die interpersonelle Orientierung nicht zu verlieren, war es notwendig, eine möglichst klare Trennung zwischen »guten«, das heißt nicht traumatischen, und »schlechten«, das heißt traumatischen Beziehungsmustern vorzunehmen.

Edukation zu Persönlichkeitsstörungen

- subjektive Bedeutung des Wortes »Persönlichkeitsstörungen« explorieren
- Modell zum Zusammenhang zwischen Bindungs- und Beziehungstraumatisierung und Persönlichkeitsstörungen in einer verständlichen Sprache erläutern
- störende und belastende Aspekte von Persönlichkeitsstörungen als im Grundsatz adaptive Verhaltens- und Reaktionsweisen vermitteln
- Anklammerungsneigung abhängiger Persönlichkeiten auf kindliche Verlassenheitsängste zurückführen
- ängstlich-vermeidende Persönlichkeitszüge als Übergeneralisierung einer ursprünglich sinnvollen Vermeidungshaltung erklären
- Affektübertreibung und Dramatisierung histrionischer Persönlichkeiten als Versuch erklären, sich in der Not Gehör zu verschaffen
- paranoide Persönlichkeitszüge als übersteigerte Vorsicht erläutern
- Spaltungstendenz der emotional instabilen Persönlichkeitsstörung mit der Notwendigkeit einer klaren Trennung zwischen »guten« und »schlechten« Beziehungsmustern erklären

20.5 Informationen zur Therapie

Unsere Informationen zur Therapie umfassen die allgemeinen Erläuterungen zum Ablauf der Therapie, wie sie vor jeder Psychotherapie notwendig sind (Kruse u. Wöller 2005d). Dazu zählen z. B. Informationen darüber, wie beim Fernbleiben von Therapiesitzungen oder bei Verzug der Honorarzahlungen verfahren wird. Auch hier fordern wir die Patientinnen auf, Fragen zu stellen, damit keine Missverständnisse aufkommen, die zu Komplikationen in der Therapie führen können.

Darüber hinaus können bei traumatisierten und persönlichkeitsgestörten Patienten folgende Erklärungen notwendig werden:

- Frühzeitig klären wir die *Erwartungen*, die unsere Patientinnen an die Therapie haben. Eine Klärung der Erwartungen kann dazu beitragen, Behandlungsabbrüche oder auch ein späteres Agieren zu verhindern.
- Wir heben besonders hervor, dass die Patienten während der gesamten Therapie zu jedem Zeitpunkt die vollständige *Kontrolle* über das Geschehen behalten sollen.
- Wir machen deutlich, dass die Verbesserung der Alltagsbewältigung vorrangiges Therapieziel ist und dass dafür *Techniken zur Emotions-*

regulierung sowie Distanzierungstechniken zur Verhinderung affektiver Überflutungen vermittelt werden müssen. Des Weiteren machen wir darauf aufmerksam, dass ressourcenaktivierende Stabilisierungstechniken sorgfältig erlernt und eingeübt werden sollen.
- Wir erläutern den Patientinnen, dass sie alle *Gefühle und Empfindungen, die unsere Person oder die Therapie betreffen*, frei äußern dürfen, und dass es zu jeder Zeit erlaubt ist, darüber zu diskutieren, ob die Therapie, wie wir sie durchführen, für sie die richtige ist. Wir weisen sie darauf hin, dass sie natürlich auch das Recht haben, die Therapie vorzeitig zu *beenden*, wenn ihnen das geboten erscheint. Gleichzeitig empfehlen wir ihnen, dies nicht überstürzt und ohne ein vorheriges Gespräch zu tun. In diesem Zusammenhang erwähnen wir, dass Schwierigkeiten in einer Therapie normal sind und nicht bedeuten, dass die Therapie scheitert.
- Wir erklären auch, dass oft detaillierte *Absprachen* und *vertragliche Vereinbarungen* notwendig sind, um den Rahmen der Therapie zu sichern und die Patienten vor ihrer eigenen Destruktivität zu schützen (s. Kap. 17.6).

Bei Patientinnen, die die Behandlung mit dem Ziel der Durcharbeitung von Traumatisierungen aufgesucht haben, kann es notwendig werden, die *Erwartungen magischer Heilung durch eine umfassende Katharsis* zu dämpfen. Manche Patienten erwarten von einer traumaorientierten Behandlung, dass sie frühzeitig und »schonungslos« mit ihren traumatischen Erinnerungen konfrontiert werden. Wie gehen wir in diesem Fall vor?
- Wir äußern Verständnis für diesen Wunsch, stellen aber klar, dass ein solches Vorgehen mit einer verantwortungsbewussten Therapie nicht vereinbar wäre. Wir erklären dazu, dass eine sofortige Beschäftigung mit dem Trauma wegen der Gefahr der Überflutung durch traumatisches Material gefährlich ist und verweisen auf die Notwendigkeit, erst Techniken der Emotionskontrolle zu erarbeiten. Wir versichern ihnen auch, dass dies keine Missachtung ihres Leidens darstellt.
- Wir erläutern das *Phasenschema der Gesamtbehandlung* und legen großen Wert auf die Feststellung, dass der Erwerb der Fähigkeit zur Emotionsregulierung wesentlicher Teil einer traumaorientierten Stabilisierung und keineswegs nur eine zu vernachlässigende Vorbedingung für eine traumaaufdeckende Therapie ist.
- Patienten, die enttäuscht reagieren, weisen wir darauf hin, dass der *Schutz vor Retraumatisierungen* oberste Priorität hat. Auch erwähnen wir, dass uns der Wunsch nach starken Abreaktionen und der »Sog ins schwarze Loch« mit der Gefahr der Retraumatisierung bekannt und als biologische Traumafolge erklärbar ist, dass wir ihm jedoch wegen der zu erwartenden Schädigung unter keinen Umständen unkontrolliert stattgeben dürfen.
- Dass ein kleinschrittiges Vorgehen in der Behandlung psychischer Traumatisierungen notwendig ist, bringt Klufts (1993a, S. 42) Maxime gut zum Ausdruck: »*The slower you go, the faster you get there.*« Diese Maxime ist für viele Patientinnen eine einprägsame Programmatik.

Informationen zur Therapie
- allgemeine Erläuterungen zum Ablauf der Therapie geben
- Wiederherstellen der Alltagsstabilität als vorrangiges Therapieziel nennen
- frühzeitig Erwartungen an die Therapie klären
- Fragen der Kontrolle über das therapeutische Geschehen diskutieren
- auf den Vorrang der Emotionsregulierung hinweisen
- die Notwendigkeit von Absprachen und vertraglichen Vereinbarungen erwähnen
- bei Drängen auf Traumabearbeitung Schutz vor Retraumatisierung betonen

Literatur für Betroffene

Für Betroffene gibt es inzwischen verschiedene gute Bücher, sowohl zu psychischen Traumatisierungen wie auch zur Borderline-Persönlichkeitsstörung. Einige, die wir in unseren Therapien empfehlen, wollen wir hier nennen:

Fischer G (2000). Neue Wege nach dem Trauma. Informationen und Hilfen für Betroffene. Konstanz: Vesalius.

Herbert C (2002). Traumareaktionen verstehen und Hilfe finden. Oxford: Blue Stallion Publications.

Huber M (2005). Der innere Garten. Ein achtsamer Weg zur persönliichen Veränderung. Paderborn: Junfermann.

Matsakis A (2004). Wie kann ich es nur überwinden? – Ein Handbuch für Traumaüberlebende. Paderborn: Junfermann.

Rahn E (2001). Borderline – ein Ratgeber für Betroffene und Angehörige. Bonn: Psychiatrie-Verlag.

Reddemann L, Dehner-Rau C (2004). Trauma. Stuttgart, New York: Trias.

Schäfer U, Rüther E, Sachsse U (2006): Hilfe und Selbsthilfe nach einem Trauma. Göttingen: Vandenhoeck & Ruprecht.

Schäfer U, Rüther E, Sachsse U (2006). Borderline-Störungen. Ein Ratgeber für Betroffene und Angehörige. Göttingen: Vandenhoeck & Ruprecht.

Wilson P (1999). Wege zur Ruhe. 100 Tricks und Techniken zur schnellen Entspannung. Reinbek bei Hamburg: rororo Sachbuch, Rowohlt Taschenbuch Verlag.

Literaturempfehlung

Allen JG (2001). Traumatic Relationships and Serious Mental Disorders. Chichester, New York: Wiley.

21 Die Persönlichkeitsstile beachten

Beziehungsgestaltung entsprechend den Interaktionsmustern der Persönlichkeitsstörung

21.1 Maladaptive Verhaltensmuster als Überlebensstrategie

Patientinnen mit Persönlichkeitsstörung gelten deshalb als schwierig zu behandeln, weil ihre maladaptiven Muster der Beziehungsgestaltung auch die therapeutische Beziehung erfassen. Unreflektiert kann dies zu heftigen *negativen Emotionen in unserer Gegenübertragung, Verstrickungen und Beziehungsabbrüchen* führen.

Um unter diesen erschwerten Bedingungen einen gelingenden Therapieprozess in Gang zu bringen, benötigen wir ein hohes Maß an *Flexibilität* und die Bereitschaft, unser Beziehungsangebot auf die besonderen Kommunikations- und Interaktionsstile persönlichkeitsgestörter Patienten abzustimmen. Eine wichtige Voraussetzung dafür ist die sorgfältige *Reflexion unserer Gegenübertragungsreaktionen.*

> Wir glauben, dass wir unsere Gegenübertragung umso eher von negativen und dysfunktionalen Affekten gegenüber unseren Patientinnen befreien können, je besser wir die regulatorischen Vorgänge verstehen, die zu den problematischen Verhaltensweisen und belastenden Reaktionsformen führen.

Was tun wir, um dies zu erreichen?

- Wir bemühen uns, die für die jeweilige Persönlichkeitsstörung typischen traumatischen Bindungs- und Beziehungserfahrungen und die daraus resultierenden *Ängste, Schamgefühle oder Ohnmachtgefühle* wie auch die damit zusammenhängenden *Erwartungen und Überzeugungen* zu erkennen, die den präsentierten maladaptiven Verhaltensmustern zugrunde liegen.
- Gleichermaßen sind wir bemüht, die *ichstrukturellen Defizite* zu erfassen, die den Einsatz der maladaptiven Verhaltensmuster notwendig gemacht haben. Ein tieferes Verständnis für die tatsächlichen Defizite schützt uns vor der Gefahr des Ausagierens vorwurfsvoller Gegenübertragungsimpulse.
- Wenn wir *verstehen*, was Patienten fürchten, wessen sie sich schämen, warum sie sich ausgeliefert oder verlassen fühlen, und gleichzeitig ihre *emotionsregulatorischen Defizite* überblicken, können wir auch das Ungewöhnliche oder Unangemessene ihres Verhaltens als eine prinzipiell adaptive Strategie einordnen und trotz seiner Dysfunktionalität empathisch annehmen.

Dabei leiten uns die folgenden Überlegungen:

- Persönlichkeitsgestörte Patientinnen haben in der Regel eine *weitaus geringere Fähigkeit* als neurotische Patientinnen, *schmerzhafte Emotionen zu ertragen.* Es fällt ihnen daher deutlich schwerer, Trennungsängste, Gefühle ohnmächtigen Ausgeliefertseins, überwältigende Schamgefühle oder lähmende Gefühle der Leere und Langeweile selbstregulatorisch zu verarbeiten.
- Viele Muster der Beziehungsgestaltung – so störend sie sich aktuell auch auf das zwischenmenschliche Zusammenleben auswirken mö-

gen – waren unter traumatischen Lebensumständen eine *Überlebensnotwendigkeit*. Als Anpassungs- und Bewältigungsstrategien haben sie dazu beigetragen, das Selbst vor der Desintegration zu schützen.
- Da die eingeschliffenen Verhaltensmuster als automatisiertes Handlungswissen im *impliziten Gedächtnis* gespeichert sind, sind sich die Betroffenen ihrer meist nicht bewusst. Diese sind sich zumeist nicht darüber im Klaren, dass sie selbst die Quelle ihrer Probleme sein können, sondern machen die Umwelt für sie verantwortlich.

Aus einem solchen Verständnis ergeben sich bereits folgende wichtige *Konsequenzen für unsere Interventionstechnik*:
- *Störende Verhaltensmuster sprechen wir* – sofern sie nicht destruktiv sind – wegen ihrer wichtigen selbstregulatorischen Funktionen *nicht zu früh in der Therapie an*. Besonders wenn die therapeutische Beziehung noch nicht gefestigt ist, würden die Patienten zu Recht fürchten, dass ihnen ein Regulationsmechanismus ohne erkennbare Aussicht auf Ersatz genommen wird.
- Da störende Verhaltensmuster immer auch *Kompetenzen* widerspiegeln, würden verfrühte Versuche, diese störenden Verhaltensmuster zu bearbeiten – oft mit dem unausgesprochenen Ziel, sie zu »beseitigen« – ihrem Ressourcencharakter nicht gerecht.
- Wir tasten daher in den frühen Phasen der Therapie eine narzisstische Größenabwehr oder eine Borderline-Spaltung nicht an. Ebenso wenig würden wir die hysterische Verleugnungsabwehr einer Patientin mit histrionischer Persönlichkeitsstörung, die Kontrollneigung eines anankastischen Patienten, die Vermeidungstendenz eines ängstlich-vermeidenden Patienten oder die Rechthaberei eines paranoiden Patienten in einer frühen Phase der Therapie fokussieren. Um der Versuchung einer übereilten Fokussierung dieser störenden Persönlichkeitsstile besser widerstehen zu können, rufen wir uns ihren Überlebenswert in Erinnerung.
- Die besten Erfahrungen in der Zusammenarbeit mit persönlichkeitsgestörten Patienten konnten wir machen, wenn wir ihnen in der Rolle des »Coach« eine *gemeinsame Arbeit an konkreten Lebensproblemen* angeboten haben – wie »selbstgemacht« diese auch immer gewesen sein mögen. Konkrete Hilfen bei der Stressbewältigung und beim Konfliktmanagement sind gut geeignet, die Patientinnen von der Nützlichkeit der Behandlung zu überzeugen. Ihre Kooperationsbereitschaft und Motivation ist in der Regel umso höher, je stärker sie das Gefühl entwickeln, dass tatsächlich *ihr* Problem behandelt wird und bisher unlösbare Probleme doch noch lösbar erscheinen.

Wir wollen uns nun den Besonderheiten der Beziehungsgestaltung spezifischer Persönlichkeitsstörungen zuwenden, nicht ohne an die hohen Überlappungen der Diagnosekategorien zu erinnern (s. Kap. 12.2). Zum Teil greifen wir dabei auf eine Literaturrecherche zurück, die im Rahmen der Erstellung der Leitlinie »Persönlichkeitsstörungen« durchgeführt wurde (Tress et al. 2001; Wöller u. Tress 2005).

21.2 Emotional instabile Persönlichkeitsstörung

Bei der klinisch überaus wichtigen emotional instabilen Persönlichkeitsstörung (Borderline-Persönlichkeitsstörung), bei der die Rate der körperlichen und sexuellen Traumatisierungen mit bis zu 75% (Widiger u. Trull 1993; Zanarini et al. 2002) am höchsten liegt, sind wir mit *schweren Problemen der Emotionsregulierung* und mit erheblichen *Schwierigkeiten der interpersonellen Beziehungregulierung* konfrontiert (Dammann u. Janssen 2001; Dulz 2004; Janssen 1994; Kernberg 1978; Lohmer 2002; Rohde-Dachser 1983). Mal kann die eine, mal die andere Problematik im Vordergrund stehen. Beide Problembereiche können erhebliche Auswirkungen auf die therapeutische Beziehungsgestaltung haben. Wenn die entsprechenden Regulationsvorgänge nicht genügend verstanden sind, können sie zu Irritationen in der *Gegenübertragung* führen und die Entwicklung eines Arbeitsbündnisses gefährden.

Besonders bei den folgenden Aspekten kann ein Verständnis der zugrunde liegenden regulatorischen Erfordernisse eine Entspannung unserer belasteten Gegenübertragung bringen:

- Die *wechselnden Stimmungen* und unerträglichen Affektzustände bestimmen nicht nur das Alltagsleben, sie wirken sich auch auf die therapeutische Beziehung aus. Wir müssen daher damit rechnen, dass sich unsere Patientinnen unerwartet mit einem raschen Wechsel ihres Befindens präsentieren und dass eine positiv getönte Befindlichkeit plötzlich in eine dysphorische oder gereizte Stimmung »umkippen« kann. Da es gerade am Beginn der Behandlung meist nicht möglich ist, die Auslöser in der Beziehung zu identifizieren, begnügen wir uns zunächst damit, diese Stimmungswechsel als Ausdruck wechselnder Selbstzustände aufzufassen, denen die Patienten ausgeliefert sind. Mit fortschreitender Therapie erklären wir den Patienten die wechselnden »States« als Ausdruck der Aktualisierung unterschiedlicher – meist kindlicher – traumatischer und traumakompensatorischer Erlebensmuster (s. Kap. 32): Zustände der Angst, Verzweiflung und der Ohnmacht als Wiederbelebung des ängstlichen, ohnmächtigen und verzweifelten »Kindes« oder Zustände der Wut, des Ärgers und der Rebellion als Wiederbelebung des wütenden, »trotzigen« »Kindes«.
- Indem wir *autodestruktive Verhaltensweisen und Risikoverhaltensweisen* nicht verurteilen, sondern ihre emotionsregulierende Funktion anerkennen und sie gleichzeitig begrenzen, signalisieren wir unsere Bereitschaft, für den Schutz der Patienten einzutreten und sie bei der Entwicklung adaptiverer Formen der Emotionsregulierung zu unterstützen.

> *Schnell auftretende und heftige Übertragungsreaktionen* können wir fast immer als eine Reaktion auf das Erleben der Therapiesituation verstehen. Die Übertragungsreaktionen fallen umso heftiger aus, je stärker die Patientinnen sich in der Therapie *bedroht, in die Ecke gedrängt oder durch ein ihnen unverständliches Therapeutenverhalten verunsichert fühlen.* Ein Gefühl von *Sicherheit und Kontrolle* zu vermitteln ist daher von größter Bedeutung.

- *Aggressive und entwertende Reaktionen* werden unsere Gegenübertragung weniger belasten, wenn wir ihre Funktion erkennen, unerträgliche Affekte traumatischen Ursprungs wie Ohnmacht, Scham, Hilflosigkeit oder das Gefühl des Alleingelassenseins abzuwehren.
- Wenn wir verstehen, dass die Patienten wegen ihrer defizitären autonomen Emotionsregulierung *auf äußere Objekte angewiesen sind,* die ihr Befinden regulieren, können wir uns leichter damit abfinden, dass wir beeinflusst und manipuliert werden, um Aufgaben der *externen Emotionsregulierung* zu übernehmen (s. Kap. 7.2).
- Bei genauerer Betrachtung liegt dem »Beziehungschaos« der Borderline-Patienten das grundlegende *Dilemma* zugrunde, *dass sie weder kontinuierlich in Beziehung sein noch ohne sie leben können.* Borderline-Patienten suchen die Nähe ebenso dringlich wie sie sie fürchten, denn die mit der Nähe entstehende Sehnsucht nach völliger Übereinstimmung und Verschmelzung mit dem Anderen käme einer kompletten Anpassung und damit einem Identitätsverlust gleich. Es folgt in der Regel eine abrupte Distanzierung und Abwendung, oft begleitet von Wut und Entwertung, um die Identität wiederherzustellen. Die Angst vor Trennung und Objektverlust auf der einen Seite und die Angst vor Vereinnahmung durch das Objekt und Selbstverlust bilden das typische *Borderline-Dilemma.* Kaum ist die Angst vor dem Identitätsverlust etwas gemildert, wächst wieder die Verlassenheitsangst bis hin zur Verlassenheitsdepression (Lohmer 2002; Masterson 1981). Dieses von Steiner (1998) auch als »agoraphob-klastrophobes Dilemma der Borderline-Patienten« bezeichnete Muster

kommt auch in der therapeutischen Beziehung zum Ausdruck (Lohmer 2002; Masterson 1981). Intensive Bedürfnisse nach Nähe und abrupte Distanzierungen können in rascher Folge abwechseln. Wir sind daher darauf bedacht, unsere Patientinnen weder durch zu intensive Näheangebote zu ängstigen noch sie abrupten Trennungs- oder Distanzierungserfahrungen auszusetzen.

- Die Präsenz *früher Abwehrmechanismen* kann ebenfalls die therapeutische Beziehung belasten. Wenn wir jedoch die Abwehrmechanismen *Spaltung, Entwertung und Idealisierung* in ihrer wichtigen *ordnungsstiftenden Funktion gegenüber dem drohenden inneren Chaos* verstehen, können wir den Patienten unser grundsätzliches Verständnis dafür verdeutlichen, dass es in einem traumatisierenden Umfeld notwendig war, scharf und manchmal auch überscharf zwischen »guten« und »schlechten« Menschen zu unterscheiden. Längerfristig können wir ihnen unsere Hilfe bei der weiteren Differenzierung hilfreicher und nicht hilfreicher Beziehungen anbieten.
- Die Abwehrmechanismen *Projektion und Introjektion* verstehen wir in ihrer Funktion, ersatzweise eine Regulierung der Emotionen dadurch herbeizuführen, dass »schlechte« Selbstaspekte des Selbst in die Außenwelt und »gute« Aspekte der Außenwelt in das Selbst verlagert werden. Indem wir die regulatorische Notwendigkeit anerkennen, können wir eine bessere Distanz zu unseren Affekten in der Gegenübertragung herstellen.

Eine Patientin äußert in einer Sitzung vor dem Wochenende Suizidgedanken mit dem Ergebnis, dass die Therapeutin während des Wochenendes immer an sie denken muss. Der Therapeutin gelingt es anschließend, die Suiziddrohung der Patientin – vor dem Hintergrund fehlender Objektkonstanz – als einen Versuch zu verstehen, das »Verschwinden« der Therapeutin zu verhindern, indem sie sie zwingt, während des Wochenendes gedanklich bei ihr zu sein. Die Therapeutin bekundet in einer nächsten Sitzung Verständnis für die Verlustängste der Patientin, versichert ihr, an den vereinbarten Terminen für sie da zu sein, gibt ihr eine Telefonnummer, unter der sie im Notfall zu erreichen ist, und beide erarbeiten einen Notfallplan. Diese Interventionen ermöglichen der Patientin eine Kontrolle ihrer Suizidgedanken.

- Wenn wir uns durch *negative Emotionen in der Gegenübertragung* stark belastet fühlen, denken wir stets auch an die Möglichkeit, dass der Abwehrmechanismus der *projektiven Identifizierung* als primitive Form der externen Emotionsregulierung aktiviert worden sein kann. Im Bezugsrahmen der »Containertheorie« von Bion (1962b) erleben wir dann diejenigen negativen Emotionen, die unsere Patienten zu ihrer Druckentlastung in uns *»deponiert«* haben. Auch moderne neurobiologische Modellvorstellungen, die an die Entdeckung der »Spiegelneurone« (Rizzolatti u. Craighero 2004) anknüpfen, können helfen, das klinisch äußerst wichtige Phänomen zu erklären (s. Kap. 31.4). Welcher Modellvorstellung wir auch folgen mögen – wenn wir verstehen, dass unsere Gefühle von Ohnmacht, Minderwertigkeit oder Lähmung in ihrem Ursprung Emotionen unserer Patientinnen sind, wirkt dies meist entspannend und befreiend. Wir können dann nicht nur ein empathisches Verständnis für ihre emotionale Notlage und die Notwendigkeit einer externen Emotionsregulierung aufbringen, sondern ihnen auch unsere Hilfe bei der Regulierung der unerträglichen Affektzustände anbieten.
- Auch für unser therapeutisches Handeln erweist es sich als nützlich, mit der Möglichkeit *projektiver Identifizierungen* zu rechnen. So können wir von Patientinnen manipulativ leicht *zu Verhaltensweisen gebracht werden*, die uns normalerweise fremd sind, die uns aber für ihre Projektionen geeignet machen. So werden wir manchmal von Patienten derart bedrängt, dass wir mit einer brüsken Zurückweisung reagieren. Auf diese Weise

eignen wir uns besonders für die Projektion eines »bösen« inneren Objekts.

Vor dem Hintergrund der geschilderten schweren Störungen der Selbst- und Beziehungsregulierung wird uns eine *initiale positive Beziehungsgestaltung* am besten gelingen,

- wenn wir den Patienten erläutern, dass wir ihre chaotische und oft manipulative Beziehungsgestaltung vor dem Hintergrund der Notwendigkeit einer Emotionsregulierung verstehen;
- eine haltende Beziehung zur externen Emotionsregulierung anbieten, die eine Begrenzung manipulativer, destruktiver und grenzüberschreitender Verhaltensweisen einschließt (s. Kap. 17), und
- Techniken der Emotionsregulierung vermitteln.

Die Vermittlung von *Techniken der Emotionsregulierung* wird von den Patientinnen fast immer als hilfreich erlebt und wirkt der Ausbildung negativer Übertragungen entgegen (s. Kap. 22 u. 24). Manchmal ist es notwendig, zunächst ausreichend das *Leiden zu würdigen*, um die Bereitschaft zur Anwendung von Techniken der Emotionsregulierung zu fördern.

Vor allem in der ersten Phase der Behandlung plädieren wir sehr dafür, eine *positive Übertragungsbeziehung* anzustreben und aufrechtzuerhalten. Dazu können die folgenden Interventionen und Haltungen beitragen:

- Wenn wir *Ärger und Wut* auf uns oder die Therapie wahrnehmen, führen wir dies primär auf ein *Bedrohungsgefühl in der therapeutischen Situation* zurück, das reale oder übertragungsbedingte Gründe haben kann und durch die eingeschränkte Fähigkeit zur Mentalisierung noch verstärkt wird (s. Kap. 28).
- Wir versuchen mit den Patienten zu klären, *welches Moment der therapeutischen Situation sie aktuell verunsichert oder geängstigt hat* und überlegen mit ihnen auf der Realebene, was ihnen helfen kann, um sich in der therapeutischen Situation wohler zu fühlen. Erklärungen und Erläuterungen können das Bedrohungsgefühl oft stark verringern.
- Fast immer tritt schnell eine Beruhigung ein, wenn wir die Patientinnen daran erinnern, dass sie die *Kontrolle* über jeden Schritt des therapeutischen Vorgehens haben, ihnen *Wahlmöglichkeiten* einräumen und, wenn notwendig, am therapeutischen Vorgehen auch *tatsächlich etwas ändern*. Auf diese Weise gelingt uns fast immer eine zügige »Reparatur« der Bindungsbeziehung und die Wiederherstellung der positiven Übertragungsbeziehung.

Anders als in der Übertragungsfokussierenden Therapie für Borderline-Patienten (Clarkin et al. 2001) deuten wir negative Übertragungsmanifestationen zumindest in der Anfangsphase der Therapie nicht als Ausdruck der Aktualisierung einer verinnerlichten negativen Objektbeziehung, sondern klären mit den Patienten die Realität der therapeutischen Beziehung. Oft lassen sich Aspekte der therapeutischen Situation identifizieren, die als bedrohlich erlebt werden und deren Klärung zu einer Entspannung führt. Darüber hinaus haben wir die Erfahrung gemacht, dass ein Erklärungsmodell, das Übertragungsphänomene als »Verwechslungen« von Vergangenheit und Gegenwart erläutert, auf die Patienten entlastend wirkt und hilft, eine positive Übertragungsbeziehung aufrechtzuerhalten (s. Kap. 30.2).

Initiale Beziehungsgestaltung bei emotional instabiler Persönlichkeitsstörung

- Stimmungswechsel als Ausdruck emotionaler Dysregulation und wechselnder »States« auffassen
- autodestruktive und risikoreiche Verhaltensweisen in ihrer regulativen Funktion verstehen und begrenzen
- Abwehrfunktion aggressiver und entwertender Reaktionen verstehen
- im manipulativen Agieren Bedürfnis nach externer Emotionsregulierung erkennen
- zu intensive Näheangebote ebenso wie abrupte Trennungen vermeiden
- ordnungsstiftende Funktion früher Abwehrmechanismen würdigen

- »Deponierung« negativer Emotionen qua projektiver Identifizierung bedenken
- positive Übertragungsbeziehung herstellen
- haltende Beziehung mit Begrenzung manipulativer, destruktiver und grenzüberschreitender Verhaltensweisen anbieten
- Techniken der Emotionsregulierung vermitteln
- bei Ärger und Wut Auslöser für Bedrohungsgefühle in der therapeutischen Situation suchen, Kontrolle und Wahlmöglichkeiten einräumen, Erklärungen geben
- Erklärungsmodell für Übertragungsphänomene anbieten

21.3 Narzisstische Persönlichkeitsstörung

Charakteristikum der narzisstischen Persönlichkeitsstörung ist eine schwere Störung der *Selbstwertregulation* (Deneke 1997; Kernberg 1978; Kernberg u. Hartmann 2005; Kohut 1976). Obwohl genaue empirische Daten fehlen, können wir aufgrund der kasuistischen Literatur davon ausgehen, dass bei der narzisstischen Persönlichkeitsstörung nicht so sehr Traumatisierungen in Form physischer Gewalt oder sexueller Übergriffe, sondern ganz überwiegend *Bindungs- und Beziehungstraumatisierungen* vorliegen.

Das Hauptproblem narzisstisch gestörter Patienten besteht in der stets gegenwärtigen Gefahr, von unerträglichen *Schamgefühlen* überflutet zu werden, wobei die Scham aus dem *Gefühl eigener Bedeutungslosigkeit und Wertlosigkeit* resultiert. Als besonders kränkend und beschämend wird die Abhängigkeit von anderen Menschen erlebt. Zum Schutz vor derartig unerträglichen Emotionen bauen die Patienten als Abwehrleistung eine Schutzmauer aus Grandiosität und Selbstgenügsamkeit auf, die es gestattet, die reale Abhängigkeit von anderen Menschen zu leugnen. Statt ihre Abhängigkeit zu sehen, weisen sie anderen Menschen kompensatorisch die Rolle idealer oder entwerteter »Selbstobjekte« (Kohut 1971) zu, die ausschließlich der eigenen Bedürfnisbefriedigung und narzisstischen Regulierung zu dienen haben. Entsprechend sind Patientinnen mit narzisstischer Persönlichkeitsstörung typischerweise nicht in der Lage, andere Menschen als getrennte Objekte, das heißt als mit einer eigenständigen Bedürfniswelt und mit eigenen Rechten und Ansprüchen ausgestattete Wesen wahrzunehmen.

Die schwere Störung der Regulation des Selbstwertgefühls bei der narzisstischen Persönlichkeitsstörung wirkt sich immer auch auf die therapeutische Beziehung aus. Die Schwierigkeiten lassen sich wie folgt zusammenfassen:

- Die gestörte Schamregulation und die oft *grotesk gesteigerten Ich-Ideal-Ansprüche* der Patienten verhindern einen wohlwollenden und annehmenden Umgang mit eigenen alltäglichen Unzulänglichkeiten.
- Zur Abwehr überwältigender Gefühle der Minderwertigkeit und Bedeutungslosigkeit stehen ihnen als Kompensationsmechanismen vor allem *Entwertungen und Größenideen* zur Verfügung.
- Alternativ können auch Beziehungsmuster vom Typus einer narzisstisch verschmolzenen *Selbst-Objekt-Dyade* und mit illusionären *Vollkommenheitsfantasien* kompensatorisch wirksam sein.

Besonders in der Anfangsphase der Therapie sind die Patientinnen sehr auf unsere *externe Emotionsregulierung* angewiesen, um nicht ausschließlich auf diese Abwehr- und Bewältigungsmuster zurückgreifen zu müssen. Wie gehen wir vor?

- Der beste Weg, um zu verhindern, dass ein ausufernder Gebrauch von Entwertungen und Größenideen die Behandlung zum Scheitern bringt, besteht in einer besonders *respektvollen, gleichberechtigten und zumindest zu Beginn wenig konfrontativen therapeutischen Haltung.*
- Dennoch können die Entwertungen und das grandiose Gebaren narzisstisch gestörter Patienten schwer erträglich sein. Vor allem Ärger, Langeweile bis hin zur Müdigkeit sind häufige Gegenübertragungsreaktionen.
- Wenn die Patientinnen eigene Gefühle von Scham, Minderwertigkeit und Kleinheit in

uns deponieren *(projektive Identifizierung)*, finden wir häufig diese Gefühle in unserer Gegenübertragung vor: Wir fühlen uns in der Beziehung zur Patientin klein und minderwertig, obwohl wir dazu in anderen therapeutischen Beziehungen nicht neigen. Eine Analyse der Gegenübertragung kann uns den Ursprung dieser Gefühle verständlich machen. Dies wirkt meist nicht nur befreiend, sondern hilft auch, das empathische Band wiederherzustellen.

- Erfahrungsgemäß gelingt der Umgang mit einer schwierigen Gegenübertragung besser, wenn wir uns die *enorme Bedrohung für das Selbstwertgefühl* deutlich machen, der sich die Patienten durch die therapeutische Situation ausgesetzt sehen. Wenn wir uns das quälende Gefühl der Scham und des Versagens vergegenwärtigen, das die Patienten erfasst, wenn sie therapeutische Hilfe annehmen müssen, werden wir auch schwer erträgliche Entwertungen unter einem anderen Blickwinkel sehen und weniger ablehnend darauf reagieren. Wir machen uns klar, *wie klein und minderwertig* die Patientinnen sich in der Beziehung zu uns offenbar erleben und wie schwer es sein muss, angesichts der eigenen Minderwertigkeitsgefühle den Neid auf unsere Kompetenz, unser Selbstwertgefühl und unsere Empathie auszuhalten, ohne in die Bodenlosigkeit der Schamgefühle versinken zu müssen.
- Besonders zu Beginn der Behandlung ist es *kaum möglich, die den Entwertungen zugrunde liegenden Kränkungen anzusprechen*, da die Konfrontation mit den abgewehrten Gefühlen der Minderwertigkeit und Bedeutungslosigkeit genau diese Gefühle verstärken und weitere Abwehrmaßnahmen aktivieren würden. Statt zu früh auf das Kränkungserleben zu fokussieren, ziehen wir es im Beginn der Behandlung vor, uns *empathisch in die Notwendigkeit einer kompensatorischen Haltung hineinzuversetzen* (»Ich kann gut nachvollziehen, dass es Sie nervt, dass …«).
- Ein empathischer Zugang zum Kränkungserleben gelingt manchmal eher, wenn wir von »*Verletzungen*« statt von »Kränkungen« sprechen. Ein Grund dafür dürfte in der umgangssprachlich negativen Konnotation der Wendung »gekränkt sein« liegen (»Er ist schon wieder gleich gekränkt.«). Im supportiven Sinne ziehen wir es vor, die »objektive« Verletzung anzusprechen, der der Patient ausgesetzt war, als das subjektive Gefühl des Gekränktseins zu benennen, das je nach Idealbildung assoziativ mit Schwäche und Minderwertigkeit verknüpft ist.
- Wir müssen damit rechnen, dass normalerweise gut akzeptierte therapeutische Maßnahmen wie *imaginative Stabilisierungsübungen* von narzisstisch gestörten Patientinnen nur schwer angenommen werden, weil sie in ihren Augen zu »einfache« Lösungen anbieten und der Besonderheit ihrer persönlichen Situation nicht gerecht werden.
- Wann immer wir können, stärken wir das Selbstwertgefühl, indem wir uns interessiert nach den *Stärken und Kompetenzen* der Patienten erkundigen, ihre Ausführungen interessiert anhören und ihr *psychisches Erleben validieren* (s. Kap. 18). Wir verstärken jedoch nicht kompensatorische Größenideen, sondern würdigen die immer auch vorhandenen tatsächlichen Stärken und Kompetenzen.
- Wir räumen den Patientinnen *Wahlmöglichkeiten* und weitgehende *Kontrolle* über den therapeutischen Prozess ein, achten aber darauf, dass diese nicht manipulativ genutzt werden.
- Oft ist es über längere Zeit notwendig, den Patienten einfach nur zuzuhören und ihnen das Gefühl zu geben, »*gesehen*« und »*wahrgenommen*« zu werden, für uns nicht bedeutungslos, sondern *wertvoll* und *bedeutsam* zu sein.
- Längerfristig versuchen wir, das Selbstwertgefühl mithilfe *ressourcenaktivierender Techniken* und positiver Suggestionen anzuheben. Die Ressourcenverankerung nehmen wir gern mit der *EMDR-Methode (Eye Movement Desensitization and Reprocessing)* vor (s. Kap. 24.3).

Trotz aller Anstrengungen, das Selbstwertgefühl aktiv zu stützen, werden wir nicht verhindern können, dass unsere *Gegenübertragung* durch die narzisstischen Kompensationsmechanismen der Patientinnen, vor allem durch ihre Entwertungen, manchmal auch durch übermäßige Idealisierungen unserer Person, stark belastet wird. Folgende Punkte sollten wir im Auge behalten:

- Mit kompensatorischen Entwertungsreaktionen müssen wir immer rechnen, da *geringste Anlässe unkontrollierbare Schamreaktionen auslösen können*, die abgewehrt werden müssen.
- Ebenso müssen wir damit rechnen, dass die Patienten annehmen, dass wir sie ebenso *verachten*, so wie sie sich selbst verachten. Eine Klärung dieser häufigen Übertragungsfantasie kann hilfreich sein.
- Entwertungsreaktionen treten typischerweise auf, wenn Patienten feststellen, dass sie in der Therapie weniger erreicht haben als sie sich selbst vorgenommen haben. Indem sie die Person des Therapeuten und die Behandlung entwerten, haben sie die Möglichkeit, die Wahrnehmung eigenen Scheiterns und die damit verbundenen Schamgefühle abzuwehren. Eine Anerkennung der verständlichen *Enttäuschungsreaktion* und der Hinweis auf das – angesichts der Schwere des Problems – dennoch Geleisteten können helfen, die Schamgefühle zu begrenzen.
- Bei Entwertungen können in der *Gegenübertragung* entweder Scham- und Minderwertigkeitsgefühle oder heftige Ärgergefühle und Ablehnungstendenzen auftreten. Dies kann die therapeutische Beziehung bedrohen, wenn keine sorgfältige Analyse der Gegenübertragung erfolgt.
- Bei Idealisierungen besteht die Gefahr, *Rettungsimpulse* auszuagieren.
- Besonders wenn in unserer Gegenübertragung eigene Scham- und Minderwertigkeitsgefühle dominieren, denken wir immer auch an die Möglichkeit, dass es sich dabei um Emotionen handeln kann, die die Patienten mittels *projektiver Identifizierung* in uns »deponiert« haben (s. Kap. 31.4).
- Wenn Patienten sich uns gegenüber *grob entwertend oder grenzüberschreitend verhalten*, weisen wir sie mit Entschiedenheit darauf hin, dass sie solche Verhaltensweisen *unterlassen* müssen, um unsere therapeutische Arbeitsfähigkeit nicht zu gefährden. Wegen ihres Empathiemangels haben narzisstisch gestörte Patienten oft keine Vorstellung davon, welche Wirkungen sie mit ihrem Verhalten bei anderen Menschen auslösen. Es kann daher sinnvoll sein, ihnen die eigene emotionale Reaktion auf ihr Verhalten *»selektiv-authentisch«* (Heigl-Evers u. Ott 1998) zur Verfügung zu stellen. Wichtig ist dabei eine klare, aber nicht vorwurfsvolle Haltung.

Initiale Beziehungsgestaltung bei narzisstischer Persönlichkeitsstörung

- respektvolle, gleichberechtigte und zumindest zu Beginn wenig konfrontative therapeutische Haltung
- Vorsicht beim Ansprechen von Kränkungserleben
- empathisches Einfühlen in Kleinheits- und Minderwertigkeitserleben
- sich empathisch in die Notwendigkeit einer kompensatorischen Haltung hineinversetzen
- sich für Stärken und Kompetenzen interessieren
- psychisches Erleben validieren
- Wahlmöglichkeiten und Kontrolle einräumen, Erläuterungen geben
- zuhören, um das Gefühl zu vermitteln, »gesehen« und »wahrgenommen« zu werden und als wertvoll und bedeutsam angenommen zu sein
- langfristig Selbstwertgefühl durch ressourcenaktivierende Techniken und positive Suggestionen anheben
- Gegenübertragungsreaktionen analysieren
- grob entwertendes und grenzüberschreitendes Verhalten begrenzen

21.4 Abhängige (asthenische) Persönlichkeitsstörung

Personen mit abhängiger (asthenischer) Persönlichkeitsstörung leiden unter ausgeprägten Gefühlen von Hilflosigkeit und Inkompetenz. Sie neigen dazu, sich bei allen Lebensentscheidungen passiv auf andere Menschen zu verlassen und sich den Wünschen anderer unterzuordnen. Dominierendes Merkmal ist ihre Angst, *von nahen Personen verlassen zu werden* und für sich selbst sorgen zu müssen. Die starken *Verlassenheitsängste* führen dazu, dass Personen mit einer abhängigen Persönlichkeitsstörung in ihren interpersonellen Beziehungen anklammernd auf ein als stark erlebtes Objekt bezogen sind. Weitere Merkmale von Patienten mit einer abhängigen Persönlichkeitsstörung sind

- ein niedriges *Selbstwertgefühl* und gestörte Individuation und Autonomieentwicklung (Livesley et al. 1990),
- in der Regel *unsicher-ambivalente Bindungsstile* (Rosenstein u. Horowitz 1996; West u. Sheldon 1988; s. Kap. 6.6) und
- *depressive Dekompensationen* in Trennungs- und Verlustsituationen.

Folgende Hinweise leiten uns in der Behandlung von Patienten mit abhängiger Persönlichkeitsstörung (Langenbach et al. 2001d; Wöller u. Kruse 2005d):

- Die therapeutische *Kontaktaufnahme* gelingt wegen der starken Anlehnungs- und Anklammerungsbedürfnisse der Patientinnen in der Regel leicht, ohne dass dadurch bereits ein therapeutisches Arbeitsbündnis hergestellt sein muss. Es besteht vielmehr die Gefahr, dass die unterwürfige und folgsame Haltung der »guten« Patienten ein tragfähiges Arbeitsbündnis vortäuscht.
- Passend dazu werden Patientinnen mit abhängiger Persönlichkeitsstörung anfänglich oft als *ausgesprochen angenehm* erlebt. Ihre idealisierende Beziehungsaufnahme kann uns leicht zu einer Selbstpräsentation als starke Helfer verleiten. Tritt später das abhängige Beziehungsmuster deutlicher hervor, kann das anfänglich angenehme Gefühl leicht in eine *Gegenübertragungsreaktion in Form von Ärger* umschlagen.
- Im Umgang mit abhängigen Persönlichkeiten müssen wir auf deren *Trennungsängste* Rücksicht nehmen, zugleich darauf achten, *dass die therapeutische Beziehung die Abhängigkeit nicht noch verstärkt.* Eine überfürsorgliche Haltung versuchen wir daher auf alle Fälle zu vermeiden.
- Im Bestreben, regressiven Tendenzen entgegenzuwirken, dürfen wir allerdings nicht die Schwere der den Trennungsängsten zugrunde liegenden Störung übersehen und die Patienten nicht überfordern. Die neuere neurobiologische Forschung nähert sich derzeit den *neuronalen Grundlagen der Trennungsangst.* Offensichtlich bestehen enge Beziehungen zwischen Trennungsangst und körperlichem Schmerz. Wahrscheinlich haben sich die hirnphysiologischen Mechanismen der Trennungsangst aus älteren Schmerzmechanismen des Gehirns entwickelt. Die Freisetzung von endogenen Opioiden wie Endorphinen und Enkephalinen, die normalerweise durch Bindungsbeziehungen induziert wird, ist, so die neueren Befunde, offensichtlich bei Abhängigkeitserkrankungen gestört – bei der Opiatabhängigkeit in ganz ähnlicher Weise wie bei der sozialen Abhängigkeit (Panksepp 1998).
- Von Beginn an legen wir großen Wert auf *ressourcenaktivierende, selbstwertstärkende und autonomiefördernde Interventionen.* Die schrittweise Stärkung der autonomen rationalen Problemlösefähigkeit ist dabei ein vorrangiges Therapieziel. Die Fähigkeit der Patienten, Hilfen oder Ratschläge anzunehmen, können wir dabei durchaus als Ressource nutzen. Die *Imagination der »inneren Helfer«* ist besonders geeignet, da sie den Anklammerungswünschen und Trennungsängsten der Patientinnen Rechnung trägt und gleichzeitig ihre Autonomieentwicklung fördert (s. Kap. 24.5).
- Wir warnen vor einer einseitigen Beschäftigung mit Traumatisierungen der *Vergangen-*

heit, da dies die *Gefahr der malignen Regression* erhöht, und fördern die Auseinandersetzung mit dem Hier und Jetzt. Wichtig ist bei diesen Patienten, von Anfang an auf die Eigenständigkeit hinzuarbeiten, das heißt jede ihrer Errungenschaft oder Tätigkeit zu würdigen und immer wieder nach aktiven Bewältigungsformen zu suchen. Aus diesem Grund fragen wir immer nach Aktivitäten, Hobbys, Interessen und Unternehmungen.
- Auf die zeitliche Begrenztheit und das *Ende der Therapie* weisen wir frühzeitig hin.

Initiale Beziehungsgestaltung bei abhängiger (asthenischer) Persönlichkeitsstörung

- Gefahr der Entwicklung einer malignen Abhängigkeitsbeziehung beachten
- Schwere der den Trennungsängsten zugrunde liegenden Störung anerkennen
- ressourcenaktivierende, selbstwertstärkende und autonomiefördernde Interventionen
- keine einseitige Beschäftigung mit Traumatisierungen der Vergangenheit
- frühzeitig auf zeitliche Begrenztheit und das Ende der Therapie hinweisen

21.5 Histrionische Persönlichkeitsstörung

Wir wollen an dieser Stelle die umfangreiche Geschichte der theoretischen Konzeptentwicklung von der hysterischen Charakterneurose bis zur histrionischen Persönlichkeitsstörung nicht nachzeichnen, sondern verweisen auf die empfehlenswerten Darstellungen in der Literatur (Eckhard-Henn u. Hoffmann 2000; Hoffmann u. Eckhard-Henn 2000; Mentzos 2004; Ott et al. 2001; Seidler 2001). Stattdessen sollen einige praktische Hinweise im Umgang mit dieser Patientengruppe folgen.

Bei Patientinnen mit einer histrionischen Persönlichkeitsstörung können die Neigung zu übermäßiger Emotionalisierung und Dramatisierung und das gesteigerte Verlangen nach Aufmerksamkeit und Beachtung die Gestaltung einer tragfähigen therapeutischen Beziehung sehr erschweren. Darüber hinaus stellen die kognitiven Defizite und die eingeschränkte Fähigkeit zur Mentalisierung nicht geringe Probleme für die Therapie dar.

Um mit den Patienten in Kontakt zu kommen, müssen wir uns auf die Besonderheiten dieses Kommunikationsstils und die spezifischen Defizite einstellen. Das bedeutet im Einzelnen:

- Wir rechnen damit, dass es den Patientinnen zunächst einmal wichtig ist, unsere *Aufmerksamkeit und Bewunderung* zu gewinnen und als liebenswerte, interessante und attraktive Personen in Erscheinung zu treten. Auch wenn der histrionische Stil es uns schwer macht, bemühen wir uns, das darin zum Ausdruck kommende *basale Bedürfnis nach Wahrgenommenwerden und Gesehenwerden* zu erkennen und die Angst zu verstehen, auch in der Beziehung mit uns erneut nicht wahrgenommen und gesehen zu werden. Hinzu kommt, dass der vertraute Stil den Patienten die notwendige *Sicherheit* verleiht, die sie in der Beziehung zu uns brauchen. Wir müssen ihnen zunächst einmal eine Bühne zur Verfügung stellen, wenn wir ihnen nicht einen zentralen Bewältigungsmechanismus nehmen wollen.
- Die Klärung der *Gegenübertragung* ist eine wichtige Aufgabe. Die unecht wirkende Emotionalität und der melodramatische Lebensstil mit den flach und oberflächlich imponierenden Objektbeziehungen machen es uns schwer, die Patienten *ernst zu nehmen*. Wenn zusätzlich Beziehungen unangemessen *sexualisiert* werden und das Verhalten dementsprechend verführerische oder provokante Züge annimmt, kommen in der Gegenübertragung leicht Impulse von Ärger und Ablehnung hinzu. Auch kann es ärgerlich machen, wenn die Patientinnen die Therapieziele immer wieder aus den Augen verlieren. Gleichwohl legen wir großen Wert darauf, sie ernst zu nehmen und uns durch den histrionischen

Stil darin nicht beirren zu lassen. Tatsächlich leiden histrionische Patientinnen darunter, im Leben immer wieder nicht ernst genommen zu werden.

- Wir bemühen uns sehr, uns nicht zu einem von Ärger geprägten oder unterschwellig vorwurfsvollen und kritisierenden Interventionsstil hinreißen zu lassen. Wir betrachten es als vorrangig, die Patienten *so anzunehmen, wie sie sind*, und dem Impuls zu widerstehen, sie zu einer schnellen Änderung ihres Verhaltens zu drängen.
- Histrionische Patientinnen müssen oft erleben, dass ihnen *nicht geglaubt* wird, wenn beispielsweise sexuelle Übergriffe mit nicht authentisch wirkendem oder übertriebenem Affekt berichtet werden. Abgesehen davon, dass wir den Wahrheitsgehalt der Erinnerungen ohnehin nicht sicher beurteilen können (s. Kap. 35), hüten wir uns bei histrionischen Patienten besonders, aus der Art der Darstellung Schlüsse auf die Glaubwürdigkeit ihrer Schilderungen zu ziehen.
- Je besser wir verstehen, wie *Emotionen im Sinne der Affektualisierung zu Abwehrzwecken eingesetzt werden* und welche emotionale Leere sich oft hinter der lärmend präsentierten Emotionalität verbirgt, umso mehr erkennen wir die Notwendigkeit, eine emotional präsente, verlässliche und empathische Bindungsbeziehung anzubieten. So gut wie immer lassen sich inmitten der lärmenden Emotionalität auch *authentische Affekte* entdecken, deren empathische Spiegelung den Weg zu einer tragfähigen therapeutischen Beziehung erleichtert.
- Den *extrovertierten Kommunikationsstil* und die *Fähigkeit zur Idealisierung* können wir dabei als Ressourcen betrachten, die grundsätzlich geeignet sind, den interpersonellen Kontakt zu erleichtern.
- Der charakteristische Wahrnehmungs-, Denk- und Verhaltensstil, der durch eine globale, relativ *diffuse, unscharfe, impressionistische Denkstruktur* gekennzeichnet ist (Shapiro 1965), kann die therapeutische Arbeit an konkreten Problemen schwierig machen. Viel Geduld ist erforderlich, um die Fähigkeit zu rationaler Problemlösung zu stärken. Die Neigung zu Unklarheit und ungenauem Hinsehen ist vor dem Hintergrund des traumatisierenden Umfeldes verständlich, in dem diese Qualitäten eine adaptive und überlebenssichernde Funktion hatten.
- Der *flüchtige kognitive Stil* mit vagen Schilderungen, gedanklichem Springen und logischen Ungereimtheiten kann unsere Geduld auf eine harte Probe stellen. Umso wichtiger ist es, nicht vorwurfsvoll oder kritisierend zu reagieren, sondern die Patienten geduldig zu mehr Genauigkeit und gedanklicher Kohärenz anzuleiten.

Initiale Beziehungsgestaltung bei histrionischer Persönlichkeitsstörung

- Bedürfnis nach Aufmerksamkeit und Bewunderung als basale Bedürfnisse nach Wahrgenommenwerden und Gesehenwerden würdigen
- Gegenübertragungsimpulse des Nicht-ernst-nehmen-Könnens reflektieren
- Abwehrfunktion der Emotionalität erkennen
- authentische Affekte identifizieren
- extrovertierten Kommunikationsstil und die Fähigkeit zur Idealisierung als Ressourcen betrachten
- globale und diffuse Denkstruktur sowie Mentalisierungsdefizite beachten

21.6 Schizoide Persönlichkeitsstörung

Von einer *schizoiden Persönlichkeitsstörung* sprechen wir bei Personen mit einer ausgeprägten Neigung zur sozialen Isolierung und zum Einzelgängertum. Emotionale Kühle, Distanziertheit oder flache Affektivität sind ebenso Charakteristika wie die geringe Fähigkeit, warme, zärtliche Gefühle oder auch Ärger anderen gegenüber zu zeigen. Nicht alle schizoiden Personen ziehen sich von Menschen zurück. Sie meiden aber den emotionalen Kontakt und die Verletzungen, die sie mit ihm verbinden. Sie sind daher oft emotional sehr kontrolliert und neigen zur Intellektualisierung. Entsprechend finden wir bei Personen mit einer schizoiden Persönlichkeitsstörung überwiegend unsicher-distanzierte Bindungsstile (West u. Rose 1995).

Das Hauptproblem schizoider Menschen hat Guntrip (1968) als das schizoide Dilemma beschrieben: Sie sehnen sich nach Kontakt mit anderen Menschen, aber die Nähe ängstigt sie über alle Maßen. Zu viel Nähe birgt die Gefahr, vom Objekt verschlungen zu werden und die Identität zu verlieren. Die Durchlässigkeit ihrer Selbstgrenzen lässt zwischenmenschliche Kontakte zu einer stetigen Bedrohung für die Kohärenz des Selbst werden, so dass der Rückzug von sozialen Beziehungen als der einzige Ausweg erscheint (Akhtar 1987; Federn 1952; Wöller et al. 2001c). Schizoide Personen schützen sich gleichsam vor ihren eigenen Liebeswünschen, weil die ersehnten guten Objekte intensive Abhängigkeits- und Verschmelzungswünsche auslösen und die Gefahr der Desintegration mit sich bringen (Fairbairn 1952). Aber auch die Isolation ist kaum zu ertragen. Ein ausgiebiges Fantasieleben und sogar Suizidfantasien können ein Substitut für Beziehungen sein. Nicht selten suchen schizoide Personen die Therapie auf, um aus ihrer Isolation herauszufinden. Eine Trennungssituation ist oft der Anlass. Manchmal werden sie auch durch ihre Partner in die Therapie geschickt. Was bedeutet das für den Beziehungsaufbau?

- Um eine Beziehung mit *schizoiden Persönlichkeiten* herzustellen, müssen wir ihre Distanzbedürfnisse in zwischenmenschlichen Beziehungen, den Mangel an Interesse an anderen Menschen und die Gleichgültigkeit gegenüber Beziehungen als *Schutz vor einer Verletzung* akzeptieren.
- Patientinnen mit einer schizoiden Persönlichkeitsstörung neigen nicht dazu, die Ursache der Probleme außerhalb ihrer selbst zu lokalisieren. Die Schwierigkeit ist vielmehr, dass sie sich über lange Zeit in der Therapie *nicht sicher* fühlen, weil sie sich – ebenso wie im Alltagsleben – durch den therapeutischen Kontakt bedroht fühlen.
- Wir stellen uns bei Menschen mit schizoiden Persönlichkeitsstörungen auf ihre ausgeprägten *Näheängste* ein und respektieren ihr gesteigertes *Autonomiebedürfnis*. Um den Patienten die Möglichkeit zu geben, sich zu öffnen, bemühen wir uns, die therapeutische Situation für sie so sicher wie möglich zu machen. Manchmal können Details von Bedeutung sein. So kann es für manche Patientinnen erleichternd sein, wenn ihr Sessel weiter entfernt zum Therapeutensessel steht, oder entlastend wirken, wenn die Sitzungsfrequenz oder die Sitzungsdauer reduziert wird.
- Schizoide Patienten können uns durch die oft monotone und nur wenig modulierte Stimmgestaltung und die geringe Rhythmik der Motorik das Gefühl geben, weit *auf Distanz gehalten zu werden*. Sie wirken dann wie fremd auf uns. Das kann Frustration und Ärger in der Gegenübertragung auslösen. Fast immer ist es ein Zeichen dafür, dass die Patientinnen sich nicht sicher genug in der therapeutischen Beziehung fühlen. Ein konfrontierender Umgang mit diesen Phänomenen würde das Gefühl der Unsicherheit noch erhöhen, da die Patientin sich angegriffen fühlen und den Rückzug verstärken würde.
- Wenn wir verstehen, dass hinter der vordergründigen *Emotionslosigkeit* heftige affektive Reaktionen stehen, vor denen sich unsere Patienten schützen müssen, kann es leichter werden, Gefühle von Ungeduld und Leere in der *Gegenübertragung* zu ertragen.
- Bei *Interventionen* achten wir besonders darauf, dass sie nicht als eindringend oder verletzend empfunden werden.
- *Ressourcenorientiertes Arbeiten* kommt dem Autonomiebedürfnis der Patientinnen entgegen. Wir bieten daher frühzeitig *ressourcenaktivierende Imaginationen* an, um ihr Sicherheits- und Selbstwertgefühl zu stärken (s. Kap. 24.4–24.6).
- Wir sind geduldig, wenn es zu Beginn der Therapie auch zu *intellektuellen Diskussionen*

über abstrakte Ideen kommt. Sie dienen dazu, das Sicherheitsgefühl in der Beziehung zu regulieren. Es kann längere Zeit dauern, bis schizoide Patienten so viel Vertrauen in die Person des Therapeuten setzen können, dass sie sich auch mit ihren verletzlichen Seiten und ihren Bedürfnissen zeigen (Guntrip 1969a).
- Sobald erste Emotionen spürbar werden, werden die Patienten von einer vorsichtigen *affektdifferenzierenden Arbeit* und einer *Stärkung der Selbst-Objekt-Differenzierung* sehr profitieren (Clark 1996). Expertenerfahrungen sprechen dafür, dass längerfristige Beziehungsarbeit bei Patienten mit schizoider Persönlichkeitsstörung, auch im Rahmen einer psychoanalytischen Langzeitbehandlung, durchaus aussichtsreich sein kann (Quality Assurance Project 1990)

Initiale Beziehungsgestaltung bei schizoider Persönlichkeitsstörung

- Distanzbedürfnisse als Schutz vor Verletzlichkeit in Beziehungen verstehen
- Sicherheitsbedürfnis in der Therapie beachten
- Näheängste und gesteigertes Autonomiebedürfnis respektieren
- ressourcenaktivierende Imaginationen anbieten
- gegenüber Emotionslosigkeit und intellektueller Abwehr Geduld aufbringen
- vorsichtig affektdifferenzierend arbeiten

21.7 Paranoide Persönlichkeitsstörung

Personen mit einer paranoiden Persönlichkeitsstörung kommen eher selten in die Therapie. Ihr umfassendes Misstrauen lässt eine therapeutische Beziehung kaum entstehen. Sie suchen uns allenfalls auf, wenn ihr Interaktionsstil zu zwischenmenschlichen Spannungen geführt hat oder wenn durch die wahrgenommene Feindseligkeit der Umgebung eine depressive Reaktion eingetreten ist (Akhtar 1990; Millon 1969; Wöller et al. 2001a). In diesem Fall beachten wir die folgenden Hinweise für unsere Beziehungsgestaltung:

- Die *emotionsregulierende Funktion der massiven Projektionen* zu verstehen ist hilfreich, um besser mit den meist starken *Gegenübertragungsgefühlen* umgehen zu können. Die Radikalität, mit der die *Externalisierung schlechter Selbstanteile* vorgenommen wird, gibt uns eine Vorstellung davon, wie groß die Gefahr ist, dass das Selbst durch traumatische Introjekte überschwemmt wird. Nur wenn die schlechten Selbstanteile in die Außenwelt verlagert werden, können sie unter Schach gehalten werden. Wir verstehen dann auch, dass es zur Dekompensation kommen muss, wenn das äußere Objekt, in das projiziert wurde, wegfällt. Wenn wir die Notwendigkeit der Externalisierung schlechter Selbstanteile als überlebensnotwendig anerkennen können, werden wir uns weniger gedrängt fühlen, gegen die oft bizarre Projektionsneigung anzukämpfen.
- Um mit Patienten mit einer paranoiden Persönlichkeitsstörung in Kontakt zu kommen, *validieren wir ihre psychische Realität*, ohne uns auf eine Auseinandersetzung einzulassen, wessen Sicht der Realität die »richtige« ist. Wir widerstehen also der Versuchung, sie von der Richtigkeit unserer Sichtweise zu überzeugen. Zwar benennen wir unsere eigene Sichtweise, bieten aber gleichzeitig an, die *gegensätzlichen Auffassungen nebeneinander stehen zu lassen*. Die meisten Patientinnen nehmen dieses Angebot dankbar an.
- Das *Misstrauen* validieren wir als eine Haltung der Vorsicht und Wachsamkeit, die sich vor dem Hintergrund bedrohlicher Erfahrungen ausgebildet und ausgeweitet hat. Auf eine Fokussierung des *paranoiden kognitiven Stils* verzichten wir meist über längere Zeit.
- Größtmögliche *Transparenz, Kontrolle und Wahlmöglichkeiten* können helfen, zumindest das Misstrauen uns gegenüber zu verringern. Besonders wichtig ist es, die *Entscheidungsfreiheit* der Patienten zu betonen.

- Eine *sachlich informierende und transparente Beziehungsgestaltung* mindert meist die unbewusste Angst, in eine abhängige Beziehung zu uns zu geraten. Wenn der unbewussten Wut auf uns der Boden entzogen wird, wird im günstigen Falle der Projektionsdruck nachlassen und die Angst vor äußerer Verfolgung zurückgehen.
- Wenn wir beginnen, hinter der misstrauischen und oft arrogant-fordernden Fassade die Ängstlichkeit und Minderwertigkeitsgefühle zu spüren, wird unser Ärger in der *Gegenübertragung* wahrscheinlich zurückgehen (Salzman 1974; Slater u. Roth 1977).
- Paranoide Persönlichkeiten haben ein starkes Autonomiebedürfnis. Dem kommt ein *ressourcenorientiertes* und *selbstwertstärkendes Vorgehen* entgegen.
- Besonders bei depressiven Dekompensationen oder bei aggressiven Ausbrüchen wirken *pharmakotherapeutische Maßnahmen* oft unterstützend.
- Gelegentlich wird es notwendig, die Rahmenbedingungen für unser therapeutisches Handeln klarzustellen. Den Patientinnen muss klar sein, dass wir nicht für solidarische Handlungen gegen Dritte zur Verfügung stehen und dass aggressive Äußerungen oder Drohungen gegen uns nicht mit der Therapie vereinbar sind.

Initiale Beziehungsgestaltung bei paranoider Persönlichkeitsstörung

- emotionsregulierende Funktion der massiven Projektionen verstehen
- Misstrauen als Vorsicht validieren
- Angebot, die gegensätzlichen Auffassungen nebeneinander stehen zu lassen
- größtmögliche Transparenz, Kontrolle und Wahlmöglichkeiten bieten
- Entscheidungsfreiheit betonen
- sachlich informierende Beziehungsgestaltung
- ressourcenorientiertes und selbstwertstärkendes Vorgehen
- keine frühzeitige Fokussierung des paranoiden kognitiven Stils
- ggf. pharmakotherapeutische Maßnahmen

21.8 Dissoziale Persönlichkeitsstörung

Pathologische Egozentrik, ausbeuterische Beziehungen, ein ausgeprägter Empathiemangel, paranoide Tendenzen, die Unfähigkeit zur Identifikation mit moralischen Werten, das völlige Fehlen von Schuldgefühlen, eine Neigung zu Falschheit und Lügen, Impulsivität und Aggressivität sowie ausgeprägte Defizite der Fähigkeit zur Mentalisierung kennzeichnen Personen mit einer dissozialen Persönlichkeitsstörung (Hartkamp et al. 2001; Hilgers 2004; Rauchfleisch 1997).

Auch wenn Personen mit dissozialer Persönlichkeitsstörung in ihrer Vorgeschichte häufig Traumatisierungen in Form körperlicher Misshandlung und Vernachlässigung aufweisen (Luntz u. Widom 1994; Rauchfleisch 1997; Straus et al. 1997), setzt diese Persönlichkeitsstörung einer therapeutischen Beeinflussung deutliche Grenzen. Bisher gibt es keine sicheren Hinweise dafür, dass die dissoziale Persönlichkeitsstörung selbst einer effektiven Therapie zugänglich ist (Hartkamp et al. 2001). Es kann jedoch aussichtsreich sein, die Symptomatik einer gleichzeitig bestehenden *PTBS* oder die Regulationsstörungen einer komorbiden *Borderline-Persönlichkeitsstörung* zu behandeln. Beide Erkrankungen sind – anders als die dissoziale Persönlichkeitsstörung selbst, unter der eher die Interaktionspartner leiden – mit einem hohen Leidensdruck verbunden und sollten behandelt werden, sofern ein *geschützter Rahmen* gegeben ist. Hierzu scheinen uns folgende Hinweise beachtenswert:

Wenn wir mit dissozialen Personen in therapeutischen Kontakt treten, müssen wir uns auf ihre *Verachtung von Schwäche und Sentimentalität* einstellen, ebenso auf ihre *Unfähigkeit, die Gültigkeit von Normen und Moral für sich anzuerkennen.* Diesen Sachverhalt sollten wir nicht aus den Augen verlieren – besonders wenn die Personen sich uns »geläutert« und voller Reue präsentieren. Auch scheinbare moralische Einsichten können nicht darüber hinwegtäuschen, dass dissoziale Persönlichkeiten die Welt als einen Kampf erleben, der mit allen Mitteln geführt werden muss.

- Ein *sicherer Rahmen* ist eine dringende Voraussetzung für die Arbeit mit dissozialen Patienten. Ist diese Voraussetzung nicht gegeben, sollten dissoziale Personen nicht behandelt werden.
- Eine *distanzierte* Haltung ist auch zu unserem Schutz besser als eine nahe Beziehung. Vor allem stellen wir uns darauf ein, dass wir nicht immer die Wahrheit erfahren.
- Psychotherapeutische Angebote sollten *begrenzt* und *strukturiert* sein und sich umschriebenen Problemstellungen zuwenden. Von einer Arbeit, die die therapeutische Beziehung als Medium nutzt, und von der systematischen Arbeit mit Übertragungen raten wir nachdrücklich ab.
- Wir dürfen nicht damit rechnen, dass die oben beschriebenen Grundmerkmale dissozialer Persönlichkeiten außer Kraft gesetzt werden, wenn wir eine komorbide PTBS oder Borderline-Persönlichkeitsstörung erfolgreich behandelt haben.
- Wir setzen uns sehr dafür ein, dass *unter geschützten Bedingungen* und ohne Illusionen im Hinblick auf eine Beeinflussung der dissozialen Persönlichkeitszüge eine *PTBS* bei ausreichender Stabilität mit traumaorientierten Verfahren, z. B. EMDR, behandelt wird. In gleicher Weise kann sich die *Vermittlung von Techniken der Emotionsregulierung* bei komorbider Borderline-Persönlichkeitsstörung als sehr hilfreich erweisen.

Initiale Beziehungsgestaltung bei dissozialer Persönlichkeitsstörung

- keine illusionären Erwartungen bezüglich der Behandelbarkeit der dissozialen Persönlichkeitszüge
- Behandlung der Symptomatik einer komorbiden PTBS oder einer komorbiden Borderline-Persönlichkeitsstörung unter geschützten Bedingungen
- im Kontakt Verachtung für die Gültigkeit von Normen und Moral bedenken

21.9 Ängstlich-vermeidende Persönlichkeitsstörung

Auf die ängstlich-vermeidende Persönlichkeitsstörung wollen wir an dieser Stelle nur kurz eingehen, da ihre Entstehung nicht primär mit physischer oder sexualisierter Gewalt oder mit Bindungstraumatisierungen, sondern meist mit neurotischen Konflikten in Verbindung gebracht wird. Das schließt jedoch nicht aus, dass nicht auch psychische Traumatisierungen bei der Entstehung eine Rolle spielen können. Zumindest erreichen die durch sie hervorgerufenen ichstrukturellen Schäden im Allgemeinen nicht das Ausmaß der Schäden der anderen genannten Persönlichkeitsstörungen.

Durch die geringe Ausprägung relevanter Ich-Funktionsdefizite, die Dominanz reiferer Abwehrmechanismen, die reifere Qualität der Objektbeziehungen, die weitgehend gelungene Ich-Integration und die bessere Über-Ich-Integration ist der Beziehungsaufbau weniger schwierig als bei den so genannten »schweren« Persönlichkeitsstörungen. Auch können konfliktorientierte therapeutische Strategien, die bei Patienten mit schweren Persönlichkeitsstörungen erst in späten Therapiephasen zur Anwendung kommen können, meist schon in früheren Phasen in Betracht gezogen werden.

Auch wenn wir die ängstlich-vermeidende Persönlichkeitsstörung nicht primär oder nicht überwiegend als Langzeitfolge psychischer Traumatisierungen ansehen, müssen wir dennoch ihre Präsenz beachten, wenn wir die Behandlung einer im späteren Leben erworbenen Traumafolgestörung, z. B. einer PTBS, planen. Die für die jeweilige Persönlichkeitsstörung typischen Erlebens- und Verhaltensformen können den Therapieverlauf wesentlich mitbestimmen und spezifische therapeutische Akzente erforderlich machen. Welche Besonderheiten gelten für Patientinnen mit ängstlich-vermeidender Persönlichkeitsstörung?

- Vor allem müssen wir bei unserer Arbeit damit rechnen, dass die betroffenen Patientinnen sich aus Angst, von anderen Menschen zurückgewiesen, verletzt oder beschämt zu werden, aus Beziehungen jeglicher Art zurückziehen. Die Angst, auch in der therapeutischen Beziehung verletzt zu werden, aktiviert auch hier *Vermeidungstendenzen*.

- So notwendig es in der Phase des Beziehungsaufbaus ist, diese Ängste zu berücksichtigen und die Patienten nicht zu überfordern, so wichtig wird ein *konfrontatives Vorgehen* in späteren Phasen der Behandlung, da sonst die Vermeidungstendenzen den Erfolg der Therapie zu zerstören drohen (Langenbach et al. 2001a; Wöller u. Tress 2005).

Initiale Beziehungsgestaltung bei der ängstlich-vermeidenden Persönlichkeitsstörung

- initial Ängste vor Verletzung und Beschämung beachten
- später Vermeidungstendenzen konfrontieren

21.10 Anankastische (zwanghafte) Persönlichkeitsstörung

- Ähnliches, was für die ängstlich-vermeidende Persönlichkeitsstörung gesagt wurde, gilt auch für die anankastische (zwanghafte) Persönlichkeitsstörung. Auch hier finden wir überwiegend eine Persönlichkeitsorganisation auf gut oder mäßig integriertem Strukturniveau ohne schwere Traumatisierungen in der Kindheit. Allerdings sind uns auch Patienten mit einer anankastischen Persönlichkeitsstörung bekannt, deren zwanghafte Abwehr gegen das emotionale Erleben massiv belastender Erfahrungen in der Kindheit gerichtet ist.
- Um *anankastische Persönlichkeiten* für die Therapie zu gewinnen, müssen wir die Notwendigkeit klarer Ordnung und fester Strukturen als Abwehr gegen ihre überwältigenden Ängste vor Chaos und unkontrollierbaren Impulsdurchbrüchen akzeptieren. Ihren affektisolierenden und rationalisierenden Denk- und Erlebensstil und ihre oberflächlich sozial angepassten Haltungen und Verhaltensweisen verstehen wir vor dem Hintergrund der Notwendigkeit, schwer beherrschbare Affekte, vor allem Gefühle von Wut, zu kontrollieren und abzuwehren. Eine empathische Haltung gelingt am ehesten, wenn wir uns die quälenden Ambivalenzen in Beziehungen deutlich machen. Erst wenn sich ein Arbeitsbündnis entwickelt hat, fokussieren wir in unseren Interventionen stärker auf die Abwehr der Emotionalität (Langenbach et al. 2001b; Wöller u. Tress 2005).

Initiale Beziehungsgestaltung bei anankastischer Persönlichkeitsstörung

- Notwendigkeit klarer Ordnung und fester Strukturen akzeptieren als Abwehr gegen überwältigende Ängste vor Chaos und unkontrollierbaren Impulsdurchbrüchen
- affektisolierenden und rationalisierenden Denk- und Erlebensstil und angepasstes Verhalten in ihrer Abwehrfunktion gegenüber schwer beherrschbaren Affekten verstehen

Literaturempfehlungen

Bohus M (2002). Borderline-Störung. Göttingen, Bern, Toronto, Seattle: Hogrefe.

Clarkin JF, Yeomans F, Kernberg OF (2000). Psychotherapie der Borderline-Persönlichkeit. Stuttgart, New York: Schattauer.

Damman G, Janssen PL (Hrsg) (2001). Psychotherapie der Borderline-Störung. Krankheitsmodelle und Therapiepraxis – störungsspezifisch und schulenübergreifend. Stuttgart, New York: Thieme.

Deneke FW (1997). Narzissmus als gewöhnliches und pathologisches Phänomen. PTT – Persönlichkeitsstörungen, Theorie und Therapie; 1: 63–73.

Dulz B (2004). Borderline-Störungen. Theorie und Therapie. 4. Nachdruck der 2. Aufl. Stuttgart, New York: Schattauer.

Eckhardt-Henn A, Hoffmann SO (2000). Zur psychodynamischen/psychoanalytischen Therapie der Histrionischen Persönlichkeitsstörung. PTT – Persönlichkeitsstörungen, Theorie und Therapie; 4: 160–7.

Fiedler P (1995). Persönlichkeitsstörungen. 2. Aufl. Weinheim: Beltz PVU.

Hartkamp N, Ott J, Wöller W, Langenbach M, Tress W (2001). Dissoziale Persönlichkeitsstörung. In: Tress W, Wöller W, Hartkamp N, Langenbach M, Ott J (Hrsg). Persönlichkeitsstörungen. Leitlinie der AWMF und Quellentext. Stuttgart, New York: Schattauer; 93–122.

Hartkamp N, Wöller W, Ott J, Langenbach M, Tress W (2001). Emotional instabile Persönlichkeitsstörung, Borderline Typus. In: Tress W, Wöller W, Hartkamp N, Langenbach M, Ott J (Hrsg). Persönlichkeitsstörungen. Leitlinie der AWMF und Quellentext. Stuttgart, New York: Schattauer; 123–68.

Hartkamp N, Wöller W, Langenbach M, Ott J, Tress W (2001). Narzisstische Persönlichkeitsstörung. In: Tress W, Wöller W, Hartkamp N, Langenbach M, Ott J (Hrsg). Persönlichkeitsstörungen. Leitlinie der AWMF und Quellentext. Stuttgart, New York: Schattauer; 213–34.

Hartmann HP (1997). Narzisstische Persönlichkeitsstörungen. Psychotherapeut; 42: 69–84.

Hilgers M (2004). Psychotherapeutische Behandlung antisozialer Persönlichkeiten. PTT – Persönlichkeitsstörungen, Theorie und Therapie; 8: 109–22.

Hoffmann SO, Eckhardt-Henn A (2000). Von der Hysterie zur Histrionischen Persönlichkeitsstörung: ein historischer und konzeptueller Überblick. PTT – Persönlichkeitsstörungen, Theorie und Therapie; 4: 128–37.

Kernberg OF (1978). Borderline-Störungen und pathologischer Narzissmus. Frankfurt: Suhrkamp.

Kernberg OF, Dulz B, Sachsse U (Hrsg) (2000). Handbuch der Borderline-Störungen. Stuttgart, New York: Schattauer.

Kernberg OF, Hartmann HP (Hrsg) (2005). Narzissmus. Grundlagen – Störungsbilder – Therapie. Stuttgart, New York: Schattauer.

Langenbach M, Hartkamp N, Wöller W, Ott J, Tress W (2001). Anankastische (zwanghafte) Persönlichkeitsstörung. In: Tress W, Wöller W, Hartkamp N, Langenbach M, Ott J (Hrsg). Persönlichkeitsstörungen. Leitlinie der AWMF und Quellentext. Stuttgart, New York: Schattauer; 181–94.

Langenbach M, Hartkamp N, Wöller W, Ott J, Tress W (2001). Ängstliche (vermeidende) Persönlichkeitsstörung. In: Tress W, Wöller W, Hartkamp N, Langenbach M, Ott J (Hrsg). Persönlichkeitsstörungen. Leitlinie der AWMF und Quellentext. Stuttgart, New York: Schattauer; 195–204.

Langenbach M, Hartkamp N, Ott J, Wöller W, Tress W (2001). Abhängige (asthenische) Persönlichkeitsstörung. In: Tress W, Wöller W, Hartkamp N, Langenbach M, Ott J (Hrsg). Persönlichkeitsstörungen. Leitlinie der AWMF und Quellentext. Stuttgart, New York: Schattauer; 205–12.

Leitlinie Persönlichkeitsstörung. http://www.awmf.de (Zugriffsdatum: 27. Dezember 2005).

Linehan MM (1996). Dialektisch-behaviorale Therapie der Borderline-Persönlichkeitsstörung. München: CIP-Medien.

Linehan MM (1996). Trainingsmanual der Dialektisch-Behavioralen Therapie der Borderline-Persönlichkeitsstörung. München: CIP-Medien.

Lohmer M (2002). Borderline-Therapie. Stuttgart, New York: Schattauer.

Magnavita JJ (2003). Handbook of Personality Disorders. Hoboken, NJ: Wiley.

Masterson JF (2003). Das Selbst und die Objektbeziehungen. Theorie und Behandlung von Persönlichkeitsstörungen. Stuttgart: Klett-Cotta.

Ott J, Langenbach M, Hartkamp N, Wöller W, Tress W (2001). Histrionische Persönlichkeitsstörung. In: Tress W, Wöller W, Hartkamp N, Langenbach M, Ott J (Hrsg). Persönlichkeitsstörungen. Leitlinie der AWMF und Quellentext. Stuttgart, New York: Schattauer; 169–80.

Rauchfleisch U (1997). Die antisoziale Persönlichkeitsstörung – diagnostische Überlegungen bei Verwendung psychoanalytischer Modellvorstellungen. PTT – Persönlichkeitsstörungen, Theorie und Therapie; 1: 85–92.

Wöller W, Tress W (2005). Die psychotherapeutische Behandlung von Persönlichkeitsstörungen. Z Psychosom Med Psychother; 51: 110–27.

Wöller W, Hartkamp N, Langenbach M, Ott J, Tress W (2001). Paranoide Persönlichkeitsstörung. In: Tress W, Wöller W, Hartkamp N, Langenbach M, Ott J (Hrsg). Persönlichkeitsstörungen. Leitlinie der AWMF und Quellentext. Stuttgart, New York: Schattauer; 69–82.

Wöller W, Langenbach M, Ott J, Hartkamp N, Tress W (2001). Schizoide Persönlichkeitsstörung. In: Tress W, Wöller W, Hartkamp N, Langenbach M, Ott J (Hrsg). Persönlichkeitsstörungen. Leitlinie der AWMF und Quellentext. Stuttgart, New York: Schattauer; 83–91.

Wöller W, Langenbach M, Ott J, Hartkamp N, Tress W (2001). Therapie von Persönlichkeitsstörungen. In: Tress W, Wöller W, Hartkamp N, Langenbach M, Ott J (Hrsg). Persönlichkeitsstörungen. Leitlinie und Quellentext. Stuttgart, New York: Schattauer; 47–68.

VI Stabilisierung und Strukturaufbau 2

Emotionsregulierung und Selbstfürsorge

22 Distanz zum traumatischen Affekt

Techniken zur Verbesserung der Emotionskontrolle

22.1 Die zweite Behandlungsphase: Emotionsregulierung und Selbstfürsorge

Der Verlust der Fähigkeit zur Emotionsregulierung ist sicherlich einer der gravierendsten Effekte von frühen Traumatisierungen und Verlusten. Je umfassender die frühen traumatischen Beziehungserfahrungen sind und je weniger die Traumatisierungen durch ein unterstützendes Umfeld aufgefangen werden konnten, umso ausgeprägter sind die traumabedingten Störungen der Emotionsregulierung (van der Kolk u. Fisler 1994). Auch wenn Zwillingsstudien zeigen, dass die Emotionsregulierung genetischen Einflüssen unterliegt (Livesley et al. 1998), kann kein Zweifel daran bestehen, dass Misshandlung und Missbrauch in der Kindheit die Fähigkeit zur Emotionsregulierung und zur Selbstberuhigung in entscheidender Weise schwächen (Cicchetti u. Toth 1995, Wöller 2006).

Wir haben in Kapitel 5.6 dargestellt, in welchem Maße die Ausreifung der für die Emotionsregulierung entscheidenden Hirnareale von der Einstimmung und Responsivität der frühen Bezugsperson abhängig ist. Bei einer adäquaten Erfassung der Signale von kindlichem Stress durch die frühe Bezugsperson können sich Strategien der Stressregulierung entwickeln, die in inneren Arbeitsmodellen von Bindung gespeichert werden (Kobak u. Sceery 1988). Zu einer solchermaßen responsiven Einstimmung sind die frühen Bezugspersonen bindungstraumatisierter Patientinnen, die oft ihre eigenen Emotionen und Impulse nicht regulieren können, kaum in der Lage. Frühe Traumatisierungen beeinträchtigen die Entwicklung der rechten Gehirnhälfte, die für die Verarbeitung sozioemotionaler und bindungsrelevanter Informationen verantwortlich ist (Schore 2000). Eine chronische Schädigung dieses Systems mindert die Fähigkeit der betroffenen Person, Stressoren zu bewältigen (Perry et al. 1995). Bildgebende Verfahren deuten auf Aktivitätsdefizite und einen verminderten Serotonin-Stoffwechsel vor allem im präfrontalen Kortex bei Störungen der Affektregulierung hin (Soloff et al. 2000). Wir können also davon ausgehen, dass die normalerweise automatisiert ablaufenden und implizit gespeicherten Prozesse der Emotionsregulierung wie auch die entsprechenden Hirnstrukturen durch die bindungstraumatischen Umstände in nennenswertem Umfang geschädigt sind.

Nachdem wir in der überwiegend extern emotionsregulierenden ersten Phase der haltenden Bindungsbeziehung wichtige Voraussetzungen für eine Bildung impliziter Strukturen der Emotionsregulierung geschaffen haben, soll im zweiten Teil der Stabilisierungsphase die *Entwicklung der Fähigkeit zur autonomen Emotionsregulierung* im Vordergrund stehen. Dazu leiten wir unsere Patientinnen an, das regulatorische Defizit durch die *bewusste und explizite Anwendung aktiver Maßnahmen* auszugleichen. Hierfür vermitteln wir ihnen verschiedene bewährte *Techniken der Emotionskontrolle*, die, gezielt eingesetzt, eine bemerkenswert schnelle Regulation der Emotionen und damit eine zügige Verbesserung des Befindens bewirken können.

Voraussetzung dafür ist im Allgemeinen ein ausreichendes *Gefühl der Sicherheit in der therapeutischen Beziehung*. Unsere Patienten sollen sich darauf verlassen können, dass wir sie in ihrem Bemühen um Emotionsregulierung so lange unterstützen, wie ihnen die autonome Emotionsregulierung noch nicht möglich ist. Auch wenn wir ihnen die Aufgabe der Emotionsregulierung nicht abnehmen können, so können wir doch die Therapie zu einem *beschützten und beschützenden Raum* machen, indem wir ihnen helfen, zumindest innerhalb der therapeutischen Situation die *Gefahr affektiver Entgleisungen gering zu halten*, und, falls es doch dazu kommt, sie bei der *Wiederherstellung der »Alltagsnetzwerke«*, das heißt der Alltagsfunktionalität, zu unterstützen. Die Patienten sollen wissen, dass sie einerseits die Kontrolle über den therapeutischen Prozess haben, dass wir andererseits aktiv regulierend eingreifen werden, wenn affektive Überflutungen oder destruktive Impulse ihre Sicherheit gefährden.

Wir wollen daran erinnern, dass es sich bei der von uns vorgeschlagenen *Phaseneinteilung* um eine *idealtypische Gliederung des Therapieprozesses* handelt, die vor allem unserer Orientierung und Übersicht dienen soll, *die aber nicht unsere therapeutische Flexibilität einschränken darf.* Selbstverständlich können und müssen wir davon abweichen, wenn die individuelle Problemlage es erfordert. Das heißt konkret Folgendes:

- Durchaus können wir beispielsweise die Behandlung bindungs- und beziehungstraumatisierter Patientinnen dann mit der zweiten Teilphase der Stabilisierung, also mit der Entwicklung der Fähigkeit zur autonomen Emotionsregulierung, beginnen, wenn dafür die Voraussetzungen vonseiten der therapeutischen Beziehung vorliegen. Tatsächlich kann es sich sehr günstig auf die Entwicklung der therapeutischen Beziehung auswirken und das Gefühl von Kontrolle und Selbstwirksamkeit erhöhen, wenn es uns frühzeitig gelingt, unseren Patienten die Vorzüge einer autonomen Emotionsregulierung nahe zu bringen. Gelegentlich kommt es vor, dass traumatisierte Patientinnen von der selbständigen Anwendung von Techniken der Emotionsregulierung profitieren, noch bevor sie ein Gefühl der Sicherheit in der therapeutischen Beziehung herstellen können.
- Ebenso kann es auch sinnvoll sein, den Schwerpunkt von Beginn an auf Phase 3 zu legen, wenn nicht so sehr Probleme der Emotionsregulierung als vielmehr schwere Defizite der Mentalisierung im Vordergrund stehen.

Die einzelnen Schritte der autonomen Emotionsregulierung umfassen

- Informationen über die Möglichkeiten autonomer Emotionsregulierung,
- die Vermittlung von Techniken zur Distanzierung von belastendem und traumatischem Material,
- die Identifikation und Antizipation von Auslösern symptomatischer Dekompensationen,
- die Erarbeitung der Fähigkeit, Emotionen zu benennen (zu »buchstabieren«),
- die Erarbeitung eines differenzierteren Umgangs mit Emotionen,
- die Reduktion autodestruktiver Verhaltensweisen,
- die Aktivierung von Ressourcen und
- die Entwicklung der Fähigkeit zur Selbstfürsorge.

22.2 Traumabedingte Störungen der Emotionsregulierung und ihre therapeutische Beeinflussung

Traumatisch bedingte Störungen der Emotionsregulation können die folgenden Charakteristika zeigen (s. auch Kap. 10.3–10.5):

- Die traumatisch bedingten Emotionen – Gefühle von Hilflosigkeit und ohnmächtigen Ausgeliefertseins, Gefühle des Alleingelassenseins, Gefühle von Leere, Angst, Wut, Scham- und Schuldgefühle – können oft nicht differenziert erfasst werden. Es werden stattdessen *undifferenzierte Affektzustände* mit diffuser und unerträglicher Spannung berichtet, die kaum in Worte zu fassen sind.
- Es kommt oft zu *abrupten Wechseln unterschiedlicher emotionaler Zustände.* Diese wer-

den typischerweise ausgelöst, wenn in Alltagssituationen traumatische Muster aktualisiert werden. Die Personen können dann auf subtile Alltagsreize mit einer Intensität reagieren, die einer traumatischen Situation angemessen wäre.

- Es kommt auch vor, dass traumatisierte Patienten auf üblicherweise emotionsauslösende Reize *nicht reagieren*, während sie später von Emotionen überflutet werden (van der Kolk u. Fisler 1994).
- Die Fähigkeit, die *Intensität von Affekten* zu regulieren, ist geschwächt.
- Die Fähigkeit zur *Fokussierung der Aufmerksamkeit* ist verringert.
- Das *erhöhte Erregungsniveau* vermindert die Schwelle für das Erleben für Intrusionen, Panikattacken und dissoziative Reaktionen.
- Selbstverletzungshandlungen, Substanzmissbrauch und bulimische Essstörungen mit Fressanfällen und selbstinduziertem Erbrechen können als *Versuche der Bewältigung unerträglicher traumatisch bedingter Affektzustände* angesehen werden (Favazza et al. 1989).
- Schwere *Schlafstörungen* können dazu führen, dass die Patienten nachts mit kaum aushaltbaren Emotionsstürmen aufwachen.

Charakteristika traumatisch bedingter Störungen der Emotionsregulierung

- Traumatisch bedingte Emotionen:
  - Hilflosigkeit, ohnmächtiges Ausgeliefertsein
  - Gefühle des Alleingelassenseins
  - Gefühle von Leere, Angst, Wut
  - Scham- und Schuldgefühle
  - undifferenzierte Affektzustände
- abrupte Wechsel unterschiedlicher emotionaler Zustände
- mit zeitlicher Verzögerung einsetzende emotionale Überflutung
- verminderte Fähigkeit, die Intensität von Emotionen zu regulieren
- gestörte Fokussierung der Aufmerksamkeit
- verminderte Schwelle für Intrusionen, Panikattacken und dissoziative Reaktionen
- Selbstverletzungshandlungen, Substanzmissbrauch und bulimische Essstörungen zur Bewältigung traumatisch bedingter Affektzustände

Zur psychotherapeutischen Verbesserung der autonomen Emotionsregulierung vermitteln wir verschiedene *kognitive und ressourcenaktivierende Techniken*, die die Patientinnen mit einiger Übung selbst anwenden können. Diese Techniken, die wir im Folgenden darstellen, entnehmen wir verschiedenen Quellen.

- Zahlreiche *kognitive Fertigkeiten* werden im Manual zur »Dialektisch-behavioralen Therapie der Borderline-Persönlichkeitsstörung« genannt, einem von Linehan (1996b) auf kognitiv-behavioraler Grundlage entwickelten Behandlungskonzept mit dem Ziel, die interpersonelle Kompetenz zu stärken und das selbstschädigende Verhalten zu reduzieren. Die im Manual erwähnten Fertigkeiten basieren auf einer Sammlung von Hinweisen aus der Literatur und auf einer Vielzahl persönlicher Erfahrungen betroffener Patienten.
- *Imaginative ressourcenaktivierende Techniken* zur Verbesserung der Emotionskontrolle auf hypnotherapeutischer Grundlage werden in der Psychodynamisch-imaginativen Traumatherapie (PITT; Reddemann 2004) und in dem verwandten Ansatz der traumazentrierten Psychotherapie (Sachsse 2004) vermittelt. Imaginative Techniken hypnotherapeutischen Ursprungs unterscheiden sich von Techniken im Rahmen der klassischen Hypnose dadurch, dass sie auf eine formale Tranceinduktion verzichten und nur eine leichte Entspannungsinduktion anstreben. Tatsächlich ist eine Tranceinduktion bei traumatisierten Patientinnen wegen ihrer ohnehin erhöhten Dissoziationsneigung in der Regel nicht hilfreich. Selbst eine Entspannungsinduktion ist nach unserer Erfahrung nicht immer notwendig. Bei dissoziativen Patienten verzichten wir auf eine Entspannungsinduktion vollständig.
- Hinzu kommen weitere wertvolle *kognitive, ressourcenaktivierende* und *lösungsorientierte* Techniken, die wir inzwischen als unverzicht-

bar empfinden und deren Quellen wir, soweit es uns möglich ist, jeweils nennen werden.

Die Anwendung dieser Techniken setzt voraus, dass eine hinreichende Bereitschaft und Fähigkeit zur *Selbstfürsorge* gegeben ist. Durch bindungstraumatische Erfahrungen kann diese Fähigkeit unzureichend entwickelt sein. Oft besteht ein *inneres Verbot der Selbstfürsorge* auf der Basis verinnerlichter elterlicher Erwartungen. Die Klärung der verinnerlichten Normen, Ängste und Erwartungen vor dem Hintergrund der frühen Beziehungserfahrungen ist dann die Voraussetzung für die Entwicklung von Selbstfürsorge.

22.3 Explorieren: Was hat geholfen?

Als ersten Schritt empfehlen wir, die Patientinnen danach zu fragen, was ihnen in der Vergangenheit bei Überflutung durch negative Emotionen und Zustände innerer Anspannung am meisten geholfen hat, zu einer Beruhigung zu gelangen. Sehr häufig verfügen sie bereits über Techniken der Selbstberuhigung des Stressmanagements – sie haben sie lediglich nicht systematisch und konsequent eingesetzt. Es kann sich dabei um folgende Aktivitäten handeln:

- Musik hören
- Umgang mit Tieren
- einen Spaziergang machen
- ein Buch lesen
- am Computer arbeiten
- einen Freund anrufen
- Handarbeiten oder Heimwerkerarbeiten ausführen
- Gartenarbeit machen
- aufräumen
- putzen
- etwas sortieren

Es lohnt sich, einige dieser Aktivitäten *aufzuzählen*, denn oft haben die Patientinnen vergessen, dass sie einmal hilfreich waren, und erinnern sich daran, sobald wir sie nennen. Besonders dissoziative Patienten können sich unter Stress oft nicht an die erfolgreichen Bewältigungstechniken erinnern.

Wir empfehlen unseren Patientinnen, *Listen* zu erstellen, in denen ihre eigenen Techniken der Selbstberuhigung aufgeführt sind, vielleicht auch eine Angabe, unter welchen Bedingungen welche Techniken wie sehr und unter welchen Bedingungen nicht geholfen haben. Die Wiederentdeckung bereits praktizierter Techniken hat den Vorteil, dass diese nicht erst eingeübt werden müssen. Je besser es gelingt, sie zu reaktivieren, desto schneller werden die Patienten ohne autodestruktive Formen der Selbstberuhigung auskommen können.

22.4 Allgemeine Beruhigungstechniken

Bei einer Neigung zu Affektüberflutung und Übererregung lehren wir unsere Patientinnen verschiedene *Beruhigungstechniken*, die sie selbst anwenden sollen. Wir bieten eine Auswahl an, weil nicht alle Übungen allen Patienten helfen. Manche Entspannungstechniken können eher Angst auslösend wirken. Niemals drängen wir einer Patientin eine Übung auf. Vielmehr bitten wir sie, unsere Vorschläge und Anregungen auf ihre Tauglichkeit zu prüfen. Folgende Beruhigungstechniken kommen in Betracht:

- Einfache *Atemübungen* mit tiefem Einatmen und vor allem langsamem Ausatmen sind zur Beruhigung gut geeignet. Dabei kommt es nicht darauf an, wie tief oder langsam die Atemübungen durchgeführt werden, sondern ob sie wohltuend und entspannend wirken. Vorsicht ist bei Atemübungen geboten, wenn eine organische Erkrankung des Herzens oder der Atemwege vorliegt.

T: Atmen Sie tief ein und sehr langsam wieder aus. Das Ausatmen darf sehr lange dauern, wenn es Ihnen gut tut. Sie können sich den Atemrhythmus erleichtern, indem Sie langsam mitzählen, beispielsweise bis 2 beim Einatmen und länger beim Ausatmen. Versuchen Sie, das für Sie optimale Verhältnis von Ein- und Ausatmen herauszufinden. Sie können diese Übungen auch mehrmals durchführen.

- Beruhigend können auch wirken: Musik hören, ein Bad nehmen, sich einen Kaffee oder Tee zubereiten, im Garten arbeiten, Blumen kaufen, Malen oder Zeichnen, einen Spaziergang machen.
- Auch die Anwendung von Entspannungstechniken kann dazu beitragen, das allgemeine Erregungsniveau zu senken und damit auch die Symptome in Häufigkeit und Schwere zu verringern. Von den üblichen Entspannungstechniken bevorzugen wir die Progressive Muskelrelaxation nach Jacobson, die weniger als das Autogene Training Ängste vor Kontrollverlust mobilisiert.
- Manchen Patienten gelingt es, sich selbst zu beruhigen, indem sie mit sich so sprechen wie ein beruhigender Elternteil mit einem ängstlichen und aufgeregten Kind. Es ist ein Teil der Arbeit mit dem inneren Kind (s. Kap. 32.5). Wir fordern die Patientinnen dazu auf, sich selbst beruhigende Sätze zu sagen wie: »Es ist alles gut.« Oder: »Du kannst ganz ruhig und unbesorgt sein.« Sie sollen so mit sich sprechen, wie sie es sich gewünscht hätten, angesprochen zu werden, als es ihnen in der Kindheit schlecht ging.

Um keine Versagensgefühle entstehen zu lassen, wenn eine Methode nicht den gewünschten Erfolg bringt, teilen wir unseren Patienten mit, dass es *verschiedene Wege gibt, um das Ziel zu erreichen*, und dass nie alle Patienten von allen Methoden profitieren. Wir suggerieren damit, dass mindestens eine Methode höchstwahrscheinlich helfen wird.

22.5 Containertechnik

Eine wichtige imaginative Technik zur Distanzierung von negativen Emotionen und Körperempfindungen ist die so genannte »Containertechnik« oder »Tresortechnik« (Kluft 1995). Ein »Container« ist ein imaginiertes Gefäß, in das negative Gefühlszustände oder Körperempfindungen »hineingepackt« werden und das anschließend verschlossen wird. Damit kann eine zeitweilige Verringerung des negativen Affekts und ein besseres Gefühl von Kontrolle und Sicherheit erreicht werden. Wie gehen wir bei der Vermittlung dieser Technik vor?

- Wir fordern die Patientinnen auf, einige Male tief einzuatmen, sich einen Tresor – eine Kiste, eine Truhe oder einen anderen Behälter – vorzustellen, und alles Belastende wie intrusive Bilder, Erinnerungen, Gefühle, Gedanken, Sorgen, Ängste oder unerledigte Aufgaben hineinzulegen.
- Der Behälter kann sich im Behandlungszimmer oder an einem anderen Ort befinden. Wichtig ist, dass er gut *abschließbar* ist.
- Wir erläutern, dass das Abgelegte *so lange darin bleiben wird, wie es im Interesse des Patienten nötig ist.* Damit ist es nicht verloren, sondern es kann, sobald die notwendige Stärke und Ruhe zurückgekehrt ist, zur weiteren Bearbeitung wieder entnommen werden. Bei stark traumatischen Inhalten kann es sinnvoll sein, diese nie wieder hervorzuholen (Geiselhart u. Hofmann-Burkart 2002).

Die Containertechnik hat gegenüber Methoden, die mit realem oder fantasiertem *Zerstören* oder *Verbrennen* arbeiten, den Vorteil, dass eine Distanzierung vom traumatischen Material möglich ist, ohne im Moment entscheiden zu müssen, wie mit dem Material weiter zu verfahren ist. Oft enthält das belastende Material noch *wertvolle und bewahrenswerte Elemente*, die erst später in der Therapie erkennbar werden. Diese könnten dann dem Tresor wieder entnommen werden, während Zerstören oder Verbrennen nicht mehr korrigierbar ist.

Abgesehen davon ist es auch nicht realistisch anzunehmen, dass alles »zerstörte« Material für alle Zeiten beseitigt ist. Wahrscheinlicher ist es, dass doch immer wieder negatives Material auftreten wird. Auch ist nicht auszuschließen, dass bereits »verpacktes« Material wieder aus dem Container austritt. Entsprechend instruieren wir unsere Patientinnen dahingehend, dass sie dieses *immer wieder »wegpacken«* sollen. Eventuell können sie den Container besser verschließen, einen zusätzlichen Container bauen oder imaginativ ein »Ventil« anbringen, das ein Wiederaustreten bereits »verpackten« Materials beim Öffnen des Containers verhindert. In jedem Fall soll das »Wegpacken« zu einem wichtigen Routineprozess werden.

Es gibt folgende Varianten der »Wegpackübungen«:

- Es ist möglich, Gedanken, Gefühle oder Bilder in ein *Paket* zu packen und dieses an einer bestimmten Stelle zu vergraben.
- Oder es besteht die Möglichkeit, besonders »heiße« Erinnerungen in einen dafür eigens vorgesehenen (d. h. nicht für die Nahrung vorgesehenen) *imaginären Kühlschrank* zu legen, um sie dort »abzukühlen«.
- Den meisten Patientinnen gelingt es ohne Probleme, die negativen Gedanken, Gefühle oder Körperempfindungen in der Vorstellung so zu *materialisieren*, dass sie in einen Container gepackt und dann weggeschlossen werden können. Manchen hilft es, sich den Zwischenschritt der Materialisierung vorzustellen: Ein Bild kann als *Fotografie* vorgestellt werden, ein »Film« kann auf einer *Videokassette* gespeichert sein, und ein akustisches Flashback – die intrusive Erinnerung an ein Geräusch oder eine schreiende Stimme – kann auf einer Tonkassette aufgenommen sein. Die so materialisierten Gegenstände lassen sich dann in der Vorstellung gut in den Container oder Tresor legen.
- Zur *Materialisierung negativer Körperempfindungen* bitten wir die Patienten, sich vorzustellen, das *Körpergefühl* hätte eine *Form* oder eine *Gestalt*, möglichst auch eine *Farbe*, und anzugeben, wo im Körper sie dieses materielle Gebilde spüren. Dieses Gebilde kann dann in der Vorstellung mithilfe *heilsamen Lichts* (s. Kap. 24.6) durchflutet, zum Schrumpfen gebracht und aus dem Körper entfernt, z. B. ausgeatmet werden, um dann in einen Tresor gepackt zu werden. Alternativ kann es durch das heilsame Licht auch aufgelöst werden.

P: Ja, ich spüre jetzt ganz viel Angst.
T: Versuchen Sie, der Angst eine Farbe zu geben. Wenn die Angst eine Farbe hätte, welche Farbe hätte sie dann?
P: Die Farbe »Schwarz«.
T: Wenn die Angst eine bestimmte Form hätte, welche Form wäre das?
P: Sie hätte die Form einer großen Kugel im Bauch.
T: Versuchen Sie nun die große schwarze Kugel im Bauch zum Schrumpfen zu bringen – bis sie die Ausdehnung eines Punktes hat. Geht das?
P: Ich will es versuchen. (...) Die Kugel ist jetzt etwas kleiner.
T: Bemühen Sie sich weiter darum, die Kugel zum Schrumpfen zu bringen.
P: Sie wird weiter kleiner. (...) Jetzt ist sie ein Punkt.
P: Nun versuchen Sie, das punktförmige Gebilde auszuatmen.

22.6 Die Imagination eines »sicheren Ortes«

Die Imagination eines »sicheren Ortes« ist für die meisten traumatisierten Patienten eine hervorragende Distanzierungstechnik. Bei genügender Übung kann es gelingen, von Zuständen starker Anspannung zu innerer Ruhe und Wohlbefinden zu gelangen.

Imaginiert wird ein *realer oder fantasierter Ort*, der ein Gefühl der *Sicherheit* und des *Wohlbefindens* vermittelt. Bei traumatisierten Patientinnen steht meist der Aspekt der Sicherheit im Vordergrund, bei bindungs- und beziehungstraumatisierten kann der Aspekt des Wohlbefindens wichtiger sein. Dann sprechen wir auch von einem »Wohlfühlort«.

Folgende Hinweise sind bei der Installation eines sicheren Ortes zu bedenken:

- Wir erklären den Patienten, dass sie die Erinnerung an einen *realen Ort* nutzen oder einen *Ort in der Fantasie* erschaffen können. Es ist nicht wichtig, wo der Ort sich befindet, sondern nur, ob er die gewünschten Qualitäten von Sicherheit und Wohlbefinden vermittelt.
- An dem Ort sollen sich außer der Patientin *keine weiteren Menschen* aufhalten, da keine menschliche Beziehung frei von Konflikten ist. Wenn Patienten es ausdrücklich wünschen, können sie auch »nur gute« Wesen aus Fantasie oder Realität – Lieblingstiere, Märchengestalten oder andere »innere Helferfiguren« (s. Kap. 24.5) – mit an den sicheren Ort nehmen.
- Auch wenn die meisten Patientinnen spontan einen sicheren Ort benennen können, brauchen sie in aller Regel *unsere Hilfe* bei seiner Ausgestaltung. Wir erarbeiten die Übung daher im therapeutischen Dialog.
- Es genügt nicht, den Patienten die Übungsanleitung auszuhändigen im Vertrauen darauf, dass sie die Übung eigenständig erlernen. Entscheidend sind ihre *Rückmeldungen*. Sie sollen immer wieder hinspüren, ob der Ort wirklich für alle Sinnesqualitäten angenehm und in jeder Hinsicht sicher ist. Wenn das nicht der Fall ist, besprechen wir mit ihnen Schritt für Schritt die Modifikationen, die dafür notwendig sind. Dazu ist der Hinweis hilfreich, dass der Fantasie keine Grenzen gesetzt sind, um einen Ort in der gewünschten Weise zu verändert.
- Es ist *nicht notwendig, dass wir erfahren, wo sich der Ort befindet*. Entscheidend ist, ob ein Gefühl von Sicherheit und Wohlbefinden entsteht. Das teilen wir den Patientinnen mit und entlasten damit diejenigen, denen das Benennen des Ortes peinlich wäre, sowie vor allem diejenigen, für die der Ort dann nicht mehr sicher wäre. Viele traumatisierte Patienten haben die Erfahrung bemacht, dass, wenn die Täter den Ort kannten, er nicht mehr sicher war.
- Wir weisen die Patienten darauf hin, dass ein regelmäßiges Üben notwendig ist. »Dreimal eine pro Tag« ist eine Formel, die ihnen aus dem Kontext der Medikamenteneinnahme vertraut ist und ebenso auf den Rhythmus der Übungen angewendet werden kann. Darüber hinaus soll der sichere Ort möglichst oft aufgesucht werden, nicht nur dann, wenn negative Gedanken, Emotionen oder Körperempfindungen das Wohlbefinden beeinträchtigen. Im letzteren Fall bitten wir die Patienten zunächst, das negative Material mithilfe der Containertechnik zu »verpacken«, bevor sie den sicheren Ort aufsuchen.
- Zusätzlich kann der sichere Ort mit dem Verfahren *Eye Movement Desensitization and Reprocessing* (EMDR) „verankert« werden (s. Kap. 24.3). Die EMDR-Technik der Ressourcenverankerung kann bereits in der Phase der Emotionsregulierung angewendet werden. Einige wenige langsame Augenbewegungen sind meist ausreichend, um eine Ressourcenverankerung vorzunehmen.

In der ersten Zeit nach der Einführung der Übung *erkundigen* wir uns in jeder Therapiesitzung danach, wie erfolgreich die Patienten die Übung des sicheren Ortes anwenden können und ob sich Schwierigkeiten eingestellt haben. Auf folgende mögliche Schwierigkeiten möchten wir hier hinweisen:

- Es kann vorkommen, dass *Widerstände gegen das Üben* aufgetreten sind, die verstanden und bearbeitet werden können.
- Oft ist es einfach nur schwer, *daran zu denken*, die Übung regelmäßig durchzuführen.
- Es ist auch möglich, dass der Ort in der Zwischenzeit *nicht mehr sicher* geworden ist, ohne dass die Patientinnen uns dies mitgeteilt hätten. Dies kann geschehen, wenn durch assoziative Nähe zu Traumanetzwerken traumatische Erinnerungen getriggert werden, oft im Gefolge realer Begegnungen mit Personen, die mit der Traumatisierung in Verbindung stehen.

- Manchmal entscheiden sich Patienten eigenständig für einen *anderen Ort*, ohne diese Entscheidung in der Therapie zu reflektieren. Wenn der Ort nicht genügend im Hinblick auf die gewünschten Qualitäten optimiert wurde, kann er, statt Sicherheit zu vermitteln, wirkungslos bleiben und im ungünstigeren Fall traumatische Emotionen triggern.
- Wie bei allen imaginativen Techniken gibt es Patienten, die die Übung des sicheren Ortes *nicht als hilfreich empfinden*, sei es, dass ihnen speziell diese Übung nicht zusagt oder dass sie mit Imaginationen insgesamt Schwierigkeiten haben. Wir raten ihnen dann, eine andere Imagination auszuprobieren oder auf andere Möglichkeiten der Emotionsregulierung zurückzugreifen.
- Wenn die Übung des sicheren Ortes nicht gelingt, denken wir immer auch an die Möglichkeit, dass *in der Realität keine Sicherheit gegeben ist.* Dies gilt vor allem, wenn *aktueller Täterkontakt* besteht. In diesem Fall hat die Beachtung der äußeren Sicherheit Vorrang.

Aus den genannten Gründen begleiten wir unsere Patientinnen so lange bei der Installation und Pflege des sicheren Ortes, bis sie uns zu verstehen geben, dass sie keine weitere Hilfe mehr brauchen.

T: Stellen Sie sich bitte einen Ort vor, an dem Sie sich vollkommen sicher und wohl fühlen. Sie können sich einen Ort vorstellen, den Sie kennen, oder einen Ort in Ihrer Fantasie erschaffen. Es kann ein Zimmer in einem Haus sein, ein schöner Garten, ein Fleck in einem Wald, ein besonderer geschützter Strand, eine Insel im Meer oder jeder andere beliebige Ort. Es genügt, wenn es diesen Ort nur in Ihrer Fantasie gibt, wenn er auf einem fremden Planeten oder in einer Märchenwelt gelegen ist. Entscheidend ist nur, dass er Ihnen ein Gefühl von Sicherheit und Wohlbefinden vermittelt. Es sollten sich keine anderen Menschen an diesem Ort aufhalten, auch hat niemand außer Ihnen Zutritt zu diesem Ort. Sie können dort Dinge tun, die Ihnen Freude bereiten, Sie können Ihre Lieblingsmusik hören oder sich einfach nur ausruhen. Es ist nicht notwendig, dass Sie mir den Ort nennen oder beschreiben. Entscheidend ist, dass Sie selbst ihn gut kennen. Nehmen Sie sich Zeit, um nach einem solchen Ort zu suchen.

P: Ich habe einen Ort gefunden.

T: Denken Sie daran, dass Ihnen bei der Ausgestaltung des sicheren Ortes alle nur denkbaren Hilfsmittel zur Verfügung stehen: alle Arten von Werkzeugen und Materialien, selbst magische Hilfsmittel wie ein Zauberstab. Sie können dazu Ihre Fantasie unbeschränkt einsetzen. Achten Sie vor allem darauf, dass der Ort eine sichere Grenze nach außen hat. Wenn Sie feststellen, dass ein leichter Zutritt möglich ist, versehen Sie ihn mit einer hohen Mauer oder einem unüberwindlichen Zaun.

P: Ich habe einen hohen Zaun errichtet.

T: Spüren Sie nun mit allen Sinnesorganen, ob Sie sich in jeder Hinsicht wohl und sicher fühlen. Achten Sie auch auf die Helligkeit. Wenn es zu dunkel sein sollte, bringen Sie eine Lichtquelle an, wenn es zu hell sein sollte, sorgen Sie für Schatten.

P: Es ist etwas zu hell. (Nach einer Weile) So ist es gut.

T: Ist die Luft angenehm und wohlriechend? Wenn nicht, bringen Sie eine Lüftung an oder versprühen Sie einen angenehmen Duft. Ist die Temperatur angenehm, oder ist es zu warm oder zu kalt? Wenn es zu warm sein sollte, installieren Sie eine Ventilation zur Kühlung oder bringen Sie ein Fenster an. Wenn es zu warm sein sollte, bauen Sie eine Heizung ein und passen Sie Ihre Kleidung an.

P: Ich habe die Veränderungen vorgenommen.

T: Sorgen Sie dafür, dass die Unterlage, auf der Sie sitzen, oder der Grund, auf dem Sie stehen, angenehm ist.

P: Das ist der Fall.

T: Nun bleiben Sie eine Weile an diesem Ort – bis Sie sich ganz ruhig und wohl fühlen.

Danach kehren Sie wieder in die Realität zurück. (Die Patientin hat die Übung beendet.) Prüfen Sie immer wieder, ob der Ort noch die Anforderung erfüllt, in jeder Hinsicht und vollkommen sicher zu sein und Wohlbefinden zu vermitteln. Verändern Sie ihn so lange, bis er diese Eigenschaften besitzt.

Imagination eines »sicheren Ortes«

- der »sichere Ort« kann ein realer oder fiktiver Ort sein
- keine Mitteilung erforderlich, wo sich der Ort befindet
- Begleitung bei der Einrichtung und Pflege des sicheren Ortes
- zu regelmäßigem Üben auffordern
- im gemeinsamen Dialog Modifikationen vornehmen
- wenn Übung nicht gelingt, Möglichkeit eines anhaltenden Täterkontaktes bedenken

22.7 Traumatisches Material mithilfe der Bildschirmtechnik »wegpacken«

Um Flashbacks zu stoppen, reicht unter Umständen die einfache Containertechnik nicht aus. Wir empfehlen dann, die Bildschirmtechnik zu erlernen und mit ihrer Hilfe die Übung des Wegpackens durchzuführen. Es gibt zahlreiche Varianten, die erprobt werden können. Einige Varianten seien hier dargestellt.

Variante 1

T: Bitte stellen Sie sich eine imaginäre Leinwand oder den Bildschirm eines imaginären Fernsehgerätes vor. Stellen Sie sich bitte auch einen imaginären Projektor vor, von dem aus das Bild (oder der Film) projiziert wird. Können Sie sich das vorstellen?

P: Ja.

T: Jetzt projizieren Sie das Bild (oder den Film) auf die Leinwand. Sehen Sie es?

P: Ja.

T: Schalten Sie jetzt den Projektor aus. Das Bild (der Film) ist nicht mehr sichtbar.

Variante 2

T: Sie haben eine imaginäre Fernbedienung bei sich, mit deren Hilfe Sie das Bild vergrößern und verkleinern und auch auf Schwarz-Weiß stellen können. Probieren Sie es bitte bei einem positiven oder neutralen Bild aus.

P: (nach einigem Ausprobieren) Das geht jetzt ganz gut.

T: Stellen Sie die imaginäre Fernbedienung so ein, dass das Bild schwarz-weiß und ganz klein wird. Lassen Sie es immer kleiner werden, bis es auf einen Punkt zusammenschrumpft.

P: Es ist jetzt ein Punkt.

T: Schalten Sie jetzt das Videogerät aus. Der Punkt ist nicht mehr sichtbar.

Variante 3

T: Stellen Sie sich vor, das Flashback-Bild sei ein reales Bild – ohne Rahmen, ein Poster, – das an der Wand hängt. Schauen Sie nun auf die Ränder des Bildes. Bald werden Sie beobachten, wie das Bild sich zusammenrollt.

P: Ich sehe, wie es sich zusammenrollt.

T: Nun können Sie das zusammengerollte Bild in den Tresor packen.

Variante 4

T: Stellen Sie sich vor, das Flashback-Bild sei ein reales Bild, das an der Wand hängt. Vor dem Bild steht ein großer Eimer mit schwarzer Farbe und einem breiten Pinsel (Quast). Nehmen Sie den Pinsel (Quast) und streichen Sie das Bild mit der schwarzen Farbe an, bis Sie nichts mehr sehen.

P: Es ist alles überstrichen.

22.8 Aufmerksamkeitsumfokussierung und Achtsamkeitsübungen

Techniken der *Aufmerksamkeitsumfokussierung* beruhen auf dem Prinzip, die Patienten anzuleiten, sich gezielt auf emotional neutrale oder positive Aktivitäten zu konzentrieren. Auf diese Weise sollen sie die Aufmerksamkeit von den negativen Emotionen der Innenwelt weg und auf bestimmte Aspekte der Außenwelt lenken, um sich zu »erden«, das heißt um aus der traumatischen inneren Realität wieder in die aktuelle Realität zurückzufinden (Henderson 2001; Reddemann 2003; Saakvitne et al. 2000; Torem 1989).

Der Begriff der »Achtsamkeit« entstammt der buddhistischen Philosophie. Er beinhaltet eine *nicht wertende, sondern beobachtende Haltung* und eine *umfassende Wertschätzung* für alle Gegenstände und Tätigkeiten des Lebens, für den eigenen Körper und die Gegenstände der Umgebung, für das eigene Tun und das der anderen. Achtsam sein heißt gegenwärtig sein, heißt, Alltagsaufgaben achtsam erledigen, heißt, auf den Körper zu achten.

Wie vermitteln wir unseren Patientinnen Achtsamkeit?

- *Etwas riechen, schmecken oder fühlen* sind gute Mittel, um die Aufmerksamkeit vom inneren Erleben nach außen zu lenken.
- Wir empfehlen unseren Patienten, bei drohender Affektüberflutung die *Aufmerksamkeit auf Dinge zu lenken, die ihre gesamte Konzentration fordern.* Haushaltstätigkeiten wie Putzen, Bügeln eignen sich dafür besonders gut. Entscheidend ist eine *beobachtende und nicht wertende Haltung.*
- Auch »linkshemisphärische« Aktivitäten wie *Kopfrechnen* oder *schwierige Rechenaufgaben* können zur Ablenkung von traumatischem Erleben beitragen.

T: Ziehen Sie von 7000 19 ab, von dem Ergebnis ziehen Sie wieder 19 ab und davon wieder 19. Prüfen Sie mithilfe eines Taschenrechners nach, ob Sie richtig gerechnet haben.

- Eine aus dem Zen-Buddhismus stammende Übung besteht darin, *wiederholt und rhythmisch sinnlose Wörter auszusprechen* (Fischer 2000b).

T: Erfinden Sie ein klangvolles, am besten dreisilbiges Wort, das keinen Sinn hat. Sobald Sie doch einen Sinn bemerken, verändern Sie einzelne Buchstaben oder die Reihenfolge der Silben so lange, bis es keinen Sinn mehr hat, jedoch beruhigend und angenehm wirkt. Sprechen Sie das Wort immer wieder und in klangvollem Rhythmus aus, während Sie Atem- oder Entspannungsübungen durchführen. Sie werden bemerken, wie die negativen Gedanken in die Ferne rücken und wie Sie durch die Konzentration Ihren Körper besser spüren und sich mehr und mehr entspannen.

- Bei stärkerer Affektüberflutung empfiehlt sich die Fokussierung der Aufmerksamkeit auf *Körperempfindungen bei gleichzeitiger Applikation starker Sinnesreize,* die auch als *Reorientierungstechniken* zur Kupierung (Unterdrückung) dissoziativer Zustände Anwendung finden. Beispiele hierfür sind
  - Eiswürfel in die Hand nehmen,
  - Igelball in die Hand nehmen,
  - laute Musik hören,
  - Riechen eines Parfüms.
- Bei Patientinnen, die fortgesetzt an ein traumatisches Ereignis denken müssen, kann eine *suggestive Technik* helfen, die *negative Gedankenwelt einzugrenzen.*

T: Das Leben ist ein großer Kreis. In diesem Kreis sind alle Minuten Ihres Lebens enthalten. Denken Sie nun an das Ereignis des sexuellen Missbrauchs. Auch wenn es ein tragisches Ereignis war, so war es doch nur ein

Punkt in einem See von Millionen von Momenten in Ihrem Leben. Wie geht es Ihnen mit dieser Vorstellung? (Metcalf 1998, S. 104)

Bei der Vermittlung von Techniken bedenken wir, dass die Patienten die einzelnen Techniken in unterschiedlichem Maße nutzen können. Was einer Patientin hilft, kann für eine andere gerade ein Trigger sein. Was ein Patient für ein untaugliches Mittel hält, kann für einen anderen eine wertvolle Hilfe sein. Daher ist es so wichtig, zunächst an die Erfahrungen anzuknüpfen, die die Patientinnen schon gemacht haben, und diese weiterzuentwickeln.

22.9 Eine beobachtende Haltung einnehmen

Darüber hinaus gibt es noch unterschiedliche Möglichkeiten, die *beobachtende Distanz zur eigenen Person* zu vergrößern. Viele traumatisierte Patientinnen haben diese Fähigkeit spontan genutzt. Sexuell traumatisierte Patienten berichten, wie sie sich während des Erleidens der Übergriffe vorgestellt haben, sie verließen ihren Körper, schwebten hinauf zur Zimmerdecke, um von dort das Geschehen aus einer distanzierten Position zu betrachten.

Wenn also Angst oder Schmerz angesichts sich aufdrängender Traumaerinnerungen übermächtig werden, können wir unseren Patientinnen empfehlen, gleichsam „ihren Körper zu verlassen«, um sich die *Situation von außen anzuschauen* oder in anderer Weise die Wahrnehmung zu *verfremden* und zu *entwirklichen.* Dabei kann die Distanz in der räumlichen oder auch zeitlichen Dimension vorgenommen werden. Am gebräuchlichsten sind Distanzierungen des Ortes.

T: Fantasieren Sie, Sie seien auf einem anderen, fernen Stern. Ganz in der Ferne sehen Sie den blauen Planeten Erde. Sie sehen Europa, sehen Deutschland und dann auch Ihren Wohnort. Irgendwann entdecken Sie sich selbst und beobachten in aller Ruhe, was diese Person, die Sie selbst sind, gerade tut. (Reddemann 2000)

Eine Patientin verschaffte sich in schwierigen Situationen Distanz, indem sie sich vorstellte, sie betrachte die Szene durch ein falsch herum gehaltenes imaginäres Fernglas. Es ist auch möglich, sich selbst aus der Perspektive nach Ablauf von 10 Jahren zu beobachten.

Eine wertvolle Hilfe kann es auch sein, einen so genannten »inneren Beobachter« zu installieren. Wir fordern die Patienten auf, nach einer inneren Person oder Instanz zu suchen, die nicht in die aktuellen Probleme und Konflikte involviert ist, sondern ohne jede Wertung zuschaut und alles ausschließlich beobachtet. Sie sollen sich dann in die Rolle des Beobachters hineinversetzen und das Beobachtete berichten (Kluft 1995; Phillips u. Frederick 2003; Reddemann 2000a; Schmidt 2004).

22.10 Belastendes niederschreiben

Für Patientinnen, die Schwierigkeiten haben, etwas zu imaginieren und denen auch die Imagination eines Containers oder Tresors schwer fällt, bieten wir als Alternative an, *das Belastende aufzuschreiben* und dann *das Geschriebene wegzuschließen.* Niederschreiben ist eine gute Möglichkeit der Externalisierung traumatischen Materials. Natürlich darf die Methode nicht dazu verwendet werden, das Niedergeschriebene immer wieder durchzulesen. Auch das Schreiben von *Tagebüchern* kann nützlich sein. Es gibt unterschiedliche Auffassungen darüber, ob es sinnvoll ist, mehrere Tagebücher zu führen. Ich (W.W.) empfehle meinen Patienten, 2 Bücher zu führen:

- Ein Tagebuch, in das *»normale« und positive Erfahrungen* und Erlebnisse sowie Erkenntnisse aus der Therapie eingetragen werden. Dieses Tagebuch kann die Patientin jederzeit mit sich führen und beliebig darin lesen. Das Durchlesen positiver Erfahrungen kann ressourcenaktivierend wirken.

- Ein zweites Tagebuch, das als Ablage *für Eintragungen mit negativen und traumatischen Inhalten* gedacht ist, sollte so geführt werden, dass ein Durchlesen der früheren Eintragungen nicht gefördert wird. Um sich nicht wieder mit dem früher Geschriebenen zu konfrontieren, wird die Seite für jeden neuen Eintrag umgeblättert.

Um sicherzustellen, dass das Niederschreiben der Stabilisierung dient und nicht zur Triggerung führt, legen wir fest, wie viel Zeit dafür eingeplant werden sollte. Es empfiehlt sich auch, das Schreiben so zu *ritualisieren*, dass dafür immer eine bestimmte Zeit, vielleicht sogar ein bestimmter Ort, ein bestimmter Stift und ein bestimmtes Papier festgelegt werden.

- Werden Patientinnen von Emotionen der Wut überflutet, kann es hilfreich sein, einen »*inneren Wutort*« zu imaginieren, an dem die Wut ausgelebt werden kann.
- Bei anhaltenden extrem starken Emotionen oder *Dauerintrusionen* kann unter bestimmten Voraussetzungen EMDR eingesetzt werden, um eine Distanzierung zu erreichen. Hierfür steht ein spezielles Protokoll zur Verfügung, das wegen des Risikos der Triggerung von Traumanetzwerken allerdings nur von Therapeutinnen angewendet werden sollte, die mit der Methode Erfahrung haben. Anders als im EMDR-Standardprotokoll wird die Emotion in ihrer abstrakten Form selbst als Stressor definiert und zum EMDR-Ziel erklärt. Manche EMDR-Therapeuten bitten die Patientinnen zuvor, der Emotion eine bildhafte Gestalt zu geben und sie auf einem Blatt Papier zu zeichnen. Anschließend wird der Stressor »Emotion« dann mit EMDR prozessiert (Hofmann 2005; s. Kap. 34.2).

22.11 Umgang mit zu intensiven Emotionen

Manchmal haben Patienten *extrem starke Emotionen*. Unvorbereitet werden sie unter bestimmten Auslösesituationen von den Emotionen überflutet. Sie können dann die zur Distanzierung vorgeschlagenen Techniken nicht anwenden, weil sie Konfrontationen mit den Emotionen nicht aushalten können. Was tun wir in diesem Fall?

- Wir *trainieren* mit ihnen das *Aushalten der Emotionen*. Wir bitten sie, die Aufmerksamkeit zunächst nur für *1* Sekunde auf die Emotion zu fokussieren, dann gezielt auf etwas anderes. Anschließend sollen sie *2* Sekunden auf die Emotion fokussieren. Die Expositionszeit wird gesteigert, bis es möglich ist, die Emotion so lange auszuhalten, wie es für die Anwendung einer Distanzierungstechnik notwendig ist. Es handelt sich dabei um eine Variante der »fraktionierten Abreaktion« (Kluft 1995).

22.12 Einen »Notfallkoffer« packen

Wir legen großen Wert darauf, dass unsere Patientinnen genau wissen, was sie zu tun haben, wenn sie in eine Krise geraten. Wir lehren sie, einen »Notfallkoffer« zu packen, der Handlungsanleitungen und konkrete Hilfen enthält. Das sind

- Selbsthilfetechniken, die bei leichter, schwerer oder sehr schwerer Notlage geholfen haben bzw. zu helfen versprechen;
- eine Notfallmedikation, z. B. eine Tablette Lorazepam (Tavor®);
- Telefonnummern unterstützungsbereiter Bekannter und Freunde sowie
- Telefonnummern von Therapeuten und Notfalleinrichtungen.

Zunächst sollen alle Selbsthilfemaßnahmen, insbesondere die erlernten Techniken der Emotionsregulierung, ausgeschöpft werden. Wenn diese nicht helfen, sollte sehr klar sein, welche äußeren Ressourcen und Hilfen in Anspruch genommen werden, und festgelegt werden, in welcher Reihenfolge wer wann und wie zu kontaktieren ist. Besonders muss den Patienten klar sein, an wen sie sich wenden, wenn die zunächst kontaktierte Person oder Institution nicht zu erreichen ist. Wir vergewissern uns gelegentlich, ob die Patientinnen das Notfallprogramm so gespeichert haben, dass es gut abrufbar ist.

Literatur für Betroffene ist in Kapitel 20 angegeben.

22.13 Verfahren der Energetischen Psychologie

Abseits des empirisch abgesicherten Terrains stoßen wir auf einige Techniken zur Symptom- und Spannungsreduktion, die unser Interesse hervorgerufen haben. Wir sprechen von Methoden der Klopfakupressur, die auf der meridianorientierten Therapiekunst der traditionellen chinesischen Medizin basieren und als Energetische Psychologie *(Energy Diagnostic and Treatment Methods [EDXTM])* in den letzten Jahren zusammenfassend von Gallo (1996a, 1996b) beschrieben wurden.

Seit Mitte der 1960er Jahre ist bekannt, dass Meridiane statt mit einer Nadel auch durch Druck oder Klopfen stimuliert werden können. Seit den frühen 1980er Jahren versuchte Callahan gezielt, psychologische Probleme zu behandeln, indem er Meridianpunkte klopfte (Callahan u. Trubo 2001). Während die Akupunktur in der somatischen Medizin eine breite Anerkennung erfahren hat, besteht gegenüber einer Anwendung meridianorientierter Methoden auf psychologische Probleme nach wie vor eine große Zurückhaltung. Diese Zurückhaltung hat ihre Berechtigung, da die Techniken der Energetischen Psychologie bisher nicht ausreichend empirisch belegt werden konnten, um sie als wirksame Verfahren empfehlen zu können. Auch wenn erste empirische Untersuchungen zur Wirksamkeit der Verfahren vorliegen (Gallo 1996a, 1996b), steht die Forschung zur Bestimmung der aktiven Bestandteile dieser Techniken erst am Anfang.

Hauptindikationen für die Anwendung von Verfahren der Energetischen Psychologie sind Ängste, Phobien, Wut, körperliche Symptome wie Kopfschmerzen, funktionelle Schmerzzustände, aber auch traumatische Erinnerungen. Nach entsprechender Diagnostik und Vorbereitung werden die Patienten gebeten, an das belastende Problem oder Symptom zu denken und bestimmte Meridianpunkte mit den Fingerspitzen zu klopfen, und zwar nach festgelegten Algorithmen in einer festgelegten Reihenfolge. Oft kann innerhalb von Minuten eine Reduktion des subjektiven Belastungswertes erreicht werden, die meist auch mit positiven kognitiven Veränderungen einhergeht. Es werden auch lang anhaltende Erfolge berichtet. Nebenwirkungen wurden im Allgemeinen nicht berichtet – was natürlich nicht bedeutet, dass es keine gibt.

In den USA, wo die Methoden eine größere Verbreitung gefunden haben als bei uns, steht das Lager der Anhänger demjenigen der erbitterten Gegner gegenüber. Die Argumente, die gegen die Energetische Psychologie vorgebracht werden, verweisen auf eine gewisse Ratlosigkeit gegenüber einer Methode, die den Rahmen des wissenschaftlich Erklärbaren sprengt. Ohne Frage haben einige vollmundige Behauptungen der Entdecker, vor allem von Callahan selbst, die weit reichende und langfristige Änderungen versprochen haben, der Sache nicht gut getan. Andererseits sind die Beobachtungen, die zahlreiche erfahrene Kliniker mit der Methode der Energetischen Psychologie gemacht haben, durchaus bemerkenswert (Schwarz 2002; Wilhelm-Gößling et al. 2006). Einige dieser Beobachtungen seien an dieser Stelle genannt:

- Es konnte bei Anwendung bestimmter Protokolle mit unerwartet großer Schnelligkeit, teilweise innerhalb weniger Minuten, ein *beträchtlicher Abfall des subjektiven Belastungsgrades*, gemessen als SUD-Wert, beobachtet werden, speziell auch bei Anwendung des so genannten »Trauma-Protokolls«.
- Vor allem wird hervorgehoben, dass die Behandlungen *nicht mit Abreaktionen verlaufen*

und dass insofern nicht mit einer Retraumatisierung durch die Therapie zu rechnen ist.

- Bei erfolgreichem Verlauf berichten die Patientinnen, dass die *emotionale Reaktion auf Stressoren abgeklungen* ist, ohne dass sie erklären konnten, warum. Typischerweise attribuieren die Patienten die Besserung ihres Befindens nicht der Methode. Sie berichten oft, dass sie nicht mehr an das Problem oder das Trauma denken und dass sie das belastende Gefühl nicht mehr zu fassen bekommen.
- Nach den vorliegenden Erfahrungen lassen sich *negative Überzeugungen* abbauen und positive Überzeugungen fördern.
- Ein Vorteil der Methode ist, dass die Patientinnen die begonnenen Übungen *zu Hause* für sich fortsetzen können.

Wir würden diese Stellungnahmen nicht referieren, wenn wir uns nicht selbst schon von einigen bemerkenswerten Effekten der Methode zumindest bei der kurzfristigen Symptom- und Belastungsreduktion gerade bei traumatisierten Patienten hätten überzeugen können. Zumindest können wir feststellen, dass nicht wenige unserer Patientinnen durch die Anwendung einiger einfach erlernbarer Algorithmen bei Unruhe- und Spannungszuständen, vor allem auch bei nächtlicher Überflutung durch traumatisches Material eigenständig zur Selbstberuhigung und Spannungsreduktionen gelangen konnten.

Mit diesem begrenzten Anspruch können wir die Methode als eine wichtige *Unterstützung der Stabilisierungsarbeit* bei komplex traumatisierten Patienten tatsächlich empfehlen. Wir können die Berichte nicht bestätigen – allerdings auch nicht widerlegen –, die von längerfristigen Entlastungen von traumatischem Stress sprechen. Insofern stehen die Verfahren der Energetischen Psychologie nach unserer Meinung auch nicht in Konkurrenz mit traumaverarbeitenden Verfahren wie EMDR, dessen langfristige therapeutische Effekte hinreichend belegt sind (s. Kap. 34.2).

Wir denken, dass die Methoden der Energetischen Psychologie *es wert sind, empirisch genauer untersucht zu werden.* Die Tatsache, dass eine Methode bisher nicht ausreichend untersucht wurde, besagt noch nichts über ihre Wirksamkeit. Leider beobachten wir in der akademischen Psychotherapieforschung eine nur schwer verständliche Gleichgültigkeit gegenüber dem Wirksamkeitsnachweis interessanter neuer psychotherapeutischer Verfahren. Begreiflicherweise wollen Forscher nicht zur Verbreitung pseudowissenschaftlicher Tendenzen beitragen. Praktiker sehen dagegen die begrenzte Relevanz experimenteller Daten und fordern Forschung für klinische Phänomene. Aus ihrer Sicht ist das Risiko, ein nicht hinreichend wissenschaftlich gesichertes Verfahren anzuwenden, dann gering, wenn es ohne nennenswerte Kosten und Nebenwirkungen anwendbar ist (Caddy 1981; Hitt 1969).

Das gegen die Methode vorgebrachte Argument, die Effekte würden *nicht dauerhaft* anhalten, greift unseres Erachtens zu kurz, um eine pauschale Ablehnung zu rechtfertigen. Es würde nur dann gelten, wenn wir von einer so einfach anwendbaren Methode unbedingt eine dauerhafte Wirkung erwarten wollen. Setzen wir die erwartete Wirkung jedoch geringer an – etwa im Sinne einer temporären Symptomreduktion – ist ein Vergleich mit einer symptomreduzierenden Pharmakotherapie mit Benzodiazepinen angezeigt, von denen niemand eine dauerhafte Problemlösung erwartet. Interessanterweise wird die weit verbreitete Einnahme von Medikamenten, deren Wirksamkeit nicht erwiesen ist, überwiegend ohne nennenswerten Widerstand hingenommen.

Solange es kaum empirische Befunde zur Wirksamkeit dieser Verfahren gibt, schließen wir uns der *Skepsis gegenüber weiter reichenden Wirkungen* von Methoden der Energetischen Psychologie an. Wir möchten aber gleichzeitig zu einer nicht nur kritischen, sondern auch *offenen Haltung* anregen. Wer sich trotz aller Vorbehalte und ohne Anspruch auf dauerhafte Effekte für die Anwendung von Methoden der Energetischen Psychologie entscheidet, sollte dabei folgende grundsätzliche Aspekte bedenken:

- Techniken der Energetischen Psychologie sollten nur als *ein* Baustein in der Therapie angewandt werden. Niemals können sie eine

Therapie ersetzen. Der Einsatz bedarf immer einer sorgfältigen Abwägung und Indikationsstellung. Die eigentliche Gefahr des Einsatzes von Methoden der Energetischen Psychologie besteht darin, dass sie als Therapieersatz verwendet werden.
- Techniken der Energetischen Psychologie dürfen nur innerhalb einer therapeutischen Beziehung und in ihren Auswirkungen auf Übertragung und Gegenübertragung angewandt werden.
- Die Patienten sind dahingehend aufzuklären, dass es sich um eine neue Methode ohne ausreichenden wissenschaftlichen Nachweis ihrer Wirksamkeit handelt. Auf alle Fälle bedarf die Anwendung ihrer ausdrücklichen Zustimmung. Die Erfahrung zeigt, dass die meisten Patientinnen gerne bereit sind, eine nicht invasive neue Methode auszuprobieren.
- Bei einigen traumatisierten Patienten kann es nötig sein, zunächst durchzuarbeiten, was es bedeutet, sich selbst zu berühren.

Nach unserer Erfahrung ist nicht notwendig, eine umfangreiche Meridiandiagnostik vorzuschalten, wenn die Methode zur Selbstberuhigung eingesetzt wird. Wir lehren die Patienten einige einfach erlernbare Klopfsequenzen, z. B. eine Klopfsequenz von Mittellinienpunkten, wie sie in dem Selbsthilfebuch von Gallo (2001) beschrieben sind. Im pragmatischen Umgang mit der Methode hat es sich auch bewährt, verschiedene Meridianpunkte, »probeweise« klopfen zu lassen, um so herauszufinden, welche sich bei dem jeweiligen Patienten besonders zur Spannungsreduktion eignen (W. W.).

Der folgende Kasten fasst alle Distanzierungstechniken, die in diesem Kapitel vorgestellt wurden, zusammen.

Distanzierungstechniken

- Beruhigungstechniken: Atemübungen, Entspannungstechniken, beruhigend mit sich sprechen
- Containertechnik
- Imagination eines »sicheren Ortes«
- Bildschirmtechnik
- Aufmerksamkeitsumfokussierung auf Sinneswahrnehmungen
- achtsame, nicht bewertende Haltung bei Alltagstätigkeiten
- beobachtende Haltung einnehmen, »inneren Beobachter« installieren
- Belastendes niederschreiben
- Training des Aushaltens von Emotionen
- evtl. EMDR bei extremen Emotionen und Dauerintrusionen
- einen »Notfallkoffer« packen
- evtl. Verfahren der Klopfakupressur anwenden

Literaturempfehlungen

Bohus M (2002). Borderline-Störung. Göttingen, Bern, Toronto, Seattle: Hogrefe.

Gallo FP (2001). Gelöst – entlastet – befreit. Klopfakupressur bei emotionalem Stress. Freiburg: VAK.

Linehan MM (1996). Trainingsmanual der Dialektisch-Behavioralen Therapie der Borderline-Persönlichkeitsstörung. München: CIP-Medien.

Reddemann L (2003). Imagination als heilsame Kraft. Zur Behandlung von Traumafolgen mit ressourcenorientierten Verfahren. 9. Aufl., Stuttgart: Pfeiffer bei Klett-Cotta.

Reddemann L, Sachsse U (1997). Traumazentrierte Psychotherapie. Teil 1: Stabilisierung. PTT – Persönlichkeitsstörungen, Theorie und Therapie; 3: 113–47.

Sachsse U (2004). Traumazentrierte Psychotherapie. Stuttgart, New York: Schattauer.

Sendera A, Sendera M (2005). Skills-Training bei Borderline- und posttraumatischer Belastungsstörung. Wien: Springer.

Wilhelm-Gößling C, Bohne M, Eschenröder C (Hrsg) (2006). Integration der Energetischen Psychotherapie. Tübingen: dgvt.

Wöller W (2006). Störungen der Emotionsregulierung bei komplexen Traumafolgestörungen. Psychotherapeutische Interventionen. Nervenarzt; 77: 327–31.

23 »Schneiden ist besser als zehn Milligramm Valium«

Selbstverletzendes Verhalten

23.1 Phänomenologie und Funktionen selbstverletzenden Verhaltens

Selbstverletzendes Verhalten wird bei traumatisierten Patienten häufig zur Emotionsregulierung eingesetzt. Es ist definiert als eine Form der körperlichen Selbstschädigung mit absichtlicher Zerstörung oder Veränderung des Körpergewebes ohne bewusste suizidale Absichten (Coons u. Milstein 1990; Favazza 1989). Es steht im weiteren Kontext des selbstschädigenden Verhaltens. Auf selbstschädigende Verhaltensweisen ohne körperliche Selbstverletzung gehen wir in Kapitel 40 ein.

Die häufigste Form selbstverletzenden Verhaltens besteht darin, sich Schnittwunden zuzufügen, meist an den Armen oder Beinen. Daneben finden sich zahlreiche andere Formen selbstverletzenden Verhaltens, von denen wir hier nur einige nennen wollen: sich Haare ausreißen, sich Brandwunden zufügen, sich aggressiv kratzen, sich die Fingernägel bis zum Bluten aufreißen, mit dem Kopf gegen die Wand schlagen, sich mit Gegenständen schlagen, sich gefährliche Gegenstände in die Vagina oder das Rektum einführen.

Selbstzerstörerische und selbstverstümmelnde Verhaltensweisen kommen bei verschiedenen Tierarten vor. Nichtmenschliche Primaten wurden dabei beobachtet, wie sie sich die Haare ausrissen, mit dem Kopf gegen harte Gegenstände schlugen oder sich selbst bissen (Favazza 1987). Ähnlich wie beim Menschen werden die Verhaltensweisen durch Zustände emotionalen Stresses, bei Angst, Bedrohung und Isolation ausgelöst.

Selbstverletzendes Verhalten ist von suizidalem Verhalten zu unterscheiden. Anders als beim suizidalen Verhalten besteht keine Selbsttötungsabsicht. Allerdings können beide Verhaltensweisen nebeneinander vorkommen. Gelegentlich finden wir Übergänge zwischen selbstverletzendem und suizidalem Verhalten. Wenn sich aufdrängende Suizidimpulse als unerträglich spannungsreich empfunden werden, kann das selbstverletzende Verhalten wie eine Suizidprophylaxe wirken (Menninger 1978).

Selbstverletzendes Verhalten kann frei von schmerzhaften Empfindungen sein, möglicherweise durch eine endorphinvermittelte Analgesie (Favazza 1987). Analgetische Patientinnen haben durchweg höhere Werte auf den Dissoziations-Skalen (Kemperman et al. 1997). Selbstverletzendes Verhalten kommt häufig im Zusammenhang mit einer dissoziativen Pathologie vor. Obwohl Dissoziationen vor überwältigenden Affekten schützen, können sie dennoch mit einem quälenden Gefühl von Taubheit und Abgelöstheit von anderen Menschen einhergehen. Selbstverletzendes Verhalten kann diese Zustände beenden. In der Untersuchung von Coons und Milstein (1990) war der Zusammenhang zwischen Depersonalisierungen und Selbstverletzung bei Patienten mit dissoziativer Identitätsstörung am höchsten (48%). Selbstverletzungen fanden sich jedoch auch bei psychogener Amnesie (27%) und bei »Dissoziativen Störungen, die nicht anders spezifiziert sind« (der sog. DDNOS-Gruppe; 23%), interessanterweise jedoch nicht bei psychogener Fugue. Bei den untersuchten Patientinnen mit Dissoziativer Identitätsstörung bestand in 58% eine Amnesie für die Selbstverletzung. Selbstverletzendes Verhalten ist ein Kriterium der Borderline-Persönlichkeitsstörung (American Psychiatric Association [APA] 1987). Hochdissoziative Patienten können durch eine selbstverletzende Handlung in einen anderen State gelangen, der eine stärkere Abschirmung vor der jeweiligen aktuellen Belastung und Bedrohung bieten kann.

Selbstverletzendes Verhalten kann verschiedene *Funktionen und Bedeutungen* haben, die den Patienten nur teilweise bewusst sind. Die wichtigsten davon sind Folgende (Sachsse 1987, 1989, 2004):

- In erster Linie ist selbstverletzendes Verhalten eine Bewältigungsstrategie im Dienste der Emotionsregulierung zur Beendigung unerträglicher Affektzustände (s. Kap. 7.2) und quälender dissoziativer Zustände (s. Kap. 10.5). Insofern ist es vergleichbar mit bulimischen Fressattacken oder selbstinduziertem Erbrechen.
- Selbstverletzendes Verhalten kann auch helfen, das verlorene Gefühl, mit anderen Menschen verbunden zu sein, vorübergehend wiederherzustellen.
- Es kann wie andere selbstschädigende Verhaltensweisen zur Selbstwertregulierung eingesetzt werden (s. auch Kap. 23.7).
- Schließlich kann es Teil einer manipulativen Beziehungsgestaltung werden, die der externen Emotionsregulierung dient (z. B. schneidet sich eine Person, um die Zuwendung ihres Partners zu bekommen).

Für die Wahl der therapeutischen Intervention versuchen wir die *Bedeutung* das selbstverletzenden Verhaltens möglichst genau zu erfassen. Gelingt uns dies, wird das therapeutische Arbeitsbündnis sehr davon profitieren. Es wirkt auf die Patientinnen so gut wie immer selbstwertstärkend und ressourcenaktivierend, wenn wir mit ihnen die Sinnhaftigkeit ihres Verhaltens im Rahmen einer Überlebensstrategie herausarbeiten und ihnen ein Verständnis seiner inneren Notwendigkeit signalisieren. Umgekehrt müssen wir mit nachteiligen Wirkungen für das Arbeitsbündnis rechnen, wenn wir auf der Basis einer vermuteten, aber nicht zutreffenden Bedeutung des selbstverletzndens Verhaltens intervenieren.

Funktionen selbstverletzenden Verhaltens

- zur Emotionsregulierung bei unerträglichen Affektzuständen und Dissoziationen
- zur Herstellung eines Gefühls der Verbundenheit mit anderen Menschen
- im Dienste der Selbstwertregulierung
- als Aspekt manipulativer Beziehungsgestaltung im Dienste der externen Emotionsregulierung

23.2 Unsere erste Reaktion auf selbstverletzendes Verhalten

Jede Selbstverletzung erfordert eine Beurteilung der damit verbundenen Gefährdung. Wenn wir aus therapeutischen Gründen die Wunden nicht selbst ansehen wollen, bestehen wir darauf, dass die Patientinnen sie einer Ärztin ihres Vertrauens zeigen. Wir bestehen auch dann darauf, wenn die Patienten sich widerstrebend zeigen. Tiefe Schnittwunden erfordern eine sofortige chirurgische Versorgung.

Wir bemühen uns, Patienten, die sich eine Schnittverletzung oder eine andere Selbstschädigung zugefügt haben, weder mit einer verurteilenden noch mit einer übermäßig besorgten und anteilnehmenden Haltung zu begegnen. Wir vermitteln die klare Botschaft, dass die Selbstverletzung kein längerfristig akzeptables Mittel zur Regulierung der Emotionen oder anderer Bedürfnisse sein kann und betonen die Notwendigkeit, gemeinsam nach Alternativen zu suchen.

T: Mir ist klar, dass es Ihnen sehr schlecht ging und dass Sie keine andere Möglichkeit der Selbstberuhigung hatten. Ich schlage vor, dass wir nach anderen Wegen suchen, wie Sie innerlich zur Ruhe kommen können.

Die Kontrolle unserer *Gegenübertragungsimpulse* wie Ärger oder übermäßige Fürsorge ist uns umso wichtiger, je stärker das selbstverletzende Verhalten in eine Beziehungsdynamik eingebunden ist. Ärger stellt sich leicht ein, wenn wir – zu Recht oder zu Unrecht – den Eindruck gewinnen, dass das selbstverletzende Verhalten im Rahmen eines bewussten »Interaktionsspiels« eingesetzt wird (s. Kap. 29), um eine bestimmte Beziehungsqualität zu erzwingen. Unter Einsatz des Mechanismus der projektiven Identifizierung können Patientinnen uns unbewusst zur Übernahme der Rolle einer verurteilenden oder überfürsorglichen Elternfigur bewegen.

Vor allem bei lebensbedrohlichem selbstverletzendem Verhaltens kann es – ähnlich wie beim Umgang mit Suizidalität (s. Kap. 17.5) – notwendig werden, *vertragliche Vereinbarungen* zu treffen. Wir machen unseren Patienten unmissverständlich klar, dass lebensbedrohliche selbstverletzende Verhaltensweisen sich nicht mit der Fortführung einer ambulanten Behandlung vereinbaren lassen.

23.3 Exploration der auslösenden Situation

Die Exploration der auslösenden Situation kann Hinweise auf die Bedeutung des selbstverletzenden Verhaltens geben. Wir erfragen daher das emotionale Erleben und Körpererleben im Vorfeld der selbstverletzenden Handlung, um herauszufinden, welche Emotionen oder welcher Körperzustand so unerträglich war, dass nur Selbstverletzung Linderung bringen konnte. Wir können das wie folgt zusammenfassen:

- Auslösebedingungen für selbstverletzendes Verhalten – oder genauer: für die Affektzustände bzw. dissoziativen Zustände, die das selbstverletzende Verhalten in Gang setzen – sind meist traumatische Gefühle des Alleingelassenseins, der Ohnmacht und des Vergessenwerdens. Dabei können, äußerlich betrachtet, geringfügige Alltagsstimuli diese Gefühle triggern, wenn sie assoziativ mit früheren Traumen verknüpft sind.
- Aber auch Kränkungen, Verletzungen und Konflikte aller Art können auslösend wirken. Eine typische Auslösebedingung ist ein Schuld-Scham-Dilemma als Ausdruck eines intrasystemischen Über-Ich-Konfliktes (Wurmser 1987, 1993), bei dem genau das Verhalten, das zur Regulation von Schamgefühlen notwendig ist, Schuldgefühle auslöst, während umgekehrt gerade das Verhalten, das zur Regulation von Schuldgefühlen notwendig ist, Schamgefühle auslöst. Wir denken an eine Person, die nur die Wahl zwischen Scham- und Schuldgefühlen hat: Grenzt sie sich gegen die Ansprüche anderer ab, entstehen Schuldgefühle, tut sie es nicht, resultieren Schamgefühle.

Manchmal fällt es den Patienten schwer, die eigene Emotionalität oder Befindlichkeit wahrzunehmen. In diesem Fall muss es ein wichtiges Therapieziel sein, die Wahrnehmung der eigenen Befindlichkeit zu verbessern.

Erschwert ist die Situation, wenn traumatisierte Patientinnen die Tatsache der Selbstverletzung leugnen und angeben, nicht zu wissen, wie die Selbstverletzung zustande gekommen ist. Dies ist fast immer ein Hinweis auf eine schwere dissoziative Störung oder eine Dissoziative Identitätsstörung. Wenn die Urheberschaft der selbstverletzenden Handlung einem Persönlichkeitsanteil zugeschrieben wird, für dessen Wirken zum Zeitpunkt der Befragung Amnesie beansprucht wird, muss die therapeutische Aufgabe darin bestehen, mit diesem Persönlichkeitsanteil Kontakt aufzunehmen.

23.4 Selbstverletzendes Verhalten im Dienste der Emotionsregulierung und als Antidissoziativum

Selbstverletzendes Verhalten kann eine wichtige Funktion im Dienste der Emotionsregulierung wahrnehmen, indem sie Spannungszustände aller Art vermindern kann. Wenn die innere Anspannung zu groß und die quälenden Zustände des Alleingelassenseins, der Ohnmacht oder des Verletztseins unerträglich werden, kann selbstverletzendes Verhalten wie ein beruhigendes Medikament wirken und eine plötzliche Druckentlastung und Befreiung herbeiführen. Nicht selten können traumatisch bedingte Flashbacks ebenso wie traumatisch bedingte Pseudohalluzinationen durch selbstverletzende Handlungen schlagartig beendet werden.

P: Einmal Schneiden ist besser als zehn Milligramm Valium.
P: Nach dem Schneiden ist es, als würde ein Luftballon platzen. (Favazza 1987)
P: Ich habe mich nicht für selbstverletzendes Verhalten *entschieden*. Ich hab' das einfach gemacht, weil es mich abkühlt. Manchmal fühle ich mich so verletzt und ärgerlich, dass ich explodieren könnte. Besser, ich schneide mich dann selbst als jemand anderen. Der Schmerz hat mir geholfen, mich wieder zu fokussieren. (Favazza 1987)

Oft geht dem selbstverletzenden Verhalten ein Zustand dissoziativer Trance voraus, meist eine Depersonalisation, in dem die Schmerzempfindung verringert oder aufgehoben ist. Das Nachlassen der emotionalen Anspannung und die Wahrnehmung des warm über die Haut laufenden Blutes beenden typischerweise den tranceartigen Zustand. Das austretende Blut vermittelt ein Gefühl von *Wärme und Lebendigkeit*. Die Patienten können aus dem »toten« Bereich der Depersonalisation in die Lebendigkeit des Lebens zurückkehren (Kafka 1969; Pao 1969; Sachsse 1989).

Eine sich selbstverletzende Patientin formuliert das Gefühl mit den Worten: »Blut tut gut.« (Sachsse 1989)

Die beruhigende und spannungsmindernde Wirkung des selbstverletzenden Verhaltens wird heute vor allem auf die Beeinflussung des endogenen Opiatstoffwechsels zurückgeführt (van der Kolk et al. 1985, 1994).

Bei psychodynamischer Betrachtung können wir die mit der selbstverletzenden Handlung einsetzende Entspannung auch durch eine Auflösung der Ohnmachtsituation durch *Wendung vom Passiven ins Aktive* verstehen. Symbolisch kann der mit Schnittverletzungen attackierte Körper aber auch für das misshandelte Kind stehen, während die die Schnittverletzung ausführende Person stellvertretend für den misshandelnden Elternteil steht: Die eigene Hand geht mit dem eigenen Körper ebenso missbräuchlich um, wie früher die missbräuchliche Bezugsperson mit dem Körper des Kindes umgegangen ist. Insofern kann die selbstschädigende Handlung der Patientin eine Reinszenierung ihrer eigenen Misshandlungserfahrung darstellen (Plassmann 1987). Hierfür spricht auch das häufig vorkommende selbstverletzende Verhalten im Bereich erogener Zonen. Therapeutisch verfolgen wir das Ziel, selbstverletzendes Verhalten durch eine verbesserte Affektregulation entbehrlich zu machen. Wie gehen wir vor?

- Wir vermitteln den Patientinnen Techniken der Emotionsregulierung und des Dissoziationsstopps (s. Kap. 22).
- Für eine Übergangsphase raten wir den Patienten, die beruhigenden Effekte des selbstschädigenden Verhaltens mit Hilfsmitteln zu erreichen, die nicht so schädigend sind: mit Gummibändern an den Armen, die man »flitschen« lassen kann, oder mit Eiswürfeln, die man so lange in der Hand halten kann, bis sie brennen wie früher die Schneebälle bei der Schneeballschlacht ohne Handschuhe.
- Weiterhin arbeiten wir daran, dass unsere Patienten die in die Dissoziation führenden Affekte und Körperzustände besser kennen lernen. Sie sollen sie differenzierter wahrnehmen und sich Distanz verschaffen können, um sie nicht mittels dissoziativer Mechanismen und nachfolgender Selbstverletzung bewältigen zu müssen (s. Kap 24).
- Es kann sinnvoll sein, die Medikation zu überprüfen. Traumatisierte Patientinnen sprechen

unterschiedlich gut auf die verfügbaren sedierenden Substanzen an. Über medikamentöse Versuche von Opiatantagonisten liegen widersprüchliche Berichte vor.

- Oft sind Krisengespräche die einzige Alternative zur selbstverletzenden Handlung, und es ist zu prüfen, wieweit ein stationärer Rahmen dafür erforderlich ist. Oft ist eine Klärung nötig, warum es so schwer ist, Hilfsangebote anzunehmen und herauszuarbeiten, und welche Ängste und Überzeugungen damit verbunden sind.
- Maßnahmen, um Patienten aktiv an der Ausführung schwerer selbstverletzender Handlungen zu hindern wie Fixierungen auf psychiatrischen Aufnahmestationen, sollten mit größter Vorsicht und Zurückhaltung durchgeführt werden. Vor allem ist immer die Gefahr einer retraumatisierenden Überflutung durch Intrusionen oder dissoziative Symptome zu bedenken, die nun nicht mehr mithilfe des selbstverletzenden Verhaltens abgewehrt werden kann.

Vorgehen bei selbstverletzendem Verhalten im Dienste der Emotionsregulierung

- Techniken zur Emotionsregulierung und des Dissoziationsstopps vermitteln
- die in die Dissoziation führenden Affekte und Körperzustände klären
- Medikation überprüfen
- Krisengespräche
- bei Fixierungen Gefahr einer retraumatisierenden Überflutung durch Intrusionen oder dissoziative Symptome bedenken

23.5 Selbstverletzendes Verhalten zur Aufrechterhaltung des Verbundenheitsgefühls

Gefühle des *Alleingelassenseins* werden bei traumatisierten Patientinnen oft durch Trennungen von wichtigen Personen getriggert. Ist zudem die Objektkonstanz nur gering ausgeprägt, ist es ihnen nicht möglich, in ihrer Vorstellung zu einer abwesenden Person eine positive Beziehung aufrechtzuerhalten. Jedes Alleinsein wird dann wie ein Verlassenwerden erlebt. Wenn wir bedenken, dass die Selbstkohärenz oft nur durch den Rückgriff interpersoneller Beziehungen aufrechterhalten werden kann, wird die Bedrohung des Kohärenzgefühls durch Gefühle des Alleingelassenseins verständlich.

Unter dem Eindruck überwältigender Gefühle des Alleingelassenseins kann selbstverletzendes Verhalten die Funktion haben, ein Gefühl der *Verbundenheit* mit anderen Menschen wiederherzustellen. Insofern kann es immer auch als ein *Hilfeappell* verstanden werden. Diese appellative Funktion ist den Patienten meist nicht bewusst. Eher selten setzen sie das selbstverletzende Verhalten mit der Absicht ein, unsere Aufmerksamkeit und Zuwendung zu bekommen. Viel häufiger ist es ein präverbales Signal, das nicht gezielt eine bestimmte Wirkung hervorrufen will, sondern lediglich eine Befindlichkeit anzeigt, etwa den Zustand der Hilfsbedürftigkeit oder des Verlassenseins. Oft ist Selbstverletzung mit Fantasien verbunden, in denen das abwesende Objekt die Verletzung durchführt oder durch die Selbstverletzung bestraft wird, in jedem Fall aber an ihr beteiligt ist (Gunderson 1984).

Neurobiologische Befunde verweisen auf den Zusammenhang zwischen Bindungsphysiologie, Opiatstoffwechsel und selbstverletzendem Verhalten. Offenbar setzt das Erleben einer sicheren Bindung endogene Opiate frei, die es uns ermöglichen, uns entspannt und sicher zu fühlen. Dieser Prozess kann durch selbstverletzendes Verhalten kurzgeschlossen werden: Der physiologische Zustand einer sicheren Basis wird hergestellt, obwohl eine sichere Basis fehlt. Die Suchtqualität des selbstverletzenden Verhaltens bei vielen traumatisierten Patientinnen erklärt sich wahrscheinlich dadurch, dass die Freisetzung endogener Opiate oder Peptide die pathologischen Verhaltensweisen verstärkt (Insel 1997). Aus *objektbeziehungstheoretischer Sicht* wurde darauf hingewiesen, dass durch Dissoziation des Körper-Selbst vom Gesamt-Selbst der *eigene Körper als Objekt* verwendet werden kann und der Körper die

Funktion erhalten kann, ein fehlendes oder ungenügendes äußeres Objekt zu ersetzen, um die Desintegration des Gesamt-Selbst zu verhindern (Hirsch 1989). Der Körper wird dann gleichsam zu einem mütterlichen Objekt, das zwar nicht gut, aber immerhin anwesend ist oder anwesend gemacht werden kann. Wenn der Körper zu einem fremden Objekt wird, das vom eigenen Ich verschieden ist, können Haut oder Blut auch als ein *Übergangsobjekt* verstanden werden, das für ein anderes Objekt steht (Kafka 1969; Pao 1969). Die verschiedenen Identifizierungen – mal steht der eigene Körper unbewusst als Übergangsobjekt für die Mutter, mal steht er für das misshandelte Kind – können miteinander verschmelzen oder im raschen Wechsel oszillieren (Plassmann 1993).

P: Ich hasse ihn (den Körper), aber ich kann mich auf ihn verlassen.

Imaginative ressourcenaktivierende Techniken können helfen, das Gefühl des Abgeschnittenseins von anderen Menschen zu verringern (s. Kap. 24.5). Die gezielte Aktivierung von Erinnerungen an gute und hilfreiche Beziehungserfahrungen oder die Erschaffung hilfreicher Wesen in der Fantasie sind wirksame Möglichkeiten, um das Gefühl fehlender Verbindung zu anderen Menschen zu kompensieren.

Eine weitere therapeutische Konsequenz aus dieser objektalen Betrachtung des Körpers ist die gezielte *Förderung der körperlichen Selbstfürsorge.* Angenehme Bäder, Düfte und Öle können hilfreich sein. Sportliche Aktivitäten können dazu beitragen, mit dem Körper ein gutes Objekt zu schaffen. Indem die Patienten für den Körper sorgen, sorgt dieser für sie.

23.6 Manipulativer Einsatz selbstverletzenden Verhaltens

Die Erfahrung, durch selbstverletzende Handlungen *wahrgenommen* zu werden und *Zuwendung* zu erfahren, kann dazu führen, dass dieses Verhalten konditioniert und verstärkt eingesetzt wird. Beziehungstraumatisierte Kinder haben oft gelernt, dass nur extreme Mittel geeignet sind, um die notwendige Aufmerksamkeit und Zuwendung zu erlangen. Diese interpersonelle Regulationsfunktion gewinnt selbstverletzendes Verhalten meist erst sekundär. Zu Beginn hat es überwiegend eine rein intrapsychische Regulationsfunktion, ohne dass damit eine bewusste Wirkung auf andere Menschen erzielt werden soll. Erst später, wenn die Patientinnen entdecken, welche Wirkung sie bei anderen Menschen durch ihr Verhalten auslösen können, beginnen sie, das selbstverletzende Verhalten appellativ oder als Ausdruck eines stillen Vorwurfs bewusst und gezielt einzusetzen.

P: Ich wollte, dass Sie sehen, wie kalt und gleichgültig Sie mir gegenüber waren.
P: Es ist schwer, sich nicht zu verletzen, wenn man weiß, dass man dann Hilfe bekommt.
P: Blut kann man sehen, inneren Schmerz nicht. (Bateson u. Fonagy 2004, S. 230)

Aus der Tatsache, dass wir auf eine selbstverletzende Handlung mit zum Teil extremen Gegenübertragungsgefühlen reagieren, dürfen wir nicht den Schluss ziehen, sie sei bewusst eingesetzt worden, um diese Wirkung bei uns hervorzurufen. Nur durch eine Exploration können wir die zugrunde liegende Motivation klären.

T: Es ging Ihnen schlecht, Sie hatten sich total alleingelassen gefühlt. Sie hatten keine Möglichkeit gesehen, sich mitzuteilen. Vielleicht haben Sie sich da auch im Stillen gedacht: Wenn ich mich schneide, wird sie es wohl endlich bemerken, wie es mir geht.
P: Das habe ich so nicht gedacht. Aber im Grunde stimmt es schon: Sonst merkt es sowieso keiner, wie es mir geht.
T: Ich möchte Ihnen vorschlagen, daran zu arbeiten, wie Sie ihr Befinden auf andere Weise mitteilen können.

Das nächste Beispiel zeigt, wie die Induktion von Schuldgefühlen zur Herstellung von Nähe eingesetzt werden kann.

T: Ich könnte mir auch gut denken, dass da so ein Gedanke dabei war wie: »Wenn die feststellt, dass ich mich geschnitten habe, bekommt sie vielleicht ein schlechtes Gewissen. Ich selbst habe immer ein schlechtes Gewissen. Wenn die Therapeutin auch ein schlechtes Gewissen hat, denkt sie an mich und ist mir näher«.

P: Das wäre ganz schlimm für mich, wenn ich feststellen müsste, dass ich Ihnen ein schlechtes Gewissen machen wollte.

T: Ich könnte es nur zu gut verstehen. Wenn man sich so alleingelassen fühlt, sucht man nach jedem Strohhalm. Sie müssen immer mit Schuldgefühlen leben – obwohl Sie vom Kopf her wissen, dass Sie sich nicht schuldig fühlen müssen. Wäre es da nicht ein gerechter Ausgleich, wenn ich auch einmal ein schlechtes Gewissen hätte? Und hätte die dadurch entstehende Nähe nicht etwas Tröstliches?

P: Gefühlsmäßig würde ich eigentlich sagen: ja. Auch wenn ich Ihre Erklärung annehmen kann, macht es mir große Probleme, das so zu sehen.

Wenn selbstverletzendes Verhalten offensichtlich manipulativ eingesetzt wird, achten wir darauf, es nicht mit übermäßiger Aufmerksamkeit weiter zu verstärken. Gleichzeitig versuchen wir, das zugrunde liegende Beziehungsbedürfnis zu verstehen. Nur so kann sich eine Bereitschaft entwickeln, auf manipulative Strategien zugunsten anderer Problemlösungen zu verzichten (s. Kap. 38).

23.7 Selbstverletzendes Verhalten im Dienste der Selbstwertregulierung

Die ungenügende Selbstachtung traumatisierter Patientinnen und ihre Unfähigkeit, ein adäquates Selbstwertgefühl über einen längeren Zeitraum aufrechtzuerhalten, kann narzisstische Kompensationsformen unterschiedlicher Art notwendig machen. In diesem Sinne kann selbstverletzendes Verhalten die Funktion einer *narzisstischen Plombe* bekommen.

Einige traumatisierte Patienten mit einer narzisstischen Persönlichkeitsstörung beschreiben einen *Stolz über die Macht der Selbstdestruktion*, ein *Allmachtsgefühl*, nicht auf die Zuwendung durch andere angewiesen zu sein. Wenn Patientinnen mit sadistischen inneren Objekten identifiziert sind, befinden sie sich mit ihren selbstdestruktiven Handlungen im Einklang mit diesen inneren Objekten. Sie leben gewissermaßen mit ihrem Über-Ich in Frieden – jedoch um den Preis gefährlicher Selbstverletzungen. Die Wertschätzung, die sie durch ihre Introjekte erfahren, mindert jedoch die Chancen therapeutischer Einflussnahme und lässt die Prognose ungünstig werden (Kernberg 1978).

Für die *Behandlungsprognose* ist entscheidend, wieweit die gesamte Persönlichkeit von diesen Identifikationen durchdrungen ist. Oft ist es möglich, einen sadistisch identifizierten Persönlichkeitsanteil zu identifizieren und herauszuarbeiten, wie dieser unter den früheren traumatischen Umständen entscheidend zur Selbstbehauptung und zum psychischen Überleben beigetragen hat. Wenn es gelingt, ihn für eine konstruktive Mitarbeit zu gewinnen und seine Kraft, Stärke und Entschlossenheit im Sinne der Therapie zu nutzen, kann die Prognose viel günstiger werden.

Wenn narzisstisch hoch besetzte destruktive Persönlichkeitsanteile dominieren, ist es notwendig, die therapeutische Zusammenarbeit durch Therapieverträge zu regeln.

23.8 Therapeutischer Umgang mit Artefakterkrankungen

Auf die schwierige Behandlung von Patienten mit Artefakterkrankungen können wir hier nur am Rande eingehen. Charakteristisch für Artefaktpatienten ist die Neigung zur *heimlichen Selbstschädigung* vor einem real- und bindungstraumatischen Hintergrund.

Die Selbstschädigungsimpulse können in unterschiedlichem Maße *bewusst* sein. Häufig können sich die Patientinnen wegen der Wirksamkeit *dissoziativer Mechanismen* nicht daran erinnern, sich die Verletzungen zugefügt zu haben. Bei strukturellen Dissoziationen der Persönlichkeit liegt die Verantwortung für die Verletzungshandlung bei einem aggressiven Persönlichkeitsanteil, der dem Bewusstsein desjenigen Persönlichkeitsanteils, der aktuell das Alltagleben bestimmt, nicht oder nur schwer zugänglich ist. Im Allgemeinen gilt: Je impulsiver, invasiver und physisch gefährlicher eine Manipulation ist, desto weniger sind sich die Patienten des Selbstschädigungsimpulses bewusst.

Therapeutisch stellen wir zunächst die Arbeit an der *therapeutischen Beziehung* ganz in den Vordergrund. Vor allem verlangen wir den Patientinnen keine »Geständnisse« ab. Wenn die eigene Verursachung einer dissoziativen Abwehr unterworfen ist, gilt die triviale Regel, dass wir ohnehin nur mit dem konfrontieren können, was vom Inhalt her bewusstseinsfähig ist. Meist müssen wir die Verleugnung der eigenen Urheberschaft über längere Zeit tolerieren. Erst wenn die Patienten allmählich ein Gefühl der Sicherheit in der therapeutischen Beziehung entwickeln und sich die dissoziativen Barrieren zu abgespaltenen Persönlichkeitsanteilen lockern, wird es möglich, diese in den Dialog einzubeziehen.

Der Beachtung der *Distanzbedürfnisse* kommt bei der Beziehungsgestaltung eine besondere Bedeutung zu. Wenn Patientinnen sich durch ein zu großes Näheangebot bedroht fühlen, kann eine Distanzregulierung durch eine Verstärkung der Symptomatik notwendig werden. Im stationären Setting haben wir zusätzlich die Gefahr regressiver Entwicklungen zu bedenken. Durch die Nähe zu Therapeuten können starke Regressionen ausgelöst werden, bis hin zu Wünschen, körperlich mit ihnen zu verschmelzen. Patienten, die sich lebensgefährliche Selbstverletzungen zufügen, sollten daher lieber in einem distanzierteren, weniger regressionsfördernden Setting behandelt werden (Plassmann 1998).

Fast immer erweist sich der therapeutische Umgang mit Artefaktpatienten als sehr schwierig. Dies anzuerkennen hilft uns, die im Umgang mit diesen Patienten leicht entstehenden Gegenübertragungsgefühle der Ungeduld, Enttäuschung und Resignation zu mildern.

23.9 Bulimisches Verhalten im Dienste der Emotionskontrolle

Neben dem selbstverletzenden Verhalten finden sich andere zwanghaft wiederholte Verhaltensweisen, die der Emotionsregulierung dienen. Dazu gehören *bulimische Verhaltensweisen* mit Fressanfällen und/oder selbstinduziertem Erbrechen und *zwanghaft ausgeführte sexuelle Handlungen.* Diese Verhaltensweisen werden trotz vieler negativer sozialer Konsequenzen als wirksame Möglichkeit zur schnellen Bewältigung unerträglicher Emotionen eingesetzt und in einer automatischen, impulsiven Weise ausgeführt. Einmal konditioniert, bleiben sie daher oft auch dann noch bestehen, wenn schon ein konstruktiveres Management der emotionalen Dysregulation möglich ist.

Betrachten wir zunächst das bulimische Verhalten. Charakteristisch für diese Bewältigungsformen ist, dass sie meist entweder *verheimlicht* oder *bagatellisiert* wird. Die Patientinnen schämen und verachten sich dafür, dass sie nicht ohne diese sozial geächtete Verhaltensweise auskommen. *Schuldgefühle* können hier im Vordergrund stehen. Ein Circulus vitiosus entsteht dadurch, dass die Scham- und Schuldgefühle den emotionalen Stress noch erhöhen und zu dessen Bekämpfung eine Verstärkung der zwanghaften Aktivität erfordern.

Das therapeutische Vorgehen muss dieser Tendenz zur Verheimlichung und Bagatellisierung wie folgt Rechnung tragen:

- Das Vorgehen unterscheidet sich in einem wichtigen Punkt von demjenigen bei selbstverletzendem Verhalten: Es ist therapeutisch eher *unproduktiv, die sofortige Beendigung des bulimischen Verhaltens zu verlangen.* Wenn wir auf die Patienten Druck ausüben, das Verhalten aufzugeben, erhöhen wir den emotionalen Stress in doppelter Hinsicht. Die Patientinnen werden dadurch nicht nur mit ihren Scham- und Schuldgefühlen, sondern auch mit ihrer Angst vor emotionaler Überflutung konfrontiert, die droht, wenn ihnen die bewährte Bewältigungsstrategie nicht mehr zur Verfügung steht.
- Wir bevorzugen eine *sachlich-verständnisvolle Haltung*, bei der wir den Patienten neugierig auf ein gemeinsames Verständnis der Zusammenhänge und die Möglichkeiten einer Modifikation zu machen versuchen.
- Bei der Exploration der auslösenden Situationen der bulimischen Verhaltensweisen achten wir darauf, dass wir *keinen Druck ausüben*, das Verhalten aufzugeben, und dass unsere Fragen nicht im Sinne einer Verurteilung des Verhaltens verstanden werden. Wenn die Patientinnen sich in dieser Hinsicht sicher genug fühlen, werden auch die Scham- und Schuldgefühle nachlassen.
- Am Beispiel des konkreten Ablaufs einer bulimischen Handlungssequenz können wir mit den Patientinnen dann erarbeiten, welche Gedanken, Gefühle und Fantasien im Vorfeld aufgetreten sind, die sie durch den automatisierten Ablauf inzwischen nicht mehr bemerkt haben.

Wenn es uns gelingt, den Patientinnen den Zusammenhang zwischen den ursprünglichen Emotionen, ihrem bulimischen Bewältigungsverhalten und der Verstärkung des Verhaltens durch die sekundären Scham- und Schuldgefühle so zu vermitteln, dass sie mit weniger Scham und Schuldgefühlen mit uns darüber sprechen können, ist schon ein wichtiger Schritt getan. Allein dadurch, dass sie ohne den Druck, das Verhalten vor uns verheimlichen zu müssen, mit ihrer Problematik sachlicher und entspannter umgehen können, kann sich nach unserer Erfahrung schon eine Verhaltensmodifikation einstellen, die mit zunehmender Kompetenz in der Affektregulation weiter zuzunehmen pflegt. Dennoch bedarf es meist unserer Toleranz über längere Zeit, bis das Verhalten ganz aufgegeben wird.

23.10 Süchtiges Sexualverhalten

Als weitere zwanghaft ausgeführte Aktivität, die ebenfalls der Emotionsregulierung dient, soll nun das süchtige Sexualverhalten betrachtet werden. Auf der Verhaltensebene imponiert es als Unfähigkeit, sexuelle Aktivitäten zu kontrollieren. Häufig umfasst süchtiges Sexualverhalten sexuelle Aktivitäten mit Fremden. Es kommt bei Opfern sexualisierter Gewalt besonders häufig vor (Timms u. Conners 1992; Tsai et al. 1979). Die zwanghaft sexuelle Aktivität kann von körperlichen Symptomen begleitet sein, die vor, während oder nach den Treffen mit dem jeweiligen Sexualpartner auftreten. Das zwanghafte sexuelle Szenario hat meist Ähnlichkeiten mit dem früheren Missbrauch, der Sexualpartner oft ähnliche Züge wie der Missbrauchstäter.

Eine 21-jährige Patientin, deren exzessive und süchtige Sexualkontakte schließlich auch den sexuellen Kontakt mit dem Bruder einschlossen, bringt diese Verhaltensweisen von sich aus mit ihrer Selbstwertproblematik und mit dem Wunsch nach Beziehung in Verbindung.

Die das *Verhalten triggernden Emotionen* sind für die Betroffenen in der Regel zunächst nicht erkennbar. Meist handelt es sich um Gefühle der Angst und Einsamkeit oder ein quälend geringes Selbstwertgefühl, wobei die im Vordergrund stehende Emotion interindividuell unterschiedlich sein kann. Bei ein und derselben Person bleibt die auslösende Emotion jedoch meistens gleich. Auch die Funktion der sexuellen Aktivität kann verschieden sein: Sie kann von Sorgen ablenken, Beruhigung vermitteln oder das Selbstwertgefühl erhöhen. In ihren primären Partnerschaften ist die Sexualität meist gestört. Es bestehen Schwierigkeiten und Ängste bei der Sexualität mit dem Partner, meist auch dissoziative Symptome während des Sexualverkehrs.

Die mit süchtigem Sexualverhalten so gut wie immer verbundenen schweren *Scham- und/oder Schuldgefühle* sind meist nicht auf den ersten Blick erkennbar. Betroffene führen ihr Verhalten häufig auf einen besonders stark ausgeprägten Sexualtrieb zurück und geben an, die sexuelle Aktivität sehr zu genießen. Erst bei genauerer Betrachtung erkennen sie, dass die sexuelle Aktivität in wesentlicher Hinsicht auch ihrer Emotionsregulierung dient.

Die Möglichkeit einer Veränderung des Verhaltens setzt voraus, dass die Patientinnen das Verhalten als veränderungsbedürftig ansehen. Eine Veränderungsmotivation kann sich erst im Laufe eines therapeutischen Prozesses entwickeln. Wir gehen dann in Anlehnung an Gold (2000) so vor:

- Um einen therapeutischen Zugang zu finden, ist es wie bei allen zwanghaften Verhaltensweisen entscheidend, die zunächst nicht erkennbaren *Scham- und Schuldgefühle* zu berücksichtigen und nicht auf ein schnelles Aufgeben des Verhaltens zu drängen.
- In einer die Scham- und Schuldgefühle *entlastenden Atmosphäre* führen wir eine detaillierte Exploration der Gedanken, Gefühle und Empfindungen durch, und zwar im Vorfeld des Entschlusses zu einer sexuellen Aktivität, z. B. mit einer fremden Person. Dies kann den Patienten helfen, die affektregulatorische Funktion des Verhaltens zu verstehen und ihm so einen nachvollziehbaren Sinn geben.
- Mit dem Einverständnis der Patientinnen wenden wir uns dann den entscheidenden das Verhalten *triggernden Emotionen* zu. Wir bitten die Patienten, sich die Gefühlszustände zu vergegenwärtigen und erfragen den damit verbundenen subjektiven Belastungsgrad.
- Anschließend vermitteln wir *Techniken zur Verbesserung der Emotionsregulierung* (s. Kap. 22), die die Patientinnen einsetzen können, um die zwanghaften Verhaltensweisen zu stoppen.

Eine Bereitschaft zur Modifikation des Verhaltens setzt weiterhin voraus, dass die Patienten die *Verantwortung für ihr Verhalten* übernehmen können. Sie werden die Verantwortung umso eher übernehmen, je bessere Möglichkeiten sie sehen, ihr Verhalten steuern zu können.

Alle neuen Muster sind zunächst fragil. In Zeiten besonderer Belastung kehren frühere zwanghafte Verhaltensmuster zurück. Darauf weisen wir mit Gelassenheit hin: Rückfälle bedeuten nicht, dass alles bisher Erarbeitete umsonst war. Es ist eben so, dass in Zeiten der Belastung alte Muster noch einmal zum Zuge kommen. Indem wir den »Rückfall« in Ruhe durcharbeiten, vermindern wir die Wahrscheinlichkeit einer Schamreaktion, die nur Anlass zu unkontrolliertem Ausagieren gäbe.

Literaturempfehlungen

Paar G (1987). Selbstzerstörung als Selbsterhaltung. Eine Untersuchung zu Patienten mit artifiziellen Syndromen. Mat Psychoanal; 13: 1–54.

Plassmann R (1987). Der Arzt, der Artefakt-Patient und der Körper. Eine psychoanalytische Untersuchung des Mimikry-Phänomens. Psyche; 41: 883–99.

Plassmann R (1998). Artifizielle Krankheiten und Münchhausen-Syndrome. In: Hirsch M (Hrsg). Der eigene Körper als Objekt. Gießen: Psychosozial-Verlag.

Sachsse U (1987). Selbstbeschädigung als Selbstfürsorge. Zur intrapersonalen und interpersonellen Psychodynamik schwerer Selbstbeschädigungen der Haut. Forum Psychoanal; 3: 51–70.

Sachsse U (1994). Selbstverletzendes Verhalten. Psychodynamik und Psychotherapie. Göttingen, Zürich: Vandenhoeck & Ruprecht.

Sachsse U (2004). Zum Umgang mit selbstverletzendem Verhalten (SVV) in der Borderline-Therapie. PTT – Persönlichkeitsstörungen, Theorie und Therapie; 8: 17–22.

24 Ressourcen aktivieren

Techniken zur Ressourcenaktivierung

24.1 Ressourcenaktivierung

Ressourcenaktivierung ist nicht nur einer der wichtigsten Wirkfaktoren von Psychotherapie überhaupt, sie bietet auch hervorragende Möglichkeiten zur Verbesserung der Emotionsregulierung. Wir haben in Kapitel 13.5 schon auf die Bedeutung der Ressourcenperspektive hingewiesen.

Das Prinzip der Ressourcenorientierung ist gut mit modernen Theorien neuronaler Netzwerke vereinbar. Bezogen auf die Behandlung beziehungs- und bindungstraumatisierter Patienten mit Persönlichkeitsstörungen sprechen wir von *Traumanetzwerken* und *Ressourcennetzwerken*, die nach den Gesetzen der Plastizität des Gehirns durch Aktivierung verstärkt und durch Deaktivierung reduziert werden können. Ebenso wie ganze Traumanetzwerke aktiviert werden können, wenn durch einen spezifischen Umweltreiz einzelne Elemente dieses Netzwerks stimuliert werden, so können auch umfassendere Ressourcennetzwerke aktiviert werden, wenn es uns gelingt, durch *positive* oder zumindest *neutrale Trigger* einzelne Elemente eines Ressourcennetzwerkes zu stimulieren (Lang 1979). Oft ist es auch schon hilfreich, dass überhaupt *Neutrales* ins Bewusstsein kommt. Es müssen also nicht immer nur positive Dinge sein, die wir als Ressourcen nutzen. Positive Inhalte zu fokussieren gelingt ohnehin nicht allen Patientinnen. Ihnen und ihren Therapeutinnen ersparen wir unnötige Frustrationen, wenn wir statt ausschließlich positiver auch neutrale Inhalte zur Ressourcenaktivierung nutzen.

Als Ressourcen können alle internalen Fähigkeiten oder externalen Kontakte nutzen, die in der Lage sind, positive, das heißt mit unseren Grundbedürfnissen übereinstimmende Befindenszustände zu aktivieren. Beispiele für Ressourcen sind in Tabelle 24-1 aufgeführt.

Um positive oder neutrale Gefühlszustände zu evozieren, werden die Patienten aufgefordert, sich die Situationen, in der die Ressource zur Verfügung gestanden hat, mit größtmöglicher Lebendigkeit vorzustellen. Für die Frage, welche Erinnerungen als Ressourcen geeignet sind, entscheidet der subjektive Grad des Wohlbefindens, der eintritt, wenn die Ressource evoziert wird (Phillips u. Frederick 2003; Reddemann u. Sachsse 1997).

24.2 Ressourcen auffinden, aktivieren und verankern

Im Rahmen der Diagnostik haben wir unsere Patientinnen bereits einmal angeleitet, ihren Lebenslauf nicht nur nach Traumen und Belastungen, sondern auch nach Ressourcenmomenten zu gliedern. An diese Erfahrungen können wir jetzt anknüpfen. Wir gehen in drei Schritten vor:

- Ressourcen auffinden
- Ressourcen aktivieren
- Ressourcen verankern

Um Ressourcen *aufzufinden*, bitten wir die Patientin, *drei oder fünf gute, kraftvolle Momente aus ihrem Leben* oder – was manchmal einfacher ist – aus den letzten fünf Jahren innerlich Revue passieren zu lassen. Es können berufliche Erfolge sein oder Momente persönlicher Befriedigung,

Tab. 24-1 Beispiele für Ressourcen

Internale Fähigkeiten wie	Externale Kontakte wie
• überhaupt aktiv sein, Antrieb haben • etwas bewirken (Gefühl der Wirksamkeit) • die Fähigkeit, den eigenen Körper, die eigenen Gefühle wahrzunehmen • die Fähigkeit, sich Optionen offen zu halten • soziale Kompetenzen (Beziehungsaufnahme, Fähigkeit, sich in andere einzufühlen) • Kreativität (musisch, künstlerisch oder in der Suche alternativer Lösungsstrategien bei Aufgaben) • Ausdauer • Geschicklichkeit (körperlich wie mental) • Kraft • Flexibilität (Freiheit, nicht immer nur nach einem Muster reagieren zu müssen) • Intelligenz (auch die Intelligenz, sich in bestimmten Situationen zurückzuhalten und nichts zu tun) • Selbstvertrauen (in spezielle Fähigkeiten, in speziellen Situationen etc.) • Sicherheit, sich selbst trösten zu können	• Beziehung, Unterstützung, Ansporn, Coaching und Hilfe durch – Familie – Freunde – Lehrer und Mentoren – Idole (Figuren in Filmen, Büchern, Märchen usw.) – soziales Netzwerk – Tiere – Puppen, Kuscheltiere • Lieblingsorte wie Berge, Wiesen, Seen, Strände Parks • Aktivitäten wie Sport, Hobbys • erfolgreich absolvierte Tätigkeiten, Leistungen und Vorstellungen – Spiritualität – Imaginationen: Symbole, Metaphern – Vorstellungsbilder z. B. aus der Natur (ein Baum oder ein innerer Garten) – Träume oder Tagträume – erfolgreiches Lernen – Abschluss von Ausbildungen – körperlich: physische Konditionen (sich selbst spüren) • angenehme Tätigkeiten (Sauna, Sport, Schwimmen usw.)

Augenblicke im Leben, in denen sie sich mit sich selbst einig gefühlt hat und das Gefühl hatte: Das bin ich.

Das Auffinden wertvoller Ressourcen gelingt nicht immer auf Anhieb, und nicht jede positive – oder auch neutrale – Erfahrung oder jedes Erfolgserlebnis stellt tatsächlich eine Ressource dar. Manchmal begleiten wir unsere Patienten geduldig, bis sie auf eine geeignete Ressource stoßen.

Wie sollten Ressourcen beschaffen sein? Einige Hinweise, wie Ressourcen beschaffen sein müssen, seien im Folgenden genannt (Schwarz 2002):

- Es kommt nicht so sehr darauf an, welchen Namen wir einer Ressource geben, z. B. Stärke, Mut, sondern welche *Bedeutung* sie für die Patientinnen hat. Ressourcen sollen nicht abstrakt, sondern persönlich bedeutungsvoll sein. Wenn ein Patient eine Ressource nennt, fragen wir uns: Ist es wirklich eine *bedeutungsvolle Ressource* oder nur ein abstraktes Konzept? Entscheidend ist die mit der Ressource verknüpfte Stärke des subjektiven Wohlbefindens (s. Kap. 11.3).
- Meist sagt uns der *Gesichtsausdruck* der Patientinnen am besten, ob sie mit einer Ressource in Kontakt gekommen sind: Beim Gedanken an eine Ressource wirkt der Ausdruck entspannt und energiereich.
- Wir prüfen die vorgeschlagene Ressource auch kritisch im Hinblick darauf, ob sie *zweckmäßig* ist und ob sie zu unserem Patienten *passt.* Der Zweck wäre verfehlt, wenn eine Ressource eine Patientin unter Leistungsdruck setzen würde.

- Manchmal lassen sich Ressourcen nur *schwer auffinden.* Bei Patienten, die sich gute Bilder nur sehr schwer vorstellen können, kann eine lösungsorientierte Fragetechnik nützlich sein:

T: Angenommen, es würde Ihnen für einen Augenblick gelingen, doch an etwas Gutes zu denken, was würden Sie dann denken? (Reddemann 2001, S. 26)

Um eine Ressource und das zugehörige positive Gefühl zu *aktivieren*, gehen wir so vor:

- Wir bitten die Patientinnen, *an die Zeit zu denken, als die Ressource zur Verfügung stand.* Sie sollen so daran denken, als würden sie diese Zeit aktuell durchleben. Sie sollen dazu das entsprechende Bild so deutlich wie möglich imaginieren und das dabei auftretende *Körpergefühl* spüren. Sie können auch versuchen, das gute Bild auf eine *imaginäre Leinwand zu projizieren und es anzuschauen.*
- Die Patienten mögen sich dann vorstellen, wie von dem Bild eine *Atmosphäre von Ruhe, Zufriedenheit, Stärke und Kraft, vielleicht auch Freude* ausgeht, wie diese Atmosphäre in ihren eigenen Körper übergeht und wie sich das gute Gefühl im ganzen Körper ausbreitet.
- Wir bitten die Patientinnen, uns ein *Zeichen* zu geben oder eine Mitteilung zu machen, wenn sie voll im Kontakt mit der Ressource sind.

Eine Patientin benennt den ressourcenreichen Zustand nun nicht mehr als »Stärke«, sondern als »Gelassenheit«.

Als letztes zeigen wir unseren Patienten, wie sie die gefundene Ressource *verankern* können, um den positiven Zustand »anzuschalten«.

- Wir wiederholen dazu den *Namen der Ressource* im gleichen Ton, wie die Patientin ihn gewählt hatte, als sie im Kontakt mit der Ressource war.
- Wir erläutern unseren Patienten dann, dass sie sich eine Art *Knopf oder Schalter* herstellen können, mit dessen Hilfe sie die Ressource jederzeit selbst »anschalten« können. Dies kann eine bestimmte Handbewegung sein, z. B. mit dem Finger schnipsen, eine Faust machen oder eine ähnliche Bewegung.
- Positive Erinnerungen und Beziehungen, Erfolge und andere Ressourcen können als *Embleme, Souvenirs, Fotografien und Talismane* symbolisiert werden. Manche Patientinnen stellen sich ein Fotoalbum positiver Bilder vor, das sie jederzeit mit sich führen können.

Patienten können auch *heilsame Berührungen* an geeigneten Körperstellen als Anker verwenden, wobei das Prinzip der klassischen Konditionierung genutzt wird. Wie gehen wir konkret vor?

- Wir bitten die Patientin, eine bestimmte Stelle des Körpers auf eine bestimmte Weise zu *berühren*, wobei die Art und Weise keine Rolle spielt. Sie könnte z. B. mit dem Zeigefinger die Innenseite des Handgelenkes der anderen Hand berühren.
- Sie soll sich dann in Gedanken in die Vergangenheit begeben, als ein Zustand positiver Gestimmtheit und Ausgeglichenheit spürbar war. Dieser Zustand soll mit allen Sinnen möglichst *lebendig vorgestellt werden*: Er soll – etwa auf einem imaginären Bildschirm – visualisiert werden, die Geräusche sollen hörbar, die Temperatur und das Körpergefühl sollen spürbar werden.
- Wenn die positive Erfahrung in vollem Umfang präsent ist, wird die vorher definierte *Körperberührung* für einige Sekunden ausgeführt.

Ist die Reaktion hinreichend konditioniert, sollte Ruhe eintreten, wann immer die Patientin diese Bewegung ausführt.

24.3 Ressourcenverankerung mit EMDR

Das traumatherapeutische Verfahren Eye Movement Desensitization and Reprocessing (EMDR), auf das wir ausführlich in Kapitel 34 eingehen werden, kann mit etwas veränderter Technik auch erfolgreich zur Ressourceninstallation und -verankerung eingesetzt werden (Leeds u. Korn 1998). Empfohlen wird der Gebrauch von kürzeren Sets langsamer Augenbewegungen, weil so die Gefahr der Triggerung traumatischen Materials besser kontrollierbar ist. Anders als bei der EMDR-Technik in der Traumabehandlung, bei der mit traumatischen Bildern gearbeitet wird, werden für die Ressourcenverankerung Ressourcen und positive Bilder genutzt, diese können z. B. ein sicherer Ort oder positive Erinnerungen aus der Vergangenheit sein. Welche Art von Verankerungen sind noch möglich?

- EMDR kann auch verwendet werden, um *positive Bewältigungserfahrungen zu verankern*, besonders dann, wenn Patienten Schwierigkeiten haben, mit ihren kompetenten Seiten in Kontakt zu bleiben.
- Verankert werden kann auch die *Verpflichtung, selbstfürsorgliche Aktivitäten durchzuführen* (Phillips u. Frederick 2003).
- Während einer EMDR-Therapiesitzung *spontan auftauchende Ressourcen* können direkt verankert werden.
- Ressourceninstallationen wurden als »*Interveawes*« (Einwebetechniken) im Rahmen von EMDR-Behandlungen eingesetzt (Leeds u. Korn 1998; Parnell 1999), um einen ins Stocken geratene Prozessieren wieder in Gang zu bringen.

Eine wichtige Technik ist die so genannte *Absorptionstechnik*, mit deren Hilfe der subjektive Belastungsgrad von Alltagsstressoren reduziert werden kann (Hofmann 2005).

- Wir bitten die Patientin, sich die als belastend erlebte Situation vorzustellen und erfragen den subjektiven Grad der Belastung, die sich von »0« (keine Belastung) bis »10« (maximale Belastung) erstrecken kann (s. Kap. 11.2).
- Wir fragen dann, welche Fähigkeiten (Ressourcen) sie braucht, um die belastende Situation gut bewältigen zu können. Drei Fähigkeiten sollen genannt werden.
- Wir bitten die Patientin als nächstes, innerlich ihre Biographie Revue passieren zu lassen, um eine Situation zu finden, in der sie diese Fähigkeit in vollem Umfang zur Verfügung hatte.
- Dann lassen wir die Patientin diese Situation mit höchstmöglicher Deutlichkeit und Lebendigkeit imaginieren. Es soll auch das positive Körpergefühl spürbar werden, das mit der Situation verbunden war.
- Die Ressource wird dann mit einer kurzen Sequenz von 5 bis 6 langsamen Augenbewegungen verankert, die nach Bedarf auch mehrmals wiederholt werden kann.
- Anschließend soll die Patientin auch für die beiden anderen zur Bewältigung der Belastungssituation notwendigen Fähigkeiten (Ressourcen) entsprechende Situationen in seiner Biographie auffinden. Diese Situationen werden in der gleichen Weise imaginiert und mit langsamen Augenbewegungen verankert.
- Zum Schluss wendet sich die Patientin wieder der ursprünglichen Belastungssituation zu. In der Regel ist dann der subjektive Belastungsgrad deutlich gesunken.

T: (zu einem Patienten, der vor einem bevorstehenden Bewerbungsgespräch große Angst hat) Wenn Sie an das Bewerbungsgespräch denken: Wie hoch würden Sie den Belastungsgrad auf einer Skala von »0« bis »10« einschätzen? Eine »0« bedeutet »keine Belastung«, eine »10« bedeutet »maximale Belastung«.

P: Ich würde sagen »8«.

T: Wenn Sie wieder an das Bewerbungsgespräch denken: Welche Fähigkeit würden Sie brauchen, um das Gespräch gut zu bewältigen?

P: (überlegt) Vor allem die Fähigkeit, selbstsicher auftreten zu können.

T: Welche weitere Fähigkeit würden Sie dafür noch brauchen?

P: Ich denke Gelassenheit.

T: Und welche Fähigkeit wäre für Sie als drittes notwendig?

P: (überlegt) Die Fähigkeit, mit jemandem in Kontakt treten zu können.

T: Wir wollen uns nun der ersten Fähigkeit zuwenden, der Fähigkeit selbstsicher auftreten zu können. Wann in Ihrem Leben hatten Sie diese Fähigkeit voll und ganz zur Verfügung, so dass Sie sich rundum wohl und selbstsicher fühlten?
P: (überlegt) Als ich das Fahrradrennen gewonnen hatte. Danach fühlte ich mich sehr gut und auch ganz selbstsicher.
T: Stellen Sie sich diese Situation nun ganz intensiv vor. Versuchen Sie, sich ein Bild dieser Situation vorzustellen. Wenn Sie möchten, können Sie das Bild in der Vorstellung auf diese Wand hier projizieren. Versuchen Sie auch das gute Körpergefühl zu spüren, das von dem guten Bild ausgeht. Wenn die Vorstellung gelungen ist und Sie ein durchweg positives Körpergefühl spüren, sagen Sie mir bitte Bescheid.
P: (nach einiger Zeit) Jetzt habe ich das Bild deutlich vor Augen und auch ein sehr gutes Körpergefühl.
T: Bleiben Sie noch einen Moment dabei. (Es folgen mehrere Sets langsamer Augenbewegungen.)
T: Nun sollten Sie das Gleiche für die zweite Fähigkeit versuchen. Wann in Ihrem Leben hatten Sie die Fähigkeit zur Gelassenheit in vollem Umfang zur Verfügung? (nachdem auch die dritte Ressource aktiviert worden ist) Wenn Sie jetzt wieder an das Vorstellungsgespräch denken, wie hoch würden Sie nun die Belastung einschätzen?
P: Eine »3«.

Mit etwas geringerer, aber dennoch überzeugender Wirksamkeit kann die Technik auch ohne den Einbezug von EMDR angewendet werden.

24.4 Imaginative Techniken zur Ressourcenaktivierung

Darüber hinaus kann Ressourcenaktivierung auch hervorragend mithilfe *imaginativer Verfahren* erreicht werden. Im letzten Kapitel haben wir bereits die Containertechnik und die Imagination des sicheren Ortes kennen gelernt (s. Kap. 22.5 u. 22.6). Die imaginativen Techniken der Ressourcenaktivierung eignen sich ausgezeichnet,

- um gute innere Objekte zu schaffen,
- um Selbstberuhigung und Selbsttröstung herbeizuführen und
- um gute Körperzustände herzustellen.

Die heilenden Kräfte der Imagination wurden seit Jahrtausenden in der Heilkunde zu therapeutischen Zwecken eingesetzt. Sie nutzen die spontane dissoziative Fähigkeit des Menschen, durch den Rückzug in Fantasiewelten Ruhe, Kraft und Heilung zu finden. Eine Behandlung traumatisierter Patienten ist heute kaum noch ohne die imaginativen Verfahren denkbar. Es ist das unbestreitbares Verdienst von Reddemann und Sachsse (1997), die imaginativen Verfahren systematisch für die Traumatherapie aufbereitet und verbreitet zu haben. Ziel der ressourcenorientierten Arbeit ist es, den grauenhaften Bildern der traumatischen Erfahrung kontrollierte, nur gute Imaginationen entgegenzusetzen und auf der inneren Bühne als Gegengewicht gegen die vergifteten Erinnerungen eine gute innere Welt zu erschaffen (Peichl 1997; Reddemann u. Sachsse 1996).

Wie alle wirksamen Verfahren können Imaginationen auch ungünstige Wirkungen (»Nebenwirkungen«) haben. Auch sind Kontraindikationen zu bedenken.

- *Ungünstige Wirkungen* sind zwar selten, können aber vorkommen, wenn eine Imagination *durch assoziative Nähe zu Traumanetzwerken traumatische Erinnerungen triggert.* Um dies auszuschließen, erarbeiten wir die imaginativen Techniken gemeinsam mit unseren Patientinnen und überprüfen durch regelmäßige Rückfragen ihre Wirksamkeit. Es erscheint uns wichtig, die Arbeit an den Imaginationen als eine therapeutische Aufgabe zu betrachten und die Patienten dabei nicht sich selbst zu überlassen.

- Eine *Kontraindikation* für imaginative Techniken ergibt sich für alle Störungsbilder, die mit einer gestörten Realitätsprüfung einhergehen. Das gilt in erster Linie für *psychotische Störungen*, teilweise auch für schwere dissoziative Störungen, bei denen der Realitätskontakt gestört ist.

Da traumatisierte Patientinnen meist über eine gute Fähigkeit zur Imagination verfügen, kann in der Regel auf eine formale Trance-Indukation verzichtet werden. Den Übungen kann jedoch, wenn es den Patienten gut tut, eine *Entspannungsübung* vorangestellt werden. Auch eine Achtsamkeitsübung kann als Einleitung gewählt werden.

T: Spüren Sie zunächst einmal, dass Ihr Körper Kontakt mit dem Sessel hat und wo er Kontakt hat. Es geht nur darum, achtsam wahrzunehmen, dass Ihr Körper Kontakt hat, und nicht darum, etwas zu bewerten. Es ist nicht wichtig, ob etwas richtig oder falsch ist, sondern nur dass Sie das, was Sie wahrnehmen, bewusst, achtsam und respektvoll wahrzunehmen. Dann bitte ich Sie, achtsam wahrzunehmen, dass Ihr Körper atmet und dass er dabei Bewegungen macht. Registrieren Sie diese Bewegungen. Nehmen Sie achtsam wahr, dass sich der Brustkorb sanft hebt und senkt. Dass die Bauchdecke sich hebt und senkt. Vielleicht nehmen Sie sogar wahr, dass die Nasenflügel kleine Bewegungen machen, oder dass der Luftzug durch die Nase etwas kühl ist.

Die im Folgenden aufgeführten imaginativen Übungen sind als Angebote gedacht. Wir fordern unsere Patientinnen auf, sich aus der Vielzahl der Übungen diejenigen auszusuchen, die ihnen am meisten zusagen. Es genügt, einige wenige Übungen gut zu beherrschen. Eine große Auswahl imaginativer Übungen findet sich in dem Buch »Imagination als heilsame Kraft«, das von Reddemann (2001) gezielt auch für Patienten geschrieben wurde.

Einige Patientinnen haben Schwierigkeiten, Imaginationen überhaupt als etwas Hilfreiches zu empfinden. Ihnen raten wir, verstärkt andere Möglichkeiten der Emotionsregulierung zu nutzen (s. Kap. 22).

24.5 Die Imagination der »inneren Helfer«

Eine oft sehr nützliche imaginative Technik, um gute innere Objekte zu aktivieren, ist die Imagination der »inneren Helfer«. Sie kann ergänzend oder alternativ zur Übung des sicheren Ortes (s. Kap. 22.6) genutzt werden.

- Innere Helferfiguren sind gute und hilfreiche Wesen, die in der Fantasie erschaffen werden und jederzeit zu Hilfe gerufen oder um Rat gefragt werden können. Die inneren Helferfiguren können imaginativ mit allen erdenklichen Fähigkeiten und Kräften ausgestattet werden. Es können beliebig viele Helferfiguren erschaffen werden, die je nach spezifischer Anforderung in Anspruch genommen werden können (Reddemann 2001; Simonton 1992). Es scheint, als würde die Übung der inneren Helfer eine andere Gruppe von Patienten ansprechen als die Übung des sicheren Ortes. Reddemann und Sachsse (2000) vermuten, dass die Imagination eines sicheren Ortes eher jenen Patientinnen entgegenkommt, die die Grundstörung nach Balint (1964/1980) »philobatisch«, das heißt allein und im Kontakt mit den Weiten der Welt und der Natur, gelöst haben, während diejenigen, die »oknophil«, das heißt menschenorientiert sind, eher von der Übung der inneren Helfer profitieren.
- Gerade bei Patienten mit *abhängigen Persönlichkeitszügen* ist die Übung sehr wertvoll, da sie deren Anklammerungswünsche berücksichtigt und trotzdem ihre Autonomieentwicklung fördert (s. Kap. 21.4). Statt uns um

Rat zu fragen, empfehlen wir diesen Patienten, *ihre Helferfiguren um Rat zu fragen.* Dieses Vorgehen, bedarf am Anfang unserer empathischen Unterstützung, damit die Patientinnen sich nicht brüsk abgewiesen fühlen.
- Manche Patienten, die wegen eines ausgeprägten Autonomie- oder Autarkie-Ideals Schwierigkeiten haben, sich als Empfänger von Hilfe zu sehen, ziehen es vor, statt von einer inneren Helferfigur lieber von einem *»inneren Coach«* oder einem *»inneren Coaching-Team«* zu sprechen.

Ähnlich wie bei der Übung des sicheren Ortes brauchen die Patientinnen unsere Unterstützung nicht nur bei der Suche nach geeigneten inneren Helferfiguren, sondern mehr noch bei deren weiterer Ausgestaltung. Nur so können wir sicher sein, dass die »Helfer« wirklich hilfreich sind und die benötigten Ressourcen aktivieren.

Entscheidend für die Wahl einer inneren Helferfigur ist, dass sie »nur gut« ist und keine anderen Ziele hat als nur das Wohl des Patienten. Aus diesem Grunde *scheiden nahe stehende reale Menschen als Helferfiguren aus.* Denn nahe menschliche Beziehungen sind nie frei von Ambivalenz. Denkbar sind hingegen fern stehende idealisierte Personen, zu denen kein realer Kontakt besteht. Helferfiguren können sein:
- »gute« Tiere
- Märchenfiguren und Fabelwesen (»gute Fee«)
- Schutzengel
- idealisierte Figuren aus der Geschichte
- idealisierte Figuren aus Film oder Fernsehen

Einige Grundsätze, die wir bei der Darstellung der Übung des sicheren Ortes erwähnt haben, gelten auch für die Übung der inneren Helfer:
- Es ist nicht notwendig, dass wir wissen, wer die inneren Helfer sind. Entscheidend ist, dass sie im Bedarfsfalle hilfreich zur Verfügung stehen.
- Wir ermutigen die Patienten, die inneren Helfer immer dann, wenn sie sich schutzbedürftig, hilflos oder ratlos fühlen, *herbeizurufen* und um Hilfe zu bitten. Die Patientinnen sollen wissen, dass es notwendig ist, die Helfer zu rufen, da sie – zumindest anfangs – ihre Hilfe nicht von selbst anbieten.
- Wir weisen auch auf die Notwendigkeit *regelmäßigen Übens* hin.
- Wie alle ressourcenaktivierenden Übungen können auch die inneren Helfer mit *EMDR verankert* werden (s. Kap. 35).
- Die Patientinnen sollen wissen, dass sie *beliebig viele Helferfiguren* erschaffen können und diese *mit allen Fähigkeiten und Kräften ausstatten* können, die sie für die Lösung der anstehenden Probleme brauchen.
- Wir erbitten vor allem in der ersten Zeit nach der Einführung der Übung häufiger *Rückmeldungen,* wie erfolgreich die Übungen eingesetzt wurden. Es kann vorkommen, dass die Helferfiguren ihre hilfreichen Fähigkeiten verloren haben. In diesem Falle informieren wir die Patienten, dass sie die Helferfiguren kraft ihrer Fantasie jederzeit erneut mit den fehlenden hilfreichen Fähigkeiten ausstatten können oder sich zusätzliche Helferfiguren erschaffen können, die die Lücke schließen.

P: Mein guter Begleiter, der starke Bär, war nicht mehr in der Lage, mir zu helfen.
T: Was fehlte ihm?
P: Energie und Mut.
T: Was können Sie tun, um ihm diese Fähigkeiten zurückzugeben?
P: Ich könnte ein anderes Tier rufen, das ihm hilft.
T: Tun Sie das.
P: Ein guter Tiger hat die Energie und den Mut, er wird dem Bär helfen.

- Auch bei den inneren Helfern kann durch assoziative Nähe ein *Traumanetzwerk getriggert* werden, so dass die Helferfiguren, statt zu helfen, bedrohlich werden können. Wir suchen dann gemeinsam mit den Patientinnen nach einer anderen inneren Helferfigur, die nicht mit traumatischen Erinnerungen kontaminiert ist. Manchmal ist dies auch ein Hinweis, dass die *äußere Sicherheit* nicht mehr gegeben ist.

24.6 Weitere imaginative Übungen

Zahlreiche weitere Übungen sind bei Reddemann (2001) und bei Huber (2003a, 2003b) beschrieben. Auf folgende Übungen wollen wir an dieser Stelle besonders hinweisen:

- Sehr nützlich ist auch die *Lichtstrom-Übung*. Diese Übung ist ebenfalls sehr geeignet, Wohlbefinden zu erzeugen und Spannungen zu lösen. Sie eignet sich besonders gut, um negative Körperempfindungen und Körper-Flashbacks – Ausdruck implizit gespeicherter traumatischer Erfahrungen – günstig zu beeinflussen. Die Übung kann in verschiedenen Varianten realisiert werden. So kann das Licht von einem heilsamen Stern am Himmel kommen, es kann eine bestimmte angenehme Farbe haben, es kann eine angenehme Wärme oder Kühle haben usw. Die Patienten sollen mit verschiedenen Varianten der Übung experimentieren, bis sie die für sie wirksamste gefunden haben.

T: Stellen Sie sich bitte einen guten Stern am Himmel vor. Der Stern strahlt ein angenehmes und heilsames Licht aus. Das Licht kann kalt oder warm sein, je nachdem, was für Sie angenehmer ist. Das Licht hat eine Farbe, die für Sie mit Wohlbefinden und Heilung verbunden ist. Lassen Sie dieses Licht in ihren Körper einströmen und sich in Ihrem Körper ausbreiten. Spüren Sie die heilsame Wirkung, die Wärme und das Wohlbefinden an allen Stellen Ihres Körpers. Lenken Sie das Licht nun in diejenigen Körperregionen, in denen sie die negativen Empfindungen, Schmerzen oder Verspannungen wahrnehmen. Spüren Sie, wie das gute heilsame Licht die negativen Empfindungen mehr und mehr auflöst.

- Bei der *Baumübung* bitten wir die Patientinnen, eine gute innere Landschaft aufzusuchen, die mit Bäumen bewachsen ist, und zu einem Baum Kontakt herzustellen. Sie können sich vorstellen, für einige Zeit mit dem Baum zu verschmelzen und die Wurzeln, den Stamm und die Äste zu spüren. Auf diese Weise können sie aus dem Baum und der Natur seelische Nahrung und Kraft gewinnen. Eine ähnliche Funktion hat die Übung *der innere Garten*.
- Bei der Übung *inneres Gepäck ablegen* bitten wir die Patienten, sich vorzustellen, wie sie auf einer langen, anstrengenden Wanderung schweres Gepäck mit sich führen. Zunächst sollen sie die Last deutlich spüren. Dann werden sie gebeten, sich besonders lebendig den Moment zu vergegenwärtigen, in dem sie das Gepäck ablegen. Das Körpergefühl der Erleichterung und Entlastung kann anschließend als Ressource verankert werden.
- Bei der Übung *positive Spirale* fordern wir die Patientinnen auf, bedrohlichen Emotionen oder quälenden Missempfindungen die Gestalt einer Spirale zu geben, die sich im Uhrzeigersinn dreht. Wir bitten sie dann, die Drehrichtung der Spirale so zu ändern, dass sie sich fortan gegen den Uhrzeigersinn dreht. Auf diese Weise kann eine deutliche Distanzierung von der negativen Emotion erreicht werden.
- Bindungstraumatisierten Patienten mit *defizitär ausgebildeter Objektkonstanz* fehlt oft die Fähigkeit, sich innerlich mit einer anderen wichtigen Person verbunden zu fühlen. Die Überzeugung, dass es Menschen gibt, die an sie denken und sich um sie sorgen, ist ihnen verloren gegangen oder sie konnte sich nie entwickeln. Die Folge sind Gefühle von Isolation, Entfremdung, Verlassensein, Leere und Einsamkeit. Mithilfe von Imaginationen können wir das *Gefühl innerer Verbundenheit* stärken. Wir regen unsere Patientinnen an, sich eine Person vorzustellen, die an sie denkt, die gute Absichten ihnen gegenüber hat und sich um sie sorgt. Sie sollen sich die Stimme und die positiven Botschaften dieser Person so lebendig wie möglich vorstellen. Indem ein Patient einen konkreten *Gegenstand*, z. B. ein Foto, ein Buch oder einen Stein in die Hand nimmt, der *symbolisch für diese Person steht*,

kann sich durch die Vorstellung die innere Überzeugung entwickeln, mit dieser Person im Kontakt zu sein.

Imaginative Techniken zur Ressourcenaktivierung

- innere Helfer
- Lichtstrom-Übung
- Baumübung
- inneres Gepäck ablegen
- positive Spirale
- symbolisch definierte Gegenstände zur Stärkung des Verbundenheitsgefühls

24.7 Wenn positive Bilder nicht imaginiert werden können

Einige Patientinnen können trotz ausreichender Bemühungen nur schwer positive Bilder imaginieren. Die Bilder verwandeln sich in negative Bilder, oder sie gehen verloren. Für diesen Fall können die folgenden Anregungen nützlich sein:

- Manchmal ist es leichter, zunächst ein *neutrales Bild* zu imaginieren, eines, das zumindest frei von Bedrohungen ist. Erst wenn dies gelungen ist, können einzelne Elemente vorsichtig positiver gestaltet werden.
- Wenn das positive Bild immer wieder ins Negative »wegkippt«, bitten wir den Patienten, es zunächst nur für einige Sekunden anzuschauen und dann wieder abzuschalten. Die Expositionszeit wird langsam gesteigert. Sobald ein negatives Element auftaucht, wird dieses in den *Tresor verpackt.*
- Wenn Patientinnen Schwierigkeiten haben, positive Momente des Lebens aufzufinden, erläutern wir, dass es ausreicht, wenn diese Momente *nur wenige Minuten oder sogar Sekunden angedauert* haben. Es wird kaum Menschen geben, die in ihrem gesamten Leben nicht für einige Minuten oder Sekunden ein gutes kraftvolles Gefühl gehabt haben. Eine Fragetechnik hat dazu Reddemann (2001, S. 27) vorgeschlagen:

T: Ihr Tag hat 24 mal 60 Minuten, Ihre Woche 7 mal 24 mal 60 Minuten. Wie viele Minuten schätzen Sie gibt es, an denen Sie sich ein bisschen wohler fühlen?

- Wenn Patienten darauf beharren, an nichts Gutes denken zu können, kann manchmal eine *hypothetische Formulierung* die Blockade lösen.

T: Angenommen, es würde Ihnen für einen Augenblick gelingen, doch an etwas Gutes zu denken, was würden Sie dann denken? (Reddemann 2001, S. 26)

Depressive Patientinnen entwickeln beim Versuch, die Aufmerksamkeit auf positive Aspekte zu lenken, leicht das Gefühl, ihr Leiden werde nicht genügend gewürdigt. Die Würdigung des Leidens ist dann die Voraussetzung für eine erfolgreiche Ressourcenarbeit. Unüberwindliche Schwierigkeiten ergeben sich gelegentlich bei Patienten, die beim Gedanken an Erfolge und kraftvolle Momente früherer Zeiten den aktuellen Verlust dieser Momente besonders schmerzlich spüren, manchmal auch bei Patienten, die die Beschäftigung mit positiven Bildern als zusätzliche Leistungsanforderung empfinden, die ihren inneren Druck erhöht. In diesen Fällen verzichten wir auf ressourcenaktivierende Übungen.

24.8 Lösungsorientiertes Fragen

Lösungsorientiertes Intervenieren geht von der Annahme aus, dass eine Antizipation der Lösung eines Problems in der Fantasie Lösungswege eröffnet, die sich durch ein problemorientiertes Vorgehen nicht erschließen (de Shazer 1989). Einige Strategien der lösungsorientierten Vorgehensweise sollen hier genannt werden.

- Zunächst kann das *Erfragen aller bisherigen Bewältigungsstrategien* vorhandene Ressourcen aktivieren (de Shazer 1989; Mücke 2001).

T: Wie haben Sie es geschafft, den Mut nicht ganz zu verlieren?
T: Wie ist es Ihnen gelungen, Abstand von den belastenden Erinnerungen zu finden?
T: Was hat Ihnen die Kraft gegeben, trotzdem weiterzumachen?
T: Wie haben Sie es geschafft, dass Ihre Situation nicht noch schlimmer wurde?

- Indem wir die Patientinnen bitten, *Kriterien für eine positive Veränderung* zu nennen, mobilisieren wir gleichzeitig ihre unbewussten Ressourcen im Sinne der *self-fullfilling prophecy.* Erickson (1954) hatte die Zukunftsschau während einer Trance zur Entdeckung erreichbarer Ziele genutzt.

T: Woran würden Sie merken, dass unsere Gespräche hilfreich waren?
T: Woran würden Sie feststellen, dass diese Sitzung erfolgreich verlaufen ist?

- *Lösungsorientierte Skalen* können helfen, Unterschiede wahrzunehmen:

T: Stellen Sie sich bitte eine Skala vor. »10« bedeutet, Sie führen ein erfüllendes, glückliches Leben; »0« bedeutet, dass Sie sich fühlen wie in den schlimmsten Momenten Ihres Lebens. Wo befinden Sie sich in diesem Moment?
P: Bei »3«.
T1: Was hat Ihnen geholfen, dass es keine »0« geworden ist?
T2: Was könnte Ihnen helfen, damit es eine »4« wird?

- Um die *Suggestion der Änderung zum Positiven* zu unterstreichen, heben wir alle Änderungen, wodurch sie auch immer zustande gekommen sein mögen, hervor:

T: Was denken Sie, wie es dazu gekommen ist?
T: Was könnte zu der Besserung beigetragen haben?
T: Das heißt, dass sich etwas an Ihrem Befinden verbessert hat.

- Wir leiten die Patienten an, *positive Veränderungen als Ergebnis eigener Anstrengung* zu sehen. Fehlschläge dürfen hingegen extern attribuiert werden.

Lösungsorientiertes Fragen

- Erfragen aller bisherigen Bewältigungsstrategien
- Kriterien für eine positive Veränderung nennen lassen
- Skalen, um Unterschiede wahrzunehmen
- Suggestion der Änderung zum Positiven
- positive Veränderungen als Ergebnis eigener Anstrengung erklären

24.9 Die »So tun als ob«-Technik

Bei der »So tun als ob«-Technik sollen Patienten *so tun*, als fühlten sie sich so, wie sie es sich wünschen. Sie sollen sich also den Anschein geben, als sei die gewünschte Verfassung – die Ruhe, die Zuversicht usw. – bereits eingetreten.

T: Tun Sie so, als wären Sie ruhig, entspannt und ohne Sorgen.
T: Tun Sie so, als ob Sie diese und ähnliche Situationen im Griff hätten.
T: Tun Sie so, als ob dieses Gefühl der Ruhe überhaupt nichts Ungewöhnliches wäre.
T: Tun Sie so, als ob alle anderen dächten, dass Sie immer so seien (Wilson 1999, S. 124)

Die Wirksamkeit dieser Technik beruht am ehesten darauf, dass mit einem Kunstgriff ein unbewusst verankertes Verbot, das die Entspannung untersagt, umgangen wird: Wenn ich gar nicht wirklich entspanne, muss ich mich dafür auch nicht verurteilen und kann den Zustand zulassen.

24.10 Zusammenfassung: hypnotherapeutische Techniken zur Ich-Stärkung und Ressourcenaktivierung

Schließlich soll noch zusammenfassend auf die Anwendung von Hypnose und hypnotherapeutischen Techniken bei traumatisierten Patienten eingegangen werden. Tatsächlich wurden hypnotische Techniken schon lange im Rahmen von Traumatherapien eingesetzt, ursprünglich, um amnestisches Material wieder aufzufinden und unterdrückte Emotionen zur Abreaktion zu bringen (Breuer u. Freud 1895; Janet 1925; Kubie 1943; Watkins 1949), später mit dem Ziel der Integration traumatischer Erfahrungen (Spiegel 1990, 1993; van der Kolk et al. 1996a).

Bei Patientinnen mit ich-strukturellen Störungen wurden allerdings Vorbehalte geäußert. So wurde angeführt, dass hypnotische Techniken die Ich-Grenzen schwächen. Dem wurden von Phillips und Frederick (2003) die folgenden Argumente entgegengehalten:

- Hypnose und hypnotherapeutische Techniken können helfen, die *Ich-Grenzen zu stärken* und auch Hilfen anbieten, die *Emotionen zu regulieren*. Hypnotische Techniken können eingesetzt werden, um Patienten vor der Überflutung durch traumatisches Material zu schützen.
- Sie können schon früh in der Behandlung zur Stärkung und zum *Aufbau von Gefühlen* der *Sicherheit* eingesetzt werden.
- Mit hypnotischen Techniken können zahlreiche gute innere Bilder erzeugt werden, unter anderem die *»innere Stärke«*, die einen konfliktfreien Anteil der Persönlichkeit repräsentiert, der furchtlos und auf Überleben orientiert ist (McNeal u. Frederick 1993).
- Patienten, die hypnotherapeutische Techniken beherrschen, können besser mit *schmerzhaftem Material* umzugehen.
- Auch die Fähigkeit zur *Objektkonstanz* sowie die Fähigkeit zur *Grenzsetzung* bei Patienten mit Persönlichkeitsstörungen können gefördert werden (Murray-Jobsis 1990).
- Auch bei *dissoziativen Störungen* können hypnotische Techniken vorteilhaft eingesetzt werden. Es gibt genügend Beispiele dafür, wie dissoziative Patientinnen in akuten Krisen mit Hilfe hypnotischer Techniken stabilisiert wurden (Kluft 1983, 1989). Die Mehrzahl der Therapeuten, die mit hoch dissoziativen Patienten arbeiten, sind der Überzeugung, dass der kluge und umsichtige Gebrauch hypnotischer und hypnotherapeutischer Techniken geeignet ist, die Zahl der Krisen und Dekompensationen deutlich zu vermindern (Kluft 1995).
- Die hypnotischen Techniken können mit *EMDR* kombiniert werden. Ebenso kann mit EMDR die »innere Stärke« installiert und verankert werden (McNeal u. Frederick 1993).

Literaturempfehlungen

De Shazer S (2005). Wege der erfolgreichen Kurztherapie. 9. Aufl. Stuttgart: Klett-Cotta.

Huber M (2003). Trauma und Traumabehandlung. Teil 1: Trauma und die Folgen. Paderborn: Junfermann.

Huber M (2003). Trauma und Traumabehandlung. Teil 2: Wege der Traumabehandlung. Paderborn: Junfermann.

Mücke K (2001). Probleme sind Lösungen. Systematische Beratung und Psychotherapie – ein pragmatischer Ansatz. Lehr- und Lernbuch. Potsdam: Mücke Ökosysteme-Verlag.

Phillips M, Frederick C (2003). Handbuch der Hypnotherapie bei posttraumatischen und dissoziativen Störungen. Heidelberg: Carl Auer.

Reddemann L (2003). Imagination als heilsame Kraft. 8. Aufl. Stuttgart: Pfeiffer bei Klett-Cotta.

Reddemann L, Sachsse U (1997). Traumazentrierte Psychotherapie. Teil 1: Stabilisierung. PTT – Persönlichkeitsstörungen, Theorie und Therapie; 3: 113–47.

Schmidt G (2004). Liebesaffären zwischen Problem und Lösung. Heidelberg: Carl Auer.

25 Affekte differenziert wahrnehmen

Techniken der Affektdifferenzierung

25.1 Undifferenzierte traumatische Affektzustände

Schwere und anhaltende Traumatisierungen schwächen nicht nur die Fähigkeit des Ich, die Intensität der Gefühle und Impulse zu regulieren, sie mindern auch die Fähigkeit zur differenzierten Wahrnehmung der eigenen emotionalen Befindlichkeit (van der Kolk et al. 1994). Gründe für diese Störung der Emotionswahrnehmung liegen sowohl in der besonderen Art der traumatisch veränderten Emotionalität wie auch in traumabedingten kognitiven Defiziten. Betrachten wir hierzu die psychoanalytische und die neurobiologische Sicht.

- Nach *psychoanalytischer Auffassung* bricht unter dem Druck der unlösbaren intrapsychischen Konflikte die Fähigkeit zur Symbolbildung und damit auch die Fähigkeit zur Differenzierung der Affekte zusammen. Gefühle von Ohnmacht und Abhängigkeit, Wut und Hass sowie aus diesen resultierende Schuld- und Schamgefühle bilden den affektiven Kern der höchst widersprüchlichen inneren Normenwelt, die durch die Verinnerlichung der traumatischen Objektbeziehungen entstanden ist. Nach Wurmser (1987) scheitern die Versuche, auf symbolischer Ebene eine Konfliktlösung und damit eine Affektregulation zu erzielen, an der Globalität, Unvereinbarkeit und Widersprüchlichkeit der Konflikte und Über-Ich-Ansprüche, so dass das Ich durch heftige und undifferenzierte Emotionen überflutet wird.
- Die *neurobiologische Sicht* bringt die traumatisch verminderte Fähigkeit zur Erfassung und Modulation eigener emotionaler Befindlichkeiten mit einer Funktionseinschränkung und/oder einer unzureichenden Entwicklung und Verschaltung des vor allem rechtshirnigen orbitofrontalen Systems in Verbindung. Dieses ist für die Identifikation von Veränderungen emotionaler Zustände und deren Einordnung von entscheidender Bedeutung. Es befähigt uns, auch geringste Affektveränderungen oder nonverbale Verhaltensweisen aufzuspüren (Nobre et al. 1999). Der anteriore cinguläre Kortex reguliert offenbar die Fähigkeit, eigene emotionale Zustände zu erkennen (Beauregard et al. 2001; Lane et al. 1997a). Er ermöglicht darüber hinaus, mentale Zustände anderer Personen zu erfassen (Gallacher u. Frith 2003; Vogeley et al. 2001). Da diese Regionen in den sensiblen Phasen ihrer Entwicklung in hohem Maße von einer gelingenden dyadischen Bindungsbeziehung abhängig sind, führt das Scheitern der dyadischen Affektregulation in einer misshandelnden oder missbräuchlichen primären Beziehung zu nachhaltigen Schädigungen (Schore 1994; s. Kap. 5.5).

Ist die Fähigkeit zur differenzierten Wahrnehmung von Emotionen gestört, geraten die Betroffenen bei entsprechenden Auslösebedingungen unter den Einfluss undifferenzierter *Stimmungs- und Spannungszustände allgemeiner Art.* Statt von Affekten, sprechen wir von *undifferenzierten Affektzuständen*, die sich aus unterschiedlichen und zum Teil inkompatiblen Affekten zusammensetzen. Diese Affektzustände werden als diffus, bedrohlich und überwältigend empfunden. Affektzustände sind emotional hoch intensive Erfahrungen, die so allumfassend sind, dass sie die kognitiven Funktionen einer Person beeinträchtigen.

Die undifferenzierten Affektzustände werden typischerweise ausgelöst, wenn in *Alltagssituationen traumatische Erinnerungen aktualisiert werden.* Die aktuelle Situation gewinnt ihre traumatische Qualität durch die Ähnlichkeit mit früheren traumatischen Situationen, vor allem solchen, die zum Erleben von Ohnmacht, Hilflosigkeit und dem Gefühl des Alleingelassenseins geführt haben. Die Patientinnen sind sich dabei in der Regel nicht bewusst, dass der Grund für die aktuelle physiologische Stressreaktion nicht in der Gegenwart, sondern in der Vergangenheit liegt. Die Affektzustände können *Ähnlichkeit mit den Rückblenden (Flashbacks)* oder anderen wiederkehrenden sensorischen Erfahrungen der Posttraumatischen Belastungsstörung (PTBS) haben. Es sind gleichsam Intrusionen, die kein Bild und keine anderen sensorischen Qualitäten beinhalten als ausschließlich den traumatischen Affekt.

Weitere Merkmale von traumatischen Affektzuständen sind Folgende:

- Es ist geradezu typisch für traumatische Affektzustände, dass sie *nicht in Worte gefasst werden können.* Die Patienten können nicht oder nur schwer angeben, unter welchen Gefühlen sie leiden. Oft können sie lediglich sagen, dass es ihnen schlecht geht. Oder sie sprechen oft von einem unangenehmen, bedrohlichen oder furchtbaren »Gefühlsgemisch«, um die globalen undifferenzierten Affektzustände zu bezeichnen.
- Die Zustände diffuser Spannung ohne genaue Affektwahrnehmung können vor allem körperlich erlebt werden. Manchmal scheint der Affekt selbst zu verschwinden: Es bleibt nur eine *vage, kaum erträgliche Spannung* oder eine *ziellose Rastlosigkeit.* Die Zustände der Affektlosigkeit können unerträglicher sein als schwere Affektzustände.
- Auch die *Alexithymie* – die Unfähigkeit, Emotionen zu erkennen und zu verbalisieren (Fain 1991; Marty 1976; McDougall 1980) – kann als Traumafolgeerscheinung verstanden werden. Misshandlung und Missbrauch vermindern die Fähigkeit, Gefühlszustände zu erkennen (Cicchetti u. White 1990). Es ließ sich zeigen, dass Frauen, die in der Kindheit sexuellen Übergriffen ausgesetzt waren, eine stärkere Tendenz zur Alexithymie aufwiesen als Frauen, die erst im Erwachsenenalter traumatisiert worden waren (Cloitre et al. 1997). Ein Grund dafür kann die chronische Übererregung der traumatisierten Patienten sein. Oft haben die Patientinnen auch von ihren frühen Bezugspersonen die Benennung und Beschreibung von Gefühlszuständen nicht lernen können. Täter hatten oft ein Interesse, Gefühlszustände der Opfer falsch zu benennen, um den Missbrauch zu verharmlosen oder für etwas Normales zu erklären.
- Als besonders bedrohlich werden *Zustände der Selbstauflösung und des Zusammenbruchs* berichtet, zu deren Beschreibung Autoren unterschiedliche Begriffe verwenden. Winnicott (1974) sprach von einem Zustand der »primären Agonie«, die dem archaischen Stadium absoluter Abhängigkeit entspricht. Kohut (1971) beschreibt Zustände psychischer Desintegration und der Fraktionierung des Selbst, die Panik auslöst. Patienten beschreiben diesen Zustand mit unterschiedlichen Worten:

P: Ich löse mich auf.
P: Ich verliere den Boden unter den Füßen.
P: Es ist ein Gefühl, als würde ich ins Bodenlose stürzen.
P: Es ist wie eine riesige Woge, die mich mitreißt.

Da die undifferenzierten Affektzustände traumatisierter Patientinnen weitaus schwerer zu ertragen sind als klar voneinander differenzierte Affekte, können Techniken zur Förderung der Affektdifferenzierung entlastend und beruhigend wirken.

25.2 Identifikation und Benennung der Emotionen

Wir sehen eine wichtige Aufgabe der Psychotherapie darin, die an den undifferenzierten Affektzuständen beteiligten *Emotionen zu identifizieren* und zu *benennen*. Die im Benennen von Emotionen vollzogene *Symbolisierung* trägt bereits zur *Distanzierung* von der Emotion und damit zur Emotionsregulierung bei. Traumatische Affekte werden im Allgemeinen erträglicher, wenn sie benannt und differenziert werden. Viele Patienten müssen regelrecht lernen, »Gefühle zu buchstabieren«, das heißt, sie müssen wahrnehmen, dass sie auch andere Gefühle haben als beispielsweise nur Angst oder Wut. Erst dann können sie erfahren, dass andere Menschen ähnlich fühlen, und auf diese Weise einen besseren Umgang mit den eigenen Gefühlen erlernen.

Wir bitten die Patientinnen, *Emotionsqualitäten zu benennen*, die Teil des erlebten Emotionsspektrums der Affektzustände sind. Wir unterstützen sie, indem wir Namen konkreter Emotionen anbieten, die typischerweise an traumatischen Affektzuständen beteiligt sind, und vermutete Komponenten des »Affektgemischs« nennen. Dies sind vor allem (s. auch Kap. 3.4):

- Gefühle der Ohnmacht, Hilflosigkeit und des Ausgeliefertseins
- Gefühle des Alleingelassenseins und Verlassenwerdens
- Angstgefühle
- Scham- und Schuldgefühle
- Gefühle ohnmächtiger Wut
- Gefühle von Leere und Lähmung
- Selbsthass

Im Rahmen der Affektdifferenzierung sollen die Patienten *zwischen den emotionalen Qualitäten unterscheiden* lernen und diese *getrennt spüren* können. Besonders wichtig erscheint es uns, dass sie zwischen *traumatischen und nichttraumatischen Gefühlsqualitäten differenzieren* können. Nichttraumatische Emotionen haben eine schützende und hinweisende Funktion, manche Emotionen haben eine unmittelbare Überlebensfunktion: Realangst, adaptive Aggressivität oder Trauer nach Verlusten. Wie gehen wir vor?

- Wir vermitteln den Patienten, ein *angemessenes Gefühl* der Traurigkeit von einem traumatischen Gefühl verzweifelten Verlassenseins, konstruktiv nutzbaren Ärger von ohnmächtiger Wut, adaptive Abgrenzungsaggressivität von blindem Hass unterscheiden zu können. Während diffuse traumatische Affektzustände durchweg als belastend und bedrückend erlebt werden, kann die Wahrnehmung »klarer« Gefühle, z. B. von Traurigkeit, aber auch von Wut oder Ärger, als befreiend und wohltuend empfunden werden.
- Wir achten besonders darauf, dass wir unseren Patientinnen *nicht Affekte unterstellen*, die wir selbst in der jeweiligen Situation erlebt hätten. Häufig erleben Opfer traumatisierter Gewalt in Alltagssituationen Affekte der Ohnmacht, der Verzweiflung oder der Resignation, in denen nicht traumatisierte Personen mit Ärger oder Wut reagieren.

T: Sie haben mir geschildert, wie schlimm Sie sich gefühlt haben, als A weggefahren ist und Sie allein zurückgelassen hat. Wir haben gesehen, dass es ein ganz undefinierbares, unfassbares Gefühl war. Ich könnte mir denken, dass es eine Vielzahl von Gefühlen enthielt: Wut, dass er weggefahren ist. Sie fühlten sich alleingelassen und konnten nichts dagegen tun. Sie waren total ohnmächtig. Waren einige dieser Gefühle dabei?
P: Ja, ich glaube, da war von jedem etwas.
T: War noch etwas anderes dabei?
P: Ich habe mich sehr geschämt … und Traurigkeit war auch dabei.
T: Können Sie versuchen, diese Gefühle einzeln zu spüren?
P: Ich will es versuchen. (nach einiger Zeit) Es tut gut, die Gefühle so auseinander zu halten.

- Nicht selten werden Affekte, die *nicht in Worte gefasst* werden können, in konkreten Handlungen ausagiert. Es kann eine schwierige, aber lohnende Aufgabe sein, diese Handlungen zu entziffern und das, was nicht in Worten ausgedrückt werden kann, zu verbalisieren:

T: Wenn Sie sagen, Sie hätten sich ganz schlecht gefühlt, könnten Sie versuchen zu sagen, welche Gefühle an diesem schlechten Gesamtgefühl beteiligt waren?
P: Ich fühlte mich völlig hilflos und ohnmächtig. Wie ausgeliefert.
T: Waren noch andere Gefühle dabei?
P: So gelähmt. Und total traurig. Irgendwie eine totale Verzweiflung, so hoffnungslos.
T: Was noch?
P: Wut, totale Wut.
T: Was für eine Wut?
P: Im Grunde eine hilflose Wut.
T: Was noch?

Durch diese Differenzierungsarbeit wollen wir unseren Patienten ein breiteres und reicheres Spektrum an Emotionen angstfrei erlebbar machen. Durch die bessere Steuerbarkeit können die Affekte ihren Signalcharakter wiedergewinnen und die Beziehungen beleben.

25.3 Gefühle validieren

Die Identifikation und Differenzierung der Emotionen kann dadurch erschwert werden, dass die *Gefühle durch eine innere normgebende Instanz* als unangemessen, unerlaubt oder als Ausdruck der eigenen Schlechtigkeit oder des eigenen Versagens *verurteilt* werden. Wie entwickelt sich diese normgebende Instanz und was bedeutet das für die therapeutische Arbeit?

- Traumatisierte Patientinnen mussten immer wieder erleben, dass ihre Gefühle entweder für *nicht existent* erklärt wurden oder dass ihnen die Berechtigung abgesprochen wurde, überhaupt ein negatives Gefühl zu erleben. Die natürlichen Reaktionen auf Verletzungen wie Schmerz, Wut und Trauer wurden ihnen nicht zugestanden. Nicht selten haben sich die Patienten daran gewöhnt, die offensichtlich unerwünschten Affekte und Affektzustände nicht mehr wahrzunehmen und zu verleugnen. Selbst wenn das affektive Erleben unklar ist oder ein völlig undifferenzierter archaischer Affektzustand vorherrscht, ist es notwendig, das *Vorhandensein eines Affektes und seine Berechtigung anzuerkennen.*

T: Irgendwie kommt es mir so vor, als ginge es Ihnen im Moment nicht gut, als fühlten Sie sich richtig schlecht. Was meinen Sie?
P: Ja, irgendwie ganz komisch, ich weiß nicht, irgendwie total Scheiße. Ich weiß nicht. Vielleicht rede ich es mir auch nur ein.
T: Ja, es geht Ihnen wirklich ganz schlecht.

- Wenn Patientinnen die *Richtigkeit ihrer Wahrnehmung* abgesprochen wurde, waren sie wegen der verwirrenden Deutungen der Gefühle oft nicht mehr in der Lage, eigene Gefühle zu bewerten. Normalerweise wird die Fähigkeit zur Bewertung der eigenen Wahrnehmung durch Einholen von Rückmeldungen und Rückversicherung von Empfindungen und Gefühlen sozial gelernt. Ist dies nicht möglich, weil das Umfeld die Wahrnehmung invalidiert, finden wir klinisch eine Störung der Fähigkeit, die Richtigkeit der eigenen Wahrnehmung zu beurteilen. Wir leiten die Patienten daher an, *die eigenen Gefühle als gültig wertzuschätzen, sie nicht zu verurteilen und ihrem eigenen gefühlshaften Urteil zu trauen* (s. auch Kap. 18.3).

P: Ich hasse mich dafür, dass ich das so fühle.
T: Gefühle können nicht falsch sein. Ich denke, dass Sie so fühlen dürfen. Es muss sehr schwer für Sie sein, wenn Sie sich wegen Ihrer eigenen Gefühle hassen müssen.

- Anderen Patientinnen wurde durch Gewaltandrohung oder Verharmlosung das Recht genommen, ihre *Gefühle auszudrücken.* Für einige war es lebensgefährlich, eigene Emotionen zu äußern, so dass sie die Fähigkeit,

Gefühle auszudrücken, im Laufe der Jahre verlernt haben. Viele Gefühle werden auch aktiv unterdrückt, damit sie nicht explosiv an die Oberfläche kommen. Die Patienten sollen nun verstehen und fühlen, dass es in der Gegenwart *sicher und erlaubt* ist, Gefühle wahrzunehmen oder auszudrücken. Manchmal müssen wir ihnen dazu *ausdrücklich die Erlaubnis erteilen.*

T: Ich habe den Eindruck, Sie würden gerne sagen, was Sie im Moment fühlen, aber es scheint nicht zu gehen, so als sei es Ihnen nicht erlaubt. In Ihrem früheren Umfeld war es Ihnen tatsächlich nicht erlaubt – anders als jetzt. Versuchen Sie vorsichtig, Ihre Gefühle auszudrücken, und beobachten Sie, ob es geht.

- Besonders belastend kann es sein, wenn traumatische Gefühle von Ohnmacht oder Alleingelassensein für Interaktionspartner *nicht nachzuvollziehen* sind und diese dazu neigen, den Patientinnen im Stillen oder auch offen Vorwürfe zu machen.
- Bei manchen Patienten ist es notwendig, ihre *Fähigkeit zur Affekttoleranz* durch *vorsichtige und schrittweise Exposition* zu verbessern, bevor eine Arbeit an der Affektdifferenzierung möglich ist. Wir verbessern die Toleranz gegenüber überflutenden negativen Emotionen, indem wir sie in *kleinen, allmählich gesteigerten Dosen* mit den schwer erträglichen Emotionen konfrontieren. Hierfür bitten wir die Patientinnen, an eine bestimmte Emotion, z. B. an das Schamgefühl, zunächst nur für die Dauer einer Sekunde zu denken, und dann die Aufmerksamkeit auf einen anderen Gegenstand zu lenken. Dieser Vorgang wird mehrfach wiederholt, wobei wir die Expositionszeit bei jedem Durchgang um eine Sekunde erhöhen, bis die Patientin schließlich den Gedanken an die Emotion gut ertragen kann.
- Schließlich ist bei Patienten mit stärkerer *dissoziativer Pathologie* zu berücksichtigen, dass sie viele Gefühle deshalb nicht spüren können, weil sie nur in bestimmten Zuständen (»States«) dem bewussten Erleben zugänglich sind. Erst mit einer allmählichen Integration der geteilten Persönlichkeitszustände kann eine angemessene Affektdifferenzierung erreicht werden (s. Kap. 41).

25.4 Vergangenheit und Gegenwart, Innen und Außen differenzieren

Eine der Hauptschwierigkeiten traumatisierter Patientinnen besteht darin, dass sie nicht zwischen *äußeren und inneren Bedrohungen* und ebenso nicht zwischen Signalangst und traumatischer Angst unterscheiden können: zwischen Signalangst, die vor drohender Gefahr warnt und zum Handeln auffordert, und traumatischer Angst, die nur überwältigt und lähmt. Es ist ihnen nicht möglich zu unterscheiden, ob der Ursprung ihrer Emotionen in der Vergangenheit oder in der Gegenwart zu suchen ist. Aufgabe der Affektdifferenzierung ist es daher, die für die Bewältigung von Alltagssituationen notwendigen adaptiven Affekte und die *nützlichen Signalaffekte der Gegenwart* von den *traumatischen Vergangenheitsaffekten* zu trennen. In allen Stadien der Therapie ist es notwendig, aktuelle Emotionen auf ihren Ursprung in Beziehungserfahrungen der Vergangenheit zu beziehen. Konkret gehen wir so vor:

- Immer dann, wenn ein aktueller Affekt in seiner Intensität oder Ausprägung *unangemessen* erscheint, fordern wir unsere Patientinnen auf *hinzuspüren, ob sie den Ursprung des aktuellen Gefühls vorrangig in der Vergangenheit oder in der Gegenwart vermuten.* Meist weist ihr Empfinden deutlich in die Vergangenheit. Dies gilt auch, wenn die dem Affekt zugrunde liegenden frühen Traumatisierungen nicht oder nur teilweise erinnert werden.
- Wir bitten daher unsere Patienten einzuschätzen, welcher Anteil eines aktuellen Gefühls vermutlich in die Gegenwart gehört und welcher Anteil vermutlich der Vergangenheit zuzuordnen ist. Dabei hat es sich bewährt, sie

um eine Prozentangabe zu bitten. Meist wird der Anteil, der aus der Vergangenheit stammt, mit 80 % oder mehr angegeben.

T: Was meinen Sie, wie viel Prozent dieses schwierigen Gefühls gehört in die Gegenwart mit ihren aktuellen Beziehungen, und wie viel stammt aus der Vergangenheit?

- Wir fordern die Patientinnen dann auf, *die beiden Teile zu trennen*, den aus der Vergangenheit stammenden Teil *wegzupacken* (z. B. mithilfe der Tresor-Übung oder einer anderen Technik; s. Kap. 22.5), und den aus der Gegenwart stammenden Teil bewusst wahrzunehmen. Dieser Teil wird in der Regel als gut handhabbar beschrieben.

T: Ist es Ihnen gelungen, den Vergangenheitsteil wegzupacken?
P: Ja, er ist gut verpackt.
T: Wie fühlt es sich jetzt an?
T: Schon viel besser, das Gefühl ist zwar noch nicht weg, aber leichter zu ertragen.

Wir wollen unser Vorgehen am Beispiel einer Patientin mit übermäßigen Schamgefühlen noch einmal erläutern:

- Zunächst versuchen wir der Patientin ein Gefühl zu vermitteln, in welchem Maße ihr Schamgefühl *durch die aktuelle Realität gerechtfertigt* ist und in welchem Maße es ihr *unangemessen* und *übertrieben* vorkommt.
- Dann bitten wir sie hinzuspüren, ob sie neben der Scham noch *andere Gefühle* wahrnehmen kann, z. B. Ohnmacht, Verzweiflung, Wut oder Ärger. Wir bitten sie, die anderen *Gefühle zu »sortieren«*.
- Bezogen auf die Scham, fordern wir die Patientin nun auf einzuschätzen, wie viel Prozent der Scham *aus der aktuellen Realität* stammt und wie viel aus anderen Quellen, vor allem *aus der Vergangenheit*.
- Den inadäquaten Teil der Scham soll die Patientin nun mithilfe der *Tresortechnik* »verpacken«, das verbliebene geringe Schamgefühl wird therapeutisch im Hier und Jetzt bearbeitet.

Affektdifferenzierung

- anleiten, undifferenzierte Affektzustände zu differenzieren
- anleiten, traumatische Affekte von adaptiven Emotionen zu unterscheiden
- Wertschätzung der eigenen Gefühle vermitteln
- ermutigen, den eigenen Gefühlen zu trauen
- Fähigkeit zur Affekttoleranz durch schrittweise Exposition verbessern
- ggf. Erlaubnis erteilen, Gefühle auszudrücken
- bei übersteigerten Affekten Vergangenheits- und Gegenwartsanteil identifizieren und Vergangenheitsanteil »wegpacken«

Literaturempfehlungen

Allen JG (2001). Traumatic Relationships and Serious Mental Disorders. Chichester, New York: Wiley.

Heigl-Evers A, Henneberg-Mönch U (1990). Die Bedeutung der Affekte für Diagnose, Prognose und Therapie. Psychother Psychsom Med Psychol; 40: 39–47.

Heigl-Evers A, Heigl F, Ott J (1997). Die Affekte in der psychoanalytischen Theorie und Praxis. In: Heigl-Evers A, Heigl F, Ott J, Rüger U (Hrsg). Lehrbuch der Psychotherapie. 3. Aufl. Stuttgart: Fischer; 48–58.

Kapfhammer HP (1995). Entwicklung der Emotionalität. Stuttgart: Kohlhammer.

26 Für sich sorgen lernen

Vermittlung von Selbstfürsorge

26.1 Unzureichende Fähigkeit zur Selbstfürsorge

Neben der Fähigkeit zur Emotionsregulierung und der Fähigkeit zur Affektdifferenzierung konnten sich unter traumatischen Umständen zahlreiche weitere Fähigkeiten und Fertigkeiten nicht entwickeln. Dafür dürften sowohl bindungstraumatische Schädigungen der für die Entwicklung sozialer Kompetenzen verantwortlichen Hirnregionen als auch schädigende soziale Lernerfahrungen verantwortlich sein. Neuere Befunde legen nahe, dass sich als Folge von Schädigungen im Bereich des präfrontalen Kortex komplexe soziale Fähigkeiten und emotionsbezogenes Wissen über soziale Situationen nicht entwickeln können (Anderson et al. 1999). Zum anderen tragen ungünstige Lernerfahrungen, unlösbare Konflikte und die Verinnerlichung der traumatisierenden Beziehungserfahrungen mit ihren Loyalitätsgeboten und Verboten dazu bei, dass sich relevante Fähigkeiten und Fertigkeiten nicht genügend ausbilden können.

Defizite finden sich bei traumatisierten Patientinnen vor allem im Bereich der Fähigkeit

- für eigene Bedürfnisse einzutreten und für sich zu sorgen,
- sich gegen Ansprüche anderer abzugrenzen,
- in nahen Beziehungen vertrauen zu können,
- zwischen vertrauenswürdigen und nicht vertrauenswürdigen Menschen zu unterscheiden,
- sich vor gewaltsamen Übergriffen zu schützen und
- Nähe und Distanz in Beziehungen zu regulieren.

Wir wollen uns zunächst der meist unzureichend entwickelten oder fehlenden Fähigkeit zur *Selbstfürsorge* zuwenden, die für traumatisierte Personen außerordentlich charakteristisch ist (Krystal 1988). Sie umfasst das Fehlen eines sorgenden und liebevollen Umgangs mit sich selbst und mit dem eigenen Körper, weiterhin das Fehlen der Entschlossenheit, sich nicht schädigen oder ausbeuten zu lassen. Oft verfügen traumatisierte Patienten über beträchtliche Kompetenzen und praktische Fähigkeiten, weil sie früh Verantwortung übernehmen mussten – es ist ihnen aber unmöglich, diese selbstfürsorglich einzusetzen. Folgende Aspekte tragen zu einer *verminderten Fähigkeit zur Selbstfürsorge* bei:

- Eine erlebte *generalisierten Hilflosigkeit* und umfassende *Ohnmachtgefühle* können der verminderten Fähigkeit zur Selbstfürsorge zugrunde liegen. Wie auch in anderer Hinsicht können sich die Patientinnen nicht vorstellen, für sich etwas bewirken zu können.
- Viele Patienten sind zutiefst davon überzeugt, *keine Selbstfürsorge zu verdienen.*
- Wenn sie elterliche Vorwürfe, sie seien egoistisch und gierig, verinnerlicht haben, kann für sie ein *Verbot* bestehen, für sich und für den eigenen Körper zu sorgen, um der Strafe durch die verinnerlichten Eltern zu entgehen. Viele Patientinnen erleben sich schon dann als gierig, wenn sie das Selbstverständlichste beanspruchen.
- Tatsächlich bedeutet Selbstfürsorge immer auch, *sich etwas zu nehmen.* Die Angst, davor, sich etwas zu nehmen, kann Ausdruck einer *Angst vor dem eigenen unstillbaren Verlangen sein, alles das haben zu wollen, was bisher ent-*

behrt werden musste. Die Angst, sich etwas zu nehmen, kann auch in der Angst begründet sein, als »gierig« oder »unersättlich« zu gelten. Gierig oder unersättlich zu sein wurde den Betroffenen *zugeschrieben* von frühen Bezugspersonen, die ihre eigene Bedürftigkeit auf sie projizierten und in ihnen bekämpften.

- Viele Opfer von Traumatisierungen haben *kein Empfinden für Selbstfürsorge* entwickeln können. Die wiederkehrende Erfahrung von Instrumentalisierung und Ausbeutung ließ es zur unreflektierten Normalität werden, sich schädigen oder ausbeuten zu lassen.
- Oft können die körperlichen *Bedürfnisse nicht hinreichend wahrgenommen* werden. Aber auch Beziehungsbedürfnisse – Bedürfnisse nach Zuwendung, nach Schutz, nach Distanz usw. – können oft nicht adäquat gespürt werden. Hinzu kommt, dass die Wahrnehmung für Schmerz und Lust verändert sein kann.
- Der Unfähigkeit, für sich zu sorgen, kann auch eine verminderte Fähigkeit zugrunde liegen, *Gefahren zu erkennen* und *Schaden für sich zu antizipieren.* Dies gilt vor allem, wenn die Erinnerung an schädigende Situationen durch dissoziative Mechanismen nicht zugänglich ist.
- Viele traumatisierte und persönlichkeitsgestörte Patientinnen sind nicht in der Lage, ihre *Bedürfnisse adäquat zu artikulieren.* Entweder sie äußern sie überhaupt nicht, so dass ihre Umgebung ihre Not nicht bemerkt, oder sie äußern sie inadäquat, so dass potenziell unterstützungsbereite Personen sich verärgert zurückziehen oder mit Zurückweisung reagieren.
- Ein weiteres Verständnis ergibt sich aus dem *veränderten Körpererleben* traumatisierter Patienten. Die Entwicklung des Körper-Selbst wurde durch die Einwirkung traumatischer Gewalt massiv beeinträchtigt. Die Patientinnen mussten erleben, wie ihr Körper objektiviert und zum Schauplatz für einen fremden gewaltsamen Zugriff wurde. Er wurde damit zu einem fremden Objekt, das für die eigene Identitätsbildung nicht mehr zur Verfügung stand. Die negativen Beziehungserfahrungen führten dazu, dass der Körper zum Ort negativer Erfahrungen und damit zum *schlechten Körper* wurde. Ein liebevoller Umgang mit einem als schlecht wahrgenommenen Körper wird als widersinnig erlebt.
- Schließlich können *Selbsthass* und *nach innen gerichtete Wut* für die unzureichende Selbstfürsorge verantwortlich sein.

Meist kommen mehrere der genannten Faktoren zusammen. Am Beispiel der Schwangerschaftsplanung ließ sich zeigen, wie das Erleben umfassender Hilflosigkeit Traumaopfer daran hindern kann, Schwangerschaften zu antizipieren oder mit ihren Partnern zu planen (Finkelhor 1988). Als Folge dieses Defizits – und oft in Verbindung mit selbstdestruktiven Tendenzen – lassen sich traumatisierte Frauen auf ungeschützte sexuelle Kontakte ein, weil sie glauben, ihr Bedürfnis nach Kontrazeption ihren Partnern nicht kommunizieren zu können (Wyatt u. Lyons-Rowe 1990).

Gründe für verminderte Selbstfürsorge

- generalisiertes Gefühl von Hilflosigkeit
- keine hinreichende Wahrnehmung körperlicher Bedürfnisse
- verändertes Körpererleben
- kein Modell für Selbstfürsorge
- Unfähigkeit, Bedürfnisse adäquat zu artikulieren
- Unfähigkeit, Gefahren zu erkennen und Schaden für sich zu antizipieren
- introjiziertes Verbot, für sich zu sorgen
- Überzeugung, keine Selbstfürsorge zu verdienen
- Selbsthass und nach innen gerichtete Wut

26.2 Die Fähigkeit zur Selbstfürsorge fördern

Die Arbeit daran, den Patienten Selbstfürsorge zu vermitteln, erfordert ein geduldiges edukatives Vorgehen und ein genaues Verständnis der zugrunde liegenden Psychodynamik. Hierzu beachten wir folgende Hinweise:

- Bei manchen Patientinnen muss eine intensive Arbeit an verinnerlichten *Verboten* und *negativen Überzeugungen* im Vordergrund stehen, um ihnen die Verfügbarkeit über bis dahin nicht zugängliche Kompetenzen zur Selbstfürsorge zu erschließen.
- Viele Patienten benötigen nicht nur unsere *Bestätigung*, dass Selbstfürsorge erlaubt ist, sondern auch unsere *Mahnung*, dass Selbstfürsorge dringend geboten ist. Der Reflex, selbstfürsorglich zu denken und zu handeln, muss oft erst gebahnt werden. Manche Patientinnen kommen zunächst gar nicht auf den Gedanken, dass sie selbstfürsorglich handeln könnten.
- Bei anderen sind die für die Selbstfürsorge notwendigen Kompetenzen so wenig entwickelt oder verkümmert, dass sie unsere *Hilfe beim Einüben* dieser Fähigkeiten brauchen.

Je schwerer die Traumatisierung ist, desto weniger *wissen* die Patienten, wie sie selbstfürsorgliches Verhalten realisieren können. Was uns offensichtlich und selbstverständlich erscheint, kann ihnen fremd und unbekannt sein. Wir nennen ihnen daher folgende *konkrete Möglichkeiten, wie sie selbstfürsorglich mit sich umgehen könnten*:

- Selbstfürsorglichkeit kann darin bestehen, sich vor übermäßigen Anstrengungen zu bewahren, gesund zu essen, ausreichend zu schlafen und auf risikoreiche Aktivitäten zu verzichten. Es kann auch bedeuten, sich von irritierenden Situationen oder problematischen Menschen fern zu halten.
- Um angenehme Körperempfindungen und Beruhigung zu erreichen, können langsame und ruhige Bewegungen hilfreich sein. Es kann auch helfen, beruhigende Musik zu hören, einen Spaziergang zu machen, entspannt eine Tasse Kaffee oder Tee zu trinken, beruhigend mit sich selbst zu sprechen oder sich mit Bädern und Massagen körperlich etwas Gutes zu tun.
- Aktivierende Formen der Selbstfürsorge, die auch das Gefühl der Stärke fördern und das Selbstwertgefühl verbessern können, umfassen Sport, Tanzen, Malen, Musik machen, Gartenarbeit usw.

Sich wohl zu fühlen müssen viele traumatisierte Patienten neu erlernen und üben. Wir rechnen daher damit, dass viele der genannten Möglichkeiten für die Patientinnen zunächst schon deshalb ausscheiden, weil sie sich einen solchermaßen guten Umgang mit sich nicht vorstellen oder gestatten können.

Patienten, die sich ein selbstfürsorgliches Verhalten nur schwer vorstellen können, schlagen wir vor, sich vorzustellen, wie sie *eine andere*, möglicherweise ebenfalls traumatisierte *Person fürsorglich behandeln.* Auf diesem Umweg können sie Ideen entwickeln, wie sie auch sich selbst fürsorglich behandeln können. Manche Patienten können sich die Selbstfürsorge nur gestatten, wenn sie die selbstfürsorgliche Handlung für ihre Therapeutin tun.

Das Verfahren Eye Movement Desensitization and Reprocessing (EMDR; s. Kap. 34) kann verwendet werden, um die Erinnerung an gelungene selbstfürsorgliche Aktivitäten zu verankern. Auch hypnotherapeutische Techniken eignen sich, um die Verpflichtung, selbstfürsorgliche Aktivitäten durchzuführen, zu verankern (Frederick u. McNeal 1999).

Förderung der Selbstfürsorge

- Arbeit an verinnerlichten Verboten
- Bestätigung, dass Selbstfürsorge erlaubt ist
- Mahnung, dass Selbstfürsorge geboten ist
- konkrete Möglichkeiten selbstfürsorglichen Umgangs nennen
- Hilfe beim Einüben

26.3 Eigene Bedürfnisse wahrnehmen und hinspüren, »was gut tut«

Selbstfürsorgliches Verhalten setzt voraus, dass die Patienten ihre *eigenen Bedürfnisse und Wünsche wahrnehmen* können. Viele Patientinnen haben Zurückweisung oder Bestrafung erfahren, wenn sie ihre eigenen Bedürfnisse mitgeteilt haben, und sie haben nur dann Anerkennung und Wertschätzung erfahren, wenn sie sich an die Bedürfnisse der Eltern angepasst haben. Wünsche und Bedürfnisse zu äußern war in traumatisierenden Familien nicht zweckmäßig. Viele Patienten haben die Erfahrung gemacht, dass es besser war zu schweigen, sich anzupassen und still darauf zu hoffen, dass die Not irgendeinmal bemerkt wird. Nur so konnten sie sich vor Zurückweisungen und Enttäuschungen schützen. Funktional im Sinne des psychischen Überlebens war es hingegen, eigene Bedürfnisse erst *gar nicht wahrzunehmen.*

Um ihnen wieder einen Zugang zu ihrer Wunsch- und Bedürfniswelt zu ermöglichen, leiten wir unsere Patientinnen daher durch gezielte Fragen an, ihre *Wünsche und Bedürfnisse zu explorieren.*

T: Was hätten Sie in dieser Situation gebraucht?
T: Was hätten Sie sich stattdessen gewünscht?

Die Wahrnehmung eigener Bedürfnisse und dessen, was zu ihrer Befriedigung notwendig ist, ist weniger eine kognitive als vielmehr eine ganzheitlich-intuitive Leistung. Psychisch gesunde Personen haben ein *sicheres Gespür* dafür, was ihnen förderlich und zuträglich ist. Sie spüren körperlich, was ihnen »gut tut«, als »gutes« oder »schlechtes« Gefühl »im Bauch«, auf das sie sich oft mehr verlassen können als auf ihre Überlegungen.

Vieles spricht dafür, dass das Empfinden für das, was »gut tut«, über weite Strecken biologisch verankert ist. Die *Theorie der somatischen Marker* von Damasio (1994) betont die Bedeutung eines biologisch verankerten Bewertungssystems, das durch die individuelle Erfahrung geprägt ist und sich über Körpersignale und emotionale Signale vermittelt. Dieses unbewusste Bewertungssystem des Gehirns hat das individuelle Wohlbefinden im Blick, wobei es alle Erfahrungen, die eine Person im Verlauf des Lebens gemacht hat, und die zu erwartenden Reaktionen der Außenwelt, mit einbezieht. Erst dann sendet es positive oder negative Signale. Ob eine Erfahrung gut war und künftig wieder aufgesucht werden soll oder ob sie schlecht war und künftig gemieden werden soll, wird über somatische Marker vermittelt. Ein gutes oder schlechtes »Gefühl im Bauch« kann uns in Entscheidungssituationen oft besser leiten als rationale Überlegungen.

Die Selbstverständlichkeit, sich auf ein »Bauchgefühl« verlassen zu können, fehlt schwer traumatisierten Patienten fast immer. Daraus ergibt sich für die Therapie Folgendes:

- Die Patienten brauchen unsere Anleitung, wie sie *kognitive Fähigkeiten* nutzen können, um herauszufinden, was ihren Bedürfnissen entspricht. Sie sollen gut überlegen, was sie brauchen und was in der Vergangenheit zu einem größeren Wohlbefinden geführt hat.
- Gleichzeitig leiten wir immer wieder an, auch *körperlich hinzuspüren, was sie brauchen, was ihnen förderlich und zuträglich ist – was ihnen »gut tut«.* Nach unserer Erfahrung lässt sich diese unentwickelte oder verlorene Fähigkeit – sicherlich mit viel Geduld – *trainieren und nachentwickeln.*

Nach der Klärung der Gründe für unzureichende Selbstfürsorge ist die *geduldig wiederholte Hinlenkung zur der Frage, was gut tut,* das heißt was den grundlegenden Bedürfnissen am ehesten entspricht, ein wichtiger Teil der Anleitung zur Selbstfürsorge. Allmählich gewöhnen sich die Patientinnen daran, das eigene, durchaus auch körperliche Wohlbefinden als Entscheidungskriterium für ihr Handeln ernst zu nehmen (Storch 2003). Oft genug brauchen sie dafür unsere Ermutigung und immer wieder auch unsere Erlaubnis.

Besonders deutlich wird die Unfähigkeit zur Selbstfürsorge bei Patienten, die sich immer wieder *potenziell retraumatisierenden Situationen aussetzen,* obwohl sie die Erfahrung der Schädigung bereits gemacht haben (s. Kap. 40). Viele beschäftigen sich aktiv mit Büchern oder Filmen, die Gewaltszenen, Misshandlungen oder Traumatisierungen zum Inhalt haben und pflegen den Kontakt mit Menschen, die sie an ihre Traumatisierung erinnern oder sie erneut traumatisieren. Diese der Traumapathologie inhärenten Verhaltensweisen lassen sich meist nicht sofort beenden. Uns fällt jedoch die wichtige Aufgabe zu,

- die Patientinnen über die Schädlichkeit dieser Aktivitäten *aufzuklären*;
- sie dazu anzuhalten, vor dem Beginn einer solchen Aktivität zu *prüfen*, ob sie ihnen gut tun wird, und
- mit ihnen *Möglichkeiten der Prävention* zu erörtern, indem sie beispielsweise potenziell triggernde Bücher nicht kaufen oder entsprechende Filme nicht anschauen.

26.4 Unzureichende Selbstfürsorge im Bereich der Sexualität

Mangelnde Selbstfürsorge kann besonders auch den Bereich der Sexualität betreffen. So ließ sich zeigen, dass Frauen mit missbräuchlichen Erfahrungen in Kindheit oder Erwachsenenalter nicht nur häufiger wechselnde Partnerschaften und sexuelle Beziehungen hatten, sondern auch häufiger unbeabsichtigt schwanger wurden. Die Exploration ergab zwei Gründe für die unbeabsichtigten Schwangerschaften: Sie hatten signifikant seltener Verhütungsmethoden eingesetzt und sie hatten an die Möglichkeit einer Schwangerschaft einfach nicht gedacht (Wyatt et al. 1992). Folgende Gründe sind zur Erklärung dieses Verhaltens in Betracht zu ziehen:

- Die Möglichkeit der Kontrazeption wurde nicht genutzt, weil die betroffenen Frauen nicht in der Lage waren, ihren Partnern ihr Bedürfnis nach Kontrazeption *mitzuteilen*, oft aus der Erwartung heraus, dass sie deshalb abgelehnt würden (Wyatt u. Lyons-Rowe 1990).
- Wenn für traumatisierte Frauen ganz der Wunsch im Vordergrund steht, *es dem Partner recht zu machen*, um dafür Liebe und Anerkennung zu erhalten, wird die Frage der Kontrazeption nachrangig.
- Auf tieferer Ebene findet sich oft auch ein intensiver Wunsch, durch die *Gemeinschaft mit dem Kind* Gefühle von Einsamkeit und Defizite des Selbstwerterlebens zu bekämpfen.
- Nicht an die Möglichkeit einer Schwangerschaft zu denken, kann Ausdruck der *traumatischen Hilflosigkeit* und der dadurch *eingeschränkten Fähigkeit zur Antizipation* sein, die sich besonders auf die Sexualität auswirkt (Finkelhor 1988): Wenn eine Person sich nicht vorstellen kann, dass eigenes Handeln etwas bewirkt, wird es in ihrer Vorstellung unerheblich, ob sie verhütet oder nicht.

In ähnlicher Weise lässt sich zeigen, dass homosexuelle Männer, die in der Kindheit sexuell traumatisiert worden waren, eine höhere Neigung haben, ungeschützten Geschlechtsverkehr aufzunehmen und sich dem Risiko einer HIV-Infektion auszusetzen als Männer, die nicht sexuell traumatisiert sind (Carballo-Diéguez u. Dolezal 1995).

26.5 Widerstand gegen selbstfürsorgliches Verhalten

Es kann eine starke *Aversion gegen Selbstfürsorge* geben, die wir als traumatischen Widerstand gegen die Selbstfürsorge verstehen können. Die Aversion gegen die Selbstfürsorge wird oft erst vor dem Hintergrund der introjizierten traumatischen Beziehungserfahrungen verständlich. Das lässt sich wie folgt erläutern:

- Die Patientinnen können davon überzeugt sein, dass sie nur dann *Anspruch auf Hilfe und Unterstützung haben, wenn es ihnen schlecht geht*. In der Kindheit haben sie vielfach die Erfahrung gemacht, dass sie dann zumindest ein Minimum an Zuwendung erhalten hatten, wenn sie krank waren.
- Auch eine bewusste oder unbewusste *Angst vor dem destruktiven Neid wichtiger Bezugspersonen* kann Patienten davon abhalten, für sich und für ihr besseres Wohlbefinden zu sorgen. Wenn es ihnen besser ginge, könnten neidische Bezugspersonen dies nicht ertragen, sie würden sich zurückziehen und sie verlassen –

eine Überzeugung, die eine realistische Wahrnehmung widerspiegeln oder das Ergebnis der Projektion eigenen Neides sein kann. Diese Bezugspersonen zu beschwichtigen, um ihren realen oder fantasierten Neid zu mildern, wird dann vorrangig.

Eine Patientin erinnert, wie ihre Mutter durch ihren Blick ihre Missbilligung ausdrückte, als es ihr, der Patientin, einmal richtig gut ging. Sie hatte das Gefühl, von der Mutter verlassen worden zu sein.

- Bei einigen Patienten fanden wir die Angst, dass wir sie bei einer Besserung des Befindens als »geheilt« betrachten und die *Therapie beenden könnten.*
- Erste Erfahrungen mit Genuss oder körperlichem Wohlbefinden können zunächst einmal zu *negativen Reaktionen* führen, die aus dem Schuldgefühl resultieren, etwas Verbotenes für sich beansprucht zu haben. Indem wir diese Schuldgefühle antizipieren, verstehend annehmen und den Patientinnen eine Distanzierung davon ermöglichen, vermindern wir die Wahrscheinlichkeit, dass sie die Schuldgefühle durch autodestruktive Handlungen unter Kontrolle bringen müssen.

T: Wie geht es Ihnen, wenn Sie daran denken, künftig fürsorglicher mit sich umzugehen?
P: Meine Mutter sagte immer: Du denkst nur an dich, dass es dir gut geht. Wann denkst du mal an andere oder an mich?
T: Ich kann verstehen, dass es Ihnen dann schwer fällt, für sich zu sorgen.
P: Es ist sehr schwer.
T: Wie können Sie es trotzdem versuchen?
P: Ich kann mir bewusst sagen, dass ich das Recht dazu habe.

26.6 Wenn Loyalitätsbindungen die Selbstfürsorge behindern

Die *Loyalitätsbindung* gegenüber einer frühen Bezugsperson kann Selbstfürsorge und eine Sorge für das eigene Wohlbefinden verhindern. Es wäre nicht loyal einer Mutter gegenüber, der es schlecht geht, es sich gut gehen zu lassen.

Unausgesprochen vermittelte die Mutter einer Patientin: Mir ist es immer schlecht gegangen. Wenn es dir einmal besser gehen sollte, gehörst du nicht mehr zu mir.

- Zunächst bemühen wir uns, eine Loyalitätsbindung und die damit verbundene Überzeugung (»Mir darf es nicht gut gehen, wenn es meiner Mutter schlecht geht«) *ich-dyston* zu machen. Ich-dystone Überzeugungen sind solche, die vom Patienten als widersinnig und unvernünftig erkannt werden, wenngleich sie sich von ihnen leiten lassen. Wir stellen z. B. folgende Fragen:

T: Würden Sie auch von einer anderen Person fordern, dass es ihr schlecht gehen muss, wenn es ihrer Mutter schlecht geht?
T: Glauben Sie wirklich, dass eine Mutter das Recht hat, von ihrem Kind zu fordern, dass es ihm auch schlecht gehen muss, wenn es ihr schlecht geht?

- Gleichzeitig zeigen wir der Patientin, dass wir *verstehen, wie schwer es ist,* eine solche Loyalitätsbindung aufzulösen oder zu lockern.

T: Wenn Sie sich vorstellen, Sie würden sich von dieser Vorstellung lösen, wie fühlt sich das an?
P: Es tut weh, ich habe das Gefühl, ich lasse meine Mutter allein.

- Wir erwarten keine großen Schritte. Loyalitätsbindungen sind starke Bindungen. Patienten halten an ihnen oft auch dann noch fest, wenn sie ihnen bei rationaler Betrachtung nicht mehr gültig erscheinen.

T: Könnten Sie sich vorstellen, sich zunächst nur ein wenig von der Überzeugung »Mir darf es nicht gut gehen, wenn es meiner Mutter schlecht geht« zu lösen? Achten Sie darauf, dass der Schmerz, die Mutter allein zu lassen, nicht zu groß wird.

Auch hier kann eine *ressourcenorientierte Skala* helfen, den Nutzen auch sehr kleiner Schritte anschaulich machen (s. Kap. 24.8). Die Vorstellung, kleine Schritte – und seien sie auch noch so klein – bewältigen zu können, wirkt meistens ermutigend. Sie wirkt der Resignation entgegen, die bei der Vorstellung einsetzt, an großen Schritten scheitern zu müssen, wie auch bei der Vorstellung, entweder »alles« oder »nichts« erreichen zu können.

T: Bitte stellen Sie sich eine Skala von »0« bis »10« vor. Es geht um die Vorstellung »Mir darf es nicht gut gehen, wenn es meiner Mutter schlecht geht«. »0« bedeutet, dass Sie sich von der Vorstellung gar nicht lösen, und »10«, dass Sie sich vollständig davon lösen. Bitte sagen Sie, wo Sie sich jetzt einstufen.
P: Bei »1«.
T: Um wie viele Skaleneinheiten glauben Sie, sich in der nächsten Zeit verändern zu können?
P: 2 Einheiten.
T: Gut, dass ist unser Therapieziel.

26.7 Selbstachtung aufrechterhalten oder erlernen

Ein wesentlicher Aspekt der Selbstfürsorge ist die Selbstachtung. Traumatisierte Personen haben eine angemessene Selbstachtung nie erlernt, weil sie sie nie erfahren haben. Durch Introjektion eines Beziehungsmusters »Du bist unwert« wurde die Kognition »Ich bin unwert« zu einem Teil ihres Selbstbildes. Manchmal ist die Selbstachtung zeitweise verfügbar, sie wird jedoch in der Begegnung mit Menschen, die traumatische Erfahrungen triggern, regelmäßig erschüttert. Namentlich im sexuellen Kontext ist die Selbstachtung häufig gestört.

Die Worte der Mutter »Du bist eine Schlampe« sind zu einer negativen Kognition von der eigenen Person geworden. Die Patientin ist zutiefst davon überzeugt, eine Schlampe zu sein.

Welche Konsequenzen ergeben sich daraus für die Therapie?

- Eine bessere Selbstachtung kann vor allem durch eine *respektvolle therapeutische Beziehung* vermittelt werden.
- Darüber hinaus kann es notwendig sein, den Patienten *aktiv immer wieder in Erinnerung zu rufen*, dass sie Respekt und Achtung verdienen und ein Recht darauf haben, so behandelt zu werden.
- Manche Patientinnen können es schlecht ertragen, wenn wir ihnen positive Qualitäten zuschreiben. Wenn sie die Zuschreibung positiver Qualitäten im Kontext einer missbräuchlichen Beziehung erlebt haben, reagieren sie darauf sogar mit Scham, Ärger oder Ekel. Sie werden ein Recht auf Selbstachtung besser akzeptieren können, wenn wir ihnen sagen, dass sie *als menschliche Wesen* – ebenso wie alle andere Menschen, nicht mehr und nicht weniger – einen *Anspruch auf Existenz, Respekt und Achtung* haben (Spierings 2004). Wir können sie beispielsweise fragen:

T: Haben Sie eine Religion oder Weltanschauung, die von Ihnen Respekt und Toleranz gegenüber anderen Menschen fordert? Gilt das auch für Sie?
T: Gibt es etwas in Ihnen, das gut und wertvoll ist, auch wenn es klein ist? Haben Sie jemals etwas Richtiges getan?

- Um das Gefühl der Selbstachtung zu erhöhen, empfehlen wir unseren Patienten, *sich so zu*

Tab. 26-1 Empfehlungen zur Erlangung von Selbstachtung (aus: Linehan 1996b, Zwischenmenschliche Fähigkeiten, Arbeitsblatt 10)

Fairness	• Seien Sie fair zu sich und zu anderen Menschen.
Keine Rechtfertigungen	• Rechtfertigen Sie sich nicht dauernd. • Entschuldigen Sie sich nicht dafür, dass Sie leben. • Rechtfertigen Sie sich nicht, dass Sie um etwas bitten, dass Sie eine Meinung haben oder dass Sie mit jemandem nicht übereinstimmen.
Eigene Werte	• Halten Sie sich an Ihre eigenen Werte. • Opfern Sie Ihre Werte oder Ihre Selbstachtung nicht für etwas, das sich nicht lohnt. • Lassen Sie sich nicht beirren.
Aufrichtigkeit	• Bleiben Sie bei der Wahrheit. • Verhalten Sie sich nicht hilflos, wenn Sie es nicht sind. • Übertreiben Sie nicht und machen Sie keine Ausflüchte.

verhalten, als ob sie sich selbst achteten und als ob sie von anderen geachtet werden. Linehan (1996b) gibt Empfehlungen zur Erlangung von Selbstachtung vor und nennt vor allem die Aspekte Fairness, Verzicht auf Rechtfertigungen, Orientierung an eigenen Werten und Aufrichtigkeit (Tab. 26-1).

Literaturempfehlungen

Gold SN (2000). Not Trauma Alone. Lillington: Edwards Brothers.

Linehan MM (1996). Trainingsmanual der Dialektisch-behavioralen Therapie der Borderline-Persönlichkeitsstörung. München: CIP-Medien.

27 Sich schützen und sich abgrenzen

Stärkung des Selbstschutzes und der Selbstachtung

27.1 Die Unfähigkeit zur Abgrenzung

Nicht traumatisierte Menschen verfügen intuitiv über die Fähigkeit, ihre persönlichen Grenzen zu schützen. Traumatisierten fehlt diese Fähigkeit, weil sie als Folge der erlittenen Grenzverletzungen in der Wahrnehmung und im Schutz ihrer persönlichen Grenzen tief verunsichert sind. Oft haben sie *kein klares Gefühl mehr dafür, was zu ihnen gehört* und was nicht, und sie können nicht mehr deutlich spüren, was Innen und was Außen ist. Oder aber sie können sich gegen Grenzüberschreitungen und Grenzverletzungen *nicht zur Wehr setzen* und schützen.

Hinzu kommt, dass sie wegen ihrer tiefen Sehnsucht nach Geborgenheit und Fürsorge und der anhaltenden Angst, verlassen oder weggestoßen zu werden, *Grenzverletzungen widerspruchslos hinnehmen.* In manchen Fällen be-strafen Schädiger ihre Opfer schon bei geringsten Regungen des Widerspruchs. Ist ein solches umfassendes Autonomieverbot einmal internalisiert, wird jede unabhängige Handlung unbewusst mit einer Rebellion gegen die elterliche Autorität gleichgesetzt und die Bestrafung antizipiert. Die Anpassungsleistungen des Traumaopfers waren zur Zeit der Traumatisierung oft die einzige Möglichkeit des Überlebens. In der Gegenwart sind sie dagegen hochgradig maladaptiv und für die Gestaltung zwischenmenschlicher Beziehungen in starkem Maße schädlich.

Grenzverletzungen können die *körperliche* und die *psychische Integrität* betreffen. Ungewollte körperliche Berührungen, Misshandlungen und sexuelle Übergriffe können ebenso eine Grenzüberschreitung darstellen wie *verbale Zudringlichkeiten* oder *demütigende Bemerkungen.* Auch wenn eine Person einer anderen unvorbereitet intime und belastende Einzelheiten ihrer Lebensgeschichte mitteilt, kann dies eine Grenzüberschreitung darstellen. Zu einer Verletzung der Grenzen führen die grenzüberschreitenden Handlungen dann, wenn die Betroffenen nicht in der Lage sind, sich gegen die Grenzüberschreitung zur Wehr zu setzen.

Eine Frau, die im Alter von 3 Jahren von ihrem Stiefvater sexuell missbraucht worden war, sagt: »Seit meinem 16. Lebensjahr konnte ich nie Nein sagen, wenn jemand Sex mit mir wollte. Sicher hatte ich auch Schamgefühle. Aber es war wie ein Zwang. Ich war so getrieben. Ich ging in einen Park und las fünf Männer auf, und dann verließ ich den Park und auf der Straße las ich noch mal fünf Männer auf. Alles an einem Tag. Einfach verrückt, verrückt, verrückt. Nicht die kleinste Spur von Gefühl. Nur Depression.« (Armstrong 1985)
Eine sexuell traumatisierte Patientin erlebt Männer als »Maschinen« und erwartet in jeder Beziehung mit einem Mann, von diesem sexuell attackiert zu werden und sich dagegen nicht wehren zu können. (Stange 1996)

Die Unfähigkeit, eigene Grenzen zu spüren, kann auch die *Grenzen der eigenen Leistungsfähigkeit* betreffen. Manche Menschen haben kein Gespür, welche Leistungen ihnen möglich und wann ihre Grenzen überschritten sind. Andere kennen ihre

Grenzen vom Grundsatz her, sie bemerken in einer konkreten Situation jedoch nicht die beginnende Überschreitung ihrer Belastungsgrenze.

Wegen der Unfähigkeit, klare und angemessene Grenzen zu ziehen und sich von unberechtigten Wünschen und Forderungen anderer abzugrenzen, arbeiten wir mit unseren Patientinnen an der Wahrnehmung ihrer Grenzen und unterstützen sie dabei, Respekt vor ihren Grenzen einzufordern.

27.2 Ein Gefühl für die persönlichen Grenzen entwickeln

Als Ausdruck ihrer *verminderten Fähigkeit, Grenzüberschreitungen wahrzunehmen*, fehlt traumatisierten Patienten oft ein sicheres Gefühl für die Signalwirkung, die von körperlicher Nähe oder Distanz ausgeht. Sie haben Schwierigkeiten, im Kontakt mit einer bekannten oder unbekannten Person den räumlichen Abstand zu wahren. Sie können nicht einschätzen, ob die körperliche Annäherung einer anderen Person als Grenzüberschreitung aufzufassen ist, und haben Schwierigkeiten zu erkennen, ob ihre eigene körperliche Annäherung an eine andere Person von dieser als Aufforderung zur sexuellen Kontaktaufnahme aufgefasst werden kann. Nicht wenige traumatisierte Patienten stellen aus einem Anlehnungsbedürfnis heraus körperliche Nähe zu einer fremden Person her und übersehen Hinweise, dass diese Person die Annäherung als Suche nach einem Sexualkontakt missversteht.

Ein klares Gefühl für die eigenen Grenzen zu entwickeln kann davor schützen, in Beziehungen reviktimisiert zu werden. Ein unklares Gefühl für eigene Grenzen schafft die Voraussetzung für interpersonelle Verwicklungen, es erhöht die Gefahr eines Kontrollverlustes und ist verantwortlich für missverständliche interpersonelle Botschaften. Für die therapeutische Arbeit bedeutet das Folgendes:

- Der wichtigste erste Schritt besteht darin, *anzuerkennen*, dass es sich bei der Unfähigkeit zur Wahrnehmung von Grenzüberschreitungen tatsächlich um ein *Defizit* handelt. Das Ausmaß des *traumabedingten Defizits* wird *leicht unterschätzt.* Zu leicht wird angenommen, eine Patientin hätte Grenzen setzen können, wenn sie es nur gewollt hätte. Wenig hilfreich sind auch Spekulationen und Hypothesen zu möglichen unbewussten Motivationen, auch wenn sie zutreffend sein mögen. Die Diagnose eines traumabedingten Ich-Funktions-Defizits hat immer Vorrang vor der Beschäftigung mit unbewussten Motivationen. Ein solches Verständnis schützt vor *Gegenübertragungsreaktionen* des Unverständnisses und der Empörung, ebenso auch vor dem Impuls, den Patienten die Schuld an der Grenzüberscheitung zu geben.
- Eine Analyse der Situationen, in denen unsere Patientinnen nicht in der Lage sind, Nein zu sagen und sich abzugrenzen, zeigt, dass sie in jene *unerträgliche emotionale Zustände* geraten, die sie aus ihrer traumatischen Vergangenheit kennen. Durch die Situation werden *emotionale Persönlichkeitsanteile* (EP, s. Kap. 8.6) mit traumatischen Erlebenszuständen aktiviert, in denen die Patientinnen sich quasi in die Vergangenheit zurückversetzt fühlen und von alten Ohnmachtgefühlen, Verlassenheitsängsten, Scham- und Schuldgefühlen überflutet werden.
- Wir bitten dazu die Patienten, sich das *Gefühl oder den Gefühlszustand vorzustellen*, in den sie geraten wären, wenn sie Nein gesagt oder sich abgegrenzt hätten.

T: Zu welchem Zeitpunkt hätte noch die Möglichkeit bestanden, Nein zu sagen, und ab wann war es bereits zu spät?

P: Als er mich aufforderte, mit nach oben zu kommen.

T: Haben Sie an die Möglichkeit gedacht, Nein zu sagen?

P: Nur ganz kurz, dann war der Gedanke weg, ich bin einfach mitgegangen.

T: Wenn Sie sich einmal in die Situation zurückversetzen wollen, mit welchem Gefühl wäre wohl ein Nein-Sagen verbunden gewesen?

P: Ich wollte ihn nicht verlieren. Ich hätte Angst gehabt, ganz allein zu bleiben.

- Wenn die Patientinnen die entsprechende Emotion deutlich wahrnehmen und aushalten können, bitten wir sie, die Emotion *hinsichtlich ihres Vergangenheits- bzw. Gegenwartsanteils zu differenzieren.* Hierbei geht es darum, aktuelle Gefühle von jenen, die der Vergangenheit angehören, unterscheiden zu lernen; ist der Vergangenheitsanteil identifiziert, wird er »weggepackt« (s. Kap. 25.4). Nach dem Wegpacken des Vergangenheitsanteils erscheint den Patienten rückblickend eine Abgrenzung zumindest nicht völlig ausgeschlossen.

Die Unsicherheit in der Beurteilung, wann eine angemessene Abgrenzung angezeigt ist, hängt immer auch mit der Schwierigkeit der Patienten zusammen, *äußere und innere Bedrohungen* zu unterscheiden. Zu extremen und sozial schädlichen Abgrenzungsreaktionen oder zu überzogenen aggressiven Reaktionen kommt es meist dann, wenn Patienten sich durch Personen oder Situationen in der Außenwelt bedroht fühlen, ohne dass real eine Bedrohung vorhanden ist. Das Bedrohungsgefühl ist in diesem Fall durch Triggerung alter traumatischer Erfahrungen entstanden. Hier kann ein »*Sortieren*« der aufsteigenden Wut in ihre Vergangenheits- und Gegenwartsanteile (s. Kap. 25.5) helfen, zu einer angemessenen Reaktion zu gelangen.

27.3 Kompetenterer Umgang mit eigenen Grenzen

Für viele Situationen erarbeiten wir mit unseren Patientinnen *angemessene Abgrenzungsreaktionen.* Es ist eine kleinschrittige und manchmal auch mühevolle, aber in jedem Fall lohnende Aufgabe, traumatisierten Patienten einen kompetenteren Umgang mit ihren Grenzen zu vermitteln. Die eigenen Grenzen zu kennen und zu wahren, kann das Gefühl von Sicherheit entscheidend erhöhen. Wie gehen wir vor?

- Bezogen auf die körperlichen Grenzen erörtern wir mit ihnen, *wie viel körperlichen Abstand* sie im Gespräch mit einer anderen Person brauchen.
- Ebenso sprechen wir darüber, in welchem Maße sie *Körperkontakt* ertragen können, um sich noch wohl zu fühlen. Sie sollen in jeder Situation darauf achten, was für sie gut, sicher und richtig ist (Rosenblum u. Williams 1999). Wir leiten sie an, *Körperkontakt differenziert wahrzunehmen.* Körperkontakt kann für viele traumatisierte Patienten sehr wichtig sein, um Bindung herzustellen, da sie diese Möglichkeit in ihrer Kindheit nicht in ausreichendem Maße zur Verfügung hatten. Die Patienten müssen daher oft erst zwischen körperlichen Berührungen, die das Bindungssystem aktivieren, und sexuellen körperlichen Berührungen unterscheiden lernen, weiterhin zwischen Berührungen im Sinne von Handgeben bei der Begrüßung oder beim Umarmen, dann auch zwischen gleich- und fremdgeschlechtlichen Umarmungen, die meist anders ausfallen.
- Wir fordern die Patientinnen auf, das *unangenehme Gefühl* zu spüren, das eintritt, wenn eine andere Person beginnt, die persönlichen Grenzen zu überschreiten. Viele von ihnen kennen das Gefühl zwar, haben es jedoch kaum noch wahrgenommen. In diesem Fall leiten wir sie an, das *Gefühlssignal für die drohende Grenzüberschreitung* bewusst wahrzunehmen.
- Wir erarbeiten mit den Patienten *typische Situationen*, die leicht dazu führen können, dass die persönlichen Grenzen überschritten werden. Sie sollen darauf vorbereitet sein, dass sie immer wieder Menschen begegnen werden, die dazu neigen, persönliche Grenzen in Frage zu stellen, und die aktiv die Einhaltung ihrer Grenzen einfordern können.
- Vielfach hindern *negative Überzeugungen und Erwartungen* Patienten daran, für die Sicherung ihrer Grenzen zu sorgen. So kann eine Patientin in der Situation von der Überzeugung beherrscht sein, dass eine grenzüber-

schreitende Handlung gerechtfertigt ist und dass sie *kein Recht* hat, sie zu verhindern. Oft weiß die Patientin mit ihren erwachsenen Persönlichkeitsanteilen sehr wohl, dass die grenzüberschreitende Handlung nicht rechtmäßig ist und dass sie ein Recht hat, sich gegen sie abzugrenzen. Dadurch, dass in der Situation emotionale Persönlichkeitsanteile (EP; s. Kap. 8.5) aktiviert werden, die von der Rechtmäßigkeit der Grenzüberschreitung überzeugt sind und ihr das Recht auf Abgrenzung absprechen, hat sie *keine Kraft*, diese Einsicht der erwachsenen Persönlichkeitsanteile umzusetzen.

- Weiterhin kann es Patienten vor dem Hintergrund ihrer Ängste vor Verlust und Trennung unmöglich sein, aggressive oder übergriffige Seiten beim Gegenüber wahrzunehmen. In der Vergangenheit waren aggressive oder übergriffige Menschen oft gleichzeitig mächtige Beschützerfiguren. Wir leiten an, *Merkmale aggressiven und übergriffigen Verhaltens zu identifizieren und zu antizipieren.*
- Wir empfehlen ihnen auch, einen *Handlungsplan* für den Fall drohender Überschreitung der eigenen Grenzen zu entwickeln. Dazu müssen sie ihre Handlungsmöglichkeiten kennen. Oft wissen traumatisierte Menschen nicht, was sie dem Versuch einer Grenzüberschreitung entgegensetzen können. Oder sie können sie nicht umsetzen, weil Ängste oder andere Affekte sie davon abhalten. Es geht immer auch darum, Handlungsmuster *einzuüben.* Nur was die Patienten konkret lernen und einüben, werden sie in der Realität erfolgreich anwenden können. Es bedarf dafür nicht notwendigerweise körpertherapeutischer Interventionen. Auch in der psychotherapeutischen Praxis können wir mit den Patienten üben, ein »*Stop-Signal*« gezielt einzusetzen.
- Es ist nicht überflüssig, einfache *Maßnahmen* zu erörtern, die Grenzüberschreitungen entgegenwirken können. Diese Maßnahmen sind oft deshalb nicht zugänglich, weil sie sich in traumatisierenden Situationen als nicht zweckmäßig erwiesen haben. Damals waren ein schweigendes Hinnehmen und ein innerer Rückzug die sicherste Möglichkeit der inneren Bewältigung. Wir nennen den Patientinnen einige konkrete Maßnahmen und bitten Sie, weiter zu überlegen, was für sie am besten praktikabel ist. Eine Patientin, die eine Grenzüberschreitung durch eine andere Person fürchtet, könnte z. B. einen Schritt zurücktreten, um den räumlichen Abstand zu der Person zu erhöhen. Sie könnte energisch darum bitten, nicht berührt zu werden, oder sich unter einem Vorwand aus dem Raum entfernen. Ein Patient, der sich bedrängt fühlt, die Zustimmung zu etwas zu geben, dem er nicht zustimmen will, könnte sich Zeit zum Überlegen erbitten, bevor er Stellung bezieht. Die Patientinnen sollen diese Schritte und Maßnahmen sehr detailliert einüben, um sicher im Ungang mit ihnen zu werden.
- Die Patientinnen sollten sich der Tatsache bewusst sein, dass besonders dann, wenn Grenzüberschreitungen schon zur Gewohnheit geworden sind, *wiederholte Aufforderungen und energische Abgrenzungen* notwendig sind, um den Respekt für die eigenen Grenzen durchzusetzen. So kann es erforderlich sein, den Kontakt zu einer bestimmten Person vorübergehend oder dauerhaft ganz einzustellen, wenn nicht sichergestellt werden kann, dass sie sich an Vereinbarungen hält. Oder es kann notwendig sein, den Telefonhörer aufzulegen, wenn ein Anrufer trotz wiederholter Aufforderung nicht aufhört, bestimmte Themen anzusprechen. Wir erwähnen diese für uns selbstverständlichen Verhaltensweisen deshalb so ausführlich, weil den Patienten nach unserer Erfahrung oft nahe liegende Maßnahmen nicht in den Sinn kommen. Es kann ebenso hilfreich sein, die Möglichkeit des Kontaktabbruchs zu realen oder potenziellen Tätern zu erwähnen, wiederum weil wir nicht voraussetzen können, dass die Patientinnen von sich aus diese Möglichkeit erwägen.
- Nur erwähnt sei an dieser Stelle, dass körpertherapeutische Verfahren zur Förderung von Grenzerfahrungen von außerordentlich großem Wert sein können (s. Kap. 42).

- Es gibt Patienten, die durch das fehlende Gespür für klare Grenzen in ihrem Sozialverhalten sehr verunsichert sind. Ihnen kann es helfen, *sich imaginativ mit robusten Grenzen auszustatten* und dafür passende Symbole zu entwickeln. Für robuste Grenzen wurden z. B. folgende Symbole vorgeschlagen: Die Patientin ist von einer unsichtbaren imaginären Energieblase mit einer nur einseitig durchlässigen *Membran* umgeben, innerhalb derer sie sich sicher und wohl fühlen und trotzdem mit der Umwelt in Kontakt bleiben kann. Oder: Die Person hält einen *unsichtbaren Schild* in der Hand und kann damit alle Angriffe abwehren (Schwarz 2002).
- Die Schwierigkeit, ein angemessenes Abgrenzungsverhalten zu zeigen, kann mit der Angst zusammenhängen, *es könnte unkontrollierbar zerstörerische Wut durchbrechen.* Hier benötigen die Patienten Techniken, um *Distanz zu ihrem Wutgefühl* herzustellen, und Hilfen, wie sie die Kontrolle wahren und Ärger angemessen äußern können. Wortwahl und Verhalten im Umgang mit möglichen aggressiven Interaktionspartnern sprechen wir mit den Patientinnen sehr konkret durch.
- Wir *antizipieren* dann mit ihnen Situationen der nahen Zukunft, bei denen die Patienten sich ein abgegrenztes Verhalten zwar wünschen, aber nicht zutrauen, und setzen zur *Ressourcenverankerung mit EMDR* gerne die *»Absorptionstechnik«* ein (s. Kap. 24.3). Bei dieser Technik bitten wir die Patientinnen zunächst einzuschätzen, wie belastend sie es erleben würden, sich in einer bestimmten Situation abzugrenzen, und für wie hoch sie die Wahrscheinlichkeit einer Abgrenzung halten. Dann bitten wir sie, sich an eine abweichende Situation der Vergangenheit zu erinnern, in der sie die Ressource »Abgrenzungsfähigkeit« zur Verfügung hatten, und fordern sie auf, diese Szene mit großer Lebendigkeit zu imaginieren. Das Ressourcenbild kann dann mit EMDR verankert werden. Anschließend wird der mit einer möglichen Abgrenzungshandlung verbundene subjektive Belastungsgrad und die Wahrscheinlichkeit einer tatsächlichen Abgrenzungshandlung erneut eingeschätzt. Meist wird die Belastung geringer und die Wahrscheinlichkeit der Abgrenzung nun höher eingeschätzt.
- Als weitere ressourcenaktivierende Techniken können sich die Patienten auch vorstellen, die Abgrenzungshandlung in Begleitung einer starken *inneren Helferfigur* oder ihres *inneren Coach* zu vollziehen (s. Kap. 24.5)

Einer Patientin gelingt es, Nein zu sagen, als sie sich vorstellt, sie sei eine »hochmütige« Giraffe.

27.4 Abgrenzung in der therapeutischen Beziehung

Die Unfähigkeit traumatisierter Patientinnen sich abzugrenzen, kann sich so auf die therapeutische Beziehung auswirken, dass die Patientinnen *unseren Vorschlägen zustimmen oder Signale der Zustimmung aussenden, auch wenn sie unsere Meinung nicht teilen oder innerlich ablehnen.* Nach gewohntem Muster würden sie auch in der Therapie lieber »alles über sich ergehen lassen« als uns mitzuteilen, dass sie mit etwas nicht einverstanden sind.

Eine Patientin stimmt dem Vorschlag eines Therapeuten, ausführlich über eine Misshandlungsszene zu sprechen, ohne Zögern zu, obwohl sie genau weiß, dass es ihr danach schlecht gehen wird. Tatsächlich gerät sie im Laufe der Sitzung in einen Zustand der Überflutung durch traumatisches Material. In der nächsten Sitzung äußert sie, sie hätte vorher gewusst, dass ihr das nicht gut tun würde. Auf die Frage des Therapeuten, der die Bemerkung leicht vorwurfsvoll erlebt, sagt sie, es sei ihr einfach nicht möglich gewesen, eine Grenze zu setzen.

Es genügt meist nicht, die Patienten zu Beginn der Therapie zu ermutigen, offen darüber zu sprechen, wenn sie mit etwas nicht einverstanden sind. *Die Überzeugung, genau dies nicht tun zu dürfen*, ist meist zu tief verwurzelt, als dass die Patienten von sich aus davon Gebrauch machen könnten. Schon aus diesem Grund fragen wir vor allem in den frühen Phasen der Therapie häufig nach, wie es ihnen mit unseren Ausführungen oder Empfehlungen geht, wieweit sie unsere Sichtweise teilen oder anderer Auffassung sind und ob es sie es sich anders vorstellen oder wünschen. Aus dem gleichen Grund wiederholen wir auch das Angebot, *Stopp zu sagen*, wenn die Beschäftigung mit dem besprochenen Material für sie zu belastend wird.

Eine Patientin mit Missbrauchserfahrungen räumt auf Befragen ein, in der letzten Stunde ein »heißes, sehr unangenehmes Gefühl« in der Bauchgegend gehabt zu haben, gleichzeitig ein Gefühl völligen Ausgeliefertseins angesichts der Interventionen der Therapeutin. Es war inhaltlich um ihre Sexualität gegangen. Nie hätte sie in der Stunde der Therapeutin sagen können, dass sie die Thematik eigentlich als zu nah und zu belastend empfindet. Im Nachhinein muss die Therapeutin erkennen, dass sie ungewöhnlich ausführlich das Thema Sexualität behandelt hatte.

Sich schützen und sich abgrenzen

- imaginativ robuste Grenzen errichten
- Situationen mit Unfähigkeit zur Abgrenzung identifizieren
- negative Überzeugungen und Erwartungen identifizieren
- Maßnahmen gegen Grenzüberschreitungen erörtern
- emotionale Reaktionen hinsichtlich ihrer Vergangenheits- und Gegenwartsaspekte differenzieren
- mögliche frühere Fähigkeiten zur Abgrenzung aufspüren und aktivieren
- im Detail angemessene Abgrenzungsreaktionen erarbeiten
- Ressourcenverankerung mit EMDR
- Merkmale aggressiven und übergriffigen Verhaltens antizipieren lernen
- Handlungsplan für den Fall von Grenzüberschreitungen entwickeln

Literaturempfehlungen

Frederick C, McNeal S (1999). Inner Strengths. Contemporary Psychotherapy and Hypnosis for Ego-Strengthening. Mahwah, New Jersey, London: Erlbaum.

Gold SN (2000). Not Trauma Alone. Lillington: Edwards Brothers.

Linehan MM (1996). Trainingsmanual der Dialektisch-Behavioralen Therapie der Borderline-Persönlichkeitsstörung. München: CIP-Medien.

VII Stabilisierung und Strukturaufbau 3

Mentalisierung und die Entwicklung stabiler Repräsentanzen

28 Selbstreflexion und Mentalisierung

Die Förderung der Fähigkeit zur Selbstreflexion

28.1 Bindungserfahrung und die Fähigkeit zur Mentalisierung

Die Fähigkeit zur Reflexion eigener und fremder psychischer Befindlichkeiten ist eine wesentliche Voraussetzung gelingender interpersoneller Beziehungen und damit auch eine wichtige Voraussetzung für psychische Gesundheit. Fonagy et al. (1993) sprechen von der »Mentalisierungsfunktion« und meinen damit die Fähigkeit, eigene und fremde mentale Zustände wahrzunehmen und als durch Bedürfnisse, Wünsche, Erwartungen und Überzeugungen motiviert einzuordnen. Die Autoren haben in einer Serie wichtiger Arbeiten auf die Bedeutung der Mentalisierungsfunktion für das Verständnis der Bindungstraumatisierungen und der schweren Persönlichkeitsstörungen aufmerksam gemacht. Der Begriff »Mentalisierungsfunktion« steht in engem Zusammenhang mit dem Begriff »Symbolisierungsfunktion«, die bei traumatisierten Patienten häufig gestört ist (s. Kap. 3.8). Der Sprachgebrauch beider Begriffe ist noch überlappend, wobei sich begriffliche Differenzierungen und Abstufungen des Mentalisierungsniveaus abzeichnen (Bouchard u. Lecours 2004).

Die Fähigkeit zur Mentalisierung wird im Kontext einer gelingenden Bindungsbeziehung erworben. In besonderem Maße trägt eine spielerische Eltern-Kind-Beziehung dazu bei, dass Gefühle, Gedanken, Wünsche und Überzeugungen als etwas Bedeutsames wahrgenommen werden, das aber von anderer Qualität ist als die äußere Realität. Mentalisieren ist interpersonelles Verstehen in einem Bindungskontext. Wahrscheinlich führt eine sichere Bindung zur Mentalisierung, weil sie ein optimales Erregungsniveau ermöglicht. Selbstreflexive Prozesse stärken die emotionale Widerstandskraft. Eine hohe selbstreflexive Fähigkeit ist offenbar ein effektiver Schutzfaktor gegen die Einwirkung von Traumen (Fonagy et al. 2004).

Eine Vielzahl von Befunden hat gezeigt, dass Misshandlungen und Traumatisierungen die Entwicklung der selbstreflexiven Fähigkeiten behindern (Astington 1996). Die Entwicklung der metakognitiven Fähigkeiten kann sich nicht entwickeln, wenn Eltern die Gefühle des Kindes als unzutreffend entwerten (»Du bist doch gar nicht traurig.«). Auch ist bekannt, dass autoritäres Elternverhalten die Entwicklung des Spielverhaltens behindert, wobei Spielverhalten für die Entwicklung der selbstreflexiven Fähigkeiten von großer Bedeutung ist (Alessandri 1992).

Einschränkungen der selbstreflexiven Fähigkeiten finden wir bei fast allen schweren Persönlichkeitsstörungen, namentlich bei Personen mit den Kriterien einer Borderline-Persönlichkeitsstörung, einer histrionischen und einer dissozialen Persönlichkeitsstörung, aber auch bei den meisten anderen Persönlichkeitsstörungen. Fonagy et al. (1996) fanden bei Patienten mit der Diagnose einer Borderline-Persönlichkeitsstörung signifikant erniedrigte Werte auf einer Skala zur Erfassung der Fähigkeit zur Selbstreflexion und Hinweise auf ungelöste Traumatisierungen.

Es ist wichtig festzustellen, dass die Fähigkeit zur Mentalisierung und Selbstreflexion auch bei schweren Persönlichkeitsstörungen keine konstante Größe ist. Sie ist in erster Linie vom Ausmaß der erlebten Stressbelastung und von der *Qualität der Emotionsregulierung* abhängig. Manche Patientinnen, die im Normalfall über eine ausreichende Fähigkeit zur Mentalisierung verfügen, *können in Stresssituationen diese Fähigkeit verlieren.* Unter psychischem Stress und unter den Bedingungen emotionaler Dysregulation zeigen traumatisierte Patienten das stärkste Mentalisierungsdefizit, während sie in Ruhe und in ressourcenreichen Zuständen oft beträchtliche selbstreflexive Fähigkeiten mobilisieren können.

Wie ist das zu erklären? Wir denken, dass die starke Fluktuation der Fähigkeit zur Mentalisierung wesentlich von der Aktivierung unterschiedlicher psychischer Zustände abhängt. Bei traumatisierten Patienten mit stärkerer dissoziativer Symptomatik, für die ein Nebeneinander reifer und unreifer Anteile typisch ist, kann es durchaus vorkommen, dass sie mit ihren reifen und erwachsenen Anteilen zur Mentalisierung fähig sind, nicht jedoch mit den Anteilen des traumatisierten, verletzten Kindes. Aber auch bei Patienten, die keine höhergradige dissoziative Störung, sondern die für die Borderline-Persönlichkeitsstörung typischen rasch wechselnden Ich-Zustände aufweisen, macht es einen großen Unterschied, ob »emotionale Persönlichkeitsanteile« ([EPs]; vgl. Theorie der strukturellen Dissoziation der Persönlichkeit, Kap. 8.5) aktiviert sind, oder ob die Patienten unter dem Einfluss »anscheinend normaler Persönlichkeitsanteile« (ANPs) stehen. Reagieren die Patienten unter dem Eindruck »emotionaler Persönlichkeitsanteile« (diese tragen die Erinnerung an traumatisches Erleben) ängstlich, angespannt, wütend oder verzweifelt, ist ihre Mentalisierungsfunktion weitaus schlechter als wenn erwachsene Persönlichkeitsanteile ihr Erleben beherrschen. Wahrscheinlich lässt sich das Phänomen der wechselnd eingeschränkten Mentalisierungsfunktion am besten mithilfe des Konzepts der strukturellen Dissoziation der Persönlichkeitsstörung (Nijenhuis 1999; Nijenhuis et al. 2004) verstehen.

Die Fähigkeit zur Mentalisierung steht im Zusammenhang mit einer guten Funktionsweise des *präfrontalen Kortex* (Stuss u. Alexander 2000). Der präfrontale Kortex spielt eine zentrale Rolle bei der Organisation und zeitlichen Anordnung sozialer Interaktionen. Es gibt auch einige Hinweise darauf, dass der vordere *cinguläre Kortex* eine Schlüsselrolle beim Prozess des Mentalisierens spielt (Damasio 1999). Vermutlich sind die gleichen kortikalen Strukturen an der Affektregulierung und der Funktion der Mentalisierung beteiligt, die beide durch traumatische Einwirkungen geschädigt werden. Die Funktionsweise des präfrontalen Kortex hängt stark von einem optimalen Erregungsniveau ab. Wenn das Erregungsniveau eine bestimmte Schwelle überschreitet, tritt ein Wechsel des exekutiven Modus ein: von einer flexiblen und reflektierenden Reaktion in den Kampf-Flucht-Modus einer handlungszentrierten Reaktion.

Betrachten wir die Entstehungsbedingungen der eingeschränkten Mentalisierungsfunktion im frühen traumatischen Lebensumfeld der Patienten, so wird ihre adaptive oder Abwehrfunktion deutlich. Unter der direkten traumatischen Einwirkung kann es für das Kind überlebensnotwendig sein, das Wissen um die Realität der Traumatisierung und ein Reflektieren der Motivationen seiner misshandelnden Bezugspersonen zu dissoziieren, das heißt von seinem Bewusstsein fernzuhalten. Schließlich ist es auf die Bindungsbeziehung zu seinen primären Bezugspersonen angewiesen. Auch wäre ein reflektierender Umgang mit einer traumatischen Situation nicht adaptiv. Die Kinder haben vielmehr in stetiger Hypervigilanz die äußere Realität auf Gefahrensignale hin zu beobachten. Eine verstärkte Hinwendung zur Selbstbeobachtung würde die Aufmerksamkeit von äußeren Gefahren abwenden und so die eigene Sicherheit gefährden.

Die störanfällige Mentalisierungsfunktion schwer persönlichkeitsgestörter Patienten spiegelt ihre Neigung wider, emotionale Selbstzustände traumatischer Herkunft zu aktualisieren. Ist einmal ein Zustand traumatischer Anspannung, Angst, Verzweiflung oder Ohnmacht getriggert, sind die Folgen der eingeschränkten Mentalisierungsfunktion beträchtlich. Die wichtigsten seien im Folgenden benannt (Fonagy et al. 2004):

- Die Möglichkeit, sich eine differenzierte Vorstellung von der mentalen Verfassung anderer Menschen und ihrer Motive zu machen, ist stark verringert. Statt unterschiedlicher Denkoptionen ist *nur eine Sicht der Realität* möglich. Da Alternativhypothesen nicht in Betracht gezogen werden, sind rigide Annahmen und Erwartungen die Folge.
- Die Fähigkeit zum Fantasieren ist eingeschränkt, ein inneres Probehandeln in einer Modalität des Als-ob ist nicht mehr möglich. Wenn nun kein Raum mehr zum Fantasieren bleibt, wird das Verhalten auf der Basis von *zustandsabhängigen Gedanken, Überzeugungen, Gefühlen und Absichten* gesteuert. Das manifeste Verhalten und die äußerlich wahrnehmbare Mimik einer Person beeinflusst unmittelbar die emotionale Reaktion und das Handeln des Betroffenen, ohne zwischengeschaltete Überlegungen zur Motivation des Interaktionspartners und zur Bedeutung der wahrgenommenen Phänomene.
- Wenn traumatisierte Patientinnen Handlungen anderer Menschen ausschließlich auf der Basis unreflektierter und zustandsabhängiger Gedanken, Überzeugungen und Emotionen interpretieren, werden sie sie vor dem Hintergrund der eigenen traumatischen Erfahrung *überwiegend als bedrohlich wahrnehmen*, so dass es leicht zur Überschwemmung mit negativen Emotionen kommt. Die Gefahr einer verzerrten Wahrnehmung der Verhaltensweisen anderer Menschen ist umso größer, je stärker der Druck ist, *eigene inkompatible Selbstanteile zu externalisieren*. Dadurch können die Bedrohungsgefühle zusätzlich verstärkt werden.
- *Das Erleben einer Bedrohung erschwert wiederum die Repräsentation eigener und fremder Befindenszustände*. Patienten, die sich bedroht fühlen, können nicht mehr erkennen, was sie in Beziehungen zu anderen Menschen fühlen und denken und was vermutlich die anderen Menschen in ihrer Beziehung zu ihnen fühlen und denken. Es entsteht eine sich aufschaukelnde Feedback-Schleife: Das Mentalisierungsdefizit erzeugt leicht Bedrohungsgefühle, diese wiederum verschlechtern die Mentalisierungsfunktion.
- Körperliche Empfindungen können zum Ersatz für die fehlenden psychischen Erlebensformen werden (Bion 1990b).
- Die verminderte Fähigkeit zur symbolischen Repräsentation konflikthafter Verhaltensmuster bewirkt eine stärkere Bedeutung des »Handlungsdialogs« (s. Kap. 28.4).

Für uns ist es von großer praktischer Bedeutung, ob sich die Fähigkeit zur Selbstreflexion mit einer verbesserten Emotionsregulierung normalisiert – wie dies häufig bei der Borderline-Persönlichkeitsstörung der Fall ist – oder ob auch nach verbesserter Emotionsregulierung schwere Defizite der selbstreflektierenden Funktionen vorherrschen – wie wir es häufig bei der histrionischen oder der dissozialen Persönlichkeitsstörung finden.

28.2 Selbstbeobachtung und Reflexionsfähigkeit stärken

Die Erkenntnis, dass Traumatisierungen die Fähigkeit zur Reflexion eigener und fremder psychischer Zustände und Motivationen behindern, hat weitreichende Konsequenzen für die Therapie schwer persönlichkeitsgestörter und traumatisierter Patienten. Ein wichtiges Ziel der Behandlung muss darin bestehen, die kognitiven und selbstreflektierenden Funktionen unserer Patientinnen zu stärken. In ihrem Ansatz der »Psychotherapy for Borderline Personality Disorder – Mentalization-based Treatment« haben Bateman und Fonagy (2004) ein Konzept vorgelegt, das die Förderung der Mentalisierung zum zentralen Anliegen der Therapie von Patienten mit einer Borderline-Persönlichkeitsstörung macht.

Indem die Patientinnen eigene und fremde Befindlichkeiten, Reaktionen, Erwartungen, Befürchtungen und Reaktionen als bedeutsam, motiviert und vorhersagbar erleben und einordnen können, gewinnen sie eine bessere Kontrolle über das System ihrer Repräsentanzen. Es erspart ihnen die Notwendigkeit, bedrohliche Aspekte ihrer Selbstrepräsentanz abzuspalten und zu externalisieren. Langfristig stärkt eine verbesserte Fähigkeit zur Mentalisierung die Widerstandsfähigkeit gegenüber belastenden Lebensereignissen und potenziellen Retraumatisierungen.

In der therapeutischen Arbeit mit Patienten, deren Mentalisierungsfähigkeit gering ist, halten wir uns an folgende Hinweise:

- *Argumentieren und Infragestellen* wird die Patienten verunsichern, wenn die Mentalisierungsfunktion noch zu schwach ausgeprägt ist. Sie werden es eher als Bedrohung denn als Hilfe empfinden. Erst wenn die Fähigkeit zur Mentalisierung verbessert ist, sollten wir problematische Perspektiven in Frage stellen (Bateman u. Fonagy 2004).
- Solange die Mentalisierungsfähigkeit unzureichend ausgebildet ist, werden *Deutungen unbewusster Konflikte* leicht als Überforderung oder als Angriff erlebt.
- Eine wichtige Voraussetzung für die therapeutische Förderung der Selbstreflexion ist eine *verbesserte Affektregulation.* Bei vielen Patientinnen finden wir eine deutlich bessere Fähigkeit zur Selbstreflexion, wenn die Fähigkeit zur Emotionsregulierung gestärkt ist. Es ist nicht sinnvoll, innere Befindlichkeiten im Zustand hoher Erregung verstehen zu wollen. Wenn das Erregungsniveau abgeklungen ist und die Patienten sich wieder im Funktionsmodus der Erwachsenenpersönlichkeit (der »anscheinend normalen Persönlichkeit«; s. Kap. 8.5) befinden, zeigen nicht wenige eine deutlich bessere Mentalisierungsfähigkeit.
- So wie die Beachtung der Ressourcen unserer Patienten wichtig ist, ist es auch wichtig, ihre *Defizite* nicht zu übersehen. Gute intellektuelle Fähigkeiten können darüber hinwegtäuschen, dass persönlichkeitsgestörte Patienten oft die Komplexität von Problemen nicht erfassen können, dass sie Unsicherheit nicht ertragen können und dass sie keine einheitliche Sicht von sich und anderen Menschen aufrechterhalten können.

Wir bieten unseren Patientinnen die Möglichkeit, namentlich zu Bindungsbeziehungen eine reflektierende Haltung einzunehmen. Wir gehen davon aus, dass sich die Fähigkeit, über Motivationen und Absichten anderer nachzudenken und sie einzuordnen, am besten in einer sicheren Beziehung entwickelt. Je besser es uns gelingt, unseren Patienten eine Beziehung anzubieten, in der mentale Zustände reflektiert werden können, desto sicherer wird die Bindung (Fonagy 1998). Die unvermeidlichen Übertragungs-Gegenübertragungs-Inszenierungen bieten gute Möglichkeiten, die mentalen Zustände von Patient und Therapeut herauszuarbeiten.

Eine Patientin äußert die Überzeugung, dass ihr Therapeut sie verachtet. Sie habe das aus einer bestimmten Formulierung geschlossen. Es lässt sich herausarbeiten, dass sie den Schluss aus ihrer unmittelbaren Reaktion auf seine Äußerung gezogen hatte, ohne alternative Interpretationen zu bedenken.

28.3 Klären eigener und fremder Befindlichkeiten und Motivationen

Indem wir die Aufmerksamkeit unserer Patienten auf ihre jeweils aktuelle Befindlichkeit lenken und sie immer wieder anregen, die Auslösebedingungen für diese Zustände zu eruieren, bringen wir sie auf den Weg einer sich entfaltenden Fähigkeit zur Selbstreflexion und Mentalisierung.

Eine wichtige Rolle spielen *klarifizierende Interventionen.* Unter *Klären* verstehen wir das Bemühen, das vom Patienten angebotene Material so zu ordnen, dass aus der Fülle zunächst verwirrender und manchmal auch widersprüchlicher Angaben eine nachvollziehbare Abfolge seines Erlebens und Verhaltens entsteht. Klären heißt, das *subjektive Verständnis* der Patientinnen und ihre eigene Deutung dieser Zusammenhänge zu erfassen, um seine subjektive Realität konstruieren zu können. Dabei greifen wir ausdrücklich nicht auf Hypothesen über unbewusste Zusammenhänge zurück. Eine ernsthafte Haltung des Nicht-Wissens kann die Patienten anregen, zu erforschen, wie sie ihre Handlungen und die anderer Personen interpretieren und welche Wünsche, Bedürfnisse, Gefühle usw. damit verbunden sind (Wöller u. Kruse 2005d).

Außerdem sollen Patienten lernen, *mit Gedanken zu spielen.* Sie sollen verstehen, dass es nicht nur *eine* Möglichkeit gibt, die Dinge zu sehen. Dazu regen wir die Patienten an, zu jedem Verständnis auch eine alternative Sichtweise mitzudenken. Somit schaffen wir einen *Übergangsraum*, in dem die Patienten Fantasien entwickeln und gedanklich Probe handeln können.

Der Fokus unserer Klärungsbemühungen sind die *aktuellen Beziehungen* mit all ihren Affekten, adaptiven und maladaptiven Verhaltensweisen, negativen Überzeugungen, Ressourcen, Abwehrvorgängen und Bewältigungsstrategien. Immer wieder verknüpfen wir diese inneren Zustände mit äußeren Ereignissen. Dadurch werden die Emotionen bedeutungsvoller und besser erklärbar. Im Einzelnen fokussieren wir darauf,

- wie die Patientinnen ihre aktuelle Befindlichkeit beschreiben,
- welche Bedeutung sie für sie hat,
- unter welchen Kontextbedingungen die aktuelle Befindlichkeit entstanden ist,
- wie sie in ihren Reaktionen und Verhaltensweisen durch ihre Interaktionspartner beeinflusst wurden und
- wie ihr Verhalten durch eigene Erwartungen und Befürchtungen beeinflusst wurde (Bateman u. Fonagy 2004).

Weiterhin halten wir unsere Patienten dazu an, zu erforschen und zu fantasieren,
unter welchen Bedingungen diese Befindlichkeit von welchem Interaktionspartner in welchem Kontext erzeugt wurde,

- wie die Befindlichkeit des Interaktionspartners möglicherweise war,
- welche Motivation dem Verhalten des Interaktionspartners zugrunde gelegen haben mag und
- welche Gefühle die Patienten bei ihren Interaktionspartnern durch ihr Verhalten möglicherweise erzeugt haben, ohne es zu beabsichtigen.

Durch die Neigung traumatisierter Patientinnen, negative Selbstanteile zu *externalisieren* oder schmerzhafte Aspekte zu *verleugnen*, kann die Wahrnehmung wichtiger Menschen ihrer Umgebung sehr verzerrt sein. Wir sprechen von *mangelnder Selbst-Objekt-Differenzierung*, wenn Vorgänge, die sich am Objekt abspielen, dem Selbst zugeschrieben werden oder umgekehrt. Wie sieht hier unser Vorgehen aus?

- Wir bitten unsere Patienten immer wieder, die Vorgänge, die sich in der Interaktion mit einer anderen Person abspielen, zu *benennen.*
- Wir stellen daher häufig *offene Fragen* – Fragen, die nicht eine einfache Beantwortung nahe legen, sondern Fragen, die *zur Selbstexploration anregen.* Die Patientinnen sollen sich dieses Vorgehen auf die Dauer zu Eigen machen und mehr und mehr zur Selbstexploration übergehen können. In einem späteren Stadium der Therapie regen wir sie dann unmittelbar zur Selbstexploration an.
- Um sich über eigene Gefühle klar zu werden, kann es auch nützlich sein, wenn die Patienten beginnen, *mit anderen Menschen über ihre Gefühle zu sprechen.* Auch das kann helfen, sich besser kennen zu lernen. Auch die Gefühle niederzuschreiben, zum Beispiel in ein *Tagebuch*, kann hilfreich sein.
- Viele Patientinnen müssen *ihrer eigenen Wahrnehmung trauen lernen.* Wir validieren ihre Wahrnehmung, wann immer wir können. Hier ein Beispiel, in dem die Validierung durch eine Gegenübertragungsreaktion des Therapeuten zunächst erschwert ist:

P: Ich weiß nicht, ob ich nicht doch schuld daran war.

T: (ist verärgert, denkt: Jetzt stellt sie wieder diese Frage, sie müsste doch endlich wissen, dass sie nicht daran schuld gewesen sein

konnte.) Es fällt Ihnen ganz schwer, sich selbst eine Antwort auf diese Frage zu geben.
P: Also bin ich doch schuld?
T: (nach Klärung der Gegenübertragung und Anerkennung des Defizits) Ich glaube, es ist notwendig, dass Sie es ganz oft hören, dass Sie nicht schuld sein konnten. Sie konnten es schon deshalb nicht, weil ...

- Ein besonders wichtiger Aspekt der Fähigkeit zur Introspektion ist *das Kennenlernen eigener Wünsche und Bedürfnisse.* In einem Umfeld, in dem den kindlichen Bedürfnissen und Wünschen keinerlei Respekt entgegengebracht wurde, war es nicht zweckmäßig, eigene Wünsche und Bedürfnisse wahrzunehmen; deren Nichterfüllung hätte schließlich nur Schmerz und Enttäuschung mit sich gebracht.

T: Was hätten Sie in dieser Situation dringend gebraucht?
T: Was hätten Sie sich stattdessen gewünscht?

- Die *Defizite der Mentalisierungsfunktion* anzuerkennen ist wichtig, um nicht in ungünstige *Gegenübertragungsreaktionen* zu verfallen, wenn traumatisierte Patienten sich als reflexionsunfähig erweisen. Solche Gegenübertragungsreaktionen, die die Therapie beeinträchtigen können, äußern sich in Gedanken wie »So dumm kann sie ja nicht sein, dass sie das nicht weiß« oder »Wie kann sie nur in eine solche Situation geraten sein? Es ist nicht glaubhaft, dass sie nicht gewusst hat, was auf sie zukommen würde.«

28.4 Akzeptierende Haltung gegenüber Handlungsdialogen

Persönlichkeitsgestörte Patienten zeichnen sich in besonderem Maße dadurch aus, dass neben den späteren, sprachlich-symbolisch repräsentierten Erfahrungen frühe *vorsprachliche, körperlich vermittelte Interaktionsformen und körpernahe Interaktionsrepräsentanzen* aktiviert werden. Sie können mit Handlungen, Gesten, Körperhaltung und Körperausdruck Interaktionen aktualisieren, die traumatische Beziehungsmuster widerspiegeln – Beziehungsmuster, die durch Ablehnung, Vernachlässigung und Missbrauch geprägt sind. Frühe vorsprachlich vermittelte Interaktionsformen und körpernahe Interaktionsrepräsentanzen sind offenbar in einem Körpergedächtnis gespeichert und vermitteln sich in Blicken, Gestik, Mimik und Körperhaltung: eine dem Betroffenen nicht bewusste körperliche Abwehrhaltung oder ein ängstlich-erschreckter Blick usw. Bei Interaktionspartnern rufen sie regelmäßig Irritationen oder Rückzugstendenzen hervor (Streeck 1998).

Die ältere psychoanalytische Tradition sah die Tendenz zum »Agieren« überwiegend als eine Widerstandsform gegen das Erinnern an (Freud 1926). Entgegen dieser Tradition setzt sich zunehmend eine Auffassung durch, die Wiederholungen in Form von Handlungen als *infantile Ausdrucksformen des Denkens* versteht. Nach neuerer Auffassung wird angenommen, dass Wiederholen und Agieren die oft einzigen Möglichkeiten sind, Erlebnisse aus der präverbalen Zeit zu kommunizieren (Bilger 1986; Boesky 1982; Gaddini 1982; Klüwer 1983). Die Tendenz zur Wiederholung durch Handlung kann als eine Art des Denkens aufgefasst werden, die für die Kindheit charakteristisch ist und außerhalb des Bewusstseins ins Erwachsenenalter hineinwirkt (Busch 1989). Ohne Frage steht das Denken viel längere Zeit unter dem vorherrschenden Einfluss der Handlung als es uns die adultomorphe Sichtweise der Psychoanalyse nahe legt. Piaget hatte überzeugend gezeigt, dass alle Verhaltensweisen des Kindes während der ersten 18 Monate durch Handlungen geleitet werden, dass somit alle frühesten Gedanken sensumotorische Handlungen sind, und dass auch die darauffolgende Phase des präoperationalen Denkens noch stark an Handlungen gebunden ist (Piaget u. Inhelder 1969).

Traumatische Einwirkungen schwächen oder zerstören die sprachlich-symbolischen Möglichkeiten der Repräsentation (Küchenhoff 1998;

Kumin 1996). Dann verbleibt als die einzige Möglichkeit, um ein Trauma noch zu repräsentieren, die präverbale Form der Repräsentation, wie sie in den »generalisierten Interaktionsrepräsentationen« (RIGs) beschrieben wurde (Stern 1985/1992). Das bedeutet konkret: Die traumatischen Erfahrungen können nur körperlich oder in körperlich-gestisch vermittelten Interaktionen mit anderen Menschen, also in *Handlungsdialogen* in Szene gesetzt oder aktualisiert werden. Diese Beziehungserfahrungen sind – anders als die sprachlich-symbolisierten Erfahrungen – als körper- und verhaltensnahe Interaktionsrepräsentanzen im prozeduralen Gedächtnis gespeichert (Schacter 1996).

Wir bevorzugen den Begriff des Handlungsdialogs gegenüber demjenigen der Inszenierung. Begriffen wie »Inszenierung« oder »Enactment« liegt die Vorstellung zugrunde, dass nicht symbolisierte Beziehungsmuster in der therapeutischen Situation wieder belebt werden (Eagle 1993; Jacobs 1986). Dabei wurde ein auf die therapeutische Situation begrenztes und daher akzeptables *acting-in* einem außerhalb der Therapiesituation ablaufenden *acting-out* gegenübergestellt. Der Begriff Handlungsdialog trifft den Aspekt der wechselseitigen Interaktion genauer als der Begriff »Inszenierung« oder »Reinszenierung«, der eine zu einseitige Aktionsrichtung impliziert.

Zwar sind Handlungsdialoge Bestandteile jeder menschlichen Begegnung und damit auch jeder Psychotherapie. Handelnde Inszenierungen können auch bei neurotischen Patienten vorkommen. Bei persönlichkeitsgestörten und traumatisierten Patienten sind sie jedoch von besonderer Bedeutung. Warum?

- Die Tendenz dieser Patienten, abgespaltene und nicht verbal mitteilbarere Aspekte der Selbst- und Objektrepräsentanzen in der therapeutischen Beziehung szenisch wiederzuerschaffen, macht die Therapie mit persönlichkeitsgestörten Patienten nicht einfach. Wir sehen unsere besondere Herausforderung darin, *wertschätzend mit dieser andersartigen Kommunikationsform umzugehen.*
- Es wurde immer wieder beobachtet, dass sich Patientinnen mit schweren Persönlichkeitsstörungen in der Therapie oft nicht primär auf den Inhalt dessen reagieren, was wir sagen. *Vielmehr reagieren sie darauf, wie wir das tun.* Sie hören vor allem, *wie* wir etwas sagen und verhalten sich entsprechend. Wir müssen immer damit rechnen, dass unsere Äußerungen von Patienten *nicht symbolisch, sondern als reale Sprechhandlungen aufgefasst werden*: als Angriff, als Verführung oder als Handlungsaufforderung (Streeck 2002).

Eine Patientin zieht sich, für den Therapeuten unerklärlich, zurück und reagiert gereizt. Später lässt sich klären, dass sie dem Tonfall der letzten Intervention des Therapeuten entnommen hat, dass dieser sie zu etwas drängen wollte, was sie ablehnte.
Ein Patient hört aus der Äußerung seiner Therapeutin einen Ratschlag heraus und befolgt ihn, während die Therapeutin lediglich einen Sachverhalt klären wollte.

- Persönlichkeitsgestörte Patienten verhalten sich nicht selten so, dass sie *unsere Ablehnung provozieren.* Dies kann Unterschiedliches bedeuten. Es kann sein, dass die Patienten sich nicht anders vor unserer Nähe schützen können, als durch ein auf Ablehnung stoßendes Verhalten die Distanz zu vergrößern. Es kann aber ebenso bedeuten, dass sie keine Möglichkeit haben, auf der symbolischen Ebene das *Gefühl zu kommunizieren, wie es ist, Wertschätzung zu brauchen und auf Ablehnung zu stoßen.* Stattdessen inszenieren sie dieses Erleben in der therapeutischen Situation, als wollten sie sagen: Sehen Sie, so geschieht es mir immer, dass ich auf Ablehnung stoße. Statt eines empathischen Annehmens dieses Gefühls reagieren Interaktionspartner in der Regel tatsächlich ablehnend.
- Innere Konflikte zwischen inkompatiblen Selbstanteilen, können *interpersonell in Szene gesetzt* werden, weil eine intrapsychische Repräsentanz nicht möglich ist. Patienten werden dann mal den einen, mal den anderen Selbstanteil aktualisieren. Oder sie versuchen, uns

eine Seite des Konflikts vertreten zu lassen, während sie selbst die andere Seite des Konflikts vertreten. Es besteht dann die Gefahr, dass wir uns zu sehr mit einem Teil des Konflikts identifizieren und den anderen übersehen. Die Patientin wird dann den einen Teil des Konflikts vertreten und den anderen in uns bekämpfen.

Eine Patientin stellt die Beziehung zu ihrem Partner als so bedrohlich dar, dass der Therapeut die Möglichkeit der Trennung in Erwägung zieht. Die Patientin beschuldigt daraufhin den Therapeuten, sie zu einer Trennung zu drängen, die sie nicht wolle und zu der sie auch nicht in der Lage sei.

Wir können es nicht vermeiden, uns verwickeln zu lassen. Und es wäre auch nicht wünschenswert, Verwicklungen und Handlungsdialoge vermeiden zu wollen, bleibt doch unseren Patientinnen keine andere Möglichkeit der Kommunikation nicht symbolisierter Beziehungserfahrungen. Balint (1968) hatte immer wieder darauf hingewiesen, dass Handeln in der Therapie mit regredierten Patienten notwendig ist. Nicht nur Toleranz, so Balint, sondern Respekt gegenüber dem Agieren sei notwendig. Der Ausdruck im Verhalten statt in Worten kann der einzige Hinweis auf frühe Erfahrungen sein, die weder erinnert noch vergessen werden können. Tatsächlich kann die Perspektive des Handlungsdialogs uns ein vertieftes Verständnis der therapeutischen Beziehung gerade bei persönlichkeitsgestörten Patienten ermöglichen. Indem wir mit unseren Patienten in einen Handlungsdialog eintreten, kann traumatisches Material in der therapeutischen Beziehung Raum bekommen, das sich zunächst nur auf der Handlungsebene Ausdruck verschaffen kann (Streeck 1998, 2000, 2002).

Das Wissen darum, dass wir Verwicklungen nicht vermeiden können, kann uns helfen, zu einer akzeptierenden therapeutischen Haltung gegenüber dem Kommunikationsmodus des Handlungsdialogs zu gelangen und gleichzeitig an unserem Ziel festzuhalten, die Fähigkeit zu Selbstreflexion und Mentalisierung zu verbessern.

- Eine solche Haltung fordert von uns die *Bereitschaft, uns verwickeln zu lassen, nachträglich reflektierend die interpersonelle Botschaft zu entschlüsseln* und sie in gemeinsamer Arbeit mit unseren Patientinnen in symbolisierter Form zu verstehen. Dies sind entscheidende Schritte auf dem Wege, die Fähigkeit zur Mentalisierung zu fördern.
- Das gemeinsame Verständnis von Handlungsdialogen kann nur in vorsichtig fragender Annäherung geschehen, bei der wir die *nicht symbolischen Interaktionserfahrungen mit symbolischen Elementen zu verknüpfen versuchen* (Varvin 2001). Dabei hüten wir uns vor jeder vorschnellen Deutung nichtsprachlichen Verhaltens im Sinne eines vermeintlich eindeutigen nonverbalen Signals. So sehr wir nichtsprachliche Verhaltensformen registrieren, so behutsam sind wir mit ihrer Deutung.
- Die Perspektive der Handlungsdialoge lässt eine durch besondere Zurückhaltung geprägte therapeutische Haltung wenig sinnvoll erscheinen. Sie verhindert nicht, dass wir uns verstricken, denn selbst als Schweigende stehen wir in einem Handlungsdialog.
- Wir haben nicht den Anspruch, die Bedeutung aller Handlungsdialoge zu erschließen. Oft genügt uns auch ein *Verständnis, unter welchen auslösenden Bedingungen eine Patientin sich nicht anders als mithilfe eines Handlungsdialogs mitteilen konnte.* Die gemeinsame Analyse der auslösenden Bedingungen stärkt die selbstreflexiven Fähigkeiten.

Die Bereitschaft sich verwickeln zu lassen, erfordert von uns ein hohes Maß an *Offenheit, Einfühlung und reflektierender Distanz.* Gelegentlich fällt es uns schwer, einen empathischen Zugang zu unseren Patienten zu finden, von denen wir glauben, dass sie das Stadium des »Agierens« bereits überwunden haben. Wir rufen uns dann ins Gedächtnis, welche Einschränkungen es mit sich bringt, für bestimmte Beziehungsmodalitäten keine symbolisierte Ausdrucksmöglichkeit zu haben. Ein solches Verständnis hilft uns dann meist, einen neuen Handlungsdialog als Chance und nicht nur als Belastung anzusehen.

28.5 Einen »Spielraum« zur Verfügung stellen

Unsere akzeptierende Haltung gegenüber Handlungsdialogen drückt sich in unserer Bereitschaft aus, unseren Patientinnen einen *»Spielraum«* dafür zur Verfügung zu stellen und uns *»verwenden«* zu lassen.

Winnicott (1953) hatte von dem *Möglichkeitsraum* gesprochen, der notwendig ist, damit sich Symbole bilden können. Der Möglichkeitsraum ist für Winnicott (1971b) ein hypothetischer Bereich, der zwischen dem Baby und dem mütterlichen Objekt in der Phase der Trennung von Ich und Nicht-Ich, also am Ende der Verschmelzung mit dem Objekt entsteht. Hier konstituiert sich die Fähigkeit der Symbolbildung, die es uns ermöglicht, die Bedeutung von Erfahrungen zu verstehen (Segal 1957). Die Bedeutung einer Erfahrung zu verstehen ist nur möglich, wenn ein Ding für ein anderes stehen kann, ohne das andere zu sein. Der Möglichkeitsraum ist ein Raum, der sich zwischen dem Symbol und dem Symbolisierten aufspannt und durch ein interpretierendes Subjekt vermittelt wird. Der Zusammenbruch des Möglichkeitsraums führt, um mit Winnicott (1971b, S. 33) zu sprechen, zu der Fantasie »a dog is a dog is a dog«.

Wir betrachten es daher als eine wichtige Aufgabe in der Behandlung traumatisierter Patienten, den Möglichkeitsraum wieder zu öffnen oder neu zu erschaffen. Dafür müssen wir ihnen einen *»Spielraum« in der therapeutischen Situation zur Verfügung stellen*, in dem sich die Symbole bilden können (Meares u. Lichtenberg 1995; Winnicott 1951/1983). Traumatisierte Patientinnen sind häufig in ihrer Entwicklung des Spielens gestört, weil ihr »Spielraum« durch reale Übergriffe bedroht war (Meares 1993, 2000). Entwicklungspsychologische Forschungen haben gezeigt, dass die Fähigkeit zu spielen für die Entstehung des Kernselbst des Kindes unerlässlich ist (Stern 1985/1992). »Spielen« *(play)* zählt neben Exploration, Furcht, Wut, Lust, Panik und Fürsorgeverhalten zu den basalen emotionalen Systemen, die wir mit anderen Menschen teilen. Wahrscheinlich können wir bisher nur erahnen, welche Bedeutung das Spielen im Umfeld einer sicheren Bindungsbeziehung für die Entwicklung der Mentalisierungsfähigkeit hat.

Mentalisierungsfähigkeit fördern

- Selbstbeobachtung und Reflexionsfähigkeit stärken durch Klären der subjektiven Bedeutung der Phänomene
- vermitteln, mit Gedanken zu spielen
- geduldiges Klären eigener und fremder Befindlichkeiten und Motivationen
- anregen, mehrere Perspektiven zu sehen
- berücksichtigen, dass die Reflexionshemmung vor schmerzhaften Vorstellungen schützen kann
- vermitteln, der eigenen Wahrnehmung zu trauen
- das Kennenlernen eigener Wünsche und Bedürfnisse vermitteln
- Defizite der Mentalisierungsfunktion anerkennen, um ungünstige Gegenübertragungsreaktionen zu verhindern
- akzeptierende Haltung gegenüber Handlungsdialogen
- einen »Spielraum« zur Verfügung stellen

Literaturempfehlungen

Bateman A, Fonagy P (2004). Psychotherapy for Borderline Personality Disorder – Mentalization-based Treatment. Oxford: University Press.

Dornes M (2004). Über Mentalisierung, Affektregulierung und die Entwicklung des Selbst. Forum Psychoanal; 20: 175–99.

Fonagy P, Gergely G, Jurist EL, Target M (2004). Affektregulierung, Mentalisierung und die Entwicklung des Selbst. Stuttgart: Klett-Cotta.

29 Maladaptive Verhaltensmuster verstehen

Wozu dienen maladaptive Verhaltensmuster?

29.1 Maladaptive Verhaltensmuster im Dienste der Selbst- und Beziehungsregulation

Maladaptive Verhaltens- und Beziehungsmuster traumatisierter Patienten mit Persönlichkeitsstörungen können verheerende Auswirkungen auf ihre interpersonellen Beziehungen haben und auch die therapeutische Beziehung schwer belasten. Die Patienten haben oft ein Gefühl dafür, dass sie durch ihre Verhaltensweisen die ihnen wichtigen Beziehungen schädigen, und erleben sich gleichzeitig in ihnen gefangen. Alle maladaptiven Verhaltensmuster bedürfen daher unseres besonderen empathischen und wertschätzenden Verständnisses.

Bevor wir an die Modifikation maladaptiver Verhaltensmuster denken, verschaffen wir uns zunächst ein Verständnis der diesen Mustern zugrunde liegenden *Regulationsbedürfnisse.* Wir verstehen die maladaptiven Verhaltensmuster vor dem Hintergrund der defizitären Selbst- und Beziehungsregulation und der traumatischen Beziehungserfahrungen. Sie haben in der Regel eine Funktion sowohl im Rahmen der *Selbstregulation* wie auch im Rahmen der *Beziehungsregulation.* Mal kann der selbstregulatorische, mal der beziehungsregulatorische Aspekt überwiegen. Wutausbrüche oder selbstschädigende Verhaltensweisen, die in erster Linie der Emotionsregulierung dienen, können sekundär in den Dienst der interpersonellen Kommunikation treten und eine interaktionelle Botschaft übermitteln, selbst dann, wenn diese auf die Fantasie beschränkt bleibt und die Interaktionspartner nicht erreicht.

Die defizitäre Selbstregulation zwingt persönlichkeitsgestörte Patientinnen in besonderem Maße dazu,

- andere Menschen zu meiden, sich zurückzuziehen und in übersteigerter Autonomie oder Autarkie zu leben – um sich vor Minderwertigkeitgefühlen, Scham und Ohnmachtgefühlen zu schützen – oder
- Interaktionspartner in die Regulation elementarer Beziehungsbedürfnisse einzubeziehen.

Es ist an sich nichts Ungewöhnliches, dass Menschen andere Menschen zu ihrer Selbstregulation einsetzen. Wir brauchen andere Menschen, um unser Selbstwertgefühl zu regulieren oder unsere Bindungsbedürfnisse zu befriedigen. Wenn wir Leistungen erbringen oder uns für andere Menschen einsetzen, erleben wir meist, dass andere Menschen uns im Gegenzug Wertschätzung, Liebe und Respekt entgegenbringen und sich für uns einsetzen. Es entsteht ein Austausch mit beiderseitigem Nutzen. Persönlichkeitsgestörte und beziehungstraumatisierte Patienten haben jedoch erleben müssen, dass wichtige Bezugspersonen in entscheidenden Phasen der Entwicklung gerade nicht zur Selbstregulation zur Verfügung standen. Weder haben sie bestätigend zum Aufbau eines ausgeglichenen Selbstwertgefühls beigetragen, noch haben sie sie vor Ohnmachterfahrungen, Scham- und Schuldgefühlen geschützt. Vor dem Hintergrund der Erfahrung, dass sich die frühen

Bezugspersonen nicht im entwicklungsfördernden Sinne zur Selbstregulation »*verwenden*« ließen (Winnicott 1969), waren die Patientinnen gezwungen, Interaktionspartner auch dann zu ihrer Selbstregulation heranzuziehen, wenn diese dazu freiwillig nicht bereit waren oder wenn diese schädlich für sie waren und sie ausnutzten. Andere Menschen müssen in besonderem Maße verfügbar sein, um beruhigend zu wirken, um ein beschädigtes Selbstwertgefühl zu stabilisieren oder um vor unerträglichen Ängsten oder anderen negativen Emotionen zu schützen.

Das Dilemma persönlichkeitsgestörter Menschen besteht nach Sachse (2002) darin, dass grundlegende interaktionelle Bedürfnisse, die in der Kindheit frustriert wurden, während des gesamten Lebens eine besondere *Wichtigkeit* erlangen, wobei gleichzeitig eine verinnerlichte Überzeugung besteht, eine Befriedigung dieser Bedürfnisse *nicht zu verdienen*. Folgende Hinweise sollen dies verdeutlichen:

- Durch entwertendes und emotional vernachlässigendes Verhalten primärer Bezugspersonen wurde beispielsweise das Bedürfnis, wahrgenommen und für wichtig gehalten zu werden, nachhaltig frustriert. Gleichzeitig besteht eine tiefe Überzeugung, im Grunde nicht wichtig zu sein, keine Aufmerksamkeit verdient zu haben. Dadurch erlangt das Bedürfnis einer Person, als wichtig anerkannt zu sein, eine herausragende Bedeutung.
- Durch eine vernachlässigende Umwelt in der Kindheit kann das Bedürfnis nach Versorgung und Bemutterung sehr bedeutsam werden. Gleichzeitig besteht die Überzeugung, keinen Anspruch auf Versorgung zu haben.

Nach Sachse (2002) haben persönlichkeitsgestörte Patienten unter dem Druck ihrer traumatischen Sozialisationsbedingungen und frühkindlichen Umweltbedingungen zur Befriedigung wichtiger Interaktionsziele – neben »normalen« Strategien der Bedürfnisbefriedigung – eine zweite interpersonelle Regulationsstrategie entwickelt, die *verdeckt oder intransparent* ist. Sie wurde deshalb notwendig, weil ein starkes Motiv auf Befriedigung drängte und andererseits eine Befriedigung auf normalem Wege als unwahrscheinlich angesehen wurde. Wenn das Bedürfnis, »wichtig« zu sein und Aufmerksamkeit zu beanspruchen, sehr stark ist, und wenn die Überzeugung besteht, als Person nicht wichtig zu sein und keine Aufmerksamkeit zu verdienen, besteht kein Grund zu der Annahme, dass diese Aufmerksamkeit »freiwillig« von anderen Menschen gewährt wird.

Diese Regulationsstrategie, die Sachse (2004) als Regulationsebene der *Interaktionsspiele* bezeichnet, bietet eine Lösung für das geschilderte Dilemma an: Eine gewisse Befriedigung der Beziehungsbedürfnisse kann auch dann erreicht werden, wenn keine Aussicht auf »freiwillige« Befriedigung besteht. Auf dieser Handlungsebene wird versucht, eine Realisierung der Bedürfnisse *verdeckt zu erzwingen*: Anerkennung durch bestimmte Formen der Leistung beruflicher oder anderer Art, Aufmerksamkeit durch besondere Unterhaltsamkeit oder auch durch negative Verhaltensweisen oder Zuwendung durch die Vermittlung einer besonderen Hilfsbedürftigkeit oder Schwäche.

Die Strategien dürfen nur verdeckt zum Einsatz kommen. Würden sie offen gemacht, würden sie sozial geächtet und sanktioniert. Sie verlören dadurch ihre interaktionelle Wirksamkeit. Sachse (2004) spricht hier auch von »Spielstrukturen« oder von »Handlungsregulation auf der Spielebene«. Sie laufen *automatisiert* ab und werden auch von den Betroffenen selbst nicht mehr durchschaut.

Wenn wir mit Sachse in diesem Zusammenhang von »Strategien« sprechen, soll damit nicht der Eindruck erweckt werden, als handele es sich dabei immer um bewusste Vorgehensweisen mit dem Ziel, eine konkrete Bedürfnisbefriedigung zu erreichen. Tatsächlich wird die Befriedigung meist gerade häufig nicht erreicht! Einen bewussten Einsatz dieser Strategien finden wir um so eher, je stärker Aspekte einer narzisstischen oder einer dissozialen Persönlichkeitsstörung im Vordergrund stehen. In den meisten anderen Fällen kommen diese »Strategien« unbewusst zum Einsatz. Vielfach sind die Verhaltensmuster vor dem Hintergrund der traumatischen Hilflosigkeit der

Patienten und als Ausdruck ihres Mangels an alternativen Regulationsmöglichkeiten zu verstehen. Die meisten heute maladaptiven Verhaltensmuster stellten einmal *sinnvolle Überlebensstrategien* dar, in der Gegenwart aber haben sie ihren Überlebenswert verloren. Maladaptiv sind sie nun insofern, als ihre selbst- und beziehungsregulatorischen Ziele nur kurzfristig und um den Preis erheblicher interpersoneller Konflikte erreicht werden können. Aktuell lösen die Patienten bei Interaktionspartnern negative Reaktionen aus, was wiederum ihr eigenes Befinden verschlechtert. Längerfristig werden somit die selbst- und beziehungsregulatorischen Wirkungen verfehlt.

29.2 Manipulative Verhaltensmuster in der therapeutischen Beziehung

Es ist nur zu verständlich, dass persönlichkeitsgestörte Patienten auch uns verdeckt und manipulativ zu ihrer externen Emotionsregulierung verwenden. Wir werden, ob wir es wollen oder nicht, in ihre offenen oder verdeckten Strategien zur Selbstregulation einbezogen.

Probleme der *Gegenübertragung* liegen auf der Hand. Es kann schwer fallen, manipulativ agierenden Patientinnen gegenüber eine nicht verurteilende und von Wertschätzung getragene Haltung zu bewahren und sich gleichzeitig nicht von ihnen manipulieren zu lassen. Uns hilft dabei die Überzeugung, dass persönlichkeitsgestörte Patienten in der Regel *nicht mit ihrer gesamten Person manipulativ sind*. Meist sind sie es mit einer Seite ihrer Person; *ein Persönlichkeitsanteil von ihnen ist manipulativ*. Mit vielen anderen Seiten ihrer Persönlichkeit können sie mühelos unserer Achtung, unserer Bewunderung und unseres Respekts sicher sein. Am meisten hilft es uns, wenn wir verstehen, warum die Patientin uns gerade *dieses* Muster präsentiert. Fast immer wird dann deutlich, auf welche Auslösebedingung innerhalb der therapeutischen Situation sie mit der Aktivierung dieses Musters reagiert hat und wie das problematische Muster ihr bisher geholfen hat, besser durch ihr Leben zu kommen. Einige Beispiele, wie auch sehr problematische Verhaltensmuster einem empathischen Verstehen zugänglich gemacht werden können, wollen wir anfügen; die Verhaltensmuster stellen wir voran:

- *Sich anderen Menschen anpassen und ihnen alle Verantwortung abgeben.* Dieses für Patienten mit abhängiger Persönlichkeitsstörung typische Muster hat die Funktion, sich vor dem Erleben von Zurückweisung und Trennung zu schützen. Wenn wir diese Funktion verstehen, gelingt es uns besser, Zugang zur Not der Patienten zu finden, die ihre Trennungsängste nicht anders regulieren können.
- *Sich selbst schädigen, um Aufmerksamkeit zu erlangen oder andere durch Andeutungen von Suizidfantasien in Sorge versetzen.* Wenn wir in diesen Mustern das Bedürfnis erkennen, andere Menschen zu aktivieren und an sich zu binden, entwickeln wir ein Gefühl für die Schwere der Bindungsstörung.
- *Andere Menschen ohnmächtig machen, um das eigene Ohnmachtgefühl zu verringern.* Dieses Muster verschafft uns einen Eindruck davon, wie ausgeprägt die Ohnmachtgefühle einer Patientin sein müssen, wenn es ihr nur so möglich ist, zu einem Minimum von Selbstwirksamkeit zu gelangen.
- *Andere Menschen unter Druck setzen, um von ihnen materielle oder emotionale Zuwendung zu bekommen, die diese freiwillig nicht geben würden.* Dieses Muster gibt uns einen Hinweis darauf, welche Beziehungserfahrungen vorliegen und welche negativen Überzeugungen und Erwartungen bestehen müssen, wenn freiwillige Zuwendung anderer Menschen nicht für denkbar gehalten wird.
- *Anderen Schuldgefühle machen.* Dieses für depressiv-masochistische Patienten typische Muster weist auf den Druck und die Intensität eigener Schuldgefühle hin. Sie können nur dann eine Linderung erfahren, wenn auch andere Schuld tragen.
- *Andere Menschen entwerten, kritisieren, erniedrigen oder beschämen.* Wenn wir verstehen, dass diese Verhaltensmuster dazu die-

nen, eigene Scham- und Minderwertigkeitsgefühle zu dämpfen, können wir uns besser in die unerträglichen Schamgefühle narzisstisch gestörter Patienten einfühlen.

Wenn wir uns zusätzlich klar machen, dass der manipulative Persönlichkeitsanteil nicht die gesamte Person ausmacht und dass gerade er der Patientin höchstwahrscheinlich einmal das psychische Überleben ermöglicht hat, fällt es uns leichter, zu einer *angemessenen Haltung* zu gelangen, die eine aktive Begrenzung mit einer empathischen und wertschätzenden Einstellung verbindet. Eine solche Haltung umfasst unsere Bereitschaft und Entschlossenheit,

- uns nicht schädigen oder manipulieren zu lassen;
- unsere Patienten davor zu schützen, sich selbst zu schädigen;
- das Funktionale ihrer störenden oder manipulativen Verhaltensweisen zu verstehen und
- mit ihnen alternative Strategien der externen Emotionsregulierung zum Schutz vor negativen Emotionen und zur Befriedigung elementarer Bedürfnisse zu entwickeln.

Manipulative und vor allem destruktive Formen der Beziehungsgestaltung und Grenzüberschreitungen dürfen die Behandlung nicht zerstören, indem sie uns handlungsunfähig machen. Wenn Patienten uns drängen, bei destruktiven Handlungen mitzuwirken, besteht unsere Aufgabe darin, dem zu widerstehen und uns nicht mit den krankhaften Anteilen zu verbünden. Vielmehr explorieren wir sorgfältig die Gründe für das Verhalten und regen die Patienten an, es zu reflektieren. Auch wenn sie es noch nicht sofort kontrollieren können, ermöglichen wir ihnen so doch einen ersten kognitiven Zugang zu einem Verständnis und stärken auf diese Weise ihre Fähigkeit der Mentalisierung.

Oft können sich persönlichkeitsgestörte Patienten aus eigener Kraft nicht anders als manipulativ oder grenzüberschreitend verhalten. Um sie und uns vor der Zerstörung der Therapie und der therapeutischen Beziehung zu bewahren, sind *Begrenzungen* und *Regelungen*, z. B. mithilfe von Vereinbarungen und Therapieverträgen, unverzichtbar (Clarkin et al. 2001a; s. Kap. 17.6). Für die Beziehungsgestaltung legen wir großen Wert darauf, dass die Begrenzung manipulativer Tendenzen im Kontext eines wertschätzenden Beziehungsangebots erfolgt.

T: Ich kann durch dieses Verhalten vielleicht ein bisschen verstehen, wie einsam Sie sich oft in ihrem Leben gefühlt haben müssen und wie groß ihre Sehnsucht ist, angenommen zu werden und Hilfe zu bekommen. Ich finde das auch sehr wichtig, aber ich merke, dass ich dies in der Form, wie Sie es vielleicht brauchen, nicht leisten kann. Lassen Sie uns doch gemeinsam untersuchen, wie Sie für einen Teil dieser Bedürfnisse selbst sorgen können. Denn sonst wären Sie und auch ich frustriert – ich, weil ich der Realität Rechnung tragen und Grenzen setzen muss, und Sie, weil sie dies vielleicht als Zurückweisung erleben würden; das würde der Therapie sicher schaden oder sie gar unmöglich machen.

Worin besteht aber der Unterschied zwischen einer entwicklungsfördernden Bereitschaft, sich im Sinne von Winnicott »*verwenden*« zu lassen, und der kontratherapeutischen Tendenz, sich *manipulieren* zu lassen? Unsere Bereitschaft, uns verwenden zu lassen, bedeutet, dass wir eigene Bedürfnisse zurückstellen und uns für die Aktualisierung symbolisch nicht repräsentierter Beziehungsmuster oder für ein Containing negativer Emotionen zur Verfügung stellen. Es bedeutet jedoch nicht, dass wir uns in unseren berechtigten Interessen schädigen lassen. Ebenso bedeutet es nicht, dass wir zulassen, dass unsere Patientinnen sich durch manipulative Aktivitäten selbst schädigen. Wir lehnen es daher entschieden ab, uns von unseren Patienten in reale Interaktionen hineinziehen zu lassen, die unter dem Blickwinkel der weiteren Entwicklung kontraproduktiv sind und ihnen, uns oder der Beziehung schaden.

Selbstverständlich gibt es alle Abstufungen, inwieweit manipulative Elemente die Persönlichkeit durchdringen. Wenn manipulative Aspekte die Persönlichkeit vollständig oder weitgehend beherrschen, wie das bei der dissozialen Persönlichkeitsstörung der Fall ist, bleiben uns keine Möglichkeiten der therapeutischen Einwirkung.

Es kann auch vorkommen, dass die maladaptiven Verhaltensweisen von einem *dissoziativ abgespaltenen Persönlichkeitsanteil* im Rahmen einer hoch dissoziativen Störung oder einer dissoziativen Identitätsstörung ausgehen. Die Patientinnen verhalten sich auf eine Weise, die sie selbst ablehnen und verurteilen. Manchmal können sie sich selbst nicht erklären, warum sie sich so verhalten haben. Der therapeutische Umgang mit diesen Störungsbildern erfordert einen Dialog zwischen den einzelnen Persönlichkeitsanteilen. In Kapitel 32 gehen wir darauf näher ein.

29.3 Beziehungsbedürfnisse entschlüsseln und validieren

Trotz zahlreicher Schwierigkeiten (s. Kap. 29.2) gibt es die große Chance, störende und manipulative Verhaltensmuster in der therapeutischen Beziehung positiv zu beeinflussen. Dies ist möglich, wenn es gelingt,

- die maladaptiven Verhaltensmuster zu identifizieren,
- *nicht wie in einer Alltagsbeziehung komplementär auf die angebotenen maladaptiven Verhaltensweisen zu reagieren* (auf Aggressionen aggressiv reagieren oder Versorgungswünsche direkt befriedigen),
- die ihnen zugrunde liegenden Beziehungsbedürfnisse zu verstehen und zu validieren,
- das Ausagieren der Muster in der Beziehung zu begrenzen und
- alternative Strategien der Selbstregulation zu entwickeln.

Der Verzicht auf ein komplementäres Handeln kann schwierig sein, wenn die Patientinnen einen entsprechenden Interaktionsdruck aufbauen. Natürlich sind wir verführt, aggressiv zu reagieren, wenn wir aggressiv behandelt werden, oder als Retter in Aktion zu treten, wenn uns diese Fähigkeiten zugesprochen werden.

Wir gehen davon aus, dass *durch jedes manipulative Verhaltensmuster ein Beziehungsbedürfnis in Szene gesetzt wird*, das keine innere Repräsentation hat und nicht anders zum Ausdruck gebracht werden kann. Um diese Beziehungsbedürfnisse zu befriedigen, haben sich automatisierte Strategien entwickelt, die als implizites Beziehungswissen gespeichert sind. Verschiedene maladaptive Beziehungsmuster persönlichkeitsgestörter Patienten, die in ihrer frühen Genese kein Hintergrundgefühl von Sicherheit ausbilden konnten, können wir so als Strategien verstehen, die dazu dienen, doch noch ein *Sicherheitsgefühl* herzustellen.

Ein Patient mit einer Borderline-Persönlichkeitsstörung verschafft sich ein Sicherheitsgefühl, indem er andere Menschen kontrolliert und manipuliert.
Eine Patientin mit einer narzisstischen Persönlichkeitsstörung schützt sich durch präventive aggressive Verhaltensweisen – nach dem Grundsatz »Angriff ist die beste Verteidigung« – vor Verletzungen und Kränkungen.
Eine Patientin mit einer dependenten Persönlichkeitsstörung fühlt sich nur sicher, wenn sie sich in der Nähe einer als mächtig erlebten Person aufhält.

Oft handelt es sich um ein *kindliches Bedürfnis*, das von den kritischen Instanzen der Erwachsenenperson abgelehnt oder ignoriert wird. Sie wird es erst dann annehmen können, wenn sie sich gestatten kann, *kindliche Persönlichkeitsanteile* wahrzunehmen (s. Kap. 32). Welche Konsequenz ergibt sich daraus für die Therapie?

- Wir versuchen zu verstehen, *der Realisierung welchen Beziehungsbedürfnisses das dysfunktionale Verhalten dient*: nach Anerkennung, Wahrgenommenwerden, Schutz oder Versorgung. Es kommt vor, dass Patienten erleichtert aufatmen und sich ernst genommen fühlen, wenn ihnen deutlich wird, dass wir ihre manipulativen Muster des Erlebens und Verhaltens zwar begrenzen, aber nicht verurteilen und sie als Versuch der Realisierung eines Beziehungsbedürfnisses verstehen.

- Ein tieferes Verständnis der manipulativen Verhaltensweisen kann die *Gegenübertragung erheblich entlasten* und uns vor unserer Verurteilung und Ablehnung schützen. Ein empathisches Annehmen der Bedürfnisse kann schwer sein, wenn die negativen Emotionen in der Gegenübertragung sehr stark sind. Gelingt jedoch eine emotionale Distanzierung und kann die »Übersetzungsarbeit« erfolgen, so sind die Patienten meist nicht mehr darauf angewiesen durch Druckerzeugung, Appelle und aggressive Forderungen auf ihre Bedürfnislage aufmerksam zu machen.

Wir wollen im Folgenden einige der am häufigsten anzutreffenden Verhaltensmuster und Möglichkeiten des Umgangs mit ihnen darstellen.

- *Aggressiv Forderungen* zu stellen, zu *appellieren* und Druck auszuüben können wir als Mittel verstehen, auf die eigene Hilfsbedürftigkeit und Ohnmacht hinzuweisen. Die eigene Bedürftigkeit zu benennen wäre zu sehr mit Schamgefühlen verbunden, vor allem wenn eine Übertragung auf uns aktiv ist, wir könnten verletzend oder beschämend darauf reagieren. Wenn stattdessen der Blick von der eigenen Bedürfnislage weg auf ein wahrgenommenes Defizit unserer Person gelenkt wird, kann dies vor übermächtigen Schamgefühlen schützen. In unserer Intervention achten wir darauf, nicht nur die *Legitimität des Bedürfnisses* zu betonen, sondern auch darauf hinzuweisen, wie unangenehm es sein muss, um etwas bitten zu müssen, wenn man nicht von der Legitimität des Bedürfnisses überzeugt ist. Im Kontext eines solchen Verständnisses können wir dann auch – *selektiv-authentisch* (Heigl-Evers u. Ott 1998) – das Unangemessene des Tonfalls ansprechen.

Eine Patientin fordert die Erhöhung der Stundenfrequenz und bezeichnet die Therapeutin, noch bevor diese auf ihre Forderung reagieren kann, als verständnislos und herzlos, weil sie davon ausgeht, dass die Therapeutin der Forderung nicht nachkommen wird.

T: (nach der Klärung ihres Ärger-Affekts in der Gegenübertragung) Ich habe das Gefühl, dass Sie wirklich eine höhere Stundenzahl brauchen, aber gleichzeitig glauben, das nicht beanspruchen zu dürfen. Unabhängig von der Frage, ob ich für Sie eine weitere Stunde einrichten kann, und auch unabhängig von der Frage, ob es für Ihre Therapie gut ist, finde ich es wichtig festzustellen, dass Sie einen berechtigten Wunsch vorgebracht haben. Vielleicht haben Sie bemerkt, dass Sie mich als verständnislos und herzlos bezeichnet haben. Ich sage Ihnen ganz offen, dass mich das doch etwas verletzt hat, denn ich empfinde mich nicht so und denke auch nicht, dass Sie das tatsächlich so meinen. Kann es sein, dass Sie zu dieser Wortwahl gegriffen haben, weil es für Sie so unangenehm war, nach der Erhöhung der Stundenzahl zu fragen?

- Wenn Patienten sich *rechthaberisch* und *dominant* geben, wenn sie über den Ablauf der Therapie bestimmen und uns Vorschriften machen wollen, kann dies Ausdruck ihres *Bedürfnisses nach Kontrolle* einer als unkontrollierbar erlebten Situation sein. Statt in eine hilflose Position oder in einen Kampf um die Definition der Situation zu geraten, bemühen wir uns zu verstehen, wodurch dieser Kontrollwunsch motiviert ist. Meist reagieren Patientinnen mit Ärger und heftiger Wut, wenn wir eine Thematik ansprechen, die sie hilflos macht, wenn sie etwa fürchten, wir wollten ihnen einen Regulationsmechanismus nehmen. Wenn es uns gelingt, ihr Erleben von Ohnmacht empathisch anzusprechen und versichern, dass sie tatsächlich die Kontrolle über den Ablauf der Therapie haben, gehen dominante und rechthaberische Verhaltensweisen meist zurück.
- Wenn Patientinnen sich uns in jeder Hinsicht *anpassen*, uns wann immer möglich Recht geben, uns »die Wünsche von den Augen able-

sen« oder uns in übertriebener Weise bekunden, wie sehr sie uns schätzen, kann das eine Strategie sein, erwartete Misshandlungen und Demütigungen abzuwenden und sich vor unserer Zurückweisung und dem Verlassenwerden zu schützen. Auch wenn Patienten sich uns gegenüber distanzlos oder anbiedernd verhalten, immer wieder die Gemeinsamkeiten zwischen ihnen und uns betonen, kann dies ihre *Ängste vor Zurückweisung und Verlassenwerden* ausdrücken. Oft stellen sie auch eine räumliche Nähe her, womit sie uns gleichsam »auf die Pelle rücken«. Diese Ängste zu verstehen und anzunehmen ist in der Regel viel wirkungsvoller als eine vorzeitige Konfrontation mit dem als unangenehm erlebten distanzlosen Verhalten.

T: Mir fällt auf, dass Sie eine große Nähe zu mir herstellen. Es ist, als ob Sie mir sagen würden: Gehen Sie bitte nicht so weit weg, ich habe Angst, Sie zu verlieren.

- Wenn Patienten *sich wiederholt Gefahren aussetzen*, kann dies zunächst eine affektregulierende Funktion haben und vor negativen Emotionen wie Ohnmachtgefühlen, Schamgefühlen, Leere, Depressivität und dem Gefühl des Alleingelassenseins oder Unwertseins schützen. Wenn sie uns in der Behandlung darüber berichten, wie sehr sie sich Gefahren ausgesetzt haben, ist der Wunsch nach narzisstischer Bestätigung und Bewunderung nur *ein* Aspekt. Es kann ebenso ein *Bedürfnis nach Schutz und aktiver Begrenzung* zum Ausdruck kommen, das zu äußern zu viel Scham auslösen würde, da es die Unfähigkeit zur Selbststeuerung belegt. Indem wir das legitime Bedürfnis nach einer Entlastung von den unerträglichen Affektzuständen betonen und das ebenso berechtigte Bedürfnis nach Schutz vor selbstzerstörerischen Handlungen hervorheben, schaffen wir die Basis für ein Verständnis dieses schwierigen maladaptiven Verhaltensmusters.
- Manchmal *kleiden Patienten ihren Appell oder ihre Forderung in eine Feststellung* der Notwendigkeit oder Verwerflichkeit einer Handlung. Formal bleibt bei diesen impliziten Appellen offen, ob der Interaktionspartner gemeint ist oder nicht, implizit ist der Adressat aber klar. Diese indirekte Form löst bei Interaktionspartnern meist in besonderem Maße Ärger aus (Hermann 1982). Hier ist es besonders wichtig, das legitime Beziehungsbedürfnis zu formulieren, bevor die Ärger auslösende Form thematisiert wird.

P: Die Begrenzung auf eine Therapiestunde in der Woche ist nicht akzeptabel. Wie soll man in der kurzen Zeit alles besprechen können?

- Manchmal fordern Patientinnen aggressiv *konkrete Handlungen* von uns als Beweis für unsere Solidarität und unseren Willen zu helfen. Die Erfahrung zeigt, dass oft ein Beziehungswunsch nach anteilnehmender Einfühlung hinter dieser Forderung steht, dessen Wahrnehmung oder Äußerung ebenfalls zu viel Schamgefühl auslösen würde.
- Wegen ihrer Unfähigkeit innerpsychische Konflikte zu ertragen, neigen persönlichkeitsgestörte Patienten dazu, einen Selbstanteil zu *externalisieren*, das heißt in einer anderen Person, z. B. in der Therapeutin unterzubringen. Besonders Konflikte auf dem Boden traumatischer Bindungen können als so unerträglich erlebt werden, dass nur eine *interpersonelle Konfliktlösung* als Ausweg erscheint.

Eine Patientin, die ihren Ehemann wegen seiner Gewaltsamkeit hasst, aber gleichzeitig stark an ihn gebunden ist, macht durch ihre Darstellung deutlich, dass nur eine Trennung in Frage kommt. Schließlich bringt sie ihre Therapeutin dazu, ihr die Trennung nahe zu legen. Die Patientin beginnt dann, ihren Ehemann zu verteidigen und der Therapeutin zu erklären, warum eine Trennung für sie schädlich wäre.

T: Ich glaube, Sie sind in einem ganz schwierigen Dilemma. Tatsächlich hatte ich kürzlich den Eindruck, dass Ihnen eine Trennung als die einzige Möglichkeit erschien. Andererseits wird jetzt deutlich, wie schwer eine Trennung wäre, welche Probleme sie mit sich brächte und wie sehr Sie sich an Ihren Mann gebunden fühlen. Mein Vorschlag: Lassen Sie uns genau untersuchen, worin die Probleme im einzelnen bestehen – bei einer Trennung ebenso wie bei der Entscheidung gegen eine Trennung. Wahrscheinlich sind Sie in beiden Fällen mit sehr unangenehmen Gefühlen konfrontiert. Wir werden versuchen, Sie zu sortieren, um sie erträglicher zu machen.

29.4 Auf dem Weg zur Modifikation maladaptiver und manipulativer Verhaltensmuster

Nachdem die Beziehungsbedürfnisse, die den manipulativen Verhaltensmustern zugrunde liegen, herausgearbeitet sind, also eine *psychische Repräsentanz* erhalten haben, eröffnen sich Wege, diese Muster zu verändern. Worin kann das bestehen?

- Wir können *alternative Möglichkeiten der Befriedigung basaler Beziehungs- und Schutzbedürfnisse* erarbeiten (s. Kap. 38).
- Wir können klären, vor welchen negativen Emotionen – Ängsten, Schamgefühlen, Ohnmachtgefühlen usw. – die manipulativen Strategien schützen. Nachdem auch die Emotionen eine Repräsentanz erhalten haben, können wir zu *emotionsregulierenden Aktivitäten* anregen (s. Kap. 22).
- Eine *affektdifferenzierende Arbeit* kann helfen, Vergangenheits- und Gegenwartsaspekte dieser Emotionen zu unterscheiden (s. Kap. 25).
- *Ressourcenstärkende Interventionen* können dazu beitragen, die Emotionen besser zu kontrollieren (s. Kap. 24).
- Oft ist es möglich, die subjektive Belastung, mit dem diese Emotionen verbunden ist, mit einem traumaverarbeitenden Verfahren zu reduzieren, z. B. mit dem Verfahren *Eye Movement Desensitization and Reprocessing* (EMDR, s. Kap. 34).
- Wir können herausarbeiten, welche *negativen Überzeugungen* von der eigenen Person und welche negativen Erwartungen gegenüber anderen Menschen dazu beitragen, das manipulative Verhalten zu motivieren. Sowohl kognitive Arbeit wie auch die Modifikation der negativen Überzeugungen mit EMDR kommen in Betracht (s. Kap. 34).

In Kapitel 38 werden wir weiter auf Möglichkeiten der Modifikation maladaptiver Verhaltensmuster eingehen.

Maladaptive Verhaltensweisen verstehen

- selbstregulatorische und beziehungsregulatorische Funktionen maladaptiver Verhaltensmuster verstehen
- maladaptive Verhaltensmuster als Schutz vor negativen Emotionen und zur Befriedigung elementarer Beziehungsbedürfnisse begreifen
- ursprünglich adaptiven Wert manipulativer Verhaltensmuster erkennen
- Gegenübertragungsreaktionen beachten
- entschlossen sein, sich nicht schädigen oder manipulieren zu lassen
- alternative Strategien der externen Emotionsregulierung zum Schutz vor negativen Emotionen und zur Befriedigung elementarer Bedürfnisse entwickeln

Literaturempfehlungen

Sachse R (2002). Histrionische und Narzisstische Persönlichkeitsstörungen. Göttingen, Bern, Toronto, Seattle: Hogrefe.

Sachse R (2004). Persönlichkeitsstörungen. Leitfaden für die psychologische Psychotherapie. Göttingen, Bern, Toronto, Seattle: Hogrefe.

30 Therapeuten als Täter oder Retter?

Traumatische Übertragungen

30.1 Negative und idealisierende Übertragungen

Bei traumatisierten Patienten mit Persönlichkeitsstörungen sind wir häufig mit *Übertragungsphänomenen* konfrontiert. Die *frühen Bindungs- und Beziehungserfahrungen* prägen in charakteristischer Weise die Wahrnehmung wichtiger Bezugspersonen der Gegenwart. Durch die frühe Erfahrung von Gewalt und Misshandlung können aktuell nahe Bezugspersonen besonders leicht *verzerrt wahrgenommen* werden, und die auf sie gerichteten Erwartungen, Wünsche und Befürchtungen können besonders leicht die Färbung einer *Täter-Opfer-Retter-Dynamik* annehmen.

Das gilt in besonderem Maße für die *therapeutische Beziehung*. Durch den besonderen Charakter dieser Beziehung können, ausgelöst durch Momente der realen Beziehung, alle alten traumatischen Erfahrungen und ebenso alle kindlichen Sehnsüchte und Bedürfnisse nach Rettung, Liebe und Geborgenheit neu belebt werden. Viele Übertragungsphänomene traumatisierter Patientinnen können wir so als Reinszenierungen alter kindlicher Bedürfnisse, Erwartungen, Ängste und Impulse verstehen, die durch aktuelle interpersonelle Ereignisse oder Aspekte der therapeutischen Beziehung getriggert werden (Elliott u. Briere 1995).

In der Behandlung traumatisierter und persönlichkeitsgestörter Patienten müssen wir immer damit rechnen, dass traumatische Übertragungsphänomene unsere Therapien überlagern und den dringend notwendigen »Hintergrund der Sicherheit« (Sandler 1960) gefährden. Deshalb beachten wir folgende Hinweise:

- Äußerlich betrachtet können *geringfügige Anlässe*, wenn sie unbewusst mit traumatischen Erfahrungen assoziiert sind, akute Veränderungen in der therapeutischen Beziehung auslösen. So können nicht nur plötzliche Stimmungswechsel, sondern auch abrupte und intensive Unterbrechungen der therapeutischen Beziehung auftreten. Diese für die Therapiebeziehung gefährlichen Einbrüche zu erkennen und aufzufangen ist eine wichtige therapeutische Aufgabe.
- *Negative Übertragungsmanifestationen* können den Aufbau eines *tragfähigen Arbeitsbündnisses* behindern und die Ursache für *Widerstandsphänomene* in der Therapie sein. Je ausgeprägter die traumatischen Erfahrungen waren, mit umso größeren Störungen der Therapie durch negative Übertragungsphänomene müssen wir rechnen.

Eine in der Kindheit sexuell missbrauchte Patientin hatte große Schwierigkeiten, in der Therapie über Sexualität zu sprechen, weil sie befürchtete, der Therapeut könnte dadurch zu nicht kontrollierbaren Übergriffen stimuliert werden.

- Auch *idealisierende Übertragungen* können zu einer Quelle des Widerstandes werden. Anders als bei den therapeutisch erwünschten

mild positiven Übertragungsformen können magische Rettungserwartungen ein schweres Hindernis für eine fruchtbare therapeutische Zusammenarbeit sein. Erst mit einem zunehmenden Sicherheitsgefühl in der Beziehung kann die Notwendigkeit der Idealisierung geringer werden.
- Wichtig ist auch zu wissen, dass die meisten traumatisierten Patienten nicht nur *eine* Übertragung haben. Ebenso wie die inneren Anteile der Persönlichkeit kann auch die Übertragung *aufgespalten* sein. Die einzelnen Übertragungsmuster können einander überlagern oder wechselnd aktualisiert werden. Eine Patientin kann im einen Moment Aspekte einer idealen Retterfigur auf uns übertragen und sich sicher fühlen, während sie im nächsten Moment Aspekte des Täters oder der nicht schützenden Mutter auf uns überträgt und sich selbst ohnmächtig und verzweifelt fühlt. Auf diese Weise kann die Übertragungssituation sehr komplex werden und die Gegenübertragung stark belasten (s. Kap. 31).

Wenn wir Übertragungsmuster rechtzeitig erkennen, können wir besser mit Schwierigkeiten in der Behandlung umgehen. Problematisches Ausagieren von Übertragungen und Therapieabbrüche wegen unaufgelöster Übertragungsverstrickungen werden so seltener. Aber auch wenn wir die typischen Übertragungsmuster kennen, sind wir nicht davor geschützt, in Übertragungs-Gegenübertragungs-Szenarien hineingezogen zu werden. Diese Verstrickungen können mit zunehmender Erfahrung zwar eingegrenzt werden, vermeiden lassen sie sich nicht.

Das *gemeinsame Reflektieren und Auflösen der Übertragungsverstrickung* kann nicht nur helfen, die gefährdete therapeutische Beziehung zu »reparieren« und das Arbeitsbündnis zu stärken. Unsere Patientinnen können sich darüber hinaus besonders erst genommen und wertgeschätzt fühlen, da sie als gleichberechtigte Partner mit uns gemeinsam das abgelaufene Interaktionsgeschehen reflektieren.

T: Ich habe das Gefühl, dass Sie mich zurzeit als ein gleichgültiges, vernachlässigendes und selbstsüchtiges Individuum wahrnehmen, das nur vorgibt, Ihnen helfen zu wollen. Ich aber sehe das anders. Ich denke, ich versuche mein Bestes, um Ihnen zu helfen (Clarkin et al. 2001a, S. 132).

Woran können wir negative Übertragungen erkennen?
- In den seltensten Fällen können Patienten offen über ihre Ängste sprechen, ausgebeutet, zurückgewiesen oder verraten zu werden. Ist die Übertragung eines bestrafenden Objektes aktiv, werden sie diese Befürchtungen und negativen Übertragungsgefühle gerade *nicht* aussprechen, sondern allenfalls *verschlüsselt* mitteilen: durch ihr *Verhalten* oder ihre *nonverbale Kommunikation*. Einem Patienten geht es schlecht, er zieht sich zurück, eine Patientin vermeidet bestimmte Themen, eine weitere wirkt emotional auffallend unbeteiligt, oder es kommt zum destruktiven Agieren.
- Wenn unsere Aufmerksamkeit durch solche Hinweise auf mögliche Übertragungsphänomene gelenkt wird, *explorieren* wir gezielt das Erleben unserer Patientinnen. Die Exploration von Übertragungsgefühlen kann, wenn sie in einer freundlich-wohlwollenden Atmosphäre geschieht, für den therapeutischen Prozess äußerst hilfreich sein. Wenn Patienten – wiederum aus bewussten oder nicht bewussten Übertragungsängsten heraus (»Wie würde der Therapeut reagieren, wenn er wüsste, was ich wirklich über ihn denke?«) – derartige Gefühle nicht äußern können, können wir Vermutungen äußern:

T: Wenn ich mir klar mache, was Sie erlebt haben, könnte ich mir vorstellen, dass Sie meine Äußerungen in dem Sinne verstanden haben, dass ...

30.2 Erklärungen für Übertragungsphänomene

Die Konzeptualisierung der Übertragung aus der *Bindungsperspektive* geht davon aus, dass alle bindungsrelevanten Informationen der Kindheit in inneren Arbeitsmodellen von Bindung abgelegt sind, die im impliziten Gedächtnis gespeichert werden. Sie enthalten Informationen über Reaktionsweisen früher Bindungsfiguren und eigene unbewusste Strategien und Regeln im Umgang mit diesen Bindungsfiguren. Die Gesamtheit dieser Informationen wird in wichtigen Beziehungen der Gegenwart aktiviert. Sicher gebundene Personen verfügen über Arbeitsmodelle von Bindung, in denen andere Menschen als zuverlässig und vorhersagbar repräsentiert sind, wohingegen die inneren Arbeitsmodelle unsicher gebundener Personen andere Menschen als zurückweisend, gefährlich und unvorhersagbar erscheinen lassen.

In *psychoanalytischem Verständnis* können wir Übertragungsphänomene bei Patienten mit schweren Persönlichkeitsstörungen *nur teilweise als Wiederholung von Erlebens- und Verhaltensmustern der Vergangenheit* verstehen. In einem *klassischen Verständnis* sind Übertragungen ubiquitäre Phänomene, die in allen länger dauernden und nahen Beziehungen auftreten. Die Wahrnehmung wichtiger Personen der Gegenwart wird in diesem Verständnis von Übertragung durch Gefühle, Gedanken, Erwartungen und Verhaltensweisen beherrscht, die als *Wiederholungen früher Beziehungsformen* verstehbar sind. So betrachtet, entsprechen sie dem Bedürfnis nach Familiarität und dem Wunsch, in anderen Menschen Bekanntes wiederzufinden, um so Sicherheit und Orientierung zu finden (Wöller u. Kruse 2005b). In einem *moderneren Verständnis*, das für schwere Persönlichkeitsstörungen hilfreicher ist, entstehen Übertragungen in zwischenmenschlichen Beziehungen noch aus zwei anderen wichtigen Gründen: wegen der unzureichend ausgebildeten Fähigkeit zur *Mentalisierung* und wegen der Notwendigkeit der *Externalisierung negativer Selbstzustände*. Betrachten wir diese zwei Punkte näher:

- Die in einer förderlichen Bindungsbeziehung erworbene Fähigkeit zur *Mentalisierung* erlaubt es uns, eigene und fremde mentale Zustände sowie Verhaltensweisen zu reflektieren. Wenn die Fähigkeit aufgrund defizitärer Bindungserfahrungen nicht genügend entwickelt oder wenn sie durch allzu widersprüchliche Beziehungserfahrungen defensiv unterentwickelt geblieben ist, fehlt ein reflektierender Abstand in wichtigen Interaktionen. Das kann bedeuten, dass die einzige sich anbietende Situationsdeutung als zutreffend angesehen wird und ein gedankliches Durchspielen alternativer Ursachen der Situation nicht möglich ist. Nun kommt hinzu, dass bindungstraumatisierte Patienten eher zu negativem Denken neigen. Da alternative Situationsdeutungen nicht möglich sind, ist die Wahrscheinlichkeit groß, dass diese eine Deutung auch negativ ist. Deshalb können bindungstraumatisierte Patientinnen zahlreiche Situationen in der Therapie schnell und unmittelbar als *bedrohlich* auffassen und unsere Äußerungen als ängstigend, kritisierend oder demütigend einstufen (Fonagy et al. 1993; s. Kap. 7.3 u. 28). Patientinnen mit der Fähigkeit, Situationen auf verschiedene Ursachen zurückzuführen, werden eher imstande sein, z. B. Folgendes zu denken: »Die Therapeutin kommt mir heute abweisend vor, sie schaut öfters weg. Hat sie etwas gegen mich? Vielleicht ist sie auch nur erschöpft, weil sie einen anstrengenden Tag hatte.«
- Negative Übertragungen bei Patientinnen mit schweren Persönlichkeitsstörungen und Beziehungstraumatisierungen können leicht dadurch zustande kommen, dass eigene *schlecht integrierbare oder unerträgliche Selbstanteile – Gefühle, Gedanken und Impulse* – im Dienste der Emotionsregulierung *in Beziehungspartner »deponiert«* werden. Dies geschieht vor allem mithilfe des externalisierenden Abwehrmechanismus der *projektiven Identifizierung*. Andere Menschen werden dann gleichsam zum Depot, zum *»Container«* für die nicht akzeptablen Gefühle oder Gedanken, die nicht »herunterreguliert« wer-

den können. Mithilfe der projektiven Identifizierung kann es dann gelingen, dass der Interaktionspartner so lange manipulativ beeinflusst wird, bis er sich der eigenen Rollenzuschreibung entsprechend verhält (s. Kap. 7.2). Im anderen kann dann der negative Selbstanteil ohne Verurteilung durch die eigenen normgebenden Instanzen kontrolliert, bekämpft und verurteilt werden, wodurch die eigene Emotionsregulierung kompensiert bleiben kann.

Eine Patientin kann die Schuldgefühle wegen eigener aggressiver Regungen nicht ertragen. Durch subtile Provokationen manipuliert sie ihren Partner so lange, bis er sie schlägt. Das Böse ist nun externalisiert und das Über-Ich – vorübergehend – besänftigt.

30.3 Die häufigsten Übertragungsmanifestationen bei traumatisierten Personen

Bei traumatisierten Patienten kommen die folgenden – sich wechselseitig nicht ausschließenden – Übertragungsmanifestationen besonders häufig vor:

- *Täterübertragungen:* Damit ist die Übertragung von Aspekten einer *misshandelnden oder missbrauchenden Bezugsperson* auf den Therapeuten gemeint. Das bedeutet, dass – meist unbewusst – der Therapeut als potenzieller Täter wahrgenommen wird, der Gehorsam fordert und der beruhigt werden muss. Wenn eine Patientin gelernt hat, dass ihre Wertschätzung davon abhängig gemacht wird, wieweit sie den Täter zufrieden stellt, wird sie versuchen, ihm zu gefallen und seinen Äußerungen zustimmen. In ihrem Bemühen, eine »gute Patientin« zu sein, wird sie die Ratschläge und Empfehlungen ihres Therapeuten akzeptieren, selbst wenn sie sie selbst als nicht hilfreich empfinden und in der Realität auch nicht umsetzen kann.
- Übertragung von Aspekten einer zwar nicht aktiv misshandelnden, aber *vernachlässigenden und nicht ausreichend Schutz gewährenden Bezugsperson*: Bei dieser Übertragung nimmt der Patient die Therapeutin z. B. als eine Person wahr, die seine Bedürfnisse und Wünsche nicht hinreichend beachtet.
- Übertragung von Aspekten der *hilflosen, versorgungsbedürftigen Eltern*: Hier sind Muster der *Parentifizierung* angesprochen. Wir bemerken nicht selten, dass Patientinnen sich weniger um ihr, sondern vor allem um *unser* Wohlbefinden sorgen und unbewusst immer darauf achten, dass es *uns* gut geht.
- Idealisierende Übertragungen: Das sind Übertragungen einer *idealisierten Retterfigur.* In diesem Fall werden wir als ein nur guter Mensch wahrgenommen, an den die Patientinnen sich anklammern möchten und von dem sie versorgt werden möchten.
- *Opfer-Übertragung:* Eine Patientin kann unbewusst mit dem Missbrauchstäter identifiziert sein und die Therapeutin durch ihr Verhalten in die Position des hilflosen, missbrauchten Kindes, das heißt in die Rolle des Opfers bringen. Oder ein traumatisierter Patient bringt den Therapeuten unbewusst in die Rolle eines jüngeren Geschwisterkindes, den er in der Kindheit gequält oder missbräuchlich behandelt hat. Patienten in dieser Position werden ihre Therapeuten mit Vorwürfen quälen oder sie hilflos und ohnmächtig machen.
- Weitere Übertragungsmuster sind: die Übertragungen des *wissenden, aber nicht handelnden Elternteils*, die Übertragung des *Verführers* und die Übertragung des nicht involvierten, nicht wissenden Elternteils.
- Eine Besonderheit traumatischer Übertragungen sind so genannte *»Flashback-Übertragungen«*. Bestimmte Aspekte der Person der Therapeutin – die Stimme, die Kleidung, eine Körperbewegung, ein Parfüm – oder bestimmte Einzelheiten wie Gegenstände der Praxiseinrichtung können einen Flashback oder eine traumatische Erinnerung auslösen. Eine Patientin kann den Therapeuten dann

tatsächlich als Täter wahrnehmen. Es handelt sich hierbei um eine Wahrnehmungsillusion, die vor allem bei hoch dissoziativen Personen vorkommt und unvermittelt neben andere Übertragungsmuster treten kann.

Hervorzuheben ist nochmals, dass die Übertragungsfiguren auch nebeneinander vorkommen können, wenn es durch die unterschiedlichen Persönlichkeitsanteile zu einer aufgespaltenen Übertragung kommt.

Ohne Frage haben auch die Bindungsstile (s. Kap. 4) einen Einfluss auf die Gestaltung der Übertragungen. *Unsicher-distanziert* gebundene Personen neigen oft zur Abschottung und zum Rückzug, wenn sie die therapeutische Beziehung als nah und bedrohlich erlebten. *Unsicher-ambivalent* gebundene Personen haben dagegen die Tendenz, sich an uns anzuklammern, sich uns anzupassen, sich für uns aufzuopfern und für uns zu sorgen.

Ein Patient mit einem unsicher-ambivalenten Bindungsstil geht wie selbstverständlich davon aus, dass er die Fürsorge und Liebe des Therapeuten verliert, sobald er nicht mehr für dessen Bedürfnis nach Bestätigung und Anerkennung sorgt. Eine Patientin ist bereit, »alles über sich ergehen lassen«, nur um ihren Therapeuten nicht zu verlieren.

Übertragungsphänomene sind um so ausgeprägter, je stärker frühe Abwehrmechanismen – wie Projektion, primitive Idealisierung, projektive Identifikation, Spaltung, Verleugnung – dominieren und je eher die Persönlichkeit auf dem Niveau der ich-strukturellen Störung funktioniert (s. Kap. 7.5). Entsprechend dem Typus der Persönlichkeitsstörung können folgende Übertragungsmuster in den Vordergrund treten.

- Therapien traumatisierter Patienten mit einer *Borderline-Persönlichkeitsstörung* sind oft geprägt durch rasche Wechsel von Idealisierungen und Entwertungen sowie durch intensive negative und erotische Übertragungen. Von den eher »bunten« Übertragungsmustern dissoziativer Patientinnen unterscheiden sich diejenigen der Borderline-Patientinnen durch ausgeprägte Schwarz-Weiß-Kontraste als Ausdruck der Spaltungsphänomene.
- Bei *narzisstischen Persönlichkeitsstörungen* werden wir typischerweise über einen längeren Zeitraum entweder idealisiert oder entwertet.
- Bei *paranoiden Persönlichkeitsstörungen* werden wir leicht zu Komplizen oder Verfolgern, bei einer *schizoiden Persönlichkeitsstörung* zu einem fernen Zuschauer oder zu einer eindringenden gefährlichen Figur.

Typische Übertragungsmuster bei psychischen Traumatisierungen

- Täter-Übertragungen
- Übertragung der zurückweisenden, vernachlässigenden, nicht schutzgewährenden Bezugsperson
- Übertragung der hilflosen, versorgungsbedürftigen Eltern
- Übertragung einer idealisierten Retterperson
- Opfer-Übertragung
- Übertragung des wissenden, aber nicht handelnden Elternteils
- Verführer-Übertragung
- Übertragung des nicht involvierten, nicht wissenden Elternteils
- Flashback-Übertragungen

30.4 Unser Beitrag zur Begrenzung negativer Übertragungen

Wir wissen inzwischen, dass viele negative Übertragungen ein *Artefakt der Behandlungstechnik* sind. Unter den Bedingungen einer unzureichend entwickelten Fähigkeit zur Mentalisierung kann eine zurückhaltende therapeutische Haltung oder ein längeres Schweigen negative Übertragungsfantasien mit heftigen und überwältigenden traumatischen Affekten auslösen, die wie eine Retraumatisierung erlebt werden können.

Die Patientinnen können dann das Gefühl entwickeln, allein gelassen, abgelehnt, zurechtgewiesen, verurteilt oder beschämt zu werden, ohne dies kommunizieren zu können. Übertragungsängste hindern sie, dieses Erleben mitzuteilen.

Durch die Art und Weise, wie wir die therapeutische Beziehung gestalten, können wir die Ausbildung negativer oder idealisierender Übertragungsmuster fördern oder hemmen.

> Während es bei höher strukturierten Patienten auf neurotischem Strukturniveau sinnvoll sein kann, negative Übertragungen anwachsen zu lassen, um sie später zu analysieren, halten wir ein solches Vorgehen bei traumatisierten Patienten mit schweren Persönlichkeitsstörungen für schädlich.

Stattdessen sind wir bemüht, der Ausbreitung negativer Übertragungen entgegenzuwirken. Dies kann auf folgende Weise geschehen:

- Durch eine *wohlwollende und wertschätzende therapeutische Haltung* fördern wir gezielt eine positive Bindungsbeziehung.
- Durch *reale Präsenz* und einen *aktiven Interventionsstil* begrenzen wir die Entwicklung von Übertragungsfantasien. Vor allem vermeiden wir – besonders zu Beginn der Behandlung – längere Schweigepausen. Wenn eine Patientin länger schweigt, greifen wir aktiv ein:

> **T:** Wie geht es Ihnen im Moment?
> **T:** Sie haben jetzt länger geschwiegen. Tut Ihnen das Schweigen gut oder nicht?
> **T:** Wie fühlt sich das Schweigen an? Ist es o. k.?

- Indem wir dem Patienten eine größtmögliche *Kontrolle* über den Prozess ermöglichen und *Wahlmöglichkeiten* einräumen, erhöhen wir das Sicherheitsgefühl und verringern die Wahrscheinlichkeit der Entwicklung negativer Übertragungen.
- *Klarheit und Transparenz* der Kommunikation können ebenfalls negative Übertragungen begrenzen.
- Bei Konfrontationen oder Deutungen bemühen wir uns vor allem in Therapiephasen mit noch brüchigem Arbeitsbündnis, durch *begleitende supportive Interventionen* sicherzustellen, dass sie von den Patienten in dem von uns intendierten wohlwollenden Sinne als eine Hilfe verstanden werden. Unzureichend vorbereitete Deutungen können leicht als Kritik oder Ablehnung verstanden werden und heftige Scham- oder Schuldgefühle auslösen, wodurch die Hintergrundsicherheit bedroht und das Arbeitsbündnis gefährdet wird. Um die Gefahr negativer Reaktionen auf eine Deutung einzugrenzen, weisen wir auf unsere wohlwollende Intention eigens hin:

> **T:** Mir ist es ganz wichtig, dass Sie das Folgende nicht als Kritik verstehen. Könnte es sein, dass Sie (...) getan haben, weil Sie fürchteten, dass (...)?

- Eine sorgfältige Beobachtung der eigenen *Gegenübertragungsreaktionen* und deren weitere Klärung in Supervisionen kann zusätzlich helfen, eigene Beiträge am Zustandekommen von Übertragungen zu erkennen.

> **Begrenzung von Übertragungen**
> - keine zurückhaltende therapeutische Haltung
> - wohlwollende und wertschätzende therapeutische Haltung
> - reale Präsenz
> - Klarheit und Transparenz
> - bei Konfrontationen oder Deutungen begleitende supportive Interventionen
> - Klärung eigener Gegenübertragungsreaktionen

30.5 Übertragungsbedingte Probleme als reale Probleme ernst nehmen

Trotz unserer Bemühungen zur Begrenzung von Übertragungen werden wir es vor allem wegen der eingeschränkten Mentalisierungsfähigkeit und wegen der Notwendigkeit zur Externalisierung unerträglicher Selbstanteile nicht verhindern können, dass sich negative Übertragungen mit entsprechenden Ängsten, Erwartungen und Fantasien in der aktuellen therapeutischen Beziehung ausbilden. Im Einzelnen sind uns die folgenden Aspekte wichtig:

- Für die Behandlung von Patienten mit schweren Persönlichkeitsstörungen ist es entscheidend, dass wir die Ängste, Erwartungen und Fantasien *in der aktuellen Realität ernst nehmen* und *nicht vorschnell als Wiederbelebung der Vergangenheit deuten.* So ernst wir die Ängste, Erwartungen und Fantasien im Hier und Jetzt auch nehmen, so sehr legen wir auch Wert darauf, den Patienten deutlich zu machen, dass sie sich für *eine mögliche Sicht der Realität* entschieden haben – die möglicherweise etwas mit ihrer Vergangenheit zu tun hat – und dass nach unserer Auffassung auch andere Sichtweisen möglich sind. Damit vermindern wir die Gefahr, den realen Kern von Übertragungsauslösern in der therapeutischen Beziehung zu übersehen, ohne gleichzeitig die Ausbildung der Übertragungen weiter zu fördern.
- Aufgrund der meist geringen Fähigkeit zur *Mentalisierung* können Patienten keine reflektierende Distanz zu den erlebten Ängsten, Erwartungen und Fantasien einnehmen und die Als-ob-Qualität einer Übertragung (s. Kap. 36.4) erfassen. Eine Studie des »Anna Freud«-Zentrums in London (Fonagy et al. 1994) konnte zeigen, dass bei Opfern von Kindesmissbrauch häufig die Als-ob-Qualität der Übertragungsreaktionen fehlte. Der Befund spricht nach Ansicht der Autoren für die Verminderung der selbstreflexiven Funktion bei diesen Patienten, der Fähigkeit, mentale Zustände zu aktivieren, in denen über eigene Handlungen reflektiert wird und in denen Gefühle, Absichten, Konflikte, Überzeugungen zum Gegenstand des Erlebens werden.
- Aus den genannten Gründen bemühen wir uns vorrangig um eine *Klärung der aktuellen Realität in der therapeutischen Beziehung.* Dazu versuchen wir den Moment in der Therapiesitzung zu identifizieren, der als *Übertragungsauslöser* gewirkt hat. Indem wir der wahrgenommenen Bedeutung unsere eigene Intention gegenüberstellen, fördern wir die Fähigkeit zur Mentalisierung und die Bereitschaft zur Einnahme unterschiedlicher Perspektiven.

Eine Patientin ist fest davon überzeugt, dass ihre Therapeutin sie mit einer Äußerung verletzen oder demütigen wollte, um sie zu bestrafen. Auf eine Deutung der Therapeutin, die den Ursprung dieser Wahrnehmung mit traumatischen Erfahrungen der Vergangenheit in Verbindung bringt, reagiert sie zutiefst irritiert und fühlt sich nicht verstanden. Erst als die Therapeutin mit ihr gemeinsam herausarbeitet, welche ihrer Äußerungen bei ihr die Überzeugung ausgelöst hat, dass sie sie bestrafen wollte, beruhigt sich die Patientin etwas. Die Therapeutin teilt ihr mit, dass sie ihr Erleben gut nachvollziehen könne, dass es jedoch keinesfalls in ihrer Absicht gelegen habe, sie zu schädigen oder zu bestrafen. Diese Klärung führt zu einer deutlichen Erleichterung bei der Patientin und zu einer Stärkung des Arbeitsbündnisses.

- Wenn ein Patient einer Therapiesitzung fern bleibt, ist es uns ein besonderes Anliegen zu klären, was den Bruch in der therapeutischen Beziehung herbeigeführt hat.

T: Ich versuche zu verstehen, was ich getan oder nicht getan habe, was verhindert hat, dass Sie in die Behandlung gekommen sind. Wir wollen verstehen, was nicht gut gelaufen ist. (Bateman u. Fonagy 2004, S. 276)

- Reagieren unsere Patientinnen mit feindlichen Emotionen, vor allem mit *Ärger und Wut*, verstehen wir dies in erster Linie als Reaktion auf eine *wahrgenommene Bedrohung in der therapeutischen Situation.* Das feindselige Reagieren einer Patientin kann bedeuten, dass sie sich in der therapeutischen Situation unverstanden, missachtet oder bedroht gefühlt hat und infolge eines Mentalisierungsdefizits keine alternative Situationsdeutung zur Verfügung hatte. Wir klären dann gemeinsam mit ihr, was in der therapeutischen Situation die Wutreaktion ausgelöst haben kann. Oft ist es hilfreich, die Patienten daran zu erinnern, dass *sie* die Kontrolle über den therapeutischen Prozess haben und dass in der Therapie nichts gegen ihren Willen geschehen wird. Durch solche Klärungen kann das *therapeutische Band* wieder hergestellt werden, können *Rupturen der Bindungsbeziehung »repariert«* werden (s. Kap. 17.4)

T: Ich merke, dass Sie sehr ärgerlich sind, weiß aber nicht, was Sie so ärgerlich gemacht hat. Ich vermute, dass es mit der Situation hier zu tun hat. Wenn ich Sie verletzt habe, tut es mir leid, das lag nicht in meiner Absicht. Lassen Sie es uns verstehen, was geschehen ist. Denn Ähnliches, vermute ich, werden Sie auch sonst oft erlebt haben. Haben Sie ein Beispiel dafür?

- Wie bereits erwähnt, haben die bei traumatisierten Patienten häufig *wenig integrierten Persönlichkeitsanteile nicht nur unterschiedliche Bedürfnisse, sondern auch unterschiedliche Übertragungen* – Übertragungsängste, -erwartungen und -fantasien –, die wir in unseren Interventionen und Handlungen berücksichtigen müssen. So kann ein Patient unter dem Einfluss eines Persönlichkeitsanteils, der ein verzweifeltes und misshandeltes Kind repräsentiert, Angst vor uns haben, während der gleiche Patient unter dem Einfluss eines problembagatellisierenden Persönlichkeitsanteils uns vorwirft, wir würden unnötig dramatisieren. Fast immer gelingt es, durch Ansprache der »erwachsenen Person« die Ausbildung dieser Übertragungsmuster zu begrenzen.
- Nicht immer ist eine Klärung möglich. So kann ein Patient beispielsweise darauf beharren, dass sein Therapeut eine negative Absicht gegen ihn hege. Dann ist es aber möglich, dieser Sichtweise eine *andere Perspektive* entgegenzusetzen. Eine zusätzliche Perspektive einnehmen zu können, kann ein wichtiger Schritt zur Verbesserung der Mentalisierungsfähigkeit sein.

Erst mit fortschreitender Therapie und bei verbesserter Mentalisierungsfähigkeit können wir Übertragungsphänomene nutzen, um unseren Patientinnen zu zeigen, *wie Erlebnisse der Vergangenheit die Wahrnehmung der Gegenwart beeinflussen.* Wir nutzen Übertragungsphänomene aber nicht, um die Vergangenheit zu rekonstruieren. Es können aber Ähnlichkeiten zwischen den Beziehungen des Patienten in seinem Umfeld und der Beziehung zu uns als Therapeuten sichtbar werden. Wir erklären unseren Patienten, dass Übertragungsphänomene in Psychotherapien etwas Normales und kein Grund zur Beunruhigung sind.

Umgang mit negativen Übertragungsphänomenen

- Übertragungsphänomene im Hier und Jetzt ernst nehmen, nicht vorschnell als Wiederholung der Vergangenheit deuten
- Übertragungsauslöser identifizieren
- Ärger, Wut und Angst als Reaktion auf eine wahrgenommene Bedrohung in der therapeutischen Situation verstehen
- an die Möglichkeit der Externalisierung negativer Selbstanteile denken

30.6 Die Identifikation von Übertragungsauslösern

Die Analyse von *Übertragungsauslösern* bedeutet, die Aspekte der therapeutischen Situation zu identifizieren, die eine Übertragung in Gang setzen. Für die Behandlung traumatisierter Patienten gilt nun, dass, ähnlich wie Alltagsstimuli durch assoziative Nähe zu traumatischem Erleben aktuell traumatisch wirken können (van der Kolk 1989), prinzipiell *jede* unserer Interventionen traumatische Qualität annehmen kann. Interventionen können als vernachlässigend, verurteilend, verführend, zurückweisend, entwertend verstanden werden.

So betrachtet, *kann im Grundsatz jede Intervention traumatische Affekte, vor allem Gefühle von Verlassenheit und Ohnmacht auslösen*, was oft nicht vorhersehbar ist. Manchmal ist es eine bestimmte Sitzhaltung, eine bestimmte Handbewegung, die eine Patientin assoziativ mit Desinteresse, Verachtung oder Übergriffigkeit in Verbindung bringt. Ein Blick der Therapeutin zur Uhr kann als Ausdruck ihres Desinteresses verstanden werden und Ausgangspunkt für die Übertragung einer desinteressierten Elternfigur sein. Klarifizierende Interventionen können als Tadel oder Missbilligung aufgefasst werden. Lob kann als scheinheiliger Versuch empfunden werden, den Patienten gefügig zu machen. Eine freundliche Annäherung des Therapeuten kann als Versuch verstanden werden, missbräuchliche Nähe herzustellen, Interesse für die Patientin kann als Interesse an sexuellem Übergriff verstanden werden usw.

Eine Erläuterung wird von einem Patienten als kleinmachende, demütigende und »oberlehrerhafte« Art erlebt, die nur das Ziel verfolgt, ihm klarzumachen, wie dumm er ist. Hintergrund ist eine Beziehungserfahrung mit einer Mutter, die ihm fortgesetzt einredete, er sei dumm.

Entsprechend werden die *defensiven Reaktionen* der Patienten ausfallen: Sie werden sich uns anpassen und für uns sorgen, um nicht verlassen zu werden. Sie können unsere Deutungen, die sie als unstimmig empfinden, bestätigen, um uns nicht zu verletzen. Gefühle von Verlassensein und Zurückweisung können bei Urlauben oder anderen Abwesenheiten wiederbelebt werden. Gelegentlich ist es die Wortwahl, die triggernd wirkt.

Oft kann es lange Zeit dauern, bis traumatische Übertragungen verstanden werden. Bei einer Patientin beispielsweise wurde erst nach längerer Therapiedauer deutlich, dass allein das Angesehenwerden Scham auslöste, weil Gesehenwerden die Bedeutung hatte, lüstern angesehen zu werden.

P: Es ist mir ganz unangenehm, wenn Sie mich ansehen.
T: Was könnte es sein, das so unangenehm ist?
P: Ich weiß es nicht.
T: Ich nehme an, es ist eine negative Erfahrung, die Sie gemacht haben, wenn Sie angesehen wurden. Ist das möglich?
P: (zögert lange) Mein Vater hat mich immer so angesehen ...

Diese Beispiele zeigen, dass unsere Interventionen immer auch traumatisch interpretiert werden können. Es genügt also nicht, lediglich längere Schweigepausen zu vermeiden, die Gefühle von Verlassensein auslösen könnten; unsere Aktivität kann ebenso überstimulierend und intrusiv und insofern retraumatisierend erlebt werden. Um das möglichst zu vermeiden, gehen wir so vor:

- Mithilfe *auslöserorientierter Interventionen* arbeiten wir heraus, wie unsere Interventionen erlebt wurden und ob sie als intrusiv oder vernachlässigend, als verführend oder zurückweisend verstanden wurden. Indem wir verstehen, wie Patienten unseren Interventionen neue Bedeutungen zuweisen, können wir ihre unbewussten Identifikationen und die Übertragungsbereitschaften erkennen und in gemeinsamer Reflexion die aktualisierte Beziehungsproblematik klären.
- Wir bemühen uns, in unseren Interventionen *Formulierungen zu vermeiden*, von denen wir aus unserer Kenntnis der Vorgeschichte unserer Patientinnen vermuten müssen, dass sie potenziell als intrusiv oder zurückweisend erlebt werden können.
- Es ist unmöglich und auch nicht erstrebenswert, *alle* potenziell als intrusiv oder zurückweisend erlebbaren Formulierungen zu vermeiden. Es kann jedoch für den therapeutischen Prozess sehr nützlich sein, wenn wir an die Möglichkeit eines solchen Erlebens denken und ein Reflektieren darüber anregen.

- Es hat sich bewährt, alle *verbalen oder nonverbalen Äußerungen* unserer Patienten immer auch als einen *verschlüsselten Kommentar zu unserer letzten Intervention* zu verstehen. Immer enthalten die Patientenäußerungen eine Botschaft, wie gut oder wie schlecht ihm unsere letzte Intervention getan hat und ob sie mit seiner inneren Wirklichkeit übereinstimmt oder nicht.
- Wir achten also besonders auf *nonverbale Signale*, z. B. auf den Gesichtsausdruck, um Hinweise zu erhalten, ob unsere Patienten uns so verstanden haben, wie wir verstanden werden wollten.
- *Symptome*, die im Anschluss an eine Intervention in Erscheinung treten, können ebenso als ein solcher Kommentar gelesen werden. In diesem Fall war eine Reaktion auf einer symbolischen Ebene nicht mehr möglich und ein somatisches Symptom wurde zur Kommunikation notwendig.
- Wann immer wir den verbalen oder nonverbalen Äußerungen unserer Patientinnen *keinen Hinweis* entnehmen können, dass sie sich durch unsere letzte Intervention verstanden und angenommen gefühlt und diese als hilfreich empfunden haben, explorieren wir ihr subjektives Erleben unmittelbar nach dieser Intervention.
- Darüber hinaus bitten wir unsere Patienten ausdrücklich, *Fragen* zu stellen, wenn sie sich unsicher sind, wie eine Äußerung von uns zu verstehen ist, und auch *Stopp zu sagen*, wenn sie sich durch unsere Worte getriggert oder geängstigt fühlen. Wir fordern Sie auch auf, uns Rückmeldung zu geben, wenn sie eine Äußerung nicht als genügend klar und eindeutig empfunden haben.

30.7 Containing unerträglicher negativer Emotionen

Wie in Kapitel 30.2 bereits erörtert, liegt den negativen Übertragungsphänomenen die Notwendigkeit der *Externalisierung unerträglicher Selbstzustände* als einer Form der erzwungenen externen Emotionsregulierung zugrunde. Dies spüren wir in der Regel daran, dass wir in unserer *Gegenübertragung* eben diese, oft auch für uns nur schwer erträglichen negativen Affekte vorfinden: Schamgefühle, Ohmachtgefühle, Angst, Schuldgefühle usw. Derartige *konkordante Gegenübertragungsreaktionen*, bei denen wir genau die unerträglichen negativen Affekte unserer Patienten spüren, sind bei persönlichkeitsgestörten Patienten häufig. Wie gehen wir damit um?

- Wir versuchen, *Distanz zum Gegenübertragungsaffekt* herzustellen und die wahrgenommene eigene Emotion als vom Patienten induziert zu identifizieren. Wenn uns dies gelingt, sind wir vor allem davor geschützt, unsere Gegenübertragung unreflektiert auszuagieren, z. B., dass wir der Aggression eines Patienten nicht mit Aggression begegnen. Dies allein stellt für die Patienten schon eine positive Beziehungserfahrung dar.
- Wenn wir in unserer Gegenübertragung einen uns fremden negativen Gefühlszustand wahrnehmen, ist die Hypothese gerechtfertigt, dass es sich *um ein deponiertes Gefühl der Patientin* handelt. Am besten können wir die bedrohte Bindungsbeziehung jedoch wieder herstellen, wenn es uns gelingt, die Patientinnen in ihrer für sie *unerträglichen Emotionalität spiegelnd und beruhigend anzunehmen*. Dadurch signalisieren wir ihnen, dass nicht nur ihr Selbstzustand als solcher für uns akzeptabel ist, sondern dass wir sie als Person gerade auch mit diesem Selbstzustand wertschätzen.

T: Ich habe bei mir ein Gefühl von Entmutigung und Hoffnungslosigkeit wahrgenommen – ist es möglich, dass ich da etwas von den Gefühlen gespürt habe, von denen Sie so oft gequält werden?

30.8 Schutzfunktion der Übertragung respektieren

In Fällen wie den Folgenden sollten wir die *Schutzfunktion von Übertragungen* respektieren:

- Es ist für traumatisierte Patienten charakteristisch, dass sie eine große Sehnsucht haben, vertrauen zu dürfen, aber gleichzeitig die Angst spüren, wieder verraten oder missbraucht zu werden. *Negative Übertragungen sind auch als Schutz vor erneuten Verletzungen und vor erneutem Verlassenwerden* zu verstehen – ein Beispiel für die doppelte Übertragung einer rettenden *und* einer misshandelnden Bezugsperson.
- *Widerstandsphänomene* besonders zu Beginn der Behandlung traumatisierter Patientinnen können ihre Wurzeln in der *Angst vor einer Retraumatisierung* in der therapeutischen Beziehung haben. Wenn es zu Verspätungen oder Versäumnissen der Therapiesitzung und zu anderen Widerstandsphänomenen kommt, ziehen wir eine solche Sichtweise in Betracht. Unbewusst erwarten sie, dass sie sich erneut in eine Beziehung begeben sollen, in der sie potenziell der Gefahr von Ausbeutung und Übergriffen ausgesetzt sind. Gerade zu Beginn der Therapie begegnen wir diesen Phänomenen nicht nur mit Toleranz, sondern auch mit Wertschätzung. Wir äußern Verständnis dafür, dass es ängstigend und verunsichernd sein muss, sich in eine therapeutische Beziehung zu begeben, sich einer fremden Person anzuvertrauen, dass der Wunsch nach einer Therapie sehr zwiespältig erlebt werden kann. Die Skepsis und das Misstrauen würdigen wir als eine wertvolle Ressource im Sinne des Selbstschutzes.
- Indem traumatisierte Patienten davon ausgehen, dass wir sie nicht verstehen, sie ausbeuten oder missbrauchen werden, *schützen sie sich vor der antizipierten massiven Enttäuschung*, die eintreten könnte, wenn sie doch vertrauten und dann doch verraten würden. Aus ihrem Misstrauen heraus legen sie jedes Wort auf die Goldwaage, was dazu führen muss, dass wir den Test der Vertrauenswürdigkeit nicht bestehen. Gehen wir vorsichtig mit Traumaerinnerungen um, kann dies als Alleingelassenwerden verstanden werden, wenden wir uns ihnen zu, kann dies als intrusiv erlebt werden.
- Einen Therapeuten zu einem ausbeuterischen Wesen oder die Therapeutin zu einem »selbstsüchtigen Muttervampir« (Hoffmann-Axthelm 2002) zu machen, kann *die Beziehung schützen, indem das Schlimmste vorweggenommen wird.* Die Überzeugung, dass Freundlichkeit nur Fassade und Engagement nur Schein ist, kann vor Enttäuschungen schützen, die aus unserer zwangsläufigen Unzulänglichkeit herrühren können.
- Aus alten Beziehungen Gewohntes in der therapeutischen Beziehung wiederzufinden entspricht auch dem *Bedürfnis nach Bekanntem und Vertrautem*, das Sicherheit und Schutz gewährt. Entsprechend halten Patienten an negativen Gefühlen uns gegenüber fest, weil die affektive Sicherheit Priorität hat. Manchmal spüren wir dies, wenn wir die – oberflächlich gesehen widersinnigen – Zuschreibungen betrachten: Wir sollen immer da sein und verfügbar sein, obwohl wir doch in den Augen der Patienten ein »negatives Objekt«, unzuverlässig und gefährlich, manchmal geradezu ein Verfolger oder eine Person sind, der man nicht trauen kann.
- Darüber hinaus kann eine solche negative Überzeugung auch vor *zärtlichen Wünschen uns gegenüber schützen*, die wiederum mit sexuellen Ausbeutungsängsten verbunden sein können. Gerade dann, wenn Patientinnen beginnen, Nähe zu uns herzustellen, kann die Angst vor der Instrumentalisierung aufkommen. Eine negative Übertragung kann den vielleicht gefährlichen Gedanken abwehren, dass wir uns eben doch ernsthaft für sie interessieren. Dieser Gedanke könnte *Wünsche nach echter Zuneigung und Nähe* und gleichzeitig Ängste vor diesen Impulsen mobilisieren, die verschiedene Gründe haben können. Wenn in der Erfahrung einer Patientin menschliche Nähe und Instrumentalisierung untrennbar

miteinander verbunden waren, wird durch die negative Übertragung die Angst vor der Ausbeutung abgewehrt. Schließlich kann sogar die Heilung selbst gefürchtet werden, wenn ein Patient glaubt, als Geheilter noch besser zur Funktionalisierung geeignet zu sein. In diesen Fällen ist es sinnvoll, Übertragungen eine Weile zuzulassen und die Zuschreibung hinzunehmen, bis später ein tieferes Verständnis möglich wird.

30.9 Idealisierende und erotisierte Übertragungen

Idealisierende Übertragungen können ebenfalls Probleme für die Therapie mit sich bringen. Auch wenn ihr übertriebener und verzerrter Charakter offensichtlich ist, sprechen wir sie nur behutsam an, um die *dringend notwendige Bindungsbeziehung* nicht zu gefährden. Oft kann eine Beziehung nur über Idealisierungen hergestellt werden. Wir bemühen uns, die ich-stärkenden Aspekte positiver Übertragungen zu erhalten, achten aber darauf, dass die Idealisierungen nicht zu sehr in den Dienst des Widerstandes treten.

P: Ich finde die Therapie hervorragend. Hier kann ich mich ganz fallen lassen und viele wertvolle Einsichten gewinnen. Es ist die beste therapeutische Beziehung, die ich bisher erlebt habe.

P: Es freut mich, dass Sie mit der Beziehung zu mir zufrieden sind. Sicher gibt es Ihnen viel Kraft, wenn Sie das Gefühl haben, dass die therapeutische Beziehung tragfähig ist. Trotzdem kann ich mir nicht vorstellen, dass es nicht auch Momente gibt, in denen Sie sich weniger gut fühlen. Ich denke, dass es gerade in einer guten Beziehung möglich sein wird, auch darüber zu sprechen.

Eine erotisierte oder sexualisierte Übertragung kann in der Therapie persönlichkeitsgestörter Patienten hingegen zu einem ernsthaften Problem werden, wenn diese als Folge ihres Mentalisierungsdefizits nicht in der Lage sind, den Als-ob-Charakter der Übertragungsliebe anzuerkennen. Meist wird es nicht möglich sein, die Behandlung unter den Bedingungen einer erotisierten oder sexualisierten Übertragung fortzusetzen.

Ob eine Fortsetzung der Behandlung dennoch möglich ist, hängt weitgehend davon ab, wieweit es möglich ist, die Grenzen der therapeutischen Arbeitsbeziehung zu wahren und die unbewusste Bedeutung der Übertragung zu reflektieren. Die *unbewusste Bedeutung sexualisierter Übertragungen* kann verschieden sein; einige Möglichkeiten seien genannt:

- In selbstpsychologischer Sicht kann die *Elternidealisierung* mit den frühen Liebesgefühlen, die den Eltern gelten, nachgeholt werden.
- *Aggressive Regungen* gegenüber der Therapeutin – vor allem auch *Neid* – können mit einer erotisierten Übertragung abgewehrt werden.
- Eine erotisierte Übertragung kann als die Umkehrung einer erlebten missbräuchlichen Verführung verstanden werden, und zwar als eine Art Wendung vom Passiven ins Aktive mithilfe des Abwehrmechanismus *Identifizierung mit dem Aggressor* (Blum 1973).
- Sicherlich kann Erotisierung oder Sexualisierung einer therapeutischen Beziehung auch die Funktion haben, *Ohnmacht abzuwehren*, das Heft in die Hand zu bekommen.

30.10 Eine hypnotherapeutische Technik bei schwer zu beeinflussenden Übertragungen

Es kann ein großes Problem für die Therapie darstellen, wenn persönlichkeitsgestörte Patienten geradezu *von negativen Übertragungen überschwemmt werden* und der Versuch der Klärung von Übertragungsängsten nicht zu einer Distanzierung führt. Manche Patientinnen erleben es selbst als bedrückend, feststellen zu müssen, dass sie nicht vertrauen können und dass sich negative Bilder ihrer Therapeutin immer wieder aufdrängen.

Einige Patienten können vielleicht von der folgenden hypnotherapeutischen Technik profitieren, die im Rahmen der Behandlung psychotischer Erkrankungen entwickelt wurde. Voraussetzung dafür ist, dass die Patienten selbst ein positives Bild von der Person des Therapeuten und der gemeinsamen Zusammenarbeit aufbauen möchten.

- Wir bitten die Patientin, zunächst einmal ein Bild von sich zu imaginieren, auf dem sie sich selbst in einem entspannten und positiven Zustand sieht: ein *»Ressourcenbild« von sich.*
- Anschließend bitten wir sie, *uns anzuschauen*, dann wieder das positive Bild von sich selbst und wieder uns, und dieses Pendeln einige Male zu wiederholen. Mit großer Wahrscheinlichkeit wird das Bild von uns sich bald positiver darstellen.
- Die Patientin kann den Prozess unterstützen, indem sie sich vorstellt, *»positive Energie«* aus dem Ressourcenbild zu schöpfen und diese *auf das Bild von uns zu übertragen* (Baker 1981; Phillips u. Frederick 2003).

Eine weitere Imagination hat sich bewährt: Wir lassen die Patientin imaginieren, welche Person nach ihrem Gefühl *hinter unserer Person* steht – dadurch klärt sich oft die Übertragung –, und fragen sie dann, welches Bild sie sich stattdessen hinter unserer Person wünschen würden. Wir räumen ein, dass wir diesem idealen Bild nicht entsprechen können, obwohl wir es gerne wollten. Meist lässt durch dieses Vorgehen zumindest die Intensität der negativen Übertragung nach.

Literaturempfehlungen

Courtois CA (1988). Healing the Incest Wound. Adult Survivors in Therapy. New York: Norton.

König K (1998). Übertragung und Gegenübertragung in der Therapie von Borderline-Patienten. PTT – Persönlichkeitsstörungen, Theorie und Therapie; 2: 43–9.

Wöller W, Kruse J (2005). Übertragungsphänomene erkennen. In: Wöller W, Kruse J (Hrsg). Tiefenpsychologisch fundierte Psychotherapie. 2. Aufl. Stuttgart, New York: Schattauer; 185–90.

Wöller W, Kruse J (2005). Übertragungsanalyse im Hier und Jetzt. In: Wöller W, Kruse J (Hrsg). Tiefenpsychologisch fundierte Psychotherapie. 2. Aufl. Stuttgart, New York: Schattauer; 191–203.

31 Ohnmächtig und ausgeliefert

Gegenübertragung bei traumatisierten Patientinnen

31.1 Die Entstehung von Gegenübertragungsreaktionen

Je stärker die dysfunktionalen Beziehungsmuster traumatisierter Patienten mit Persönlichkeitsstörungen die therapeutische Beziehung erfassen, desto eher können negative Empfindungen, Gedanken und Impulse unser Erleben belasten. Wir reagieren darauf zunächst nicht anders als die meisten ihrer Interaktionspartner: mit Ablehnung, dem Wunsch, uns zurückzuziehen oder gelegentlich auch mit feindseligen Affekten wie Ärger oder Wut. Wir fühlen uns angegriffen, eingewickelt, benutzt oder nicht ernst genommen. Wir geraten unter Handlungsdruck, entwickeln das Gefühl, sofort eine Lösung parat haben zu sollen, fühlen uns gedrängt, uns mit ihnen gegen Dritte zu solidarisieren oder einseitig Verantwortung zu übernehmen. Oder wir entdecken, dass wir subtil feindselig oder unterschwellig vorwurfsvoll intervenieren und vieles mehr. Die Gesamtheit unserer Emotionen, Wünsche, Erwartungen, Fantasien und Handlungsimpulse, die im Kontakt mit unseren Patienten entstehen, bezeichnen wir im Einklang mit der psychodynamischen Tradition als unsere *Gegenübertragung* (Heimann 1950).

Wie Übertragungsphänomene sind auch Manifestationen der Gegenübertragung ubiquitäre Phänomene. Es ist nahezu unvermeidlich, dass wir uns – in Identifikation mit den traumatisierten und verletzten Seiten unserer Patienten – zu bestimmten Zeiten selbst hilflos, traurig, ärgerlich und zurückgewiesen fühlen. Und es ist ebenso kaum zu verhindern, dass sich bei uns – in Identifikation mit ihren verinnerlichten elterlichen Objekten – Impulse einstellen, auf ihr Verhalten mit Vorwürfen, Ärger, Zurückweisung oder mit gekränktem Rückzug zu reagieren. Dies kann sich ganz real auf unser therapeutisches Handeln auswirken, indem wir entweder ohnmächtig und gelähmt oder mit unvorsichtigen Worten, unangemessenen Konfrontationen und einem falschen Timing unserer Interventionen reagieren (Sugarman 1994). In Anlehnung an Racker (1978) unterscheiden wir eine *konkordante Identifizierung*, bei der wir uns mit dem Selbstanteil der Patienten identifizieren, von einer *komplementären Identifizierung*, bei der wir mit ihrem Objektanteil identifiziert sind (Wöller u. Kruse 2005c).

Wenn es uns nicht gelingt, zu den Manifestationen unserer Gegenübertragung eine *reflektierende Distanz einzunehmen*, können wir die Aufgabe nicht mehr wahrnehmen, unseren Patienten eine haltende Umwelt im Sinne der externen Emotionsregulierung anzubieten. Denn unter dem Eindruck von Gefühlen des Ärgers, der Ohnmacht oder des Ungenügens vermindert sich unsere Fähigkeit, ihre affektive Dysregulation und ihr störendes Interaktionsverhalten als genau das Problem zu erkennen, das der klärenden Durchdringung bedarf. Bei eingeschränkter Mentalisierungsfunktion droht eine emotionale Fehlabstimmung (Stern 1985/1992) zwischen uns und unseren Patienten, eine dysregulierte Dyade, vergleichbar dem Scheitern der dyadischen Affektregulation der frühen Bindungsbeziehung mit wechselseitig sich aufschaukelnden negativen Emotionen (Schore 1994; Sroufe 1996).

Misslingt nun auch unsere eigene Emotionsregulierung, droht uns – und das macht die Beachtung der Gegenübertragung so unverzichtbar – über die therapeutische Handlungsunfähigkeit hinaus auch noch die Überschwemmung mit negativen Emotionen, die langfristig zum professionellen Burnout führen kann was leider keine Seltenheit in der Arbeit mit traumatisierten und persönlichkeitsgestörten Patienten ist.

Eine erfolgreiche Behandlung dieser Patienten hängt wesentlich von einem reflektierten Umgang mit der Gegenübertragung ab. Der sicherste Weg, um Abstand zu belastenden Emotionen und therapeutisch kontraproduktiven Handlungsimpulsen zu gewinnen und zu einer haltenden, beruhigenden, schutzgewährenden Beziehungsregulierung zurückzukehren, besteht nach unserer Auffassung in einem *reflektierenden Verständnis der zugrunde liegenden regulatorischen Bedürfnisse* unserer Patientinnen. Wenn wir verstehen, welche Bindungs- und Beziehungserfahrungen die Patientinnen zu dem uns belastenden anklammernd-idealisierenden oder arrogant-entwertenden Verhalten veranlasst haben, werden wir nicht nur leichter zu einer professionellen Distanzierung gelangen. Wir werden auch eher zu der für unser therapeutisches Handeln notwendigen empathischen Grundhaltung zurückfinden können.

Bevor wir auf die Besonderheiten der Gegenübertragung bei traumatisierten Patientinnen mit Persönlichkeitsstörung eingehen, wollen wir uns die im Folgenden aufgeführten Quellen der Gegenübertragung in Erinnerung rufen.

- Zu einem wesentlichen Teil kann die Gegenübertragung eine *Reaktion auf das Übertragungsangebot unserer Patienten* sein. Welche frühe Beziehung unsere Patienten auf uns auch projizieren mögen – immer werden wir darauf mit entsprechenden Gegenübertragungsmanifestationen reagieren. Auf einen vorwurfsvollen Patienten können wir mit Ärger oder auch mit dem Gefühl der Hilflosigkeit reagieren. Eine sich hilflos und verzweifelt präsentierende und uns idealisierende Patientin kann bei uns Rettungsimpulse auslösen.
- Auch das *aktualisierte Bindungsverhalten der Patienten* kann unsere Gegenübertragung beeinflussen. Bei *unsicher-ambivalent gebundenen* Patienten fühlen wir uns typischerweise eingeengt durch ihre anklammernden Verhaltensweisen und die fortwährend geäußerten Verlassenheitsängste. Wir können uns be-droht fühlen durch grenzüberschreitende Tendenzen oder auch durch die als Folge der elterlichen Parentifizierung erworbene Fähigkeit, sich in uns einzufühlen und unsere Bedürfnisse zu erspüren. Demgegenüber empfinden wir uns im Kontakt mit *unsicher-distanziert gebundenen* Patienten häufig als überflüssig und entwickeln angesichts ihrer beziehungsabweisenden Art leicht ein Gefühl der Inkompetenz und Unterlegenheit.
- Unsere Gegenübertragung kann ebenso durch *reale Aspekte der Beziehung* zu unseren Patienten bestimmt sein. Wenn eine Patientin stark abgemagert vor uns sitzt oder sich eine Schnittwunde zugefügt hat, löst das – jenseits aller Übertragungen – in uns immer heftige emotionale Reaktionen aus.
- Bei traumatisierten Patienten wird *allein die Tatsache der Traumatisierung* unsere Gegenübertragung beeinflussen und in uns intensive Emotionen hervorrufen.
- Darüber hinaus entstammt ein wichtiger Teil der Gegenübertragung auch *unserer eigenen Übertragung* auf unsere Patientinnen. Wir übertragen umso stärker unsere eigenen, aus früheren Beziehungserfahrungen stammenden Wünsche, Ängste, Erwartungen und Fantasien auf unsere Patienten, je stärker die Patienten Ähnlichkeiten mit uns und unseren wichtigen Bezugspersonen aufweisen. Eine Therapeutin, die Gewalterfahrungen in der Beziehung zu ihrem Vater machen musste, wird möglicherweise eine Hassübertragung auf ältere männliche Patienten entwickeln und den Hass durch eine überfürsorgliche Haltung ihnen gegenüber abwehren. Wilson und Lindy (1994) unterscheiden zwischen einer »subjektiven«, das heißt aus unserer eigenen Lebensgeschichte herleitbaren, und einer »objektiven«, das heißt einer allgemein-

menschlichen Gegenübertragung, die durch Realaspekte der Situation und der Traumatisierung hervorgerufen wird.
- Schließlich kann auch der *theoretische Hintergrund*, von dem aus wir unsere Patienten betrachten, einen Einfluss auf unsere Gegenübertragung haben. Wir konnten oft beobachten, wie sich unsere Gegenübertragungsreaktionen in Richtung stärkerer Empathie änderten, wenn wir bei schwierigem Patientenverhalten eine traumatherapeutische Perspektive einnahmen.

Übertragungs- und Gegenübertragungsreaktionen sind *in zirkulären Prozessen miteinander verknüpft.* Ebenso wie die Gegenübertragung eine Reaktion auf das Übertragungsangebot unserer Patienten ist, kann auch unsere Gegenübertragung die Übertragungen unserer Patienten beeinflussen. In zugespitzter Formulierung können wir mit Neyraut (1974) sagen, dass die Gegenübertragung der Übertragung vorausgeht. Einem Patienten, der uns als Borderline-Patient angekündigt wird, begegnen wir mit einer bestimmten Haltung und Erwartung noch bevor wir mit ihm überhaupt in Kontakt gekommen sind. Diese Gegenübertragungsphänomene beeinflussen unweigerlich dessen Übertragungen. Wie wir in Kapitel 30 gesehen haben, können therapeutische Haltung und Behandlungstechnik in hohem Maße dazu beitragen, Übertragungsreaktionen zu fördern oder zu begrenzen. Bei schwer handhabbaren Gegenübertragungsmanifestationen fragen wir uns daher stets, ob sie nicht das Produkt unserer eigenen Interventionstechnik sind, die die Entstehung negativer Übertragungen begünstigt.

Die zurückhaltende Interventionstechnik eines Therapeuten löst aufseiten der Patientin Verlassenheitsängste aus, zu deren Abwehr sie kontrollierende Verhaltensweisen einsetzt. Diese wiederum rufen bei dem Therapeuten eine Gegenübertragung in Form von Ärger hervor.

Die Gegenübertragung kann eine wertvolle Informationsquelle sein, um zu erkennen, was eine Patientin beim Gegenüber auslöst. Gerade Patientinnen, die vor dem Spracherwerb traumatisiert wurden, können wichtige Botschaften nur über ein interpersonelles Ausagieren kommunizieren. Andererseits dürfen wir die Möglichkeiten einer diagnostischen Auswertung von Gegenübertragungsreaktionen nicht überschätzen. Auch wenn erfahrene Therapeuten bei traumatisierten Patienten typische Gegenübertragungsreaktionen identifizieren können, ist es nicht zulässig, aus Gegenübertragungsreaktionen allein auf die Tatsache einer Traumatisierung zu schließen.

Quellen der Gegenübertragung

- Übertragungsangebot unserer Patienten
- aktualisiertes Bindungsverhalten der Patienten
- reale Aspekte der Beziehung zu den Patienten
- die Tatsache und Qualität der Traumatisierung
- eigene Übertragungen auf die Patienten

31.2 Die häufigsten emotionalen Reaktionen des Therapeuten

Wir unterscheiden zwischen der *bewussten Wahrnehmung von Gegenübertragungsmanifestationen* und dem *unbewussten Ausagieren* unserer Gegenübertragung. Idealerweise sollte es das Ziel sein, sich der Gegenübertragung so bewusst wie möglich zu sein, um sie so wenig wie möglich unbewusst ausagieren zu müssen. Es ist aber unvermeidbar, einen Teil der Gegenübertragung unbewusst auszuagieren.

Die häufigsten *bewussten Gegenübertragungsreaktionen* bei traumatisierten Patientinnen sind folgende (Courtois 1999; Dalenberg 2000; Figley 1995; Herman 2003; Kluft 1994; Pearlman u. Saakvitne 1995; Wilson u. Lindy 1994):
- Angesichts der Schilderungen traumatischer Gewalt können Gefühle intensiven *Mitgefühls* auftreten, manchmal auch eine intensive *Wut*

auf den Täter von Übergriffen oder Misshandlungen. Es kann der Impuls entstehen, die Patientin zu *retten* und ihr über die Grenzen der professionellen Beziehung hinaus sehr nahe zu sein.
- Es kann sich ein Gefühl von *Ohnmacht* und *Hilflosigkeit* einstellen angesichts des überwältigenden traumatischen Materials und des Grauens, verbunden mit der Angst, eigene Gefühlsreaktionen nicht kontrollieren zu können.
- Nicht selten entsteht auch ein schmerzhaftes Gefühl des *Ungenügens*, dem Patienten nicht die notwendige moralische Unterstützung und Solidarität geben zu können, die er eigentlich brauchte, oder ein Gefühl der *Inkompetenz* und der Überzeugung, dem Schwierigkeitsgrad der Problematik nicht gewachsen zu sein.
- Bei Patientinnen mit einer Vorgeschichte sexueller Übergriffe können *sexuelle Wünsche und Handlungsimpulse* in der Gegenübertragung auftreten, vor allem bei Verführungstendenzen von Patientinnen mit histrionischer Persönlichkeitsstörung. Umgekehrt kann ein sexualisiertes Verhalten auch ausgeprägte Gefühle der *Abneigung* und des *Abgestoßenseins* auslösen, das Impulse des Zurückweisens und der Vermeidung aktiviert.
- In der Gegenübertragung kann das Gefühl entstehen, die Berichte über Misshandlungen oder Übergriffe seien unwahr; es kann der Impuls aufkommen, der Patientin *keinen Glauben schenken* zu wollen. Es kann sich auch die Überzeugung einstellen, sie habe die Misshandlungen oder Übergriffe selbst provoziert, und der Impuls, ihr die *Schuld* an dem Geschehen *zuzuweisen.*
- Nicht selten üben schwer traumatisierte Patientinnen, ganz besonders solche mit einer »multiplen Persönlichkeit« (dissoziativen Identitätsstörung), auf Therapeutinnen eine besondere *Faszination* aus.

Vor allem bei persönlichkeitsgestörten Patienten finden wir zusätzlich die folgenden Gegenübertragungsreaktionen:

- Als Folge ihrer maladaptiven Verhaltensmuster fühlen wir uns *manipuliert, kontrolliert, ausgebeutet* oder *abgewertet* und reagieren darauf mit Ärger und Wut.
- In Reaktion auf Vorwürfe von Patienten treten bei uns *Schuldgefühle* auf. Wir fühlen uns dann ähnlich schuldig wie das misshandelte Kind, das für die Misshandlung verantwortlich gemacht wurde. Wenn unser Bemühen, uns noch besser auf die Patientin einzustellen, ihre Bedürfnisse zu erspüren und es ihr recht zu machen, von ihrer Seite mit Zurückweisungen, Beschuldigungen oder Entwertungen beantwortet wird, stellt sich bei uns leicht ein Gefühl von *Ohnmacht* und *Resignation* ein, bei dem wir in den Opferstatus geraten.
- Wenn Patienten stark unter dem Einfluss ihrer inneren Objektbeziehungen stehen, fällt ihnen die Kommunikation nach außen schwer, und sie sind kaum in der Lage, ihr Erleben oder ihre Bedürfnisse klar zu schildern. Wenn sie dann noch annehmen, wir verstünden sie ohne weitere Erklärungen, entsteht bei uns ein Gefühl der *Verwirrung* (Clarkin et al. 2001a).

Eine besonders komplizierte Situation kann bei *hoch dissoziativen Patientinnen* entstehen, bei denen die Dissoziationen zum andauernden Bewältigungsstil geworden sind, der unerträgliche Erinnerungen fern halten soll. Das Ausmaß des Unorganisierten und Unsymbolisierten in der Darstellung der Patientin kann uns ängstigen oder verwirren. Besonders wenn es zu einem raschen Wechsel der aktivierten Persönlichkeitsanteile kommt, müssen wir mit einer *komplizierten und stets wechselnden Übertragungs- und Gegenübertragungsdynamik* rechnen. Wir haben es mit »Übertragungsfeldern« von andauernd sich verändernden und wechselnden Beziehungsmustern und Mustern der Realitätswahrnehmung zu tun. Die mit dem Wechsel der Persönlichkeitszustände und -anteile einhergehenden Wechsel zwischen Betäubung und emotionaler Vermeidung einerseits und Überflutung andererseits, die Amnesien, das »Wegtreten«, die tranceähnlichen Phänomene und körperlichen Zustände finden ihre Entsprechung in den korrespondierenden Gegenübertragungsreaktionen (Davies u. Frawley 1994; Loewenstein 1993).

Typische Gegenübertragungsmanifestationen bei traumatisierten und persönlichkeitsgestörten Patienten

- Mitgefühl, intensive Wut auf Täter
- Rettungsimpulse
- Gefühl von Ohnmacht und Hilflosigkeit
- Gefühle des Ungenügens oder der Inkompetenz
- sexuelle Wünsche und Handlungsimpulse
- Gefühl der Abneigung und des Abgestoßenseins
- keinen Glauben schenken und Schuld zuweisen
- Gefühl, manipuliert, kontrolliert, ausgebeutet, abgewertet zu werden
- Impuls, die Patientin meiden zu wollen
- Schuldgefühle
- Schamgefühle

Systematisch lassen sich die bewussten Gegenübertragungsreaktionen danach einteilen, welches Muster sich in dem für Traumaopfer charakteristischen Beziehungsdreieck *Täter – Opfer – Retter* herstellt (Tab. 31-1).

- Wir können eine Patientin vorwiegend als eine zu Rettende und uns selbst als Retter wahrnehmen.

Eine Therapeutin hat das Gefühl, ihre Patientin sei ein armes, hilfloses Wesen, das ohne ihre Hilfe zugrunde ginge. Sie verlängert die Sitzungen um das Doppelte, ohne dafür honoriert zu werden.

- Wir können eine Patientin vorwiegend als Opfer und uns selbst als Täter wahrnehmen.

Eine Therapeutin, die eine grenzüberschreitende Patientin begrenzen muss, fühlt sich schuldig, die Patientin mit ihrer Begrenzung zurückgewiesen und damit retraumatisiert zu haben.

- Wir können eine Patientin vorwiegend als Täterin und uns selbst als Opfer wahrnehmen.

Ein Therapeut fühlt sich seiner Patientin ohnmächtig ausgeliefert und hat das Gefühl, dass die Patientin alle seine gut gemeinten Angebote entwertet und die Therapie zerstört.

- Schließlich kann sich auch einmal eine Konstellation ergeben, bei der wir in die Position der zu Rettenden und die Patientin in die Position der Retterin kommt.

Eine Therapeutin gesteht einer Patientin ihre Gefühle von Unsicherheit und Inkompetenz ein und erreicht damit, dass die Patientin sie tröstet und aufbaut.

In vielen Fällen lassen sich beginnende Gegenübertragungsverstrickungen in Supervisionen und Selbsterfahrung reflektieren und auflösen.

Tab. 31-1 Gegenübertragungsreaktionen im Täter-Opfer-Retter-Schema

Patientin als	Therapeutin als
zu Rettende	Retterin
Opfer	Täterin
Täterin	Opfer
Retterin	zu Rettende

Bedauerlicherweise wird diese Möglichkeit nicht immer genutzt, wie die immer wieder vorkommenden grenzüberschreitenden Verhaltensweisen einzelner Therapeuten zeigen.

Eine Therapeutin ließ eine Patientin bei sich in der Praxis arbeiten, weil diese, wie sie glaubte, sonst keine Arbeit fände.

Schließlich soll nicht versäumt werden, auf den für unsere Profession so schmerzlichen, aber wichtigen Aspekt des sexuellen Missbrauchs in der Therapie hinzuweisen, bei dem Rettungsfantasien und narzisstisch-ausbeuterische Versorgungswünsche von Therapeuten zum Schaden der Patienten ausagiert werden. Leider kommt er viel häufiger vor als wir es glauben wollen.

Eine Patientin hat den Satz ihres früheren Therapeuten noch im Ohr: »Du hast mich ja gerufen.«

31.3 Projektive Identifizierung und primitive Emotionsregulierung

Das schon mehrfach angesprochene Konzept der *projektiven Identifizierung* (Bion 1962, 1970) kann uns beim Verständnis problematischer Gegenübertragungsreaktionen äußerst hilfreich sein.

Es handelt sich dabei um eine primitive Form der externen Emotionsregulierung, bei der die Patienten bei Interaktionspartnern Gefühle entstehen lassen, die für sie selbst unerträglich sind. Mithilfe des Mechanismus der projektiven Identifizierung können so schmerzhafte und primitive Elemente des psychischen Erlebens nach außen verlagert – externalisiert – werden. Es ist ein Versuch, die innere Repräsentanzenwelt so umzustrukturieren, dass eine höhere Kohärenz und Ich-Integration resultiert.

Bion (1962) beschreibt, wie der zur autonomen Emotionsregulierung unfähige Säugling die Bezugsperson als *»Container« für die Projektion seiner unerträglichen negativen Emotionen* verwendet. Im Falle der gelingenden dyadischen Emotionsregulierung nehmen die Bezugspersonen die projizierten unerträglichen negativen Gefühle – in der Sprache Bions die undifferenzierten *»Beta-Elemente«* – auf, »metabolisieren« sie und »entgiften« sie. Schließlich stellen sie die metabolisierten Affekte in einer haltenden, beruhigenden und bedeutungsvollen Kommunikation dem Kind wieder zur Verfügung, die es nun in dieser gereinigten Form – als symbolisch-differenzierte *»Alpha-Elemente«* – als seine annehmen kann (Hamilton 1992).

Schore (2003) macht darauf aufmerksam, dass Bion mit seinem Container-Konzept die Prozesse der Emotionsregulierung in einer dyadischen Beziehung beschreibt. Voraussetzung für einen gelingenden Transformationsprozess ist die reflektierende Fähigkeit der Bezugsperson, die die negativen Emotionen nicht als Angriff oder Bedrohung, sondern als Ausdruck des Regulationsdefizits auffasst.

Bei persönlichkeitsgestörten Patienten finden wir nun häufig die folgende Form der primitiven Emotionsregulierung, die ebenfalls den Mechanismus der projektiven Identifizierung nutzt, aber zu erheblichen interaktionellen Problemen führt:

- Persönlichkeitsgestörte Patienten, die in ihrer Kindheit emotionsregulierende Funktionen nicht genügend internalisieren konnten, bleiben zeitlebens auf externe Formen der Emotionsregulierung angewiesen. Wenn eine emotionsregulierende – beruhigende, metabolisierende, tröstende – Bezugsperson nicht zur Verfügung steht, bedrohen die anwachsenden negativen Emotionen zunehmend die Selbstregulation, so dass ihnen oft keine andere Wahl bleibt, als die unerträglichen negativen Emotionen durch Projektion zu *externalisieren*.
- Je stärker der Projektionsdruck wird, umso wichtiger wird es auch, *Interaktionspartner* zu finden, die sich für die Projektion der negativen Emotionen eignen.

- Im Sinne einer regulativen Hilfsstrategie üben Patienten mit Persönlichkeitsstörungen auf ihre Interaktionspartner einen *Druck aus, sich so zu verhalten, dass sie für die Projektion der negativen Emotionen geeignet erscheinen.* Sie beeinflussen sie unmerklich durch nichtsprachliche Signale so, dass diese ihren Übertragungserwartungen entsprechen und die ihnen zugewiesene Rolle spielen (Jacobs 1986; Ogden 1982; Renik 1993). Ein Patient, der von Gefühlen der Scham und der Schlechtigkeit überflutet wird, kann diese Gefühle auf uns projizieren, mit der Folge, dass wir diese Gefühle zeitweise als unsere eigenen empfinden. Durch eine Vielzahl subtiler Verhaltensweisen manipuliert er unser Verhalten so, dass wir auch weiter in der gewünschten Weise wahrgenommen werden können (Feldman 1999; Goldstein 1991). Sandler und Sandler (1976) haben für dieses Phänomen der Beeinflussung den Begriff der *Aktualisierung* vorgeschlagen. Ihm korrespondiert auf der Seite der Interaktionspartner die *Bereitschaft zur Rollenübernahme.*
- Die durch die Externalisierung der negativen Emotionen entstehenden interpersonellen Konflikte sind, so belastend sie auch sein mögen, immer noch besser zu ertragen als der Druck der dysregulierten negativen Emotionen.

Im Lichte der modernen neurobiologischen Forschung stellt sich die interessante Frage, wieweit die Existenz der kürzlich entdeckten *Spiegelneurone* (Rizzolatti u. Craighero 2004) zur Erklärung des beschriebenen Phänomens beitragen kann. Angesichts der bahnbrechenden Entdeckung, dass kortikal gelegene Spiegelneurone es uns ermöglichen, Befindlichkeiten und Handlungsabsichten unseres Gegenübers zu erkennen, ist es sehr wahrscheinlich, dass wir mit ihrer Hilfe auch Gefühle der Patienten zeitweise als unsere eigenen empfinden können. Es wäre im Vergleich zu der oben angeführten psychoanalytischen eine sparsamere, wenngleich noch spekulative Erklärung.

31.4 Projektive Identifizierung in der therapeutischen Beziehung

Wenn die geschilderte Form der primitiven Emotionsregulierung die therapeutische Beziehung erfasst, können die in uns entstehenden Emotionen die Gegenübertragung stark belasten – sofern wir nicht den Entstehungsprozess reflektieren und unsere Gegenübertragung klären.

Praktisch bedeutet das für uns: Wenn wir in der Therapie einer traumatisierten Patientin überwältigende Gefühle von Hilflosigkeit, Hoffnungslosigkeit und Verzweiflung erleben, so ist dies meist das Ergebnis einer projektiven Identifizierung, mittels derer die Patientin diese Gefühle in uns *»deponiert«* hat. Wir erleben dann qua projektiver Identifizierung die Gefühle der Patientin und identifizieren uns mit ihrer Hilflosigkeit, Hoffnungslosigkeit und Verzweiflung.

Wir können nicht genug betonen, wie wichtig und hilfreich eine solche Analyse der Gegenübertragung sein kann. Eigene negative Emotionen, oder zumindest einen Teil davon *als von Patienten induziert einordnen zu können,* trägt in schwierigen Situationen dazu bei, die *notwendige Distanz zum Gegenübertragungsaffekt* wiederherzustellen. Immer wieder hören wir von Therapeuten, die – offensichtlich in Auswirkung der projektiven Identifizierung – soweit mit den Schuld-, Scham- und Ohnmachtgefühlen ihrer Patientinnen identifiziert sind, dass sie beginnen, ihre Kompetenz und Berufswahl in Frage zu stellen, bis sie schließlich mithilfe von Supervision diese Emotionen als von ihren Patientinnen induziert wahrnehmen und erleichternde Distanz zu ihnen herstellen können. Besonders dann, wenn das Ausmaß unserer negativen Emotionen das uns aus der Behandlung anderer Patienten vertraute Erleben in unangemessener Weise übersteigt, ist eine Entstehung durch projektive Identifizierungen sehr wahrscheinlich.

Die Klärung der Gegenübertragung kann dann in aller Regel helfen, einen empathischen Zugang zu den ursprünglichen Schuld-, Scham- und Ohnmachtgefühlen der Patientinnen zu finden und zu einer gelingenden dyadischen Affektregulierung in der therapeutischen Beziehung zurückzukehren.

Ein Therapeut fühlt sich in der Beziehung zu seinem traumatisierten Patienten ohnmächtig und hilflos. Er beginnt, an seiner Eignung als Psychotherapeut zu zweifeln, hält sich für einen schlechten Therapeuten. Angeregt durch eine Supervision, wird ihm deutlich, dass er solche Gefühle in Kontakt mit seinen anderen Patienten nicht kennt. Im Gegenteil, er kann mit seinem aktiven und zupackenden therapeutischen Stil auf viele Behandlungserfolge zurückblicken. Er fühlt sich deutlich besser, als ihm deutlich wird, dass diese Gefühle vom Patienten in ihn »deponiert« worden sind. Dies ermöglicht ihm eine Distanzierung von den Ohnmachtgefühlen und verschafft ihm neue Möglichkeiten einer ressourcenorientierten Beziehungsgestaltung.

Nicht immer erfassen wir die Emotionen der Patienten konkordant in unserer Gegenübertragung. Das Deponieren der Gefühle kann so erfolgreich verlaufen, dass die Patienten die in uns projizierte Emotion selbst nicht mehr wahrnehmen. Wir erwägen dann die Möglichkeit, dass das von uns erlebte Gefühl gerade vom Patienten *abgewehrt* oder *dissoziiert* wird. Fassen wir im Folgenden zusammen, welche Arten von Projektion es gibt:

- Ein Patient, der eigene Täteranteile nicht akzeptieren kann, kann in uns das Bild des Täters projizieren und uns dahingehend manipulieren, dass wir beginnen, Aspekte dieser Rolle auszuagieren.
- Eine Patientin, für die ihre Rolle als Opfer zu unerträglichen Schamgefühlen führt, kann dieses entwertete Bild ihres Selbst in uns projizieren und uns – in unbewusster Identifikation mit dem Täter – zu einem Opfer machen.
- Eine Patientin kann auf eine kindliche Art verführerisch werden und die Rolle des sexuellen Missbrauchers auf uns projizieren.

Oft repräsentieren die induzierten negativen Emotionen einen Teil des Patienten:

Eine Therapeutin erlebt bei einem Patienten, der seinen Missbrauch schildert, Ekel, statt der ihr sonst verfügbaren Gefühle der Wärme und Anteilnahme. Sie fragt ihn, ob es einen Teil in ihm gebe, der ihn negativ beurteile. Der Patient bestätigt, dass eine innere Stimme in ihm sagt, er sei »ekelhaft« oder »abstoßend«. Die negativen Gefühle der Therapeutin gegenüber dem Patienten lassen sofort nach (Phillips u. Frederick 1995, S. 169).
Eine andere Therapeutin erlebt eine extreme Wut auf die Eltern der traumatisierten Patientin, bis sie versteht, dass ein Teil der Patientin extrem wütend ist, während ein anderer Teil diese Wut verurteilt.

31.5 Rollenübernahme in der therapeutischen Beziehung und das Ausagieren der Gegenübertragung

Die Gefahr des Ausagierens der Gegenübertragung und der Rollenübernahme ist sowohl vom Bindungsstil der Patienten wie auch von der aktualisierten Übertragungskonstellation abhängig. Bei traumatisierten Patienten kann es leicht zu einer *Überidentifikation* oder einer *übermäßigen Distanzierung* kommen. Beides kann in gleicher Weise schädlich sein. Betrachten wir diese Möglichkeiten im Einzelnen:

- Bei einem *unsicher-ambivalenten Bindungsstil* (s. Kap. 4) besteht die Gefahr, dass wir uns übermäßig auf die verständliche Besorgnis des Patienten einlassen, indem wir ihn ausgiebig und überfürsorglich-grenzüberschreitend versorgen, dann aber, in Wiederholung des elterlichen Musters, uns aus Überforderung und Verärgerung über seine ausbeuterische Tendenz frustriert zurückziehen, um schließlich, geleitet von Schuldgefühlen, erneut zu einem exzessiven Versorgen überzugehen. Die Gefahr, auf das grenzüberschreitende Angebot dieser Patienten einzugehen, ergibt sich vor allem für Therapeuten, deren eigene Missbrauchsgeschichte ungelöst ist oder bei Therapeuten, die empfänglich für eine sexualisierende Dynamik sind (Briere 1989).

- Bei einem *unsicher-distanzierten Bindungsstil* besteht die Gefahr, dass wir ähnlich distanziert und abweisend auf unsere Patienten reagieren wie diese auf uns, besonders dann, wenn eine narzisstische Größenabwehr mit Entwertungstendenzen vorliegt.
- Steht eine narzisstische Dynamik im Vordergrund, kann es leicht vorkommen, dass wir *Rettungsimpulse* ausagieren. Aus ihrer Sehnsucht nach Befreiung aus ihrer Not drängen traumatisierte Patienten uns geradezu in diese Rolle hinein. Zweifellos eignen sich Rettungsimpulse, ein möglicherweise vorhandenes Hilflosigkeitserleben abzuwehren. Zunächst ist es ein Ausdruck einer empathischen Identifikation mit unseren Patientinnen, wenn wir mit ihnen Angst, Ekel und Ohnmachtgefühle erleben. Es wird dann problematisch, wenn wir darin gefangen bleiben, wenn wir in einer *Überidentifikation* mit den Patienten die Grenzen unserer eigenen Belastbarkeit nicht genügend beachten oder in Überschätzung unserer realen Möglichkeiten einer an sich unmöglichen Behandlungssituation zustimmen (Koenigsberg 2000). Wir können uns zu ungewöhnlichen Handlungen verleiten lassen, uns außergewöhnlich mit einer Patientin beschäftigen, uns Sorgen um sie machen oder zwischen den Sitzungen viel an sie denken. Im Extremfall werden die Grenzen des professionellen Umgangs überschritten. In der Vorstellung, die »bessere« Mutter oder der »bessere« Vater zu sein, werden diesen Patienten *Sonderleistungen* angeboten, die andere Patienten nicht erhalten: Sitzungen werden überzogen oder private Kontakte angeboten. Immer zeigt sich doch, dass es nicht möglich ist, die Patienten »in die Gesundheit hineinzulieben« (Kluft 1993a).
- Wenn wir uns in der Beziehung zu unseren Patienten ohnmächtig und hilflos fühlen, laufen wir leicht Gefahr, zur Abwehr eigenen Ohnmachterlebens unseren Patienten direkt oder indirekt *Vorwürfe* zu machen, indem wir in einem falsch verstandenen Sinne »selektiv-authentisch« unsere eigene Hilflosigkeit benennen und die Patienten dafür verantwortlich machen. Wir halten wenig von Therapeutenäußerungen wie »Ich fühle mich hilflos« oder »Sie setzen mich unter Druck«, denn diese »Befreiungsschläge« der Therapeuten dienen zwar ihrer unmittelbaren Druckentlastung, schieben aber den Patienten das Schlechte wieder zu und lassen sie damit allein (Sachsse 1994). Auf der bewussten Ebene fühlen wir Therapeuten uns als Opfer der als Täter wahrgenommenen Patienten, in ihren Handlungen verhalten wir uns selbst als Täter, indem wir dem Opfer die Schuld geben.
- Auch können wir dazu neigen, in Abwehr unseres Ohmachterlebens heftige *Wut und Empörung gegen die Täter* zu erleben und Patienten zu Anzeigen und anderen Aktivitäten auffordern.
- Ebenfalls zur Abwehr des Ohnmachterlebens und aus Angst, unter der Einwirkung des traumatischen Materials die Kontrolle über die eigene Emotionalität zu verlieren, können wir uns auch von unseren Patienten innerlich *distanzieren*, ihnen *nicht glauben* oder einfach *nicht weiter nachfragen*, um das nicht hören zu müssen, was wir zu hören fürchten. Wir würden uns so an der »Verschwörung des Schweigens« (Herman 1992b) beteiligen. In extremen Fällen würden wir komplett mit dem Täter koalieren und anzweifeln, dass der Missbrauch je stattgefunden hat (Sgroi 1982). Auch wenn Patienten unser Nichtnachfragen vorübergehend als entlastend empfinden können – auf die Dauer werden sie es als ein Nichtwahrnehmen und damit als ein Alleingelassenwerden erleben.
- Es kann uns schwer fallen, uns auf *traumatisierte Patienten, die selbst zu Tätern geworden sind*, empathisch einzustellen und gleichzeitig ihre Täteranteile wahrzunehmen. Nicht we-

nige Therapeuten können die daraus resultierenden Hassgefühle nicht ertragen und neigen dazu, die Täteranteile ihrer Patienten zu leugnen. In der Gegenübertragung kann dann die Fantasie eine Rolle spielen, Opfer seien bessere Menschen. Winnicott (1949) hat darauf hingewiesen, dass bei besonders destruktiven Patienten unsere bis dahin außerhalb des Bewusstseins befindlichen Hassgefühle plötzlich ins Bewusstsein einbrechen und zu schweren Irritationen führen können.

Unser Bemühen sollte dahin gehen, alles zu tun, um unsere Gegenübertragung nicht zu Lasten unserer Patienten auszuagieren. Dennoch wollen wir keine unerfüllbaren Idealforderungen stellen. Pines (1986) äußerte die Vermutung, dass in der Arbeit mit extrem traumatisierten Patienten Allmachts- und Rettungswünsche der Therapeuten oder – bei Holocaust-Überlebenden – die Schuld der Überlebenden oft eine wichtige motivierende Rolle gespielt haben. Wären alle diese Motivationen analysiert worden, wären die intensiven Gegenübertragungsgefühle und Projektionen dieser Patienten vielleicht nicht aushaltbar und eine Distanzierung von den Patienten unvermeidbar gewesen.

31.6 Unbewusste Täteridentifikationen

Prozesse der projektiven Identifizierung können dazu beitragen, dass wir uns mit den Tätern der Traumatisierung identifizieren und, ohne es zu bemerken, zu Tätern werden. Durch projektive Identifizierung können Patienten ihre eigene Tendenz, ein Trauma zu wiederholen, an uns delegieren, indem sie uns die Retraumatisierung ausführen lassen. Die häufigste Form der Täteridentifikation besteht darin, die *Tatsache eines Missbrauchs anzuzweifeln* oder seine Bedeutung zu *bagatellisieren*. Im Einzelnen:

- Eine subtile Form der Täteridentifikation ist gegeben, wenn wir in unangemessener Weise oder zum falschen Zeitpunkt Aspekte der *eigenen Mitwirkung am Missbrauchsgeschehen* ansprechen – was die Patienten so verstehen müssen, als würde ihnen der Vorwurf gemacht werden, sie hätten den Missbrauch selbst provoziert und herbeigeführt. (Beispiele: »Was sind Ihre Anteile daran?« »Was hatten Sie davon, dass Sie so lange mitgemacht haben?« »Es gab einen Teil von Ihnen, der das auch so wollte.«)
- Eine ebenso subtile Form der Täteridentifizierung ist der *»empathische Voyeurismus«*, bei dem wir uns von Traumaerinnerungen unserer Patientinnen angeregt fühlen und diese zu exzessiven Detailschilderungen anhalten, ohne zu bemerken, wie wir damit eigene voyeuristische Bedürfnisse zu ihren Lasten befriedigen (Courtois 1988; Rutschky 1992). Auch das Umgekehrte kann geschehen: Aus einer unbewussten Angst, eben diese Impulse auszuagieren, unterlassen wir die notwendige Exploration traumatischer Inhalte. Eine derartige *Vermeidungshaltung* ist uns Anlass, unsere Gegenübertragung auf eigene konflikthafte voyeuristische Impulse abzusuchen. Manchmal entdecken wir dann eigene konflikthafte Aspekte, die uns daran hindern, voyeuristische Impulse als solche bewusst wahrzunehmen, um dann, ebenso bewusst, auf ein Ausagieren zu verzichten.
- Im Rahmen unbewusster Täteridentifizierung muss auch die *Instrumentalisierung von Patienten im Dienste eigener narzisstischer Wünsche* gesehen werden. So kann aus der Faszination an traumatisierten Patienten, namentlich der Patientinnen mit einer dissoziativen Identitätsstörung, leicht eine Instrumentalisierung werden, wenn wir dem Impuls nachgeben, gemeinsam mit unserer Patientin ein Buch zu schreiben oder sie mit auf einen Kongress zu nehmen.

Es erscheint uns nicht überflüssig zu erwähnen, dass wir uns auch mit unseren *eigenen missbräuchlichen Impulsen* auseinander setzen sollten. Wir sollten uns der Tatsache nicht verschließen, dass sich unsere eigene narzisstische Bedürftigkeit immer auch auf die Therapie und die Beziehung zu unseren Patienten auswirkt. Gerade dann, wenn wir es uns nicht gestatten, auch »verpönte« Impulse bei uns wahrzunehmen – wie etwa den Wunsch, einen von uns abhängigen hilflosen Menschen zu Zwecken eigener narzisstischer Bestätigung auszubeuten –, laufen wir Gefahr, diese Impulse unbewusst auszuagieren. In der Folge können wir dann leicht übersehen, wie sehr unsere Patienten bemüht sind, sich ebenso für unser Wohlbefinden aufzuopfern, wie sie es schon für das Wohlergehen ihrer Eltern getan haben.

31.7 Negative Gefühle in der Gegenübertragung

Wir werden immer wieder mit persönlichkeitsgestörten Patienten zu tun haben, die uns aggressiv machen oder die uns persönlich *unangenehm, abstoßend* oder *unsympathisch* sind. Dies können Patientinnen sein, die zum Selbstschutz eine starke Mauer um sich aufbauen, Patienten, die uns kränken und verletzen oder die uns auf verschiedenste Art immer wieder zu nahe kommen. Auf jeden von uns haben diese Persönlichkeitszüge eine abstoßende Wirkung.

Um mit solchen Patienten dennoch therapeutisch arbeiten zu können, sind wir darauf angewiesen, unsere Gegenübertragung von stärkeren Gefühlen der Antipathie, des Abgestoßenseins oder des Ekels zu befreien. Wir wollen nicht den Eindruck erwecken, als gebe es für dieses Problem eine einfache Lösung. Wir können lediglich einige Hinweise geben, die den Umgang mit solchen Patienten erleichtern können. Sie seien wie folgt zusammengefasst:

- Typischerweise reagieren wir aggressiv auf Patientinnen, wenn wir mit ihren manipulativen oder täteridentifizierten Persönlichkeitsanteilen konfrontiert sind. Eine therapeutische Haltung, die mit diesen Persönlichkeitsanteilen gleichermaßen *begrenzend* und *verstehend* umgeht, kann am ehesten zur Klärung der Gegenübertragung beitragen.
- Oft reagieren wir aggressiv auf unsere Patienten, wenn diese unterschwellig aggressiv auf bestimmte Aspekte der therapeutischen Situation oder unseres Verhaltens reagieren. Destruktive Phänomene werden in der Therapie fast immer durch das Erleben von Verletzungen, Entwertungen oder Grenzüberscheitungen ausgelöst, das wir durch unser Verhalten erzeugen, ohne es zu wollen und ohne es zu bemerken. Indem wir *unseren eigenen Anteil am Übertragungsgeschehen* anerkennen und in gemeinsamem Verständnis die Entstehung und Auslösung der aggressiven Reaktion herausarbeiten, erhält sowohl die Aggressivität unserer Patienten wie auch unsere eigene Aggressivität einen nachvollziehbaren interaktionellen Sinn (Ermann 1996).
- Manchmal entdecken wir in uns Gefühle der Aggression wie Wut oder Hass auf unsere Patienten, ohne eine Erklärung dafür zu finden. Wir sollten dann auch an die Möglichkeit denken, dass unerträgliche »böse« Selbstanteile auf dem Wege der *projektiven Identifizierung* in uns untergebracht worden sind. Allerdings kann ein solches Verständnis leicht dazu verleiten, die interaktionelle Entstehung der Aggression zu übersehen (Ermann 1993).

Speziell zu unserem Gefühl von *Hass* möchten wir folgende Hinweise geben:

- Es kann schwer sein, diese Hassgefühle auszuhalten und nicht agierend damit umzugehen, etwa indem wir unsere Patienten *unangemessen schonen* oder *überversorgend* behandeln. Wir denken daran, dass wir durch übermäßige Fürsorge unsere Wut abzuwehren versuchen, wenn wir projektiv zu einem verfolgenden Objekt gemacht werden.
- Auch wenn wir wissen, dass sowohl eine distanzierte als auch eine von überströmendem *Mitgefühl* getragene Haltung unseren traumatisierten Patientinnen wenig gerecht wird, kann es vorkommen, dass wir solche Tendenzen in uns entdecken. Dies sollte stets Anlass sein, unsere Gegenübertragung daraufhin zu überprüfen, ob sich hinter diesen Tendenzen ein unbewusster Hass auf unsere Patienten verbirgt.

- Wir werden unsere Patientinnen nur dann »von Herzen« annehmen können, wenn wir auch Zugang zu unserem Hass finden können. Je besser wir ihn wahrnehmen, desto besser sind wir davor geschützt, ihn auszuagieren.

Hass in der Gegenübertragung kann maskiert und abgewehrt sein, besonders dann, wenn wir ihn uns nur schwer eingestehen können. Maltsberger und Buie (1974) beschreiben fünf Mechanismen, die sich als *Abwehr von Hass* in der Gegenübertragung verstehen lassen:
- Wir empfinden Angst oder Langeweile in der Beziehung zu einer Patientin.
- Wir fühlen uns selbst als Versager oder erleben Schuldgefühle gegenüber dem Patienten.
- Wir sind übermäßig fürsorglich (Reaktionsbildung).
- Wir fürchten ohne konkreten Anlass, die Patientin könnte sich das Leben nehmen.
- Wir entwerten den Patienten als hoffnungslosen Fall oder sehen ihn als gefährlich an.

Die Klärung der Gegenübertragung erfordert zunächst eine Prüfung, ob durch die als abstoßend erlebten Züge des Patienten eigene unverarbeitete Konflikte angesprochen werden. Wir versuchen zu klären, ob wir Emotionen, die aus eigenen früheren Beziehungen stammen, auf die Patientin übertragen. Wenn wir den Anteil unserer Gegenübertragung, der auf eigene Übertragungen zurückgeht, besser zuordnen können, werden wir die als abstoßend erlebten Seiten der Patientin mit mehr Distanz ertragen können.

31.8 Wie können wir trotz negativer Gegenübertragung behandeln?

Unter dem Eindruck negativer Affekte, die schwer gestörte Patienten in uns erzeugen, fällt es uns oft schwer, ihnen eine unvoreingenommene positive Haltung entgegenzubringen. Wir beachten dann folgende Hinweise:

- Am ehesten hilft uns bereits ein *genaues Verständnis der Defizite und Regulierungsschwierigkeiten* der Patienten. Der bei einer dependenten Patientin leicht entstehende Gegenübertragungsimpuls, ihr vorzuwerfen, sie wolle sich ja »nur« versorgen lassen, wird vielfach durch ein besseres Verständnis auflösbar. Offenbar sieht die Patientin derzeit keine Alternative zur Regulierung ihres Wohlbefindens als, die ihr angebotenen Versorgungsleistungen und Beziehungen ausgiebig in Anspruch zu nehmen.
- Wir versuchen, uns den Prozess des Deponierens und die Abwehrform der *projektiven Identifizierung* (s. Kap. 31.4) zu vergegenwärtigen, um Distanz zu unserem Gegenübertragungsaffekt zu erreichen.
- Wir bemühen uns stets, neben den abstoßenden Seiten auch *liebens- oder bewundernswerte Züge* bei diesen Patienten zu erkennen. Diese Arbeit kann wie das Suchen nach einer rettenden Insel in einem unendlichen Ozean sein. Ist der liebenswerte oder bewundernswerte Zug einmal gefunden, kann er eine wichtige Ressource für die therapeutische Beziehung darstellen. Wir können uns diesen Persönlichkeitszug dann in Gedanken vergrößern und daraus Kraft für die therapeutische Arbeit schöpfen. Wir kommen im Gespräch immer wieder einmal auf den liebens- oder bewundernswerten Zug zu sprechen und geben der Patientin damit unsere Wertschätzung zu verstehen.
- Wenn es uns nur sehr schwer möglich ist, liebens- oder schätzenswerte Seiten an einem Patienten zu entdecken, machen wir uns klar, in welchem Maße er höchstwahrscheinlich auch in den meisten interpersonellen Beziehungen auf vergleichbare Reaktionen wie bei uns stößt. Manchmal erreichen wir über ein solches *Mitgefühl* einen besseren empathischen Zugang. Wir überlegen uns: Wie wollte ich behandelt werden, wenn ich in dieser Lage wäre? Wie wollte ich, dass mein Sohn oder meine Mutter usw. behandelt würde?
- Schließlich können wir uns *möglichst lebendig vorstellen, was aus unserer Patientin werden*

kann, welche wünschenswerten Persönlichkeitszüge sie entwickeln kann, wenn die Therapie gut läuft. Wir entwickeln mit der Patientin eine *positive Vision ihrer Zukunft*, die für die Therapie als Ressource wirksam werden kann.

- Schließlich bleiben uns *imaginative Techniken der Distanzveränderung:* Wir können uns die Patientin *weit weg* vorstellen und eine rein beobachtende Position einnehmen. Wenn wir uns von der Ansprüchlichkeit und den Forderungen eines sich ausschließlich als Opfer erlebenden Patienten abgestoßen fühlen, versuchen wir, diesen Patienten in Gedanken von uns weit wegzurücken, ihn an seinem Arbeitsplatz zu sehen und zu beobachten, wie er sich in die Enge getrieben und »gemobbt« fühlt.

Behandeln trotz negativer Gegenübertragung

- genaueres Verständnis der Defizite und Regulierungsschwierigkeiten anstreben
- Prozesse des Deponierens und der projektiven Identifikation vergegenwärtigen
- liebens- oder schätzenswerte Seiten entdecken
- Mitgefühl entwickeln
- positive Vision der Zukunft entwickeln
- imaginative Techniken der Distanzveränderung nutzen

31.9 Gegenübertragungsaffekt mitteilen?

Üblicherweise teilen wir den von uns behandelten Patienten die Inhalte unserer Gegenübertragung *nicht* mit. Die für uns selbst kaum überschaubare Komplexität unserer Gegenübertragungsreaktion würde die Patienten meistens überfordern. Auch besteht immer die Gefahr, dass wir die Mitteilung unserer Emotionen zur eigenen Entlastung nutzen, was therapeutisch schädlich wäre. In der Behandlung traumatisierter Patienten mit Persönlichkeitsstörungen kann es jedoch auch Situationen geben, in denen eine *empathisch dosierte Mitteilung der eigenen Emotionen* erwogen werden sollte. Sie könnte die folgenden Vorteile bieten:

- Authentisch sein kann gerade bei persönlichkeitsgestörten Patienten das Gefühl von Präsenz vermitteln. Indem wir ihnen unsere emotionale Reaktion *»selektiv-authentisch«* zur Verfügung stellen, treten wir ihnen als *reale Person* gegenüber (Heigl-Evers u. Ott 1998).
- An unserem Modell können die Patienten Zugang zur *differenzierten Wahrnehmung ihrer Gefühle* finden.
- Indem wir unsere Gefühle zeigen, geben wir unseren Patienten die *Erlaubnis*, ihrerseits Gefühle zu äußern.

Trotz ihrer Vorzüge sollte die Mitteilung eigener Gegenübertragungsreaktionen die Ausnahme bleiben. In jedem Falle setzt sie voraus, dass wir den Nutzen und den Schaden einer Mitteilung sorgfältig abwägen. Wir haben zu bedenken, dass wir unsere Patienten nicht überfordern und auch nicht mit unseren eigenen Affekten belasten dürfen. *Am wenigsten dürfen wir die Mitteilung eigener Gegenübertragungsgefühle zur Entlastung einer eigenen problematischen Gegenübertragung missbrauchen.* So hilfreich Offenheit und Authentizität sind, so schädlich kann eine unüberlegte Mitteilung negativer Emotionen in der Gegenübertragung sein.

Eine wichtige Ausnahme von der Regel sollten wir erwähnen: Wenn wir allgemein-menschlich von der Not unserer Patientinnen betroffen sind, kann es für sie sehr hilfreich sein, wenn wir ihnen dies mitteilen – damit sie überhaupt ein Maß für die eigenen Not entwickeln können.

Eine Patientin äußert nach langer Therapie, wie wichtig es ihr sei, dass die Therapeutin ihr nochmals gesagt habe, wie sehr sie ihre Not spüre. Als die Therapeutin dies früher schon einmal gesagt habe, habe sie dies zwar gehört, aber nicht aufgenommen. Jetzt erst sei sie in der Lage dazu.

31.10 Selbstschutz der Therapeuten

Um behandeln zu können, müssen wir uns schützen – sowohl vor Überflutungen durch traumatisches Material wie auch vor den emotional belastenden Auswirkungen der persönlichkeitsspezifischen Interaktionsmuster. Als Therapeuten können wir *stellvertretend traumatisiert* werden und müssen mit der Möglichkeit rechnen, selbst die Symptome einer Posttraumatischen Belastungsstörung zu entwickeln (Courtois 1988; Herman 2003).

Selbstschutz kann bewusst oder unbewusst geschehen. Die unbewusste Weigerung, bedrohliche Aspekte der Gegenübertragung wahrzunehmen, der so genannte *Gegenübertragungswiderstand*, kann immer auch als ein nachvollziehbarer Selbstschutz verstanden werden – zumal in der Behandlung traumatisierter und persönlichkeitsgestörter Patienten stets auch eigene Konflikte aktiviert werden. Begreiflicherweise wollen wir uns nicht verletzen lassen und fürchten ebenso das Auftauchen bedrohlicher Wünsche und Gefühle (Blankenburg-Winterberg 1988).

Um optimal für unsere Patienten präsent sein zu können, sollten wir uns *bewusst schützen*. Wir machen uns immer wieder klar, dass Patienten uns verletzen können. Je besser wir uns vor Überflutungen durch bedrohliches Material schützen können und je besser wir die Verletzlichkeiten aus unserer eigenen Geschichte kennen, desto weniger müssen wir Gegenübertragungswiderstände zu unserem Schutz mobilisieren. Wenn wir unserem Bedürfnis nach Schutz nicht genügend Rechnung tragen oder uns die Grenzen unserer Belastbarkeit nicht eingestehen, können unbewusste Mechanismen des Selbstschutzes leicht dazu führen, dass wir – aus der verständlichen Angst vor entwertenden und verletzenden Reaktionen unserer Patienten – unangenehme Interventionen unterlassen, notwendige Konfrontationen lange hinausschieben oder, was noch schwerwiegender ist, Augen und Ohren verschließen vor dem, was geschah – ebenso wie die Bezugspersonen des Patienten es in ihrer Kindheit taten.

> Um uns vor einer Überflutung durch traumatisches Material zu schützen, bemühen wir uns aktiv, traumatisches Material nach einer Sitzung *nicht im Detail zu behalten*. Wir versuchen, es zu vergessen, oder merken es uns nur auf eine abstrakte Weise.

Literaturempfehlungen

Bion WR (1962/1990). Lernen durch Erfahrung. Frankfurt a. M.: Suhrkamp.

Faber B (1995). Übertragung, Gegenübertragung und Gegenwiderstand bei der Behandlung von Opfern von Traumatisierungen. Hypnose und Kognition; 12: 68–83.

Feldman M (1999). Projektive Identifizierung: Die Einbeziehung des Analytikers. Psyche; 53: 991–1041.

Herman JL (2003). Die Narben der Gewalt. Traumatische Erfahrungen verstehen und überwinden. Paderborn: Junfermann.

Koenigsberg HW (2000). Gegenübertragung. In: Kernberg OF, Dulz B, Sachsse U (Hrsg). Handbuch der Borderline-Störungen. Stuttgart, New York: Schattauer.

Racker H (1978). Übertragung und Gegenübertragung. München, Basel: Reinhardt.

Wöller W, Kruse J (2005). »Ich fühle mich wie gelähmt in der Sitzung.« Wahrnehmung und Nutzung der Gegenübertragung. In: Wöller W, Kruse J (Hrsg). Tiefenpsychologisch fundierte Psychotherapie. 2. Aufl. Stuttgart, New York: Schattauer; 204–20.

32 Ego-States und die Arbeit mit dem inneren Kind

Selbstzustände und ihre therapeutische Nutzung

32.1 Die Theorie der Ego-States und ihre therapeutische Nutzung

Wir haben in Kapitel 7.4 auf die verminderte oder fehlende Ich-Integration hingewiesen, die schwere Persönlichkeitsstörungen kennzeichnet, und wir haben theoretische, vor allem psychoanalytische Modelle vorgestellt, die von Prozessen gelingender oder scheiternder Integration von Persönlichkeitsanteilen ausgehen. In diesem Kapitel soll die Konzeptualisierung der »Ego-States« unter dem Blickwinkel ihrer therapeutischen Nutzung vorgestellt werden.

Auf der Basis der psychoanalytischen Tradition, vor allem aufbauend auf Federns Theorie der Ich-Zustände, und unter Nutzung ihrer hypnotherapeutischen Erfahrungen haben Watkins und Watkins (1997, 2003) mit der Ego-State-Therapie eine Psychotherapiemethode entwickelt, in deren Zentrum die systematische Arbeit mit Ich-Zuständen (Ego-States) steht. Die von ihnen beschriebenen »Ego-States« haben sie stets als Phänomene betrachtet, die im Verlaufe eines hypnotherapeutischen Prozesses von allen »Normalpersonen« erfahren werden können, wenn sie sich nur weit genug in eine Trance begeben.

Was ist unter einem Ego-State zu verstehen? Ein Ego-State kann als *organisiertes System des Erlebens und Verhaltens* definiert werden, dessen Elemente durch ein bestimmtes gemeinsames Prinzip zusammengehalten werden. Ego-States können *Verhaltensweisen, Erlebnisse, Erinnerungen oder Gefühle der Gegenwart oder der Vergangenheit* repräsentieren. Sie nehmen ihren Ausgang meist in der Kindheit, können aber auch zu jedem Zeitpunkt des Lebens entstehen. Sie werden auf folgende drei Weisen gebildet (Watkins 1993):

- Zum einen werden sie geschaffen, um den *Ansprüchen des Umfeldes* differenziert zu genügen. Berufliche Rollen erfordern andere Ego-States als Rollen in Partnerschaft oder Freizeit. Charakteristischerweise entsteht ein Ego-State, um die Fähigkeit zur Adaption und die Bewältigungsfähigkeit für ein bestimmtes Problem zu verbessern.
- Zum anderen können Ego-States *Introjekte von Eltern oder anderen wichtigen Bezugspersonen* sein. Sie sorgen dafür, dass die Person so mit sich umgeht wie die Elternfiguren mit ihr umgegangen sind. Werden strafende Eltern introjiziert, erleidet der Patient die Anklagen und Bestrafungen eines strafenden Ego-States. Statt Personen können auch unverarbeitete Traumen zu Introjekten werden und als Ego-States bestehen bleiben.
- Ego-States werden auch gebildet, um *Traumen zu bewältigen.* So kann nach einer Traumatisierung als kreative Lösung ein Ego-State geschaffen werden, der das Trauma in sich aufbewahrt und mit ihm auf bestimmte Weise umgeht. Ein Ego-State kann z. B. die Aufgabe haben, Schmerz von anderen Teilen der Persönlichkeit fern zu halten. Traumatisierte Kinder können einen imaginären Spielgefährten erschaffen, mit dem sie in Beziehung

treten. Gelegentlich tauchen solche Ego-States später wieder auf, nicht selten in einer bösartigen, selbstzerstörerischen Form.

Folgende weitere Merkmale von Ego-States seien noch angeführt:

- Ein allgemeines Merkmal von Ego-States besteht darin, dass sie in hohem Maße daran interessiert sind, *sich zu schützen und ihre Existenz zu erhalten.* Für die therapeutische Arbeit bedeutet das, dass es ist viel leichter ist, die Motivationen von Ego-States zu verändern und ihr Verhalten konstruktiv umzuwandeln, als zu versuchen, sie zu eliminieren. Um einen Ego-State zu einem adaptiveren Verhalten zu bewegen, ist es meist notwendig, seine Geschichte und seine Ziele zu verstehen.
- Ego-States verfolgen häufig untereinander *unvereinbare Ziele* und stehen dadurch miteinander im Konflikt. Verdeckte Konflikte äußern sich in Ängsten, Depressionen, neurotischen Symptomen oder maladaptiven Verhaltensweisen.
- Wie die Gesamtpersönlichkeit können auch die Ego-States *Übertragungen* auf uns ausbilden. Alle Übertragungsphänomene, die wir aus der Therapie traumatisierter Patientinnen kennen, können auch für einzelne Ego-States gelten. Verschiedene Übertragungen sind möglich: Während eine Patientin als Gesamtpersönlichkeit eine überwiegend positive Übertragung auf uns zeigt, hat ein bestimmter Ego-State vor uns als möglichem Schädiger Angst. Ein anderer Ego-State hasst uns oder verachtet uns. Eine nachvollziehbare Angst kann sich darauf beziehen, dass wir einzelnen Ego-States zu starke und anderen zu geringe Beachtung schenken – was bei unerfahrenen Therapeuten tatsächlich leicht vorkommt.
- Aktivieren verschiedene Ego-States einander widersprechende Übertragungen, kann dies zu *Verwirrung als Gegenübertragungsreaktion* führen.
- Ego-States, die in der Kindheit entstanden sind, haben meist die *konkrete Denkweise eines Kindes*, das kindliche magische Denken und kindliche Vorstellungen von Gut und Böse bewahrt. Sie sind durch Erwachsenenlogik schwer erreichbar – selbst dann, wenn sie mit der Stimme eines Erwachsenen sprechen. Sind die Ego-States im Adoleszentenalter entstanden, können sie sich wie ein Teenager verhalten: Sie möchten unabhängig sein, wollen sich nichts sagen lassen usw.
- Einzelne Ego-States sind stärker als andere von der Kommunikation mit den restlichen Ego-States abgeschnitten. Diese *abgespaltenen Selbstanteile*, die nur gelegentlich und unter bestimmten Auslösebedingungen aktiviert werden, können ein ausgiebiges Eigenleben führen und zu schwerwiegenden Störungen des Realitätsbezugs Anlass geben.
- Meist wird die angepasste *Alltagspersönlichkeit* durch Selbstanteile repräsentiert, die realistisch sind und sich an die üblichen moralischen Werte halten. Diese betrachten oft den abgespaltenen, der Moral trotzenden, rebellischen oder kindlichen Teil *abschätzig* mit einer Haltung der Verdammung und des Unverständnisses. Die Alltagspersönlichkeit schämt sich dann ihrer kindlichen Anteile. Sie erlebt das *»innere Kind«* als maßlos und gierig und verachtet es – Ausdruck der Wiederkehr der traumatischen Beziehungserfahrung auf der inneren Bühne.

P: Ich kann es einfach nicht verstehen, dass ich so etwas tue. Es passt überhaupt nicht zu mir. Eigentlich kann es nicht sein, und ich stehe fassungslos davor, dass es doch so zu sein scheint.

Was beinhaltet nun die Theorie der Ego-States von Watkins und Watkins (2003)? Die Autoren gehen von einem *Kontinuum zunehmender Integration der Persönlichkeitsanteile* aus; es reicht von vollständiger Integration der Selbstanteile (psychische Gesundheit) bis zu einer starken Abspaltung der Anteile (schwere Identitätsstörungen). Dies wollen wir im Folgenden erläutern.

- Das *Ausmaß der Integration* äußert sich in der Fähigkeit, den wechselnden Rollenanforderungen des Lebens flexibel gerecht zu werden und die verschiedenen Erlebenszustände bewusst in einen Identitätszusammenhang einordnen zu können. Je stärker die Erlebenszustände durch *Verleugnung* oder durch *Dissoziation* getrennt werden und je weniger Zugang sich eine Person zu den nicht aktualisierten Erlebenszuständen verschaffen kann, desto stärker ist die Desintegration der Persönlichkeit.

- Für die *Psychopathologie schwerer Persönlichkeitsstörungen* ist charakteristisch, dass einzelne Selbstanteile von anderen durch die genannten Abwehroperationen getrennt gehalten werden. Dominiert wie bei den meisten schweren Persönlichkeitsspaltungen eine *Verleugnungsabwehr*, wird die Widersprüchlichkeit der sich ändernden Erlebens- und Verhaltensweisen nicht bemerkt. Im Falle einer *dissoziativen Abwehr* bestehen zusätzliche Barrieren zwischen den Persönlichkeitsanteilen und Selbstzuständen durch eine teilweise oder vollständige Amnesie für die Präsenz der anderen Persönlichkeitsanteile. Am undurchlässigsten sind die Grenzen zwischen den Ich-Zuständen bei der dissoziativen Identitätsstörung, die das äußerste Extrem eines angenommenen Kontinuums repräsentiert.

Wieweit diese Kontinuumshypothese mit dem heutigen Stand der Forschung und neueren Modellen zu strukturellen Dissoziationen der Persönlichkeit (s. Kap. 8) vereinbar ist, lässt sich bisher nicht sicher beantworten. Für unser klinisches Verständnis und als Grundlage für die therapeutische Arbeit mit Ego-States ist sie jedenfalls von beträchtlichem Nutzen. Statt von »Persönlichkeitsanteilen« oder »Selbstzuständen« wird oft auch von »Ich-Zuständen« oder »Ego-States« gesprochen. *Grundprinzip der Ego-State-Therapie* ist ein therapeutisches Vorgehen,

- das mit der *Anerkennung* der unterschiedlichen Selbstzustände beginnt,
- die wechselseitige *Kommunikation* der Selbstzustände fördert und
- das Ziel einer wechselseitigen *Abstimmung* und *Kooperation* dieser Selbstzustände verfolgt.

Die therapeutische Aufgabe besteht darin, die Grenzen zwischen den Ich-Zuständen weniger rigide und durchlässiger zu machen und die Kommunikation zwischen den Persönlichkeitsanteilen zu verstärken.

Eine in der Ego-State-Therapie geläufige Modellvorstellung fasst die menschliche Psyche als eine Familie von Ich-Zuständen auf. Entsprechend könnte die Ego-State-Therapie auch als »*Familientherapie mit einer Einzelperson*« aufgefasst werden. Grundsätzlich kann jede psychotherapeutische Technik, die bei einem Patienten angewendet wird, auch bei einem Ego-State zur Anwendung kommen. So kann ein Ego-State eine Ich-Stärkung erfahren, eine Abreaktion durchmachen oder einer Desensibilisierungstherapie unterzogen werden. Die Ego-State-Therapie kann als hypnotherapeutische Therapieform ohne formale Trance angewandt werden (Watkins u. Watkins 2003).

Es ist wichtig, ein mögliches *Missverständnis* auszuräumen: Das Ziel der Ego-State-Therapie besteht keinesfalls darin, ein Nebeneinander abgespaltener Persönlichkeitsanteile zu fördern! Das Ziel ist vielmehr, dass die inneren Selbstanteile einander kennen lernen und in eine Kooperation eintreten können. Je weiter die Therapie voranschreitet, desto mehr entwickeln die Teile *Bewusstsein über die anderen Teile* und desto mehr teilen sie sich einander mit. Es gehört auch zur Ego-State-Arbeit, dass sich die inneren Anteile von traumatischem Material distanzieren können. Mit Ego-States arbeiten zu können bedeutet ebenfalls nicht, dass so behandelte Patienten eine dissoziative Störung haben müssen. Auch bei höher strukturierten Patienten ist eine Arbeit mit Ego-States möglich. Beispiele hierfür gibt es genügend in der Gestalt- und Psychodramatherapie und in anderen erfahrungsorientierten Therapien. Wir haben die Erfahrung gemacht, dass sich die Arbeit mit Ich-Zuständen nutzbringend in die psychodynamische Behandlung schwerer Persönlichkeitsstörungen einfügen lässt. Der Grundgedanke der Ego-State-Arbeit ist uns in hohem Maße aus dem psychodynamischen Denken vertraut: Jede Abwehranalyse setzt voraus, dass zunächst die Schutzfunktion der

Abwehr anerkannt wird. Ich-Zustände als solche zu benennen, heißt anzuerkennen, dass das Getrennthalten der Selbstzustände vor bedrohlichen Affekten schützt. Im Respekt vor dieser Schutzfunktion beginnt die vorsichtige wechselseitige Annäherung der Persönlichkeitsanteile.

Als eine besondere Form der Arbeit mit Ego-States kann die für die Traumatherapie außerordentlich wichtige Arbeit mit dem »inneren Kind« angesehen werden, auf die wir am Ende dieses Kapitels eingehen werden (s. Kap. 30.8).

32.2 Theoretische Überlegungen zum Konzept der Ego-States

Wenn wir uns aus therapiepraktischen Erwägungen für die Arbeit mit Ego-States aussprechen, wollen wir keinesfalls den Eindruck erwecken, als seien damit real existierende Strukturen gemeint. Es handelt sich – ganz ähnlich wie die strukturellen Begriffe »Ich«, »Es« und »Über-Ich« – um nichts anderes als um *Modellvorstellungen*, die uns einen gewissen klinischen Nutzen bringen können.

Sicherlich ließen sich die Begriffe der Ego-State-Theorie auch in die Sprache der Objektbeziehungstheorie übersetzen. Objektbeziehungstheoretisch formuliert, stellen die Ego-States entweder Selbst- oder Objektrepräsentanzen verschiedener verinnerlichter Objektbeziehungen dar, die, in Verbindung mit einem dominierenden Affekt, parallel oder im Wechsel aktualisiert werden. Bei bestimmten klinischen Phänomenen scheint uns die Ego-State-Theorie lediglich besser handhabbare Modellvorstellungen zu liefern, vielleicht auch plastischere Bilder für unsere Therapien. Das Oszillieren von Patienten mit einer narzisstischen Persönlichkeitsstörung zwischen Größenideen und Kleinheitsängsten könnte als wechselnde Aktualisierung verschiedener verinnerlichter Objektbeziehungen oder auch als Wechsel verschiedener Ego-States konzeptualisiert werden.

Wir haben bisher nur vage Vorstellungen, welche *hirnphysiologischen Vorgänge* den Wechseln der Ego-States korrespondieren. Am ehesten ist vorstellbar, dass die einzelnen States Ausdruck der Aktivierung verschiedener basaler emotionaler Systeme sind, die Panksepp (1998) in der schon mehrfach erwähnten bahnbrechenden Arbeit »Affective Neuroscience« beschrieben hat. Wir sprechen von den sieben basalen emotionalen Systemen in limbischen Regionen des Gehirns, die biologisch verankert sind und im Dienste der Regulation unserer zentralen Bedürfnisse stehen (s. Kap. 5.6). Die Hypothesen eines Zusammenhangs zwischen den klinisch beobachtbaren Ego-States und der Aktivierung basaler emotionaler Systeme wurden besonders von den Vertretern der Theorie der strukturellen Dissoziation der Persönlichkeit (Nijenhuis et al. 2003, van der Hart et al. 2004) weiterentwickelt (s. Kap. 8.6).

Nach diesen Überlegungen müssen wir davon ausgehen, dass Bindungstraumatisierungen eine Dysfunktion der emotional-regulatorischen Systeme im Sinne einer Über- oder Unteraktivität bewirken und Prozesse der Feinabstimmung der Systeme beeinträchtigen. Wir möchten vermuten, dass die unabgestimmte Überaktivierung einzelner emotionaler Systeme – des Panik-Bindungssystems, des Kampf- oder Fluchtsystems und anderer Systeme – Hemmungsvorgänge erzwingt, die uns als Verleugnung oder Dissoziation in Erscheinung treten. Wir nehmen weiter an, dass eine therapeutische Unterstützung dieser Abstimmungsvorgänge notwendig ist, um den genannten Hemmungsprozessen den Boden zu entziehen. Möglicherweise unterstützen wir die Abstimmungsprozesse der emotional-regulatorischen Systeme, wenn wir den Dialog der States oder Persönlichkeitsanteile fördern.

Wir wollen die reizvollen Spekulationen an dieser Stelle beenden. Jedenfalls rechnen wir damit, dass uns das Studium der affektiven Neurowissenschaften noch weitreichende Einsichten in das Verständnis emotionaler Dysregulationen bei schweren Psychopathologien liefern und deren therapeutische Beeinflussung erleichtern wird.

32.3 Die Arbeit mit den Ego-States

Identifikation der unterschiedlichen Persönlichkeitsanteile

Erste Aufgabe der Arbeit mit Ego-States ist es, die unterschiedlichen Persönlichkeitsanteile zu identifizieren. Verschiedene Ego-States können durch ihre andersartigen Emotionen, Überzeugungen und Verhaltensweisen identifiziert werden. Als Beispiel wollen wir die unterschiedlichen Ego-States anführen, die typischerweise das Bild der narzisstischen Persönlichkeitsstörung prägen: Ein Ego-State fällt durch dominierende Affekte von Wut und Spott, eine (kompensatorische) Überzeugung von eigener Grandiosität und eine besonders ansprüchliche Haltung auf, während ein anderer durch Gefühle von Scham und Minderwertigkeit, eine Überzeugung von der eigenen Bedeutungslosigkeit und ein ausgeprägtes Rückzugsverhalten in Erscheinung tritt.

Zur weiteren Identifikation der Ego-States interessieren wir uns für folgende Fragen:

- Bei einem *abgespaltenen Selbstanteil*, der wenig mit anderen Ego-States kommuniziert, interessiert es uns, wie einflussreich er ist und wieweit er die anderen Selbstanteile dominiert.
- Schließlich interessiert uns die Frage, wie die die *Alltagspersönlichkeit* repräsentierenden realitätsbezogenen Selbstanteile auf den abgespaltenen Selbstanteil reagiert.

Wir machen unsere Patientinnen vorsichtig mit ihren abgespaltenen Persönlichkeitsanteilen vertraut. Sie sollen die Angst vor diesen Seiten ihrer Persönlichkeit verlieren. Oft sind wir mit *überwältigenden Ängsten* konfrontiert, wenn die Patientinnen versuchen, etwas von den Gefühlen des abgespaltenen Selbstanteils – des inneren Kindes – und damit authentische Nähe und Beziehung zuzulassen.

Dialog der Persönlichkeitsanteile initiieren

Im nächsten Schritt kommt es darauf an, nicht nur mit der Gesamtpersönlichkeit, sondern auch mit den wichtigsten Ego-States in eine *therapeutische Arbeitsbeziehung* einzutreten. Von einer tragfähigen therapeutischen Arbeitsbeziehung können wir sprechen, wenn die Ziele der Gesamtpersönlichkeit und die der wichtigsten Ego-States mit unseren Zielen übereinstimmen.

Besteht ein verlässliches *Arbeitsbündnis* mit der Gesamtpersönlichkeit einer Patientin, versuchen wir, mit ihr zu klären, ob sie sich eine Arbeit mit verschiedenen Persönlichkeitsanteilen vorstellen kann. Manchen traumatisierten Patientinnen hilft die Information, dass die Kompartimentalisierung (Abtrennung) des Erlebens eine wichtige Überlebensstrategie unter traumatischen Bedingungen gewesen ist. Wir erläutern, dass es nicht darum gehen kann, ein Eigenleben dieser Persönlichkeitsanteile zu fördern, sondern dass das Ziel der Therapie in einer *besseren Verständigung der Persönlichkeitsanteile* untereinander besteht. Als Therapeuten übernehmen wir eine Art *Moderatorfunktion* zwischen den Selbstzuständen. Mit unserer Hilfe sollen die verschiedenen Teile der Patientin sich selbst, ihre Existenz und ihre Geschichte kennen und wertschätzen lernen.

Dann stehen wir vor der Aufgabe, mit den einzelnen Persönlichkeitsanteilen Kontakt aufzunehmen und sie miteinander *in einen Dialog* zu bringen. Dabei wird schnell deutlich, dass nicht alle Teilpersönlichkeiten oder States an der Therapie interessiert sind, weiterhin, dass einzelne Anteile der Therapie gegenüber skeptisch sind oder sie ablehnen. Gleichwohl beanspruchen alle Persönlichkeitsanteile unseren Respekt, wenn die Kooperation mit ihnen gelingen soll. Wir gehen so vor:

- Ähnlich wie wir die Bedürfnisse der Gesamtpersönlichkeit zu erfassen versuchen, sind wir bemüht, die *Befindlichkeit, Bedürfnisse und Ziele möglichst vieler Persönlichkeitsanteile* wahrzunehmen. Wir interessieren uns mit Wertschätzung für jeden Persönlichkeitsanteil, um seine Einstellungen und Überzeugungen und die Beweggründe für sein Verhalten kennen zu lernen. Die Bedürfnisse wahrnehmen heißt nicht, sie zu gratifizieren – was ohnehin illusorisch wäre, weil die Bedürfnisse der einzelnen Persönlichkeitsanteile unvereinbar sind.

- Wir bemühen uns, *Dialoge zwischen den Ego-States* in Gang zu bringen, sowohl Dialoge der Persönlichkeitsanteile untereinander wie auch Dialoge zwischen der Gesamtperson und den Persönlichkeitsanteilen. Wir verbessern ihre Kommunikation zwischen den Ich-Zuständen und vermindern die zwischen ihnen bestehenden Konflikte.
- Treten *rätselhafte Verhaltensweisen im Alltag* auf, versuchen wir, jenen Teil der Gesamtpersönlichkeit aufzufinden, der in der Lage ist, die rätselhafte emotionale Reaktion oder Verhaltensweise zu erklären und die Verantwortung dafür zu übernehmen.

Innere Verfolger und täteridentifizierte Persönlichkeitsanteile

Um eine auf Verständnis basierende Beziehung mit jedem Ich-Zustand herzustellen, ist es besonders wichtig, auch *aggressive Persönlichkeitsanteile*, die so genannten »täteridentifizierten Anteile« oder »inneren Verfolger«, mit in den Dialog einzubeziehen. Feindselige Ego-States können vor allem dann zu erheblichen Problemen in der Therapie führen, wenn sie nicht eingebunden sind. Ihre destruktiven Aktivitäten können in selbstzerstörerischen Aktivitäten, in Suizidtendenzen oder in antisozialen Verhaltensweisen zum Ausdruck kommen, besonders wenn sie ihre Macht bedroht sehen.

> Eine bedeutsame Erkenntnis aus der Arbeit mit Persönlichkeitsanteilen ist, dass aggressive Ego-States unter den Bedingungen der Traumatisierung oft die Funktion der starken Beschützer oder Retter und insofern eine Überlebensfunktion innehatten. Vielfach haben sie ihre Stärke vor allem durch die Identifikation mit Tätern bezogen. Bei angemessener Würdigung ihres protektiven Ursprungs können sie im weiteren Verlauf der Therapie wieder zu mächtigen Beschützern werden.

Um einen Einstieg in die Arbeit mit den feindseligen Anteilen zu finden, kann es sehr hilfreich sein, sich zunächst einmal der Tatsache bewusst zu werden, dass sie grundsätzlich *etwas Positives für das Gesamtsystem im Sinn haben.* Auf dieser Grundlage besteht dann die therapeutische Arbeit darin, ihre Bedürfnisse zu explorieren, sie zu fragen, *was sie brauchen, was ihre Ziele sind und warum sie ihre Ziele so und nicht anderes verfolgen.* Von besonderer Wichtigkeit ist die Überzeugung, dass alle Ego-States auf die eine oder andere Weise adaptiv sind oder zumindest gewesen sind. Oft ist es notwendig, die die Alltagspersönlichkeit repräsentierenden Ego-States unter Hinweis auf deren ursprünglich adaptive Funktionen zu beruhigen, wenn sie sich durch die aggressiven Persönlichkeitsanteile verängstigt fühlen (s. Kap. 39).

Schwierigkeiten und mögliche Wege der Kontaktaufnahme

Es kann schwierig sein, Kontakt mit solchen *Ego-States aufzunehmen, die nicht offen in Erscheinung treten oder große Schwierigkeiten haben, sich mitzuteilen* – sei es aus Angst vor Strafe, vor Retraumatisierung oder weil ihnen ein Schweigegebot auferlegt wurde. Welche Methoden können dann angewandt werden?

- Die wichtigste und am häufigsten praktizierte Methode zur Kontaktaufnahme mit Ego-States, die nicht offen in Erscheinung treten, ist das *talking through* (Ross 1989). Bei dieser Methode sprechen wir die verborgenen Ego-States *durch die Gesamtpersönlichkeit hindurch* an.

T: Gibt es bei Ihnen einen Persönlichkeitsanteil, der bei dem jetzigen Problem helfen könnte? Könnte dieser Teil sich melden?

T: Gibt es bei Ihnen einen Teil ihrer Persönlichkeit, der erklären könnte, warum Sie sich so verhalten haben?

- Wenn einige Ego-States Schwierigkeiten haben, sich mitzuteilen, besteht oft die Möglichkeit, mit ihnen über *ideomotorische Fin-*

gersignale zu kommunizieren (s. Kap. 41). Sie können eine Kommunikation ermöglichen, die verbal (noch) nicht möglich ist. Ein Finger kann für »Ja«, ein anderer für »Nein« stehen. Ein Ja-Zeichen kann bedeuten, dass die Kommunikation mit einem Ego-State fortgesetzt werden soll, ein Nein-Zeichen, dass sie zunächst unterbleiben soll.
- Schließlich kann die Kommunikation zwischen den Persönlichkeitsanteilen durch die *Dissociative Table Technique* (Fraser 1991) erleichtert werden. Bei dieser Technik wird die Patientin gebeten, sich vorzustellen, wie sie alle Teile seiner Persönlichkeit einlädt, in einem imaginären Raum an einem imaginären runden Tisch Platz zu nehmen. Hier haben die Persönlichkeitsanteile Gelegenheit, gleichberechtigt miteinander zu sprechen, sich auszutauschen, Beziehung miteinander aufzunehmen und einander zu verstehen, während die Patientin die Moderation übernimmt. Unbedingte Voraussetzung ist ein gewaltfreier Umgang miteinander.

Wie die Gesamtpersönlichkeit, so können auch Ego-States dem Versuch der wechselseitigen Kontaktaufnahme *Widerstandsphänomene* entgegensetzen. Sie können sich der Einsicht verschließen, dass sie selbst nur ein Teil eines umfassenderen Persönlichkeitssystems sind, das aus einer Vielfalt von Erlebenszuständen besteht. Widerstandsanalyse erfordert in diesem Fall, die Ängste zu verstehen, die durch den Versuch einer innersystemischen Kommunikation ausgelöst werden.

Ebenso wie Übertragungen der Gesamtpersönlichkeit müssen auch *Übertragungen der Teilpersönlichkeiten* geklärt werden, wenn sie zum Widerstand werden. Auch dann, wenn eine positive Übertragung der Gesamtpersönlichkeit auf uns vorliegt, kann ein bestimmter Ego-State fürchten, von uns getäuscht oder missbraucht zu werden. Indem wir seine Ängste würdigen und Schutzbedürfnisse ernst nehmen, erhöhen wir die Wahrscheinlichkeit seiner Kooperation bei der Therapie.

Die Arbeit mit den Ego-States

- unterschiedliche Persönlichkeitsanteile identifizieren
- Befindlichkeit, Bedürfnisse und Ziele möglichst vieler Persönlichkeitsanteile wahrnehmen
- Persönlichkeitsanteile miteinander in einen Dialog bringen
- aggressive oder bösartige Persönlichkeitsanteile in den Dialog einbeziehen und ihre adaptive Rolle würdigen
- Möglichkeiten der Kommunikation mittels
  - *talking through*
  - ideomotorischer Fingersignale
  - *Dissociative Table Technique* (Fraser)
- ggf. Widerstandsphänomene einzelner Ego-States bearbeiten
- ggf. Übertragungen einzelner Ego-States klären

32.4 Ich-Stärkung und Distanzierung mithilfe des Ego-State-Modells

Ich-Stärkung lässt sich vorteilhaft mit dem Ego-State-Modell durchführen und stellt ein wesentliches Element einer mit Ich-Zuständen arbeitenden Therapie dar. Auch ohne hypnotische Techniken im engeren Sinne ist es möglich, *positive Ich-Zustände unter Nutzung des Ego-State-Modells zu aktivieren.* (Bei dissoziativen Patienten verzichten wir ohnehin auf eine Trance-Induktion, da sie schon von sich aus in einer Art Trance leben.) Meist sind es einzelne Ego-States, die besonders lernen müssen, sich zu beruhigen, für sich zu sorgen oder sich abzugrenzen. Einige bewährte hypnotherapeutische Techniken seien hier genannt (Frederick u. McNeal 1999):

- Eine Technik der Ego-State-Therapie besteht darin, *Ego-States zu identifizieren, die reifer entwickelt sind.* Manchmal können reifer strukturierte Persönlichkeitsanteile die unreiferen unterstützen, beschützen oder erziehen.

Ein fürsorglicher Teil der Psyche kann einem hilfsbedürftigeren Teil seine Ressourcen zur Verfügung stellen.

- Frederick und McNeal (1999) haben vorgeschlagen, einen neuen ressourcenreichen Ego-State hypnotisch zu installieren, den sie *»innere Stärke«* nennen. Die innere Stärke wurde als archetypisches Bild aufgefasst, vergleichbar den Archetypen des kollektiven Unbewussten des Analytikers Jung. Hypnotisch aktiviert, können sie die Funktion von Selbstobjekten (Kohut 1973) mit ich-stärkenden Fähigkeiten übernehmen.
- Zur Distanzierung eignet sich besonders die Ego-State-Technik, einen *»inneren Beobachter«* aufzufinden oder zu installieren. Das ist ein nichtemotionaler Teil der Persönlichkeit, der nicht urteilt, sondern ausschließlich beobachtet und auf diese Weise dem Persönlichkeitssystem hilfreiche Ruhe und Distanz verschafft. Auch die im Rahmen der Ressourcenaktivierung beschriebene Übung der *»inneren Helfer«* ist eine Ego-State-Technik (Comstock 1991).

32.5 Arbeit mit dem inneren Kind

Die Arbeit mit dem inneren Kind ist eine besondere Form der Ego-State-Arbeit, die für die Traumatherapie von großer Bedeutung geworden ist. Kurz gesagt, handelt es sich darum, dass erwachsene Persönlichkeitsanteile dem verletzten kindlichen Selbstanteil elterliche Zuwendung und Fürsorge zukommen lassen. Folgende Hinweise möchte wir dazu geben:

- Wenn wir beabsichtigen, Traumatisierungen in der Kindheit traumakonfrontativ zu bearbeiten, müssen wir der Patientin die Möglichkeit geben, das verletzte, allein gelassene und vernachlässigte Kind trösten und auffangen zu können. Insofern ist die Arbeit mit dem inneren Kind eine wichtige *Voraussetzung traumakonfrontativen Vorgehens* bei Kindheitstraumatisierungen.
- Die Arbeit mit dem inneren Kind eignet sich darüber hinaus sehr gut für die Behandlung von *Bindungs- und Beziehungstraumatisierungen, die mit Vernachlässigungen* verbunden waren. Oft ist sie der Anwendung traumakonfrontativer Verfahren sogar überlegen. Bei Patientinnen, deren Schädiger gleichzeitig ihre primäre Bindungsfiguren waren, kann sie die beste Form der Traumatherapie sein.

> Unsere Rolle besteht darin, mit den *akzeptierenden, nicht verurteilenden Anteilen der Patientin* – der »Erwachsenen« – ein Bündnis einzugehen und sie darin zu unterstützen, für das verletzte und geschädigte, einsame und verzweifelte Kind eine gute und tröstende Elternfigur zu sein.

Voraussetzung für die Mitwirkung der Patientin bei der Arbeit mit dem inneren Kind ist es, dass ihr Erwachsenenanteil zur autonomen Emotionsregulierung fähig ist. *Die »Erwachsene« muss stabil genug sein*, um die traumatisierten kindlichen Anteile stabilisieren zu können. Sie muss auch einmal im Leben leistungsfähig und stark gewesen sein. Die meisten traumatisierten Patientinnen haben diese Fähigkeit zur Verfügung, wir brauchen nur die vorhandene Ressource zu aktiveren.

Wenn wir unsere Patientin für hinreichend stabil für die Arbeit mit dem inneren Kind halten, gehen wir so vor (Reddemann 2004; Sachsse 2004; Schwarz 2002):

- Nachdem wir gemeinsam mit der Patientin das *Alter* des inneren Kindes geklärt haben, mit dem die erwachsene Person arbeiten will, müssen wir als wichtige Vorarbeit die *Mitarbeit der akzeptierenden und nicht verurteilenden Erwachsenenanteile* gewinnen. Es ist äußerst wichtig und keinesfalls selbstverständlich, dass die von uns behandelte Patientin tatsächlich ihre akzeptierenden und nicht verurteilenden Erwachsenenanteile aktivieren kann, denn gerade traumatisierte Patientinnen mit Persönlichkeitsstörungen neigen dazu, das traumatisierte Kind zu hassen, zu verachten und zu verurteilen für das, was es mit sich hat geschehen lassen und woran es mitgewirkt hat. Die Arbeit kann nicht eher beginnen, als bis die akzeptierenden und nicht verurteilenden Seiten der Erwachsenenperson ihre Zustimmung zur Mitwirkung gegeben haben.

- *Eine beträchtliche therapeutische Vorarbeit* kann notwendig werden, um eine akzeptierende und nicht verurteilende Haltung bei der »Erwachsenenperson« zu ermöglichen. Diese hat nicht selten Angst davor, dem inneren Kind mehr Raum zu geben: Es könnte ansprüchlich, gierig, gefräßig und unersättlich werden und der erwachsenen Person den Raum zum Leben und die Luft zum Atmen nehmen. Hier wäre zunächst zu klären, wie verhindert werden kann, dass das Kind übermäßigen Raum einnimmt, etwa indem ihm *begrenzte Zeiten* gewidmet werden. Wie reale Kinder brauchen auch innere Kinder Begrenzungen. Manchmal hat die erwachsene Person auch Schwierigkeiten, dem inneren Kind ihre Akzeptanz und Liebe entgegenzubringen, weil sie sich seiner zu sehr schämt oder es sogar hasst. Hier kann kognitive Arbeit helfen, die die Verantwortlichkeiten für das Geschehen klarstellt. Auch kann die »Erwachsene« lernen, dem Kind zu verzeihen.
- Ist dies geklärt, bitten wir die Patientin, zunächst mit den *ressourcenreichen Seiten* des Kindes in Kontakt zu treten. Sie soll die kompetenten und lebenszugewandten Seiten des Kindes kennen lernen. Manchmal ist diese Aufgabe so mühsam wie die Suche nach der Nadel im Heuhaufen. Sie ist dennoch äußerst wichtig, denn je mehr ressourcenreiche Zustände aktiviert sind, desto einfacher ist es für das verletzte Kind, die traumatischen Emotionen zu ertragen. Wenn Kinder nur eine belastete Seite haben, kann es auch sinnvoll sein, andere innere Kinder mit einzubeziehen. Zumindest sollte die Patientin – wenn sie Schwierigkeiten hat, die lebenszugewandte Seite des Kindes zu finden – seine Funktion und Aufgabe wertschätzen: dass es zum Beispiel die Trauer oder die Wut trägt.
- Dann fragen wir die erwachsene Person, *was das verletzte und vernachlässigte Kind am meisten gebraucht hätte*, und empfehlen ihr, es ihr zu geben. Meist wird die erwachsene Person eine Vielzahl von Ideen haben – vom Spiel mit Puppen oder Teddybären und der Verwöhnung mit guten kindgerechten Getränken oder Speisen bis hin zu kindgerechten Fernsehsendungen (Sachsse 2004). Teilweise müssen wir allerdings der »Erwachsenen« Ratschläge geben, wie sie ein kindgerechtes Verhalten realisieren kann. Manche Patientinnen sind regelrecht zu schulen, wie eine liebevolle erwachsene Person mit einem Kind umgehen kann. Auch die »inneren Helfer« (s. Kap. 24.5) können zu Rate gezogen werden.
- Wir können den Kontakt mit dem inneren Kind erleichtern, indem wir typische *Übergangsobjekte* (Winnicott 1953/1983) – Decken, Puppen, Teddybären – anbieten, die je nach Bedarf Nähe oder Distanz vermitteln können. Umgekehrt kann die Arbeit mit Persönlichkeitsanteilen es manchen Patientinnen erleichtern, Übergangsobjekte in der Therapie anzunehmen. Das Schamgefühl wird geringer, wenn sie sich klar machen, dass ein Übergangsobjekt für die kindlichen Persönlichkeitsanteile notwendig ist.
- Die Arbeit mit dem inneren Kind braucht einen bestimmten *Rahmen*, sie darf nicht unkontrolliert ausufern. Dabei ist eine gewisse *Ritualisierung* oft hilfreich. So kann der Beschäftigung mit dem inneren Kind eine bestimmte Zeit in regelmäßig wiederkehrendem Rhythmus gewidmet sein. Denn auch die »erwachsene« Patientin braucht ihre Zeit, in der sie nicht ausschließlich durch die Wünsche und Ängste des inneren Kindes in Anspruch genommen werden darf.
- Gelegentlich kommt es vor, dass das innere Kind die Hilfe und Fürsorge der »Erwachsenenperson« *zurückweist*, weil es zu wenig Vertrauen in sie hat und befürchtet, wieder betrogen und verraten zu werden. In diesem Fall validieren wir die Sorge des Kindes, ermutigen es aber, die Annahme der angebotenen Hilfe in kleinen Schritten auszuprobieren, bis es sich von der Ernsthaftigkeit des Angebotes überzeugt hat.

- In Situationen, die kindliche Ängste oder andere Emotionen triggern, kann es sinnvoll sein, das innere Kind an einen Ort zu bringen, wo es sicher und gut aufgehoben ist. Dies erleichtert es der erwachsenen Person, sich auf eine notwendige Tätigkeit zu konzentrieren.

Wir können nicht genug hervorheben, wie wertvoll diese Arbeit für viele Patienten ist. Die Vorteile dieser Methode sind beträchtlich:

- Sie ermöglicht eine *Aktivierung der kindlichen Trauma-States* und gleichzeitig die *Mobilisierung der in der Erwachsenenperson vorhandenen Ressourcen.* Weder müssen die Trauma-States unterdrückt noch die erwachsenen Kompetenzen aufgegeben werden.
- Sie erlaubt den verletzten kindlichen Persönlichkeitsanteilen in einer *dosierten therapeutischen Regression* die korrigierende emotionale Erfahrung von Trost und elterlicher Versorgung, ohne dass sich die gesamte Person der Gefahr einer malignen Regression aussetzt. Ressourcenstärkung und Empathie, Distanzierung und Intensivierung des Erlebens werden gleichzeitig möglich.

Arbeit mit dem inneren Kind

- hinreichende Stabilität sicherstellen
- Arbeit daran, dass der Erwachsenenanteil das innere Kind akzeptiert und nicht verurteilt
- ggf. Ängste vor dem inneren Kind bearbeiten
- mit den ressourcenreichen Seiten des Kindes in Kontakt treten oder andere innere Kinder-States aktivieren
- die erwachsene Person auffordern, dem Kind das zu geben, was es braucht
- Übergangsobjekte anbieten
- einen Rahmen für die Arbeit mit dem inneren Kind bereitstellen

Literaturempfehlungen

Phillips M, Frederick C (2004). Handbuch der Hypnotherapie bei posttraumatischen und dissozialen Störungen. Heidelberg: Carl Auer.

Reddemann L, Hofmann A, Gast U (2003). Psychotherapie der dissoziativen Störungen. Stuttgart, New York: Thieme.

Sachsse U (2004). Traumazentrierte Psychotherapie. Stuttgart, New York: Schattauer.

Watkins J, Watkins H (2003). Ego-States – Theorie und Therapie. Ein Handbuch. Heidelberg: Carl Auer.

VIII Schonende Traumabearbeitung

33 Wann sollte traumaaufdeckend gearbeitet werden?

Grundsätze und Voraussetzungen der Traumabearbeitung

Wolfgang Wöller und Arne Hofmann

33.1 Ziele der Traumabearbeitung

Wenn wir in einem Buch über Persönlichkeitsstörungen an dieser Stelle über Traumabearbeitung sprechen, so bedarf dies einiger erläuternder Vorbemerkungen.

Zunächst wollen wir uns über den in diesem Kapitel verwendeten *Traumabegriff* verständigen. Die an der Entstehung von Persönlichkeitsstörung beteiligten psychischen Traumatisierungen sind nicht auf Gewalterfahrungen und sexuelle Übergriffe beschränkt, sondern umfassen auch den großen Bereich der Beziehungs- und Bindungstraumatisierungen. Dies impliziert, dass auch die vielfältigen Trennungen, Situationen des Alleingelassenseins, Kränkungen, Demütigungen sowie andere schwerwiegende Belastungen, denen persönlichkeitsgestörte Patienten ausgesetzt waren, grundsätzlich einem traumabearbeitenden Vorgehen zugänglich sein sollten. Tatsächlich kann auch die durch Beziehungs- und Bindungstraumatisierungen entstandenen Stressbelastungen mit traumabearbeitenden Methoden oft effektiv reduziert werden. Das bedeutet nicht, dass in jedem Fall traumaverarbeitende Methoden eingesetzt werden können – ihre Anwendung ist an strikte Voraussetzungen gebunden, auf die wir in diesem Kapitel eingehen wollen. Es bedeutet auch nicht, dass der Einsatz traumaverarbeitender Methoden in jedem Fall die beste Option ist – bei Traumatisierungen durch Vernachlässigungen ist beispielsweise die Arbeit mit dem inneren Kind (s. Kap. 32.5) der Anwendung traumabearbeitender Methoden meist überlegen. Wir denken aber, dass ein traumabearbeitendes Vorgehen auch bei Beziehungs- und Bindungstraumatisierungen erwogen und seine Indikation geprüft werden sollte.

Dass der Traumabearbeitung ein eigener Abschnitt in diesem Buch gewidmet ist, soll nicht so verstanden werden, als könne es eine abgeschlossene Phase der Traumabearbeitung geben. Die an das Phasenschema der Traumatherapie angelehnte Gliederung des Behandlungsprozesses soll eher der groben Orientierung dienen. Tatsächlich ergeben sich in der Behandlung wiederkehrende Zyklen von Stabilisierung, Traumabearbeitung und Integration. Hinzu kommt der schon erwähnte Sachverhalt, dass keinesfalls alle Patienten sich für die Durchführung traumabearbeitender Verfahren eigenen.

Warum Traumabearbeitung? Stabilisierung allein erweist sich bei den meisten Patienten mit schweren Traumatisierungen langfristig meist nicht als ausreichend. Auch wenn Techniken der Affektregulation und Distanzierungstechniken gut beherrscht und ressourcenaktivierende Maßnahmen umfassend eingesetzt werden, so bleiben doch meist nachhaltige Einschränkungen der

Lebensqualität durch affektive Dysregulationen und wiederkehrende Intrusionen und Flashbacks, durch dissoziative Symptome und psychosomatische Symptombildungen. Besonders die traumatischen Beziehungsmuster und die zwanghaft repetitiven Reinszenierungen traumatischen Erlebens geben Anlass zu interpersonellen Problemen.

Hinzu kommt, dass die Schaffung stabiler Repräsentanzen an ihre Grenze gelangt, wenn immer wieder dissoziierte traumatische Erinnerungsfragmente mit hoher Stressbelastung an die Stelle narrativer Erinnerungen treten. Wenn posttraumatische, dissoziative oder somatoforme Symptome als Ausdruck einer Desintegration von Kognition, Affekt und Körpererleben das klinische Bild prägen, verfehlen ausschließlich symbolisierend arbeitende therapeutische Verfahren die physiologische Dimension der Traumatisierung. Wenn die kontextualisierende und narrative Transformation der »hippocampalen« Erinnerungsverarbeitung fehlgeschlagen ist, entzieht sich das »amygdaloid« gespeicherte Material einem sprachlich-symbolischen therapeutischen Zugriff (s. Kap. 5).

Aus diesen Gründen haben bei allen schwerwiegenden Traumatisierungen die so genannten traumabearbeitenden – oder synonym: traumakonfrontativen – Verfahren ihren Stellenwert, soweit die Voraussetzungen für ihre Anwendung gegeben sind.

Die Ziele traumabearbeitender therapeutischer Ansätze lassen sich folgendermaßen umreißen (Reddemann u. Sachsse 1997; Sachsse u. Reddemann 1998; van der Hart et al. 1995):

- Durch erneute Konfrontation mit dem traumatischen Material soll eine Trauma*synthese* erreicht werden. Die *Dissoziation dieser Erinnerungen soll aufgehoben*, die sensorischen, visuellen, verhaltensmäßigen, motorischen, affektiven und kognitiven Fragmente des traumatischen Materials sollen dem Bewusstsein zugänglich gemacht werden. *Auf diese Weise sollen die traumatischen Erlebenszustände zu normalen Erinnerungen werden.* An die Stelle der traumatischen Reminiszenz (Janet 1889) tritt eine narrative Erinnerung an das Geschehen, die in die Lebensgeschichte der Person eingefügt wird. Im Einzelnen geht es darum (van der Hart et al. 1995)
  - neu zu assoziieren, was dissoziiert ist;
  - zu rekonstruieren, was nicht zugänglich ist;
  - unerträgliche Gefühle aufzuarbeiten und aufzulösen;
  - Synthese zu leisten und zu integrieren.
- *Das Auffinden von Erinnerungen ist an sich nicht therapeutisch.* Es ändert, für sich genommen, auch nicht die Art, wie die Erinnerungen gespeichert sind (Siegel 1995). Die therapeutische Arbeit besteht vielmehr in der Synthese der dissoziierten Elemente einer bis dahin ganz oder teilweise unzugänglichen Erinnerung.
- Die *narrative Rekonstruktion* der traumatischen Erfahrung und ihrer Umstände kann das Bild vom Selbst und den Objekten in einen Zusammenhang bringen und zugeschriebene Selbstverantwortlichkeit korrigieren. Damit sich die Selbst- und Objektbilder unserer Patienten neu strukturieren können, ist ein *Beziehungskontext* notwendig, der es gestattet, die inneren und äußeren Zusammenhänge der damaligen Situation in ihrer Komplexität zu verstehen und einzuordnen.
- Ein neues *Durcharbeiten* des traumatischen Materials soll dazu führen, dass die Patientinnen die damalige Situation angemessen einordnen, bewerten und mit einem Gefühl der Meisterung in die Gesamtheit ihrer Persönlichkeit integrieren können.
- Die Patientinnen sollen das Geschehene *reflektieren – mentalisieren –* können. Ein Trauma kann dann als aufgearbeitet gelten, wenn es hinreichend »mentalisiert« ist (s. Kap. 28).

33.2 Sprechen über Traumatisierungen

Traumabearbeitung geht deutlich über empathisches Zuhören hinaus. Zwar kann ein empathischer Zuhörer dazu beitragen, einen inneren Dialog zwischen einem tröstenden inneren Objekt und dem Selbst wiederherzustellen, er kann helfen, das Unaussprechliche doch auszusprechen, dem namenlosen Schrecken wieder Worte und dem Bedeutungslosen wieder eine Bedeutung zu geben. *Gegen den Einbruch nicht symbolisierten traumatischen Materials in Form emotionaler und andersartiger Intrusionen bleibt das empathische Zuhören jedoch wirkungslos.* Dies müssen wir unseren Patienten edukativ vermitteln, denn Patienten – und sogar auch Therapeuten – sind oft nur schwer von der Überzeugung abzubringen, Traumatherapie bestehe im Sprechen über das Trauma oder erschöpfe sich in kathartischen Abreaktionen.

Dem widerspricht nicht, dass auch das Sprechen über Traumatisierungen in einer haltenden Atmosphäre therapeutisch wertvoll sein kann, indem es entlastet und das Gefühl des Angenommenseins vermittelt. Mehr noch: Durch das Sprechen wird eine Struktur entwickelt, die die anschließende Synthesearbeit überhaupt erst zulässt und den entsprechenden Rahmen hierfür bereitstellt. Das Sprechen über Traumatisierungen darf lediglich nicht mit Traumabearbeitung verwechselt werden. Tatsächlich kann es für Patientinnen, die nie über das Erlebte reden durften, besonders wichtig sein, einfach nur sprechen zu können und Gehör zu finden.

Ein solches *Sprechen über Traumatisierungen*, das für einzelne Patienten eine *Vorstufe der Traumaarbeit* sein kann, dürfen wir andererseits nicht unkritisch fördern. Nicht wenige Patientinnen geraten durch ein vermeintlich therapeutisches Sprechen über Traumatisierungen immer mehr in den Sog des traumatischen Materials und fühlen sich anschließend schlechter statt besser. Ohne die Rückversicherung unserer Patienten, dass tatsächlich eine Entlastung eintritt, warnen wir eher vor einem ausgiebigen Sprechen über Traumatisierungen und raten dazu, es bei Andeutungen zu belassen. Traumatisierte Patientinnen können ein gestörtes Schamgefühl haben, das sie scheinbar ohne Scheu über alle Details sprechen lässt. Vielfach bemerken sie erst später an der Verschlechterung ihres Befindens, dass sie weit über ihre Grenzen hinausgegangen sind (Richter-Appelt 2002b). Bei einer Patientin beispielsweise, die schonungslos alle Details schilderte, wurde später deutlich, dass sie das tat, nicht weil es ihr Bedürfnis war, sondern weil sie glaubte, alles erzählen zu müssen. Sie hatte unter dem Diktat eines inneren Objekts gestanden, das von ihr forderte, alles zu sagen, ohne Rücksicht darauf, wie sehr es ihr schadete.

> Wir bitten unsere Patientinnen, genau zu prüfen, was für sie gut ist, was ihnen wirklich gut tut und weiterhilft – genaues Schildern oder nur Andeuten. Oft ist das Erzählen der notwendige Test, um herauszufinden, ob eine direkte Traumakonfrontation überhaupt möglich ist.

33.3 Traumaarbeit bei Patienten mit Persönlichkeitsstörungen

Der wichtigste Grundsatz für jede Form der Traumabearbeitung besagt, dass die erneute Konfrontation mit dem traumatischen Material *nicht erneut traumatisierend* sein darf. Entsprechend ist Traumabearbeitung an strenge *Indikationskriterien* gebunden – das wichtigste Kriterium ist eine hinreichende Stabilität (s. Kap. 33.4) – und auf eine Handhabung der Behandlungstechniken angewiesen, die eine Retraumatisierung ausschließt. Dies ist von großer Wichtigkeit, wenn wir Patientinnen mit schweren Persönlichkeitsstörungen behandeln, die durch die strukturelle Schwäche der Emotionsregulierung fur eine therapeutisch verursachte Retraumatisierung besonders anfällig sind. Konkret gehen wir so vor:

- Patienten werden auf die Traumabearbeitung gut vorbereitet. Wir wählen einen *edukativen Einstieg*, damit sie darüber informiert sind, was sie im Rahmen der Traumabearbeitung erwartet. Sie sollen vor allem verstehen, dass sie das Trauma nicht so wiedererleben sollen, wie sie es einmal erlebt haben. Sie sollen auch lernen, dem teilweise biologisch erklärbaren »Sog ins Trauma« zu widerstehen und die Ressourcenseite nicht zu vernachlässigen.

- *Es geht keinesfalls darum, eine hohe Intensität des Wiedererlebens zu erreichen*, das retraumatisierend sein könnte! Im Gegenteil, wir wissen heute, dass Traumabearbeitung durchaus *schonend* sein kann. Es ist nicht notwendig, dass heftige Abreaktionen vorkommen. Die Auffassung, dass Traumaarbeit mit schwerem Leiden verbunden sein müsse, wurde in letzter Zeit zunehmend in Frage gestellt (Reddemann 2004). Auch wenn wir nicht glauben, dass Traumaarbeit ganz ohne Leiden und tiefe Gefühle vorstellbar ist, können wir doch versuchen, dieses Leid möglichst auf die Therapiesitzung zu begrenzen. Um Traumabearbeitung auch Patienten mit ich-strukturellen Störungen und Persönlichkeitsstörungen zugänglich zu machen, sind wir daher gehalten, aus den verfügbaren traumabearbeitenden Verfahren diejenigen auszuwählen, die schonend anwendbar sind, oder entsprechende Modifikationen an den Verfahren vorzunehmen, um sie möglichst schonend einsetzen zu können.
- *Hohe Ich-Stärke* und eine *optimierte Emotionsregulierung* bieten die besten Voraussetzungen für eine effektive Traumabearbeitung. Um diese Bedingungen auch bei fragiler Emotionsregulierung zu erhalten, kann es sinnvoll sein, traumabearbeitende Verfahren mit ressourcenaktivierenden und Distanzierungstechniken zu kombinieren und die Traumaarbeit mit ressourcenaktivierenden Techniken (s. Kap. 34.2) durchzuführen.
- Es ist notwendig, die *optimale Dosierung* in der Annäherung an das traumatische Material zu finden. Wir sprechen von einem »therapeutischen Fenster« der emotionalen Toleranz für die Traumabearbeitung. Wenn wir uns nicht genügend dem traumatischen Material zuwenden, wird die Patientin keine ausreichende Traumaverarbeitung erreichen und im Zustand der Depersonalisation oder Vermeidung bleiben. Wenn wir übermäßig auf das traumatische Material fokussieren, besteht die Gefahr der retraumatisierenden Überflutung.
- *Das Ziel für die Traumabearbeitung muss sehr klar definiert sein.* In der Regel sollte es eine konkrete und umschriebene Erinnerung sein. Um die Erinnerung durch ein traumabearbeitendes Verfahren modifizieren zu können, muss das Ziel *diskret und gut abgrenzbar* sein. Die Erinnerung an eine traumatische Szene muss einen *Anfang und ein Ende* haben. Auch dann, wenn eine Patientin multipel traumatisiert ist, haben alle Traumen für sich genommen einen Anfang und ein Ende (Schwarz 2002). Eine *negative Kognition* oder ein *bestimmtes Körpergefühl* kann ebenfalls ein Ziel für die Traumabearbeitung sein. Auch sie müssen klar fassbar sein. Ungeeignet sind diffuse Zustände des Unbehagens oder nur atmosphärisch fassbare Zustände.
- Traumakonfrontative Arbeit darf sich nicht darauf beschränken, die Traumen der Vergangenheit aufzuarbeiten. Die Vergangenheit reicht inzwischen in die Gegenwart hinein! *Aktuelle Auslösebedingungen*, die mit dem Trauma assoziiert sind, sind zu Quellen von Retraumatisierungen geworden und müssen ebenso bearbeitet werden. Insofern bezieht sich traumabearbeitendes Vorgehen immer auch auf die Durcharbeitung aktueller traumaassoziierter Alltagsreize mit Triggerfunktion.

> Bei komplexen psychischen Traumatisierungen und bei Persönlichkeitsstörungen hat es sich bewährt, *mit dem Prozessieren der aktuellen traumaassoziierten Alltagsstressoren mit Triggerqualität zu beginnen* und sich erst zuletzt den Kindheitstraumen zuzuwenden.

- Darüber hinaus können auch zahlreiche *Alltagsstimuli, die durch die spezifische Vulnerabilität einzelner Persönlichkeitsstörungen zu Stressoren geworden sind*, lohnende Ziele für ein traumabearbeitendes Vorgehen sein. Für persönlichkeitsgestörte Patienten ist der Lebensalltag mit zahlreichen Stressoren verbunden, die mithilfe traumatherapeutischer

Techniken gut lösungsorientiert bearbeitet werden können. Wir regen die Patienten dazu an, sich angstbesetzte Herausforderungen ihres bevorstehenden Lebensalltags vorzustellen und bitten sie, die angstbesetzte Situation als Bild oder als Film zu imaginieren, um sie dann zu prozessieren. Es ist auch möglich, sich das erfolgreiche Bestehen der Herausforderung vorzustellen und die Blockaden bei der Erreichung dieses Ziels zu prozessieren.

- Bei der Auswahl des zu prozessierenden Materials ist immer auch zu berücksichtigen, *was in der jeweiligen Therapiephase zugelassen werden kann und was im Affekt abgespalten werden muss.* Oftmals eignen sich zunächst die weniger schlimmen Ereignisse, um bearbeitet und betrauert zu werden, während z. B. Erinnerungen an einen sexuellen Übergriff noch zu belastend wären. So kann es bei einer sexuellen Missbrauchserfahrung sinnvoll sein, zunächst den affektiv besetzten Verlust einer stabilisierenden und haltgebenden Bindung zu prozessieren, die als Ausgleich zu den Übergriffen hätte gelten können. Später, wenn die emotionale Lage der Patientin es zulässt, würde auch die Einsamkeit bearbeitet, die sich in der Missachtung der eigentlichen Bedürfnisse des Kindes bei Übergriffen fast immer zeigt. Dann erst würde – und nun nicht mehr affektabgespalten – auch die sexuelle Traumatisierung durchgearbeitet.
- Die so genannte »*Affektbrückentechnik*« (Watkins 1971) kann helfen, zu einem aktuellen Gefühl, das als situationsunangemessen erlebt wird, die passende ursprüngliche traumatische Erinnerung aufzufinden. Bei dieser Technik bildet das gegenwärtige Gefühl eine Verbindung (»Brücke«), über die eine gegenwärtige Situation mit einer früheren Situation verbunden wird. Wir bitten die Patienten, von dem aktuellen Gefühl ausgehend ihre Lebensgeschichte durchzugehen, bis sie auf die traumatisch erlebte Situation stoßen, zu der das aktuelle Gefühl passt.

Erinnerungsarbeit ist nie Selbstzweck. Es ist nicht das Ziel traumakonfrontativer Arbeit, Erinnerungen aufzufinden. Vielmehr ist die Beseitigung der Stressbelastung durch Symptome, die Veränderung negativer Überzeugungen und die Unterbrechung traumawiederholender Verhaltensreinszenierungen das Anliegen der Traumaarbeit. Erinnerungen an traumatisches Erleben sind nur dann einer Traumabearbeitung zu unterziehen, wenn sie tatsächlich mit dem aktuellen Problem der Patientin verknüpft sind. Dies kann bei Intrusionen im Rahmen der Symptomatik einer Posttraumatischen Belastungsstörung (PTBS) der Fall sein oder bei dysfunktionalem Verhalten im Alltag, das sich auf frühere, spezifische traumatisierend wirkende Beziehungserfahrungen zurückführen lässt.

Weder ist Traumabearbeitung bei allen Patienten möglich, noch ist sie immer sinnvoll. Wie bei jeder therapeutischen Aktivität ist der Nutzen sorgfältig gegen die möglichen Risiken abzuwägen. In manchen Fällen, vor allem wenn Täter von Übergriffen gleichzeitig wichtige Bindungspersonen waren, erweist sich Traumabearbeitung als äußerst schwierig und risikoreich. Nicht selten wird der Nutzen einer Traumabearbeitung auch überschätzt. Bei traumatischen Erinnerungen, die lange zurückliegen und mit den Problemen der Gegenwart nicht in einem offensichtlichen Zusammenhang stehen, kann es therapeutisch klüger sein, sie unberührt zu lassen. Nicht wenigen dieser Patienten hilft es mehr, innere Sicherheit durch ausgiebige Ressourcenaktivierung herstellen zu können als sich auf das Wagnis einer Traumakonfrontation mit ungewissem Ausgang einzulassen. Patientinnen, die die Vorzüge einer umfassenden Stabilisierung und Ressourcenaktivierung kennen gelernt haben, halten eine Traumabearbeitung oft nicht mehr für so vordringlich. Wir hüten uns, sie dazu zu drängen. Die uneingeschränkte Empfehlung der Traumabearbeitung kann nur für Patienten mit einem Monotrauma, nicht aber für komplex traumatisierte Patienten gelten (Reddemann 2004)! Auch wäre es naiv anzunehmen, dass die Bearbeitung alter Traumen eine problemlose Gegenwartsbewältigung garantieren könne.

Grundsätze der Traumabearbeitung

- edukative Vorbereitung
- schonendes Vorgehen und Vermeidung von Retraumatisierung und Affektüberflutung ist oberstes Gebot
- Ich-Stärke und Emotionsregulierung optimieren
- im »therapeutischen Fenster« arbeiten
- klares und gut abgrenzbares Ziel für die Traumabearbeitung
- Ziele für Traumabearbeitung können sein:
  - eine Erinnerung an ein Trauma
  - eine traumabezogene Kognition
  - ein traumabezogenes Körpergefühl
- stets aktuelle Auslösebedingungen prozessieren
- mit dem Prozessieren aktueller traumaassoziierter Alltagsstressoren beginnen
- für die Persönlichkeitsstörung spezifische Alltagsstimuli prozessieren
- Affekttoleranz und Affektabspaltung bei der Auswahl des Ziels beachten
- »Affektbrückentechnik« zum Auffinden symptomrelevanter traumatischer Erinnerungen nutzen
- Erinnerungsarbeit ist nie Selbstzweck

33.4 Die Indikation für traumabearbeitendes Vorgehen

Störungsbezogene und prozessbezogene Indikation

Bei der Entscheidung, ob traumabearbeitende Verfahren eingesetzt werden, müssen wir die dafür notwendigen Voraussetzungen beachten. Weiterhin haben wir abzuwägen, ob durch traumakonfrontatives Vorgehen tatsächlich ein therapeutischer Gewinn erzielt werden kann. Wir unterscheiden zwischen einer störungsbezogenen und einer prozessbezogenen Indikation.

Störungsbezogen ist die Indikation für ein traumabearbeitendes Vorgehen bei folgenden Traumafolgeerkrankungen zu stellen:

- Wichtigste Indikation für die Anwendung traumaverarbeitender Verfahren ist die Symptomatik der PTBS (ICD-10 F43.1) mit den Symptomen Intrusionen, Vermeidungsverhalten, psychische Betäubung und Übererregung (Hyperarousal). *Intrusionen* besitzen als Leitsymptom die größte Bedeutung.
- Neben der vollständigen PTBS können auch *Teilsyndrome einer PTBS*, die auch als subsyndromale oder partielle PTBS bezeichnet werden, eine Indikation für den Einsatz traumabearbeitender Verfahren darstellen (Kulka et al. 1990; Stein et al. 1997).
- Grundsätzlich können auch Störungsbilder der *Komplexen posttraumatischen Belastungsstörung* eine Indikation für traumabearbeitende Verfahren sein, wenn eine klare traumatische Stressbelastung nachweisbar ist. Bei den Störungsbildern handelt es sich um depressive Störungen, Angststörungen, Somatisierungsstörungen, insbesondere somatoforme Schmerzstörungen, Essstörungen und dissoziative Störungen (Herman 1992a; Wöller u. Kruse 2003; Wöller et al. 2004). Bei den dissoziativen Störungen ist allerdings besondere Vorsicht geboten.

Eine *störungsbezogene Kontraindikation* ist bei akuten Psychosen gegeben (Hofmann 2005; Shapiro 1998). *Prozessbezogen* ist die Indikation zu einer traumabearbeitenden Behandlung nur dann zu stellen, wenn die folgenden *Voraussetzungen* erfüllt sind (Hofmann 2005; Shapiro 1998):

- Es muss hinreichende *äußere Sicherheit* bestehen. Ohne äußere Sicherheit ist traumaaufdeckendes Vorgehen nicht nur ineffektiv, sondern potenziell gefährlich. *Anhaltender Täterkontakt* stellt eine Kontraindikation für traumaaufdeckendes Vorgehen dar (s. Kap. 33.5).
- Es dürfen keine schweren *körperlichen Krankheiten* bestehen.
- *Techniken der Emotionskontrolle* sollten beherrscht werden. Die Patientinnen sollten in der Lage sein, die frei werdenden traumatischen Affekte zu ertragen. Sie sollten nach Möglichkeit mehrere imaginative Stabilisierungsübungen gut beherrschen und die Tech-

niken der Emotionskontrolle einsetzen können. Wenn es den Patientinnen weder möglich ist, einen inneren sicheren Ort zu installieren, noch ihre Flashbacks zu »verpacken«, denken wir an einen anhaltenden Täterkontakt, der eine Kontraindikation darstellt.

- Auf die Notwendigkeit einer ausreichenden *Stabilität* sei besonders hingewiesen. Es sollten keine gravierenden Symptome bestehen wie manifeste Depressivität oder schwere Angstzustände. Vor allem muss ein selbstgefährdendes Verhalten ausgeschlossen werden. Wieweit selbstverletzendes Verhalten leichteren Grades toleriert werden kann, muss im Einzelfall entschieden werden. Manchmal ist es nicht realistisch, von den Patientinnen einen vollständigen Verzicht auf oberflächliche Schnittverletzungen zur Druckentlastung zu erwarten – tiefe Schnittwunden dürfen im keinem Fall toleriert werden. Größte Vorsicht und viel Erfahrung ist bei latenter Suizidalität notwendig.
- Die notwendigen *Ressourcen* müssen verfügbar sein. Wir warnen unsere Patienten vor einem vorzeitigen Arbeiten mit traumatischem Material, solange sie nicht die notwendigen Ressourcen zur Verfügung haben. Die Patienten können mit dem traumatischen Material überflutet und so retraumatisiert werden. Es könnten auch regressive Zustände auftreten, die die Patienten übermäßig von der Therapie abhängig machen. Oft ist es nötig, die gesamte professionelle Autorität in die Waagschale zu werfen, um Patienten zu überzeugen, die auf schnelle Befassung mit dem traumatischen Material drängen. Auch wenn einzelne Patienten uns mit erheblichem Druck zur Traumabearbeitung veranlassen wollen, dürfen wir uns nicht zu unverantwortlichem Handeln drängen lassen.
- Das *Arbeitsbündnis* muss ein solches Maß an Verlässlichkeit erlangt haben, dass es der Patientin möglich ist, ihr Erleben ehrlich mitzuteilen. Dazu ist es notwendig, dass die wichtigsten Übertragungserwartungen und -ängste geklärt sind (s. Kap. 30). Grundsätzlich sollte das Arbeitsbündnis bereits so tragend sein, dass auf Verträge verzichtet werden kann.
- Es sollten ausreichende *Informationen über die Traumabearbeitung* verfügbar sein. Wir weisen unsere Patientinnen auch auf die subjektive Belastung hin, die durch traumakonfrontatives Arbeiten entstehen kann. Es muss eine *Bereitschaft bestehen, Belastungen auf sich zu nehmen.* Wir teilen unsere Patientinnen mit, dass traumaaufdeckendes Vorgehen viel Kraft kostet und belastend ist. Die Patienten müssen sich darauf einstellen, dass es ihnen in den auf eine traumaaufdeckende Sitzung folgenden Tagen durch »Nachprozessieren« schlecht gehen kann. Sie können sich vorübergehend unwohl fühlen.
- *Negative Überzeugungen, die die Traumaarbeit behindern oder bedrohen,* sollten zuvor bearbeitet sein. Dies betrifft z. B. Überzeugungen wie »Ich bin es nicht wert, ein besseres Leben zu führen«.

Von *relativer Bedeutung* sind die beiden folgenden Aspekte:

- Für aufdeckende Traumaarbeit sollten die *Lebensumstände möglichst stabil* sein. Es sollten keine schwerwiegenden Veränderungen unmittelbar bevorstehen; das könnte die Aufmerksamkeit und die Kraft der Patientinnen binden. Die Wohnsituation sollte geregelt sein, am Arbeitsplatz sollten keine größeren Unsicherheiten bestehen. Wir wissen, dass dies eine unerfüllbare Idealforderung ist, gerade dann, wenn wir persönlichkeitsgestörte Patientinnen behandeln. Dies gilt im besonderen Maße für Patientinnen mit einer Borderline-Persönlichkeitsstörung, für die eine Instabilität des Lebenskontextes charakteristisch ist. Bekanntlich ist gerade bei ihnen der geforderte stabile Lebenskontext wegen der Wirksamkeit destruktiver und zyklisch-maladaptiver Beziehungsmuster nicht vorhanden und auch nicht einfach herzustellen. Schließlich verhindern die Folgen der Traumatisierung ja gerade, dass stabile Beziehungen entstehen können. Von daher muss diese Forderung einerseits relativiert werden, andererseits kann sie anregen, sich um einen stabilen Lebenskontext zu bemühen. Wenn aus verschiedenen Gründen trotzdem eine traumakonfrontative Arbeit indiziert ist, arbeiten wir immer nur »*in kleinen Stücken*«, damit der innere und äußere Ausgleich gesichert bleibt.

- Ein stabiler Lebenskontext umfasst auch eine angemessene *soziale Unterstützung*. Es sollte dafür gesorgt sein, dass ausreichende soziale, insbesondere emotionale Unterstützung vorhanden ist. Gleichwohl wissen wir, dass traumatisierte Patientinnen aus verschiedenen Gründen nicht gut Hilfe von anderen Menschen annehmen und damit andere Menschen schlecht als Ressource nutzen können. Wenn *keine positiven Bindungen im Alltag* neben der therapeutischen bestehen, kann dies die Möglichkeit traumakonfrontativen Vorgehens einschränken.

Die Frage, wieweit auch bei diesen Patientengruppen ein traumakonfrontatives Vorgehen möglich ist, lässt sich auch bei sorgfältiger Diagnostik nicht immer im Voraus entscheiden. Oft ist es notwendig, prozessgeleitet und an den Reaktionen der Patientinnen orientiert das Mögliche auszuloten, ohne sie dem Risiko einer iatrogenen (durch therapeutische Einwirkung entstandenen) Retraumatisierung auszusetzen.

Keine Traumakonfrontation bei anhaltendem Täterkontakt

Bei *anhaltendem Täterkontakt* auf der Basis traumatischer Bindungen darf keine traumaverarbeitende Therapie durchgeführt werden. Wenn Nähe und Geborgenheit nur bei einem Schädiger gefunden werden können und der Täter die einzige Person ist, die emotional verfügbar ist, würde traumabearbeitendes Vorgehen die liebend gebundenen kindlichen Persönlichkeitsanteile durch den Zusammenbruch des idealisierten Elternbildes in ein unerträgliches Verlusterleben stürzen, das in eine schwere Depression führen kann. Mehr noch: Wenn die unvereinbaren und deshalb dissoziiert auseinander gehaltenen Bilder durch ein traumabearbeitendes Vorgehen bewusst würden und dann unverbunden nebeneinander bestünden, könnten schwere symptomatische Dekompensationen entstehen, die weit über depressive Reaktionen hinausgehen. Dissoziation und Abspaltung sind ja Schutzmaßnahmen des Ich gegen solche bedrohlichen Zustände.

Viel wichtiger ist es, eine verlässliche therapeutische Beziehung aufzubauen, die als »sichere Basis« für das Wagnis einer Loslösung aus einer Täterbindung dienen kann und diejenigen emotionalen Qualitäten von Nähe und Geborgenheit zu vermitteln, die bisher nur der Täter vermitteln konnte. Die Stärkung von Fähigkeiten der Abgrenzungsfähigkeit und des Selbstschutzes gewinnt hier eine besondere Bedeutung.

Manchmal kann es schwer sein, bestehende Täterkontakte zu erkennen. Danach zu fragen, ist nicht überflüssig, weil es immer wieder vorkommt, dass Patientinnen den Kontakt zu einer früher schädigenden Person aufrechterhalten, ohne sich darüber im Klaren zu sein, dass er ihnen noch immer schaden kann (Reddemann 2004). Es ist auch nicht überflüssig, die Patientinnen darauf hinzuweisen, dass sich der Begriff des Täterkontakts keineswegs nur auf Missbrauchs- oder Misshandlungstäter der Kindheit bezieht. Aktuelle Übergriffe oder Gewaltanwendungen, etwa durch einen alkoholisierten Ehemann, sind ebenfalls Täterkontakte – auch wenn die Patientinnen dies zunächst oft nicht so sehen.

Bei schweren dissoziativen Störungen sind wir damit konfrontiert, dass einzelne Persönlichkeitsanteile Täterkontakt pflegen, von denen die das Alltagsleben bestimmende Persönlichkeit keine Kenntnisse hat. Ideomotorische Fingersignale (s. Kap. 41) können weiterhelfen, wenn ein Schweigegebot besteht und dennoch einzelne Persönlichkeitsanteile den Wunsch haben, sich mitzuteilen.

Wenn ein sicherer Ort trotz Bemühens nicht imaginiert werden kann und auch andere imaginative Übungen nicht durchführbar sind, kann das ebenfalls ein Hinweis auf einen bestehenden Täterkontakt oder einen unsicheren Alltag sein.

Vorsicht bei dissoziativer Komorbidität und ich-strukturellen Schwächen

Bei Patienten mit *dissoziativer Komorbidität* und bei persönlichkeitsgestörten Patienten mit einer *schweren Einschränkung ihrer Ich-Funktionen* ist die Indikation zu einem traumaverarbeitenden Vorgehen sorgfältig abzuwägen. Hier ist es vor allem notwendig, stets im Auge zu behalten, ob das Ich traumatisches oder traumaassoziiertes Material ohne Affektüberflutung bewältigen kann. Wir müssen wie folgt differenzieren:

- Bei Patientinnen mit *dissoziativer Symptomatik* kann durch ein konfrontatives Vorgehen leicht die schützende dissoziative Barriere durchbrochen werden, so dass es zu einer unkontrollierten Überflutung durch traumatisches Material kommen kann.
- Bei *struktureller Dissoziation der Persönlichkeit* kann es vorkommen, dass einzelne Persönlichkeitsanteile (Teilidentitäten) eine traumakonfrontative Therapie wünschen, während sich andere Persönlichkeitsanteile einem solchen Vorgehen widersetzen und wichtige Bindungsbeziehungen bedroht sehen. Werden diese Persönlichkeitsanteile, die gegenüber einem traumakonfrontativen Vorgehen ablehnend oder feindselig eingestellt sind, nicht genügend gewürdigt, können sie die Traumakonfrontation nicht nur torpedieren, sondern im Extremfall bis hin zur Suizidalität destruktiv agieren (s. Kap. 41).

Um Patienten vor diesen Gefahren zu schützen, beachten wir folgende Hinweise:

- Alle Patienten, bei denen eine traumaverarbeitende Behandlung in Betracht gezogen wird, müssen auf die Möglichkeit einer zugrunde liegenden dissoziativen Störung untersucht werden. Als Screening-Instrument hat sich vor allem der Fragebogen zu dissoziativen Symptomen (FDS; Freyberger et al. 1999) bewährt, um einen ersten Eindruck von der Dissoziativität zu erhalten. Wenn sich aufgrund des FDS ein Verdacht auf eine dissoziative Störung ergibt, empfehlen wir die Durchführung des Strukturierten Interviews für Dissoziative Störungen (SKID-D; Gast et al. 2000; s. Kap. 10.5).
- Wenn sich der Verdacht auf eine dissoziative Störung bestätigt, sollte das traumabearbeitende Vorgehen Kolleginnen vorbehalten bleiben, die über eine hinreichende Kompetenz und Erfahrung im Umgang mit dissoziativen Störungen verfügen. Sie sollten dissoziative Phänomene sicher erkennen können und auch mit aggressiven und täteridentifizierten Anteilen vertraut sein.
- Für die traumabearbeitende Behandlung einer Patientin mit einer dissoziativen Identitätsstörung ist es erforderlich, nach Möglichkeit alle Persönlichkeitsanteile zu berücksichtigen. Im Vorfeld sollte dazu so viel Integrationsarbeit wie nur irgend möglich geleistet und eine Zusammenarbeit und ein »Ko-Bewusstsein« (s. Kap. 41) der Persönlichkeitsanteile angestrebt werden. Dennoch ist es nicht realistisch, das Einverständnis aller Persönlichkeitsanteile zu erhalten. Es sollte aber versucht werden, zumindest die wichtigsten Anteile einzubinden.

Bei persönlichkeitsgestörten Patienten mit *schwerer Beeinträchtigung ihrer Ich-Funktionen* ergeben sich folgende Einschränkungen hinsichtlich der Anwendbarkeit traumaaufdeckender Verfahren:

- Oft reicht die *Fähigkeit zur Affekttoleranz* nicht aus, um einer Konfrontation mit traumatischen Affekten standhalten zu können. Bei traumakonfrontativem Vorgehen besteht daher die Gefahr einer unkontrollierten Überflutung durch traumatisches Material.
- Bei einer schweren narzisstischen Persönlichkeitsstörung kann die Kränkungstoleranz des Patienten zu gering sein, um sich mit der Tatsache der Traumatisierung zu konfrontieren.
- Wenn die *Realitätsprüfung* leicht störbar ist, sollte von einem traumabearbeitenden Vorgehen abgesehen werden.

Indikation zur Traumabearbeitung

- störungsbezogene Indikation
  - bei PTBS einschließlich ihrer Teilsyndrome
  - bei Störungsbildern der Komplexen posttraumatischen Belastungsstörung
- störungsbezogene Kontraindikation
  - akute Psychosen

- prozessbezogene Indikation
  - hinreichende äußere Sicherheit
  - keine schweren körperlichen Krankheiten
  - Techniken der Emotionskontrolle sind effektiv einsetzbar
  - hinreichende Stabilität: keine schwere psychische Symptomatik, keine selbstschädigenden Verhaltensweisen
  - maximale Ressourcenaktivierung
  - verlässliches Arbeitsbündnis
  - wichtigste Übertragungserwartungen und -ängste sind geklärt
  - ausreichende Information über Traumaarbeit ist verfügbar
  - negative, die Traumaarbeit behindernde Überzeugungen sind bearbeitet
  - Bereitschaft, Belastungen auf sich zu nehmen
  - möglichst stabiler Lebenskontext und soziale Unterstützung
- prozessbezogene Kontraindikation
  - anhaltender Täterkontakt
  - keine positiven Bindungen im Alltag neben der therapeutischen
- besondere Vorsicht bei
  - dissoziativer Komorbidität
  - Persönlichkeitsstörungen mit stärkeren strukturellen Schwächen

33.5 Durcharbeiten und Trost

Die Durcharbeitung der Traumatisierungen erfordert unsere Hilfe bei der kognitiven Einordnung und bei der Stärkung der Fähigkeit zur Selbsttröstung. Wie gehen wir vor?

- Wir helfen den Patientinnen zu verstehen, warum sie sich in einer traumatischen Situation so verhalten haben: weil sie sich so verhalten mussten oder weil nur so ein Überleben möglich war. Tatsächlich haben sie sich in der traumatischen Situation anders verhalten, als sie sich unter normalen Bedingungen verhalten hätten (Herbert 2002). Manchmal ist kognitive Arbeit notwendig.

T: Können Sie sich vorstellen, dass ein derart in Not geratenes Kind die Möglichkeit gehabt hätte, sich anders zu verhalten?

- Wir helfen ihnen gleichzeitig zu akzeptieren, dass das, was geschehen ist, tatsächlich geschehen ist und dass es sich nicht rückgängig machen lässt.
- Die Arbeit mit dem inneren Kind (s. Kap. 32.5) ist von großer Bedeutung. Wir ermutigen die Patientin, das innere Kind zu fragen, was es braucht, und leiten sie an, sich altersentsprechend um es zu kümmern. Die Patientin kann ihm sagen, dass sie es liebt, dass das, was das Kind getan hat, das Beste war, was es tun konnte usw. Wir selbst sind Anwalt des jüngeren Ich, gleichzeitig auch Berater der erwachsenen Person (Reddemann 2004).

33.6 Traumatisierung durch eine enge Bezugsperson

Eine besondere Situation liegt vor, wenn die Traumatisierungen durch *frühe Bezugspersonen* erfolgt sind. Hier sind wir besonders gefordert abzuwägen, wieweit eine Behandlung mit traumabearbeitenden Verfahren förderlich ist. In verschärftem Maße gilt dies, wenn der Täter gleichzeitig die wichtigste Bezugsperson war. Vor allem, wenn eine vergleichsweise stabile Anpassung an die Traumen der Kindheit erreicht ist und wenn die Traumen nicht in den Vordergrund des Erlebens drängen, sollten wir immer auch in Betracht ziehen, nicht an ihnen zu rühren. Ein forciertes traumaaufdeckendes Vorgehen ist immer kontraindiziert.

Nach unserer Erfahrung ist die *Arbeit mit dem inneren Kind* (s. Kap. 32.5) oft die bessere Alternative. Die Arbeit gibt unseren Patientinnen Möglichkeiten an die Hand, um den eigenen verletzten und vernachlässigten kindlichen Persönlichkeitsanteilen Trost, Halt und Förderung zu geben.

Die wichtigste Aufgabe besteht darin, den Prozess der *inneren Loslösung aus der Bindung an den Täter* zu begleiten. Eine starke Bindung der kindlichen Persönlichkeitsanteile an den übergriffigen Vater als Liebesobjekt – vor allem wenn sich die Mutter als wenig verlässlich und emotional nicht verfügbar erwiesen hat – hat zur Folge, dass die Vorstellung einer Trennung mit *überwältigenden Ängsten vor dem Verlassenwerden* verbunden ist. Wegen seiner existenziellen Bedrohung kann der Beziehungskonflikt als solcher nicht ausgehalten werden. Entsprechend vorsichtig müssen wir vorgehen und tolerieren, dass oft noch über lange Zeit das Bild des guten Vaters abgespalten neben dem des Täter-Vaters existiert. Ziel ist es, bei gestärkter Fähigkeit zur Ambivalenztoleranz gute und böse Aspekte in ein Gesamtbild der Bezugsperson zu integrieren und den Verlust des nur guten Bildes abzutrauern. Eine solche Strategie hat immer Vorrang vor einem traumabearbeitenden Vorgehen.

Bei umfassenden kumulativen Traumatisierungen und emotionalen Vernachlässigungen in der Kindheit kann auch nach erfolgreicher Stabilisierung der *Wunsch nach einem traumakonfrontativen Vorgehen in quälender Weise ambivalent* sein. Vor allem wenn die Patientinnen spüren, dass eine Konfrontation mit dem tatsächlichen Verhalten der frühen Bezugspersonen das durch Verleugnung mühsam aufrechterhaltene Bild der guten Eltern zerstören würde, stehen oft Persönlichkeitsanteile, die eine Traumakonfrontation wünschen, solchen gegenüber, die sie fürchten oder ablehnen. In diesen Fällen ist oft erst eine längere therapeutische Arbeit notwendig, die die therapeutische Beziehung als Medium zur Modifikation der inneren Objekte nutzt, bevor an eine Traumakonfrontation zu denken ist. Ein geduldiges Annehmen und Containing negativer Übertragungen kann zur positiven therapeutischen Beziehungserfahrung und so zur Introjektion eines guten inneren Objekts führen. Geschützt und gestärkt durch neue und bessere innere Objekte können sich die Patientinnen dann vielleicht auf eine konfrontative Therapie einlassen. Die Patientinnen brauchen von uns vor allem ein Verständnis, dass sie von dem Geschehenen gleichzeitig wissen und nicht wissen wollen.

33.7 Destabilisierung nach Traumabearbeitung

Auf eine vorübergehende Befindensverschlechterung an den auf die Traumabearbeitung folgenden Tagen machen wir die Patienten aufmerksam. Sie zeigt die Intensität des Verarbeitungsprozesses an und wird normalerweise von einer nachhaltigen Verbesserung des Befindens abgelöst.

Es kann aber auch vorkommen, dass es Patienten unter der Anwendung traumabearbeitender Verfahren entgegen unserer Erwartung nicht nur vorübergehend, sondern auch anhaltend schlecht geht. Möglichweise waren die strukturellen Voraussetzungen für eine Traumaarbeit weniger günstig als wir sie eingeschätzt hatten. Auch sind nicht alle Patienten in der Lage, frühe traumatische Erfahrungen gut durchzuarbeiten. Für einige Patienten wird Stabilisierung in einem umfassenden Sinne das langfristige Ziel der Therapie bleiben müssen (Chu 1998a). Wir beachten folgende Hinweise:

- Um festzustellen, ob eine traumabearbeitende Intervention hilfreich oder schädlich ist, sollten wir stets die Effekte unserer Interventionen im Auge haben. Wie bei allen anderen Interventionen können wir bei persönlichkeitsgestörten Patienten, anders als bei Patienten auf neurotischem Strukturniveau, kaum darauf vertrauen, dass eine Intervention irgendwann einmal ihre hilfreiche Wirkung entfalten wird. Vielmehr gilt das *Gebot einer stetigen Wachsamkeit gegenüber den Effekten unserer Interventionen.* Führt eine Intervention dazu, dass eine Patientin nach einer traumakonfrontativen Sitzung eine nachhaltige Destabilisierung erfährt, oder berichten Patienten, nach einer Sitzung in ein »schwarzes Loch« gefallen zu sein oder »den Boden unter den Füßen verloren« zu haben, so ist dies für uns Anlass, unsere Indikation zur Traumabearbeitung einer kritischen Prüfung zu unterziehen.
- Wir versuchen Klarheit zu gewinnen, ob es sich um eine *Destabilisierung* handelt, die auf eine Überflutung zurückgeht, oder ob wir es

vielmehr mit einer *nachvollziehbaren und erträglichen ängstlichen oder depressiven Reaktion* zu tun haben. Wenn sich Hinweise auf eine Destabilisierung finden, sollten unbedingt Stabilisierungsmaßnahmen den Vorrang haben. Handelt es sich um eine nachvollziehbare Beunruhigung, gehen wir empathisch und begleitend damit um und informieren die Patientin, dass wir die Belastung sehen und sie stützen.

- Auf keinen Fall dürfen wir – möglicherweise aus abgewehrter Angst, dass die Therapie destabilisiert haben könnte – verleugnend mit der Tatsache umgehen, dass es dem Patienten unter der Traumabearbeitung anhaltend schlecht geht. Leider werden auch anhaltende Verschlechterungen des Befindens nach traumabearbeitendem Vorgehen oft genug von Therapeuten mit der unerschütterlichen Überzeugung hingenommen, die Fortsetzung der Durcharbeitung aller Traumatisierungen werde zur Auflösung der Schwierigkeiten führen – eine Überzeugung, die nicht bewiesen und nach unserer Erfahrung auch nicht zutreffend ist (Bass u. Davis 1988; Blume 1990).

So effektiv traumabearbeitende Verfahren meist auch sind – wir sollten anerkennen, dass sie nicht immer und nicht für alle Patienten die beste Lösung ihrer Probleme darstellen. Wir sollten auch unsere Fehleinschätzung einräumen können, wenn wir eine Traumabearbeitung empfohlen und eingeleitet haben, die sich dann aber als nicht hilfreich erwiesen hat. Auch ohne Traumabearbeitung im engeren Sinne kann vieles erreicht werden.

Literaturempfehlungen

Hofmann A (2005). EMDR – Therapie psychotraumatischer Belastungssyndrome. 3. Aufl. Stuttgart, New York: Thieme.

Reddemann L (2004). Psychodynamisch imaginative Traumatherapie. PITT – Das Manual. Paderborn: Junfermann.

Sachsse U (2004). Traumazentrierte Psychotherapie. Stuttgart, New York: Schattauer.

Sachsse U, Reddemann L (1998). Traumazentrierte Psychotherapie, Teil 2: Traumaexposition. Persönlichkeitsstörungen; 3: 77–87.

Shapiro F (1998). Eye Movement Desensitization and Reprocessing (EMDR). Paderborn: Junfermann.

34 EMDR und andere traumakonfrontative Techniken

Schonende Formen der Traumabearbeitung

Wolfgang Wöller und Arne Hofmann

34.1 Traumabearbeitung bei instabiler Abwehr und labiler Emotionsregulierung

Bei persönlichkeitsgestörten Patienten mit instabiler Abwehr und labiler Emotionsregulierung sollten auch dann, wenn hinreichende Stabilität gegeben ist, schonende Formen der Traumabearbeitung zur Anwendung kommen. Das gilt in besonderem Maße, wenn eine dissoziative Komorbidität vorliegt. In jedem Fall muss eine Überflutung durch traumatische Affekte während der Exposition vermieden werden. In diesem Kapitel stellen wir nun geeignete Techniken vor. Im Folgenden seien sie einführend genannt.

- Das traumabearbeitende Verfahren *Eye Movement Desensitization and Reprocessing* (EMDR; Shapiro 1989, 1998; Hofmann 2005) stellt ohne Frage eine große Bereicherung des therapeutischen Instrumentariums zur Behandlung von Traumafolgeerkrankungen dar. Als zentrales Wirkelement setzt es die *bilaterale Stimulation* ein, die am häufigsten durch seitenalternierende Augenbewegungen, grundsätzlich aber auch durch akustische oder Berührungsreize erfolgen kann. Am besten untersucht ist EMDR in der Therapie der Posttraumatischen Belastungsstörung (PTBS). Bei diesem Störungsbild kann es als ein hoch effektives Verfahren gelten, das allerdings bei Patienten mit schweren Persönlichkeitsstörungen und labiler Emotionsregulierung nur mit besonderer Vorsicht und – je nach Erfordernis – auch mit Modifikationen gegenüber dem Standardprotokoll angewendet werden kann. Bei entsprechender Umsicht und ausreichender Erfahrung kann EMDR durchaus als ein schonendes Verfahren angesehen werden (Carlson et al. 1998, van der Kolk 2004).
- Als Alternative kommt die *Bildschirmtechnik* (Screentechnik) in Betracht, die wir bereits im Rahmen der Distanzierungstechniken vorgestellt haben. Als traumabearbeitendes Verfahren ist sie sicherlich nicht ganz so effektiv wie das EMDR, jedoch besser steuerbar und vor allem zum »Einstieg« in die Traumaverarbeitung bei labiler Emotionsregulierung oder dissoziativer Komorbidität zu empfehlen.
- Als weitere Alternative sei die von Reddemann (2004) entwickelte *Beobachtertechnik* angeführt, die sich besonders für die Behandlung dissoziativer Patientinnen eignet. Sie enthält sowohl Elemente der Bildschirmtechnik, der Ego-State-Arbeit wie auch des EMDR, allerdings unter Verzicht auf die Technik der bilateralen Stimulation. In der Kombination dieser Elemente ist sie ein besonders schonendes Verfahren.

Weniger zu empfehlen sind bei schweren Persönlichkeitsstörungen und anfälliger Emotionsregulierung die verhaltenstherapeutischen Konfrontationsverfahren, die in der Behandlung der PTBS bei Monotraumen ähnliche Effektstärken aufweisen wie EMDR. Bei dem zur Traumabearbeitung am häufigsten eingesetzten Konfrontationsverfahren der prolongierten Exposition (Rothbaum u. Foa 1997) werden die Patienten mit den traumatisierenden Szenen so lange konfrontiert, bis eine Habituation eintritt. Auch wenn das Verfahren in Kombination mit Entspannungsübungen, kognitiven Verfahren und psychoedukativen Elementen angeboten wird, setzt es eine beträchtliche Ich-Stärke voraus, die bei komplex traumatisierten Patienten sowie Patienten mit schweren Persönlichkeitsstörungen in der Regel nicht gegeben ist. Insofern empfehlen wir es bei komplexen Traumatisierungen wegen der Gefahr traumatischer Überflutungen nicht oder nur unter großem Vorbehalt (Reddemann u. Sachsse 2000).

34.2 EMDR

Metaanalysen lassen keinen Zweifel daran, dass EMDR ein wirksames Verfahren zur Behandlung der PTBS ist. In einer großen Zahl gut kontrollierter Studien konnte überzeugend gezeigt werden, dass EMDR und das verhaltenstherapeutische Verfahren der prolongierten Exposition in gleicher Weise in der Lage sind, die Symptome dieses Störungsbildes zu reduzieren (Carlson et al. 1998; Devilly u. Spence 1999; Lee et al. 2002; Marcus et al. 1997; Power et al. 2002; Rothbaum et al. 1997; Sack et al. 2001; Scheck et al. 1998; Wilson et al. 1995, 1997). Bei gleicher Wirksamkeit ist EMDR offenbar noch effizienter als die prolongierte Exposition, da es mit einer geringeren Behandlungszeit auskommt (van Etten u. Taylor 1998). Je besser das Studiendesign angelegt war, desto deutlicher konnten die Effekte von EMDR nachgewiesen werden (Maxfield u. Hyer 2002; Sack et al. 2001). Allerdings muss bedacht werden, dass sich die vorliegenden kontrollierten Studien nicht primär auf Patienten mit schweren Persönlichkeitsstörungen beziehen (Carlson et al. 1998, van der Kolk 2004).

Ein erfolgreicher Einsatz von EMDR wurde darüber hinaus auch bei verschiedenen anderen Störungsbildern gefunden, unter anderem bei traumabedingten Angststörungen (de Jongh et al. 2002), bei somatoformen Schmerzstörungen (Grant u. Threlfo 2002) und auch bei Persönlichkeitsstörungen (Manfield 1998). Hier fehlen jedoch noch kontrollierte Studien, um die Effekte als gesichert anzusehen.

Durchführung und Wirkungsweise

Um EMDR durchführen zu können, ist eine *spezielle Weiterbildung* mit übenden Praxisabschnitten erforderlich, auf die wir hier verweisen. Es ist nicht möglich, EMDR allein durch die Lektüre entsprechender Fachliteratur zu erlernen! Vielmehr bedarf es der persönlichen Vermittlung, Anleitung und Supervision. Spezielle Weiterbildungen sind durch die europäische Fachgesellschaft »EMDR Europe Association« (EMDREA) standardisiert und zertifiziert[1]. So wird sichergestellt, dass nur angemessen ausgebildete Therapeuten den Fachtitel »EMDR-Therapeut« erwerben können.

Hier wollen wir uns darauf beschränken, einen sehr kursorischen Überblick über das Verfahren zu geben, dafür aber wollen wir für diejenigen Kollegen, die bereits mit dem Verfahren vertraut sind, einige weiterführende Hinweise zur Modifikation des Verfahrens bei schweren Persönlichkeitsstörungen und labiler Emotionsregulation anfügen.

Das *Standardprotokoll des EMDR* umfasst in 8 Phasen die folgenden Schritte:

- Nach einleitenden und vorbereitenden Phasen wird die Patientin aufgefordert, aus der traumatischen Szene dasjenige *Bild* auszuwählen, das die zu bearbeitende traumatische Erfahrung am besten repräsentiert.
- Es werden dann unter anderem die wichtigste mit der traumatischen Szene in Verbindung stehende *negative Überzeugung über die eigene*

---

1 http://www.emdr-europe.com (Zugriffsdatum 25.01.2006)

Person und die dazu passende entgegengesetzte *positive Kognition* ermittelt, ferner das mit der traumatischen Szene in Verbindung stehende *Körpergefühl*.
- Während die Patientin die traumatische Szene, die Kognition und das Körpergefühl fokussiert, erfolgt das *Prozessieren* mit Sets von 20 bis 30 seitenalternierenden Augenbewegungen oder seitenalternierenden akustischen oder Berührungsstimulationen unter Beachtung des subjektiven Erlebens der Patientin und ihrer Körperempfindungen. Beim Prozessieren geht es weniger um Habituation als um eine forcierte Assoziation.
- Bei erfolgreichem Prozessieren kommt es zum *Rückgang der subjektiven Belastung* und zur *Zunahme des subjektiven Wahrheitsgehaltes der positiven Kognition.*
- Zum Schluss wird die positive Kognition *mit wenigen langsamen Augenbewegungen verankert.*

Die Wirkungsweise von EMDR ist noch immer nicht hinreichend bekannt. Da Augenbewegungen nur *eine* Form der Applikation seitenalternierender Reize ist, wäre es besser, von »bilateraler Stimulation« zu sprechen. Folgende konkurrierende Theorien zur Wirkungsweise von EMDR werden diskutiert (Perkins u. Rouanzoin 2002):
- Die *Dekonditionierungshypothese* besagt, dass die wiederholte kontrollierte Exposition mit der traumatischen Erinnerung zu einer Dekonditionierung führt. Sicherlich findet eine Dekonditionierung durch EMDR statt – das Modell kann jedoch die deutlich geringere notwendige Behandlungsdosis von EMDR gegenüber den herkömmlichen Expositionsverfahren nicht erklären (Rogers u. Silver 2002).
- Eine zweite Hypothese geht von einer *beschleunigten Dekonditionierung durch Entspannungsinduktion* aus, die durch die bilaterale Stimulierung ermöglicht wird. Der duale Aufmerksamkeitsfokus – die gleichzeitige Konzentration auf die innere Wahrnehmung und die äußere Wahrnehmung der bewegten Hand – löst nach dieser Hypothese wiederholte Orientierungsreaktionen aus. Als Orientierungsreaktion wird die Entspannungsreaktion verstanden, die einsetzt, wenn sich nach einem Gefahrenalarm herausstellt, dass die angenommene Gefahr doch nicht oder bereits nicht mehr besteht. Orientierungsreaktionen gehen mit einer Zunahme des Parasympathikotonus einher. Eine solche Stimulierung des Parasympathikotonus wird durch EMDR erreicht, was inzwischen empirisch gut belegt ist (Kuiken et al. 2002; Sack et al. 2003, 2004).
- Eine dritte Hypothese besagt, dass durch *repetitive parasympathische Stimulation eine Beschleunigung der Informationsverarbeitung* erfolgt, die der beschleunigten Informationsverarbeitung im REM-Schlaf ähnelt. So wird angenommen, dass durch seitenalternierende optische, akustische oder taktile Reize Prozesse der Informationsverarbeitung angeregt werden, die in traumatischen Netzwerken »eingefrorene« »amygdaloide« Erinnerungsspuren in normale (»hippocampale«) Erinnerungen transformieren. Mit dieser auf einer neurophysiologischen Ebene stattfindenden Informationsverarbeitung geht eine Desensibilisierung und kognitive Umstrukturierung einher. Diese Hypothese bedarf jedoch noch der Untermauerung (Stickgold et al. 2001).

Die Durchführung von EMDR ist an die *Voraussetzungen* gebunden, die für alle traumabearbeitenden Verfahren gelten (s. Kap. 33.4). EMDR kann parallel zu psychodynamischen und behavioralen Psychotherapien durchgeführt oder in diese eingefügt werden (Lamprecht u. Lempa 1997; Titze 1997).

Bei Patienten mit komplexen Traumafolgestörungen und Persönlichkeitsstörungen ist EMDR in einen *umfassenden Behandlungsplan* einzubinden (Gelinas 2003; Wöller 2003). Bei dieser Patientengruppe ist die Voraussetzung der Stabilität besonders sorgfältig zu prüfen. Wegen der Eigengesetzlichkeit der unter EMDR ablaufenden informationsverarbeitenden Prozesse besteht bei unsachgemäßer Anwendung immer die *Gefahr einer therapeutisch induzierten Retraumatisierung.*

Bei Persönlichkeitsstörungen sehen wir – neben der klassischen Indikation bei komorbider PTBS – folgende *Anwendungsgebiete* für EMDR (Wöller 2003):

- EMDR kann zur Bewältigung *aktueller und künftiger Stressoren* eingesetzt werden (Manfield 1998b).
- Auf die Verwendung von EMDR zur *Ressourcenverankerung* haben wir schon hingewiesen (s. Kap. 24.3; Korn u. Leeds 2002).
- *Anpassungsstörungen* vor dem Hintergrund der *spezifischen Vulnerabilität einzelner Persönlichkeitsstörungen* – Kränkungserfahrungen bei narzisstischer Persönlichkeitsstörung, Trennungserlebnisse bei abhängiger Persönlichkeitsstörung usw. – können gut mit EMDR behandelt werden.
- EMDR kann zur *Modifikation generalisierter negativer Überzeugungen* eingesetzt werden, die zur Aufrechterhaltung der zyklisch-maladaptiven Beziehungsmuster (s. Kap. 38.5) beitragen. Dabei können die zugehörigen belastenden Erinnerungen und Körperempfindungen oder aber die negativen Überzeugungen selbst als Fokus im EMDR-Prozess ausgewählt werden.
- Ein weiteres Einsatzfeld ergibt sich für EMDR, um *intensive Emotionen* zu prozessieren und dadurch erträglicher zu machen.

Beispielhaft seien einige weitere Möglichkeiten des Einsatzes von *EMDR bei Persönlichkeitsstörungen* genannt (Grand 1998; Manfield 1998a, 1998b; Vogelmann-Sine 1998; Wöller 2003):

- Bei der *abhängigen Persönlichkeitsstörung* können negative Überzeugungen eigener Hilflosigkeit und die entsprechenden traumatischen Trennungs- und Verlassenheitserfahrungen fokussiert werden.
- Bei der *narzisstischen Persönlichkeitsstörung* bieten sich als EMDR-Ziele sowohl die negativen Kognitionen eigener Wertlosigkeit wie auch die ihnen zugrunde liegenden Versagens- und Beschämungserlebnisse an.
- Bei Patienten mit *selbstschädigenden (depressiv-masochistischen) Persönlichkeitszügen* (s. Kap. 40.2) können negative Überzeugungen von der eigenen Person, überwältigende Schuldgefühle ebenso wie die dahinter liegenden Verluste und Trennungsängste EMDR-Ziele sein.

Wegen der oft verwirrenden Fülle der Problemfelder in der Behandlung von Persönlichkeitsstörungen sei die Notwendigkeit der *Zielklarheit* für den EMDR-Fokus hervorgehoben. Als EMDR-Ziele kommen in Betracht: ein Bild, eine Kognition oder ein Körpergefühl mit affektiver Besetzung.

Auf einige mögliche Modifikationen des Verfahrens in der Anwendung bei schweren Persönlichkeitsstörungen wollen wir nun eingehen. Wir sind uns allerdings bewusst, dass diese Modifikationen bisher nicht empirisch validiert sind.

Kombination mit ressourcenaktivierenden Techniken

Wenn wir Patienten mit schwerer Persönlichkeitsstörung traumabearbeitend mit EMDR behandeln wollen, empfehlen wir wegen der stets drohenden Gefahr einer unkontrollierten Überflutung durch traumatisiertes Material als wertvolle Maßnahme ein abgeändertes Protokoll, das EMDR mit ressourcenaktivierenden hypnotherapeutischen Techniken verknüpft. Es bringt die Patienten nur kurz mit den traumatischen Bildern in Kontakt und fördert immer wieder eine Rückkehr zu Ressourcen (Fine u. Berkowitz 2001). Ziel ist es, das traumatische Material in kurzen und ertragbaren Portionen durchzuarbeiten. Dazu benötigen wir eine *maximale Ressourcenaktivierung* und eine *vorsichtig dosierte und fraktionierte Exposition gegenüber dem traumatischen Material.* Eine *maximale Ressourcenaktivierung* können wir durch folgende Vorgehensweisen erreichen:

- Die Patientin muss sich *kraftvoll (empowered)* fühlen, bevor die Traumaexposition beginnt. Die Traumen sollen mit einem *Gefühl der Meisterung* durchgearbeitet werden. Wir beginnen daher immer mit *ressourcenaktivierenden Übungen.*
- Die Patientin soll den ressourcenreichen Zustand aufrechterhalten, solange sie sich mit

traumatischem Material konfrontiert. Sie kann beispielsweise das traumatische Material distanziert betrachten und dabei das *Körpergefühl des Ressourcenzustandes* bewahren. Sie kann auch die *imaginative Projektion eines Ressourcenbildes,* etwa die Erinnerung an einen persönlichen Erfolg oder eine hilfreiche Begegnung, als Hintergrund für die Traumabearbeitung nutzen.

- Wir lassen die Patientin zwischen dem traumatischen Material und dem Ressourcenmaterial *hin- und herpendeln.* Zu jedem negativen Bild und Gedanken wird ein positives Gegenbild entwickelt. Das Pendeln zwischen dem schlechten und dem guten Bild hat den Vorteil, dass das schlechte Bild zur Darstellung kommen kann, ohne dass es sich unkontrolliert ausbreitet (Levine 1998; Reddemann 2003).
- *Ressourcenbilder,* etwa innere Helferfiguren, können auch in die zu bearbeitende traumatische Szene eingearbeitet werden. In der Imagination kann das *ressourcenreiche erwachsene Selbst* das kindliche Selbst in die Vergangenheit begleiten und ihm hilfreich zur Seite stehen. Bei Patientinnen mit schweren dissoziativen Störungsbildern kann dies auch ein ressourcenreicher Persönlichkeitsanteil sein.
- Es ist auch möglich, imaginativ *neue, positive Erinnerungen zu schaffen* oder dem Geschehen *einen neuen Ausgang* zu geben. Die Vergangenheit wiederzuerleben ist nicht immer das, was am meisten hilft. Manchmal führt ein Neuerschaffen in der Fantasie *(re-doing)* zu einer besseren Verarbeitung (Goulding u. Goulding 1979; Phillips u. Frederick 1995, 2003). Es ist fur den Heilungsprozess nicht so entscheidend, was real stattgefunden hat, sondern vielmehr, ob die Patientin ein Narrativ über sich erzeugen kann, in der sie sich als Konstrukteur ihres Lebens empfinden kann (Schwarz 2002).

Eine *vorsichtig dosierte und fraktionierte Exposition* gegenüber dem traumatischen Material realisieren wir wie folgt:

- Wir beginnen mit *weniger belastenden Erinnerungen oder Bildern.* Auch künftige Stressoren können für den Einstieg geeignet sein. In keinem Fall beginnen wir mit der Bearbeitung von Kindheitstraumen, wenn diese nicht in vollem Umfang erinnert werden und teilweise der Dissoziation unterliegen.
- Die *Expositionszeit* des traumatischen Materials wird an die verminderte Affekttoleranz angepasst. Kurze Abschnitte einer Traumaexposition werden immer wieder durch Phasen der Ressourcenaktivierung abgelöst. Wir beginnen die Therapiesitzung beispielsweise mit einer Ressourcenaktivierung, fügen dann eine zeitlich begrenzte Phase der Traumabearbeitung ein und gehen dann wieder zu einer ressourcenaktivierenden Übung über. Manchmal wird nur sehr wenig traumatisches Material kontaktiert.
- Wir achten stets darauf, dass unsere Patientin *nur so viel neues Material kontaktiert, wie sie zum jeweiligen Zeitpunkt verkraften kann.* Wir geben ihr ausreichend Gelegenheit zur Stabilisierung zwischen den Expositionen.
- Traumabearbeitende Sitzungen können mit ausschließlich *ich-stärkenden Sitzungen abwechseln.* Auf eine Sitzung, in der eine Traumabearbeitung durchgeführt wird, folgen zunächst mehrere »normale« psychotherapeutische Sitzungen, bis die Traumabearbeitung fortgesetzt wird. Eine geplante Traumabearbeitung wird verschoben, wenn die Patientin aktuell belastet oder nicht hinreichend stabil ist.

> Traumatische Bilder sollten so distanziert wie möglich bearbeitet werden. Dafür ist es sinnvoll, *Distanzierungstechniken* während der Traumaexposition zu nutzen oder traumabearbeitende Techniken und Distanzierungstechniken zu kombinieren.

Folgende *Distanzierungstechniken* (s. Kap. 22) können eingesetzt werden:

- Mithilfe der *Containertechnik* kann Material, das nicht zur Bearbeitung bestimmt ist, »weggepackt« werden.
- Der *»sichere Ort«* kann aufgesucht werden, um emotional aufzutanken.

- Mithilfe einer imaginären Fernbedienung – wir haben sie schon bei der Darstellung der »Bildschirmtechnik« als Distanzierungstechnik im Rahmen der Stabilisierung kennen gelernt – kann die Distanz zu den zu bearbeitenden Szenen vergrößert werden, indem das Bild verkleinert oder die Farbe verändert wird.

Während einer Phase der Traumabearbeitung beobachten wir unsere Patienten sorgfältig, ob wir *Anzeichen von Unruhe oder Stress* erkennen. Gegebenenfalls fordern wir sie auf, die Beschäftigung mit dem traumatischen Material zu unterbrechen und eine Ressourcenübung zu beginnen. In jedem Fall müssen die Patientinnen die beobachtende Distanz wahren und dürfen nicht im traumatischen Material versinken.

EMDR bei schwerer Persönlichkeitsstörung

- Traumaexposition im Zustand der Ressourcenaktivierung durchführen
- vorsichtig dosierte und fraktionierte Exposition
- mit weniger belastenden Erinnerungen oder Bildern beginnen
- Ressourcenbilder in die zu bearbeitende traumatische Szene einarbeiten
- evtl. imaginativ die Erinnerung zu einem positiven Geschehen modifizieren oder positiv enden lassen
- zwischen traumatischem Material und Ressourcenmaterial pendeln lassen
- Expositionszeit des traumatischen Materials der verminderten Affekttoleranz anpassen
- nur so viel neues Material kontaktieren wie verarbeitet werden kann
- traumabearbeitende Sitzungen mit ich-stärkenden Sitzungen abwechseln lassen
- Distanzierungstechniken während der Traumaexposition nutzen
- traumabearbeitende Techniken mit Distanzierungstechniken kombinieren (Containertechnik, sicherer Ort, Fernbedienung der Bildschirmtechnik)

34.3 Die Bildschirmtechnik

Wir haben die Bildschirmtechnik schon in Kapitel 22.7 als Distanzierungstechnik eingeführt. Sie kann ebenso zur Traumabearbeitung eingesetzt werden, wobei das traumatische Ereignis »wie ein alter Film« betrachtet wird (Reddemann u. Sachsse 1998). Wegen ihrer guten Steuerbarkeit eignet sich die Bildschirmtechnik besonders bei labiler Emotionsregulierung und dissoziativer Komorbidität.

Wir haben dargestellt, wie mithilfe einer imaginären Fernbedienung imaginierte Bilder in vielfältiger Weise verändert werden können: Sie können vergrößert oder verkleinert werden, schärfer oder unschärfer eingestellt und auch von farbig auf Schwarz-Weiß umgestellt werden. Entsprechend ist es möglich, den »alten Film« zunächst mit kleinen, undeutlichen und unscharfen Bildern ablaufen zu lassen, um eine emotionale Distanzierung zu erreichen. In wiederholten Durchgängen kann mithilfe der imaginären Fernbedienung die Größe und Schärfe des Films so angepasst werden, dass er erträglich bleibt und es nicht zu einer Überflutung mit traumatischen Affekten kommt. Die Durchgänge werden so oft wiederholt, bis eine Habituation eingetreten ist.

Es gibt verschiedene Möglichkeiten, die Bildschirmtechnik durchzuführen. Wir haben mit dem folgenden Vorgehen die besten Erfahrungen:

- Zunächst bitten wir die Patientin, sich ein *positives Bild* auf einem imaginären Bildschirm vorzustellen. Anhand des positiven Bildes erläutern wir ihr die *Funktionsweise der imaginären Fernbedienung* und bitten sie, das Bild auf jede nur mögliche Art zu verändern – es zu verkleinern, zu vergrößern, die Farbe herauszunehmen und wieder hinzuzufügen, es zum Verschwinden zu bringen und wieder erscheinen zu lassen – um sich ein Gefühl maximaler Kontrolle über das Bild zu verschaffen.
- Nachdem wir uns davon überzeugt haben, dass die Patientin die Handhabung der Fernbedienung beherrscht, und nachdem wir uns vergewissert haben, dass sie auf imaginative

Ressourcenübungen zurückgreifen kann, bitten wir sie, das traumatische Ereignis zu benennen, das sie mit der Bildschirmtechnik bearbeiten will. Sie soll sich nun vorstellen, sie sitze in einem Kino und schaue einen *alten Film* an. Sie möge in der Vorstellung möglichst weit hinten sitzen, die Leinwand sollte weit entfernt und klein sein, der Ton schwach und schlecht verständlich. Wir erläutern ihr, dass sie sich selbst wie eine fremde Person im Film betrachten soll.

- Aus diesem »Film« soll die Patientin eine *zeitlich begrenzte Sequenz* auswählen, die einen Anfang und ein Ende hat. Das kann der schlimmste Teil des Ereignisses sein, oder, zu Beginn der Arbeit, auch ein weniger belastender Ausschnitt.
- Wir erläutern nun, dass sie diesen Filmausschnitt *wiederholt ablaufen lassen* soll, während wir leise von 1 bis 10 oder von 1 bis 20 zählen. Meist benennen wir den Anfang, die Mitte und das Ende einer Sequenz mit lauter Stimme und zählen ansonsten leise mit, also z. B.: »1 … 5 … 10« oder »1 … 10 … 20«.
- Wir erfragen jetzt den *subjektiven Belastungsgrad* der Sequenz auf einer Skala von 1 bis 10 (s. Kap. 11.2). Nach dem ersten und nach jedem weiteren Durchlauf fragen wir die Patientin nach ihrem subjektiven Erleben, von Zeit zu Zeit auch nach ihrer Einschätzung des subjektiven Belastungsgrades.
- Bei hoher subjektiver Stressbelastung kann es sinnvoll sein, *ressourcenaktivierende Übungen* einzuschieben.
- Das Betrachten der Sequenz wird nun *so lange wiederholt*, bis der Belastungsgrad auf »0« oder »1« zurückgegangen ist. Im Laufe der Durchgänge wird das Bild zunehmend klarer, größer und farbiger eingestellt, bis alle Einzelheiten ohne subjektive Stressbelastung betrachtet werden können.

Die Anzahl der notwendigen Durchgänge und der für die Bearbeitung einer Sequenz notwendigen Sitzungen kann stark variieren. Manche Ereignisse lassen sich in einer Sitzung prozessieren, andere benötigen zahlreiche Sitzungen. Bei der Entscheidung für die Bildschirmtechnik sollten wir den Vorteil der *besseren Steuerbarkeit* gegen die oft *erhebliche Mühe* für die Patienten – und auch uns – abwägen, da unter Umständen eine hohe Anzahl von Durchläufen notwendig ist, bis eine Entlastung eintritt. Mit EMDR kann meist ein schnellerer Entlastungseffekt erreicht werden. Aus diesem Grund ziehen erfahrene Traumatherapeutinnen meist die modifizierte EMDR-Behandlung (s. Kap. 34.3) vor.

Wenn die Traumaarbeit mit dissoziativen Patientinnen durchgeführt wird, kann es notwendig werden, andere Persönlichkeitsanteile während der Exposition in Sicherheit, z. B. an den »sicheren Ort« zu bringen.

34.4 Die Beobachtertechnik

Als eine weitere schonende Technik sei die von Reddemann (2004) entwickelte *Beobachtertechnik* erwähnt. Sie ist in ihrem Manual zur Psychodynamisch-imaginativen Traumatherapie (PITT) ausführlich dargestellt. An dieser Stelle wollen wir nur folgende Grundprinzipien nennen:

- Großer Wert wird auf ein Gefühl der *Sicherheit*, eine genügende *Ressourcenaktivierung* und eine ausreichende Fähigkeit zur Selbstfürsorge gelegt. Als Teil einer Ego-State-Arbeit (s. Kap. 32) werden alle Persönlichkeitsanteile, auch die erlebenden Teile des erwachsenen Ich, besonders aber das traumatisierte Ich, an den »sicheren Ort« gebracht.
- Wie bei der Bildschirmtechnik soll das traumatische Geschehen *wie ein »alter Film«* angeschaut werden. Dazu müssen Anfang und Ende der zu bearbeitenden Filmsequenz festgelegt werden. Das Vorgehen wird zuvor anhand einer positiven Szene erklärt.
- Wie beim EMDR wird der *subjektive Belastungsgrad der Erinnerung* erfragt, ferner werden die zugehörigen *negativen und positiven Kognitionen* erhoben.
- Die *Fähigkeit, sich zu beobachten*, muss vorhanden sein oder gelernt werden. Einige Patientinnen sprechen lieber von einem »inneren Beobachter«, andere ziehen es vor, von einer

»Fähigkeit zur Beobachtung« zu sprechen. Das Ich, an dessen Trauma gearbeitet wird, kann »von Weitem« und aus der Sicherheit heraus die Traumaarbeit beobachtend mitverfolgen oder diese Arbeit seinem erwachsenen Ich überlassen.

- Wenn positive Bilder auftauchen, sollen die Patientinnen dabei ein wenig verweilen. Traumaverarbeitende Gefühle wie Wut und Trauer werden assoziiert, belastende traumatische Emotionen nur mithilfe des beobachtenden Teils wahrgenommen, während die erlebenden Teile in Sicherheit sind.
- Die erwachsenen Teile werden angeleitet, *fürsorglich und tröstend* mit dem *inneren Kind* umzugehen.

Ein Hin- und Herpendeln zwischen Gegenwart und Vergangenheit kann die Fähigkeit zur Kontrolle erhöhen und vermitteln, dass es möglich ist, Vergangenes genau wahrzunehmen, ohne daran zu zerbrechen. Am Ende der Behandlung sollte der Belastungsgrad verringert, der Wahrheitsgehalt der positiven Kognition angestiegen sein.

Literaturempfehlungen

Hase M, Hofmann A (2005). Risiken und Nebenwirkungen beim Einsatz der EMDR-Methode. PTT – Persönlichkeitsstörungen, Theorie und Therapie; 9: 16–21.

Hofmann A (2005). EMDR. Therapie psychotraumatischer Belastungssyndrome. 3. Aufl. Stuttgart, New York: Thieme.

Levine PA (1998). Trauma-Heilung. Das Erwachen des Tigers. Unsere Fähigkeit, traumatische Erfahrungen zu transformieren. Essen: Synthesis.

Manfield P (1998). Innovative EMDR-Ansätze. Die Anwendungsfelder von EMDR. Paderborn: Junfermann.

Reddemann L (2004). Psychodynamisch imaginative Traumatherapie (PITT). Manual. Paderborn: Junfermann.

Reddemann L, Sachsse U (1998). Traumazentrierte Psychotherapie. Teil 2: Traumaexposition. PTT – Persönlichkeitsstörungen, Theorie und Therapie; 3: 77–87.

Sachsse U (2004). Traumazentrierte Psychotherapie. Stuttgart, New York: Schattauer.

Sack M, Lempa W, Lamprecht F (2001). Metaanalyse der Studien zur EMDR-Behandlung von Patienten mit posttraumatischen Belastungsstörungen. Psychother Psychosom Med Psychol; 51: 350–5.

Shapiro F (1998). Eye Movement Desensitization and Reprocessing (EMDR). Paderborn: Junfermann.

Wöller W (2003). EMDR in der Psychotherapie von Persönlichkeitsstörungen. Z Psychotraumatol Psychol Med; 1: 73–8.

35 Wie zuverlässig sind Erinnerungen?

Erinnerungen an traumatische Ereignisse

35.1 Die Bedeutung von Traumaerinnerungen

Wir haben schon darauf hingewiesen, dass Traumabearbeitung nicht in erster Linie das Ziel verfolgt, Erinnerungen aufzufinden. Vielmehr soll traumatischer Stress reduziert werden, indem abgespaltene Affekte, Kognitionen und Erinnerungsbilder integriert und in eine persönliche Erzählung umgeschrieben werden. Da wir gleichwohl in unserer Arbeit immer wieder mit der Frage der Gültigkeit von Erinnerungen befasst sind, sollen in diesem Kapitel einige hierfür relevante Befunde referiert werden.

Mit dem Einfluss früher Traumen und ihrer intrapsychischen Repräsentation hat sich die Psychoanalyse von je her beschäftigt. Sie hat auch, beginnend mit Freud, eine nicht geringe Zahl von Gedächtniskonzepten hervorgebracht. Wir denken an Freuds Konzept der Sach- und Wortvorstellungen, seine Theorie des Introjekts, die Arbeiten zu Deckerinnerungen und an sein Konzept der Nachträglichkeit. Tatsächlich hat die Psychoanalyse eindrucksvoll zeigen können, wie Wahrnehmung durch Wünsche und Fantasien beeinflusst und Erinnerungen in Abhängigkeit von dem Kontext, in dem sie auftauchen, immer wieder umgearbeitet werden (Person u. Klar 1994). Mit ihrer konstruktivistischen Sichtweise steht die psychoanalytische Gedächtnistheorie dem heutigen gedächtnispsychologischen Wissensstand in bemerkenswerter Weise nahe (Mertens u. Haubl 1996). Das zeigt sich z. B. in folgenden Annahmen:

- Als »Telescoping« wird ein Ineinanderschieben von Erfahrungen bezeichnet, bei dem die Erinnerung an frühere, pathogene Erfahrungen durch Erinnerungen an analoge spätere Erfahrungen überlagert und verdeckt wird. Frühere Traumatisierungen werden im Laufe der weiteren Entwicklung im Lichte des neu erworbenen Bedeutungshorizontes »umgeschrieben«. Sie nehmen dann Züge an, die zu einem späteren Lebensalter passen (Greenacre 1949).
- Von einem »retrospektiven Trauma« (Sandler 1967) wird gesprochen, wenn Ereignisse früher Entwicklungsphasen erst nachträglich im Kontext späterer Lebensphasen und unter den Bedingungen des Erwachsenenalters in der Erinnerung ihre traumatische Qualität erhalten.
- Eine *Deckerinnerung* ist die Vorstellung einer Traumatisierung, die eine andere nur schwer fassbare frühere traumatische Erfahrung abdeckt. Sie entsteht aus dem Bedürfnis des Menschen, dem Namenlosen dennoch einen Namen zu geben. In ihrem lebendigen und visuellen Inhalt sind Deckerinnerungen dem Traum ähnlich (Glover 1929; Greenacre 1949).

Bekanntlich hat die Frage von Realität und Fantasie zu kontroversen und folgenschweren Diskussionen Anlass gegeben. Entgegen der Behauptung Massons (1984) hat Freud niemals die Tatsache, dass Kindesmissbrauch geschieht, in Frage gestellt. Er hat jedoch seine Verführungstheorie der Neurosen dahingehend modifiziert, dass er der Fantasie in der Entstehung der Neurosen eine zentrale Bedeutung eingeräumt hat. Weder wollen wir mit Masson (1984) die pathogene Macht der Fantasien in Frage stellen noch mit Spence (1982) die Bedeutung der historischen Wahrheit relativieren. Eher schließen wir uns einer Position an, die Shengold (1989/1995) so formuliert hat: Es macht einen erheblichen Unterschied, ob etwas tatsächlich geschah oder nicht, andererseits können wir nicht umhin, die pathogene Kraft der Fantasie anzuerkennen.

35.2 Formen des Gedächtnisses und die traumatische Erinnerungsspeicherung

Das Phänomen des Gedächtnisses ist in den letzten hundert Jahren ausgiebig erforscht worden. Die neuere Gedächtnisforschung geht davon aus, dass Menschen eine Vielfalt komplexer und meist unabhängiger Gedächtnissysteme besitzen, die auf verschiedenartigen neuronalen Pfaden übermittelt werden und überwiegend außerhalb unseres Bewusstseins funktionieren. Das Gedächtnis ist wie andere kognitive Prozesse das Ergebnis von Interaktionen zwischen Netzwerken von Nervenzellen des Gehirns. Es umfasst Stadien der sensorischen Kodierung, der Organisation und Konsolidierung, der Speicherung und des Wiederauffindens. Dabei werden im Wesentlichen zwei parallele Gedächtnissysteme unterschieden (Nelson 1993; Schacter 1996):

- Das *implizite* (oder *prozedurale*) *Gedächtnis* speichert im Wesentlichen verhaltensbezogene, emotionale und sensorische Erfahrungen, erworbene Fähigkeiten, Angewohnheiten und sich wiederholende Abläufe. Der Erwerb dieser Erfahrungen und Kompetenzen wird nicht bewusst repräsentiert. Normalerweise wissen Menschen nicht mehr, wie und wo sie den Genuss bestimmter Musikstücke oder die Ablehnung bestimmter Geräusche oder Gerüche gelernt haben.
- Das *explizite* (oder *deklarative*) *Gedächtnis* ermöglicht dagegen die bewusste und verbale Erinnerung an Ereignisse der Vergangenheit. Nur wenn wir eine explizite Erinnerung aufrufen, haben wir das subjektive Gefühl, etwas zu erinnern. Innerhalb des expliziten Gedächtnisses wird weiter zwischen semantischem und episodischem Gedächtnis unterschieden. Im *semantischen* Gedächtnis ist das Gefühl des Wissens über Personen und Sachverhalte repräsentiert. Das *episodische* Gedächtnis ist das Gedächtnis für die Ereignisse, die im Leben einer Person vorgekommen sind. Als *autobiografisches* Gedächtnis wird die Fähigkeit verstanden, sich selbst als jemand zu repräsentieren, der an einer besonderen Handlung zu einer bestimmten Zeit und Ort in der Vergangenheit teilgenommen hat.

Das *explizite Gedächtnis* beginnt im 2. Lebensjahr und ist erst in den folgenden Jahren voll ausgebildet. Es setzt die Reifung der Hippocampusregion mit Synapsenbildung und Myelinisierung voraus. Erst 3 oder 4 Jahre alte Kinder können Ereignisse hinreichend genau beschreiben. Das *implizite Gedächtnis* ist dagegen bereits bei der Geburt funktionsfähig, um emotionale, sensomotorische und verhaltensbezogene Erfahrungen zu speichern. Ein Hundebiss im 1. Lebensjahr kann Emotionen und Verhalten beeinflussen, auch wenn eine Erinnerung nicht möglich ist.

Bei Personen mit einer Vorgeschichte lang anhaltender Traumatisierungen werden immer wieder Störungen im Bereich der Gedächtnisfunktionen und Lernschwierigkeiten berichtet, die im Zusammenhang mit einem reduzierten Volumen der für diese Funktionen wichtigen Hippocampusregion gesehen werden müssen (Bremner u. Narayan 1998). Die Veränderung der Gedächtnisfunktion betrifft das deklarative Gedächtnis und führt dazu, dass Fakten schlechter erinnert werden können. Hinzu kommt, dass traumabezogene autobiografische Erinnerungen oft fragmentiert sind oder der dissoziativen Amnesie unterliegen.

Darüber hinaus wird das explizite Gedächtnis durch verschiedene weitere Regionen des Gehirns vermittelt, vor allem durch die Bereiche des orbitofrontalen und präfrontalen Kortex. Die beginnende Reifung dieser Teile während der Vorschulzeit ist die neurobiologische Basis für die Entwicklung des autobiografischen Gedächtnisses und der Selbstwahrnehmung. Neuere Befunde sprechen dafür, dass das Wachstums des orbitofrontalen Kortex wesentlich von positiven Bindungserfahrungen abhängig ist (Schore 1994).

Ob es, wie van der Kolk (1996) vermutet, ein besonderes Traumagedächtnis gibt, in dem traumatische Erinnerungen aufgrund der hohen Erregung spezifisch, anders als im expliziten autobiografischen Gedächtnis gespeichert werden, ist bisher nicht eindeutig beantwortet. Gegen die Annahme eines besonderen traumatischen Gedächtnisses spricht, dass der wesentliche Inhalt traumatischer Ereignisse in der Mehrzahl der Fälle sehr wohl mithilfe des autobiografischen Gedächtnisses erinnert werden kann. Vergessen oder verzerrt werden im Allgemeinen die Details (Schacter 1996).

Bevor wir auf die klinisch relevante Frage der *Zuverlässigkeit von Erinnerungen* eingehen, wollen wir einen kurzen Eindruck vom dem komplexen Prozess vermitteln, der das Phänomen des Gedächtnisses und die Verarbeitung von Erinnerungen kennzeichnet. Der gesamte Prozess erfolgt in 3 Phasen (Brown et al. 1997; Bowers u. Hilgard 1988):

- In der ersten Phase wird ein *Gedächtnisinhalt enkodiert.* In dieser Phase unterliegt das, was aufgenommen wird, bereits zahlreichen inneren und äußeren Einflüssen. Es wird durch die jeweilige Stimmung, die körperliche Verfassung, das Vorwissen und persönliche Überzeugungen beeinflusst. Wenn ein Ereignis persönlich bedeutsam ist, schreiben wir es zu einer Geschichte um. Dieser Prozess der *Umschreibung* geschieht unbewusst.
- Nachdem ein Gedächtnisinhalt enkodiert ist, bleibt er zunächst in einem *Aufbewahrungsstadium (retention phase).* In diesem Stadium können Gedächtnisinhalte vielfältig modifiziert und verzerrt werden: Sie können verblassen, es können unter dem Eindruck aktueller Lebensereignisse Elemente hinzutreten oder entfallen. Fantasien oder Träume können sich mit der Erinnerung verknüpfen.
- Auch beim *Abrufen* von Erinnerungen können Verzerrungen vorkommen. Zum Beispiel kann die Art der Befragung Einfluss ausüben auf das, was erinnert wird.

Insgesamt lässt sich sagen, dass das Gedächtnis eher rekonstruktiv als reproduktiv arbeitet und dass alle Stadien der Erinnerungsverarbeitung durch eine Vielzahl kognitiver und emotionaler Prozesse beeinflusst werden.

35.3 Zuverlässigkeit von Erinnerungen

Den Forschungen zum autobiografischen Gedächtnis können wir verschiedene Befunde entnehmen, die für unseren klinischen Umgang mit lebensgeschichtlichen Erinnerungen relevant sind (Bowers u. Hilgard 1988; Brown et al. 1997; ISTSS 2004; Rubin 1982; Schacter 1996). Sie können wie folgt zusammengefasst werden:

- *Persönlich bedeutsame autobiografische Erinnerungen* können über längere Zeit gut behalten werden. Das Zentrum der Erinnerung ist im Allgemeinen sehr genau, während periphere Details unschärfer werden. Allerdings werden autobiografische Erinnerungen *mit der Zeit schwächer.* Je länger ein Ereignis zurückliegt, desto unwahrscheinlicher wird es, dass es erinnert wird.
- Die Entwicklung des Gedächtnisses wird stark *durch interpersonelles Erleben beeinflusst. Psychologisch motiviertes Vergessen* oder *aktives Unterdrücken* kann dazu führen, dass eine Erinnerung nicht mehr verfügbar ist.
- *Soziale Unterstützung und gegenseitig mitgeteilte Konstruktionen* des Geschehenen tragen dazu bei, dass Ereignisse besser behalten werden können. Geschehnisse, die geheim bleiben müssen und über die nicht gesprochen werden darf, können schlechter behalten und erinnert werden. Ereignisse können vergessen werden, um *bedeutsame Bindungen aufrechtzuerhalten,* wenn die Erinnerung die Beziehungen stören würde (Freyd 1996).

- Langzeitstudien zeigen übereinstimmend, dass Missbrauchserfahrungen im Kindesalter aus der Perspektive des Erwachsenenalters nur zum Teil erinnert werden. In einer Studie (Robins 1966) wurden mit Personen, bei denen sexuelle Übergriffe durch den Vater dokumentiert waren, nach 30 Jahren Interviews durchgeführt. Nur 31% der Interviewten erzählten von dem Missbrauch, den sie als Kind erlitten hatten. In der Untersuchung von Femina et al. (1990) wurden junge Frauen, deren Missbrauchserfahrungen dokumentiert worden waren, 9 Jahre später erneut interviewt. Nur 62% der 69 untersuchten Frauen berichteten später von dem Missbrauch. Die Untersuchungen zeigen, dass die Wahrscheinlichkeit, dass Missbrauchserfahrungen berichtet werden, im Laufe der Zeit abnimmt (Moeller et al. 1993).
- Auch die *alterspezifische Sozialisation* hat einen Einfluss auf die Fähigkeit, traumatische Ereignisse zu erinnern. Personen, die in einer Zeit aufgewachsen sind, in der Missbrauchserfahrungen in hohem Maße tabuisiert waren, hatten schon aus Angst vor Stigmatisierung eine stärkere Tendenz, sie zu unterdrücken oder zu verleugnen. Der Befund, dass ältere Frauen über weniger sexuelle Traumatisierungen als jüngere Frauen berichten (Russel 1984), findet so eine Erklärung.
- Kinder können keine detaillierten Beschreibungen von persönlichen Erlebnissen und Erfahrungen geben, die *vor dem Beginn der Sprachentwicklung* lagen. Erst nach dem Alter von 3 Jahren können sie konsistente autobiografische Geschichten erzählen (Fivush 1993). Eine narrative Erinnerung an persönliche Ereignisse beginnt erst mit 18 bis 36 Monaten zusammen mit der Entwicklung der Sprachfähigkeit. Persönliche Erinnerungen der Vorschulzeit können nur sehr rudimentär erinnert werden. Vor dem Alter von 2 Jahren ist von einer weitgehenden infantilen Amnesie für explizite Gedächtnisinhalte auszugehen.
- Allerdings können Vorschulkinder Ereignisse in der frühen Kindheit im Verhalten auch dann durch *Inszenierungen* kommunizieren, wenn sie nicht darüber erzählen können. Terr (1988) fand, dass Kinder, die keine bewussten Erinnerungen an Ereignisse ihrer Vorschulzeit hatten, dennoch zu recht genauen szenischen Darstellungen in der Lage waren. Gaensbauer (1995) nahm aufgrund einer Untersuchung an Kindern, die Traumen im Alter von 7 bis 15 Monaten erlebt hatten, an, dass relevante Erinnerungsspuren traumatischer Erlebnisse schon in der zweiten Hälfte des 1. Lebensjahrs ausgebildet sind. Die Art, wie die Kinder ihre Traumen reinszenierten, und die Kontexte, in denen das Material auftauchte, sprachen dafür, dass tatsächlich verinnerlichte persönliche Erfahrungen die primäre Quelle der kindlichen Mitteilung waren und nicht deklaratives Wissen aus anderen Quellen. In einer anderen Untersuchung ließ sich zeigen, dass Kinder, die im Alter von 6 Monaten ein einziges Laborexperiment miterlebt hatten, nach 2 Jahren bestimmte Aspekte dieses Erlebnisses über Verhaltensmuster im Gedächtnis behalten hatten (Perris et al. 1990).
- Es besteht *kein* Zusammenhang zwischen der subjektiven Überzeugung, sich genau an etwas erinnern zu können, und der Zuverlässigkeit der Erinnerung. Wir kennen das Phänomen der *Konfabulation*, bei der jemand eine Erinnerung erfindet, ebenso wie das der *Kryptomnesie*, bei der eine Person mit gleicher Überzeugung etwas als ihr eigenes erinnert, was in Wirklichkeit das Material einer anderen Person ist.
- *Wiederholtes Befragen* junger Kinder kann dazu führen, dass sie eine Geschichte mit fiktionalen Elementen produzieren, wobei sie davon überzeugt sind, die Ereignisse tatsächlich erlebt zu haben (Ceci et al. 1996). Es gibt genügend Beweise, dass Personen Ereignisse »erinnern« können, die nicht geschehen sind. Pseudoerinnerungen können suggestiv beigebracht werden, besonders wenn die suggerierende Person als Autoritätsfigur wahrgenommen wird. Fortgesetzte Versuche zu erinnern und der suggestive Gebrauch von Imaginationen können zu *Pseudoerinnerungen führen.*

- *Flashbacks* geben keine exakte Reproduktion des traumatischen Ereignisses. Vielmehr unterliegen auch sie einem rekonstruktiven Prozess mit allen Verzerrungen der Erinnerung. Weniger als eine Beschreibung der objektiven Gegebenheiten liefern sie einen metaphorischen Ausdruck des emotionalen Einflusses (Brewin u. Andrews 1998).

Traumatische Erinnerungen

- keine detaillierten Erinnerungen an persönliche Erlebnisse vor dem Beginn der Sprachentwicklung
- jedoch oft recht genaue szenische Darstellungen traumatischer Ereignisse
- oft keine Erinnerung an schwere traumatische Erfahrungen nach Jahrzehnten
- Vergessen traumatischer Ereignisse zum Schutz bedeutsamer Bindungen
- erinnerungsfördernde Techniken können Pseudoerinnerungen auslösen
- Flashbacks liefern keine exakte Reproduktion der traumatischen Ereignisse

35.4 Therapeutische Rekonstruktionen traumatischer Erinnerungen – die False-Memory-Debatte

Mit »therapeutischer Rekonstruktion traumatischer Erinnerungen« ist gemeint, dass Patienten erst durch die Psychotherapie zu Erinnerungen an Traumen gelangen, die sie vor Beginn der Therapie nicht erinnert haben. Die Entdeckung, dass im Laufe von Psychotherapien auch Traumen erinnert wurden, die nicht stattgefunden haben, hat in den USA zur so genannten False-Memory-Debatte geführt – einer Debatte über die Gültigkeit von Erinnerungen, die in laufenden Therapien auftauchen. Vertreter der False-Memory-Bewegung haben mit Nachdruck vor der Gefahr therapeutisch induzierter Erinnerungen an vermeintliche Traumatisierungen (sog. *false memories*) gewarnt. Damit haben sie den Eindruck erweckt, als sei die Gefahr falscher Erinnerungen das größere Übel als das Übersehen tatsächlich stattgefundener Traumatisierungen.

Zunächst einmal ist festzustellen, dass Traumaerinnerungen ohne reale Traumaerfahrung weitaus seltener sind als der umgekehrte Fall, also einer Amnesie für tatsächlich geschehene Traumatisierungen. Weiterhin ist festzuhalten, dass Traumaerinnerungen – auch wenn sie in laufenden Psychotherapien erstmalig auftauchen – nach unserer Erfahrung in aller Regel einen hohen Wahrheitsgehalt haben. Dieser Sachverhalt wird von Vertretern der False-Memory-Bewegung häufig verzerrt dargestellt. Dennoch empfiehlt sich einige Vorsicht, wenn in einer laufenden Behandlung erstmalig Erinnerungen an schwerwiegende Traumatisierungen auftauchen.

Natürlich wollen wir unsere traumatisierten Patientinnen, denen selbst ihre engsten Bezugspersonen nicht geglaubt hatten, vor der retraumatisierenden Erfahrung bewahren, dass ihnen erneut nicht geglaubt wird. Zugleich können wir die Tatsache nicht leugnen, dass das Gedächtnis begrenzt ist und unsere Erinnerungen beeinflusst. Es kommt immer wieder vor, dass sich Erinnerungen, von deren Gültigkeit Therapeuten wie Patienten gleichermaßen überzeugt waren, als Deckerinnerungen erweisen (Good 1998). Die Gedächtnisforschung zeigt, dass Erinnerungen nicht immer auf tatsächlich stattgefundene Ereignisse schließen lassen – so intensiv, klar und unveränderlich die Bilder und Sinneseindrücke in Flashbacks auch sein mögen. Wir müssen anerkennen, dass das Gedächtnis für suggestive Beeinflussungen anfällig ist und dass Rekonstruktionen von traumatischen Erfahrungen auf der Basis wiederauftauchender Bilder oder sensorischer Eindrücke nicht zuverlässig sind.

Besondere Vorsicht ist geboten, wenn *Risikofaktoren für eine Produktion falscher Erinnerungen* vorliegen. Dazu zählen *erhöhte Suggestibilität, Fantasieneigung* und *Paranoia* (Courtois 1999). Auch können *persönlichkeitsspezifische motivationale Faktoren* eine Rolle spielen, wenn beispielsweise Patienten mit histrionischen Zügen hoffen, durch die Produktion von Traumaerinnerungen unsere Aufmerksamkeit und unser Interesse gewinnen zu können. In diesem Zusammenhang sind uns folgende Hinweise wichtig:

- Gelegentlich stellen uns *Patienten mit einer starken Fantasietätigkeit* vor schwierige Aufgaben. Während viele traumatisierte Patientinnen den Rückzug in eine Fantasiewelt als Bewältigungsstrategie genutzt haben, leben einzelne Patienten ihr gesamtes Leben so, dass Fantasie und Realität kaum zu unterscheiden sind. Als Therapeuten sind wir dann geneigt, diesen fantasiereichen Patienten bezüglich ihrer Angabe einer Traumatisierung keinen Glauben zu schenken. *Jedoch schließt die Anwesenheit auch extremer und unrealistischer Fantasien eine tatsächliche Traumatisierung nicht aus* – wobei die tatsächliche Traumatisierung oft eine andere ist, als es die auf der Fantasie beruhenden Erinnerungen nahe legen (Lynn u. Rhue 1988).
- Tatsächlich fördert ein traumaaufdeckendes Vorgehen nicht selten *andere als die vermuteten Traumatisierungen* zutage. Gelegentlich wird berichtet, dass Symptome, die einer sexuellen Traumatisierung zugeschrieben wurden, auf traumatisch verarbeitete medizinische Eingriffe zurückzuführen waren. An diese Möglichkeit einer anderen als der angenommenen Traumatisierung sollten wir denken, wenn Patienten über ein unbestimmtes Gefühl, traumatisiert worden zu sein, berichten.

Eine Patientin mit verschiedenen psychosomatischen Symptomen, einer Aversion gegen Sexualität und dem Gefühl, ohnmächtiges Opfer zu sein, war davon überzeugt, sexuell missbraucht worden zu sein. Während einer EMDR-Behandlung stellte sich heraus, dass eine Zahnbehandlung durch einen uneinfühlsamen Zahnarzt die typische Traumasymptomatik erzeugt hatte (Parnell 1999).

- Gerade schwere Traumatisierungen können zu *Erinnerungslücken* führen, die *durch Narrative gefüllt* werden und dann als Pseudoerinnerungen imponieren. Es handelt sich dabei am ehesten um solche Formen der Traumatisierung oder Misshandlung, die weniger greifbar, aber mindestens ebenso folgenschwer sind: extreme Vernachlässigung oder emotionale Traumatisierung. In diesen Fällen konnte als Folge der anhaltenden Traumatisierung kein kohärenter Sinn für das Selbst entwickelt werden. Insofern kann auch keine kohärente Erzählung über das Geschehen produziert werden.

Vor dem Hintergrund dieser Überlegungen gehen wir in unseren Therapien so vor (Courtois 1999; Schwarz 2002):

- Wenn wir bei einer bestimmten Symptomatik eine traumatische Entstehung – etwa durch sexuelle Übergriffe – für wahrscheinlich halten, ohne dass eine konkrete Erinnerung vorliegt, halten wir uns mit der Mitteilung dieser Vermutung eher zurück. Zumindest wägen wir das *Risiko der Induktion einer falschen Erinnerung* sorgfältig ab. Diese Mahnung zur Zurückhaltung scheint uns nicht überflüssig zu sein angesichts der Ergebnisse einer Studie zur Arbeitsweise von Psychotherapeuten in den USA und Großbritannien. Sie hatte gefunden, dass 25% der untersuchten Psychotherapeuten spezifische erinnerungsfördernde Techniken anwandten, um die Erinnerung an einen vermuteten Missbrauch zu fördern, von dem die Patienten bis dahin nichts wussten (Poole et al. 1995).
- Wenn unsere Patientinnen ohne konkrete Erinnerungen einen Missbrauch vermuten, versuchen wir zu klären, was sie zu dieser Annahme *motiviert*. Die möglichen Motive sind zahlreich: sekundärer Gewinn (z. B. Aufmerksamkeit), Medienberichte, Äußerungen früherer Therapeuten usw. Auch eine Exploration, warum diese Frage so wichtig geworden ist, kann dazu beitragen, den psychodynamischen Hintergrund dieser Vermutungen zu erhellen.
- Wenn wir bei Patienten Hinweise auf eine *erhöhte Suggestibilität* haben, sprechen wir offen mit ihnen über die Unzuverlässigkeit unserer Erinnerungen. Wir erläutern ihnen die Gefahren, die aus falschen Erinnerungen

resultieren können, und vermitteln ihnen empathisch, dass unsere Zurückhaltung in der Akzeptanz neuer Erinnerungen vor allem ihrem Schutz dient und nicht Ausdruck mangelnder Solidarität ist.

35.5 Therapeutische Haltung und edukative Aspekte

Bei den meisten traumatisierten Patientinnen haben wir keinen Anlass, an der Gültigkeit ihrer traumatischen Erinnerungen zu zweifeln. In anderen Fällen finden wir immer wieder Bilder oder Erinnerungen, die so wenig in das übrige Erleben integriert sind, dass wir Zweifel an ihrem Wahrheitsgehalt entwickeln. Grundsätzlich müssen wir auch mit der Möglichkeit rechnen, dass den Bildern keine tatsächlichen Ereignisse entsprechen.

Letztlich stehen wir vor einem unlösbaren Dilemma: Einerseits wissen wir, dass der therapeutische Prozess narrative und keine historischen Wahrheiten erzeugt (Spence 1982), dass Rekonstruktionen von Konstruktionen oft nicht zu unterscheiden sind und dass es nicht unsere Aufgabe sein kann, die historische Wahrheit zu klären (Fonagy u. Target 1997). Andererseits können wir die Frage der historischen Wahrheit auch nicht als irrelevant abtun und uns ausschließlich auf die Beschäftigung mit der psychischen Realität zu beschränken. Es macht eben einen großen Unterschied aus, ob Misshandlungen und sexuelle Übergriffe real stattgefunden haben oder nicht! Die Unterscheidung von Fantasie und Realität ist therapeutisch eine äußerst wichtige Frage – lediglich stoßen wir an die Grenzen dessen, was wir beurteilen können.

Um unseren Patientinnen gegenüber authentisch mit diesem Dilemma umzugehen, haben wir es uns zur Gewohnheit gemacht, sie über die Unzuverlässigkeit traumatischer Erinnerungen *aufzuklären*. Wir glauben, ihnen diese Aufrichtigkeit schuldig zu sein – allein schon, um sie vor übereilten Therapiemaßnahmen aufgrund vermeintlicher Gewissheit einer Traumatisierung zu schützen. Bezüglich traumatischer Erinnerungen geben wir die folgenden Erläuterungen (Allen 2001):

- Wir vermitteln unseren Patientinnen, dass es nicht nur therapeutisch unproduktiv, sondern auch *schädlich* ist, sich immer wieder bewusst traumatischen Erinnerungen auszusetzen. Vorrangig sollten *Distanzierungstechniken* beherrscht und eingesetzt werden, um traumatische Erinnerungen einzugrenzen.
- Patienten, die *innerlich aufgewühlt* sind wegen der Tatsache, dass sie sich nicht genau erinnern können, erläutern wir, welche Faktoren die Erinnerung beeinflussen können: die infantile Amnesie, das reine Verstreichen von Zeit oder die Unmöglichkeit, über das Erlebte gegenüber vertrauten Personen sprechen zu können. Die Erklärung, dass es »normal« ist, keine exakten Erinnerungen zu haben, kann schon beruhigend wirken.
- Wir erklären die Funktionsweise unseres Gedächtnisses, das *nicht dokumentarisch, sondern konstruierend* verfährt. Die Patienten sollten wissen, dass auch lebhafte Erinnerungen irreführend sein können.

T: Nach der neueren Forschung lässt sich sagen, dass es eine objektive Erinnerung im Grunde nicht gibt. Es kann immer etwas hinzugefügt oder vergessen werden. Glücklicherweise ist dies in der Therapie nicht von entscheidender Bedeutung. Ich spüre Ihre innere Not – genau deswegen kommen Sie ja in die Behandlung. Wie wäre es, wenn wir uns erst einmal darauf einigen könnten, dass wir mit ihrer inneren Realität arbeiten und versuchen, ihnen etwas von ihrem Schmerz zu nehmen? Später, nach Abschluss der Therapie, könnten Sie dann für sich in Ruhe entscheiden, was Sie von dem Material, mit dem wir dann gearbeitet haben, für sich als wahr übernehmen wollen. Was meinen Sie?

Gelegentlich kommt es vor, dass eine Patientin von uns verlangt, wir sollten alle ihre Erinnerungen glauben und deren Gültigkeit bestätigen, wenn sie selbst nicht sicher sind. Wir erläutern dann, dass das nicht gut wäre, weil wir damit die Rolle des allwissenden Elternteils einnehmen und ihr die Fähigkeit absprechen würden, selbst über ihr Erleben zu entscheiden und zu urteilen. Noch so viel Bestätigung von uns könnte ihre eigene Einschätzung nicht ersetzen. Wir erläutern, dass es auch unsere Aufgabe sein kann, ihr zu helfen, das Nichtwissen zu ertragen.

Als Therapeuten müssen wir selbst Unsicherheit und Unklarheit ertragen können. Unsere eigene Toleranz gegenüber dem Nichtwissen wird sich in positiver Weise auf die Patienten übertragen und ihre Aufmerksamkeit auf die im Vergleich zur Erinnerungsauffindung wichtigeren therapeutischen Aufgaben lenken.

Literaturempfehlungen

von Hinckeldey S, Fischer G (2002). Psychotraumatologie der Gedächtnisleistung. München, Basel: Reinhardt.

ISTSS – The International Society for Traumatic Stress Studies (2004). Kindheitstraumata – erinnert: ein Report zum derzeitigen wissenschaftlichen Kenntnisstand und zu seinen Anwendungen. In: Sachsse U (Hrsg): Traumazentrierte Psychotherapie. Stuttgart, New York: Schattauer; 413–36. (s. auch: http://www.schattauer.com/z/11_startseite_news/413_435_Sachsse.pdf [Zugriffsdatum 24. Januar 2006]).

Krause R (1999). Trauma und Erinnerung. PTT – Persönlichkeitsstörung, Theorie und Therapie; 3: 36–44.

Schacter DL (1996). Wir sind Erinnerung. Gedächtnis und Persönlichkeit. Reinbek: Rowohlt.

IX Konfliktbearbeitung und die Arbeit an maladaptiven Beziehungsmustern

36 Auf dem Weg zu einer konfliktzentrierten Psychotherapie

Abwehrdeutungen und neue Möglichkeiten der Übertragungsanalyse

36.1 Der letzte Behandlungsabschnitt

Der letzte große Behandlungsabschnitt wird im Rahmen traumatherapeutischer Behandlungskonzeptionen gern mit dem Stichwort der »Reintegration« überschrieben. Abgesehen davon, dass sich der eher zirkulär verlaufende therapeutische Prozess einer einfachen Einteilung in die Phasen der Stabilisierung, Traumabearbeitung und Reintegration widersetzt, liegt darin eine nicht geringe Verkürzung. Die Aufgaben, die dem nun darzustellenden Behandlungsabschnitt zufallen, sind weitaus umfangreicher.

Ist der letzte Behandlungsabschnitt erreicht, blicken wir auf nicht Weniges an geleisteter Arbeit zurück: Die Möglichkeiten der autonomen Emotionsregulierung wurden deutlich verbessert. Eine Vielzahl von Ressourcen wurde aktiviert. Die Neigung zu maladaptiven Verhaltensweisen und Handlungsdialogen hat abgenommen und die Fähigkeit zur Mentalisierung und Symbolisierung zugenommen. Abgespaltene traumatische Erinnerungsfetzen mit hoher Stressbelastung wurden zu »normalen« Erinnerungen und lassen sich in den biografischen Zusammenhang einfügen. Wir haben dies getan, indem wir immer wieder die – oft vielfältigen, komplexen und auch multiplen – Übertragungsangebote der Patientinnen beachtet und die therapeutische Beziehung geklärt und »repariert« haben. Was bleibt zu tun? Die bisherige Fokussierung auf Probleme der Emotionsregulierung und anderer Ich-Funktionen darf nicht darüber hinwegtäuschen, dass *bewusste und unbewusste Konflikte* im Leben traumatisierter Patienten von größter Bedeutung sind. *Je stärker die Traumatisierung, desto tiefgreifender, radikaler und unversöhnlicher sind die psychischen Konflikte* (Wurmser 2000). *Autonomie-Abhängigkeits-Konflikte* mit Bindungswünschen und Hassgefühlen gegenüber derselben wichtigen Bezugsperson sind ebenso bedeutsam wie *intrasystemische Über-Ich-Konflikte*, bei denen unvereinbare Über-Ich-Forderungen miteinander im Konflikt stehen. Wir denken dabei an die von Wurmser (1997) beschriebenen Schuld-Scham-Dilemmata und an die Vielzahl anderer Konflikte.

Je weniger unerträgliche Inhalte dissoziiert oder externalisiert werden, desto stärker geraten die Patientinnen unter den Druck intrapsychischer Konflikte – obwohl die Fähigkeit, Konflikte zu ertragen, noch weithin unentwickelt ist. Viele Konflikte treten erst jetzt zutage, seit die Inhalte nicht mehr dissoziiert werden müssen. Die Patienten benötigen daher unsere *Unterstützung und Ich-Stärkung beim Aushalten der Konflikte.*

Im Übrigen folgt der Umgang mit Konflikten immer mehr dem Vorgehen, das wir aus der tiefenpsychologisch fundierten Behandlung nicht traumatisierter Patienten kennen: Soweit es sich um *bewusstseinsnahe Konflikte* handelt, versuchen wir, sie verstehend anzunehmen und auf die am Konfliktgeschehen beteiligten Strukturen im

Sinne einer Einigung einzuwirken. Sind die Konflikte *unbewusst*, bedienen wir uns der psychodynamischen Techniken der *Abwehranalyse* mit den Schritten Klarifikation, Konfrontation und Deutung (Wöller u. Kruse 2005a).

Insgesamt lässt sich wohl sagen, dass die therapeutische Arbeit sich im letzten Behandlungsabschnitt *immer mehr der Arbeit mit neurotischen Patienten annähert*. Das bedeutet, dass wir nun auch weitere therapeutische Möglichkeiten in Betracht ziehen, die wir aus der Arbeit mit höher strukturierten Patienten kennen. Wir denken dabei an die Möglichkeit einer ausgiebigeren therapeutischen Nutzung der Arbeit mit Übertragungen, die über das Ansprechen von Übertragungsmanifestationen im Dienste der Beziehungsklärung hinausgeht (s. Kap. 36.4).

36.2 Die Notwendigkeit der Abwehranalyse bei schweren Persönlichkeitsstörungen

Abwehranalytische Arbeit ist bei Patienten mit schweren Persönlichkeitsstörungen dann angezeigt, wenn die entsprechenden Voraussetzungen – vor allem eine verbesserte Fähigkeit zur Emotionsregulierung und Mentalisierung – erfüllt sind, Sicherheit in der therapeutischen Beziehung erreicht ist und positive Entwicklungen durch ein solches Vorgehen zu erwarten sind. Namhafte Autoren sind immer wieder dezidiert für ein abwehranalytisches und -deutendes Vorgehen gerade auch in der Behandlung schwerer Persönlichkeitsstörungen eingetreten, insbesondere Adler (1985), Gunderson (1984), Kernberg (1978), Masterson (1980) und Wurmser (1987, 1993b). Unterschiedliche Auffassungen bestanden lediglich in der Frage, inwieweit supportive Techniken notwendig und welche Rolle Grenzsetzungen und Rahmenvereinbarungen spielen sollten. Wurmser (1987, 1993) betonte stets die Notwendigkeit, gerade bei schweren Persönlichkeitsstörungen – er nennt sie pointiert »schwere Neurosen« – die abwehrdeutende Arbeit voranzutreiben, vor allem die Analyse der Abwehrformen gegen ein tyrannisches und verfolgendes Über-Ich bei Manifestationen schwerer Psychopathologie.

So problematisch ein vorwiegend abwehrdeutendes Vorgehen in frühen Stadien der Therapie bei Patientinnen mit komplexen Traumafolgeerkrankungen und Persönlichkeitsstörungen nach unserer Auffassung auch ist – in den uns jetzt interessierenden späteren Stadien der Therapie kann es von großem Nutzen sein. Denn die *frühen Abwehrmechanismen* persönlichkeitsgestörter Patienten, wie die Spaltung und primitive Idealisierung der Borderline-Patientinnen, können zu erheblichen Verzerrungen der Realitätswahrnehmung und damit zu gravierenden interpersonellen Problemen führen. Sie sollten der Analyse unterzogen werden, sobald die therapeutische Situation es gestattet und genügend Ich-Stärke vorhanden ist. Wenn durch die Vorarbeiten der ersten Behandlungsabschnitte die Voraussetzungen dafür geschaffen sind, sprechen wir uns sehr dafür aus, *Chancen einer abwehranalytischen Arbeit* für unsere Patienten zu nutzen. Nur mithilfe der Abwehranalyse können wir unseren Patientinnen helfen, Zugang zu authentischen Gefühlen zu finden. Das gilt für die Größenabwehr narzisstischer Patientinnen ebenso wie für die oberflächlich zur Schau gestellte Emotionalität histrionischer Patienten, die oft Gefühle tiefer Traurigkeit und Einsamkeit abwehrt. Allerdings muss die Abwehranalyse gut an den therapeutischen Prozess angepasst sein und die Patienten dort »abholen«, wo sie sich befinden: Nicht um jeden Preis, sondern erst wenn die Patienten von sich aus mit den abgewehrten Emotionen von Einsamkeit, Traurigkeit oder Minderwertigkeit in Kontakt kommen, wenden wir uns der Deutung der Abwehrmechanismen zu.

Die folgenden Beispiele, die sich auf die bei traumatisierten Patienten so wichtigen Schuld- und Schamgefühle beziehen, mögen die *Bedeutung des abwehranalytischen Vorgehens* verdeutlichen:

- *Schuldgefühle* lassen sich oft therapeutisch nur beeinflussen, wenn wir ihre *Abwehrfunktion im Dienste der narzisstischen Regulation* verstehen und analysieren. Mithilfe von Schuldgefühlen ist es möglich, *unerträgliche Gefühle von*

Ohnmacht, Hilflosigkeit und Ausgeliefertsein und die damit verbundenen Schamgefühle abzuwehren. Schuldgefühle sind leichter zu ertragen als Schamgefühle, da sie sich nicht auf das Selbst als Ganzes, sondern auf eine spezifische Handlung beziehen. Indem die traumatisierte Person die Schuld für ein bestimmtes Geschehen auf sich nimmt, kann sie die Illusion bewahren, sie hätte die Möglichkeit gehabt, den Übergriff zu verhindern, wenn sie es nur ernsthaft gewollt hätte. Ein Patient wird so vom passiv ohnmächtigen Opfer zum schuldigen Täter (Joraschky 1996). Tatsächlich gibt es Hinweise darauf, dass ein gewisses Maß an Selbstbeschuldigung im Sinne der narzisstischen Regulation adaptiv sein kann (Janoff-Bulman 1992).

- *Schuldgefühle* beim Versuch der autonomen Lebensgestaltung können Ausdruck intensiver *Loyalitätsbindungen* an die primären Bezugspersonen sein. Mit Modell (1971) sprechen wir von *Trennungsschuld (separation guilt)*. Typischerweise nehmen diese Schuldgefühle zu, wenn im Laufe der Behandlung frühe Loyalitätsbindungen in Frage gestellt werden. Der Versuch der Abgrenzung gegenüber den Wünschen der primären Bezugspersonen wird unbewusst als Mord an ihnen erlebt. Zugrunde liegt die unbewusste Überzeugung, dass ein eigenes und getrenntes Leben unweigerlich zur Beschädigung oder zum Tod der primären Bezugsperson führen muss. Jeder Erfolg kann auf der symbolischen Ebene eine Trennung von ihr darstellen.
- Schuldgefühle können andererseits so unerträglich werden, dass sie ihrerseits *abgewehrt* werden müssen, beispielsweise durch Projektion, indem andere beschuldigt werden, oder durch ein betont normüberschreitendes Verhalten im Sinne einer »Rebellion gegen das Über-Ich« (Wurmser 1987).
- Zahlreiche Verhaltensweisen dienen der *Abwehr überwältigender Schamgefühle.* Wenn sich in ihrem Selbstwertgefühl entleerte traumatisierte Patientinnen an Partner binden, die sie zutiefst verachten, kann dies der Regulation eigener Schamgefühle dienen.
- *Schamgefühle* können wiederum ein wichtiger *Schutz gegen ein bedrohliches Gesehenwerden* sein, das mit missbräuchlichem Betrachtetwerden assoziiert ist. Gesehenwerden kann auch deshalb bedrohlich sein, weil es über Nähewünsche hinaus Wünsche nach narzisstischer Verschmelzung aktivieren kann – Wünsche, ganz wie der andere zu sein oder ganz im anderen aufzugehen. Stehen reife Möglichkeiten, eine teilweise Verschmelzung mit einer selbstbewussten Abgrenzung zu verbinden, nicht zur Verfügung, ist die Vorstellung einer Verschmelzung mit einer anderen Person gleichbedeutend mit Auflösung, Vernichtung und Auslöschung.
- *Schuldgefühle* resultieren aus dem Gefühl, dem Ideal eines grandiosen Ich nicht entsprechen zu können. Insofern können sie ein Aspekt der *narzisstischen Größenabwehr* mit der inneren Verpflichtung zu Perfektion und moralischer Überlegenheit sein – Wurmser (2000) spricht von der »Allmacht der Verantwortlichkeit« und der »Totalität der Über-Ich-Ansprüche« schwerer narzisstischer Pathologien.
- Auf die Existenz hoch organisierter und komplexer *Abwehrsysteme* bei narzisstischen Patienten, die der Abwehr von Gefühlen der Abhängigkeit und des Getrenntseins dienen, hatte schon Rosenfeld (1989) hingewiesen (s. Kap. 39.4).

36.3 Das Vorgehen der Abwehranalyse bei schweren Persönlichkeitsstörungen

Die Technik der Abwehranalyse mit Klarifizierung, Konfrontation und Deutung folgt den behandlungstechnischen Empfehlungen der tiefenpsychologisch fundierten Psychotherapie (Wöller u. Kruse 2005a). Allerdings wird auch bei verbesserter Emotionsregulierung und gestärkter Fähigkeit zur Mentalisierung das abwehranalytische Vorgehen bei Patienten mit schweren Persönlichkeitsstörungen deutlich anders ausfallen als bei höher strukturierten »neurotischen« Patienten, die mit einer robusteren Abwehr ausgestattet sind. Wir gehen so vor:

- Vor jeder Abwehranalyse prüfen wir genau, ob sie im Hinblick auf die formulierten Therapieziele *indiziert* ist oder ob nicht vielmehr abwehr- und ressourcenstärkende Maßnahmen Vorrang haben sollten, ferner, ob hinreichende *Bewältigungsressourcen* vorhanden sind, um die freizusetzenden, in der Regel archaischen Affekte ertragen zu können. Weit mehr als bei höher strukturierten Störungen beachten wir die *Schutzfunktion der Abwehr* vor schwerer psychischer Desintegration (Wurmser 1998).
- Abwehranalyse ist nach unserer Erfahrung dann am besten indiziert, wenn die affektdifferenzierende Arbeit am belastenden Material abgeschlossen ist und die *kognitive und reflektierende Einordnung (Mentalisierung)* beginnt. In die sich neu entwickelnden kognitiven Strukturen lassen sich Abwehrdeutungen gut einfügen. Sie werden von den Patientinnen gern aufgenommen, weil sie neue Perspektiven ermöglichen.
- Aspekte des *Stils der Deutungstechnik* sind bei Patienten mit schweren Persönlichkeitsstörungen von noch größerer Bedeutung als bei höher strukturierten Patienten. Wir legen Wert darauf, *Deutungen* bei persönlichkeitsgestörten Patienten *durch supportive Interventionen vorzubereiten*, indem wir z. B. die subjektive Belastung antizipieren, die eine bestimmte Deutung dem Patienten bereiten wird (Silver 1983). Wir schließen uns damit Gabbard et al. (1994) an, die auf der Basis einer Literaturübersicht zu dem Schluss kommen, dass supportive Interventionen bei persönlichkeitsgestörten Patienten den deutenden Interventionen vorzuschalten sind, um ihre Akzeptanz zu erhöhen. Unsere Position unterscheidet sich deutlich von derjenigen Kernbergs (1993, 2000), der durch einen übermäßigen Gebrauch supportiver Interventionen das Prinzip der technischen Neutralität gefährdet sieht und diese daher auf supportive Psychotherapien im engeren Sinne begrenzt wissen will.
- Deutungen sollten am besten durch Klarifizierungen und Konfrontationen so weit *vorbereitet* sein, dass sie durch den Patienten selbst formuliert werden können. Wenn wir die Deutungen geben, kleiden wir sie in eine *Frageform* und heben ihren *Hypothesencharakter* ausdrücklich hervor. Wir betonen, dass es unseren Patienten obliegt, die Hypothese zu verifizieren oder zu falsifizieren (Wurmser 1993, Wöller u. Kruse 2005).
- Wir hüten uns, ein *Nichteinverständnis* unserer Patienten mit unserer deutenden Arbeit als pathologisch oder als Ausdruck von Widerstand abzuwerten. Statt ihnen vorzuhalten, sie leisteten Widerstand, fragen wir uns, wie wir gemeinsam diese Blockade konstruiert haben. Wir fragen nicht nur nach der Geschichte des Patienten und seinen organisierenden emotionalen Überzeugungen, sondern auch danach, welcher Gegenübertragungswiderstand uns ein tieferes Verständnis verwehrt hat.

Wir sollten jedoch folgende Hinweise in Erinnerung behalten:

- Das Verständnis intrapsychischer Konflikte stößt dort auf eine Grenze, wenn durch die Einwirkung der Traumatisierung die normale Form der hippocampalen *Erinnerungsverarbeitung* gestört ist und eine amygdaloide Verarbeitung dominiert. Ein Konfliktverständnis ist nicht mehr möglich, wenn die dafür notwendige Symbolisierungsfunktion durch traumatische Einwirkungen zerstört wurde (s. Kap. 5). Dies ist regelmäßig der Fall, wenn intrusive oder dissoziative Symptome als Ausdruck aktivierter Traumanetzwerke das klinische Bild beherrschen. Ein unangemessenes konfliktorientiertes Vorgehen, z. B. bei intrusiver oder dissoziativer Symptomatik, wäre nicht nur wirkungslos, sondern potenziell schädigend und retraumatisierend. Hier sehen wir den wichtigen Stellenwert der *Psychoedukation* (s. Kap. 20). Anders als die Abwehr- und Konfliktanalyse hat sie nicht den Anspruch auf Anerkennung durch den Patienten. Wir können den Patienten uns wichtig erscheinende Einsichten vermitteln, ohne von ihnen zu erwarten, dass sie sie schon in jedem Fall für sich annehmen können.

- Typischerweise finden wir bei traumatisierten Patientinnen *ein Nebeneinander und Ineinander von präverbalen und verbalen Prozessen* (Kennel 1997). Das Nebeneinander von symbolisiertem und nicht symbolisiertem Material erfordert eine stetige Auseinandersetzung mit der Frage, wann ein Konfliktverständnis angemessen ist und wann nicht.
- Selbst wenn psychisches Material symbolisiert und prinzipiell einem Konfliktverständnis zugänglich ist, bedarf es einer *sorgfältigen Abwägung*, ob und wann eine konfliktdeutende Interventionstechnik zweckmäßig ist. Bei starker ich-struktureller Störung können verfrühte Konfliktdeutungen zu schweren Dekompensationen führen, während eine abwehrstärkende und ressourcenaktivierende Arbeit erfolgreicher sein kann. Umgekehrt würde ein Verzicht auf ein konfliktorientiertes Vorgehen unseren Patienten die Möglichkeit vorenthalten, das symbolisierte, aber gleichwohl quälende pathogene Material zu bearbeiten, und ihnen wertvolle Entwicklungsmöglichkeiten nehmen. Entscheidend ist, dass wir in der Behandlung traumatisierter Patienten die *Grenzen des Konfliktverständnisses* und die *Voraussetzungen für ein konfliktbearbeitendes Vorgehen kennen.*

Abwehrdeutungen bei schweren Persönlichkeitsstörungen

- hinreichende Emotionsregulierung und Fähigkeit zur Mentalisierung als Voraussetzungen für abwehranalytisches Vorgehen
- Indikation zur Abwehranalyse sorgfältig gegen die Vorteile eines abwehr- und ressourcenstärkenden Vorgehens abwägen
- Deutungen durch Klarifizierungen und Konfrontationen vorbereiten
- Deutungen in supportive Interventionen einbetten
- Hypothesencharakter von Deutungen hervorheben
- Die Grenzen des Konfliktverständnisses respektieren

36.4 Neue Möglichkeiten des Umgangs mit der Übertragung

Wenn wir bisher vom Umgang mit Übertragungsmanifestationen gesprochen haben, so galt unser Interesse stets der Frage, wie wir übertragungsbedingt verzerrte Wahrnehmungen unserer Person und der therapeutischen Situation verstehen und ansprechen können, um die therapeutische Beziehung zu klären und Brüche in der Bindungsbeziehung zu »reparieren«. Besonders hingewiesen haben wir auf den Umstand, dass wir es bei traumatisierten Patienten in der Regel nicht nur mit *einer* Übertragungskonstellation zu tun haben, sondern – in Abhängigkeit von der Präsenz unterschiedlicher Persönlichkeitsanteile – oft mit *unterschiedlichen bis multiplen Übertragungsmustern* konfrontiert sind, die gleichzeitig oder in schnellem Wechsel aktualisiert werden können (s. Kap. 30).

Die Klärung von Übertragungsphänomenen im Dienste der (Wieder-)Herstellung der therapeutischen Arbeitsbeziehung war während der gesamten bisherigen Therapie eine wichtige Aufgabe und bleibt es auch weiterhin. Jetzt, in einem fortgeschrittenen Stadium der Therapie, eröffnen sich für uns jedoch weitere Möglichkeiten des Umgangs mit Übertragungsphänomenen, wie wir sie aus der Arbeit mit höher strukturierten Patienten kennen.

Unseren bisherigen Umgang mit Übertragungsphänomenen – ihre Klärung im Dienste der (Wieder-)Herstellung der therapeutischen Arbeitsbeziehung – haben wir vor allem mit der noch unzureichend entwickelten Fähigkeit zur »*Mentalisierung*« und der oft mangelhaften *therapeutischen Ich-Spaltung* in den ersten Phasen der Therapie begründet. Wir haben uns dafür ausgesprochen, wann immer möglich, eine positive Übertragungsbeziehung aufrechtzuerhalten oder wieder herzustellen.

Uns ist bewusst, dass in dieser Frage auch andere Auffassungen vertreten werden. So hat sich Kernberg (1993) stets für die frühe Deutung der Übertragung auch bei schweren Persönlichkeitsstörungen ausgesprochen, zuletzt in seinem

Ansatz der *Übertragungsfokussierenden Psychotherapie für Borderline-Patienten* (Clarkin et al. 2001a; s. Kap. 14.2). Die Strategie, libidinöse und aggressive Teilselbst- und Teilobjektrepräsentanzen in integrierte Selbst- und Objektrepräsentanzen zu überführen, erfordert nach seiner Auffassung, von Beginn der Therapie an auch negative Übertragungselemente anzusprechen und als Ausdruck verinnerlichter Objektbeziehungen zu verstehen. Auch Psychoanalytiker der *neokleinianischen Tradition* (Britton 1995; Joseph 1989; Riesenberg-Malcolm 2003; Steiner 1998; Weiß 2000) nutzen ebenfalls die Analyse von Übertragung und Gegenübertragung von Beginn an, um die Entwicklung der Objektbeziehungen im Rahmen der paranoiden oder depressiven Positionen nachzuvollziehen. Eine heilsame Wirkung wird durch die tiefe Regression und durch die Entwicklung einer Übertragungsneurose erwartet. Hierbei ist das Bedürfnis schwer persönlichkeitsgestörter Patienten, negative Selbstanteile in den Analytiker zu projizieren, unter Umständen auch über einen längeren Zeitraum zu respektieren und die Deutungsaktivität auf die Grundhaltung des »Containing« (Bion 1963) abzustimmen.

In unserem Votum, die Arbeit an Übertragungen zumindest in den ersten Phasen der Behandlung ausschließlich in den Dienst der Beziehungsklärung im Hier und Jetzt zu stellen, fühlen wir uns von der empirischen Forschung *zur Verwendung von Übertragungsdeutungen* bei Patienten mit schweren Persönlichkeitsstörungen bestätigt. Die Untersuchungen deuten insgesamt darauf hin, dass Übertragungsdeutungen bei dieser Patientengruppe sparsam eingesetzt werden sollten. So war in der Untersuchung von Piper et al. (1993) eine höhere Dichte an Übertragungsdeutungen lediglich bei höher strukturierten Patienten mit einem günstigen Behandlungsverlauf verbunden. Bei Patienten mit unreiferen Objektbeziehungen prädizierte eine hohe Konzentration an Übertragungsdeutungen dagegen einen ungünstigen Verlauf. In eine ähnliche Richtung weist die Untersuchung von Winston et al. (1994). Die Autoren fanden einen Zusammenhang zwischen den Reaktionen dieser Patienten auf Übertragungsdeutungen und der Qualität ihrer interpersonellen Beziehungen. Besonders Patienten, die keine nahen Bezugspersonen hatten, reagierten auf Übertragungsdeutungen mit Verletzung, Ärger und Rückzug. Hoglend (1996) sah bei persönlichkeitsgestörten Patienten einen ungünstigeren Behandlungsverlauf, wenn häufiger Übertragungsdeutungen eingesetzt wurden. Bond et al. (1998) kamen zu dem Ergebnis, dass bei schlechtem Arbeitsbündnis Übertragungsdeutungen nicht in der Lage waren, das Bündnis wiederherzustellen. Sie steigerten im Gegenteil die Abwehrhaltung der Patienten und schwächten die therapeutische Allianz weiter. Piper et al. (1998) fanden, dass Patienten mit reiferen Objektbeziehungen eher von einem übertragungsdeutenden Verfahren profitierten als Patienten mit unreiferen Objektbeziehungen. Aufgrund einer Untersuchung zu Prädiktoren für Therapieabbrüche kamen Piper et al. (1999) zu dem Schluss, dass vor allem das Persistieren des Therapeuten auf Übertragungsdeutungen gegen den Widerstand des Patienten zu Therapieabbrüchen führte.

Diese empirisch gestützten Bedenken gegen ein übertragungsfokussiertes Vorgehen bei Patienten mit Persönlichkeitsstörungen können nach unserer Auffassung ebenso wenig unberücksichtigt bleiben wie die positiven Erfahrungen namhafter Experten. Wir wollen unseren Standpunkt daher in folgender Weise differenzieren:

- Solange das *Arbeitsbündnis* nicht gefestigt ist, Probleme der *Emotionsregulierung* bestehen und die Fähigkeit zur *Mentalisierung* nicht genügend entwickelt ist – und davon müssen wir in den ersten Phasen der Behandlung bei schweren Persönlichkeitsstörungen fast immer ausgehen –, sprechen wir uns *gegen* eine umfassende Arbeit mit negativen Übertragungsphänomenen aus.
- Wenn die traumatische Erfahrung *nicht in eine fantasiefähige und verbalisierbare Bedeutung eingebettet ist*, wenn vor allem die Unterscheidung zwischen innerer und äußerer Realität unsicher ist und die Patienten dem Einbruch nicht symbolisierten traumatischen Materials ausgesetzt sind, ergeben sich *keine* befriedigenden Möglichkeiten der therapeutischen Einflussnahme mit den Mitteln der

klassischen Übertragungsdeutung. Besonders Patienten mit intrusiven oder dissoziativen Symptomen sind mit einem übertragungsdeutenden Vorgehen überfordert und anfällig für therapeutische Retraumatisierungen.

Sind jedoch *alle genannten Voraussetzungen gegeben*, darf nach unserer Auffassung auch eine Arbeit mit Übertragungen erwogen werden, die über die Klärung der therapeutischen Realität hinausgeht. Wir können jetzt *Übertragungsanspielungen* der Patienten *aufgreifen* und für die therapeutische Angst nutzen, ohne stets die therapeutische Realität klären zu müssen. Das Arbeitsbündnis ist so gefestigt, dass auch negative Übertragungsphänomene eine Zeitlang »in der Schwebe gehalten« werden können, um den Patienten Gelegenheit zu geben, sich mit uns affektiv auseinander zu setzen – und anschließend die heilsame Erfahrung zu machen, dass wir doch anders reagieren als das frühe Objekt reagiert hätte. Im Einzelnen verweisen wir hier auf Darstellungen der Übertragungsanalyse im Hier und Jetzt (König 1998, Wöller u. Kruse 2005e).

Wir haben keinen Zweifel daran, dass die Arbeit mit der Übertragung ein sehr potentes Mittel sein kann, um therapeutische Änderungen herbeizuführen. Was spricht für die Nutzung von Übertragungsdeutungen?

- Für die Nutzung spricht vor allem, dass die *Unmittelbarkeit der Übertragungssituation* eine gute Möglichkeit der Problemaktualisierung bietet.

Eine Patientin kommt wegen unklarer unspezifischer Angstzustände in die Therapie. Die Erinnerung an Szenen, in denen die Eltern ihr gegenüber verurteilend und vorwurfsvoll waren, ändert an der Angst nichts. Erst als im Laufe der Therapie ihr deutlich wird, dass sie immer erwartet, vom Therapeuten verurteilt zu werden, ändert sich das Muster (Knox 2003, S. 320).

- Verschiedene Autoren äußern die Überzeugung, dass durch die Auflösung negativer Übertragungen im psychoanalytischen Prozess *neues implizites Beziehungswissen* geschaffen wird (Emde 1999; Renik 2000). Wahrscheinlich kommt es zur *Modifikation der inneren Arbeitsmodelle von Bindung*, wenn die frühen Selbst- und Objektrepräsentanzen der Patienten mit den entsprechenden Bindungsmustern aus der frühen Kindheit in der therapeutischen Übertragungsbeziehung reaktiviert, verstanden und analysiert werden. Es ist anzunehmen, dass dies mit einer Neustrukturierung neuronaler Pfade im präfrontalen Kortex und im limbischen System verbunden ist (Schore 1994).
- *Kindliche Anteile* teilen sich oft besonders gut durch Übertragungsmanifestationen mit. Die kleinianische Analytikerin Joseph (1985) hat uns gemahnt, nicht nur die verbalen Äußerungen unserer Patienten aufzunehmen, sondern zu versuchen, ihren augenblicklichen inneren Zustand im Sinne einer interpersonalen Gesamtsituation zu verstehen. »Wenn wir nur mit dem Anteil arbeiten, der sprachlich zum Ausdruck kommt«, so Joseph (1985, S. 246), »werden wir den in der Übertragung agierten Objektbeziehungen nicht gerecht (...) beispielsweise [der] Beziehung zwischen der verständnislosen Mutter und dem kleinen Kind, das das Gefühl hat, nicht verstanden werden zu können, und genau dieses Gefühl liegt [der] gesamten Persönlichkeit zugrunde«. Und an anderer Stelle heißt es: »Deutungen, die sich nur mit einzelnen Assoziationen auseinandersetzen, würden lediglich den erwachsenen Teil der Persönlichkeit berühren, während der Teil, der des Verständnisses eigentlich bedarf, sich durch den auf den Analytiker ausgeübten Druck mitteilt.« (S. 235)
- *Komplizierte Real- und Bindungstraumatisierungen*, bei denen der Schädiger gleichzeitig die wichtigste Bindungsfigur war, sind mit den uns verfügbaren traumabearbeitenden Verfahren deshalb schwer zu behandeln, weil das gute Bild des Täters von dem bösen Bild über längere Zeit abgespalten bleiben muss. Hier kann die Arbeit mit der Übertragung eine Möglichkeit bieten, die *Fähigkeit zum*

Erleben von Ambivalenz zunächst in der Übertragung auf uns zu entwickeln, bevor sie auch dem Täter gegenüber möglich wird.

Kommt die Technik der Übertragungsanalyse bei Patienten mit schweren Persönlichkeitsstörungen zur Anwendung, beachten wir besonders die folgenden Aspekte (Wöller u. Kruse 2001e):

- Wir bedenken stets die *Reaktion der Patienten auf unsere Übertragungsdeutungen.* Immer wenn wir eine Deutung geben, prüfen wir genau, wie die Deutung vom Patienten verstanden worden ist. Alle verbalen oder nonverbalen Signale der Patienten, mit denen sie deutlich machen, ob sie die deutende Intervention für sich als hilfreich erlebt haben, können entscheidende Hinweise für das weitere therapeutische Vorgehen geben. Speziell bei traumatisierten Patienten, die aufgrund ihrer Objekterfahrungen und ihrer verinnerlichten Objektbeziehungen dazu neigen, intrusive oder zurückweisende Beziehungen herzustellen, arbeiten wir heraus, wie sie unsere letzten Interventionen verarbeitet haben, ob sie sie als intrusiv oder zurückweisend verstanden haben (Kahl-Popp 1996).
- Wir geben den Patientinnen den Hinweis, dass unsere Deutung *ein gedanklicher Anstoß* sein soll und niemals eine »therapeutische Wahrheit«, und fordern sie auf, selbst nach alternativen Deutungen zu suchen, wenn sie ihnen passender erscheinen.
- Bei Übertragungsdeutungen legen wir stets den Akzent auf das *reale Erleben des Patienten im Hier und Jetzt der aktuellen therapeutischen Situation.* Keinesfalls nehmen wir vorschnell Bezug auf die Aspekte der Genese, von denen die Übertragung vermutlich ihren Ausgang genommen hat. Dies würde dem Patienten das Gefühl geben, dass wir seine aktuellen Ängste, Scham- oder Schuldgefühle nicht ernst nehmen und seine auf das Hier und Jetzt bezogene Wahrnehmung als ungültig entwerten. Erst wenn wir die Auslösermerkmale für die Reaktion des Patienten in der aktuellen Realität identifiziert und anerkannt haben, können wir versuchen, die Übertragungsmanifestation vor ihrem genetischen Hintergrund zu verstehen (s. Kap. 30).
- Wir sollten auch die *Gefahren* sehen, die in der Entwicklung einer Übertragungsbeziehung liegen können. Immer besteht die Möglichkeit, in eine *Kollusion* mit unseren Patienten zu geraten und ihnen einen Zufluchtsort zu schaffen, in dem sie mit den drängenden Problemen der äußeren Realität nicht genügend konfrontiert werden. Eine echte Weiterentwicklung findet so nicht statt. Rosenfeld (1990) hatte von »Sackgassen« gesprochen. In neuerer Zeit beschreibt O'Shaughnessy (1998) mit dem Begriff »Enklaven« festgefahrene und manchmal auch als angenehm erlebte Übertragungssituationen, die Patienten und Therapeuten vor schmerzhaften Übertragungen und Realitätskonfrontationen gleichermaßen schützen (Skogstad 2001).
- Die Regel, *von der Oberfläche in die Tiefe* voranzuschreiten, gilt bei traumatisierten und persönlichkeitsgestörten Patienten in ganz besonderem Maße. Tiefe Deutungen bergen die Gefahr, dass die Patienten sie nicht verstehen, sondern als Zauberei oder »Gabe« auffassen, was mehr zur therapeutisch kontraproduktiven Idealisierung unserer Person als zur Problemklärung beiträgt (Clarkin et al. 2001a). Wir nehmen immer erst die bewussten Inhalte der Äußerungen unserer Patienten ernst, bevor wir hinter den manifesten Inhalt blicken (Lichtenberg et al. 2000a).
- *Wir respektieren es immer, wenn unsere Patientinnen eine vertiefte Arbeit mit der Übertragung nicht möchten.* Die Äußerung »Das hat nichts mit der Beziehung hier zu tun« kann uns die wichtige Botschaft signalisieren, dass unsere Patienten nicht, wie Lichtenberg et al. (2000) es ausdrücken, »in die rituelle Konzentration auf die ›Übertragung‹ hineingezogen« werden möchten.
- Bei der Frage, ob eine systematische Arbeit mit Übertragungen möglich ist, betrachten wir immer auch die *Fähigkeit zu einer Dosierung der Regression.* Die Fähigkeit zu regredieren kann die Chance eröffnen, die abgespaltenen Teile des Selbst dem therapeuti-

schen Prozess zugänglich zu machen. Andererseits darf nicht die Gefahr einer *malignen Regression* mit der Beeinträchtigung der Lebensbewältigung drohen. Als Kriterium mag gelten, ob es im bisherigen Behandlungsverlauf zu regressiven Einbrüchen und Krisen gekommen ist oder nicht. Die sich in der therapeutischen Arbeit entwickelnde therapeutische Regression beobachten wir aufmerksam, um sich anbahnende maligne Entwicklungen frühzeitig zu entdecken.

Übertragungsdeutungen bei schweren Persönlichkeitsstörungen

- hinreichende Emotionsregulierung und Mentalisierungsfähigkeit als Voraussetzung für die Arbeit mit der Übertragung
- Reaktion der Patienten auf unsere Übertragungsdeutungen erfassen
- reales Erleben des Patienten im Hier und Jetzt im Vordergrund
- Gefahr von Übertragungskollusionen sehen
- Respekt vor ablehnender Haltung gegenüber der Arbeit mit der Übertragung
- Beachtung der Fähigkeit zur Dosierung der Regression

Literaturempfehlungen

Clarkin JF, Yeomans FE, Kernberg OF (2001). Psychotherapie der Borderline-Persönlichkeit. Manual zur psychodynamischen Therapie. Stuttgart, New York: Schattauer.

Joseph B (1989). Psychisches Gleichgewicht und psychische Veränderung. Stuttgart: Klett-Cotta.

König K (1998). Übertragungsanalyse. Göttingen: Vandenhoeck & Ruprecht.

Masterson JF (1980). Psychotherapie bei Borderline-Patienten. Stuttgart: Klett-Cotta.

Riesenberg-Malcolm R (2003). Unerträgliche Zustände erträglich machen. Psychoanalytisches Arbeiten mit extrem schwierigen Patienten. Stuttgart: Klett-Cotta.

Rosenfeld H (1990). Sackgassen und Deutungen. München: Verlag Internationale Psychoanalyse.

Steiner J (1998). Orte des seelischen Rückzugs. Pathologische Organisationen bei psychotischen, neurotischen und Borderline-Patienten. Stuttgart: Klett-Cotta.

Weiß H (2000). Borderline-Position und pathologische Persönlichkeitsorganisation – der kleinianische Ansatz in Großbritannien. In: Kernberg OF, Dulz B, Sachsse U (Hrsg). Handbuch der Borderline-Störungen. Stuttgart, New York: Schattauer.

Wöller W, Kruse J (2001). Deutende Interventionstechniken bei schweren Persönlichkeitsstörungen. Psychotherapeut; 46: 326–31.

Wöller W, Kruse J (2005). Die Abwehr wird gelockert. Abwehranalyse bei Konfliktpathologien. In: Wöller W, Kruse J (Hrsg). Tiefenpsychologisch fundierte Psychotherapie. 2. Aufl. Stuttgart, New York: Schattauer; 163–70.

Wöller W, Kruse J (2005). Übertragungsanalyse im Hier und Jetzt. Die Technik der Übertragungsanalyse. In: Wöller W, Kruse J (Hrsg). Tiefenpsychologisch fundierte Psychotherapie. 2. Aufl. Stuttgart, New York: Schattauer; 163–70.

Wurmser L (1987). Flucht vor dem Gewissen. Analyse von Über-Ich und Abwehr bei schweren Neurosen. Berlin, Heidelberg, New York: Springer.

Wurmser L (1993). Die zerbrochene Wirklichkeit. Psychoanalyse als das Studium von Konflikt und Komplementarität. 2. Aufl. Berlin, Heidelberg, New York: Springer.

Wurmser L (2000). Psychoanalytische Behandlung – Trauma, Konflikt und »Teufelskreis«. In: Egle UT, Hoffmann SO, Joraschky P (Hrsg). Sexueller Missbrauch, Misshandlung, Vernachlässigung. 3. Aufl. Stuttgart, New York: Schattauer; 517–29.

37 »Ich bin wertlos, schuldig und unfähig«

Multimethodales Vorgehen am Beispiel der Arbeit mit negativen Überzeugungen

37.1 Negative Überzeugungen über die eigene Person

Wir haben in den vorausgehenden Kapiteln dieses Buches zeigen können, dass ein breites Repertoire therapeutischer Interventionen den vielfältigen Problembereichen traumatisierter Patienten mit Persönlichkeitsstörungen am besten gerecht wird. Wir betrachten die Verfügbarkeit dieser verschiedenen therapeutischen Zugänge als eine große Bereicherung unserer therapeutischen Möglichkeiten, wenn sie in ein umfassendes Verständnis der therapeutischen Beziehung eingebettet und von einer stetigen Reflexion der Prozesse von Übertragung und Gegenübertragung begleitet sind.

Am Beispiel der Arbeit mit negativen Überzeugungen über die eigene Person wollen wir nun darstellen, welchen Nutzen uns die Vielfalt der therapeutischen Möglichkeiten bringen kann. Negative Überzeugungen über die eigene Person spielen im Erleben traumatisierter Patienten mit Persönlichkeitsstörungen eine zentrale Rolle und tragen entscheidend zur Aufrechterhaltung ihrer Lebensprobleme bei. Gleichwohl widersetzen sie sich nach unserer Erfahrung oft einer therapeutischen Modifikation – zumindest bei einem eingleisigen therapeutischen Zugang. Wir wollen zeigen, welche Vorteile ein *multimethodales Vorgehen* bieten kann.

Generalisierte negative Überzeugungen über die eigene Person sind dadurch charakterisiert, dass sie *irrational* sind, das heißt einer rationalen Prüfung nicht standhalten. Sie betreffen folgende Gefühle (Herman 2003):

- *Sicherheitsgefühl:* Die Störung des Sicherheitsgefühls kommt in der generalisierten Überzeugung zum Ausdruck, nie sicher sein zu können. Es führt dazu, dass traumatisierte Personen sich auch in Situationen bedroht und unsicher fühlen, in denen eine äußere Gefährdung nicht erkennbar ist. Dazugehörige Affektzustände sind Angst und das Gefühl, den Boden unter den Füßen zu verlieren.
- *Verantwortungsgefühl:* Die Störung des Verantwortungsgefühls zeigt sich in der generalisierten Überzeugung, schuldig und moralisch schlecht zu sein. Die zugehörigen Emotionen sind Schuldgefühle.
- *Selbstwertgefühl:* Die Störung des Selbstwertgefühls zeigt sich in der generalisierten Überzeugung, als Person wertlos, dumm, faul, unfähig, minderwertig, schlecht oder schmutzig zu sein und Strafe, Kritik, Verachtung und Misshandlung zu verdienen. Die entsprechende Emotion ist Scham. Die Überzeugung kann modifiziert sein durch den Zusatz, man sei nur dann etwas wert, wenn man bestimmte Leistungen erbringt.
- *Das Gefühl, Kontrolle ausüben zu können:* Die Störung dieses Gefühls kommt in der genera-

lisierten Überzeugung zum Ausdruck, nichts bewirken zu können und keinen Einfluss zu haben. Es wirkt sich dahingehend aus, dass Betroffene oft gar nicht auf den Gedanken kommen, etwas zur Verbesserung ihrer Situation zu tun, obwohl es objektiv möglich wäre. Sie stehen unter dem Eindruck umfassender Gefühle von Ohnmacht und Hilflosigkeit.

Welche Folgen haben negative Überzeugungen über die eigene Person?

- Sie bilden den Hintergrund für eine Vielzahl *negativer Emotionen*, vor allem für Angst-, Schuld-, Scham und Ohnmachtgefühle.
- Sie sind verantwortlich für das meist dramatisch herabgesetzte *Selbstwertgefühl* traumatisierter Patienten (Briere u. Runtz 1990; Harter 1999).
- Sie bilden die Grundlage zahlreicher *maladaptiver Verhaltensweisen*, insbesondere selbstschädigender Verhaltensmuster. Verbunden mit der negativen Selbsteinschätzung ist die zur Reviktimisierung prädisponierende Überzeugung, *keine bessere als eine schlechte Behandlung zu verdienen* (s. Kap. 40).

Die neurobiologische Forschung der letzten Jahre hat eine Abkehr von der weit verbreiteten kognitionspsychologischen Auffassung gebracht, Kognitionen seien das Primäre und Emotionen würden überwiegend durch Bewertungen und Normensysteme erzeugt (Damasio 1994; LeDoux 1996). Dennoch ist es wegen der engen Verbindungen zwischen emotionalen und kognitiven Prozessen im Rahmen neuronaler Netzwerke gerechtfertigt, eine Beeinflussung von Emotionen über eine Veränderung der Kognitionen erreichen zu wollen.

Wie lassen sich die negativen Überzeugungen therapeutisch beeinflussen? Wir denken, dass gerade die Arbeit an negativen Überzeugungen sehr von einem *integrierten Behandlungsansatz* profitieren kann, der ein psychodynamisches Beziehungsverständnis mit verschiedenen anderen therapeutischen Zugängen verbindet. Besonders gewinnbringend lassen sich kognitiv-behaviorale Techniken, ressourcenorientierte Ansätze, EMDR und Ansätze aus der Ego-State-Therapie mit der psychodynamischen Abwehr- und Übertragungsanalyse verknüpfen und zur Beeinflussung negativer Überzeugungen verwenden.

37.2 Klarifikationen und kognitive Arbeit

Im ersten Schritt bedürfen negative Überzeugungen und Annahmen der *Klarifizierung*. Den meisten Patientinnen ist nicht bewusst, welche negativen Überzeugungen ihr Denken, Handeln und Verhalten bestimmen. Ist eine negative Überzeugung identifiziert, verschaffen wir uns Klarheit darüber, wieweit sie *ich-dyston* oder *ich-synton* ist, das heißt wieweit die Patienten sich der irrationalen Qualität der negativen Überzeugungen bewusst sind. Ich-syntone Überzeugungen müssen zunächst *ich-dyston* werden, das heißt die Patienten müssen eine kognitive Distanz zu ihnen einnehmen können. Wie gehen wir vor?

- Zum einen bieten wir unsere Hilfe an, um *logische Irrtümer aufzudecken*. Besonders in der Frage der *Verantwortlichkeit und Schuld* ist es oft notwendig, in kleinschrittigem Vorgehen die fehlerhafte Logik der Schlussfolgerungen zu analysieren. Wir demonstrieren den Patientinnen, dass sie dazu neigen, die Verantwortung für Handlungen zu übernehmen, auf die sie keinen Einfluss haben: Ein Kind kann nicht an einem Missbrauch durch eine erwachsene Person schuld sein, wenn es keine Möglichkeit hat, sich zu wehren oder zu entfliehen. Bekanntlich übersehen die Patientinnen eine Vielzahl der Faktoren, aus denen hervorginge, dass sie an dem Geschehen nicht schuld sein konnten. Auch Erläuterungen zur ethischen Bewertung von Verhaltensweisen können nützlich sein: Wenn es nur die Wahl zwischen Übeln gibt und alle Optionen negative Konsequenzen haben, ist die am wenigsten schlechte Wahl eine moralisch wertvolle Wahl. Ebenso erarbeiten wir, über welche Situationen die Patientinnen *Kontrolle* haben konnten und über welche nicht, worauf sie *Einfluss* ausüben können und was sich ihrem Einfluss entzog.

Eine in der Kindheit sexuell traumatisierte Patientin verurteilt sich, weil sie mit 14 Jahren in die Prostitution gelangt war. Sie gibt sich allein die Schuld dafür und hält sich für schmutzig und schlecht. Erst in der Therapie wird ihr deutlich, dass ihr jegliche emotionale Unterstützung durch ihre Eltern gefehlt hatte. Auch war ihr bei ihrer negativen Selbstbewertung völlig entgangen, welche Rolle damals ihre fehlende Kenntnis über Missbrauch und Prostitution, die finanzielle Not, die organisierte Kriminalität und die Verfügbarkeit illegaler Drogen gespielt hatten (Kubany 1998, S. 129).

- Um ich-syntone Überzeugungen ich-dyston zu machen, können wir die Patientinnen bitten, eine *Außenperspektive* einzunehmen, von der aus sie die Gültigkeit der negativen Überzeugung beurteilen können:

T: Wenn Sie sich vorstellen, ihr Bekannter A. befände sich in der gleichen Situation – würde er sich bedroht fühlen?

T: Wenn Sie davon hören, wie ein Kind missbraucht wird, würden Sie sagen, dass es an dem Missbrauch selbst schuld ist? Hätte das Kind sich wirklich wehren können?

T: Wenn Sie von einer Person wissen, dass sie sexuell missbraucht worden ist, würden Sie sagen, dass sie »schmutzig« ist?

Bei Patienten, die einer kognitiven Arbeit gut zugänglich sind, können *Ansätze der kognitiven Verhaltenstherapie* nützlich sein, um die fehlerhaften Denkoperationen, Verzerrungen und selbst gestellten Fallen zu analysieren, die den negativen Kognitionen zugrunde liegen (Stavemann 1999). Hier einige Beispiele für fehlerhaftes Denken:

- Schlussfolgerungen, die nicht logisch sind, aber ein negatives Selbstbild verstärken
- die Verwechslung von Tatsachen und Meinungen
- Katastrophendenken
- übermäßiges Generalisieren und Pauschalisieren
- negatives Denken aus Angst vor Enttäuschung
- unrealistische Zielsetzungen
- das Aufstellen von Regeln, deren Einhaltung nicht möglich ist, und die Neigung, die fehlende Einhaltung der Regel als Ausdruck eigener Schlechtigkeit oder eigenen Versagens zu interpretieren
- die Verknüpfung des Selbstwertes mit bestimmten Leistungen, deren Nichterbringung als Beweis für die eigene Wertlosigkeit angesehen wird
- die Neigung, den Selbstwert von der Einschätzung und Zustimmung anderer abhängig zu machen

37.3 Psychodynamisch-genetisches Verständnis negativer Überzeugungen

Ein psychodynamisch-genetisches Verständnis der negativen Überzeugungen versucht, diese auf die *reale Objektbeziehung der frühen Genese* zurückzuführen, deren verinnerlichter Niederschlag sie geworden sind.

Wir versuchen dazu gemeinsam mit den Patientinnen den *Bindungskontext* zu verstehen, in dem die negativen Überzeugungen durch *Introjektion* entstanden sind (s. Kap. 3.5). Auf diese Weise können die Patientinnen nachvollziehen, wie sie als Kind wegen ihrer realen Abhängigkeit die Selbstdefinition der misshandelnden Bezugsperson übernommen haben, aus Angst vor Strafe, vor dem Verlassenwerden und auch aus dem Gefühl der Liebe und Bindung. Die deutende Arbeit macht verständlich, wie die Etablierung der negativen Überzeugung notwendig wurde, um die Bindungsbeziehung zu den primären Bezugspersonen zu erhalten.

In der Kindheit einer Patientin finden sich viele Verlassenheitserlebnisse. Die Mutter ist häufig krank und steht ihr somit nicht zur Verfügung, auch der Vater kümmert sich nur unzureichend

um sie. Lediglich ein Onkel ist für sie da, missbraucht sie aber sexuell. Später heiratet die Patientin einen Mann, der viel abwesend ist, wodurch erneut Verlassenheitsgefühle aufkommen. Daraufhin nimmt sie eine Beziehung zu einem anderen Mann auf, der Zeit für sie hat. Bald wird die Beziehung missbräuchlich.
Bei der Patientin kann die unbewusste Überzeugung herausgearbeitet werden, dass der einzige Mensch, der sich um sie kümmert, sie auch missbrauchen würde, und dass sie dies akzeptieren müsse, um nicht verlassen zu werden (Knox 2003, S. 320 f.).

Für das therapeutische Vorgehen beachten wir folgende Hinweise:

- Negative Überzeugungen, nichts wert, schlecht, schmutzig oder unfähig zu sein, sind meist als verinnerlichte *Kommentare* der frühen Bezugspersonen repräsentiert. Es ist die Stimme der Mutter, die sagte: »Du bist ein schlechter Mensch, du bist nichts wert.« Oder die Worte des übergriffigen Vaters: »Schäm dich, wie du dich anziehst. Du bist eine Schlampe!« Die Identifikation einer negativen Überzeugung als »Stimme der Mutter« kann dazu beitragen, *Distanz* zu dieser »inneren Stimme« herzustellen und sie eindeutig der *Vergangenheit* zuzuweisen.
- Psychodynamisch-genetisches Verständnis kann auch helfen zu verstehen, warum es so schwer ist, sich von einer negativen Überzeugung zu lösen. *Loyalitäten und Bindungen* können wichtige Quellen für negative Überzeugungen sein. Von einer negativen Überzeugung Abschied zu nehmen, bedeutet gleichzeitig eine Distanzierung von der – immer auch geliebten – Bezugsperson der Kindheit. Wir rechnen daher damit, dass unsere Patientinnen die negativen Überzeugungen nicht schnell aufgeben – immerhin haben diese Überzeugungen über Jahre eine gewisse Stabilität und Vertrautheit vermittelt. Wir versuchen uns einzufühlen, wie *fremd* es für die Patienten sein muss, wenn ihre Grundüberzeugungen über die eigene Person in Frage gestellt werden, und geben ihnen zu verstehen, dass wir die Anstrengung und den Mut wertschätzen, die mit einer Veränderung verbunden sind.
- Wir müssen berücksichtigen, dass manche Patientinnen die Erfahrung gemacht haben, dass es *gefährlich* ist, ein gutes Selbstbild zu entwickeln, weil Ängste, Selbstvorwürfe oder sogar Suizidgedanken dann umso heftiger werden. Einige Patienten fürchten gute Gefühle für sich selbst auch deshalb, weil danach die *Wiederkehr der negativen Gefühle* meist umso unerträglicher ist.
- Wir haben auch zu berücksichtigen, dass negative Überzeugungen, z. B. die Überzeugung, an Misshandlungen selbst schuld zu sein, die Funktion haben können, *Ohnmacht- und Hilflosigkeitsgefühle abzuwehren* (s. Kap. 36.2). Die Vorstellung, eine Misshandlungssituation selbst schuldhaft herbeigeführt zu haben, ist unter dem Blickwinkel der Selbstachtung leichter zu ertragen als das Gefühl, einer Situation oder einem Menschen ohnmächtig ausgeliefert zu sein.
- Schließlich haben wir – last but not least – Anlass zu der Annahme, dass das Erleben von Respekt, Wertschätzung und Angenommensein in einer *positiven Bindungsbeziehung* langfristig zu einer *Verinnerlichung* dieser Beziehungsqualitäten und zur Ausbildung auch positiver Selbstkognitionen führt, die die negativen Überzeugungen mehr und mehr verdrängen. Dieser Effekt kann sich noch erhöhen, wenn sich die negativen Überzeugungen als Ausdruck einer *negativen Übertragung* in der therapeutischen Beziehung darstellen und es gelingt, diese Übertragung mittels einer *Übertragungsanalyse im Hier und Jetzt* aufzulösen (s. Kap. 30.5).

37.4 Imaginative Distanzierung und Ressourcenaktivierung

Ressourcenorientiertes Denken kann auf folgende Weise dazu beitragen, den Einfluss negativer Überzeugungen einzugrenzen:

- Das in Kapitel 37.3 geschilderte psychodynamisch-genetische Vorgehen kann auf verschiedene Weise imaginativ ergänzt und unterstützt werden. So können wir den Vorgang des *Sortierens zwischen Vergangenheit und Gegenwart* imaginativ gestalten und mit der imaginativen *Containertechnik* (s. Kap. 22.5) kombinieren. Auf diese Weise lässt sich der Grad der subjektiven Belastung senken, der aus der negativen Überzeugung resultiert. Wir gehen dabei analog zum Verfahren bei der Affektdifferenzierung vor (s. Kap 25.4): Wir fordern die Patientin auf, den Vergangenheitsanteil der negativen Überzeugung, der durch die Stimme oder den Kommentar einer frühen Bezugsperson repräsentiert wird, von dem zur Gegenwart gehörenden Teil der negativen Kognition zu differenzieren. Wir bitten sie dazu, sich vorzustellen, die Gesamtheit der negativen Kognition betrage 100%, und fordern sie auf anzugeben, zu wie viel Prozent die Kognition auf Einflüsse der Vergangenheit zurückzuführen ist. Dieser »Vergangenheitsanteil« wird dann imaginativ mithilfe der Containertechnik »verpackt«. Der verbleibende Gegenwartsanteil ist meist gut zu handhaben. Meist wird der Vergangenheitsanteil mit 80 oder 90% angegeben, der Gegenwartsanteil mit 10 oder 20%.
- Besonders hilfreich ist auch die *Imagination der inneren Helfer* (s. Kap. 25.4). Wir vermitteln unserem Patienten, dass er eine innere Helferfigur zur Gültigkeit der negativen Überzeugung befragen kann. Wenn der Patient die Übung gut beherrscht, wird die innere Helferfigur, die es gut mit ihm meint, die negative Überzeugung nicht teilen.
- Eine bewährte ressourcenorientierte Technik fokussiert gezielt auf die Frage, *wieweit eine Überzeugung geeignet ist, Ressourcen zu aktiveren.* Die Patientinnen werden angehalten, konsequent alle Überzeugungen von der eigenen Person daraufhin zu prüfen, ob sie im Sinne der Ressourcenaktivierung brauchbar und hilfreich sind. Sobald eine Patientin eine Überzeugung von der eigenen Person als solche identifiziert hat, soll sie sich nicht damit aufhalten, über ihren Wahrheitsgehalt nachzugrübeln. Sie soll sich stattdessen zügig Fragen beantworten, die auf ihren Nutzen abzielen und klären, *wieweit die Überzeugung ihr hilft und »gut tut«* (Reddemann 2000a; Rosenbaum u. Williams 1999):

> - Wie hilfreich ist die Überzeugung? Hilft sie mir dabei, mein Leben besser zu gestalten?
> - Tut mir die Überzeugung gut?
> - Hilft sie mir bei der Erreichung meiner Ziele?
> - Wie beruhigend ist die Überzeugung?
> - Wieweit trägt die Überzeugung dazu bei, dass ich mich sicher fühle?
> - Gibt die Überzeugung mir Hoffnung?
> - Hilft mir die Überzeugung, meine Probleme zu lösen?
> - Wie gut hilft mir die Überzeugung für meine Bewältigung der Traumatisierung?

Wenn die Überzeugung diesen Prüfkriterien nicht standhält, wird sie verworfen und z. B. mithilfe der Containertechnik »weggepackt«.

- Wir können auch fragen, *welche Ressourcen*, Hilfen, Fähigkeiten usw. die Patienten *brauchen*, um sich von einer negativen Überzeugung zu distanzieren und das Selbstbild im positiven Sinne zu modifizieren. Sind mögliche Ressourcen benannt, bitten wir sie, entsprechende Ressourcenbilder zu imaginieren. Die Ressourcenverankerung kann dann mit EMDR erfolgen (s. Kap. 24.3). Um auch kleine Schritte der Distanzierung und Umorientierung wertzuschätzen, kann die aus der lösungsorientierten Therapie stammende *Skalierungstechnik* eine Hilfe sein (s. Kap. 28.4):

T: Zunächst bitte ich Sie, einzuschätzen, wie stark die Überzeugung X für Sie gilt. »0« bedeutet, sie gilt überhaupt nicht, »10« bedeutet, dass sie in jedem Falle gilt.

P: Ich würde sagen: »7«.

T: Trauen Sie sich zu, den Gültigkeitsbereich der Überzeugung ein wenig einzuschränken?

P: Ein wenig vielleicht.
T: Wie viele Punktwerte? Einen? Oder 2? Oder nur 0,1 Punkt?
P: Sagen wir, um einen Punktwert.
T: Welche Fähigkeit oder welche Unterstützung würden Sie brauchen, um den Punktwert um 1 zu senken?
P: Ich müsste sicher sein, dass meine Partnerin weiter zu mir hält und mich weiter unterstützt, wenn ich die Überzeugung verändere.
T: Wie schätzen sie das ein?
P: Ich bin mir sicher, dass sie weiter zu mir halten würde, wenn ich die Überzeugung veränderte.
T: Können Sie sich vorstellen, wie Ihre Partnerin ihnen Mut zuspricht? Ich schlage vor, Sie imaginieren diese Szene.

37.5 EMDR

EMDR ist ein hervorragendes Verfahren, um negative Überzeugungen über die eigene Person zu modifizieren (Hofmann 2005; Shapiro 1998; s. Kap. 34). Es müssen jedoch die Voraussetzungen für den Einsatz dieses Verfahrens vorliegen (s. Kap. 33.4).

Die Arbeit mit negativen Kognitionen ist bereits *Teil des EMDR-Standardprotokolls.* Nachdem das Bild einer traumatischen Erinnerung als EMDR-Ziel zur Bearbeitung ausgewählt ist, wird die generalisierte, die eigene Person betreffende negative Kognition erfragt, die beim Gedanken an das Bild am stärksten aktiviert wird. Sie kann sich auf das Sicherheitsgefühl, das Gefühl der Verantwortung, das Selbstwertgefühl oder auf das Gefühl von Kontrolle beziehen. Anschließend wird die dazu passende positive Kognition formuliert, die das subjektiv wahrgenommene Gegenteil der negativen Kognition darstellt und die gleichzeitig die Zielrichtung für die EMDR-Arbeit vorgibt. Bei der bilateralen Stimulation wird die Patientin aufgefordert, neben der traumatischen Erinnerung und dem zugehörigen Körpergefühl auch an die entsprechende negative Kognition zu denken. Ein Maß für den Erfolg einer EMDR-Therapie ist neben der Reduktion des subjektiven Belastungsgrades der prozessierten traumatischen Erinnerung auch die Zunahme der subjektiven Gültigkeit der entsprechenden positiven Kognition.

Es ist auch möglich, eine *negative Kognition direkt als EMDR-Ziel* auszuwählen. Zu ihr wird dann die entsprechende positive Kognition gesucht und der Grad ihrer subjektiven Gültigkeit erfragt. Die Instruktion lautet dann, die Patientin solle während der bilateralen Stimulation an die negative Kognition und das zugehörige Körpergefühl denken. Im Laufe des Prozessierens verbindet sich die negative Kognition meist mit der traumatischen Beziehungserfahrung, von der sie ihren Ursprung genommen hat.

37.6 Ego-State-Arbeit

Auch ein an der Ego-State-Arbeit orientiertes Vorgehen kann bei negativen Überzeugungen nützlich sein (s. Kap. 32). Der *Ego-State-Ansatz* besagt, dass jede negative Überzeugung von einem bestimmten Anteil der Persönlichkeit (»Ego-State«) ausgeht, weiterhin dass jeder Persönlichkeitsanteil zu irgendeinem Zeitpunkt im Leben eine adaptive Funktion innehatte. Gelingt es nun, diesen Ego-State zu kontaktieren und in einen Dialog einzubinden, ist es möglich, Zugang zu dem *ursprünglichen adaptiven Sinn einer negativen Überzeugung* von der eigenen Person zu finden. Wir gehen so vor:

- Eine Patientin, die bereits Erfahrung mit der Ego-State-Arbeit hat, bitten wir, mit demjenigen Ego-State oder Persönlichkeitsanteil Kontakt aufzunehmen, der die negative Überzeugung vertritt. Es ist der Ego-State, der die Patientin als schlecht, wertlos oder unfähig verurteilt und entwertet. Aber auch Patienten, die keine Erfahrung mit der Ego-State-Arbeit haben, können wir bitten zu überlegen, welche *ursprünglich konstruktive Absicht* jemand damit verbinden kann, wenn er eine andere Person auf diese Weise verurteilt und entwertet. Auch bei diesem Vorgehen können die »inneren Helfer« wertvolle Unterstützung leisten.

- Notwendig ist dafür eine *interessierte und nicht verurteilende Haltung*. Wir bitten die Patientin, den jeweiligen Persönlichkeitsanteil zu fragen, welche Ziele und Absichten er damit verfolgt oder zu einem früheren Zeitpunkt verfolgt hat. In der Regel handelt es sich um Ziele, die unter traumatischen Umständen im Dienste des psychischen oder physischen Überlebens gestanden hatten.

Über einen *wertschätzenden Dialog der Persönlichkeitsanteile* soll zunächst ein wechselseitiges Verständnis geschaffen werden. Im günstigen Fall kann erreicht werden, dass der verurteilende Persönlichkeitsanteil seine ursprünglich adaptiven und das Überleben sichernden Impulse der erwachsenen Person *in konstruktiverer Weise zur Verfügung stellt* (s. Kap. 39). Wir wollen das an einigen Beispielen verdeutlichen:

- Ein Ego-State, der einem Patienten vermittelt, er sei ohnmächtig ausgeliefert, hat ihn unter traumatischen Umständen möglicherweise davor geschützt, sich durch Gegenwehr größeren Schaden zuzufügen.
- Ein Ego-State, der einer Patientin vermittelt, sie sei nicht sicher, hat möglicherweise einmal auf reale Gefahren aufmerksam gemacht.
- Ein Ego-State, der einem Patienten die Überzeugung vermittelt, er sei dumm oder unfähig, kann im Kontext seiner Ursprungsfamilie die Erfahrung gemacht haben, dass es gut war, sich als »dumm« oder »unfähig« zu definieren.

T: Wenn Sie der Überzeugung sind, Sie seien nichts wert, muss es einen Teil in Ihnen geben, der Sie immer demütigend kritisiert und Ihnen fortgesetzt sagt: »Du bist nichts wert.« Könnten Sie versuchen, mit diesem Teil Kontakt aufzunehmen und ihn fragen, warum er das sagt, was für eine Absicht er damit verfolgt? Fast immer hatten auch destruktive Persönlichkeitsanteile ursprünglich eine gute Absicht, die im Laufe der Zeit aber hinter dem destruktiven Verhalten nicht mehr erkennbar ist. Was meinen Sie, könnte die ursprünglich gute Absicht gewesen sein?

P: Ich will es versuchen. (überlegt) Der Teil von mir sagt, er will verhindern, dass ich mich überschätze. Er will nicht, dass ich arrogant werde, dann würden mich die anderen Leute meiden. Darüber hinaus schützt er mich davor, dass andere mir klar machen, dass ich nichts wert bin.

T: Sie sehen, es gibt durchaus auch konstruktive Ansätze bei dem, was der Anteil Ihnen mitteilt. In dieser übertriebenen Form schadet er Ihnen aber mehr als er nützt.

P: Ja, das stimmt.

T: Sie könnten dem Anteil vermitteln, dass Sie seine ursprünglich gute Absicht anerkennen, seine starke Abwertung Ihrer Person aber nicht hinnehmen wollen. Bitten Sie ihn, dass er Sie auf eine konstruktivere Weise unterstützt.

Multimethodales Vorgehen am Beispiel negativer Überzeugungen

- klarifizieren und kognitive Arbeit
  - negative Überzeugungen ich-dyston machen
  - logische Irrtümer aufdecken
  - Außenperspektive einnehmen lassen
  - fehlerhafte Denkoperationen, Verzerrungen des Denkens und selbst gestellte Fallen analysieren
- psychodynamisch-genetisches Verständnis
  - Introjektion einer negativen Beziehungserfahrung im Kontext der Bindungsbeziehung verstehen
  - Festhalten an negativen Überzeugungen aus Loyalität gegenüber frühen Bezugspersonen
  - negative Überzeugungen als Abwehr gegen negative Emotionen, insbesondere Ohnmachtgefühle verstehen
- imaginative Distanzierung und Ressourcenaktivierung
  - Vergangenheits- und Gegenwartswurzeln der negativen Überzeugungen sortieren

- Überzeugungen prüfen, wieweit sie für die Ressourcenaktivierung hilfreich sind
- Ressourcen identifizieren, die zur Modifikation des Selbstbildes gebraucht werden
- kleine Schritte der Modifikation wertschätzen

- EMDR zur Modifikation negativer Überzeugungen
- Ego-State-Arbeit, um den ursprünglichen adaptiven Sinn einer negativen Überzeugung zu erfassen

Literaturempfehlungen

Rosenblum D, Williams MB (1999). Life After Trauma. A Workbook for Healing. New York: The Guilford Press.

Stavemann HH (1999). Emotionale Turbulenzen. Kognitive Verhaltenstherapie von Angst, Aggression, Depression und Verzweiflung. 2. Aufl. Weinheim: Beltz PVU.

Watkins J, Watkins H. (2003). Ego-States – Theorie und Therapie. Ein Handbuch. Heidelberg: Carl Auer.

Wöller W, Kruse J (2005). Negative Überzeugungen und verinnerlichte Objektbeziehungen. Die Arbeit an negativen Introjekten. In: Wöller W, Kruse J (Hrsg). Tiefenpsychologisch fundierte Psychotherapie. 2. Aufl. Stuttgart, New York: Schattauer; 123–9.

38 Die Arbeit an maladaptiven Verhaltensmustern

Wie können maladaptive Verhaltensmuster modifiziert werden?

38.1 Möglichkeiten der Modifikation maladaptiver Verhaltensmuster

In Kapitel 29 haben wir uns dafür ausgesprochen, die maladaptiven Verhaltensweisen persönlichkeitsgestörter Patienten – und seien sie noch so störend oder dysfunktional – vor dem Hintergrund ihrer elementaren Beziehungsbedürfnisse zu verstehen, vor allem des Bedürfnisses, sich vor negativen Emotionen durch wichtige Interaktionspartner zu schützen. Die neurobiologische Forschung hat sehr klar gezeigt, in welchem Umfang die automatisierten Prozesse, die ein gesundes Gehirn zur Regulation seines psychischen Wohlbefindens befähigen, durch beziehungstraumatische Einflüsse geschädigt werden (Schore 1994; s. Kap. 5.5). Wie wir in den Kapiteln 9 und 29 dargestellt haben, sind die betroffenen Patienten auf interpersonelle Formen der Emotionsregulierung angewiesen, um die unzureichend entwickelte autonome Emotionsregulierung zu kompensieren. Kommen noch reale Bedrohungen durch Misshandlungen oder sexuelle Übergriffe hinzu, werden zusätzliche Maßnahmen erforderlich, um die Bindungsbeziehung zu den frühen Bezugspersonen zu bewahren und das Selbst vor einer Überflutung durch negative Emotionen zu schützen (s. Kap. 9). Viele dieser Verhaltensweisen, die uns heute maladaptiv erscheinen, hatten unter den Bedingungen eines traumatisierenden Umfeldes einmal eine schützende und beziehungserhaltende Funktion. Viele haben auch heute noch emotionsregulierende Funktionen – in Ermangelung besserer Alternativen und um den Preis oft schwerer interpersoneller Verwicklungen und Probleme.

Indem wir unseren Patienten ein solches Verständnis vermitteln, erhalten ihre sonst so schwer verständlichen Verhaltensweisen Legitimität, Sinnhaftigkeit und Wertschätzung. Indem wir verstehen, dass die Patienten so lange an ihren maladaptiven Verhaltensmustern festhalten müssen, wie ihnen keine alternativen Strategien der Selbstregulation zur Verfügung stehen, schützen wir uns auch vor Ungeduld, Ärger oder anderen kontraproduktiven Reaktionen in unserer Gegenübertragung. Wir schaffen damit ein Beziehungsfeld, das es unseren Patientinnen ermöglicht, geschützt – vor Kritik, Verachtung und Zurückweisung – die eigenen Beziehungswünsche und -ängste zu explorieren. Ein Verständnis der Funktionalität und Sinnhaftigkeit maladaptiver Verhaltensweisen hilft uns, die therapeutische Beziehung so zu gestalten, dass die ihnen zugrunde liegenden unverzichtbaren Beziehungsbedürfnisse – nach Respekt, Wertschätzung und Schutz – im Sinne einer korrektiven Beziehungsneuerfahrung in einer haltenden Bindungsbeziehung empathisch angenommen werden können. Es hilft uns auch, unser unvermeidliches »empathisches Scheitern« (Lichtenberg et al. 2000a) angesichts einer oft stark belasteten Gegenübertragung anzuerkennen und uns um eine stetige »Reparatur« der Bindungsbeziehung (s. Kap. 13.3) zu bemühen.

Vor jeder Modifikation der maladaptiven Verhaltensmuster steht daher die *Vermittlung einer positiven Beziehungserfahrung*, die den Patienten jenen *Schutz vor negativen Emotionen in der therapeutischen Beziehung* ermöglicht, den bisher nur die maladaptiven Verhaltensmuster gewährt haben. Erst die Bereitstellung einer positiven Beziehungsneuerfahrung erlaubt es uns, unsere Patienten hinreichend empathisch mit der Dysfunktionalität ihrer Verhaltensweisen zu konfrontieren und gemeinsam ihre Schutzfunktion in Vergangenheit und Gegenwart zu erarbeiten. Nur so werden unsere Patienten eine Modifikation ihrer, wenn auch nicht guten, aber doch altbewährten und Sicherheit vermittelnden Verhaltensmuster als erstrebenswert ansehen. Wir haben immer wieder darauf hingewiesen, dass die Vermittlung einer haltgebenden positiven Beziehungserfahrung selbstverständlich die Begrenzung destruktiver und manipulativer Verhaltensweisen umfasst (s. Kap. 17.5).

Das Vorhaben einer Modifikation maladaptiver Verhaltensmuster setzt weiterhin ein *neurobiologisches Verständnis ihrer Speicherungsvorgänge im Gehirn* voraus. Alle automatisierten Prozesse, die unser psychisches Befinden regulieren, beruhen auf Wissensbeständen, die im impliziten Gedächtnis gespeichert sind. Entsprechend liegt auch maladaptiven Verhaltensweisen eine implizit gespeicherte Wissensstruktur zugrunde (Grawe 1998). Die Eigenschaft impliziter Gedächtnissysteme, zwar schnell und zuverlässig abzulaufen, aber wenig veränderungsfähig zu sein, erklärt, *warum maladaptive Verhaltensmuster sich als so veränderungsresistent erweisen* (s. Kap. 13.6).

Eine wichtige Konsequenz der neurobiologischen Forschung der letzten Jahre für die Psychotherapie von Persönlichkeitsstörungen besteht darin, dass wir, wenn wir eine Verhaltensänderung bewirken wollen, den *Aufbau eines neuen neuronalen Netzwerks* ermöglichen müssen. Dazu berechtigt uns die auch im Erwachsenenalter vorhandene Plastizität der neuronalen Strukturen des Gehirns – die allerdings bei weitem nicht mit derjenigen im frühen Kindesalter zu vergleichen ist. Neue Erregungsmuster müssen also durch stetig wiederholte Aktivierungen so stark gebahnt sein, dass neue neuronale Strukturen entstehen können. Erst nach einer Reorganisation der Verschaltungen in unserem Gehirn kann das neue, gewünschte automatische Verhalten an die Stelle des alten, unerwünschten automatischen Verhaltens treten. Das erfordert Wiederholung, Geduld und Übung (s. Kap. 13.6).

38.2 Das Dysfunktionale der Verhaltensweisen erkennen

Die Veränderung maladaptiver Verhaltensweisen setzt nicht nur voraus, dass wir die ihnen zugrunde liegenden Beziehungsbedürfnisse verstehen, sondern auch, dass den Patienten die Schädlichkeit dieser Verhaltensmuster überhaupt *bewusst* ist. Sie müssen erkennen können, welche Auswirkungen ihr Verhalten bei Interaktionspartnern hervorruft. Diese Voraussetzung ist häufig nicht gegeben. Dazu kann Folgendes beitragen:

- Viele Patienten *verleugnen* hartnäckig, dass sie mit ihren Verhaltensweisen sich oder andere schädigen oder dass sie durch ihr Verhalten die negativen Reaktionen ihrer Interaktionspartner provozieren. Sie setzten das ganze Repertoire ihrer Abwehrorganisation ein, um nicht die Wirksamkeit einer vertrauten und bewährten Strategie zur Emotionsregulierung zu gefahrden.
- Tragischerweise lösen die maladaptiven Verhaltensweisen oft gerade die negativen Emotionen aus, zu deren Schutz sie ursprünglich dienen sollten. Dadurch stehen für die Patienten ganz die kritischen, abweisenden, kränkenden oder verletzenden *Reaktionen der Interaktionspartner im Vordergrund*, während ihnen ihre eigene Mitwirkung an dem interaktiven Geschehen nicht zugänglich ist. Die Reaktion der Interaktionspartner sind für sie nicht nur unverständlich, sie haben oft auch eine *Triggerwirkung*, indem sie frühe trauma-

tische Erfahrungen wiederbeleben und traumatische Affektzustände auslösen können.
- Statt eigener Verhaltensänderungen erwarten Patienten nicht selten, *dass ihre Interaktionspartner sich ändern*. Manche Patienten verbringen viel Zeit damit, sich über andere zu beklagen, sie zu beschuldigen, ihnen Vorwürfe zu machen und ihre Unzulänglichkeiten zu beschreiben.
- Die Fähigkeit, sich in andere Menschen hineinzuversetzen, kann in Abhängigkeit vom jeweiligen Bedürfnisdruck verringert sein. Die betroffenen Personen haben keine Vorstellung, welche Reaktionen – Gefühle, Überlegungen oder Fantasien – eigenes Verhalten bei anderen Menschen auslösen kann. *Empathiedefizite* und eine *eingeschränkte Mentalisierungsfunktion* finden wir bei vielen schweren Persönlichkeitsstörungen (s. Kap. 7.3).
- Schließlich können die maladaptiven Verhaltensweisen in Rechtfertigungen, *selbst gesetzten Regeln und Zwangsläufigkeitskonstruktionen* »eingepackt« sein (Sachse 2004). So ist es beispielsweise möglich, dass ein Patient, um eine Regulationsstrategie zu legitimieren, bestimmte Regeln setzt, die er mit seinem Verhalten glaubt befolgen zu müssen, ohne sich dieser Regelsetzung noch bewusst zu sein. Er versteht dann nicht, warum andere an seinem Verhalten Anstoß nehmen, wo er sich doch an eine vermeintlich allgemeingültige Regel hält.

Wir empfehlen die folgenden Vorgehensweisen, um ein Verständnis für das Maladaptive der Verhaltensweisen zu wecken:
- Zur Bearbeitung eignen sich am besten solche maladaptiven Verhaltensmuster, deren *Dysfunktionalität sich erst vor kurzem als evident* herausgestellt hat. Bei Mustern, die von uns als dysfunktional angesehen, deren schädigende Wirkung die Patienten aber selbst nicht deutlich zu spüren bekommen haben, werden sie sich zu einer Änderung weniger bereit finden.
- Oft ist es notwendig, die Fähigkeit zur *Antizipation der Reaktionen von Interaktionspartnern auf eigene Verhaltensweisen* zu stärken. Wir regen die Patienten daher an, die Reaktion der Interaktionspartner auf ihr Verhalten zu fantasieren.

T: Was vermuten Sie, wie würde A. darauf reagieren, wenn Sie eine solche Bemerkung machen?

- Wenn die therapeutische Beziehung hinreichend tragfähig ist, erleben die Patienten es meist als hilfreich, wenn wir ihnen im Sinne des *selektiv-authentischen Antwortens* (Heigl-Evers u. Ott 1998) taktvoll unsere Einschätzung mitteilen, welche Reaktionen – Emotionen und Handlungsimpulse – ihr Verhalten bei uns auslöst. Das gilt besonders für Rückmeldungen, wenn sich die maladaptiven Verhaltensweisen in der therapeutischen Beziehung manifestieren. Wenn eine therapeutische Beziehung tragfähig ist, kann im Prinzip über alles gesprochen werden.

38.3 Eine Veränderungsmotivation entwickeln

Auch wenn die Patienten die Dysfunktionalität ihrer Verhaltensweisen erkennen, ist es oft notwendig, eine Veränderungsmotivation zu entwickeln. Diese kann aus folgenden Gründen nicht oder nur in geringem Maße vorhanden sein:
- Wenn Patientinnen die Quelle ihrer Unzufriedenheit überwiegend in anderen Menschen suchen, lässt sich hinter diesen Verhaltensweisen meist ein Wunsch nach *Entlastung von Schuld-, Scham- oder Insuffizienzgefühlen* als das zugrunde liegende Beziehungsbedürfnis identifizieren. Die Bearbeitung dieser Gefühle muss dann das vorrangige Therapieziel sein.
- Gerade traumatisierte Patienten haben oft keine Vorstellung davon, wie eine eigene Verhaltensänderung aussehen könnte. Besonders wenn die *Selbstwirksamkeitserwartung als Traumafolge sehr gering* ist, können sie sich nicht vorstellen, dass eine eigene Verhaltensän-

derung zu einer Änderung des Verhaltens des Interaktionspartners führen könnte. Sie können sich nur vorstellen, dass eine Veränderung vom Interaktionspartner ausgeht. Hier können Erläuterungen zur traumatisch verringerten Selbstwirksamkeitserwartung hilfreich sein.

- Vielen maladaptiven Verhaltensweisen liegen kognitive Verzerrungen zugrunde. Die häufigsten bei Traumaopfern vorkommenden *kognitiven Verzerrungen* sind: dichotomes Denken, selektive Abstraktion, willkürliche Schlussfolgerungen, Übergeneralisierungen, Katastrophendenken, Zeitverzerrungen, Verzerrungen der Selbstwahrnehmung, übermäßige Verantwortlichkeit und die falsche Annahme von Kausalitäten (Fine 1990). Dichotomes Denken bedeutet, dass alles Wahrgenommene – Ereignisse, Menschen, Umstände – in eine von zwei gegensätzlichen Kategorien eingeteilt wird: gut – schlecht, richtig – falsch, Liebe – Hass, Macht – Ohnmacht, Opfer – Täter, Dominanz – Unterwerfung, hell – dunkel (Adams-Tucker 1985). Es ist mit dem bei Borderline-Patienten beobachteten Spaltungsmechanismus verwandt und hat eine wichtige Bewältigungsfunktion im Dienste der Rückgewinnung von Kontrolle und der Reduktion des inneren Chaos.

Auf der Basis eines solchen Verständnisses können wir versuchen, eine Veränderungsmotivation zu wecken. Wir gehen so vor:

- Wenn Patienten eine Verhaltensänderung von ihren Interaktionspartnern erwarten, versuchen wir sie für eine ernsthafte Prüfung zu gewinnen, wieweit diese Erwartung aussichtsreich ist. Wir bitten sie, die *Wahrscheinlichkeit, dass der Interaktionspartner sich ändern wird*, auf einer Skala von 0 bis 100% einzuschätzen. Die Patientin mag dann aufgrund der geschätzten Wahrscheinlichkeit entscheiden, ob sie auf eine Verhaltensänderung des Interaktionspartners mit Aussicht auf Erfolg warten oder eine eigene Handlung initiieren möchte.
- Die Bereitschaft, ein altes und bewährtes Verhaltensmuster aufzugeben, setzt die *Vision eines alternativen und adaptiveren neuen Musters* voraus. Manchmal wird das alternative Muster bereits unter bestimmten Kontextbedingungen realisiert. Indem wir diese »*Ausnahmen*«, unter denen sich die Interaktion erfreulicher gestaltet hat, herausarbeiten, vermitteln wir unseren Patienten, dass sie das gewünschte alternative Muster bereits als Ressource zur Verfügung haben.
- Eine erste rudimentäre Veränderungsmotivation können wir entwickeln, indem wir die *negativen Verhaltensweisen der Interaktionspartner* und die subjektive Reaktion unserer Patientinnen in den Fokus nehmen. Wir versuchen unsere Patientinnen von der Notwendigkeit zu überzeugen, sich vor den für sie schädlichen Reaktionen ihrer Interaktionspartner zu schützen und sie zu taktischen Verhaltensänderungen zu motivieren. Wir regen sie an zu überlegen, wie sie sich vor für sie schädlichen negativen Reaktionen ihrer Interaktionspartner schützen können und welche Veränderungen ihres Verhaltens sie vornehmen können, um die Wahrscheinlichkeit des Auftretens negativer Reaktionen aufseiten der Interaktionspartner zu verringern.

Der Zeitpunkt, wann wir unsere Patienten mit ihren maladaptiven Verhaltensweisen konfrontieren, hängt auch davon ab, wieweit sie nur *störend* oder für die Patienten, uns selbst oder die Beziehung tatsächlich *schädlich* sind. Nur bei ausgesprochen destruktiven Mustern drängen wir unsere Patienten, alte Muster zügig aufzugeben. Sonst äußern wir eher Verständnis für die Sicherheit, die ihnen das vertraute Muster vermittelt, und ermutigen sie, sich auf das Wagnis des Neuen mit unserer Hilfe einzulassen. Wenn Patientinnen zunächst immer wieder in alte Muster zurückfallen, kann es bei uns zu einer vorwurfsvollen Haltung als Gegenübertragung kommen, die wir sorgfältig reflektieren müssen. Aussichtsreicher als zu appellieren ist es, die Patienten zu entlasten und geduldig zu ermutigen.

38.4 Die Funktionalität maladaptiver Verhaltensweisen verstehen

Wenn die Patienten die Maladaptivität ihrer Verhaltensweisen sehen können, versuchen wir gemeinsam mit ihnen zu verstehen, wie die heute dysfunktionalen Verhaltensmuster unter traumatisierenden frühkindlichen Sozialisationsbedingungen das psychische Überleben gesichert haben. Wir verstehen mit ihnen, dass die Verhaltensweisen einmal wertvolle Regulationsstrategien darstellten, die sich inzwischen automatisiert haben und im aktuellen Lebenskontext zu interpersonellen Verwicklungen führen. Hier können edukative und erklärende Elemente einen wichtigen Beitrag leisten (s. Kap. 20.4).

Zum anderen bemühen wir uns auch um ein Verständnis ihrer *aktuellen Funktionalität*. Sie sind aktuell insofern funktional, als sie – vor dem Hintergrund verinnerlichter traumatisierender Objektbeziehungen – auch in der Gegenwart vor einer Überflutung durch negative Emotionen schützen und zumindest ansatzweise eine Befriedigung basaler Beziehungsbedürfnisse erlauben. Zu einer Überflutung durch negative Emotionen im Alltagsleben kann es kommen

- durch die vielfältigen Wahrnehmungsverzerrungen und negativen Überzeugungen von der eigenen Person,
- durch die verzerrte Wahrnehmung anderer Menschen und
- durch die Triggerung durch traumaassoziierte Alltagsreize.

Wir versuchen auch, ihnen ein Verständnis für die auf diese Weise vermiedenen negativen Emotionen zu vermitteln und das Unerträgliche der vermiedenen Emotionen empathisch anzunehmen. Voraussetzung ist eine verbesserte Emotionstoleranz. Fassen wir im Folgenden zusammen, mit welchen Verhaltensweisen negative Emotionen vermieden werden:

- So kann bei *narzisstischen Patientinnen* die Neigung zu Autarkie dazu dienen, unerträgliche Gefühle von Abhängigkeit nicht ertragen zu müssen.
- Bei *histrionischen Patientinnen* kann die theatralische Selbstinszenierung die Funktion haben, das unerträgliche Gefühl, nicht beachtet und nicht wahrgenommen zu werden, zu vermeiden. Ihre Tendenz zu schnellem Themenwechsel und ihre Neigung, bei Problemlösungen nicht genau hinzuschauen, kann sie vor der Konfrontation mit negativen Emotionen schützen.
- Bei *Borderline-Patientinnen* kann die Neigung, Beziehungen aktiv abzubrechen, vor dem unerträglichen Gefühl des passiven Verlassenwerdens schützen.
- Bei *abhängigen Persönlichkeiten* kann die Neigung zu »klammern« helfen, unerträgliche Gefühle des Alleinseins nicht aufkommen zu lassen.

Wir erläutern unseren Patientinnen, dass die Emotionen deshalb so unerträglich sind, weil mit ihnen alte beziehungstraumatische Erfahrungen wiederbelebt werden.

Für eine histrionische Patientin, die in ihrer Kindheit immer wieder erleben musste, dass sie nicht wahrgenommen wurde, kann das Erleben, in einer Gesellschaft keine Aufmerksamkeit zu bekommen, so unerträglich sein, dass ihr die theatralische Selbstinszenierung als eine Möglichkeit erscheint, dieses Gefühl zu verringern. Das ist selbstverständlich kein bewusster Akt. Vielmehr ist eine Verhaltenskompetenz implizit gespeichert, die das automatisierte Muster immer dann aktiviert, wenn das unerträgliche Gefühl einsetzt, nicht wahrgenommen zu werden. Meist ist das ursprüngliche Gefühl noch für einen Moment spürbar, bevor es mithilfe des Verhaltensmusters abgewehrt bzw. dissoziiert wird und daher automatisiert abläuft. Da die Sequenz automatisiert abläuft, kann die Patientin ihre möglichen negativen Konsequenzen nicht überblicken, etwa die später einsetzende schmerzliche Erfahrung, dass sie einmal mehr von ihren Interaktionspartnern nicht ernst genommen worden ist.

Um der Patientin den Kontakt mit der schmerzlichen Emotion zu erleichtern, sprechen wir empathisch das Unerträgliche der zugrunde liegenden Emotionen an und die Notwendigkeit, handelnd damit umzugehen.

T: Das Gefühl, nicht wahrgenommen zu werden, nicht gesehen zu werden, muss aufgrund ihrer frühen Erfahrungen ganz schwer zu ertragen sein. Es ist nur zu verständlich, dass sie alles tun, um es nicht aufkommen zu lassen.

Sobald unsere Patienten die dem dysfunktionalen Verhalten zugrunde liegende unerträgliche Emotion identifiziert haben, erläutern wir ihnen therapeutische Möglichkeiten zur Verbesserung der Emotionstoleranz. Neben anderen Techniken der Emotionskontrolle lehren wir sie auch, den Vergangenheitsanteil der Emotion von ihrem Gegenwartsanteil zu trennen und ihn zu »verpacken« (s. Kap. 25.4).

Wir stellen ihnen in Aussicht, dass bei verbesserter Toleranz für die jeweilige Emotion die dysfunktionalen Verhaltensweisen schrittweise weniger notwendig werden. Gleichzeitig weisen wir sie darauf hin, dass es eine Weile dauern wird, bis die inzwischen automatisiert ablaufenden dysfunktionalen Verhaltensweisen ihre »Arbeit« einstellen.

T: In den Mittelpunkt zu treten und die »Show« zu machen, ist inzwischen ein automatisiert ablaufender Mechanismus, um das alte schlimme Gefühl des Nicht-wahrgenommen-Werdens nicht aufkommen zu lassen. Auch wenn Sie das schlimme Gefühl kennen und den zur Vergangenheit gehörenden Teil der Vergangenheit zuordnen können, wird ihr Unbewusstes zur Sicherheit den Mechanismus des »Show-Machens« erst noch eine Weile weiterlaufen lassen, bis es davon überzeugt ist, dass es ihn nicht mehr braucht, um Sie vor dem negativen Gefühl zu schützen.

Schließlich versuchen wir ein Verständnis zu vermitteln, warum es unmöglich ist, offen für eine Befriedigung dieses Bedürfnisses einzutreten: weil die Einforderung dieser Bedürfnisse in der Kindheit stets als unberechtigt angesehen wurde und eine Überzeugung besteht, eine Befriedigung dieses Bedürfnisses nicht zu verdienen.

P: Sie finden das Bedürfnis nach mehr Aufmerksamkeit nicht legitim, weil Ihre Mutter immer sagte: »Dir geht es doch so gut. Du solltest zufrieden sein.«

38.5 Maladaptive Zirkel verstehen

Ein zusätzliches Verständnis maladaptiver Verhaltensmuster liefern uns Modelle, die die Verschränkung von innerpsychischem Erleben und interpersonellem Verhalten in *maladaptiven Zirkeln* beschreiben (Benjamin 1993, Tress et al. 1996). In besonderem Maße werden diese Zusammenhänge in dem Modell des zyklisch-maladaptiven Beziehungsmusters *(cyclical maladaptive pattern [CMP])* von Strupp und Binder (1991) fokussiert, die dieses Modell für ihr kurzzeittherapeutisches Konzept nutzbar gemacht haben. Das Modell des zyklisch-maladaptiven Beziehungsmusters lässt sich vereinfacht so formulieren:

- *Ungünstige frühe Beziehungserfahrungen* blockieren Wünsche nach Nähe, Liebe, Anlehnung und Unterstützung durch andere Menschen. Stattdessen dominieren *negative Überzeugungen* über die eigene Person und *negative Erwartungen* gegenüber wichtigen Bezugspersonen.
- Diese prägen das *Verhalten* der Patienten in dem Sinne, dass sie – um sich vor möglichen negativen Reaktionen ihrer Interaktionspartner zu *schützen* – sich zurückziehen, andere Menschen zurückstoßen oder entwerten oder präventiv zum Gegenangriff übergehen; Verhaltensweisen, die unter traumatisierenden Lebensumständen möglicherweise einmal adaptiv waren, nun aber maladaptiv geworden sind.
- Die ablehnende und zurückweisende *Reaktion der Bezugspersonen* löst wiederum bei den Patientinnen negative Affekte aus.

- Das negativ-emotionale **Beziehungsmuster** wird schließlich *introjiziert*. Die Patienten verarbeiten die ablehnenden Reaktionen in dem Sinne, dass sie in ihren negativen Überzeugungen und Erwartungen verstärkt werden.

Wenn durch die bisherigen klärenden und motivierenden Interventionen erreicht wurde, dass die Patienten das Dysfunktionale ihrer Verhaltensweisen erkennen und als Maßnahmen des Schutzes vor Verletzungen, Kränkungen und Zurückweisungen verstehen können, kann die Arbeit an maladaptiven Verhaltensmustern durch dieses Modell eine weitere Bereicherung erfahren. Es eignet sich gut, um den Patienten ein Gefühl für die Wechselwirkungen zwischen eigenen negativen Beziehungserwartungen, dem dadurch beeinflussten eigenen Verhalten, den Reaktionen der Interaktionspartner auf diese Verhaltensweisen und den eigenen Reaktionen auf deren Reaktionen zu vermitteln. Mit seiner Hilfe können wir ihnen ihre Mitwirkung am dysfunktionalen Interaktionsgeschehen auf eine sachlich-beschreibende und nicht kränkende Weise erläutern. So hat es für die Patienten in der Regel eine hohe Plausibilität,

- dass negative frühe Beziehungserfahrungen ihren Erwartungen gegenüber aktuellen Interaktionspartnern eine negative Färbung geben können und
- dass es sinnvoll sein kann, sich vor den fantasierten Reaktionen der Beziehungspartner durch Gegenangriff oder Rückzug zu schützen.

Auf der Basis eines solchen Verständnisses werden die Patienten sich besser bereit finden, zu erkennen,

- dass ein derartiges Schutzverhalten bei den Interaktionspartnern leicht negative Reaktionen auslösen kann, wobei diese entweder mit Aggression oder mit Rückzug – also ihrerseits mit Kampf oder Flucht – reagieren, und
- dass die Verhaltensweisen der Interaktionspartner wiederum bei den Patienten negative Reaktionen auslösen können.

Schließlich lässt sich noch der Prozess der *Verinnerlichung (Introjektbildung)* erarbeiten: Vor dem Hintergrund ihrer eigenen frühen Beziehungserfahrungen und in Vorwegnahme erwarteter negativer Reaktionen der Interaktionspartner gehen die Patienten mit sich selbst so um, wie sie sich früher behandelt gefühlt haben und aktuell behandelt fühlen.

38.6 Genetisches Verstehen maladaptiver Verhaltensweisen

Benjamin (2003) hat in ihrem Ansatz der *Interpersonellen rekonstruktiven Lerntherapie* die maladaptiven Verhaltensmuster persönlichkeitsgestörter Patienten auf deren Loyalität und Nähewünsche gegenüber ihren frühen Bezugspersonen zurückgeführt. Genauer gesagt, besteht diese Loyalität gegenüber den »internalisierten Repräsentanzen von wichtigen Bezugspersonen« (»Internalized Representations of early Important Persons« [IPIRs]). In ihnen wird die unbewusste Fantasie aufrechterhalten, dass die frühen Bezugspersonen bzw. deren Repräsentanzen wichtige Beziehungsbedürfnisse erfüllen, wenn die Patientin sich nur an ihre Regeln hält. Die Regeln umfassen das Gebot,

- so zu sein, wie die frühe Bezugsperson;
- so zu handeln, als sei die frühe Bezugsperson anwesend, und
- sich so zu behandeln, wie die frühe Bezugsperson es tat.

Auf der Verhaltensebene kommen diese Loyalitätsbindungen und Nähewünsche gegenüber internalisierten Repräsentanzen von wichtigen Bezugspersonen in drei Nachahmungsmustern *(copy processes)* zum Ausdruck:

- Identifizierung: so sein, wie die frühe Bezugsperson
- Internalisierung: so handeln, als sei die frühe Bezugsperson aktuell anwesend und einflussreich
- Introjektion: sich so behandeln, wie man von der frühen Bezugsperson behandelt wurde

Alle drei Mechanismen dienen dazu, die Verbindung mit den primären Objekten aufrechtzuerhalten. Wie sind diese drei Prozesse zu unterscheiden?

- Als *Internalisierung* wird in diesem Modell die Verinnerlichung des Beziehungsmusters einer frühen Bezugsperson in Bezug auf die mit ihm verbundenen Verhaltenserwartungen verstanden. Eine Person bewahrt die Nähe zur primären Bezugsperson, indem sie unbewusst die Erwartung, wie diese sich in bestimmten Situationen verhält, auf spätere Interaktionspartner überträgt. Wenn beispielsweise die Mutter eines Patienten auf Autonomiewünsche mit Rückzug reagiert hat, wird dieser ein solches Verhalten auch bei seinen späteren Interaktionspartnern erwarten.
- Als *Identifizierung* wird die unbewusste Übernahme der Verhaltensweisen einer frühen Bezugsperson bezeichnet. Dadurch kann die Verbindung zur Bezugsperson auch dann aufrechterhalten werden, wenn auf der bewussten Ebene eher Distanzwünsche bestehen. Besonders wenn sich eine Person von Interaktionspartnern schlecht behandelt fühlt, wird sie mit ähnlichen Verhaltensmustern reagieren wie ihre frühe Bezugsperson es getan hatte.
- Unter *Introjektion* wird die Nähe zur primären Bezugsperson dadurch hergestellt, dass eine Person sich so behandelt, wie die Bezugsperson es getan hatte. Eine Patientin, die in ihrer Kindheit von ihrer Bezugsperson entwertet und kritisiert wurde, wird im späteren Leben dazu neigen, sich selbst in ähnlicher Weise zu entwerten und zu kritisieren. Das vertraute Muster der Entwertung und Kritik erlaubt unbewusst eine Nähe zur Bezugsperson, die auf der bewussten Ebene abgelehnt wird.

In Anlehnung an Benjamin erarbeiten wir mit den Patientinnen die verschiedenen Wege, um mit ihren frühen Bezugspersonen in Kontakt zu bleiben. Dafür ist es notwendig, immer wieder die Zusammenhänge und Ähnlichkeiten zwischen aktuellem Verhalten und dem Verhalten der frühen Bezugspersonen aufzuzeigen. Diese Arbeit kann lange Zeit in Anspruch nehmen.

- Am leichtesten lässt sich mit den Patientinnen herausarbeiten, dass sie *sich aktuell so behandeln, wie die frühe Bezugsperson es getan hat*, indem sie sich selbst so verurteilen, vernachlässigen, verachten, wie es ihnen früher angetan wurde. Früher hatte ein solches Verhalten eine Bewältigungsfunktion im Dienste der Bewältigung unerträglicher Gefühle von Ohnmacht und Ausgeliefertsein: Statt der schlechten Behandlung, ohnmächtig ausgeliefert zu sein, fügten sie sich eine solche Behandlung selbst zu. Heute hingegen, so das Verständnis von Benjamin, hat ein solches Verhalten die Funktion, die Beziehung zu den frühen Bezugspersonen aufrechtzuerhalten.
- Auch lassen sich die negativen Erwartungen gegenüber anderen Personen gut aus der Tendenz erklären, sich so zu verhalten, *als sei die frühe Bezugsperson anwesend*. Wenn eine Patientin in der Gegenwart erwartet, von einem aktuellen Interaktionspartner verurteilend oder demütigend behandelt zu werden, obwohl die Realität der Beziehung dafür keine Hinweise liefert, verhält sie sich so, als sei die frühe Bezugsperson anwesend – ein Weg, um die Verbindung mit ihr aufrechtzuerhalten.
- Schwieriger ist dagegen der Umgang mit dem Mechanismus der *Identifizierung*. Traumatisierte Patientinnen können sich meist erst in späteren Phasen der Therapie mit dem Gedanken auseinander setzen, dass sie von schädigenden und übergriffigen Bezugspersonen bestimmte Verhaltensweisen übernommen haben. Hier legen wir Wert darauf, dass es sich stets um bestimmte »Seiten« oder »Anteile« der Persönlichkeit handelt, die die Stärke und Rücksichtslosigkeit eines Täters übernommen haben, um psychisch zu überleben. Auf bestehende Identifizierungen angesprochen, reagieren die Patientinnen meist mit starken Schamgefühlen.

Gegenstand der Therapie wird es nun, diese Loyalitäten zu erkennen und zu hinterfragen. Dann können wir unsere Patientinnen dabei begleiten, die Erwartung aufzugeben, dass sie von ihren frühen Bezugspersonen noch wahrgenommen, geliebt, geachtet und wertgeschätzt werden, wenn sie nur deren »Regeln« befolgen. Wir unterschätzen dabei nicht, was es bedeutet, sich von den alten Bindungen zu lösen, um sich für neue und bessere Bindungen frei zu machen.

Oft ist es für unsere Patientinnen sehr wohltuend, wenn sie der Vermischung von Vergangenheit und Gegenwart die Klarheit der Differenzierung von Vergangenheit und Gegenwart entgegensetzen können. Am Ende eines solchen Differenzierungsprozesses kann dann die Aussöhnung mit der Vergangenheit stehen.

38.7 Neue Verhaltensmuster

Wenn Patienten maladaptive Verhaltensmuster aufgeben, fühlen sie sich oft befreit und entdecken neue Ressourcen, die bislang verborgen waren. Unsere Aufgabe ist es, eine Atmosphäre der Problemlösung und Herausforderung zu schaffen und die Patienten zu ermutigen, den beschrittenen Weg weiterzugehen. Das Gefühl, dass Probleme lösbar sein können, ist für viele traumatisierte Patientinnen eine im positiven Sinne überwältigende Neuerfahrung. Wegen ihrer internalisierten negativen Selbsteinschätzungen hätten sie sich nie vorstellen können, jemals aus eigener Kraft diese Probleme lösen zu können. Sie stellen nun erstaunt fest, welche Fortschritte möglich sind, wenn sie einmal auf dem Weg sind, ein Problem nach dem anderen anzugehen.

Schließlich wird viel therapeutische Arbeit darauf zu verwenden sein, neue und adaptivere Verhaltensmuster zu entwickeln, um sie den alten und vertrauten entgegenzusetzen. Verhaltenstherapeutische Techniken können helfen, die neuen Muster einzuüben. Dennoch werden wir unsere Patientinnen noch über längere Zeit begleiten müssen in ihrem Konflikt zwischen einem regressiven Anteil, der der frühen Bezugsperson loyal ist und ihre Zustimmung sucht, und einem Anteil, der sich das Ziel persönlichen Wachstums und konstruktiver Veränderung gesetzt hat.

T: Der Wunsch, zu dem gewaltsamen Ex-Freund zu gehen, ist sehr mächtig. Sie fühlen sich verpflichtet, zu ihm zu gehen. Gleichzeitig wissen Sie, wie schädlich das für Sie ist, und eigentlich wollen Sie es nicht. Ist es nicht so, als sei der Vater anwesend, der sagt: »Du kannst mich doch nicht allein lassen?« Ist es vielleicht ein Weg, um eine Verbindung zum Vater herzustellen? Es ist so, als wäre die Loyalität zum Vater größer als ihr Bedürfnis, sich zu schützen.

Auch bedarf es unserer stetigen Erinnerung und Ermutigung, die gewohnten alten Muster unter dem Aspekt der Loyalität zu frühen Bezugspersonen zu betrachten und aktiv zu blockieren.

T: Es kommt mir jetzt wieder so vor, als wollten Sie ihrem Vater zeigen, dass Sie ihm nahe sind, indem sie sich so behandeln, wie er Sie behandelt hatte (sich so verhalten, wie er sich verhielt; sich so verhalten, als sei er da). Wie wäre es, wenn Sie sich sagen könnten: »Nein, ich will mich jetzt nicht so behandeln, wie er mich behandelt hat (will mich nicht so verhalten, wie er sich verhielt; will mich nicht so verhalten, als sei er da)«?

Literaturempfehlungen

Benjamin LS (2001). Die interpersonelle Diagnose und Behandlung von Persönlichkeitsstörungen. München: CIP-Medien.

Benjamin LS (2003). Interpersonal Reconstructive Therapy. Promoting Change in Nonresponders. New York: Guilford.

Sachse R (2002). Histrionische und Narzisstische Persönlichkeitsstörungen. Göttingen, Bern, Toronto, Seattle: Hogrefe.

Sachse R (2004). Persönlichkeitsstörungen. Leitfaden für die psychologische Psychotherapie. Göttingen, Bern, Toronto, Seattle: Hogrefe.

Strupp HH, Binder JL (1991). Kurzzeittherapie. Stuttgart: Klett-Cotta.

Tress W, Henry WP, Junkert-Tress B, Hildenbrand G, Hartkamp N, Scheibe G (1996). Das Modell des zyklisch maladaptiven Beziehungsmusters und der Strukturalen Analyse Sozialen Verhaltens (CMP/SASB). Psychotherapeut; 41: 215–24.

39 Ursprünglich sollten sie stark sein und schützen ...

Aggressionen bei traumatisierten Patienten

Wolfgang Wöller und Helga Mattheß

39.1 Entwicklungspsychologische und neurobiologische Aspekte von Aggressionen

Der Umgang mit Aggressionen spielt in der Behandlung traumatisierter Patienten mit Persönlichkeitsstörungen eine große Rolle. Häufig steht den Patienten eine angemessene Abgrenzungsaggression nicht zur Verfügung, stattdessen zeigen sie unangemessene aggressive Reaktionen, die schwere Störungen der interpersonellen Beziehungen nach sich ziehen können.

Zum besseren Verständnis der klinischen Probleme mit Aggressionen wollen wir einige Befunde und Beobachtungen aus der Entwicklungsforschung und Neurobiologie voranstellen.

Die Entwicklungspsychologie hat uns gelehrt, Aggressionen den folgenden zwei *motivationalen Systemen* zuzuordnen (Lichtenberg 1989):

- dem *Motivationssystem der Exploration und Selbstbehauptung*, das neben dem Interesse und der Neugier an der Umgebung auch die Selbstbehauptung umfasst, und
- dem *aversiven Motivationssystem*, das dann aktiviert wird, wenn die Selbstbehauptung bedroht ist. Es setzt Kampf- und Fluchtreaktionen in Gang und äußert sich in negativen Emotionen wie Wut, Ärger, Frustration, Furcht und Verzweiflung.

Zwei Beobachtungen aus der Säuglings- und Kleinkindforschung scheinen uns von besonderer Bedeutung zu sein (Lichtenberg u. Shapard 2000):

- Befindet sich ein Kleinkind in einem aversiven Zustand, ist es auf regulierende Hilfen durch eine extern emotionsregulierende Bezugsperson angewiesen, die es beruhigt. Durch die wiederholte Emotionsregulierung wird das aversive Motivationssystem auf die Dauer effektiver und belastbarer und ermöglicht reifere Kampf- oder Fluchtreaktionen.
- Wenn andere motivationale Systeme die basalen Bedürfnisse des Säuglings nicht befriedigen können, ist das Säugling frustriert und reagiert darauf mit einer Aktivierung des aversiven Motivationssystems, ist verzweifelt, erregt, erschrocken, weicht zurück, macht sich steif oder erschlafft. Mit basalen Bedürfnissen sind hier unter anderem die physiologischen Bedürfnisse, die Bedürfnisse nach Bindung, Exploration, Selbstbehauptung oder sinnlichem Vergnügen gemeint.

Bei Patienten mit schweren Bindungs- und Beziehungstraumatisierungen liegen in mehrfacher Hinsicht erschwerte Bedingungen vor (Lichtenberg u. Shapard 2000): Indem die frühen Bezugspersonen dieser Patienten nicht in der Lage waren, auf ihre kindlichen Wutreaktionen mit einer beruhigenden Regulation einzuwirken, konnte ihr *aversives System nur unzureichend ausreifen*, mit der Folge, dass weniger reife und effektive als vielmehr unreife, hilflose und verzweifelte Kampf- und Fluchtmöglichkeiten zur Verfügung stehen. Andererseits erhält das *aversive Motivationssystem* bei unsicher gebundenen und traumatisierten Kindern dadurch eine *herausragende Bedeutung*, als zahlreiche Bedürfnisse, die anderen Motivationssystemen entstammen – Bedürfnisse nach Bindung, Exploration und Selbstbehauptung – durch die traumatisierenden Lebensumstände nachhaltig frustriert wurden. Als Folge der wiederholten Frustrationen löst bereits die Wahrnehmung von Bedürfnissen anderer Motivationssysteme negative Affekte aus. Wenn ein traumatisiertes Kind wiederholt die Erfahrung gemacht hat, dass ihre Bezugspersonen auf nähesuchendes und anlehnendes Verhalten mit Zurückweisung und Ablehnung reagiert, wird die Wahrnehmung von Bedürfnissen nach Nähe und Bindung bald mit der Erwartung einer ablehnenden Reaktion und damit mit einem negativen Affekt gekoppelt sein. Wenn Bedürfnisse nach Exploration und Selbstbehauptung wiederholt frustriert werden und, statt Anerkennung und Unterstützung, regelmäßig Gefühle der Beschämung und des Versagens hervorrufen, dann lösen die Bedürfnisse selbst die Furcht vor Beschämung und Versagen aus.

Neurobiologisch betrachtet lassen sich aufgrund der aktivierten neuronalen Schaltkreise zwei Formen von Aggressionen unterscheiden (Panksepp 1998):

- eine *impulsive*, »heißblütige« Form der Aggression, die eine unkontrollierte und emotional aufgeladene Reaktion auf körperliche oder verbale Aggressionen durch andere Personen darstellt, und
- eine *kontrollierte*, »kaltblütige« Form der Aggression, die ursprünglich mit Beuteverhalten und Angriff verknüpft ist, aber auch andere Formen absichtsvoller und emotionsarmer Aggressivität, wie z. B. Schikanieren umfassen kann *(predatory or »stalking« attack).*

Wir wissen, dass bei affektiver Wut der ventromediale sympathische Kern des Hypothalamus und bei der Beuteaggressivität der laterale sympathische Kern des Hypothalamus beteiligt ist (Panksepp 1998, S. 293). Hierzu seien folgende Hinweise gegeben:

- Für eine gelingende Aggressionskontrolle ist eine funktionierende orbitofrontale Organisation notwendig. Eine Dysregulation des Schaltkreises »orbitofrontaler Kortex – vorderes Cingulum – Amygdala« scheint hingegen mit einem erhöhten Risiko für Gewalt und Aggression verbunden zu sein (Davidson et al. 2000). Bildgebende Verfahren zeigen einen verminderten orbitofrontalen Stoffwechsel bei psychiatrischen Patienten mit einer Vorgeschichte gewaltsamen Verhaltens (Raine et al. 1998). Ein defizientes orbitofrontales System könnte somit eine Prädisposition für Gewalt darstellen. Diese Persönlichkeiten zeigen eine Aggressivität vom Typ der *predatory or »stalking« attack* (Panksepp 1998).
- Orbitofrontale Dysregulationen finden sich sowohl bei den affektiven Reaktionen bestimmter Patienten mit Borderline-Persönlichkeitsstörungen als auch bei ausbeuterischen soziopathischen Persönlichkeitsstörungen. In einer natürlichen Umgebung werden Beuteangriffe erleichtert, wenn modulierende Hirnmechanismen, z. B. solche in der Amygdala und im präfrontalen Kortex, unterdrückt werden. Eine Stimulierung des medialen präfrontalen Kortex blockiert Beuteangriffe, die vom lateralen Hypothalamus ausgehen (Siegel 2005).

39.2 Funktionale und dysfunktionale Aggressivität

Für eine gelingende zwischenmenschliche Anpassung müssen wir sowohl über die Fähigkeit zur impulsiven, »heißblütigen« Form der Aggression wie auch über die Fähigkeit zu *kontrollierten*, »kaltblütigen« Form der Aggression verfügen können. Im Alltagsleben und im klinischen Kontext begegnen uns aggressive Phänomene vor allem in Form von Wut und Hass. Entscheidend ist, ob die Ausübung der aggressiven Fähigkeiten dem interpersonellen Kontext angemessen ist – eine »präfrontale« Funktion. Angemessen Wut äußern zu können, ist für die meisten traumatisierten Patienten ein wichtiges langfristiges Therapieziel. Ebenso sollen sie lernen, »kühl« ihre Interessen durchsetzen zu können. Beide Formen können aber auch, wenn sie nicht in einem adäquaten Kontext eingesetzt werden, das zwischenmenschliche Zusammenleben sehr gefährden. In therapeutischer Hinsicht ist die Differenzierung zwischen funktionaler und dysfunktionaler Aggressivität von zentraler Bedeutung.

Für unseren Umgang mit aggressiven Phänomenen – insbesondere mit Wut und Hass – benötigen wir zunächst eine *klinisch brauchbare Differenzierung* hinsichtlich der Frage,

- wieweit sie der *adaptiven Selbstbehauptung* und der angemessenen Abgrenzung dienen und unsere Förderung und Ermutigung verdienen oder
- ob sie *adaptivere Lösungen blockieren* und der weiteren therapeutischen Bearbeitung bedürfen.

Uns ist es eine wichtige Hilfe, von den Patientinnen zu erfahren, wieweit sie die von uns als aggressiv empfundenen Reaktionen als hilfreich, befreiend oder als belastend, schädlich oder beeinträchtigend erleben. Wir bitten sie deshalb um eine Einschätzung. Klare, der Abgrenzung oder Selbstbehauptung dienende Ärger- oder Wutreaktion werden in der Regel als *hilfreich, wohltuend und befreiend*, dagegen aggressive Phänomene, die adaptive Lösungen blockieren, als *belastend und schädlich* empfunden.

Der therapeutischen Bearbeitung bedürfen Affekte von Wut und Hass,

- wenn sie im Rahmen undifferenzierter Affektzustände von den traumatischen Affekten der *Ohnmacht, der Verzweiflung, der Angst und des Alleingelassenseins* sowie von *Scham- oder Schuldgefühlen* durchsetzt sind;
- wenn sie eine *dynamische Abwehrfunktion* erfüllen und so adaptivere emotionale Reaktionen und Verhaltensweisen blockieren.

39.3 Welche Funktion haben maladaptive aggressive Reaktionen?

Im Folgenden wollen wir aus der Vielzahl der psychoanalytischen und klinischen Beiträge zur Aggressivität einige uns besonders wichtig erscheinende Ausführungen zu den aggressiven Affekten Wut und Hass herausgreifen (Clarkin et al. 2001a; Lichtenberg u. Shapard 2000). Wir werden zeigen, dass aggressive Reaktionen eine *psychodynamische Abwehrfunktion* übernehmen können, indem sie vor anderen inakzeptablen und bedrohlichen Emotionen schützen. Da sie nicht nur den Zugang zu adaptiveren Emotionen und Problemlösungen verstellen, sondern sich auch zerstörerisch auf zwischenmenschliche Beziehungen auswirken, bedürfen sie unserer abwehranalytischen Arbeit.

Betrachten wir zunächst, wie Wut und Hass definiert werden:

- *Wut* ist ein vorübergehender Affekt, der durch *Frustration* ausgelöst wird. Meist sind es Gefühle der Kränkung, der Demütigung und des verletzten Stolzes, die die Frustration ausmachen.
- *Hass* ist dagegen ein chronischer Affekt, der entsteht, wenn sich die Wut fixiert. Es entsteht ein verfestigtes Bild eines bösen und frustrierenden Objekts. Hass ist immer mit einer spezifischen internalisierten Objektbeziehung verbunden, die aus einer gehassten Objektrepräsentanz und einer hassenden Selbstrepräsentanz besteht (Gabbard 1989). Einige Autoren unterscheiden neben einfachem Hass *(hate)* noch *bösartigen oder malignen Hass (hatred)*, der Böswilligkeit und den Wunsch nach Rache einschließt. Nach Clarkin et al. (2001a) kann *Hass auf unterschiedlichem Niveau* vorkommen: Auf dem primitivsten Niveau kann eine Person, die hasst, das Bedürfnis haben, das Objekt zu zerstören. Auf etwas höherem Niveau herrscht das Bedürfnis vor, das Objekt leiden zu lassen. Auf noch höherem Niveau besteht der Wunsch, das böse Objekt zu dominieren und zu kontrollieren.

Bevor wir nun einige klinisch relevante dynamische Aspekte von Feindseligkeit, Wut und Hass betrachten, möchten wir folgende Vorbemerkung anführen:

- Dem psychodynamischen Verständnis aggressiver Reaktionen als Abwehrphänomen entspricht unter entwicklungspsychologischer Perspektive die oben dargestellte Beobachtung, dass das *aversive Motivationssystem* bei bindungs- und beziehungstraumatisierten Personen häufig anstelle anderer Motivationssysteme aktiviert wird, weil Bedürfnisse – z. B. nach Bindung, Exploration und Selbstbehauptung –, nachhaltig frustriert wurden, und, wenn sie angesprochen werden, intensive negative Emotionen – der Enttäuschung, der Scham usw. – auslösen. Die Aktivierung des aversiven Systems *schützt* somit vor der antizipierten Frustration. In der Sprache der psychodynamischen Theorie werden die jeweiligen Bedürfnisse durch aggressive Phänomene *abgewehrt.*
- Andererseits ist das aversive System nicht hinreichend ausgereift, weil die präfrontale Modulation der aversiven Systeme durch die Bindungstraumatisierung geschädigt ist. Die betroffenen Personen verfügen demnach nicht über sozial angepasste Formen aggressiver Auseinandersetzung.
- Eine Person steht nie nur unter dem Einfluss *einer* emotionalen Verfassung. Vielmehr wird das aversive System – und mit ihm das basale emotionale System »Kampf« (Panksepp 1998) – unter bestimmten Bedingungen aktiviert und unter anderen Bedingungen deaktiviert. In der Regel wird es aktiviert, wenn durch die Frustration anderer motivationaler Systeme ein Bedrohungsgefühl entsteht oder andere hochgradig negative Emotionen wie Ängste oder Schamgefühle die Person zu überfluten drohen. Es wird hingegen zugunsten anderer Aktionssysteme deaktiviert, wenn das Bedrohungsgefühl zurückgegangen und ein genügendes Sicherheitsgefühl eingetreten ist. Für die therapeutische Beziehungsgestaltung ist dieser Sachverhalt von größter Bedeutung. Nur wenn es gelingt, das Bindungssystem zu aktivieren – in psychodynamischer Diktion: eine positive Übertragungsbeziehung herzustellen –, haben wir die Möglichkeit zu verstehen, unter welchen Bedingungen aversive Systeme aktiviert werden.

Nach diesen Vorbemerkungen betrachten wir nun die Abwehrfunktion aggressiver Phänomene:

- Mit *Wut* kann ein Gefühl der *Hilflosigkeit* durch ein zeitweiliges Gefühl von Allmacht und Unverletzlichkeit ersetzt werden. Feindseligkeit, Wut und Hass können *vor Verletzungen schützen* und das *Sicherheitsgefühl* verbessern. Wut kann aufrechterhalten werden, um Verletzungen nicht zu spüren. Speziell Borderline-Patienten können schnell Hass und Feindseligkeit mobilisieren und unvermittelt zum Angriff übergehen. Entwertend, feindselig und abschreckend zu sein, oft auch im Sinne eines Präventivschlages, gibt ihnen dann ein Gefühl der Sicherheit.
- Anders als reife Aggression, die nach einem Angriff auf die Quelle der Verletzung nachlässt, wird *narzisstische Wut* meist aufrechterhalten, um die Bindungsbeziehung zu der verletzenden Person zu bewahren. Als solche muss sie verborgen werden, damit die immense Scham über diese Abhängigkeit nicht deutlich wird. Die Wut erscheint dann isoliert und ist nicht nachvollziehbar (Lichtenberg et al. 2000a).
- Hass und Verachtung können das *Selbstwertgefühl* schützen, weil sie die Person davor bewahren, die eigene Bedürftigkeit und Abhängigkeit wahrzunehmen. Hass kann ein Gefühl der *Genugtuung* verschaffen und dazu beitragen, mit Scham verbundene *Gefühle der Hilflosigkeit und Demütigung zu mindern.* Hasserfüllte Menschen wünschen sich oft nichts sehnlicher, als von der Qual der Demütigungen befreit zu werden.
- In vielen Fällen dient die Aggressivität auch der *Abwehr von Nähewünschen*, die als bedrohlich und beschämend erlebt werden. Hass wehrt in einigen Fällen eine verzweifelte Suche nach einem idealen, nährenden Objekt ab, das hinter dem Bild des verfolgenden Objektes liegt.

Einige Patientinnen zeigen an der Oberfläche Verachtung und Hass und halten die liebenden Aspekte des Selbst verborgen, damit sie nicht von Hass zerstört werden. Manchmal lässt sich hinter den hasserfüllten Attacken die geheime Hoffnung nach einer guten und nicht zerstörbaren Beziehung erahnen.

- Aggressive Reaktionen können Ausdruck eines »*Aufstandes gegen das Über-Ich*« (Wurmser 1987) sein. Der Druck der verurteilenden inneren Instanzen ist in diesen Fällen so groß, dass es zur Rebellion gegen die Anpassung erzwingenden Instanzen des Über-Ich kommt. Verweigerung, Trotz, exzessive Lebensführung, aggressive Selbstbehauptung und Schuldzuweisung sind als Versuche zu verstehen, sich gegen das sonst völlige Ausgeliefertsein, die drückenden Schuldgefühle und die beschämenden Gefühle von Ohnmacht und Nichtigkeit zu wehren (Hirsch 1997; Wurmser 1987). Voraussetzung dafür ist eine ausreichende Fähigkeit zur Projektion und Externalisierung, die wir bei manchen Persönlichkeitsstörungen finden – am stärksten bei der dissozialen Persönlichkeitsstörung, in zweiter Linie auch bei der narzisstischen, der Borderline- und der paranoiden Persönlichkeitsstörung.

Maladaptive Aggressivität mit dynamischer Abwehrfunktion

- im Dienste der Regulierung des Selbstwertgefühls
- zum Schutz vor Verletzungen
- zur Abwehr von Nähewünschen
- zur Abwehr des Erlebens von Verlust und Trennung
- als Ausdruck einer »Rebellion gegen das Über-Ich«

39.4 Aggressive Persönlichkeitsanteile

Bei vielen traumatisierten Patienten finden wir in ihrer Innenwelt auch *aggressive Persönlichkeitsanteile*, die nicht nur aus einzelnen aggressiven Reaktionen bestehen, sondern sich als eine »Seite« einer Person präsentieren: als ein System feindseliger oder aggressiver Gefühle, Überzeugungen und Handlungsdispositionen. Diese aggressiven Persönlichkeitsanteile können von anderen Seiten der Persönlichkeit in unterschiedlichem Maße *abgespalten* sein.

Patientinnen, bei denen ein aggressiver Persönlichkeitsanteil aktiviert ist, wirken oft abweisend, unerreichbar, manchmal überheblich, und sie lassen uns spüren, dass sie die Auseinandersetzung mit Emotionen gering schätzen. Oft leugnen sie, dass ein Missbrauch oder eine Misshandlung stattgefunden hat, und wenden sich gegen die Beschäftigung mit traumatischen Inhalten. Die aggressiven Affekte, Einstellungen und Handlungen können sich gegen andere Personen oder gegen die eigene Person richten.

Die abgespaltenen Persönlichkeitsanteile können zwar dem Bewusstsein zugänglich, aber in ihrer Bedeutung *verleugnet* sein, oder aber sie können durch *dissoziative Barrieren* dem Bewusstsein entzogen sein wie bei den dissoziativen Persönlichkeitspathologien oder im Extremfall bei der dissoziativen Identitätsstörung (sog. »multiple Persönlichkeit«).

Die aggressiven Persönlichkeitsanteile mit ihrer Stärke, Energie und Durchsetzungskraft haben unter den früheren traumatisierenden Bedingungen das psychische Überleben gesichert, heute jedoch sind sie dysfunktional geworden und belasten die interpersonellen Beziehungen.

In psychodynamischer Sicht handelt es sich bei der Entstehung dieser aggressiven Persönlichkeitsanteile um eine Identifizierung mit als stark und mächtig erlebten Täterfiguren. Auf dem Wege der Identifizierung konnte die Patientin ein Gefühl der Einheit mit der misshandelnden, aber gleichwohl dringend benötigten Bezugsperson herstellen. Durch die idealisierte Einheit mit einer frühen gewaltsamen Bezugsperson war es ihr möglich, ein omnipotentes grandioses Selbst zu errichten; dieses Selbst schützte sie vor unerträglichen Gefühlen der Ohnmacht, Kleinheit und des Ausgeliefertseins. Die Identifizierung mit misshandelnden Personen war eine wirksame Strategie, um das gravierendste Trauma überhaupt, das Trauma des Verlassenwerdens, abzuwenden. Indem eine Patientin mit ihren aggressiven Persönlichkeitsanteilen sich und die Welt so erlebte, wie die Bezugsperson sich und die Welt erlebte, und indem sie sich so verhielt, wie die Bezugsperson sich verhielt, konnte sie sich zumindest eine *Illusion basaler Sicherheit* bewahren. Und indem sie mit diesen Persönlichkeitsanteilen den Missbrauch oder die Misshandlung leugnete, konnte sie gleichzeitig die Bindungsbeziehung zur Bezugsperson schützen und den Zusammenhalt der Familie gewährleisten.

Wir müssen wohl annehmen, dass der Mechanismus der Identifikation mit dem Aggressor bei jeder personalen Traumatisierung automatisch einsetzt (Blum 1987). Eine besondere Ausprägung der selbstprotektiven Aggression finden wir im Gefühl der Grandiosität beim pathologischen Narzissmus (Howell 2003). Treten aggressive Persönlichkeitsanteile in den Vordergrund und gelingt es ihnen, andere Persönlichkeitsanteile zu verdrängen, können traumatisierte Personen zu Tätern werden. Bei manchen Personen können wir beobachten, wie sie gegen die Identifizierung mit dem Täter und gegen die Versuchung, so zu werden wie er, ankämpfen.

Wegen der Herkunft aus der Identifikation mit bestimmten Persönlichkeitsmerkmalen des Täters wurde der Begriff der *täteridentifizierten Persönlichkeitsanteile* geprägt. Wir halten diese Begriffswahl nicht für geglückt, weil sie in der Gegenübertragung zwangsläufig feindselige Emotionen gegenüber diesen Persönlichkeitsanteilen wachruft und ihre adaptiven Leistungen für das Gesamtsystem der Persönlichkeit unzureichend würdigt. Viele traumatisierte Patientinnen hätten nicht überlebt, wenn sie nicht auch starke, durchsetzungsfähige, aggressive sowie problem- und emotionsverleugnende Anteile gehabt hätten. Insofern bedürfen sie, trotz aller aktuellen Dysfunktionalität, der Wertschätzung. Es ist nicht leicht, eine klinisch hilfreiche und allgemein akzeptierte Bezeichnung für die aggressiven Anteile zu finden. Van der Hart (2006b) hat den Begriff *inner leader* als wertschätzende Bezeichnung für einen heute dysfunktionalen und unter traumatischen Umstanden funktionalen, ja überlebensnotwendigen aggressiven Persönlichkeitsanteil vorgeschlagen.

39.5 Chronische aggressive Reaktionsbereitschaften

Chronische aggressive Reaktionsbereitschaften können uns in den Therapien vor große Probleme stellen. Wir verstehen darunter vor allem Manifestationen chronischen Hasses und destruktiven Neids. Auch für sie gilt das oben Gesagte: erstens, dass sie immer nur *eine* Seite der Person unserer Patienten repräsentieren – andernfalls wären die Patienten nicht zu uns in die Therapie gekommen –, und dass es fast immer gelingt, andere Seiten der Patienten zu aktivieren. Zweitens, dass die chronisch aggressiven Seiten entweder aktuell eine Abwehrfunktion im Rahmen der Emotionsregulierung haben oder eine wichtige Überlebensfunktion unter traumatischen Umständen der Vergangenheit hatten. Vor diesem Hintergrund betrachten wir die dynamische Abwehrfunktion einiger chronischer aggressiver Reaktionsbereitschaften:

- Hass kann eine *identitätsstiftende Funktion* haben und ein Gefühl von *Beziehungskontinuität* erzeugen. Hass zu fühlen ist weitaus besser, als sich leer und von Ängsten überschwemmt zu fühlen. Hass kann das Gefühl des Sich-selbst-gleich-Bleibens *(self-sameness)* und der eigenen Identität vermitteln (Pao 1965) und so die Basis dauerhafter Beziehungen werden. Chronisch hassende Menschen fühlen sich ohne die gewohnte hasserfüllte Beziehung ganz verloren und in ihrer Integration gefährdet. Sie aktivieren Hass-Szenarien, um Zuständen der Leere und Einsamkeit zu entgehen. Auf diese Weise wird der Hass zum integralen Teil des Selbstempfindens (Lichtenberg u. Shapard 2000).

P: Ich hasse nicht gern, aber ich muss es tun. Wenn ich nicht hasse, bin ich ein Niemand. Und ich möchte kein Niemand sein. (Pao 1965, S. 160)

- Ähnlich wie »masochistische« Phänomene (s. Kap. 40) können auch aggressive und sadistische Verhaltensweisen die Funktion haben, das Erleben von Trennung und Verlust abzuwehren. Sadomasochistische Beziehungen und die Sexualisierung der Wut im Sadismus dienen nicht selten der Abwehr des Bewusstseins traumatischer Verluste (Bach 1994). Auf die Abwehr von Trennungs- und Verlassenheitsängsten hat Wurmser (2001) hingewiesen: Ähnlich wie der Masochist sagt »Tu mir alles an, was du willst, aber verlass mich nicht« oder »Quäle mich, aber verlass mich nicht«, proklamiert der Sadist »Ich kann dir alles antun, was ich will, und du wirst immer noch da sein«.
- Eine chronische aggressive Reaktionsbereitschaft kann auch auf dem Boden komplexer *narzisstischer Abwehrorganisationen* vorkommen, die der Abwehr von Gefühlen der Abhängigkeit und des Getrenntseins dienen (Rosenfeld 1989). In diesen Organisationen erlangt nicht selten ein destruktiver Persönlichkeitsanteil Kontrolle über einen schwachen, bedürftigen Teil des Selbst. Rosenfeld (1990a, S. 311) schildert die komplexe Organisation destruktiv-narzisstischer Selbstanteile so, »als hätte man es mit einer mächtigen Bande zu tun, die von einem Führer beherrscht wird«. Mitrani (1996) hat auf die ursprüngliche Überlebensform dieser pathologischen Organisationen hingewiesen, die eine ähnliche Funktion haben wie eine zweite Haut (Bick 1968). Die »inneren Schutzmächte« können die Entwicklung einer tragfähigen Beziehung zu uns nicht ertragen. Entwertende Reaktionen gegenüber unserer Person und unserer therapeutischen Arbeit, die oft einem unbewussten Neid auf den Therapeuten zugeschrieben wurden, lassen sich oft besser als Versuch verstehen, die inneren Schutzmächte zu beruhigen (Steiner 1987, 1990).
- Besondere Geduld ist bei den »schwer erreichbaren« Patienten (Joseph 1975) mit einer narzisstischen Abwehrorganisation erforderlich, die, wenn sie sich einmal ohne ihren Schutzpanzer zeigen, dünnhäutig, verletzbar und leicht irritierbar erscheinen. Gerade bei ihnen kommt es immer wieder zu negativen Reaktionen uns gegenüber, wenn sich die Beziehung zu uns zu vertiefen beginnt und produktiv zu werden verspricht.
- Maligner Hass lässt sich als Folge eines *anhaltenden Ressentiments bei chronischer narzisstischer Verletzung* im Rahmen umfassender Bindungs- und Beziehungstraumatisierung verstehen. Das Gefühl, nie ausreichend mit den eigenen Gefühlen wahrgenommen worden und dauerhaft unverstanden geblieben zu sein – das Resultat unzulänglicher Affektspiegelung durch eine frühe Bezugsperson – kann *Racheimpulse* entstehen lassen (Kohut 1972).
- Kernberg und Mitarbeiter haben beschrieben, wie traumatische Erlebnisse einen *Teufelskreis hassdominierter Objektbeziehungen* in Gang setzen können (Clarkin et al. 2001a, S. 189). Der Prozess kann wie folgt zusammengefasst werden: Intensive *schmerzhafte Affekte* können zu heftiger Aggression führen. Es ließ sich eindrucksvoll zeigen, wie aus chronischem Schmerz und anhaltender psychischer Misshandlung durch eine Bezugsperson aggressives Verhalten bei Kleinkindern entstand (Fraiberg 1982). Offenbar kann chronischer, intensiver Schmerz in Aggression transformiert werden. Die Aggressionen werden auf ein Objekt *projiziert*, das dadurch als böse und verfolgend erlebt wird. Dadurch, dass das Objekt als böse und verfolgend erlebt wird, entsteht sowohl *Angst* als auch *Gegenaggression*, die nun legitimiert ist. Das böse Objekt muss jetzt kontrolliert werden. Gegenaggression und Kontrolle machen das Objekt wütend und lösen bei ihm *aggressive Reaktionen* aus; diese wiederum bewirken beim Betroffenen schmerzhafte Affekte. Je intensiver die schmerzhaften Affekte sind, desto

stärker und mächtiger wird der Teufelskreis aus schmerzbedingter Aggression, Projektion der Aggression, Angst vor dem Objekt und Gegenaggression.
- Quelle einer chronisch aggressiven Reaktionsbereitschaft kann auch *Neid* sein. Wir sprechen dann von *destruktivem Neid.* Im Gegensatz zu *konstruktivem Neid*, der die Grundlage für ein gesundes Konkurrenzverhalten darstellt, beginnt *destruktiver Neid* dann, wenn Versuche, das Positive des anderen zu bekommen, gescheitert sind, oder wenn es als völlig aussichtslos angesehen wird, das Positive je zu erhalten. Destruktiver Neid kann sich im Alltagsleben auf vielfältige Weise zeigen: In milderer Form kommt er in der Vermeidung von Kontakten und Lebensbereichen, die Neid wecken könnten, zum Ausdruck. Oder die Betroffenen können etwas Positives, das ihnen angeboten wird, nicht annehmen, weil dies bedeuten würde, dass ein anderer etwas geben kann, was sie selbst nicht geben können. In ausgeprägter und destruktiver Form manifestiert sich Neid in der Neigung, andere zu verletzen oder zu beschädigen. Destruktiv neidische Personen versuchen, das unerträgliche Gefühl, etwas nicht zu haben, was der andere hat, dadurch zu mildern, dass sie *das Begehrte zerstören.*
- Provozierendes oder negativistisches Verhalten in den Sitzungen kann beispielsweise Ausdruck von Hass auf uns sein. Dieser könnte die Folge von Neid auf uns sein oder eine tiefe Sehnsucht nach einer idealen Versorgung abwehren. Wir sprechen dazu auch die *hasserfüllten Anteile* an mit dem Ziel, dass die Patienten ihren Hass wahrnehmen und integrieren können. Oft sind sie sich der Konsequenzen ihres aggressiven oder hasserfüllten Verhaltens nicht bewusst, da die bewusste Wahrnehmung des Hasses abgespalten ist (Clarkin et al. 2001a).

Es ist nicht einfach, einen *empathischen Zugang* zu den chronisch aggressiven Seiten dieser Patienten zu erreichen. Gelingt es uns aber zu verstehen, dass es für den Patienten notwendig ist, die Emotionen abzuwehren, können wir die therapeutische Beziehung oft sehr verbessern. So können wir uns Neid am ehesten als einen *sehr schmerzvollen Gefühlszustand* vorstellen, der stark auf den Verlust an Selbstwert und Selbstachtung bezogen ist. Etwas nicht zu haben, was andere haben, ist subjektiv mit dem Gefühl des Unwertes, des Ausgestoßenseins und des Alleingelassenseins verbunden. Sich in diese emotionalen Zustände einzufühlen ist besonders wegen der negativen Konnotation des Wortes »Neid« in der Umgangssprache notwendig, die einen empathischen Zugang eher behindert.

Es ist immer wieder darauf hingewiesen worden, dass manche Patienten therapeutische *Interventionen nicht annehmen* können und sie zerstören müssen, weil sie den Neid auf den Therapeuten, der etwas Gutes geben kann, das sie selbst nicht besitzen, nicht aushalten können. Liegt diese Dynamik vor, sollten die Patienten sich des Neides bewusst werden und erkennen, wie dieser ihre Fähigkeit, Hilfe anzunehmen, beeinträchtigt. Es sei aber davor gewarnt, Neid vorschnell als Ursache negativer therapeutischer Reaktionen anzunehmen. Eine inadäquate Interventionstechnik kann ebenso die Ursache sein, wenn eine Intervention von Patienten nicht angenommen wird!

39.6 Therapeutischer Umgang mit Aggressionen

Wie gehen wir nun mit Ärger- und Wutreaktionen um? Entscheidend ist zunächst, ob die aggressiven Reaktionen *adaptiv oder maladaptiv* sind. Bei *adaptiven Reaktionen* beachten wir das Folgende:
- Der *Abgrenzung oder Selbstbehauptung* dienende Ärger- oder Wutreaktionen würdigen wir als Ressource, besonders, wenn sie in der therapeutischen Situation auftreten.
- Oftmals war traumatisierten Patientinnen das Erleben einer Abgrenzungs- oder Selbstbehauptungsaggressivität durch die Androhung von Sanktionen nicht zugänglich, so dass sie

noch auf unsere ausdrückliche *Erlaubnis und Ermutigung* angewiesen sind, um sich diese Emotionen zu gestatten. Für viele traumatisierte Patienten stellt es einen großen Durchbruch in der Therapie dar, wenn sie aggressive Regungen uns gegenüber wahrnehmen können. Nach Winnicott (1974b) ist es für die Entwicklung der Objektkonstanz des kindlichen Selbst von größter Bedeutung, das mütterliche Objekt gebrauchen und sogar zerstören zu dürfen, um so erfahren zu können, dass es die Angriffe überlebt und keine Vergeltung übt. Diese Möglichkeit blieb traumatisierten und persönlichkeitsgestörten Patienten typischerweise versagt, deren schwache und kränkbare Bezugspersonen eine solche »Beschädigung« psychisch nicht überlebt hätten. Anstelle getrennter Selbst- und Objektrepräsentanzen entstanden Beziehungsmuster symbiotisch-fusionärer oder pseudoautonomer Prägung, die weitaus weniger in der Lage sind, negative Gefühle in der Beziehung auszubalancieren (Schleske 1999, S. 459).

- Der Hinweis, dass das *Erleben aggressiver Emotionen nicht gleichbedeutend mit ihrem handelnden Ausagieren* ist, kann ihren Ausdruck erleichtern. Gelegentlich kann es notwendig sein, bei schnell aufkommenden Handlungsimpulsen eine Stärkung der Impulssteuerung in die Behandlungsplanung einzubeziehen.
- Indem wir unsere Patientinnen ermutigen, die *Auslöser aggressiver Reaktionen* und Impulse in der therapeutischen Situation zu identifizieren und ihre Entstehung zu analysieren, heben wir gleichzeitig die Sinnhaftigkeit und Berechtigung auch aggressiver Reaktionen hervor.
- Wenn die Patientinnen es sich gestatten, Aggressionen zu erleben, setzen oft *Schuldgefühle* ein. Diese Schuldgefühle analysieren wir im Hinblick darauf, wieweit sie eine Berechtigung in der Gegenwart haben oder als Folge früher Verinnerlichungsprozesse aufzufassen sind.
- Wenn Wut und Hass im Rahmen *undifferenzierter Affektzustände* durchsetzt sind von den traumatischen Affekten der Ohnmacht, der Verzweiflung, der Angst und des Alleingelassenseins sowie von Scham- oder Schuldgefühlen, ist es wichtig,
  - sie im Hinblick auf ihre Vergangenheits- und Gegenwartsanteile zu differenzieren,
  - die traumatischen Vergangenheitsanteile, insbesondere die Affekte der Ohnmacht, Angst, Verzweiflung sowie Scham- und Schuldgefühle zu »verpacken« und
  - die der Abgrenzung und Selbstbehauptung dienenden adaptiven aggressiven Affekte zu bewahren (s. Kap. 25).

Bei offensichtlich *dysfunktionalen aggressiven Reaktionen und Persönlichkeitsanteilen* haben wir die beste Erfahrung mit einem Vorgehen gemacht, das die aggressive Reaktionsbereitschaft klar herausarbeitet und gleichzeitig *ihre ursprüngliche adaptive Funktion* – entweder in der Gegenwart oder in der Vergangenheit – *wertschätzend würdigt*. Besonders wenn wir nicht nur mit aggressiven Reaktionen, sondern mit einem *aggressiven Persönlichkeitsanteil* konfrontiert sind, der sich z. B. mit einer feindseligen Einstellung uns gegenüber oder mit der Neigung zur Selbstschädigung präsentiert, hat sich folgendes Vorgehen bewährt:

- Zunächst einmal *sprechen wir aggressives Patientenverhalten und Versuche, die therapeutische Beziehung zu zerstören, klar und konsequent an*. Dies ist schon deshalb notwendig, weil ein aggressives Patientenverhalten unsere Arbeitsfähigkeit bedroht. Wenn sich eine Patientin so verhält, dass wir fortgesetzt unterschwellig angespannt und gereizt sind, können wir ihr nicht die volle Aufmerksamkeit schenken. Es kann auch nicht sinnvoll sein, zu schweigen und ihr den Eindruck zu vermitteln, wir wollten sie so akzeptieren, »wie sie ist«. Sie würde dadurch nur den unrealistischen Eindruck gewinnen, uns überzeugt, gelähmt oder mundtot gemacht zu haben, was sie in ihrer Destruktivität bestärken würde (Clarkin et al. 2001a). Wir plädieren sehr dafür, Aggression der Patienten nicht zu verleugnen. Dies würde die Aggression in ihrer inneren Welt nur verstärken. Oder es könnte ein Stillstand in der Therapie entstehen, weil wir beim Patienten Schuldgefühle erzeugen würden, indem wir freundlich bleiben, obwohl er uns schlecht behandelt. Unsere haltende Funktion beinhaltet eben auch, die Tatsache der Aggressivität der Patienten zu akzeptieren und ihnen das Gefühl zu geben, dass ihre Aggression uns nicht zerstören kann, vor allem nicht die positiven Gefühle, die wir für sie haben. Nicht wenige Patienten reagieren erleichtert, wenn sie feststellen, dass sie auch Wut und Hass in der therapeutischen Beziehung erleben und ausdrücken dürfen.

- Bei hinreichend guter therapeutischer Beziehung ist es so gut wie immer möglich zu verstehen, wie die aggressive Reaktion vor Verletzlichkeit, Scham oder Schuldgefühlen oder anderen negativen Emotionen schützt oder geschützt hat. Wir geben der Patientin zu verstehen, dass wir diese »Seite« von ihr genauer kennen lernen wollen. Wir teilen ihr unsere Überzeugung mit, dass dieser aggressive, aber auch starke und durchsetzungsfähige Persönlichkeitsanteil mit größter Wahrscheinlichkeit einmal eine wichtige – *rettende, schützende und sicherheitgebende – Funktion* für sie hatte, dass er vielleicht sogar für sie überlebensnotwendig war, nun aber seine ursprünglich positive Energie auf destruktive Weise gegen andere Personen oder gegen die Patientin selbst wendet. Wir fügen edukativ hinzu, dass traumatisierte Patientinnen fast immer auch starke und durchsetzungsfähige Seiten haben – andernfalls hätten sie psychisch wahrscheinlich nicht überlebt.
- Insofern, so erläutern wir weiter, verdient diese Seite ebenso unsere Wertschätzung wie alle anderen Seiten ihrer Person auch. Wir bekunden unser ehrliches *Interesse, auch mit der aggressiven Seite in Kontakt zu treten.* Wir wollen verstehen, welche Situationen diese Seite der Persönlichkeit aktivieren, so dass sie das Denken und Handeln der Gesamtperson bestimmen.
- Nachdem wir die bisherigen adaptiven Leistungen ausdrücklich gewürdigt haben, sprechen wir die aggressive Seite nun direkt an und bitten sie, uns ihre Vorstellungen, Ziele und Absichten und vor allem ihre Beweggründe für den aggressiven Kommunikations- und Handlungsstil mitzuteilen. Wir unterstellen dabei *grundsätzlich eine positive Absicht.* Noch besser ist es, wenn die Patientin selbst ihre aggressive Seite in dieser Weise anspricht.

T: Bitte versuchen Sie, mit der »aggressiven Seite« in Ihnen Kontakt aufzunehmen. Bitten Sie sie, über ihre Ziele und Vorstellungen zu sprechen und auch zur aktuellen Situation Stellung zu nehmen. Wenn Sie unterstellen, dass sie mit ihrer aggressiven Einstellung eine ursprünglich positive Absicht verfolgt – welche positive Absicht könnte das sein?

- Schließlich versuchen wir, die aggressive Seite zu bewegen, ihre *Kraft, Stärke und Entschlossenheit in den Dienst der aktuellen Problembewältigung zu stellen.*
- Längerfristig bemühen wir uns im Rahmen der *Ego-State-Arbeit* (s. Kap. 30.6) darum, die aggressiven Persönlichkeitsanteile mit den anderen Anteilen der Person in einen inneren Dialog eintreten zu lassen.

Die wertschätzende Bemühung um ein Verständnis der aggressiven Seiten unserer Patienten bedeutet nicht, dass wir aggressive Handlungen oder Grenzverletzungen in der Therapie zulassen oder billigen. Selbstverständlich müssen wir uns und die Therapie vor gewaltsamen Übergriffen schützen. Wir sollten auch klar gegen Gewalt und Destruktivität zur Durchsetzung eigener Interessen und zur Spannungsabfuhr Stellung beziehen. Wir empfinden es nicht als Widerspruch, wenn wir einerseits entschlossen sind, uns zu schützen und in der Frage der Gewaltanwendung eine klare Position beziehen, und uns andererseits um ein Verständnis der Schutz-, Bewältigungs- oder Abwehrfunktion aggressiven Verhaltens oder aggressiver Seiten der Person bemühen.

Nach unserer Beobachtung reagieren unsere Patienten auf einen solchen therapeutischen Zugang zunächst verwundert, dann aber sehr entlastet. Die Erfahrung, dass ein Teil von ihnen nicht »ausgestoßen« wurde, sondern eine Chance hat, gehört zu werden, wirkt oft ermutigend. Darüber hinaus sehen wir deutliche Vorteile für die Entwicklung der Gegenübertragung. Wie schon angedeutet, spielt hier die Begriffswahl – »positive Absichten des Persönlichkeitsanteils« versus »täteridentifizierter Persönlichkeitsanteil« – eine wichtige Rolle. Wenn wir auf die ursprünglich »positiven Absichten« dieser Persönlichkeitsanteile fokussieren, wird es uns wesentlich leichter fallen, ihnen gegenüber eine empathische Haltung einzunehmen, als wenn wir ihre Entstehung aus der Täteridentifikation akzentuieren.

Literaturempfehlungen

Clarkin JF, Yeomans F, Kernberg OF (2001). Psychotherapie der Borderline-Persönlichkeit. Stuttgart, New York: Schattauer.

Lichtenberg JD, Shapard B (2000). Hass und Genugtuung. In: Kutter P (Hrsg). Psychoanalytische Selbstpsychologie. Theorie, Methoden, Anwendungen. Göttingen: Vandenhoeck & Ruprecht.

Parens H (1993). Neuformulierungen der psychoanalytischen Aggressionstheorie und Folgerungen für die klinische Situation. Forum Psychoanal; 9: 107–21.

40 Reviktimisierung und der so genannte »Masochismus«

Traumawiederholung und selbstschädigende Persönlichkeitszüge

40.1 Reviktimisierung und Wiederholungsphänomene bei traumatisierten Patienten

Eine überwältigende Fülle von Befunden belegt, dass Misshandlung in der Kindheit das Risiko von Misshandlungen im Erwachsenenalter erhöht, namentlich das Risiko sexueller Übergriffe, aber auch das Risiko anderer gewaltsamer Übergriffe und Misshandlungen (Cloitre 1998; Nishith et al. 2000; Widom 1999; Wöller 2005). Personen mit sexueller Traumatisierung in der Kindheit haben eine signifikant höhere Wahrscheinlichkeit, als Erwachsene Opfer von Vergewaltigungen oder anderen Gewaltverbrechen zu werden (Briere u. Runtz 1987; Sedney u. Brooks 1984). Die Zusammenhänge sind offenbar nicht spezifischer Natur. Gewalterfahrungen in der Ursprungsfamilie scheinen das Risiko jeder Form von Gewalterfahrungen im späteren Leben zu erhöhen.

Auf die Stabilität traumatischer Opferbindungen haben wir in Kapitel 4.5 hingewiesen. Was veranlasst Opfer von Misshandlungen und Traumatisierungen, sich erneut und immer wieder der Einwirkung von Misshandlungen und Traumatisierungen auszusetzen, und was trägt dazu bei, dass sie ihre durch Gewalt und Missbrauch geprägten Beziehungen stabilisieren und aufrechterhalten? Gibt es eine der Traumapathologie inhärente Tendenz zur Wiederholung traumatischer Erfahrungen? Bevor wir diese außerordentlich bedeutsame Frage diskutieren, sei daran erinnert, dass wir *Wiederholungsphänomenen* bei Traumaopfern in verschiedener Hinsicht begegnen. Hervorzuheben sind folgende Punkte:

- Das Phänomen der Wiederholung traumatischen Erlebens findet sich sowohl in den *repetitiven intrusiven Traumaerinnerungen* oder -teilerinnerungen der Posttraumatischen Belastungsstörung (PTBS) wie auch in zahlreichen Verhaltensinszenierungen. Wir denken dabei an das Nachspielen traumatischer Szenen im Kindesalter, an automatisch wiederholte selbstverletzende Verhaltensweisen von Kindern (Grossman 1991; Terr 1991) und an zwanghaft ritualisierte sexuelle Verhaltensmuster bei Erwachsenen (Schwartz et al. 1995). In diesem Zusammenhang wird übereinstimmend hervorgehoben, dass die Neigung zur monotonen Wiederholung und Reinszenierung traumatischer Erfahrungen umso höher ist, je weniger es gelingt, die traumatischen Erlebnisse dem bewussten Erleben zugänglich zu machen (Grossman 1991). Allerdings ist der Wiederholungscharakter qualvoller Beziehungen nicht auf Traumafolgestörungen beschränkt. Zwanghafte und stereotype Wiederholungen kommen ebenso bei neurotischen Störungen vor und werden als ein wesentliches Merkmal des neurotischen Prozesses betrachtet (Kubie 1954). Wiederholungsphänomene sind auch Übertragungen, im Alltagsleben und in der Therapie.

- Es kann ebenso zur Traumawiederholung in Form *aktiver Traumatisierung* kommen. In zahlreichen Studien zeigte sich ein Zusammenhang zwischen traumatisierenden Erfahrungen in der Kindheit und der späteren Neigung, andere Menschen aktiv zu traumatisieren (Herrenkohl et al. 1983; Hunter u. Kilstrom 1979). Die Reinszenierung eigener Missbrauchserfahrungen ist eine wichtige Ursache des oft beschriebenen Zyklus der Gewalt (Widom 1987; s. Kap. 4.5).

40.2 Deskriptive Modelle: Wiederholungszwang, Masochismus und selbstschädigende Persönlichkeitsstörung

Als Modell zur Erklärung der Neigung zur Reviktimisierung hat Freud (1920) das Konzept des *Wiederholungszwanges* eingeführt. Er hatte lange nach einer Erklärung für die Beobachtung gesucht, dass Patienten in ihrem Leben und in den Therapien unangenehme Ereignisse der Vergangenheit zwanghaft wiederholen, obwohl dies mit dem Lustprinzip nicht vereinbar ist. Die dämonisch anmutende Zwanghaftigkeit der Traumawiederholungen hat Freud veranlasst, vom »Wiederholungszwang« zu sprechen. Er hat damit einen Begriff eingeführt, der sich zunehmender Beliebtheit und Verbreitung erfreute. Während Freud bis 1920 den Wiederholungszwang als Ausdruck der »psychischen Trägheit« (1918) oder der »Klebrigkeit« (1916/1917) der Libido verstanden hatte, versuchte er in seiner Schrift »Jenseits des Lustprinzips« (1920) den Wiederholungszwang aus dem Todestrieb abzuleiten. Freuds Auffassung wird hinsichtlich folgender Gesichtspunkte kritisiert:

- Eine Kritik betrifft die Herleitung des Wiederholungszwangs aus dem »Todestrieb«. Dieser Auffassung wird entgegengehalten, dass sich seine konstruktiven und adaptiven Aspekte durchaus auch auf dem Boden des *Lustprinzips* konzeptualisieren lassen (Denzler 1994). Die genauere Untersuchung so genannter »traumatischer« Träume zeigt, dass die in ihnen zur Darstellung kommenden Traumawiederholungen auch wunscherfüllende Funktionen im Sinne unbewusster libidinöser Gratifikationen enthalten (Renik 1981).
- Eine weitere Kritik betrifft die Frage, ob es überhaupt sinnvoll ist, von einem Wiederholungszwang zu sprechen. Kubie (1939) argumentiert überzeugend, dass die Tatsache allein, dass gewisse Muster sich wiederholen, kein Beweis für die Existenz eines Wiederholungszwangs darstellt. Sandler et al. (1996) weisen darauf hin, dass die Tendenz zum Wiederholen weder als »Zwang« im psychiatrischen Sinne noch als »Trieb« im Sinne Freuds aufzufassen und daher angemessener von einem »Drang zur Wiederholung« zu sprechen sei. Nach Wurmser (1987) suggeriert der Begriff, die Phänomene von Traumawiederholung und Reviktimisierung erklären zu können, während sein tatsächliches Erklärungspotenzial jedoch gering sei. Der Begriff liefere zwar treffende Beschreibungen, aber *keine Erklärungen* der Phänomene von Reviktimisierung und Traumawiederholung.

Uns scheinen die Argumente überzeugend, und auch wir können in unserer klinischen Arbeit keinen therapeutischen Nutzen aus dem Begriff des Wiederholungszwanges ziehen.

Parallel zum Konzept des Wiederholungszwangs beanspruchten die psychoanalytischen *Masochismus-Theorien*, die Phänomene von Reviktimisierung und Traumawiederholung erklären zu können. Zahlreiche Autoren haben die enge Verbindung zwischen »masochistischen« Phänomenen und schweren Traumatisierungen hervorgehoben (Berliner 1981; Blum 1976; Novick u. Novick 1987; Stoller 1979; Wurmser 1998). Der Begriff »Masochismus«, der ursprünglich eine Bezeichnung zur Beschreibung einer sexuellen Perversion gewesen war, hatte im psychoanalytischen Sprachgebrauch eine weitaus umfassendere Bedeutung angenommen. Im Unterschied zur sexuellen Perversion, bei der sexuelle Lust durch Schmerz und Leiden erlebt wird, ist bei den meisten als masochistisch beschriebenen Verhaltensweisen die aktive Herbeiführung von Leid und Schmerz nicht mit einem bewussten Lustempfinden verbunden.

Differenzierten Darstellungen konnte immer entnommen werden, dass masochistische Phänomene eine Vielzahl selbst- und beziehungsregulatorischer Funktionen erfüllen können (Eidelberg 1959; Novick u. Novick 1991; Rohde-Dachser 1986; Stolorow 1981; Valenstein 1993; Wöller 1994). Wie viele andere Begriffe der psychoanalytischen Fachsprache hat der Begriff »Masochismus« jedoch in seiner umgangssprachlichen Verwendung eine Umdeutung erfahren, die in der Konsequenz Opfern traumatischer Gewalt eine »Lust am Leiden« unterstellt. Nicht zuletzt deshalb wurde der Versuch, eine »masochistische Persönlichkeitsstörung« in die amerikanische DSM-IV-Klassifikation aufzunehmen, von feministischer Seite unter Federführung von Herman (1992a) mit großem Nachdruck verhindert.

Die DSM-III-R (American Psychiatric Association 1987) beschreibt demgegenüber eine selbstschädigende Persönlichkeitsstörung *(self defeating personality disorder)* als ein durchgängiges Muster selbstschädigenden Verhaltens, bei dem die betroffenen Personen jedes angenehme Erleben vermeiden oder verhindern und stattdessen in Situationen und Beziehungen geraten, die ihnen Leiden bereiten. Einige der dort genannten Kriterien sind folgende:

- Die Personen gehen Beziehungen ein, die zu Enttäuschung, Scheitern und schlechter Behandlung führen, auch dann, wenn bessere Optionen möglich wären. Hilfsangebote anderer weisen sie zurück oder machen sie unwirksam.
- Auf Erfolge oder andere positive Ereignisse reagieren sie mit Depression oder Schuldgefühlen.
- Bei anderen Menschen rufen sie leicht Ärger und Zurückweisung hervor und fühlen sich dann verletzt oder gedemütigt.
- Sie weisen Angebote zurück, die ihnen Freude bereiten könnten, oder wollen nicht gelten lassen, dass ihnen etwas Freude bereitet hat.
- Oft scheitern sie an Aufgaben, die der Erreichung persönlicher Ziele dienen. Dabei fehlt es ihnen nicht an den entsprechenden Fähigkeiten, für andere Menschen können sie sie durchaus zum Einsatz bringen.
- Sie sind offensichtlich wenig interessiert an Menschen, die sie gut behandeln und sich fürsorglich um sie bemühen.
- Sie opfern sich unaufgefordert für andere Menschen auf.

Der Begriff »selbstschädigende Persönlichkeitsstörung« ist von selbstschädigenden Verhaltensweisen abzugrenzen; in der Psychodynamik der Selbstverletzung spielt das aktive Herbeiführen von Leiden keine wesentliche Rolle. Überwiegend zielt selbstverletzendes Verhalten auf die Beendigung unerträglicher emotionale Zustände ab, nicht jedoch auf Leiden und Schmerz. Selbstverletzende Handlungen werden zudem oft in einem dissoziativen Zustand ausgeführt, in dem die Schmerzempfindlichkeit aufgehoben ist. Als deskriptive Kategorie trägt der Begriff der selbstschädigenden Persönlichkeitsstörung ebenfalls nicht nennenswert zum Verständnis der uns interessierenden Phänomene bei. Gegenüber dem alternativen Begriff »masochistische Persönlichkeitsstörung« hat er aber den unbestreitbaren Vorzug, dass er weniger die Vorstellung weckt, die betroffenen Patienten suchten bewusst die Lust im Leiden. Nach unserer Erfahrung ist es eher die Ausnahme, dass traumatisierte Patienten eine sexuelle Lustempfindung aus selbst zugefügtem Schmerz ziehen können. Bei der großen Mehrheit überwiegt das Leiden. Allenfalls vermag das aktive Herbeiführen von Schmerz und Leiden vor noch größerem Leiden durch unerträgliche Emotionen zu schützen.

Gegen eine vollständige Aufgabe des psychoanalytischen Masochismus-Begriffs sprechen jedoch auch gute Gründe. So wäre es bedauerlich, wenn mit der zunehmenden Abwendung von diesem Begriff auch die *wertvollen und klinisch äußerst hilfreichen theoretischen Gedanken der psychoanalytischen Literatur* zu masochistischen Phänomenen weniger wahrgenommen würden.

Unter Rückgriff auf diese theoretischen Gedankengänge, aber auch unter Berücksichtigung neuerer Befunde der Trauma- und Bindungsforschung wollen wir nun die wichtigsten theoretischen Modelle zur Erklärung der Reviktimisierung und Traumawiederholung vorstellen und im Hinblick auf ihren klinisch-praktischen Nutzen für die Arbeit mit den betroffenen Patienten bewerten.

40.3 Ursachen der Reviktimisierung und Selbstbeschädigung

Wiederholen auf der Verhaltensebene: Meisterung

Wie auch immer wir zu dem Begriff »Wiederholungszwang« stehen mögen – festzuhalten ist, dass Freud das klinische Phänomen des Wiederholungszwangs mit der Notwendigkeit der *Meisterung* traumatischer Erfahrungen in Zusammenhang gebracht hat. Er hat beobachtet, wie ein Kleinkind, das dem Kommen und Gehen seiner Mutter ohnmächtig ausgeliefert ist, versucht, dieses unlustvolle Erleben dadurch zu bewältigen, dass es dieses »Fort – Da« aktiv nachspielt. Die Theorie der Meisterung besagt nun, dass das Ich versucht, die eingebrochenen und nicht verarbeiteten Reizmengen nachträglich zu bewältigen, indem es den zum Trauma führenden Ablauf erneut in Szene setzt, um ihm nun einen günstigeren Ausgang zu geben.

An der Bedeutung der Meisterungstheorie wurde auch in neuerer Zeit festgehalten. Nach Horowitz (1986) zählt die Traumawiederholung neben der Dissoziation zu den wichtigsten Anpassungsreaktionen auf schwere Stressereignisse in Kindheit und Erwachsenenalter. Sie manifestiert sich in Intrusionen und Verhaltensreinszenierungen – so lange, bis in Prozessen abwechselnder Annäherung und Vermeidung eine Vervollständigung oder Meisterung des ursprünglichen überwältigenden Stressereignisses gelingt. Die Meisterung setzt voraus, dass die Personen ihre Erlebnisse neu erleben und die intensiven Emotionen abreagieren. Wird dieser Stress-Reaktions-Zyklus nicht erfolgreich vollendet, neigen Personen dazu, Wiederholungen des traumatischen Ereignisses in verkleideter Form in Szene zu setzen, begleitet von Betäubungen und Intrusionen. Dissoziative Mechanismen, die unter den Bedingungen kumulativ traumatisierender Erfahrungen besonders in der Kindheit die entscheidende Überlebensstrategie sein können, verhindern naturgemäß die Komplettierung des Stress-Reaktions-Zyklus und damit die Meisterung des traumatischen Erlebens mit der Folge oft lebenslanger Traumawiederholungen in verkleideter Form.

Andere Autoren heben hervor, dass mit dem ständig wiederholten Aufsuchen des Traumas eine Hoffnung verbunden sein kann, die neuen Objekte könnten einmal nicht zurückweisend oder missbräuchlich, sondern liebevoll und fürsorglich reagieren (Hirsch 1994a). Casement (1985) sieht im Wiederholungszwang eine unbewusste Suche nach neuen Lösungen für einen bis dahin ungelösten Konflikt, und auch Stern (1988) betrachtet den Aspekt der Meisterung als die Essenz der Traumawiederholung. Viele traumatisierte Patienten berichten offen über ihren Drang, sich bekannten, wiewohl als gefährlich erkannten Situationen immer wieder auszusetzen, um sie endlich zu bewältigen. Möglicherweise ist in den Wiederholungen auch der Versuch zu sehen, einen *inneren Abschluss* zu finden – vergleichbar dem Schließen einer Gestalt im Sinne der Gestalttheorie –, wobei das Bedürfnis nach einem Abschluss umso drängender wird, je weniger der Abschluss gelingt.

Aus der Sicht der biologisch orientierten Traumaforschung ist die Theorie der Meisterung traumatischer Erfahrungen immer wieder skeptisch beurteilt worden. Gegen sie sprächen klinische Erfahrungen und empirische Hinweise bei Patienten mit PTBS, die mit zunehmender Krankheitsdauer immer mehr unter den Wiederholungen litten (van der Kolk 1989). Dieser Einwand überzeugt nicht ganz, da der Misserfolg einer Bewältigungsform zunächst nichts über ihre Motivierung aussagt. Wir denken, dass die Meisterungstheorie durchaus geeignet ist, wenn auch nicht alle, so doch einen Teil der klinischen Phänomene von Traumawiederholung zu erklären.

Traumatische Ohnmacht und Hilflosigkeit

Wie schon ausgeführt, kommt es bei Traumaopfern typischerweise zur Wiederbelebung traumatischer Affekte im täglichen Leben, wobei äußere Stimuli assoziativ die ursprünglichen traumatogenen Affekte, insbesondere Gefühle der Verlassenheit und Hilflosigkeit, wachzurufen pflegen. Dies können bestimmte Orte, Gedanken, Bilder, Geräusche oder Empfindungen sein, die eine Person veranlassen, aktuelle Emotionen, Empfindungen oder Gedanken so wahrzunehmen, als sei das ursprüngliche Trauma zurückgekehrt. Entsprechend wird auch die gleiche traumatische Ohnmacht und Hilflosigkeit wiedererlebt, die das Opfer nun zu jeder Form abgrenzender Aktivität unfähig macht.

Generalisierte Hilflosigkeits- und Ohnmachterlebnisse spielen in vielen Situationen die entscheidende Rolle, wenn Traumaopfer sich nicht wehren oder abgrenzen können, und tragen damit maßgeblich zur Entstehung von Reviktimisierungen bei. Auf andere Menschen wirkt das Verhalten der Patienten oft so, als wollten sie sich selbst schädigen. Tatsächlich liegt vielen »masochistisch« imponierenden Handlungen traumatisierter Patientinnen bei näherem Hinsehen keine selbstschädigende Absicht zugrunde, sondern eine *aus der reaktivierten traumatischen Hilflosigkeit resultierende Unfähigkeit zu alternativen Handlungsweisen.*

Verminderte Wahrnehmung von Warnhinweisen

Die bei Traumaopfern häufigen *alexithymen Züge* können ebenfalls zur Reviktimisierung beitragen. Sie verhindern eine korrekte Identifikation von Emotionen und erschweren den emotionalen Austausch. Zum einen können alexithyme Personen emotionale Hinweise bei Interaktionspartnern nicht genau erkennen, so dass sie bedrohliche Situationen zu spät erkennen. Zum anderen gelingt es ihnen oft nicht, ihrem »Nein« zu einem sexuellen Angebot eine entsprechende Affektäußerung zur Seite zu stellen. Dies kann dazu führen, dass dieses »Nein« leicht ignoriert oder bagatellisiert wird (Cloitre 1998).

Die bei Traumaopfern häufige Neigung zur *Dissoziation* disponiert ebenfalls zur Retraumatisierung, indem sie die Fähigkeit, Warnsignale wahrzunehmen, einschränkt. Modelle des zustandsabhängigen Lernens und Erinnerns besagen, dass Ereignisse nur in demselben psychischen Zustand erinnert werden können, in dem sie auch gespeichert worden sind. Aus der neueren Forschung zur PTBS ist bekannt, dass durch das hohe Erregungsniveau während der Einwirkung der ursprünglichen gewaltsamen Übergriffe die Erinnerung an eben diese Ereignisse und die damit verknüpften Affekte abgespalten, dissoziiert sind. Aufgrund der zustandsabhängigen Speicherung werden sie nur dann abrufbar, wenn die Person sich erneut in einem Zustand befindet, der der ursprünglichen Situation ähnlich ist (van der Kolk 1989). Dies hat zur Folge, dass alle Warnsignale, die eine drohende Viktimisierung anzeigen können, nicht wahrgenommen werden können, weil sie der Dissoziation unterliegen. Warnsignale werden ignoriert oder bagatellisiert, so dass die sexuelle Reaktion des anderen überraschend erlebt wird (Briere 1989; Kluft 1990).

Unter Berücksichtigung der Theorie der strukturellen Dissoziation der Persönlichkeit (s. Kap. 8.5) können wir die fehlende Wahrnehmung von Warnsignalen so verstehen: Wenn Erfahrungen durch einen emotionalen Teil der Persönlichkeit (EP) gemacht wurden, müssen sie anschließend über die Alltagspersönlichkeit (ANP) verarbeitet – mentalisiert – und damit kognitiv eingeordnet werden. Das ist aber bei dissoziiertem Material nicht möglich, weil die Erfahrung in der Gesamtheit nicht ertragen werden kann. In der Folge geschehen die Ereignisse immer wieder, weil die Patientinnen aus ihren Erfahrungen nicht lernen können. Denn im Zustand, in dem sie lernen könnten, haben sie keinen Zugang zu diesen Erfahrungen.

Das folgende Beispiel zeigt, wie die zu den traumatischen Ereignissen gehörigen Gefühle, insbesondere die Angst, abgespalten sind.

Eine in der Kindheit traumatisierte Patientin geht nachts um 3 Uhr durch einen gefährlichen Bezirk der Stadt, ohne Angst zu haben.

Hinzu kommt, dass Traumaopfer, die leicht in dissoziative Zustände geraten und entsprechend »weggetreten« wirken, von Tätern als »leichte Beute« angesehen werden. Von ihnen kann angenommen werden, dass sie sich an Ereignisse, die in einem dissoziativen Zustand geschehen sind, anschließend nur unscharf erinnern können (Cloitre 1998).

Weiterhin können Reviktimisierungen durch dissoziativ abgespaltene Persönlichkeitsanteile im Rahmen dissoziativer Identitätsstörungen oder anderer hoch dissoziativer Pathologien aktiv herbeigeführt werden. Die Patientinnen haben dann keinerlei Erinnerung an die schädigenden Handlungen. Sie benötigen eine spezielle Arbeit; das Ziel muss hier darin bestehen, die dissoziativ getrennten Persönlichkeitsanteile zu integrieren (s. Kap. 42).

Aufsuchen von Gewalthandlungen und Leiden als Affektregulation

Wie alle autodestruktiven Handlungen oder bulimischen Attacken können auch Gewalthandlungen eine gewisse, wenn auch nur vorübergehende Erleichterung bei unerträglichen Affektzuständen und quälenden Depersonalisationserscheinungen bringen. Nicht wenige Patienten führen in hektischer Suche nach Aktivität und lustvoller Erregung Krisen, Beziehungskonflikte und extreme Erregungszustände herbei, um zumindest zeitweise dem Erleben von Leere und Anspannung zu entfliehen. Sie setzen sich damit mehr oder weniger bewusst auch Gefahren aus, die zur Reviktimisierung führen können. Nicht nur die Selbstverletzung, auch geschlagen zu werden kann diese Spannungszustände verringern.

Aus selbsttheoretischer Sicht können solche Verhaltensweisen die Funktion haben, die *bedrohte Integrität des Selbst* zu sichern und Selbstgrenzen vor der Auflösung zu bewahren. So ist erklärbar, dass manche hinsichtlich ihrer Selbstgrenzen bedrohte Individuen mitunter groteske Schmerzerfahrungen suchen, um zu einem Gefühl des Real- und Lebendigseins zu gelangen (Stolorow 1975).

Eine Patientin muss sich den Bauch bis zur Schmerzgrenze voll schlagen, um der inneren Leere zu entgehen und sich spüren zu können.

Schließlich erhöht der zur Emotionsregulierung eingesetzte Gebrauch von Alkohol und Drogen zusätzlich die Gefahr von Reviktimisierungen (Koss u. Dinero 1989).

Bindungstheoretische Überlegungen

Nach neueren Befunden der Bindungsforschung (Ainsworth 1978; Bowlby 1969) kann die Tendenz zur Wiederholung traumatischer Erfahrungen als Bindungsphänomen betrachtet werden. Die im Gefolge lang anhaltender personaler Traumatisierungen regelmäßig zu beobachtenden Modifikationen des Bindungsverhaltens (s. Kap. 4.4) können somit eine weitere Ursache von Reviktimisierungen sein. Betrachten wir dies im Einzelnen:

- Die für Traumaopfer charakteristischen *Verlassenheitsängste* führen dazu, dass diese sich an Personen binden, die ihnen *Schutz, Nähe und Geborgenheit* anzubieten scheinen. Unter dem Einfluss der Verlassenheitsängste ist gleichzeitig die Urteilsfähigkeit beeinträchtigt sowie die Fähigkeit, zu einer rationalen Einschätzung der Situation zu gelangen. Eine Folge dieser eingeschränkten Urteilsfähigkeit besteht darin, dass *Bindung und Anlehnung an schutzgebende Personen gesucht wird, um die Verlassenangst zu überwinden, selbst dann, wenn diese Personen selbst gewalttätig oder Missbraucher sind* (van der Kolk 1987). Zusätzlich können Traumatisierte aufgrund des Verrats der frühen Bezugspersonen kaum vertrauenswürdige von vertrauensunwürdigen Beziehungen unterscheiden; im Zweifel werden sie auf bekannte und vertraute Beziehungsmuster zurückgreifen. Wiederholt werden auf diese Weise Beziehungen mit Männern, die sich erst als fürsorgliche Beschützer präsentierten, sich dann aber als Missbraucher erweisen. Zudem sind Opfer von Kindheitstraumatisierungen als Folge *dysfunktionaler interpersoneller Lernerfahrungen* oft dahingehend sozialisiert, dass sie Gewalt in nahen Beziehungen als etwas Normales tolerieren oder sogar akzeptieren (Sandberg et al. 1994).

- Oft werden gewaltsame Handlungen in Kauf genommen, wenn mit ihnen ein *Gefühl von Nähe, Geborgenheit und Heimat* möglich ist. Ein Umfeld von Gewalt vermittelt die Nähe zum Elternhaus und erfüllt zudem das Bedürfnis, auch in einer gewaltsamen Umgebung Vertrautes und Bekanntes wiederzufinden. In einer missbräuchlichen Beziehung kann Nähe nur in Verbindung mit Gewalterfahrung erlebt worden sein. Schmerz und Leiden werden dann besonders gesucht, wenn sie über eine Assoziation mit »Mutter« oder »Vater« oder über das Gefühl des Bekannten und Vertrauten indirekt ein Gefühl von Geborgenheit, Sicherheit und Heimat vermitteln (Gerisch 1996). *Leiden kann ein Gefühl von Geborgenheit im Vertrauten vermitteln.* Das Schlechte ist das Vertraute, und das Vertraute vermittelt Sicherheit. Novick und Novick (1987, S. 361) zitieren eine Patientin mit den Worten: »Wenn ich mich gut fühle, bin ich allein, wenn ich mich schlecht fühle, bin ich bei meiner Mutter«. Sich schlecht fühlen und leiden ist assoziativ verknüpft mit der Nähe zur Mutter. Jedes andere Gefühl würde Trennung bedeuten. Unter diesem Blickwinkel kann es sinnvoll sein, Leiden herbeizuführen.

P: Auch wenn er [der Freund] mich schlägt und demütigt, weiß ich, dass er nur mich will, nur mich begehrt. Das gibt mir ein Gefühl von Geborgenheit und Zuhause-Sein. Ich habe ja sonst keinen Ort, wo ich hingehöre. Er gibt mir das Gefühl, dass er nur mich besitzen will. Dann bin ich wichtig, der wichtigste Freund auf der Welt für ihn. (Gerisch 1996)

- Ein weiterer Aspekt selbstschädigender Verhaltensweisen besteht darin, dass Traumaopfer im Zustand von Schutzlosigkeit und Ohnmacht dazu neigen, auf eine *symbiotische Beziehungsebene* zu regredieren und den Partner in die Position einer gewaltsamen und sadistischen Elternfigur zu bringen (Ehlert u. Lorke 1988). Mit Sadismus und Gewaltbereitschaft wird Stärke und Macht assoziiert, denn, so die Fantasie, wer sich sadistisch verhält, muss mächtig sein. Macht wiederum beinhaltet die Vorstellung, dass ein mächtiges Objekt Schutz und Anlehnung gewähren kann. Somit ist die Vorstellung einer machtvoll und sadistisch auftretenden Person unbewusst mit dem Versprechen von Sicherheit und Geborgenheit assoziiert. Die Bindung an ein sadistisches »mächtiges« Objekt kann ein Versuch sein, das bedrohte Selbstwertgefühl durch symbiotische Beziehungsaufnahme und durch die Teilhabe an der Macht und Stärke des Täters zu reparieren und damit Gefühle von Ohnmacht und Wertlosigkeit abzuwehren (Novick u. Novick 1987; Wöller 1994).
- Immer wieder sind in der psychoanalytischen Literatur defensive masochistische Identifizierungen zur Bewältigung von Kindheitstraumatisierungen beschrieben worden, bei denen eine *Bindung an den Schmerz als Objekt* im Zentrum stand. Wenn die auf die frühe Bezugsperson gerichteten Affekte vorwiegend schmerzhafter Natur sind, dann steht der *schmerzhafte Affekt für das Selbstobjekt*, die dringend benötigte Bezugsperson (Valenstein 1973). Der Schmerz wird so zum Ersatz für ein geliebtes Objekt, das, obwohl es Schmerz zugefügt hat, gleichwohl anwesend war – ist das Objekt auch abwesend, ist gleichwohl der Schmerz präsent. Wenn der Schmerz für das

Verlorene steht, darf er selbst nicht verloren werden, wenn eine Verlassenheitsdepression vermieden werden soll. Traumatisierte Patienten müssen sich oft früh damit abfinden, lieber im Schmerz zu leben als die Mutter zu verlieren (Bach 1991). Im Falle der traumatischen Sexualisierung des Schmerzes wird der Schmerz zur Lustquelle umfunktioniert (Ehlert-Balzer 1996).

- *Sexualisiertes Verhalten* traumatisierter Patientinnen bildet oft die Grundlage für Reviktimisierungen. Für Opfer sexueller Gewalt, für die Zärtlichkeit, Geborgenheit und Bindung nur um den Preis sexueller Aktivität zu erhalten waren, enthält sexualisiertes Verhalten das Versprechen von *Bindung*. Da das sexualisierende Verhalten nicht primär sexuellen, sondern Zärtlichkeits- und Zuwendungsbedürfnissen entspricht, wird die evozierte sexuelle Reaktion eines Mannes vielfach nicht antizipiert (Briere 1989). Einmal etabliert, kann Sexualisierung Funktionen im Rahmen der *Affektregulierung* erfüllen. Wie exzessive Masturbation zur Bewältigung extremer Gefühle von Frustration oder Wut ausgeführt wird, kann auch sexuelle Aktivität eine Bewältigungsfunktion erhalten (Wurmser 1998). Darüber hinaus kann Sexualisierung *Abwehrfunktionen* übernehmen, meist zur Abwehr aggressiver Regungen. Dies findet sich keineswegs nur bei Opfern von sexuellem Missbrauch, sondern auch bei Opfern physischer Traumatisierungen (Shengold 1989).
- Die Intensität traumatischer Bindungen (s. Kap. 7.4) kann es mit sich bringen, dass sich manche Opfer traumatischer Gewalt *gedanklich übermäßig mit dem Täter beschäftigen.* Entweder befassen sie sich fortgesetzt mit Rachegedanken, oder sie denken daran, wie sie dem Täter helfen und ihn retten können. Der Gedanke an den Täter kann einen beträchtlichen Sog auslösen, dem die Betroffenen sich kaum entziehen können. Dies nimmt mitunter ein solches Ausmaß an, dass sie nicht angemessen in der Lage sind, für sich selbst zu sorgen.

Reviktimisierung und Leiden im Dienste der Selbstwertregulierung

Die Bindung an einen misshandelnden Partner und Leiden kann auch aus Gründen der *Regulierung des Selbstwertgefühls* gesucht oder aufrechterhalten werden. Wie ist das zu erklären?

- Vor dem Hintergrund des niedrigen Selbstwertgefühls kann der Verbleib bei einem misshandelnden Partner zunächst dadurch motiviert sein, dass die Person glaubt, *keinen anderen Partner zu verdienen.* Oft ist diese Überzeugung verbunden mit der Dankbarkeit, trotz aller Schlechtigkeit doch immer wieder angenommen worden zu sein.

> Eine in der Ehe misshandelte Frau sagt: »Ich bin so froh, dass er mich doch immer wieder aufnimmt und nicht wegstößt – obwohl ich so dumm und hässlich bin.«

- Die Bindung an einen gewaltsamen Partner kann auch durch die *relative moralische Überlegenheit* motiviert sein, die sich angesichts der offenkundigen Schlechtigkeit des Partners einstellt. Mag das sadistische Verhalten des Partners auch gefürchtet werden, so wird es doch moralisch als »schwach« verachtet und entwertet. Ein liebevollerer Partner würde dagegen das Selbstwertgefühl zu sehr bedrohen.
- Psychoanalytisch-objektbeziehungstheoretische Ansätze verstehen die Tendenz zur Wiederholung traumatischer Erfahrungen als eine Folge der Introjektion negativer Beziehungserfahrungen (Ferenczi 1933; Hirsch 1996, 1997). Die Vorstellung, als Person wertlos, moralisch minderwertig und schuldig zu sein, kann so unerträglich sein, dass eine Verlagerung des Bösen in die Außenwelt, eine *Reexternalisierung der traumatischen Introjekte*, intrapsychisch zur Druckentlastung notwendig wird. Wenn das Böse in Gestalt eines gewaltsamen Täters in der Außenwelt erscheint, braucht die nun zum Opfer gewordene Person sich nicht so stark selbst zu verurteilen. Der Drang nach Befreiung von bösen inneren

Objekten kann sich auch als *Wunsch nach Bestrafung* äußern. Die Vorstellung, für die eigene Schuld und Schlechtigkeit bestraft zu werden, hilft, das Bild der guten Eltern zu erhalten und bewahrt die Aussicht auf Versöhnung (Ehlert u. Lorke 1988)

- Darüber hinaus kann für manche traumatisierte Patienten das aktive Herbeiführen von Leiden ein *letzter, verzweifelter Versuch sein, gesehen, geachtet und anerkannt zu werden.* Im Leiden und im Opferstatus kann für sie die narzisstische Gratifikation der moralischen Überlegenheit liegen. Die Patienten verhalten sich so, als würden sie von einem bedeutsamen inneren Objekt gesehen und gerade für ihr Leiden von ihm bewundert, geschätzt und geliebt werden – *nur wer sieht, wie ich leide, sieht mich wirklich, ich bin es, der leidet* (Rohde-Dachser 1986). Immer wieder stoßen wir auch auf die *Fantasie, im Leiden wieder geliebt zu werden,* was einem alten Kinderwunsch entspricht, ebenso auf die Vorstellung, sich nur durch Leiden Liebe und Respekt erwerben zu können.

P: Eigentlich habe ich nur dann Aufmerksamkeit und Zuwendung von meiner Mutter bekommen, wenn ich krank gewesen bin. Manchmal habe ich sogar extra dafür gesorgt, dass ich krank wurde. Ich habe absichtlich gefroren. Einmal habe ich mich die Treppe hinabfallen lassen.

Eine andere Patientin sagt zu ihrer Therapeutin:

P: Manchmal wünschte ich mir, mit einer körperlichen Krankheit in eine Klinik zu kommen. Dann sähe man wenigstens äußerlich, dass ich krank bin. Wenn ich so herumlaufe, sieht ja niemand, wie schlecht es mir geht. Und alle nutzen mich aus, weil ich so nicht Nein sagen kann. Das würde dann die Krankheit für mich tun.

- Nicht selten sind masochistische Phänomene *verzerrter Ausdruck einer tiefen Sehnsucht, »gefunden«, anerkannt zu werden,* um real zu werden – eine Form der Befreiung und Ausdehnung des Selbst mit der Aufgabe von Abwehrgrenzen (Ghent 1983). Es ist eine Sehnsucht, »ins Sein zu kommen« *(come into being),* das »falsche Selbst« abzuwerfen und dem *»wahren Selbst«* (Winnicott 1968) näher zu kommen. In der masochistischen Neigung, sich dem anderen zu unterwerfen, sich in seiner Macht zu verlieren, sich zu versklaven und vergewaltigen zu lassen, kann ein verfügbares Substitut für diesen Wunsch zum Ausdruck kommen. Demnach wird die Auflösung der Selbstgrenzen nicht nur gefürchtet, sondern in kontrollierter Auflösung auch gesucht.
- Weiterhin können selbstschädigende Persönlichkeitszüge auch der *Abwehr von Gefühlen der Ohnmacht und Hilflosigkeit* dienen. Es kann ein *Gefühl von Kontrolle* vermitteln, sich selbst Leiden zuzufügen. Selbst zugefügtes Leiden kann leichter zu ertragen sein als von außen zugefügtem Leiden ohnmächtig ausgeliefert zu sein. Wenn Leiden und Erniedrigung schon unausweichlich sind, so sollte es zumindest unter der eigenen Regie geschehen. Ursprünglich dienten daher selbstschädigende masochistische Verhaltensweisen dazu, unter traumatischen Bedingungen unerträgliche Zustände der Hilflosigkeit und Ohnmacht zu bewältigen.

»Durch meine Unterwerfung, dadurch, dass ich als das Opfer Schmerz und Scham erleide und geschlagen werde, verwandle ich Leiden in Lust, Angst in sexuelle Erregung, Hass in Liebe, Trennung in Verschmelzung, Hilflosigkeit in Macht und Rache, Schuld in Verzeihung, Scham in Triumph, vor allem aber Passivität in Aktivität.« (Wurmser 1997, S. 321)

- Zur Abwehr der Gefühle von Enttäuschung und Hilflosigkeit können Patienten auf *kindliche Omnipotenzfantasien* zurückgreifen mit dem Ziel, die *Kontrolle* über das Objekt wiederzuerlangen und das bedrohte Selbstwertgefühl wiederherzustellen. Eine Patientin sagt: »Ich bin enttäuscht und leide, weil *ich* es so will. *Ich* zwinge meinen Mann dazu, grausam zu sein.« Fühlen Patienten sich durch ihre Beziehungspartner chronisch erniedrigt und misshandelt, kann eine Entwicklung einsetzen, bei der das Erleben der Erniedrigungen und Misshandlungen *sekundär lustvoll besetzt* wird und schließlich auch *masochistisch triumphal* erlebt wird: Alle Welt sieht, was man mir antut.

- Ähnlich wie bei der masochistischen Perversion durch Rituale und Regeln ein Gefühl magischer Kontrolle über den sadistischen Partner entsteht, kann auch beim nicht mit sexueller Lust verbundenen masochistischen Verhalten das *aktive Herbeiführen von Versagen und Niederlage ein Empfinden des Triumphes* vermitteln und die Illusion *magischer Kontrolle und Macht über die Objektwelt* entstehen lassen (Eidelberg 1959).

P: Wenn ich ganz unten bin, gedemütigt und hilflos, dann gibt es einen Teil in mir, der sagt: »Eigentlich können die mir gar nichts anhaben. Je mehr sie mich quälen, desto stärker werde ich innerlich. Ich verachte sie.« Das hilft mir in solchen Momenten.

- Bei manchen Patientinnen finden wir *narzisstische Fantasien von Perfektion und Unverletzlichkeit.* Novick und Novick (1987) erklären Omnipotenzfantasien damit, dass den Betroffenen in der frühen Kindheit von wichtigen Bezugspersonen kein empathisches Beziehungsangebot entgegengebracht wurde, so dass ihnen nur omnipotente Lösungen blieben. Die Autoren nehmen an, dass bei ihnen das *attunement* zwischen Signalen der Mutter und Reaktionen des Kindes in der Weise gestört war, dass sie kein Vertrauen in ihre Fähigkeit erwerben konnten, im anderen eine Reaktion hervorzurufen. Unter dem Einfluss extremer Enttäuschungen gaben diese Kinder ihre Fähigkeit auf, effektiv mit der realen Welt zu interagieren. Stattdessen benutzten sie die Erfahrung von hilfloser Wut und Schmerz, deren Eintreffen sie vorhersagen konnten, um in einer imaginären Welt *ein mit Schmerz assoziiertes Gefühl von Sicherheit und omnipotenter Kontrolle* zu erlangen. Statt Befriedigung durch kompetente Interaktionen zu erreichen, etabliert sich so ein System, das Befriedigung aus einem Gefühl magisch omnipotenter Kontrolle ermöglicht.

In der sadomasochistischen Situation können durch die oszillierende Identifizierung von Täter und Opfer Verschmelzungswünsche ebenso befriedigt werden wie infantile magische Größenfantasien von Unabhängigkeit, Allmacht und omnipotenter Kontrolle. Je mehr eine traumatisierte Patientin sich entwertet und erniedrigt, desto eher kann sie das Bild des Partners als eines idealisierten, absolut guten, allmächtigen Objekts aufrechterhalten. Selbstpsychologisch gesprochen, vollzieht die Person eine Selbsterniedrigung im Dienste der Objektvergrößerung (Stolorow 1981). Die Selbsterniedrigung ermöglicht es ihr, eine illusorische symbiotische Objektbeziehung aufrechtzuerhalten und mit der idealisierten Elternimago (Kohut 1971) zu verschmelzen – ebenso wie sie durch Identifikation mit dem sadistischen Partner auch an der Illusion totaler Machtentfaltung teilnehmen und so ihr »archaisches Größenselbst« (Kohut 1971) wiederbeleben kann. Als »traumatische Trance« hat Shengold (1995) die fantasierte Einheit mit dem Täter bezeichnet, in die sich die misshandelte erwachsene Person ebenso flüchtet wie das traumatisierte Kind, um in der absoluten Unterwerfung mit dem machtvollen Täter zu verschmelzen. Letztlich geht es um die Erschaffung eines mächtigen und idealen, sicherheit- und schutzgebenden väterlich-mütterlichen Objekts, mit dem eine symbiotische Beziehung aufrechterhalten und Trennungsangst vermieden werden kann. So kann man wohl auch die sich bei längerer Gefangenschaft entwickelnden Liebesbindungen an Entführer oder Folterer verstehen, die als »Stockholm-Syndrom« beschrieben wurden (s. Kap. 4.5).

Paradoxerweise ermöglicht die sadistische Eigenschaft der Bezugsperson – trotz der fantasierten Verschmelzung – auch eine *Sicherung der Selbstgrenzen und primitive Form der Abgrenzung,* erlaubt sie es doch, dass das Opfer der Misshandlung im einen Moment mit dem Misshandler verschmilzt und sich im nächsten Moment von ihm distanziert und ihn entwertet (Smirnoff 1969). Dieser Wechsel der »States« macht verständlich, warum Patientinnen in gewaltsamen Partnerschaften gegenüber Dritten die Misshandlung beklagen, sich aber gegen Schritte wehren, die der Misshandlungssituation ein Ende setzen könnten.

Traumawiederholung als präsymbolische Kommunikationsform

Traumawiederholung kann auch als eine besondere Form des Handlungsdialogs aufgefasst werden (s. Kap. 28.4), der der Affektregulation dient. Auf der Basis der neueren Säuglings- und Kleinkindforschung kann die Reinszenierung traumatischen Erlebens als eine externalisierte Form der Affektregulation verstanden werden, wie sie für die »präobjektale Bezogenheit« (*preobject relatedness*; Kumin 1996) charakteristisch ist.

Nach Kumin (1996) ist die Verhaltenswiederholung ein archaisches und prämotivationales interaktionelles Schema. Auf der präobjektalen Ebene der Erfahrung kann ein repetitives Verhalten ein interaktionales Signal einer drohenden traumatischen Situation sein. Nach dieser Auffassung zeigt eine Person durch die Verhaltenswiederholung an, dass sie sich in einem *Zustand innerer Not* befindet, der mit intrapsychischen Mitteln nicht adäquat neutralisiert oder kompensiert werden kann, weil die internalisierten Regulationsfunktionen überlastet sind.

Die präsymbolische Signalsprache ähnelt eher Flaggen oder Ampeln, die etwas anzeigen, ohne damit eine Motivation zu verbinden. Prämotivational bedeutet, dass ein Individuum nicht wiederholt, um zu meistern, und es beabsichtigt nicht, anderen ein Signal zu geben. Diese Art des Austausches geht Wünschen voraus, die eine symbolische Repräsentation erfordern. Von daher ist es nicht notwendig anzunehmen, dass Personen zum Mittel der Verhaltenswiederholung greifen, um zu appellieren oder um etwas zu »demonstrieren«. Diese Inszenierung erfordert eine Übersetzungsarbeit durch die Umwelt, die den kommunizierten Affekt erfassen muss. Das Individuum ist darauf angewiesen, dass eine andere Person, eine sorgende Elternfigur, das kommunizierte Gefahrensignal adäquat aufnehmen kann und ihre Verarbeitungskapazität zur Verfügung stellt.

Die Antizipation der potenziellen Retraumatisierung löst die Wiederholung des gesamten Musters der archaischen Affektregulation aus. Insofern ist der »Wiederholungszwang« des Erwachsenen das Ergebnis einer Regression von einer inneren Form zu einer externalisierten Form der Affektregulation. Die im Gefolge traumatischen Erlebens einsetzende Affektregression (Krystal 1988) kann genügen, um präobjektale Erlebens- und Verhaltensweisen zu aktivieren.

Biologische Aspekte der Traumawiederholung

Erkenntnisse der Neurobiologie psychischer Traumatisierungen lassen vermuten, dass die Neigung zu Traumawiederholung auch biologische Gründe haben kann.

Bei schwer traumatisierten Personen löst die Reexposition gegenüber traumatischen Situationen eine *endogene Opioidreaktion* aus, die einen ähnlichen Effekt hat wie ein exogen zugeführtes Opiat. Aus der Sicht der biologischen Traumaforschung ergeben sich somit Hinweise auf eine quasi *suchtartige Abhängigkeit von traumatischen Stimuli* in der Weise, dass durch die Exposition gegenüber traumatischen Einwirkungen Bedingungen erhöhter Opioidausschüttung entstehen können. Deren Wegfall kann zu Zuständen führen, die dem Drogenentzug ähnlich sind, so dass sich schon von daher der Antrieb ergäbe, traumatisierende Stimuli immer wieder aufzusuchen (van der Kolk 1989).

Ursachen der Reviktimisierung und Selbstschädigung

- Traumawiederholung als Versuch der Meisterung
- Reviktimisierung als Folge traumatischer Ohnmacht und Hilflosigkeit

- Aufsuchen von Gewalthandlungen und Leiden im Rahmen der Affektregulation
- Leiden vermittelt ein Gefühl von Geborgenheit im Vertrauten
- Objektbindung an den Schmerz
- Reexternalisierung der traumatischen Introjekte zur inneren Druckentlastung
- narzisstische Kompensation durch moralische Überlegenheit im Leiden
- Leiden als verzweifelter Versuch, gesehen, geachtet und anerkannt zu werden
- Aufsuchen von Leiden zur Abwehr von Ohnmacht und Hilflosigkeit
- magische Größenfantasien von Unabhängigkeit, Allmacht und omnipotenter Kontrolle durch Verschmelzung mit einem mächtigen Täter
- »suchtartige« Abhängigkeit von traumatischen Stimuli

40.4 Interventionen zur Prävention von Reviktimisierungen

Die Kenntnis und Komplexität der vielen Faktoren, die zu Reviktimisierungen beitragen können, wird uns vor zu hohen Erwartungen an unsere Patienten bewahren. Wir verstehen, dass wohlmeinende Appelle, sich nicht immer wieder traumatisierenden Bedingungen auszusetzen, so lange erfolglos bleiben werden, wie die zugrunde liegenden Ursachen und Motive ungeklärt sind. In unseren Interventionen versuchen wir den genannten Aspekten Rechnung zu tragen. Wie gehen wir vor?

- Zu Beginn klären wir, ob selbstschädigend erscheinenden Verhaltensweisen tatsächlich eine *Selbstschädigungsabsicht* zugrunde liegt. Liegt keine Selbstschädigungsabsicht zugrunde, vermitteln wir vor allem *Strategien zur Regulierung und Differenzierung der Hilflosigkeitsaffekte.*
- Hat dagegen das selbstschädigende Verhalten die Funktion, *Gefühle von Hilflosigkeit und Ohnmacht abzuwehren*, nähern wir uns in vorsichtiger Abwehranalyse und unter Berücksichtigung der fast immer sehr ausgeprägten narzisstischen Verletzlichkeit der Patientinnen den abgewehrten Affekten von Hilflosigkeit und Ohnmacht an.
- Wir versuchen herauszufinden, ob bewusste oder unbewusste Motivationen dazu beitragen, dass Patientinnen traumatische Situationen in der Vorstellung aufsuchen, sie so endlich *meistern* zu können.
- Wenn das Aufsuchen von Gewalt der Kupierung unerträglicher Affektzustände dient, vermitteln wir vor allem Techniken zur Verbesserung der *Emotionsregulierung* (s. Kap. 22).
- Wir bemühen uns zu verstehen, wieweit die Patientinnen auch deshalb Gewaltbeziehungen aufgesucht haben, weil der innere Druck durch Schuldgefühle so unerträglich geworden ist, dass eine *Entlastung nur durch Externalisierung* möglich ist. In diesem Fall arbeiten wir an der Differenzierung der Schuldgefühle und vermitteln den Patientinnen Techniken zur Distanzierung von diesen Gefühlen.
- Unter therapeutischem Aspekt erleben wir die *bindungstheoretische Perspektive* als äußerst hilfreich für das Verständnis der Reviktimisierungsphänomene, da sie nicht nur die hohe Stabilität von Opferbindungen, sondern auch die Hinwendung zum gewaltbereiten Partner auf der Basis von Mustern des Bindungsverhaltens zu erklären vermag. Gleichzeitig unterstreicht das Verständnis der Reviktimisierungstendenz als Ausdruck von Bindungsstörungen die Wichtigkeit einer *haltenden Bindungsbeziehung* in der Therapie komplex traumatisierter Patienten (Fonagy et al. 1993).
- Wir versuchen weiterhin zu verstehen, wieweit die Patientinnen mit der Einnahme eines Opferstatus ihr *Selbstwertgefühl* regulieren. Dabei gilt es herauszufinden, wieweit sie bereit sind, alternative Formen der Regulierung des Selbstwertgefühls an die Stelle des Opferstatus treten zu lassen. Hierbei kann neben einer respektvollen therapeutischen Beziehung sowohl die Arbeit an generalisierten

negativen Kognitionen wie auch der Einsatz ressourcenaktivierender Techniken wirksam sein.

- Wir besprechen mit ihnen Möglichkeiten, sich von unangemessenen Ansprüchen anderer *abzugrenzen* oder sich zu schützen und klären die Gründe für die Schwierigkeiten eines angemessenen Abgrenzungsverhaltens (s. Kap. 27).
- Traumawiederholungen verstehen wir auch unter dem Blickwinkel von *Handlungsdialogen*. Diese Perspektive kann unser therapeutisches Handeln bereichern, wenn wir in der Traumwiederholung einen Weg der Patientinnen sehen, *ihre Not mitzuteilen*. Entscheidend ist jedoch, dass wir darin nicht eine bewusst oder unbewusst absichtsvolle und zielgerichtete Handlung erkennen.
- Häufig können wir die Tendenz zur Reviktimisierung nur durch eine Integration der traumatisch abgespaltenen Erinnerungsfetzen durch *traumabearbeitende Verfahren* wirksam beeinflussen (s. Kap. 33). Auf der neurobiologischen Ebene entspricht dem die Überführung der im impliziten Gedächtnis gespeicherten traumatischen Erinnerungen oder Erinnerungsfragmente in symbolisierte und narrativ gestaltete Erinnerungen des expliziten Gedächtnisses (LeDoux 1996). Der Einsatz traumabearbeitender Verfahren ist jedoch strikt an bestimmte Voraussetzungen gebunden (s. Kap. 33.4).
- Liegen der Reviktimisierung Aufmerksamkeitsdefizite als Folge *dissoziativer Phänomene* zugrunde, sollten ich-stärkende und ressourcenaktivierende Techniken in den Vordergrund treten, da nur bei gestärktem Ich mit einem Rückgang dissoziativer Phänomene gerechnet werden kann (s. Kap. 24).
- Die Distanzierung von der Beschäftigung mit dem Täter wird nicht gelingen, wenn wir der entstandenen *traumatischen Bindung* nicht Rechnung tragen. Sicher sollte die betroffene Patientin darüber nachdenken, ob der Täter tatsächlich so viel Aufmerksamkeit verdient, und überlegen, ob es nicht angemessener ist, ihn durch Nichtachtung zu strafen, statt ihm den Triumph zu gönnen, das Opfer hilflos, schwach und leidend zu sehen. Auch sollte die Patientin Rückschau halten, welche Auswirkungen eine gedankliche Beschäftigung mit dem Täter auf ihr Befinden hatte: Ging es ihr nicht jedes Mal schlechter, wenn sie diesem Sog gefolgt war und sich erneut gedanklich mit dem Täter beschäftigt hatte? So richtig diese Empfehlungen sind, verfehlen sie doch die meist tiefe emotionale Bindung, die sich einer rationalen Beeinflussung widersetzt.
- Auch wenn wahrscheinlich nur eine langfristige therapeutische Bindungsbeziehung die Voraussetzung für eine Modifikation traumatischer Opferbindungen schaffen kann, haben wir gute Erfahrungen mit *ressourcenaktivierenden Imaginationen* gemacht, die gedanklich an die Stelle der Täterbindung treten und eine gedankliche Lösung gestatten. Am ehesten kann eine – zumindest temporäre – Loslösung aus einer traumatischen Bindung glücken, wenn es der Patientin gelingt, eine *stabile Ressourcenfantasie einer positiven Bindungsbeziehung* entstehen zu lassen, die sie vor den drohenden Gefühlen von Leere und Einsamkeit zu schützen vermag. Dies kann z. B. durch die Imagination einer positiven Helferfigur oder die Fantasie einer anderen hilfreichen Dyade geschehen.
- Auch wenn die Theorie einer quasi *suchtartigen Abhängigkeit von Retraumatisierungen* trotz der erwiesenen Veränderungen des Opiatstoffwechsels bei traumatisierten Personen derzeit noch spekulativ ist – Patientinnen mit Reviktimisierungserfahrungen machen wir mit ihr vertraut. Wir tun dies in aller gebotenen Vorsicht, indem wir den biologischen Faktor als einen unter zahlreichen anderen anführen, die zu der komplexen Entstehung von Reviktimisierungen beitragen. Meist erleben wir, dass die Patientinnen sich in erstaunlicher Weise verstanden und entlastet fühlen – entlastet von ihren permanenten Selbstvorwürfen, selbst zu den wiederholten Übergriffen beigetragen zu haben – und eine rationalere Perspektive auf das Problem ihrer Reviktimisierungsneigung einnehmen können.

40.5 Das Aufgeben der Opferrolle

Manche negative Reaktion traumatisierter Patienten in der Therapie erklärt sich aus der *Angst, ihre Opferrolle* und die damit verbundenen, inzwischen vertraut gewordenen Bewältigungsformen und Beziehungsmuster *aufzugeben.*

Eine Patientin, die deutliche Fortschritte in der Emotionskontrolle gemacht hat, entwertet sich plötzlich heftig und berichtet von erneut einsetzendem Schneidedruck. Es wird deutlich, dass sie fürchtet, bei weiteren Fortschritten als »geheilt« angesehen und weggeschickt zu werden, was Verlassenheitsängste auslöst.

Bekanntlich bringt die Opferrolle bei allen Nachteilen auch Vorteile, dementsprechend bringt ihr drohender Verlust große Unsicherheiten mit sich (Lohmer 2002). Einige mögliche Gratifikationen der Opferrolle sind folgende:

- Das Gefühl, Opfer von Unrecht zu sein, kann durch die *Externalisierung des Bösen* Schuldgefühle mildern.
- Die Opferrolle kann verschiedene *Ich-Funktionsdefizite* und die entsprechenden Versagensängste verdecken. Die bei der Aufgabe der Opferrolle zu erwartenden Anforderungen können die Kränkungstoleranz überschreiten oder Trennungsängste aktivieren.
- Wenn bewusst oder unbewusst die Fantasie besteht, Opfer seien bessere Menschen, kann aus der Opferrolle die *narzisstische Gratifikation moralischer Überlegenheit* erwachsen.
- Die Opferrolle kann dann narzisstisch gratifizierend sein und vor eigenem Ohnmachterleben schützen, wenn das eigene Selbstwertgefühl und das Gefühl eigener Selbstwirksamkeit durch die *Partizipation an der Macht und Stärke einer Täterperson* reguliert werden.

Entsprechend unterstützen wir unsere Patientinnen bei ihrem Versuch, die Opferrolle aufzugeben, indem wir die möglichen Folgeprobleme direkt ansprechen. Wir gehen so vor:

- Wenn wir vermuten, dass mit der entfallenden Möglichkeit der Externalisierung böser Selbstanteile *Schuldgefühle* zunehmen, bereiten wir die Patientinnen darauf vor. Wir erläutern ihnen, dass eine Auseinandersetzung mit Schuldgefühlen zu erwarten ist und bieten ihnen unsere Hilfe dabei an.
- Wenn die Opferrolle relevante *Ich-Funktionsdefizite* und entsprechende Versagensängste maskiert hat, explorieren wir taktvoll die zu erwartenden Schwierigkeiten, Ängste und Schamgefühle. Wir versichern den Patientinnen, dass wir die zu erwartenden Probleme und negativen Emotionen wahrnehmen und nicht unterschätzen, aber für überwindbar halten. Gleichzeitig bieten wir ihnen unsere Begleitung und Unterstützung bei diesen Herausforderungen an.

Die Überzeugung, Opfer seien die besseren Menschen, und die Regulierung des Selbstwertgefühls durch Partizipation an der Macht und Stärke einer Täterperson sind meist lange bestehende Strategien zur Regulierung des Selbstwertgefühls. Da sie trotz aller Nachteile auch Ressourcen darstellen, müssen erst andere Wege der Selbstwertregulierung erkennbar werden, bevor die Patientinnen bereit sind, diese Strategien aufzugeben.

Literaturempfehlungen

Hirsch M (1995). Fremdkörper im Selbst. In: Jahrbuch der Psychoanalyse. Stuttgart, Bad-Cannstatt: Frommann-Holzboog.

Reichard S (1997). Wiederholungszwang. Ein psychoanalytisches Konzept im Wandel. Stuttgart, Berlin, Köln: Kohlhammer.

Rohde-Dachser C (1986). Ringen um Empathie. Ein Interpretationsversuch masochistischer Inszenierungen. Forum Psychoanal; 2: 44–58.

Van der Kolk BA (1989). The compulsion to repeat the trauma. Re-enactment, revictimization, and masochism. Psychiatr Clin North Am; 12: 389–411.

Wöller W (1994). Neuere Auffassungen zur Funktion masochistischer Phänomene. Forum Psychoanal; 10: 162–74.
Wöller W (1998). Die Bindung des Missbrauchsopfers an den Missbraucher. Psychotherapeut; 43: 117–20.
Wöller W (2005). Traumawiederholung und Reviktimisierung nach körperlicher und sexueller Traumatisierung. Fortschr Neurol Psychiatr; 73: 83–90.
Wöller W, Kruse J (1998). Die Reviktimisierungstendenz bei Opfern körperlichen und sexuellen Mißbrauchs – Konvergenz von Trauma-Theorie, Bindungstheorie und Objektbeziehungspsychologie. In: Schlösser AM, Höhfeld K (Hrsg). Trauma und Konflikt. Gießen: Psychosozial-Verlag.
Wurmser L (1989). Wiederholungszwang und Konflikt. Zur Abwehr- und Über-Ich-Analyse schwerer Neurosen. Prax Psychother Psychosom; 34: 225–40.
Wurmser L (1998). Das Rätsel des Masochismus. Berlin, Heidelberg, New York: Springer.

41 Wie behandeln wir Patienten mit schwerer struktureller Dissoziation der Persönlichkeit?

Therapeutische Möglichkeiten bei schwerer dissoziativer Persönlichkeitsdesintegration

Helga Mattheß und Ellert Nijenhuis

41.1 Stufen der strukturellen Dissoziation der Persönlichkeit

In diesem Kapitel wollen wir uns mit der Therapie von Patienten beschäftigen, deren Leidensdruck vor allem aus einer schweren dissoziativen Symptomatik besteht (s. Kap. 8). Bei dieser Störung ist die Integrationsfähigkeit der Person betroffen: In extremen Fällen empfinden Betroffene innere Persönlichkeitsanteile wie eigenständige Personen. Die meisten dieser Patienten erfüllen zumindest zu Anfang ihrer Therapie die Kriterien einer oder mehrerer Persönlichkeitsstörungen und erhalten häufig mehrere Diagnosen gleichzeitig (Boon 2005; Boon u. Draijer 1993; Kluft 1991).

Um die strukturelle Dissoziation und ihre Stufen besser zu vermitteln, möchten wir zunächst auf *Aktionssysteme* eingehen (s. auch Kap. 8). Aktionssysteme sind psychobiologische Überlebenssysteme (Fanselow u. Lester 1988) oder *emotional arbeitende Systeme* (Panksepp 1998), die sich in weitere Subsysteme einteilen lassen. Zweck dieser Systeme ist die Regelung adaptiver Handlungen und Handlungsanweisungen (für eine weitergehende Ausführung s. Nijenhuis et al. 2002a, 2003; van der Hart et al. 2006a, 2006b). Die Aktionssysteme strukturieren die Persönlichkeit im großen Maße. Sie organisieren Hauptfunktionen wie Aufmerksamkeit, Emotionalität, (Neuro-)Physiologie und vor allem das Verhalten. Beispiele für Aktionssysteme sind in Tabelle 41-1 aufgeführt.

Mit dem Modell der strukturellen Dissoziation der Persönlichkeit kann man nun eine grundsätzliche Aufteilung der Persönlichkeit vornehmen: Eine oder mehrere Anteile – die *anscheinend normalen Persönlichkeitsanteile* (ANPs) – sind für das Alltagsleben zuständig. Um funktionieren zu können, vermeiden sie traumatische Erinnerungen und damit generell seelische und verhaltensorientierte Handlungen, die mit traumatischem Erleben verbunden sind oder verbunden werden könnten.[1] Dies ist jedoch nicht absolut zu verstehen: Die ANPs repräsentieren das Alltagsbewusstsein; zum Teil zeigen sie also durchaus auch Gefühle wie Freude, Zugewandtheit etc. Neben den ANPs gibt es eine oder mehrere Persönlichkeitsanteile, deren Aufmerksamkeit auf Gefahr

1 Im Sinne der Theorie der strukturellen Dissoziation der Persönlichkeit sind alle psychischen Phänomene seelisches Handeln (Fühlen, Denken, Fantasien, Wünsche etc.).

Tab. 41-1 Aktionssysteme

Aktionssysteme des Alltags	Aktionssysteme zur Verteidigung	Aktionssysteme der Erholungszustände
• Bindung • Exploration (Neugierde) • Spielen • Energieregulation (Ausruhen, Nahrungsaufnahme etc.) • Sozialverhalten • Versorgung • Reproduktion/Sexualität	• Bindungsschrei • Hypervigilanz • Einfrieren • Fliehen • Kämpfen • Zusammenbruch • totale Unterwerfung mit Anästhesie, Analgesie und dem Totstellreflex	• Wundversorgung • Pause • Isolation von der Gruppe

und Bedrohung gerichtet ist und die auf traumatische Erfahrungen fixiert sind – die *emotionalen Persönlichkeitsanteile* (EPs). Tabelle 41-2 zeigt diese ANPs und EPs und ihre Zuordnung zu den Aktionssystemen des Alltags und der Verteidigung mit Beispielen.

Im Rahmen der Theorie der strukturellen Dissoziation der Persönlichkeit werden 3 Stufen dissoziativer Beschwerden unterschieden. Je höher der Grad der Dissoziation ist, in desto mehr Anteile ist die Persönlichkeit aufgespalten:

- primäre strukturelle Dissoziation: ein ANP und ein EP
- sekundäre strukturelle Dissoziation: ein ANP und mehrere EPs
- tertiäre strukturelle Dissoziation: mehrere ANPs und mehrere EPs

Die EPs sind fast ausschließlich bei Patienten mit einer Dissoziativen Identitätsstörung (DIS) *als objektiv erlebbare Persönlichkeitszustände* wahrzunehmen. Subjektiv erleben sowohl Patienten mit einer Dissoziativen Identitätsstörung als auch viele Patienten mit einer DESNOS-Erkrankung (s. Kap. 8.5) solche getrennten Persönlichkeitsanteile. Die anderen Patienten zeigen sich sowohl psychisch als auch körperlich in wechselnden Anteilen, wie wir dies besonders von emotional instabilen Persönlichkeitsstörungen kennen. Eine ungefähre Zuordnung in das Diagnoseraster der ICD-10 gibt Tabelle 41-3 wider.

Tab. 41-2 Zuordnung der Persönlichkeitsanteile zu den Aktionssystemen

Gesamtpersönlichkeit Aktionssysteme – Gene und Umwelt						
Persönlichkeitsanteil(e) mit Aktionssystemen des Alltags und der Erhaltung der Art: *Annäherung an attraktive Stimuli*			Persönlichkeitsanteile mit Aktionssystemen der Verteidigung, Überleben des Individuums bei Bedrohung: *Flucht vor oder Vermeidung von aversiven Stimuli*			
			sympathische Verteidigungsreaktionen		parasympathische Verteidigungsreaktionen	
ANP Bindung	ANP Neugierde	ANP Spielen	EP Kampf	EP Flucht	EP Unterwerfung	EP Einfrieren

ANP = anscheinend normaler Persönlichkeitsanteil; EP = emotionaler Persönlichkeitsanteil

Tab. 41-3 Grad der strukturellen Dissoziation und ICD-10-Diagnosen

Primäre strukturelle Dissoziation	• einfache akute Belastungsstörung • einfache Posttraumatische Belastungsstörung • einfache dissoziative Störungen der Bewegung und der Sinnesempfindung
Sekundäre strukturelle Dissoziation	• Komplexe posttraumatische Belastungsstörung • Disorder of Extreme Stress Not Otherwise Specified (DESNOS) • traumabezogene Borderline-Persönlichkeitsstörung • komplexe dissoziative Störungen der Bewegung und der Sinnesempfindung • andere dissoziative Erkrankungen
Tertiäre strukturelle Dissoziation	• Dissoziative Identitätsstörung

Janet (1889) hat als Therapiemethode ein Phasenmodell der traumatherapeutischen Interventionen vorgestellt; die Therapie ist eingeteilt in die Phasen Stabilisierung, Traumaexposition und Reintegration (s. Kap. 14.3 u. 33). Diese Phasen werden in der Therapie dissoziativer Patienten zyklisch durchlaufen, nur die Schwerpunkte sind bei unterschiedlicher Ausprägung der dissoziativen Symptomatik anders:

- Bei Patienten mit einer primären strukturellen Dissoziation der Persönlichkeit kann im therapeutischen Prozess schon nach kurzer Zeit mit der direkten Aufarbeitung traumatischer Erinnerungen begonnen werden.
- Viele Patienten mit sekundärer und viele Patienten mit tertiärer struktureller Dissoziation der Persönlichkeit (bei denen häufig auch Persönlichkeitsstörungen diagnostiziert werden), kommen erst nach vielen Monaten, manche auch gar nicht über die Phase der Stabilisierung hinaus.

Die grundlegenden Behandlungsprinzipien sind bei der sekundären wie bei der tertiären strukturellen Dissoziation ähnlich, deswegen werden wir sie im Folgenden gemeinsam besprechen.

41.2 Theoretische Grundlagen und Implikationen für die Therapie

Traumatische Erfahrungen führen zu einer *Diskontinuität des körperlichen und psychischen Erlebens und Verhaltens* (s. Kap. 2). Traumatisierte Patienten leiden in der Folge an Intrusionen ihrer traumatischen Erinnerungen und versuchen dennoch, ein normales Leben zu führen, während sie gleichzeitig nicht in der Lage sind, ihre eigene Geschichte vollständig zu realisieren. Aufgrund dieser essenziellen Defizite und der gleichzeitigen Beeinträchtigung wichtiger Bindungserfahrungen gelingt es ihnen oft nicht, adaptive Handlungsweisen zu entwickeln. Dies führt zyklisch zu weiteren Misserfolgen bei der Anpassung und Integration von Erfahrungen, was über die Zeit zu noch deutlicherer Symptomatik führt: Depression, Affektdysregulation, Angstzustände, Flashbacks und persönliche Krisen behindern dann auch integrative Prozesse.

Wir definieren seelische Gesundheit in Anlehnung an Edelman (1989), Fuster (2003), Janet (1889), Stuss und Knight (2002) und van der Hart et al. (2006b) als *die Fähigkeit, eine große Bandbreite psychischer Phänomene in der Persönlichkeit zu integrieren.* Diese Definition gibt schon eine erste Therapieplanung vor: Patienten sollen in der Therapie lernen, unterschiedlichste Erfahrungen in ihrem Leben in einer kohäsiven Persönlichkeit zu integrieren, damit sie eine optimale adaptive Verhaltensweise in der Gegenwart erreichen können. Hierzu müssen Erfahrungen differenziert wahrgenommen, einander zugeordnet und bewertet sowie schließlich integriert werden. Integrative psychische Prozesse umfassen insbesondere folgende zwei seelische Phänomene:

- die *Synthese* (d. h. die synthetische seelische Handlung) als bedeutungsvolle Assoziation basaler psychischer Phänomene in eine komplexe und kohärente seelische Struktur und
- die *Realisierung* als sich entwickelnde bewusste Wahrnehmung und Bedeutungszuschreibung persönlicher Erfahrung und Fakten, indem man sich vollständig deren Implikationen für die eigene Existenz bewusst wird, also über
  - die *Personifikation*: das Erlebte wird der eigenen Person zugeordnet, und über
  - die *Präsentifikation*: der Bezug zur Gegenwart wird hergestellt.

Die *therapeutisch geleitete Synthese*, nämlich die systematische, abgestufte Exposition der Persönlichkeitsanteile mit traumatischen Erinnerungen, reicht für die Integration allein nicht aus. Um eine traumatische Erinnerung zu einer in sich vollständigen autobiografischen Erinnerung zu machen, muss die Patientin auch die Realisation leisten, das heißt sich in den verschiedenen Anteilen ihrer Persönlichkeit bewusst in der Gegenwart spüren (Präsentifikation) und dieses Bewusstsein sowohl mit der eigenen Vergangenheit als auch der eigenen Zukunft verbinden können. Zusätzlich muss sie persönliche Erfahrungen als die eigenen anerkennen (Personifikation) und in der Gegenwart neue angemessene Handlungsweisen entwickeln (Janet 1904, 1928; van der Hart et al. 1993, 1995). Integration heißt also für den Patienten, in der Gegenwart verankert über das Trauma mit den angemessenen Gefühlen berichten zu können. Ohne diesen Abschluss bleibt die strukturelle Dissoziation weiter erhalten (Steele 2005; van der Hart et al. 2006a).

Warum keine Integration gelingt: Phobien

Bei Patienten, die sich vor emotional zu belastenden Erinnerungen nur mithilfe dissoziativer Reaktionen schützen können, führt der Versuch, traumatische Ereignisse in die eigene Lebensgeschichte zu integrieren, zu fast unüberwindbar scheinenden Problemen. Denn die strukturelle Dissoziation wird einerseits durch frühkindliche Vorstrukturierung und andererseits vorwiegend durch eine Reihe von Phobien aufrechterhalten. Dies wollen wir wie folgt erläutern:

- Das Selbstgefühl von Kindern ist anfangs nur rudimentär entwickelt und weitgehend zustandsabhängig (Wolf 1990). Erst im Laufe der Zeit entwickeln Kleinkinder im stützenden und sicheren Kontakt zu den Eltern und anderen Bezugspersonen die Fähigkeit, innere (positive) Zustände über längere Phasen aufrechtzuerhalten, zu formen und zu integrieren (Putnam 1997). Wird das Kind vernachlässigt und missbraucht und fehlt ihm auch sonst eine haltgebende und die Integration fördernde Umgebung, entwickelt es nichtintegrierte innere Empfindungen, Gefühle, Handlungen und Verhaltensweisen, die von verschiedenen Aktionssystemen vermittelt werden und somit strukturell dissoziiert bleiben. Diese nur teilweise differenzierten Verhaltenszustände erreichen schließlich verschiedene Ausprägungsstufen und Autonomie und entwickeln sich je nach zugrunde liegenden Aktionssystemen zu ANPs und EPs (s. auch Nijenhuis et al. 2002b, 2004a, 2004b; Steele u. van der Hart 2004; Steele et al. 2001; van der Hart et al. 2004, 2006a, 2006b).
- Traumatische Erinnerungen setzen beim ANP klassische Konditionierungsvorgänge in Kraft, die sich im Vermeiden aversiver Stimuli wie Emotionen, Körperempfindungen oder Wissen bezüglich der traumatischen Erfahrung und der Flucht davor zeigen können. Letztlich kann man durchaus behaupten, dass die Alltagspersönlichkeit eine Phobie vor traumatischen Erinnerungen – und somit auch vor den EPs entwickelt, die Traumaerin-

nerungen tragen (Janet 1904, 1919; Nijenhuis et al. 2003).

- In den meisten Fällen (bei primärer und manchmal bei sekundärer struktureller Dissoziation) beinhalten EPs nur eine oder mehrere traumatische Erinnerungen. Differenzierte EPs, wie sie vermehrt bei tertiärer struktureller Dissoziation zu finden sind, können Wünsche und Bedürfnisse, manchmal auch eigenständige Persönlichkeitszüge haben, die neben Verteidigungssubsystemen noch andere Aktionssysteme wie Spiel oder Bindung umfassen können. Bei wiederholter Aktivierung solcher emotionaler Persönlichkeitsanteile erhält dieser Anteil Lebenserfahrungen, die über das Traumaerleben hinausgehen. Dies kann zu einem *differenzierteren Selbstgefühl* führen, das durch die zugrunde liegenden Charaktereigenschaften des Aktionssystems geprägt ist, das dieser Anteil repräsentiert. Auch bei EPs, die über die Zeit ausgeprägte Verhaltensweisen für das alltägliche Leben entwickelt haben, lassen sich belastende Traumaerinnerungen leicht durch äußere traumabezogene Reize reaktivieren. Dies kann dazu führen, dass ein ANP Tendenzen entwickelt, auch EPs mit latent vorhandenen Traumaerinnerungen zu vermeiden. Für den ANP ist es nicht möglich abzuschätzen, wann solche EPs getriggert werden und sie im weiteren Verlauf Intrusionen erleben, die auch den ANP belasten.
- Auch für EPs ist das Wiedererleben traumatischer Erinnerungen unangenehm: Wurde ein EP im Laufe der Zeit in entsprechenden Situationen wiederholt aktiviert, kann er neben der reinen traumatischen Erinnerung ein erweitertes Selbstgefühl entwickeln und wird wahrscheinlich auch Phobien vor traumatischen Erinnerungen ausbilden, die unwillkürlich auftauchen. Somit wird er auch so gut wie möglich versuchen, solche Erinnerungen zu vermeiden, dieses Ziel aber oft nicht erreichen.
- Aufgrund der verschiedenen, zum Teil grundlegend verschiedenen Bewältigungsmuster und Copingstrategien der einzelnen Aktionssysteme und der sich daraus entwickelnden Persönlichkeitsanteile kommt es zusätzlich zu einer Phobie und Vermeidung der einzelnen EPs untereinander, z. B. fürchtet sich ein EP, der sympathisch-innervierte hocherregte Verteidigungsqualitäten entwickelt hat, vor einem EP, der sich eher aufgibt, sich tot stellt (Nijenhuis u. den Boer 2006).

Wie aus diesen Ausführungen deutlich wird, ist die Aufrechterhaltung der strukturellen Dissoziation für die Patienten notwendig, um den als unerträglich erlebten Erkenntnissen über sich selbst, der eigenen Geschichte und deren Implikationen aus dem Weg zu gehen. Folglich entwickeln sich über klassische, operante und evaluative Konditionierungsprozesse, über Generalisierungen und fehlende Validierungsfähigkeit und fehlende zeitliche Einordnung des Geschehens aus diesen ursprünglichen Phobien immer umfassendere Ängste und reflexive Überzeugungen, die sich generalisieren und zu den bekannten Fehleinschätzungen und wenig adaptiven Verhaltensweisen führen (s. Kap. 28, 37, 38 u. 40).

Phobien überwinden

Das Ziel in jeder Behandlungsphase muss es sein, dass sowohl die spezifischen traumabezogenen Phobien als auch die zusätzlichen Faktoren, die eine strukturelle Dissoziation aufrechterhalten und somit die natürlichen integrativen Tendenzen behindern, überwunden werden (Janet 1904, 1919). Neue, adaptive Verhaltensweisen werden durch affektive und beziehungsorientierte Fehlregulationen blockiert und von den Patienten vermieden, insbesondere dann, wenn es um Furcht und Scham geht (Fosha 2003; van der Hart 2006; Wurmser 1993). Patienten entwickeln starre, reflexartige Verhaltensweisen und verlieren viel innere Kraft und Zeit durch traumabezogene Handlungsmuster wie z. B. das Wiedererleben traumatischer Ereignisse, was für einige zu regelhaften Erschöpfungszuständen und Dekompensationen führen kann. Deswegen müssen wir vorsichtig und schrittweise vorgehen; wir müssen die Fähigkeiten der Patienten, neues Verhalten zu erproben und neue Sichtweisen in Betracht zu ziehen (s. Kap. 28, Mentalisierungsaktionen), berücksichtigen, um nach und nach die psychische Spannkraft *(mental efficiency)* der Patienten zu verbessern und sie zu adaptiveren Handlungsweisen[2] zu befähigen. Dissoziative Persönlichkeitsanteile müssen offener, komplexer, flexibler und überlegter in ihren Handlungen werden und mehr mit der Gesamtpersönlichkeit als Ganzes kooperieren und sich koordinieren. Die Therapeutin sollte der Patientin dabei helfen, einen besseren inneren Kraftausgleich und größere innere Spannkraft *(mental efficiency)* zu entwickeln, die sie in die Lage versetzt, mit komplexen inneren und äußeren Stimuli effektiver und erfolgreicher umzugehen. Dann kann die Patientin mit der Zeit mehr belastendes Material aus der Vergangenheit und aus der Gegenwart ertragen und integrieren und damit eine verbesserte Lebensqualität im Alltag erreichen.

41.3 Diagnostik und Prognose

Für die Therapieplanung ist eine gute und differenzierte Diagnostik wichtig. Horevitz und Loewenstein (1994) unterscheiden drei Gruppen hoch dissoziativer Patienten:

- Hochfunktionale Patienten mit signifikanten psychischen, sozialen und anderen Ressourcen, wenig Komorbidität in der Persönlichkeit und der Fähigkeit, Gefühle zu kontrollieren.
- Kompliziertere Erkrankungen mit Komorbiditäten, die wenig Therapieerfolge erkennen lassen und Persönlichkeitszüge zeigen, die allgemein mit schlechten therapeutischen Ergebnissen verbunden sind.
- Gemischte Patienten, die dahin tendieren, verwickelt in missbräuchlichen Beziehungen zu bleiben, häufig einen »dissoziativen« Lebensstil entwickelt haben und aktiv selbstdestruktives und/oder antisoziales Verhalten und Gewohnheiten zeigen.

Insgesamt scheint es so zu sein, dass schwer traumatisierte Patienten mit komplexen posttraumatischen und dissoziativen Symptomen dann eine gute Prognose haben, wenn sie motiviert sind, ihr Leben in die eigene Hand zu nehmen, sich selbst herausfordern, Schwierigkeiten allein regeln und sich stetig bemühen, ein »normales« Leben zu erlangen. Solche Patienten kämpfen von sich aus gegen ihre tiefen Gefühle der Hoffnungslosigkeit an, die sich auf ihre früheren Traumatisierungen zurückführen lassen; sie bemühen sich, ein gesunderes Funktionieren in der Welt und in ihren persönlichen Beziehungen zu erreichen (Chu 1998). So scheint beispielsweise auch die Fähigkeit, Humor zu entwickeln, ein signifikantes Zeichen für einen erfolgreichen Therapieverlauf zu sein (Kluft 2005). Nach unserer Erfahrung dienen Aufgaben im Alltag (wie eine Arbeitsstelle, ehrenamtliche Tätigkeiten, Praktika etc.) dazu, prognostisch positive ANP-Aktivitäten zu verstärken und zu unterstützen.

Bei hoch dissoziativen Patientinnen sollte eine ausführliche Ressourcen- und Traumadiagnostik stattfinden (s. Kap. 11). Neben Selbstbefragungsbögen, z. B. dem Fragebogen zu dissoziativen Symptomen (FDS) von Freyberger et al. (1999), sollten unbedingt klinische Interviews eingesetzt werden (s. Kap. 8.4). Zusätzlich zu dem schon erwähnten SCID-D wurde in den letzten Jahren von Boon (Boon et al. 2006) ein neues Interview entwickelt, das im Gegensatz zum weniger differenzierten SCID-D nach negativen und positiven dissoziativen Symptomen und nach somatoformen Beschwerden fragt. Dieser Fragebogen ist für den praktischen Gebrauch sehr hilfreich, muss jedoch noch validiert werden.

Zusätzlich sollte gleich von Anfang an mituntersucht werden, wie die Persönlichkeit sich über die Zeit hinweg entwickelt hat und wie sie funktioniert. Für diese gemeinsame Arbeit von Therapeutin und Patientin kann die *Theorie der strukturellen Dissoziation der Persönlichkeit ein*

2 Handlungen sind nach der Theorie der strukturellen Dissoziation nicht nur sichtbares Verhalten, sondern auch seelische Reaktionen wie Fühlen, Denken etc.

wichtiger Leitfaden sein. Patienten empfinden es als ausgesprochen erleichternd, wenn sie ihr Verhalten und ihre Symptome als sinnvolle Handlung einordnen und aus dieser Einschätzung für sich Vorhersagen treffen können. Dann handeln sie nicht »verrückt« oder »komisch«, sondern nach Handlungssystemen, die durch die Evolution und durch die individuelle Entwicklung und persönliche Erlebnisse geprägt sind:

> Im Rahmen der Theorie der strukturellen Dissoziation der Persönlichkeit gehen wir davon aus, dass sich jedes Verhalten, jede psychische Reaktion und jede Einstellung von Patienten sinnvoll einordnen lässt
> - evolutionär als »Vorverschaltung« im Gehirn, die genetisch vorgegeben ist (z. B. »Kurzschlüsse« im Gehirn bei Gefahr und Bedrohung) und
> - als Entwicklungsergebnis im Laufe des Lebens durch Konditionierungs- und Lernvorgänge auf Grundlage von biologischer Veranlagung mit dynamischen Reaktionen auf Umwelt und Anforderungen (als bestmögliche und adaptive Lösungsstrategie in belastenden Situationen).

Bei der Psychoedukation sollten insbesondere die traumabezogenen Ängste berücksichtigt werden. Bewertung, Anamnese und einordnende Rückmeldungen können im Rahmen der Psychoedukation den ANP der Patientin und gleichzeitig die therapeutische Beziehung stärken. Jede kognitive Einordnung hilft, belastende Zustände abzumildern und der Patientin deutlich zu machen, dass ihre Verhaltensweisen einen Sinn gehabt haben, auch wenn diese in der Gegenwart mit der Zeit dysfunktional geworden sind.

Ein wichtiges prognostisches Kriterium ist die Frage, wie ausgeprägt die strukturelle Dissoziation ist und wieweit die Aktionssysteme im Bindungsbereich betroffen sind – dies hat direkte Auswirkung auf die therapeutische Beziehung. Hierzu gehören Nachfragen, welche psychischen Reaktionen schwierig für den Patienten sind, welche er vermeidet und welche ihn sofort überwältigen. Dies sollte nicht allgemein, sondern spezifisch für die inneren Persönlichkeitsanteile erfragt werden. Wir sollten immer davon ausgehen, dass Patienten nicht nur negative Gefühle und Körperempfindungen vermeiden und fürchten, sondern auch positive. Außerdem sollten möglichst bald maladaptive Verhaltensweisen und Glaubenssätze exploriert werden (s. Kap. 29 u. 37), speziell mit der Fragestellung, welche Erfahrungen die Patientin mit spezifischen seelischen Verhaltensweisen gemacht hat. Es kann z. B. erfragt werden, wie die Patientin Ärger empfindet: Was empfindet sie körperlich und emotional, hört sie Stimmen, welche Gedanken hat sie?

Patienten können sehr unterschiedliche Ängste entwickeln: von der Phobie vor Gefühlen, vor Gedanken, Bedürfnissen, Wünschen, Fantasien und vor Körperempfindungen bis hin zu einer Phobie vor dem Körper selbst. Hierzu gibt es zahlreiche, meist hypnotherapeutische Techniken, wie diese Ängste in der Therapie angegangen werden können (s. Kap. 24–27). In der Theorie der strukturellen Dissoziation unterscheiden wir Phobien vor

- traumabezogenen Stimuli und Verhalten,
- traumatischen Erinnerungen,
- traumabezogenen seelischen Handlungen,
- dissoziativen Persönlichkeitsanteilen,
- Bindung und Bindungsverlust,
- Intimität,
- dem normalen Leben und
- Veränderung und gesundem Risikoverhalten.

Nach unseren Erfahrungen ist es leider noch eher die Ausnahme, dass Patienten mit schweren dissoziativen Störungen gleich in ihrer ersten Therapie richtig diagnostiziert werden. Insofern ist es von besonderer praktischer Bedeutung, nachzufragen, warum evtl. früher durchgeführte Therapien nur teilweise gelungen sind oder abgebrochen wurden.

Häufiger Grund für therapeutische Misserfolge ist, dass Therapeuten die dissoziativen Phänomene der Patienten nicht genügend berücksichtigt haben oder dass die therapeutische Beziehung den Belastungen der traumatischen Übertragung und Gegenübertragung (s. Kap. 30, 31 u. 39) nicht standgehalten hat. Nun können wir die Übertragungsreaktionen der Patienten nicht verhindern, doch durch genaues Nachfragen und gemeinsame Überlegung mit dem Patienten können wir vorbeugen, dass diese wieder zu einem Abbruch der Beziehung führen. Wenn wir die Verhaltensweisen der Patienten in die jeweilige Lebensgeschichte einordnen und evolutionär sinnvollen Reaktionsmodi (s. Kap. 8) zuordnen können, werden wir verstehen, dass die Verhaltensweisen der Patienten nicht uns persönlich gelten, sondern irgendwann in ihrem Leben eine sinnvolle Reaktion auf für sie subjektiv bedrohlich erlebte Situationen waren.

Wir sollten uns immer im Klaren sein, dass die erste und offen angebotene Übertragungsbeziehung bei hoch dissoziativen Patienten (aber nicht nur bei diesen) meist nicht die einzige ist. Vielmehr können verschiedene Übertragungsprozesse bewusst und oft auch unbewusst gleichzeitig vorhanden sein, so wie es im täglichen Leben der Patienten über viele Jahre und Jahrzehnte hinweg in der Regel nur ambivalente Beziehungsmuster gegeben hat. Dies nehmen wir bei Verdacht auf dissoziatives Erleben in den ersten Gesprächen gleich in unsere Beziehungsaufnahme mit auf, indem wir

- von uns aus offen sind für verschiedene, evtl. auch widersprüchliche Meinungen;
- von vornherein in Betracht ziehen, dass unsere Worte oft von unterschiedlichen Gesichtspunkten (unterschiedlichen ANPs und EPs) aus unterschiedlich interpretiert werden können;
- uns möglichst wenig als Projektionsfläche anbieten und den Übertragungsraum nicht als Diagnostikum nehmen, sondern mehr pädagogisch arbeiten und viel von dem, was wir in den ersten Gesprächen erfragen, erklären und somit Sicherheit schaffen;
- unsere eigenen Handlungsweisen antizipieren und Gründe für unser Handeln deutlich machen.

T: Sie haben mir schon am Telefon gesagt, dass Sie schon verschiedene ambulante und stationäre Therapien mit mehr oder weniger Erfolg erhalten haben, sich aber in der letzten Klinik mit der Diagnose einer dissoziativen Störung besser verstanden gefühlt haben. Nun kann ich mir aber trotzdem vorstellen, dass es nicht so einfach ist und es vielleicht auch ambivalente Gefühle gibt, wieder eine neue Therapie mit einer neuen Therapeutin zu beginnen, auch wenn Sie von mir wissen, dass ich dissoziative Diagnosen auch berücksichtige. So wie ich es verstanden habe, haben das Unverständnis und die Nachfragen anderer Therapeuten Sie oft verletzt.
Um in der Diagnose sicher zu sein, werde ich mit Ihnen dennoch einige Tests machen; nicht, dass ich den Ergebnissen aus der Klinik nicht vertraue, aber um mir ein Bild von dem Ausmaß ihrer dissoziativen Symptome im Ihrem Alltag zu verschaffen.

41.4 Behandlungsprinzipien

Wie bei allen traumatisierten Patienten ist der Aufbau einer guten therapeutischen Beziehung die Grundlage jeder erfolgreichen Behandlung. Die Therapeutin sollte einen hohen Grad an integrativer Fähigkeit aufweisen. Wegen der häufigen Depersonalisations- und Derealisationsneigungen dissoziativer Patienten sollte sie auch besondere Präsenz zeigen und anstelle von reaktivem oder impulsivem Verhalten – selbst bei dringender Not oder ablehnender Haltung des Patienten – sich durchgehend wohlüberlegt verhalten. Wir sollten uns von der Vorstellung leiten lassen, dass wir mit der Therapie einen sicheren und haltgebenden Rahmen bilden (s. Kap. 16 u. 31); einen Rahmen, der die Verteidigungs- und Abwehrreaktionen des Patienten möglichst minimiert und Möglichkeiten bietet, angemessenes und adaptives Verhalten sowohl bei der Patientin als auch bei der Therapeutin hervorzurufen und weiter einzuüben. Hierzu müssen wir uns von unseren Patienten innerlich »berühren« lassen und doch gleichzeitig unser Auge auf eine Verbesserung der Funktionsfähigkeit der Patientin allgemein und ihrer inneren Persönlichkeitsanteile im Besonderen richten. Intrusionen und Wiederholungen kosten viel innere Kraft, erschöpfen die Patientin und nehmen ihr die Energie, neue Handlungen und Haltungen zu erproben. Wie Janet (1889) und Ellenberger (1970, 1996) sehen wir in traumatischen Erinnerungen eine spezielle Form des allgemeinen *Prinzips der nicht vollzogenen (unvollendeten) Handlung*. Psychische Gesundheit bedeutet, jedes Ereignis, jeden Konflikt, sogar jede Lebensphase an einem bestimmten Punkt abgeschlossen zu haben, sonst bleiben pathogene Spuren übrig, die einen nicht wahrnehmbaren ständigen Verlust psychischer Kraft verursachen. Deswegen ist es so wichtig, Handlungen zu beenden.

Die psychische Energie und seelische Spannkraft der Patientin sollte sich immer mehr auf eine angemessene innere Haltung und äußere Handlungsweise richten und nicht mehr seelisch und physisch in nicht vollendeten traumabezogenen Handlungen verpuffen. Dies erreichen wir am besten durch eine Kombination aus

- therapeutischer Ermutigung, mehr adaptive Handlungsweisen zu erproben;
- psychoedukativer Unterstützung;
- Fertigkeitentraining;
- Untersuchung von »Widerständen« und
- gradueller Veränderung von Handlungsweisen sowohl im Innern der Patienten wie auch im Alltag.

Nach und nach lernt so die Patientin, schwierigere und komplexere Handlungen und Themen und auch Erinnerungen anzugehen, bis sie im Sinne der Realisierung angemessen handelt, das heißt adaptive Handlungen beginnen, durchführen und beenden kann. Hierzu benötigt sie ein hohes Maß an Personifikation und Präsentifikation und die Fähigkeit aller Persönlichkeitsanteile, reale Erfahrungen wahrzunehmen und entsprechend einzuordnen. Die erhöhte psychische Spannkraft, die verbesserten Handlungsmuster und stärkere Effektivität ermöglichen schließlich der Patientin, ihre Persönlichkeitsanteile besser zu integrieren.

Nach unseren Erfahrungen sollte der therapeutische Prozess strukturiert und in einer gewissen Reihenfolge angegangen werden. Bevor traumatische Erinnerungen bearbeitet werden können, müssen die Kontakte zu dissoziativen Anteilen gut hergestellt sein, die primär erst einmal phobisch belegt sind. Voraussetzung hierfür ist natürlich, dass Ängste vor Bindung (an den Therapeuten, an innere Anteile) und vor psychischen Inhalten und seelischen Handlungen wie Gefühlen, Gedanken oder Wünschen bewältigt werden.

Wichtig besonders in der Anfangsphase der Therapie ist, den ANP in seinen Stärken zu unterstützen und seine Funktionalität im Alltag, das heißt in den Bereichen Arbeit, Spielen, Selbstfürsorge, soziale Beziehungen usw. nach und nach zu erhöhen. Er muss seine psychophysiologischen Erregungsniveaus wahrnehmen und kontrollieren lernen und das bisher erreichte Integrationsniveau halten und wenn möglich verstärken.

Hierzu gehört es, möglichst gemeinsam mit der Patientin zu beobachten, und nicht zu interpretieren, was gerade geschieht. Der Fokus sollte immer wieder auf automatische Reaktionen gelenkt sein, um sie zu unterbrechen oder um gegenläufige Tätigkeiten durchzuführen, und um somit Chancen für neue Erfahrungen zu schaffen (Grigsby u. Stevens 2000). Themen, die durch EPs in die Therapie gebracht werden, sollten nur insoweit aufgegriffen werden, wie sie den ANP und dessen Alltagsfunktionalität beeinträchtigen.

Uns ist hier noch einmal folgender Hinweis wichtig: Jeder Mensch hat immer nur eine Persönlichkeit, wir werden mit *einem* Gehirn und *einem* Körper geboren. In unserem Gehirn haben sich im Laufe der Evolution morphologische Strukturen und integrative psychische und physische Handlungsweisen entwickelt (s. Kap. 5), die es ermöglichen, Erfahrungen, Handlungen und unseren Körper als unseren eigenen anzuerkennen. Genau diese morphologischen Strukturen und integrativen Funktionen sind bei dissoziativen Patienten nicht (oder nur teilweise) ausgebildet oder werden unterdrückt. Insofern sind alle inneren Persönlichkeitsanteile der Patientin Teil ihrer Gesamtpersönlichkeit, in der andere Sicht- und Verhaltensweisen symbolisiert werden, die, stünde die Dissoziation nicht im Wege, als Ambivalenzen wahrgenommen werden könnten. Es gibt Therapeuten, die EPs als eigenständige Persönlichkeiten wahrnehmen, das heißt die subjektive Sichtweise der Patienten übernehmen. Für das therapeutische Ziel halten wir dies nur bedingt für hilfreich. Wir übernehmen von depressiven Patienten auch nicht die Vorstellung, dass das Leben trist und hoffnungslos ist, sondern werten dies als subjektive Sichtweise und nehmen den großen Leidensdruck der Patienten wahr, um ihnen bei einer besseren Bewältigung ihrer Probleme helfen zu können.

Die EPs nicht als eigenständige Persönlichkeiten wahrzunehmen bedeutet nicht, dass wir sie nicht beachten. Um unserem Ziel einer verbesserten Integrationsfähigkeit unseres Patienten näher zu kommen, müssen wir natürlich mit den EPs therapeutisch arbeiten, denn diese Persönlichkeitsanteile tragen einen großen Teil der dysfunktionalen Ängste des Patienten.

41.5 Interventionen

In der ersten Phase der Behandlung von dissoziativen Patienten sollen die ANPs (bei primärer, sekundärer und tertiärer Dissoziation) eine *bessere Alltagsbewältigung* erlernen. Bei Patienten mit einer Dissoziativen Identitätsstörung (also Patienten, die nicht nur einen, sondern mehrere ANPs haben) sollten die ANPs zur Kooperation im täglichen Leben ermutigt werden. Neben der Vermittlung einer besseren Alltagsbewältigung unterstützen wir den ANP, sich von den traumatischen Erinnerungen und traumabezogenen Handlungsweisen der EPs zu distanzieren, das heißt die starken Gefühlsbelastungen einzugrenzen (Containen).

Mittlerweile sind viele hilfreiche Übungen publiziert, die bei dissoziativen Patienten sowohl für Gruppen von Anteilen (Cluster) als auch für einzelne dissoziative Anteile eingeübt werden können. Beispiele sind der innere sichere Ort, die Fernbedienung, der innere Beobachter und viele andere Übungen (Huber 2003a, 2003b, 2005; ISSD 2005; Reddemann 2003; Reddemann u. Sachsse 1997; Reddemann et al. 2003; s. auch Kap. 16, 22 u. 24).

Im Laufe der Therapie kommt es zu einer schrittweisen Annäherung der verschiedenen Persönlichkeitsanteile untereinander. Wir achten darauf, die psychischen integrativen Fähigkeiten der beteiligten Anteile nicht zu überfordern. Im Sinne einer *graduellen Exposition* sollte mit solchen Anteilen begonnen werden, die wenig phobisch einander gegenüber stehen, und es sollte nach und nach auf stärker phobische Anteile übergegangen werden. Hierbei sollten die einzelnen Anteile kein traumatisches Material austauschen, *Schwerpunkt sollte die Gegenwartsorientierung der EPs* sein. Auch hier ist die Reihenfolge wichtig: Zuerst sollte möglichst kognitiv gearbeitet werden, erst dann sensorische und affektive Interaktion hinzugenommen werden. Erst wenn innere Kooperation und Verhandlungen möglich sind, sollten wir die Patientin ermutigen, graduell traumatische Erfahrungen mitzu-»teilen«, damit die Synthese und Realisierung für alle Persönlichkeitsanteile möglich sind.

Während der gesamten Therapie ist es unsere Aufgabe, reflexartige Reaktionen wie heftige Gefühle möglichst sofort zu unterbrechen. Wir fördern *Mentalisierungsprozesse* (s. Kap. 28). Zusätzlich achten wir darauf, nicht zu schnell vorzugehen – seelische Arbeit erfordert viel Zeit und Geduld und verläuft entsprechend langsam. Zur Unterstützung bieten wir zu passenden Gelegenheiten *psychoedukative Erklärungen* an, so können wir den Prozess, dass dissoziative Anteile in Interaktion treten, therapeutisch kontrollieren. Sowohl ANPs wie EPs sollen dies sehr bewusst tun und über andere Anteile nachdenken, um zu *innerer Empathie, Regulierung und Führung* zu gelangen und die inneren sozialen Fähigkeiten weiter zu entwickeln. Wir setzen Übungen bzw. Interventionen wie die folgenden ein:

- *Talking through*: Der Therapeut spricht mithilfe eines ANPs als Mediator alle inneren Persönlichkeitsanteile gemeinsam an. Zum Beispiel lädt er sie an einen *inneren Konferenzort* (Fraser 1991, 2003; Krakauer 2001) ein, um nach Informationen für ein Alltagsproblem zu suchen, das mit dem Wissen des ANPs allein nicht gelöst werden kann.

T: X (ein ANP) hat zur Zeit das Problem, dass er morgens, wenn er aufwacht, Verletzungen am Körper findet, die er sich nicht erklären kann. Ich möchte nun alle inneren Anteile einladen, die eventuell Informationen über die nächtlichen Selbstverletzungen haben, an den inneren Konferenzort zu kommen. Alle gemeinsam möchten dann bitte überlegen, wie dem oder den Anteilen geholfen werden kann, die möglicherweise gerade in Not sind und deswegen den Körper schädigen, und überlegen, was sonst noch wichtig ist, damit der Körper nicht mehr verletzt werden muss.

P: (als Anteil X, innerer Beobachter mit deutlichen ANP-Strukturen) Ich bekomme mit, dass es bei den Schatten ein kleines Kind gibt, das nicht reden will und das nachts weint, weil es Angst hat.

P: (als Anteil Y, weiterer Kindanteil, der nicht mit diesem speziellen Traumaereignis belastet ist) Ich kenne das Kind, ich könnte versuchen, mit ihm Kontakt aufzunehmen und ihm zu sagen, wie es vielleicht seine Erinnerungen in den Tresor tun kann, damit es nachts nicht mehr so viel Angst haben muss. Das hat mir damals ja auch sehr geholfen, als X mir gezeigt hat, wie ich es wegpacken kann!

- *»Kinderanteile«:* Ähnlich können wir auch innere »Kinderanteile« einladen, in anderen Situationen, z. B. im Alltag oder in der therapeutischen Sitzung, die für sie sonst zu belastend wäre, zuzuhören und zu beobachten oder aber durch die Augen eines »erwachsenen« ANP zuzuschauen.
- *innerer sicherer Ort:* Gemeinsam lässt sich ein innerer Ort für alle, für eine Gruppe oder für einen einzelnen Anteil schaffen. Zum Beispiel können EPs einen *gemeinsamen Versammlungsort* haben, sie treffen Sicherungsmaßnahmen für andere Anteile, die sie fürchten, damit diese auch (einen speziellen) Bereich am sicheren Ort oder am Versammlungsort für sich haben können. Ein sicherer Ort kann z. B. eine große Insel sein, die viele unterschiedliche Rückzugsmöglichkeiten für verschiedene Anteile enthält. Vielleicht imaginiert die Patientin, dass diejenigen Anteile, die eher offene Räume bevorzugen, sich an einem Strand aufhalten. Oder die Patientin stellt sich vor, dass Anteile, die sich lieber zurückziehen und nur bedingt in Kontakt treten wollen, sich tiefer auf der Insel in Höhlen oder auf Bergen befinden. »Gefährliche« Anteile, z. B. EPs mit Selbsthass oder Selbstverletzungstendenzen, vor denen z. B. innere Kinderanteile Angst haben, könnten auf einer weiteren Insel in der Nähe oder hinter dicken Mauern abgetrennt, aber in der Nähe der anderen Anteile imaginiert werden. Dies fördert die Synthese und Realisierung der Patienten, unterstützt die Mentalisierung und das Erproben von Handlungen, indem Symbole oder Imaginationen verwendet werden.
- *innere Kommunikation:* Je nach Entwicklungsstand der inneren Anteile können für die innere Kommunikation imaginative Telefone für hochfunktionale EPs benutzt werden oder aber (z. B. für innere Kleinkinder) nonverbale Symbole gefunden werden, z. B. nimmt ein Persönlichkeitsanteil ein inneres Baby, das heißt einen anderen Persönlichkeitsanteil, imaginativ auf den Arm (s. Kap. 32).
- *ideomotorische Fingersignale:* Wenn Anteile nicht sprechen wollen, so können wir auf die hypnotherapeutische Technik der ideomotorischen Fingersignale zurückgreifen (Hammond u. Cheek 1988; Putnam 1989): Der Patient antwortet auf eine Frage nicht verbal mit z. B. »Ja« oder »Nein«, sondern mit vorher festgelegten Handzeichen. Fällt es weiter schwer, mit den inneren Anteilen in Kontakt zu kommen, so kann man auch sozial besser eingebundene Anteile bitten, mit dem jeweiligen Anteil in Kontakt zu treten und an seiner Stelle zu antworten.
- *Wechsel von Anteilen beachten:* Kommt es in der Therapie vor, dass der Patient von einem Persönlichkeitsanteil zu einem anderen Persönlichkeitsanteil wechselt *(Switch)*, sollten wir diesen Wechsel zulassen, aber jeweils nachfragen bzw. uns selbst fragen, warum gerade in diesem Moment ein Wechsel notwendig war, und ob der Anteil, der vorher die Kontrolle

hatte, weiterhin zuhören und teilnehmen könnte. Wechsel geschehen in der Regel, wenn die Aktionssysteme des bislang »aktiven« Anteils für anstehende Themen oder Probleme nicht ausreichen. So können z. B. Wechsel auftreten, wenn es um belastende Themen geht und die Affekttoleranz oder Frustrationstoleranz nicht ausreicht, aber auch, wenn es ein inneres Bedürfnis gibt, direkteren Kontakt mit der Therapeutin zu haben oder von Dingen zu berichten, die in der Zeit zwischen den Sitzungen Spaß gemacht haben.

Mithilfe solcher Interventionen unterstützen wir die Patienten dabei, dass innere Anteile *gemeinsame Lösungsstrategien für Alltagsprobleme entwickeln*. Hierbei können sie vorhandene Fähigkeiten weiter ausbauen oder sich neue Fähigkeiten aneignen. Insbesondere die soziale Kompetenz sollte zu Beginn der Therapie gefördert werden, und auch schwierigere interpersonelle Beziehungen sollten gelöst werden. Gut eignet sich hierzu auch die *Blendingtechnik* (Hofmann u. Mattheß 2005; Mattheß 2005; Sack u. Mattheß 2005; s. Kap. 41.6). Ein weiteres Beispiel soll veranschaulichen, wie Anteile gemeinsam ein Alltagsproblem lösen.

Ein Patient hat bei Aufnahme in der Klinik Schwierigkeiten mit der Blutabnahme. Der Anteil, der sich schmerzfrei machen kann, kann bei körperlicher Bedrohung (z. B. Blutabnahme) keinen angemessenen sozialen Kontakt herstellen – er reagiert hoch aggressiv.
In einer ersten inneren Diskussion der Anteile wird festgelegt, dass er von demjenigen Anteil unterstützt wird, der wenig Probleme in der Kontaktaufnahme hat, also mit dem behandelnden Arzt sprechen kann. Zusätzlich wird ein weiterer Anteil bestimmt, der unangemessene Verteidigungsreaktionen bei der Blutabnahme verhindern soll. Alle anderen Persönlichkeitsanteile werden eingeladen, sich zu ihrem Schutz an den inneren Ort zu begeben und eine dichte Schall- und Schmerzmauer um sich herum aufzubauen und tief und traumlos zu schlafen.

Wir sollten die Patientin darin unterstützen, möglichst viele Aufgaben im täglichen Leben nach und nach durch Gruppen von inneren Anteilen zu bewältigen. Durch diese Kooperationen fördern wir die innere Spannkraft der Patientin, in komplexeren Reaktionsmustern mit erweiterten inneren Fähigkeiten Aufgaben zu lösen, die sie bisher noch nicht oder nur schlecht bewältigte. Dabei sollten wir möglichst darauf achten, dass die von uns geförderten neuen Verhaltensmaßnahmen zum Erfolg führen. Besser ist es, in so kleinen Schritten vorzugehen, dass diese auf jeden Fall gut abgeschlossen werden können. Diese *Erfolgserlebnisse* sind für die Patienten und für die Therapie wichtig und verstärken die Fähigkeit, neues Verhalten auszuprobieren und neue Gefühle und Empfindungen zuzulassen und in das eigene Repertoire aufzunehmen. Jeder Misserfolg würde das alte Gefühl der Hilf- und der Hoffnungslosigkeit unterstützen. Einige EPs benötigen genau deswegen Einladungen von uns, sich in der Therapie zu zeigen. Kann sich die Patientin darauf einlassen, ist es wichtig, diesen Persönlichkeitsanteil nach und nach mit allen Sinnen in der Gegenwart zu verankern.

Wir fördern die Präsentifikation des Patienten, das heißt seine *Wahrnehmung, in der heutigen Realität zu sein*, indem wir deutlich machen, dass er im Heute und – im Gegensatz zu früheren Zeiten – sicher ist. Wir fassen dies auch in Worte: »Heute ist 2006, Sie sind (bei Kinderanteilen »Du bist ...«) in meiner Praxis; die Person, die Sie früher verletzt hat, ist nicht hier.« Den Patienten selbst fehlt die Verbalisierungsmöglichkeit (Rauch et al. 1996; van der Hart et al. 2006a, 2006b) und dies behindert sie bei Mentalisierungsaktionen. Innere Ereignisse (z. B. Gefühle oder Körperempfindungen) werden somit mit externen Ereignissen (z. B. Verhalten) vermischt. Hintergrund ist, wie bereits erwähnt, die Patientin vor nicht aushaltbaren Erfahrungen zu schützen, die meist auf Scham und Angst basieren. Häufig fehlen diese *verbalen Fähigkeiten*, innere Zustände zu beschreiben, vor allem fehlt diese Fähigkeit bei den stark affektgeladenen EPs. Häufig dissoziieren diese zur weiteren Entlastung belastende Erinnerungen unterschiedlicher Modalität auf verschiedene Persönlichkeitsanteile. Indem wir den Patienten erklären, dass Gefühle und Verhalten unterschiedliche Phänomene sind, sie darin unterstützten, dass ihre Gefühle und Wünsche in Ordnung sind, geben wir den Patienten ein neues Modell und helfen ihnen, im angemessenen Tempo die verschiedenen Persönlichkeitsanteile gegen die aversiven psychischen Reaktionen zu desensibilisieren.

Stabilisierung bei dissoziativen Patienten

- Stärkung der ANPs
- »Containen« von belastenden Erinnerungen der EPs
- Verbesserung der inneren Kommunikation und Kooperation
- schrittweise graduelle Exposition der Persönlichkeitsanteile untereinander

Was tun bei Schwierigkeiten?

Gelingt es uns nicht, dass z. B. ein misstrauischer Persönlichkeitsanteil auf unsere Einladung hin in die Therapie kommt, so bleibt bei ihm das Gefühl des Misstrauens zumindest in der affektiven Komponente unbearbeitet. Es geht um das wirkliche Erleben der Sicherheit im Hier und Jetzt, denn Intrusionen mit traumatischem Material der EPs werden, weil sie zum gegenwärtigen Zeitpunkt auftreten, sowohl vom ANP wie vom EP als Fakten der gegenwärtigen Realität interpretiert und nicht als solche der Vergangenheit.

Psychoedukative Erklärungen (z. B. warum Angst so überwältigend ist) helfen, dass dieser Anteil eine bessere psychische Spannkraft für den Umgang mit emotionalen Problemen entwickelt. Allmählich sollten wir den ANP dazu bringen, *kognitive und somatische Tests* durchzuführen und die Erfahrung richtig zu interpretieren. Das Ziel ist, die *Präsentifikation des ANP durch die Schaffung von affektiven und kognitiven Schemata* für die »gegenwärtige Realität« gegenüber der »posttraumatischen Realität« zu erhöhen. Dies hilft, Gefühle und Wahrnehmungen als »Vergangenheit« oder »Gegenwart« zu evaluieren. Was tun wir konkret?

- Um die Themen besser in die Therapie zu bringen, fördern wir das *Führen eines Tagebuchs für tägliche Erfahrungen.*
- Wir achten auf einen Sprachgebrauch, der sorgfältig die Realitätstestung reflektiert, und hüten uns davor, auf Emotionen so zu reagieren, als seien sie Tatsachen.
- Während im erwachsenen Selbst die Fähigkeit für genaue Stimulusdiskriminierung anwächst, können wir den ANP darin unterstützen, die Präsentifikation in den EPs zu verstärken. Der ANP kann ihnen z. B. versichern, dass die Patientin nun erwachsen ist, zeigen, dass das Leben jetzt sehr unterschiedlich ist, und an den Erfahrungen festhalten, Ruhe und Sicherheit zu erleben, und die EPs dazu einladen, diese Erfahrungen zu teilen.

Gibt es *Schwierigkeiten im Kontakt der Anteile untereinander*, sollten wir systematisch die Beziehungen diskutieren. Wenn wir nicht in der inhaltlichen Diskussion verbleiben, sondern uns auf die Beziehungsebene konzentrieren, können wir erkennen, dass der *innere Widerstand ein Schutzmechanismus und eine konditionierte Reaktion* ist. Widerstand des Patienten dient also dazu, etwas Gefürchtetes zu vermeiden. Oft soll verhindert werden, gefürchtete Aspekte einer Erfahrung (Gefühle, Erinnerungen oder Beziehungskonflikte) zu integrieren. Wir können Widerstand als traumabezogene Phobien ansehen. Der Patient bleibt bei fehlangepassten, reflexartigen »Wenn-dann«-Regeln: »Wenn ich Dir vertraue, wirst Du mich verletzen oder mich verlassen«; »Man wird mich nicht mögen, wenn ich ärgerlich bin«; »Dieser Anteil ist böse; wenn ich ihn akzeptiere, werde ich auch böse sein.«

Häufig verhindert auch die *Angst vor Reaktivierungen traumatischer Erinnerungen* einen guten Kontakt der Anteile untereinander. Werden in der Therapie traumatische Erinnerungen aktiviert, sollten wir ruhig bleiben, den Patienten nie ohne Erlaubnis berühren (immer zuvor fragen), langsam mit ihm sprechen, wenige und einfache Worte benutzen und diese wiederholen. Möglichst sofort sollte der Patient wieder »zurückkommen«, den Therapieraum wieder wahrnehmen und sich umschauen. Wir können als therapeutische Unterstützung Erdungsübungen anbieten und den Patienten auffordern, hierfür möglichst verschiedene Sinne anzuwenden. (»Während Sie den Boden unter ihren Füßen spüren, können Sie sich gleichzeitig im Raum umschauen«). Wir sollten uns hüten, nachzufragen, was erinnert und gefühlt wurde, denn dies kann die Intensität erhöhen. Vielmehr sollten wir mitteilen, dass wenn man sich an Traumen erinnert, es sehr wichtig ist, an einem sicheren Ort zu sein und Hilfe zu bekommen. Danach sollten wir dem Patienten erklären, dass *Erinnern nicht das Gleiche wie Wiedererleben* sein muss.

Häufig gibt es einen *inneren Beobachteranteil*, der uns mit Informationen über weitere Anteile oder wichtige Themen im Leben des Patienten unterstützen kann. Mit ihm können wir ein »Nachdenken über sich« einüben (Boon u. van der Hart 2003), mit inneren Wächtern oder inneren Eltern üben wir die Selbstfürsorge ein, indem wir der Frage nachgehen, wie bedürftige Teile besser versorgt werden können.

Auch bindungsphobische Anteile sollten nach und nach an Beziehungen zwischen den Anteilen und an die Beziehung mit der Therapeutin gewöhnt werden, um ihnen die Erfahrung einer sicheren Bindung zu ermöglichen. Letztlich muss der ANP lernen, den Gebrauch des Pronomens »Ich« infrage zu stellen und eher überlegen: »Bin ›*Ich*‹ ängstlich oder ist es ein Anteil von mir, der sich jetzt gerade fürchtet?« So lernt er, *nach innen* zu fragen: »Welcher Anteil von mir fühlt genau so?« »Warum?« »Wovor hat er Angst? Was braucht er von mir, um weniger Angst zu haben?« Die psychischen Wahrnehmungen können so mit den relevanten Anteilen verbunden werden.

Indem wir der Patientin die *Theorie der strukturellen Dissoziation* erklären, lernt die Patientin, welche Affekte und Reaktionen zu welchen speziellen EPs oder ANPs »gehören«, und sie lernt, deren Bedeutung zu dekodieren. Dieses Vorgehen wird erfolgreich sein, wenn wir uns empathisch auf die negativen Überzeugungen (s. Kap. 37), die Erfahrungen und Widerstände der Persönlichkeitsanteile des Patienten einlassen können und gleichzeitig selbst ein *hohes Maß an Realitätssinn* behalten, nämlich wissen, dass dissoziative Anteile zusammen die Gesamtpersönlichkeit ausmachen. Wir halten uns an folgende Hinweise:

- Wir müssen uns klar machen, dass alle unsere Interventionen systemische Implikationen nach sich ziehen.
- Aus diesem Grund müssen wir durchgehend alle Anteile, ihre Rollen und Funktionen, ihre Beziehungen untereinander, Stärken und Schwächen genau untersuchen und einordnen und uns von diesem Ergebnis in unseren Interventionen leiten lassen.
- Diese können sich auf die Patientin als Ganzes, auf zwei oder mehrere Subsysteme der Persönlichkeit oder auf einen einzelnen dissoziativen Persönlichkeitsanteil richten.

Insgesamt sollten alle unsere Interventionen dazu dienen, die strukturelle Dissoziation zu vermindern und die Realisierung der Patientin als Gesamtpersönlichkeit zu erhöhen.

Kobewusstsein fördern

Da bei belastenden inneren und äußeren Reizen typischerweise EPs aktiviert werden, sollten die ANPs in der Behandlung lernen, sich um die EPs zu kümmern. Der Therapeut darf diese Aufgabe des ANP nicht übernehmen.

> Das Ziel der Therapie ist, das Kobewusstsein der Anteile und letztlich die Integration der Persönlichkeit zu erreichen. Die Patientin als Ganze und alle ihre Anteile, ihre ANPs und ihre EPs im Speziellen, sollten im Verlauf der Therapie in der Lage sein, innerlich zu kommunizieren ohne zu wechseln. Sie sollten lernen, differenziert wahrzunehmen, welche »Impulse« von EPs ausgehen, in der gewohnten »posttraumatischen Art« zu reagieren, und ein Gespür dafür entwickeln, welche neuen, kreativen Reaktionen von den ANPs aus begonnen werden könnten.

Was tun wir konkret, um das Kobewusstsein zu fördern?

- Wir verzichten möglichst darauf, »Einzeltreffen« mit EPs zu haben, wir konzentrieren uns mehr auf die Unterstützung der Gruppe insgesamt, laden sie ein, sich am inneren Konferenzort zu treffen und intrapersonale Entscheidungen zu treffen.
- Wir bleiben möglichst in der Beraterrolle und geben nur Unterstützung zur Heilung des Systems und werden möglichst nicht zu einer externen Kontrollinstanz für die Patientin. Durch diese neue Art der Zusammenarbeit lernt sie, dass die Therapeutin nicht alle Antworten weiß und auch nicht allmächtig ist: Es ist nicht die Verantwortung des Therapeuten, alles herauszufinden und Antworten zu liefern, die unweigerlich zu kurz greifen würden.
- Bei Kooperation arbeiten der ANP und die Therapeutin daran, die Kommunikation mit den traumatisierten Selbstanteilen zu pflegen. Dies hilft der Patientin, gewohnte Reaktionen aufzugeben, um selbst angemessen handeln zu können.

41.6 Die Blendingtechnik

Neben der in Kapitel 24 ausgeführten Ressourcenverankerung gibt es für hoch dissoziative Patienten noch eine weitere Möglichkeit für einen Austausch internaler Fähigkeiten – die Blendingtechnik. Bei der Blendingtechnik wird mittels bilateraler Stimulation der Transfer von Aktionssystemen gefördert. Persönlichkeitsanteile, denen bestimmte Handlungsfertigkeiten fehlen (z. B. Abgrenzungsfähigkeit), können durch diese Technik auf besser entwickelte Aktionssysteme anderer Anteile zugreifen. Diese Technik kann bei entsprechender Erfahrung der Therapeuten sowohl in der EMDR-Methode als auch in der Therapie dissoziativer Patienten insgesamt mit erstaunlichem Erfolg angewandt werden kann (Hofmann u. Mattheß 2005; Mattheß 2005; Sack u. Matthess 2005).

> Hier sei noch einmal ausdrücklich davor gewarnt, die bilaterale Stimulation der EMDR-Methode bei schwer traumatisierten Patientinnen ohne die entsprechende Expertise anzuwenden! In unseren Supervisionen und Konsultationen haben wir leider feststellen müssen, dass einige Kollegen die Effizienz der bilateralen Stimulation, dissoziative Barrieren abzubauen, unterschätzen. Wir sollten uns darüber im Klaren sein, dass wir unsere Patienten vor zu schneller Annäherung an belastende Erfahrungen schützen müssen, und von daher den Einsatz der bilateralen Stimulation mit der EMDR-Methode mit Bedacht wählen!

Ausgangspunkte für den Einsatz der Blendingtechnik sind Situationen im Alltagsleben der Patientinnen, die Fähigkeiten verlangen, die einzelne ANPs oder EPs nicht oder unzureichend ausgebildet haben: z. B. sich schützen oder etwas genießen können. Es geht darum, eine anstehende Situation oder ein anstehendes Problem angemessen und erfolgreich, das heißt ohne frühere »posttraumatische Reaktionsmuster«, zu bewältigen. Nennen wir den Persönlichkeitsanteil, der sich z. B. nicht genügend abgrenzen kann, »Anteil A«.

Über eine innere Konferenz oder dem »Talking through« suchen nun Patient und Therapeut nach inneren Anteilen, die diese Fähigkeiten besser ausgebildet haben, bisher aber aufgrund dissoziativer Mechanismen nicht in die Problemlösung mit einbezogen waren. Gilt es, sich in einer Situation zu schützen, so kann es z. B. sein, dass trotz vorhandener innerer »Beschützer« diese in Alltagssituationen von den ANPs nicht mit einbezogen werden, da sie zu heftig reagieren würden. Einen solchen Anteil nennen wir hier im Beispiel »Anteil B«. Hier kann ein entsprechender Austausch beide Persönlichkeitsanteile, A und B, kompetenter machen und die psychische Spannkraft *(mental efficiency)* stärken, um komplexere Problemlösungsstrategien durchzuführen. Wie sieht nun der Ablauf der Blendingtechnik konkret aus?

- Wir bitten den Persönlichkeitsanteil, der leichter im therapeutischen Kontakt ist – das könnte in unserem Beispiel Anteil A sein – die Kontrolle über den Körper zu übernehmen, und wir bitten den anderen Anteil, Anteil B, dem Geschehen im Therapieprozess »durch die Augen« des Anteils A zu folgen und gleichzeitig aktiv im Hintergrund dabei zu sein.

- Mit Anteil A vereinbaren wir, dass er sofort ein Stoppsignal gibt, wenn er den Eindruck hat, dass belastende Erinnerungen hochkommen, die den Prozess gefährden würden. In diesem Fall sollten Stabilisierungstechniken eingesetzt werden (z. B. Tresor-Übung, s. Kap. 22.5).
- Beide Anteile bitten wir, alle problematischen (Kindheits-)Erinnerungen in den Safe zu geben und sich nun möglichst nur auf die Fähigkeit von Anteil B zu konzentrieren, die für die aktuelle Problemlösung wichtig ist, z. B. die Fähigkeit, selbstbewusst »Nein« zu sagen (Verstärken der entsprechenden neuronalen Aktivierungsmuster).
- Beide Anteile bitten wir dann, sich das selbstbewusste Neinsagen von Anteil B vorzustellen, die dazugehörigen Körperempfindungen (die »innere Atmosphäre« oder die »innere Körperhaltung«) wahrzunehmen und langsam mit 3 bis maximal 5 Sets sich selbst taktil bilateral zu stimulieren. Hierzu eignet sich am besten die so genannte »Schmetterlingsumarmung« (*butterfly-hug*; Hofmann 2005), bei der die Patientin die Arme verschränkt (sich selbst »umarmt«) und sich abwechselnd mit der Handinnenfläche oder den Fingern rechts und links am Oberarm berührt. (Abwechselnde Berührungen an Oberschenkeln oder Knien sind genauso wirkungsvoll.) Der Vorteil der Schmetterlingsumarmung ist, dass die Patientinnen die Stimulationen selbst dosieren können; sie sind nicht passiv, sondern aktiv, und sie bleiben in der Gegenwart. In manchen Fällen, insbesondere dann, wenn es für die Patientin hilfreich ist, das Bindungssystem zu stärken, kann die abwechselnde bilaterale Berührung (auf den Handrücken oder an anderen unbelasteten Stellen des Körpers) auch durch die Therapeutin durchgeführt werden, oder es können die Augenbewegungen angewandt werden.
- Zeigt sich bei der Patientin ein positiver Effekt, sollte noch 2- oder 3-mal die bilaterale Stimulation verstärkt werden; die Setlänge sollte nur minimal verlängert werden (zwischen 3- und 10-mal) und um so kürzer sein, je dissoziativer die Patientin ist.
- Falls möglich und notwendig, können nun die beiden Seiten tauschen (Anteil A geht in den Hintergrund und folgt dem Geschehen »durch die Augen« des Anteils B) und die Verankerung nochmals mit bilateraler Stimulation verstärken.
- Patientinnen, die schon mit der Methode vertrauter sind und von sich aus einschätzen und rechtzeitig warnen können, dass eventuell traumatisches Material aktiviert wird, können anschließend das aktuelle Alltagsproblem imaginieren und im Kontakt mit der entsprechenden neuen Erfahrung und der Körperempfindung ein weiteres Mal bilaterale Stimulation durchführen.

Wichtig ist, mit der bilateralen Stimulation im positiven Erlebnisbereich der Patientin zu bleiben und unbedingt Depersonalisations- und Derealisationsphänomene bei der Patientin zu vermeiden. Der Informationsaustausch ist immer wechselseitig und kann in ungünstigen Fällen auch traumatisches Material enthalten!

Vorteil eines solchen Vorgehens ist, dass die Patientin lernt, positive und motivierende Erfahrungen mit dem Stimulationsprozess der EMDR-Methode zu machen und dies selbst zu kontrollieren. Dies unterstützt die Zusammenarbeit und die gegenseitige Wertschätzung der Anteile untereinander (»gemeinsam sind wir stark«) und zeigt der Patientin, dass fast alles, was an Problemlösefähigkeit notwendig ist, schon in ihr vorhanden ist. Zusätzlich kann dies auch ein Motivationsfaktor sein, sich später mit dem normalen EMDR-Protokoll (s. Kap. 34) belastenden Erfahrungen zu stellen.

41.7 Bearbeitung traumatischer Erinnerungen, Integration und Abschluss der Therapie

Haben Patienten im Laufe der Therapie Sicherheit und Kontrolle und eine positive Lebenseinstellung erreicht, bearbeiten wir nicht *notwendigerweise* die Traumaerinnerungen. Es hat keinen Sinn, vergangene Traumatisierungen auszugraben, wenn Patienten ihr Leben positiv und mit Genuss leben können und wenn ihr Alltag nicht von Intrusionen belastet ist. Falls die aktuelle Funktionalität jedoch beeinträchtigt ist, kann eine kontrollierte und vorhersagbare Exposition mit traumatischen Erinnerungen helfen, die Selbstbestimmung weiter zu verbessern. Dies ist eine schwierige Phase in der Therapie und sollte nicht zu früh angegangen werden. Von einer Traumaexposition sollte abgesehen werden, wenn das therapeutische Bündnis noch nicht sicher genug ist, es aktuell Übergriffe im Lebensumfeld der Patientin gibt, die Patientin schwer krank ist oder wenn Therapieunterbrechungen bevorstehen (Nijenhuis 1999; Nijenhuis et al. 2004a; Steele 2005; van der Hart 1986, 2006; van der Hart et al. 1993, 1995, 1998, 2006a).

Im Einverständnis mit der Patientin sollten wir gezielt und bewusst daran arbeiten, dass das Trauma Teil der persönlichen Geschichte wird. Wir müssen Phobien Schritt für Schritt angehen, wie z. B. die Furcht vor Bindung und Bindungsverlust bei den EPs oder die Furcht vor traumatischen Erinnerungen im Speziellen.

Die therapeutisch geleitete Synthese, das heißt die graduelle Exposition von Persönlichkeitsanteilen mit traumatischen Erinnerungen, wird in vielen Variationen durchgeführt (Maercker 1997). Auch die EMDR-Methode kann hilfreich sein (s. Kap. 33 u. 34). Jede Arbeit mit Traumaerinnerungen sollte sich nach den integrativen Fähigkeiten des Patienten richten und verhindern, dass er erneut dissoziiert oder Belastendes wieder vermeidet. Beide Methoden können nicht nur für Traumaerinnerungen selbst verwendet werden, sondern auch für pathogene Grundüberzeugungen, diffuse traumabezogene Gefühle, belastende posthypnotische Suggestionen sowie auch für positive Erfahrungen (s. Kap. 29 u. 37).

Ziel der graduellen Exposition ist die Integration traumatischer Erinnerungen und traumabezogener (seelischer und verhaltensmäßiger) Handlungen in die Gesamtpersönlichkeit des Patienten. Hierzu sind Synthese (als synthetische seelische Handlung) und die Realisation mit den Komponenten Personifikation und Präsentifikation notwendig. Die Konfrontation mit vorher vermiedenen Stimuli hilft, alte, rigide, einschränkende und fehlangepasste Wahrnehmungen, Ideen, Gefühle und Verhaltensweisen durch angemessenere neue zu ersetzen. Wir unterstützen dies, indem wir die Persönlichkeitsanteile auffordern, traumatische Erinnerungen, die vorher vollständig oder teilweise dissoziiert waren, miteinander kontrolliert auszutauschen. Dieser kontrollierte Austausch kann aufeinander folgende Zeitsegmente des traumatischen Ereignisses oder jeweilige, parallel auftretende Aspekte betreffen oder Kombinationen davon. Die Segmente können je nach Schwere des Traumas und je nach integrativer Fähigkeit des Patienten im Umfang variieren. Die erfolgreiche Synthese enthält eine »Aufweichung« (Verflüssigung) des traumatischen Ereignisses oder aber eine Vervollständigung solcher Handlungsweisen, die der Patient zuvor immer und immer wieder neu begonnen hat.

Danach folgt die Realisierung – das heißt die Personifikation und Präsentifikation – des Traumas als ein vergangenes Ereignis. Gleichzeitig entwickelt der Patient die Fähigkeit, eine autobiografisch-narrative Erinnerung zu beschreiben. Unsere Aufgabe hierbei ist, die Patienten bei der Trauer um bisher nicht Beweintes zu begleiten, sie zu bestärken, nichtdissoziative Verhaltensweisen weiter auszubauen und die Integration dissoziativer Persönlichkeitsanteile zu unterstützen.

Als vollständige Fusion bezeichnen wir die Vereinigung aller Persönlichkeitsanteile in eine koordiniertere und geschlossene Persönlichkeit mit abgestimmtem und angemessenem Verhalten ohne ein subjektives Gefühl des seelischen Getrenntseins.

Schließlich bearbeiten wir die Phobien der Patientin im Alltagsleben, damit sie ein normales

Leben führen kann. Wichtig ist in dieser Phase der Therapie, die Ängste vor Veränderung, vor gesundem Risikoverhalten und vor Intimität anzugehen. Dies fällt vielen Patientinnen sehr schwer. Einige neigen bei Stress eher zu weiterer Dissoziation oder zu Bewusstseinswechsel. Hier müssen wir Vorsorge leisten, die Patienten darauf vorbereiten und die Selbstfürsorge weiter stärken. Dabei sollten wir auch Themen wie Sexualität, Körperbild und Fragen zum »wahren Selbst«, zu Sinnfragen oder gar zu Spirituellem nicht scheuen.

Auch der Abschluss der Therapie sollte von beiden, Therapeutin und Patientin, langfristig und gründlich vorbereitet sein. Hierzu gehört z. B. auch Trauer um verlorene Zeit sowohl in der Kindheit wie auch später als Erwachsene, in der die Patientin hätte glücklich sein können; um eventuell verpasste Chancen, mehr aus seinem Leben zu machen oder intime Beziehungen aufzubauen. Schließlich geht es auch darum, eine positive Zukunftsperspektive weiterzuführen und sich vor Augen zu führen, welche Chancen auch darin bestehen, aus einer großen Vielfalt (an Ideen, Fähigkeiten und Hoffnungen) schöpfen zu können.

Literaturempfehlungen

ISSD – The International Society for the Study of Dissociation (2005). Guidelines for Treating Dissociative Identity Disorderin Adults. J Trauma Dissociation, 6: 69–149. Dt.: (2006) Richtlinien für die Behandlung der Dissoziativen Identitätsstörung bei Erwachsenen. www.psychotraumatology-institute-europe.com (Zugriffsdatum 31. März 2006).

Nijenhuis E, van der Hart, Steele K (2003). Strukturelle Dissoziation der Persönlichkeit, traumatischer Ursprung, phobische Residuen. In: Reddemann L, Hofmann A, Gast U (Hrsg). Psychotherapie der dissoziativen Störungen. Stuttgart, New York: Thieme.

Van der Hart, Steele K, Nijenhuis E, Mattheß H (im Druck 2006). Phasenorientierte Behandlung komplexer dissoziativer Störungen auf der Grundlage der Theorie der strukturellen Dissoziation der Persönlichkeit: Phase 2 – Die Behandlung traumatischer Erinnerungen. In: Maercker A, Rosner R (Hrsg). Psychotherapie der posttraumatischen Belastungsstörungen. Stuttgart, New York: Thieme.

Van der Hart O, Nijenhuis ERS, Steele K (2006). The Haunted Self: Structural Dissociation and the Treatment of Chronic Traumatization. New York: Norton.

42 Wie das Kaninchen vor der Schlange

Körper- und Bewegungsinterventionen bei traumatisierten Menschen

Marianne Eberhard-Kaechele

42.1 Einleitung

Der folgende Beitrag richtet sich an Therapeuten, die primär mittels Sprache arbeiten und entweder mit Körpertherapeuten zusammenarbeiten oder ihr Verständnis für die Körperarbeit in der Traumatherapie vertiefen möchten, sowie an Körpertherapeuten, die spezifische Aspekte der Arbeit mit traumatisierten Patienten erfahren möchten. Es gibt eine Vielzahl von Therapieverfahren, die psychotherapeutisch auf der Ebene des Körpers arbeiten, wie z. B. die analytische Körperpsychotherapie, die Bioenergetik, Hakomi, die Integrative Leib- und Bewegungstherapie, die Tanztherapie und die Konzentrative Bewegungstherapie, um nur einige zu nennen. Sie betonen in unterschiedlichem Maße den Körper oder die Bewegung als Fokus der Behandlung und nutzen zum Teil auch künstlerisch-kreative Techniken zur Entfaltung ihrer Wirkung. Der Einfachheit halber werden wir im Folgenden von »Körpertherapie« sprechen als Überbegriff für diese verschiedenen Verfahren.

Vorab ist es angebracht, den Begriff Körpertherapie abzugrenzen von einer allgemeinen Ressourcenaktivierung durch körperliche Betätigung wie Sport, Tanz, asiatische Kampftechniken, Entspannung oder Yoga und von dem Sprechen oder Imaginieren über den Körper, was bereits in verbalen Psychotherapieverfahren geleistet wird.

Körpertherapie als Psychotherapie zeichnet sich dadurch aus, dass das individuelle Körpererleben und Körperverhalten der Patientinnen psychologisch betrachtet wird. Störungen und Leidenszustände werden mit psychologischen Mitteln auf der Körperebene gezielt angesprochen, bearbeitet und in einem nach psychotherapeutischen Prinzipien strukturierten Gespräch reflektiert. Ein weiteres Merkmal der Körpertherapie als Psychotherapie ist die Gestaltung der Beziehung zwischen Therapeutin und Patientin als Handlungsdialog.

42.2 Gründe für die Anwendung von Körpertherapie bei traumatisierten Patienten

Bei Traumen, die eine Schädigung des Körpers bzw. des Körperbildes verursacht haben, unterstützt das Intervenieren direkt am Körper die Enkodierung und Speicherung von relativierenden, positiven Körpererfahrungen.

Die psychische Stressreaktion zum Zeitpunkt eines Traumas und danach besteht zu einem wesentlichen Teil aus physischen Komponenten. Die Stärkung ihrer psychophysischen Ressourcen kann viele Patientinnen in die Lage versetzen, die psychophysischen Folgen des Traumas ohne dauerhafte medikamentöse Eingriffe selbst regulieren zu können.

Bei Patientinnen, die in einer präverbalen Entwicklungsphase traumatisiert wurden, die in ihrer frühkindlichen Entwicklung unzureichend sprachlich begleitet wurden oder die einer Verwirrung zwischen Sprache und Körpererleben ausgesetzt waren, ermöglichen nonverbale Methoden den Zugang zu und die kontrollierte Bearbeitung von Erlebnissen, die sprachlich nicht berührt oder ausgedrückt werden können.

Da körperliche und sprachliche Erfahrungsrepräsentanzen im Gehirn grundsätzlich getrennt gespeichert werden, kann auch bei höher strukturierten Patientinnen die nonverbale Interventionsebene die Verknüpfung der nonverbal gespeicherten Erinnerungen und Affekte mit einer sprachlichen Erfassung und einer kognitiven Verarbeitung unterstützen (Schenk u. Schedlich 2001).

Die Funktionen der Körpertherapie können wir wie folgt darstellen:

- Körpertherapie gibt der Patientin die Gelegenheit, ihr aktuelles und erinnertes Erleben nonverbal mitzuteilen. Dies stellt eine weitere Möglichkeit dar, die Patientin und ihre Situation wahrzunehmen.
- Durch die sensorische Erfahrung der Realität werden Intrusionen und Flashbacks begrenzt.
- Der Patient erfährt Handlungsfähigkeit, Selbstwirksamkeit und Selbstbestimmung, dies wiederum relativiert reale Ohnmachterfahrungen und begrenzt Ohnmachtfantasien.
- Durch die psychoedukativen und kompetenzfördernden Angebote, z. B. die Übung zu sozialen Entfernungen (s. Kap. 42.9), wird die Person in ihrer Selbstfürsorge und Selbstverantwortung unterstützt. Diese Kompetenzen sind in dieser Differenziertheit den Patienten meist unbekannt, können daher nicht gezielt angewendet werden. In der Körpertherapie werden neben der Förderung vorhandener Ressourcen neue Fähigkeiten übend vermittelt. Das spezifische Körpertherapeutische ist die Tatsache, dass es sich um Kompetenzen auf der Ebene des Körpers und der Bewegung handelt, die gleichsam auf diese Ebene vermittelt werden.
- Die sensorischen Erfahrungen und die Beachtung der sich einstellenden szenischen Ereignisse in der Therapie fördern die Körpererinnerung an traumatisches Material (Sinneseindrücke, Affekte oder Gedanken), die dann verarbeitet werden können. Szenische Ereignisse (*enactments*; Heisterkamp 2002, Jacobs 1986) sind scheinbar belanglose Interaktionen, die während der Therapie stattfinden, die sich als bedeutsame Szenen aus der Biografie des Patienten herausstellen.

Die Patientin sitzt in eine Decke gehüllt, steht auf und möchte sich ohne Decke bewegen. Die Therapeutin will die Decke von der Patientin entgegen nehmen.

P: Oh, nein! Ich musste gerade daran denken, wie ich mich vor meinem Vater entkleiden musste, während meine Mutter die abgelegte Kleidung entgegen nahm.

- Sensorische Erfahrungen sind zufällige, isolierte Wahrnehmungen des Körpers oder der Umwelt, welche die Erinnerung an eine ganze Szene erschließen.

P: Als ich gerade meinen Kopf rechts nach hinten drehte, sah ich mich, wie es immer war; Opa fummelte, und ich schaute hinten auf das Kruzifix.

- Körperbildarbeit (s. Kap. 42.5) fördert die Entwicklung bzw. Neustrukturierung eines realistischen, positiven Bildes des eigenen Körpers mit den entsprechenden Auswirkungen auf das Selbstwerterleben und die Selbstfürsorge.
- Interpersönliche Grenzen und Kompetenzen der Beziehungsregulation werden aufgebaut bzw. gestärkt.
- Die Impulskontrolle und Affektregulation werden gefördert.

42.3 Gewährung und Förderung optimaler Kontrolle der therapeutischen Situation

Entsprechend der verbalen Traumatherapie beginnt die Körpertherapie mit der Etablierung einer tragenden therapeutischen Beziehung. Tragend ist hier gegenseitig gemeint: Beide Beziehungspartner bringen ihre Kompetenz und aktive Mitarbeit in die Beziehung ein, um den therapeutischen Prozess aufrechtzuerhalten. Der Patientin sollte möglichst viel Kontrolle über die therapeutische Situation und die vollständige Bestimmung über sich selbst gewährt werden. Was bedeutet das im Einzelnen?

- Die *Mitgestaltung des Raumes* stellt den atmosphärischen Teil der Beziehung unter die Mitbestimmung des Patienten. Wir laden sie dazu ein, Einfluss zu nehmen auf Faktoren wie Licht, Temperatur, Materialien und die Position und Entfernung der Therapeutin. Für manche Patienten ist die Errichtung eines abgegrenzten, sicheren Raumes innerhalb des Praxisraumes hilfreich.

T: Bitte nehmen Sie einen Augenblick den Raum wahr. Ist Ihnen die Helligkeit angenehm, oder möchten sie einige der Lichter löschen?

- Wir bestätigen und fördern den *Selbstschutz* von Patientinnen, die sich vorschnell Interventionen hingeben. Dies erreichen wir, indem wir Zurückhaltung, Beobachtung, Unterbrechung, Begrenzung, Abgrenzung und Misstrauen gegenüber therapeutischen Angeboten betonen statt das Sich-Einlassen und Vertrauen (Schedlich u. Frey-Sander 2001).

T: Folgen Sie ihrer individuellen Befindlichkeit in der Sitzung. Jede Übung kann jederzeit unterbrochen werden, wenn sie Ihnen nicht behagt. Sie kann jederzeit wieder aufgenommen werden, wenn Ihre Empfindung sich zum Positiven wenden sollte. Ich möchte Sie nun bitten, dieses Unterbrechen mal auszuprobieren.

- Andere Patienten lehnen phasenweise jedes Übungsangebot ab. In diesem Fall sagen wir ihnen, dass wir die Ablehnungen als *Prüfung der Vertrauenswürdigkeit und Frustrationstoleranz des Therapeuten* verstehen und dass wir dies würdigen als einen ersten Schritt zur Festigung der Abgrenzung und des Vertrauens, die erforderlich sind, um sich auf Übungen einzulassen.
- Den Sinn und den Ablauf von Interventionen machen wir für die Patientinnen stets *transparent.*
- Viele traumatisierte Patienten verlagern ihre Wut auf die Täter in einen Entschädigungsanspruch an die gegenwärtige Umwelt. Das äußert sich in dem Wunsch, sich vollkommen fallen lassen zu können oder sich von der Selbstfürsorge zu entlasten. Um eine erneute Enttäuschung zu verhindern, fordern wir stattdessen die Patientin auf, die Übungen mitzugestalten. Wir stellen regelmäßige *Rückfragen* zu der Befindlichkeit der Patientin und bitten sie zu differenzieren, welche Aspekte einer Übung förderlich und welche hinderlich auf sie wirken.
- Der Begriff »nonverbale Therapie« kann regressive Wünsche nach symbiotischem, wortlosem Verstandenwerden schüren. Wir erklären dem Patienten, dass es wie beim gesprochenen Wort möglich ist, mit dem Körper zu schweigen oder mehrdeutig zu sein, dass wir sie also nicht automatisch verstehen werden.
- Der Begriff »nonverbale Therapie« kann aus gleichem Grund die Sorge beinhalten, vollkommen *durchschaubar und schutzlos* zu sein. Die Erklärung, dass der Körper auch schweigen oder lügen kann, kann diese *Sorge verringern.*
- Die Kontrollmöglichkeiten für die Patientin können wir steigern, indem wir *langsam und in kleinen Schritten* vorgehen.

- In der Körperarbeit beginnt nach einer Weile die schützende Gefühlstaubheit nachzulassen. Dann werden traumatisierte Menschen in der Regel extrem empfindlich für die Wirksamkeit kleinster Interventionen. Wir antizipieren die Notwendigkeit des besonderen Schutzes und schaffen Zeit und Raum für die *Verarbeitung der Nachwirkungen* einer Intervention, bevor wir mit der nächsten fortfahren.

42.4 Körpergewahrsein

Die Hinwendung zum Körper ist für die meisten Patientinnen zunächst bedrohlich und schmerzhaft. Für manche steht der Nutzen des Körpergewahrseins nicht im Verhältnis zu der Belastung, die daraus resultieren kann. Da diese Patienten oft von der distanzierenden Wirkung der Kunsttherapie profitieren, ist es sinnvoll, ihnen diese Form der Therapie nahe zu legen, statt mit ihnen körpertherapeutisch zu arbeiten.

Besteht jedoch ein Mindestmaß an Zugang zu den im Körper vorhandenen Ressourcen, gelingt mit der Zeit eine Transformation. Der Körper kann wie im Folgenden dargestellt als Quelle der Stabilisierung statt der Labilisierung erlebt werden:

- Atem und Bewegung beeinflussen unmittelbar die Körperfunktionen und können das Gefühl der *Selbstbestimmung und Kontrolle* stärken. Wir unterstützen die Möglichkeiten der Patientin, ihr inneres Befinden und ihre äußere Erscheinung durch die Regulation des Atems oder der Bewegung zu verändern.
- Wir leiten die Patienten dazu an, ihre Sinne zu stimulieren, indem sie sich bewegen oder Gegenstände im Therapieraum anfassen, umstellen etc. Dies wird auch in der verbalen Psychotherapie praktiziert. In der Körpertherapie werden Requisiten darüber hinaus für kinästhetische Stimulation gebraucht, z. B. ein Tuch zum Schwingen, ein Stab zum Schlagen, ein Ball zum Prellen. Dies wirkt entlastend, weil damit der *Realitätsbezug* gefestigt und der Überflutung mit Erinnerungen oder Halluzinationen entgegengesteuert wird.
- Die Reaktivierung der Körperwahrnehmung bereitet den Weg für die *Wahrnehmung und Versorgung von primären Bedürfnissen* und dient somit als Mittel der Gesundheitsfürsorge.
- Das Vertrauen in Körpersignale wiederzugewinnen, ermöglicht eine größere *Autonomie und Sicherheit* im lebenspraktischen Alltag. Gefahren, Leistungsgrenzen und soziale Interaktionen können eingeschätzt und entsprechendes Handeln vorbereitet werden.
- Da jede Emotion eine körperliche Komponente besitzt, kann die Wahrnehmung von Körperempfindungen die *Erkennung und Differenzierung von Affekten* vorbereiten.
- Die Bewegung dient als Mittel zur alltäglichen *Regulation von psychomotorischen Spannungen*, Impulsen und Affekten. Wir klären, ob der Patient eine Über- oder Unterregulierung praktiziert und unterstützen ihn darin, das persönliche Maß zu finden.
- Die physikalischen Gesetzmäßigkeiten von Raum, Zeit und Gewicht liefern tragfähige Modelle für die *Lebensgestaltung*. Sie können Phänomene wie Abhängigkeit, Regulation von Nähe und Distanz etc. emotional begreiflich und körperlich beherrschbar machen. Die abstrakte Qualität von Bewegungsübungen mindert im Vergleich zu Rollenspielen die Angst, sich diesen Themen zu stellen, und die Patientin erlebt eine Kompetenzsteigerung im Verstehen und im Handeln.

42.5 Körperbildarbeit

Das Körperbild bei traumatisierten Patienten ist meist extrem negativ besetzt, wenn der Körper Gegenstand der Traumatisierung war. Auch bei seelischer Traumatisierung können Verzerrungen und Probleme im Körpererleben und im Körperbild auftreten. Diagnostische Techniken wie das Ausmalen eines Bildes der eigenen Körperumrisse oder Fragen direkt zum Körperbild können am Anfang der Therapie destabilisierend wirken. Die Patientin hat irgendwann meist selbst das Bedürfnis, das Körperbild zu verändern und signalisiert, wann sie eine direktere Auseinandersetzung damit verkraften kann. Bis dahin arbeiten wir in Bezug auf Körperbild-Diagnostik und -Interventionen nicht aufdeckend.

Im Folgenden beschreiben wir Manifestationen der Folgen von Traumatisierung und Ansatzpunkte für Interventionen. Die Tabellen sind geordnet nach der Systematik der Entwicklung des Körperbildes von Lewis (1972). Methodisch ist stets darauf zu achten, zuerst die vorhandenen, schützenden Muster der Patientin in Bezug auf ihre Funktionen und Vorteile zu erforschen, bevor eine Herausforderung mit neuen, relativierenden Erfahrungen begonnen wird. Bevor wir die Tabellen anführen, geben wir zur Orientierung hier eine Übersicht:

- positive Wertschätzung des Körpers
  - Existenzberechtigung (Tab. 42-1)
  - positive Wertschätzung (Tab. 42-2)
  - Wertschätzung der eigenen Gestalt, Art und Produkte (Tab. 42-3; s. auch vorletzten Punkt »Identität«)
- Differenzierung der Körperwahrnehmung und die Unterscheidung des Körpers von der Umwelt (Tab. 42-4)
- das Erkennen der Körperteile, ihrer Funktionen, ihrer Wechselbeziehung und ihrer Zusammengehörigkeit (Tab. 42-5)
- autonome Funktionen und die Eroberung der physikalischen Umwelt (Dieser Aspekt des Körperbildes wird in den folgenden Abschnitten zur Kontrolle von Affekten und Stabilisierung interpersönlicher Grenzen ausführlicher erläutert.)
- Identität
- die Integration von Veränderung

Neben den unter dem Punkt »Wertschätzung der eigenen Gestalt, Art und Produkte« aufgeführten Aspekten sind die Entwicklung einer *klaren geschlechtlichen Orientierung* und die *positive Wertschätzung des eigenen Geschlechts* für sexuell traumatisierte Patientinnen besonders indiziert. Auf dem Weg zur Identitätsfindung bietet die *Differenzierung der gestaltbaren und unveränderlichen Anteile des eigenen Körpers* eine Parallele zur Lebensgeschichte und Lebenszukunft. Initiationsriten, Identifikationsfiguren, Spiegelung, Rückmeldung, Imitation und Kontrastierung helfen, das Bild von sich selbst zu erfassen und

Tab. 42-1 Existenzberechtigung

Negatives (schützendes) Muster	Positives (herausforderndes) Muster
extreme Angespanntheit oder Schlaffheit	Elastizität
Grundbedürfnisse (Nahrung, Erholung, Schlaf) unterdrücken	Grundbedürfnisse wahrnehmen, versorgen bzw. versorgen lassen
horizontale Verengung des Körpers/des Bewegungsraumes: »keinen Platz wegnehmen« oder horizontale Grenzüberschreitung: »den ganzen Platz wegnehmen«	horizontale Ausbreitung des Körpers/des Bewegungsraumes, »seinen Platz einnehmen« gemäß der eigenen Kinesphäre
sich Gefahren passiv oder aktiv aussetzen, Schutzangebote von anderen ablehnen	sich aktiv gegen Gefahren schützen, Gefahren meiden, sich von anderen schützen lassen
Körpergewicht in der Physiognomie und in der motorischen Wirkung entgegenwirken bzw. verstärken; sich nicht halten oder tragen lassen bzw. sich selbst nicht halten oder tragen; sich besonders sozial verträglich oder unerträglich machen	Körpergewicht entspricht einem gesunden Body-Mass-Index; es wird in seiner motorischen Wirkung zugelassen in passiver Schwere oder aktiver Kraft; sich halten und tragen lassen bzw. sich selbst tragen und halten können; sich als soziale Belastung zumuten und auch mäßigen können

Tab. 42-2 Positive Wertschätzung

Negatives (schützendes) Muster	Positives (herausforderndes) Muster
Überempfindlichkeit oder scheinbare Unempfindlichkeit gegen Kälte, Nässe, Hitze	Temperaturen wahrnehmen und eine optimale Wärme herstellen durch Verhalten oder Kleidung
gesundheitsschädigende Missachtung von Körperpflege, Ablehnung der Pflege durch andere oder selbstschädigende Wasch- oder Pflegezwänge	gesundheiterhaltende Pflege des Körpers und Zulassen der Pflege durch andere
Schädigung des Körpers (z. B. schneiden, verbrennen) als Medium der Kontaktaufnahme zu anderen und um Selbstwirksamkeit zu erleben dadurch, dass im Gegenüber Emotionen und Handlungsimpulse (Versorgen der Wunden) erzeugt werden (Küchenhoff 2000); Meidung von Körperkontakt oder Herstellung von unangemessenem Körperkontakt zu sich und anderen	Kontaktaufnahme durch Körperbewegungen wie hinwenden, öffnen, entgegenstreben; Zulassen und Genießen von angemessenem Körperkontakt im Sinne von Zuneigungsgesten
vertikale Verkürzung des Körpers/des Bewegungsraumes: »sich niedermachen« oder vertikale Verlängerung: »sich überhöhen«	vertikale Verlängerung des Körpers/des Bewegungsraumes, »seine wahre Größe zeigen« gemäß der eigenen Kinesphäre
Unterbindung visueller Betrachtungsmöglichkeiten für sich und andere oder sich ausgiebig kritisch betrachten; sich der Lächerlichkeit, Ablehnung oder Ausbeutung preisgeben	sich zur Betrachtung durch sich selbst und andere anbieten und es genießen; von angemessener kritischer Rückmeldung profitieren und sich vor unangemessener Betrachtung schützen

Tab. 42-3 Wertschätzung der eigenen Gestalt, Art und Produkte

Negatives (schützendes) Muster	Positives (herausforderndes) Muster
Ekel vor den eigenen körperlichen Ausscheidungen (Schweiß, Tränen, Kot usw.); sozial schädlicher Mangel an Hygiene (beim anderen Ekel erzeugen)	Akzeptanz der eigenen körperlichen Ausscheidungen und Erkennen ihrer regulativen Wirkungen; sozial angemessene Körperhygiene
Unkenntnis oder Ablehnung bestimmter Sinneseindrücke der eigenen Person (visuell, akustisch, olfaktorisch, taktil, kinetisch) oder Betonung bestimmter, sozial unverträglicher Merkmale (z. B. laute Stimme)	Kenntnis und Akzeptanz der Sinneseindrücke der eigenen Person; adaptive Modulation sozial unverträglicher Merkmale
Ablehnung der körperlichen Gestalt oder Bemühen, die körperliche Gestalt zu verändern (Kleidung, Diät, Sport, Operationen); Reinszenierung von Minderwertigkeit in der Fehlpassung der Gestalt zu einem Kontext wie Partnerwahl oder Beruf (z. B. kleinwüchsiger Mann als Türsteher, Frau mit Akne als Kosmetikerin)	Akzeptanz der eigenen Gestalt; Ressourcen der Gestalt erkennen und ausschöpfen; passende und unpassende Kontexte für die Gestalt erkennen und entsprechend handeln
extrem abweichender oder extrem angepasster Ausdrucksstil (Bewegung, Stimme, Kleidung etc.)	erkennbarer eigener Ausdruckstil, der nur mäßig durch den Ausdruck der sozialen Umgebung beeinflusst wird

Tab. 42-4 Differenzierung der Körperwahrnehmung und die Unterscheidung des Körpers von der Umwelt

Negatives (schützendes) Muster	Positives (herausforderndes) Muster
Empfindung von Auflösung oder Fragmentierung des Körpers oder von unvollständigen Körpergrenzen; Empfindung des Ausgeliefertseins im Bereich der Körperöffnungen (Mund, Auge, Ohr, Nase, Anus, Scheide, Urethra) (Küchenhoff 2000)	kohärente Empfindung des Körpers; Wahrnehmung und Behauptung der Körpergrenzen an der Haut, durch die Muskelspannung, die Schließmuskeln der Körperöffnungen bzw. die Möglichkeiten, den Zugang zu Körperöffnungen zu regulieren durch Handlung
Verschmelzung mit anderen bzw. rigides abgeschottet sein. Eine interpersönliche Regulation findet nicht statt: Entweder alles oder nichts wird zugelassen.	Differenzierung und Abgrenzung von sich und anderen ermöglicht regulatives Zulassen oder Abwehr innerhalb interpersönlicher Kontakte.
Empfinden von Fremdbestimmtheit bzw. der magischen Schuld an externen Ereignissen	Empfinden für Ursprung und Urheberschaft von Bewegungsimpulsen, Affekten und Gedanken bei sich oder anderen
Unter- oder Überschätzung der Körpermaße und der Grenzen der Ausbreitung des Körpers in Bewegung (Kinesphäre)	akkurate Wahrnehmung der Körpermaße und der Kinesphäre
Fehlende, fragmentierte oder rigide Gestaltung von persönlichem Territorium, das bei Übergriffen nicht bzw. durch Impulsdurchbrüche verteidigt wird; räumliche/soziale Bedingungen können als Übergriffe empfunden werden.	Persönliches Territorium wird durch Medien oder Körpersprache eindeutig markiert. Bei Bedarf kann dieser Raum verteidigt oder den gegebenen räumlichen/sozialen Bedingungen angepasst werden.
Selbstverletzung und somatische Symptombildung als strukturbildende Maßnahme, z. B. um die Selbstgrenzen wiederherzustellen	Sicherung der Abgrenzung durch Handlungsstrategien wie Fortbewegung, Abwehrbewegungen, Anspannung, Schließung der Körperform
Kulturelle Objekte wie Handy, Schmuck, Frisur verschmelzen zu »Körperteilen« im Erleben des Körperbildes, ihr Verlust oder ihre Veränderung wird als Krise erlebt.	Angemessene Differenzierung zwischen organischen und kulturellen Aspekten des Körperbildes. Der Verlust oder die Veränderung eines kulturellen Anteils des Körperbildes löst Befremden und Verunsicherung, aber keine existenzielle Krise aus.

auszugestalten. Schließlich gilt es, die *Integration der Folgen des Traumas* in das Körperbild zu fördern, und die Perspektive auf weitere Entwicklungsmöglichkeiten zu eröffnen.

42.6 Kontrolle von Affekten statt kathartische Abreaktion

Die ursprüngliche Vorstellung vieler Körpertherapien, dass emotionale Erstarrung durch kathartischen Ausdruck oder Abreaktion von Emotionen gelöst wird, ist in der Praxis mit Menschen mit Entwicklungsstörungen oder Traumatisierungen längst revidiert worden. Die Gefahr einer Überflutung mit traumatischem Material verbietet ein solches Vorgehen. Stattdessen ist der Fokus der Arbeit mit Affekten und Impulsen auf die Erlangung bzw. Wiedererlangung der Eigenkontrolle gerichtet. Erst dann ist es möglich, Affekte auszudrücken, ohne der Gefahr der Überflutung ausgesetzt zu sein.

Die Bewegungslehre der Tanz- und Ausdruckstherapie bietet eine Palette an Differenzierungs- bzw. Regulationsmöglichkeiten analog zu

Tab. 42-5 Das Erkennen der Körperteile, ihrer Funktionen, ihrer Wechselbeziehung und ihrer Zusammengehörigkeit

Negatives (schützendes) Muster	Positives (herausforderndes) Muster
Dissoziation oder Überbetonung der Wahrnehmung von Körperteilen, die traumatische Erinnerungen speichern	vollständige und variable Wahrnehmung des Körpers; Einordnung traumatischer Erfahrungen mit dem Körper ins Gesamtkontinuum der Lebenserfahrung
Abwehr inkompatibler psychischer Inhalte durch die Projektion auf und symbolische Besetzung von Körperteilen oder ausschließlich funktionale Betrachtung und Nutzung des Körpers. Spaltungsprozesse beherrschen das Bewegungsbild, die sich als eine Begrenzung oder Einschränkung der Bewegungsfreiheit einzelner Körperteile äußert.	Die symbolische Besetzung von Körperteilen zeigt eine Integration positiver und negativer psychischer Inhalte. Sowohl funktionale als auch symbolische Betrachtungen des Körpers sind möglich. Die Bewegungsfreiheit aller Körperteile ist gegeben.
Negative Beziehungserfahrungen werden als schädigender Umgang mit dem Körper und seinen Teilen umgesetzt.	Positive Beziehungserfahrungen werden als positiver Umgang mit dem Körper und seinen Teilen umgesetzt.
Zur Regulation von belastenden Objektbeziehungen werden Affekte und Handlungen auf den Körper an Stelle des Objekts gerichtet (Hirsch 1989).	Objektbezogene Affekte und Handlungen werden nach außen gerichtet. Beziehungskonflikte können mit dem Partner ausgetragen werden.
Somatisierungsstörungen bilden interpersönliche Konflikte ab, können jedoch nicht als solche wahrgenommen werden.	Somatische Resonanzen können in ihrer Signalfunktion genutzt und wieder aufgelöst werden.

den Bausteinen der nonverbalen affektiven Kommunikation. Diese setzt sich zusammen aus abstrakten Gestaltungsmerkmalen. Kestenberg (1965) nannte sie »Spannungsfluss-Eigenschaften« (wie Intensität, Zeitstruktur, Fluktuation), die sich zu komplexen Kombinationsformen gruppieren wie *Zuständen* oder *Antriebsaktionen*. Stern (1992) nutzte die Begriffe »Wahrnehmungseigenschaften« (wie Dauer, Intensität), »Vitalitätsaffekte« (wie aufwallend, sich hinziehend, explosionsartig) und »kategoriale Affekte« (wie zornig, traurig, froh) (Eberhard 2005). Einige dieser Regulationsmöglichkeiten werden in Kapitel 42.7 vorgestellt. Die reale Erfahrung von physikalischer Kontrolle ist eine hilfreiche Einleitung oder Ergänzung zu der mentalen Vorstellung der Kontrolle mit Sinnesqualitäten, die in den imaginativen Stabilisierungstechniken genutzt wird.

Es kommt vor, dass Therapeuten Kompetenzen nach einem Schema anzutrainieren und Abweichungen von diesem Schema »wegzukorrigieren« versuchen. Mit einer solchen Haltung gelingt es nicht, Impuls- und Affektkontrolle zu vermitteln. Vielmehr könnte dies die Entfremdung und Entwertung der Patientin verstärken und wertvolle Hinweise auf ihr Befinden überdecken. Der individuelle Ausdruck des Einzelnen sollte zunächst anerkannt werden. Die psychische Bedeutung und die praktische Auswirkung des Ausdrucks können anhand der Zielsetzung dann eruiert werden. Gegebenenfalls kann der Behandlungsplan geändert werden.

42.7 Faktoren der Affektregulation

Als erstes muss das *Initiieren und Terminieren* von Bewegungen vor dem eigentlichen Ausdruck von Affekten erprobt werden. Zunächst ist die Erfahrung von Kontrolle, wenn der Affekt beendet wird, wichtiger als das Zulassen der Affekte an sich. Des Weiteren vermittelt das Initiieren die Erfahrung, selbst zu bestimmen, wann etwas getan oder ein Gefühl zugelassen wird. Wir unterscheiden folgende Faktoren bei der Affektregulation:

- Bei der *Regulation der Dauer (Zeitfaktor)* geht es um die allmähliche Steigerung der Dauer, über die ein Affekt beherrscht und ertragen werden kann.
- Die *Intensitätsregulation (Gewichtsfaktor)* beinhaltet, die Ausprägung eines Affekts wahrzunehmen und zu steuern. Nachdem festgestellt wurde, wo die Kontrollgrenze beim Ausdruck mit einem bestimmten Medium liegt, soll die volle Bandbreite der Intensität ausgeschöpft werden, die möglich ist, ohne die Kontrolle zu verlieren und Schaden anzurichten.
- Der Aspekt, die *räumliche Richtung der Bewegung (Raumfaktor) zu regulieren*, führt den Patienten von ungerichteten Bewegungen mit ihrem diffusen Objektbezug zu zielgerichteten Bewegungen und einem Erkennen der Objektgerichtetheit des Affekts. Neben der direkten, zielgerichteten Bewegung ist die indirekte zielgerichtete Bewegung besonders dort von Bedeutung, wo traumatisierte Menschen einen jahrelangen Stau von Affekten regulieren müssen. In einem solchen Fall kann es hilfreich sein, wenn der Patientin vorgeschlagen wird, übermäßige Affekte und Spannungen auf ein Requisit abzuleiten.

P: Ich möchte meinem Chef am liebsten den Hals umdrehen.
T: Sie sind ja sehr aufgebracht. Nehmen Sie diese Zeitung und richten Sie ihren Impuls, etwas zu verdrehen, darauf. Fallen Ihnen dabei Worte ein, die sie an Ihren Chef richten könnten?

- *Einfluss auf die Umwelt auszuüben (Selbstwirksamkeit)*, beinhaltet das sinnliche Erlebnis, dass meine Bewegungen etwas verändern oder bewirken können. Besonders interessant ist es, die passiven neben den aktiven Formen der Einflussnahme zu erforschen.

T: Ziehen Sie mit mir an diesem Seil oder geben Sie nach, wie es Ihnen in den Sinn kommt. Spüren und beobachten Sie, wie der Körper Ihres Gegenübers beeinflusst wird, sowohl durch das aktive Ziehen als auch durch das passive Nachgeben.

- Bei der *Kombination von Zeit, Raum, Kraft und Einflussnahme* soll die gegenseitige Potenzierung oder De-Potenzierung der Elemente Zeit, Raum und Kraft, wenn sie verschiedentlich kombiniert werden, bewusst erlebt und eingesetzt werden. Eigene Ausdrucksmuster können erkannt und modifiziert werden.

T: Heben Sie ihre Hand zu einer Geste, die »Halt!« signalisiert. Probieren Sie es mit verschiedenen Geschwindigkeiten, Intensitäten und Richtungen im Raum. Wann treten die von Ihnen erwünschten Folgen ein, wann nicht?
P: Wenn ich die Bewegung schnell und heftig mache, ist mein Partner sofort gekränkt. Wenn ich es langsam und sanft mache, wird es gar nicht ernst genommen. Ich glaube, ich muss es etwas langsamer, aber immer noch kräftig machen. Es macht auch einen Unterschied, ob die Bewegung auf das Gesicht oder den Brustkorb gerichtet ist.

- Die Toleranz für unterschiedliche Affekte in ein und derselben Person oder Situation sowie die Anpassung an wechselnde Affekte in sich und in anderen Personen wird mit der *Regulierung des Wechsels von Affekten* gefördert.

T: Bitte nehmen Sie das andere Ende dieses Tuches. Ich werde nun mit verschiedenen Qualitäten das Tuch bewegen, z. B. freudig schütteln, sanft schwingen, kräftig ziehen, apathisch hängen lassen. Schauen Sie, inwieweit Sie auf den Wechsel der Bewegungsqualitäten reagieren können. Im Anschluss könnten wir die Führung tauschen, und ich werde auf ihre Vorgaben antworten.

- Die Widerstandsfähigkeit, die Konstanz von Affekten zu regulieren, erlaubt den Menschen, trotz Einflüssen von außen oder innen einen Affekt oder Impuls beizubehalten.
- Im Alltag gibt es Anlässe, bei denen die Übergänge zwischen Affektzuständen reguliert werden müssen. In einem Notfall z. B. ist es notwendig, seinen Affektzustand abrupt wechseln zu können. In anderen Situationen, vor allem bei sozialen Interaktionen, ist es günstiger, den Wechsel allmählich stattfinden zu lassen, damit die Partner den Wechsel nachvollziehen und sich darauf einstellen können.

42.8 Die Patientinnen bei der Abreaktion begleiten

Aus Scham oder Übereifer kommt es vor, dass Patienten allein üben möchten, Aggression oder andere heftige Emotionen auszudrücken. Oder in Kliniken kommt es mangels Personal vor, dass Patientinnen zum »Abreagieren« ihrer Spannungen in die Turnhalle geschickt und mit einem Boxsack oder Ähnlichem allein gelassen werden. Die Gefahr von autoaggressiver Selbstregulation im Anschluss an eine solche Abreaktion ist sehr hoch aufgrund von

- unkontrollierbarer Überschwemmung mit Flashbacks oder Affekten,
- bestrafender Antwort der Täterintrojekte bzw. des Über-Ich auf wehrhaftes Verhalten,
- Identitätsverlust oder Fragmentierung durch Identifikation mit dem Täter (»Jetzt bin ich genau so gewalttätig wie er!«),
- Mobilisierung von Verlassenheitsängsten, wenn der symbolische »Täter« (meist ambivalent besetzt, d. h. gehasst *und* geliebt) symbolisch zerstört wird,
- der Gefahr realer Sach- oder Personenschäden und entsprechender Ängste, Schuldgefühle und Selbstbestrafungen.

Traumatisierte sollten daher vor einer unbegleiteten Ausübung von aggressiven Bewegungen oder anderen heftigen Affekten geschützt werden, bis sie eine ausreichend stabile Impulskontrolle entwickelt haben.

42.9 Die Stabilisierung interpersönlicher Grenzen

Die Veränderung der Form des Körpers ermöglicht die Stabilisierung interpersönlicher Grenzen sowie die Regulation interpersönlicher Beziehungen und des Verhältnisses zu sich selbst – des Selbstwertgefühls. Kompetenz in der Anwendung des Formflusses entwickelt sich in der frühen Kindheit in einer chronologischen Reihenfolge von Stufen (Kestenberg-Amighi 1999). Diese Reihenfolge bietet sich zur Strukturierung des Vorgehens in der klinischen Praxis an. Das Vorgehen gemäß dieser Stufen lässt sich wie folgt darstellen:

- Erstarrung und Schlaffheit als Widerstand gegen die Veränderung der Körperform: Traumatisierte Patientinnen haben oft die Elastizität ihres Körpers verloren und zeigen stattdessen einen symptomatischen Hypo- oder Hypertonus, der eine Veränderung der Körperform verhindert, besonders während dissoziativer Zustände. Dieser Mangel an Elastizität ist in einer traumatischen Situation eine Ressource. Die passiv-unveränderte Körperform können wir vergleichen mit dem Schwanz des Geckos, den das Gecko dem Angreifer hinterlässt, damit es seine wesentlichen Anteile in Sicherheit bringen kann. Der Körper als unbeseelte Hülle wird also als Köder geopfert, um das Leben zu retten, die Seele flüchtet in der Dissoziation aus dem Körper. Die aktiv unveränderte Körperform wirkt wie eine Festung oder Nussschale, um den weichen Kern zu schützen. Knochige

Körperteile wie Schulter, Ellbogen, Knie und Schädel werden als Panzersperren eingesetzt und dem Gegenüber präsentiert. Gefragt nach einem »erträglichen Körperteil« äußern traumatisierte Patienten oft eine besondere Vorliebe für ihre Knochen bzw. Körperteile, bei denen diese von außen tastbar sind. In einer wohlwollenden Umgebung haben auffällige Erstarrungsphänomene eine kommunikative Wirkung und signalisieren ein Nein, wo die Worte dazu fehlen.

T: Sie sind plötzlich regungslos geworden.
P: Mir geht es nicht gut, aber ich weiß nicht warum.
T: Ich werde die Übung hier unterbrechen. Ich bin froh, dass Sie mir auf diesem Wege signalisieren konnten, dass etwas nicht in Ordnung ist.

Erstarrungsphänomene können auch zu dramatisierten interaktiven Szenen führen – im Sinne eines hysterischen Agierens gegenüber einer Reaktion des Therapeuten. Hilfreich ist es dann, den eigenen Anteil an der Szenengestaltung zu reflektieren und zu begrenzen, die Bedürfnisse der Patientin nach Aufmerksamkeit und Abgrenzung zu würdigen, und gemeinsam mit ihr nach adäquaten Formen des Ausdrucks zu suchen.

- *Das Öffnen und Schließen der Körperform als Beziehungsregulator:* Eine Vergrößerung des Körpers ermöglicht den Zugang zu bzw. Kontakt mit nährenden, angenehmen Objekten, während eine Verkleinerung des Körpers den Zugang bzw. die Angriffsfläche für schädliche Objekte verringert. Die Atmung ist der Ursprung dieses primären Regulationsmechanismus. Das Wachsen oder Schrumpfen des Körpers signalisiert, ob sich jemand mit sich selbst oder einer Umgebung wohl oder unwohl fühlt (Romer 1993).

T: Spüren Sie, wie Ihr Körper sich bei der Einatmung minimal vergrößert und bei der Ausatmung verkleinert. Stellen Sie sich vor, wie Sie frische Luft einatmen und verbrauchte Luft ausatmen.

- Im Säuglingsalter bildet sich Urvertrauen, wenn die Bezugspersonen auf das Entgegenkommen des Kindes mit Nähe und auf seinen Rückzug mit Distanz reagieren, das heißt, wenn sie sich entsprechend dem Nähe-Distanz-Bedürfnis des Kindes verhalten. Weil traumatisierten Menschen diese Erfahrung fehlt, ist bei ihnen die Nähe-Distanz-Koordination gestört. So kommt es dazu, dass die Patienten sich dem Guten gegenüber verschließen, um sich vor Enttäuschungen zu schützen, während sie sich dem Gefährlichen in einer Re-Inszenierung des Traumas ausliefern.

T: Erproben Sie mit einem Partner die Kommunikation von Nähe- und Distanzwünschen durch öffnende und schließende Bewegungen. Beginnen sie zunächst nur mit der Hand oder dem Kopf.

- Die Formung des Körpers gibt auch Aufschluss über den Primären Narzissmus oder die Selbstliebe des Patienten. In diesem Fall gilt: Bewegungen zum Körper hin, eventuell verknüpft mit einer Selbstberührung, fördern das Selbstempfinden. In diesem Sinne sind auch (unter anderem) selbstschädigende Handlungen zu verstehen: als Versuche, ein schwindendes oder gestörtes Gefühl für sich selbst zu retten. Das Empfinden, sich vor sich selbst zu ekeln, sich fremd zu sein oder sich verloren zu haben, drückt sich oft in einer Spaltung zwischen steifen oder erschlafften Gliedern und Rumpf aus, bei der keine Selbstberührungen stattfinden. Bei bestehenden Ekelgefühlen empfiehlt es sich, zunächst Auswärtsgesten der Abwehr (»Geh' raus aus mir!«) anzubieten, bevor versucht wird, Kontakt zu sich selbst aufzunehmen.

T: Nehmen Sie eine Körperform ein, bei der Sie »bei sich« sein können. Drücken, reiben oder kneten Sie die Kontaktstellen ihres Körpers, um das Empfinden zu steigern, wenn Sie möchten.

T: In der folgenden strukturierten Übung werden wir verschiedene Bereiche des Körpers mit den Händen erwärmen. Bitte führen Sie nur die Bewegungen aus, die für Sie stimmig sind.

- *Körperneigungen:* Die Differenzierung von spezifischen angenehmen und unangenehmen Reizen wird mit dieser Modalität ermöglicht, durch entsprechendes asymmetrisches Zu- oder Abgeneigtsein. Die Neigung des Körpers gestaltet Teilobjektbeziehungen, in der das Gegenüber als nur gut oder nur schlecht eingeschätzt und entsprechend die Distanz zu dem Objekt verringert oder vergrößert wird. Ähnlich wie beim Öffnen und Schließen des Körpers ist bei traumatisierten Menschen die angemessene Zuordnung, die angemessene Reaktion oder der Glaube an die Richtigkeit ihrer Zuordnungen und Impulse gegenüber schädlichen oder wohltuenden Reizen oft gestört.

T: Sortieren Sie bitte mit Ihren Sinnen, also mit dem Sehen, Tasten, Riechen oder Hören, die Gegenstände, die Ihre Partnerin Ihnen anreicht. Nehmen Sie das Angenehme entgegen und ziehen Sie sich vom Unangenehmen zurück.

T: Beobachten Sie bei dem folgenden Gespräch Ihre spontanen Zu- oder Abneigungsgesten und Ihre Zu- oder Abneigungshaltungen. Spüren Sie dadurch, was Ihnen gut tut, und was Sie nicht an sich heranlassen möchten.

- *Gesten als Kontakt und Abwehr:* Mittels der Ausdehnung und des Zurückziehens der Gliedmaßen kann die Person Verbindung zu interessanten Objekten aufnehmen und wieder beenden sowie bedrohliche Objekte abwehren bzw. deren Zugriff entkommen. Durch Gesten der Arme oder Schritte der Beine kann der Abstand zwischen Objekten gehalten, abgemessen oder überbrückt werden. Die Sprachentwicklung und das Formulieren und Begreifen von sprachlichen Inhalten ist an die Gestik und die Fähigkeit, durch das »Auf-etwas-Zeigen« Dinge beim Namen zu nennen, gekoppelt.

T: Jemand aus der Gruppe wird sich Ihnen langsam nähern. Zeigen Sie ihm durch Gesten oder Worte, ob er kommen, anhalten oder gehen soll. Ziel ist, dass Sie Ihre Bedürfnisse nach Nähe und Distanz überzeugend ausdrücken.

T: Treten oder werfen Sie einen Pezzi-Ball gegen die Wand. Schützen Sie mit Ihren Armen und Beinen Ihren Rumpf vor dem Kontakt mit dem zurückprallenden Ball.

T: Nehmen Sie bitte einen Stein für jede Ihrer Ängste. Berühren oder zeigen Sie auf jeden, während Sie die jeweilige Angst benennen und beschreiben.

- *Gesten und Fortbewegung dienen der Nähe-Distanz-Regulierung:* Gewichtsverlagerung und Fortbewegung, verstanden als Gestik der unteren Gliedmaßen, können auf die Körperform einwirken und spiegeln das physikalische und psychische Gleichgewicht wider. Balanceübungen verschiedenster Art fördern die Stabilität. Die notwendige Funktion der Flucht vor Gefahren kann bei traumatisierten Patientinnen blockiert sein oder in einer Dauererregung nicht mehr zu beruhigen sein. Hier kann die Arbeit mit Entfernungsrichtwerten im menschlichen Sozialverhalten helfen (Hall 1982). Dabei sollte auf die entfernungsverringernde Wirkung von Blickkontakt sowie von akustischen und olfaktorischen Reizen eingegangen werden. Die folgenden Körpermaße lassen sich in unmittelbaren Begegnungssituationen schnell erfassen:
  - Die intime Entfernung beträgt eine Unterarmlänge oder halbe Schrittlänge oder

weniger. Bei Gefahr ist diese Entfernung die Dissoziations- oder Todstellreflexgrenze. In positiven Beziehungen signalisiert diese Entfernung Vertrautheit.

- Die persönliche Entfernung beträgt etwa eine Arm- oder Schrittlänge. Bei Gefahr ist diese Entfernung die Kampfgrenze. Gegenüber positiv erlebten Partnern signalisiert diese Entfernung ein Interesse an einem individuellen Kontakt.
- Die soziale Entfernung beträgt etwa zwei Arm- oder Schrittlängen. Bei Gefahr sind Flucht oder Kampf möglich, je nach Kräfteverhältnis der Gegner zueinander bzw. Persönlichkeit der gefährdeten Person. Diese Entfernung drückt eine Kontaktbereitschaft oder Zugehörigkeit zu einer Gruppe aus.
- Die öffentliche Entfernung beträgt etwa drei Arm- oder Schrittlängen. Bei Gefahr ist diese Entfernung die Fluchtgrenze. Die Entfernung ist unverbindlich und eignet sich zur Prüfung eines potenziellen Kontaktpartners aus sicherer Distanz. Komplex traumatisierte Patientinnen nehmen zu Beginn der Therapie meist diese Entfernung zum Therapeuten ein.

Wir regen Patienten dazu an, regelmäßig die Entfernung zu anderen zu überprüfen und gegebenenfalls zu ändern, bis es ihren Bedürfnissen nach Sicherheit oder dem von ihnen intendierten Kontakt entspricht. Folgende Übungen können eingesetzt werden:

- *Grenzen ziehen:* Wenn die Bewegungen eines Menschen durch zwei Dimensionen streifen, in Bögen oder Linien, hinterlassen sie eine gedachte Spur im Raum. Allein die physikalische Gefahr, von einer solchen Bewegung gestreift zu werden, veranlasst Mitmenschen, reflexartig hinter der durch die Bewegung markierten Linie stehen zu bleiben. Traumatisierungen gehen grundsätzlich mit der Verletzung oder Missachtung von Grenzen einher. Daher ist der Einsatz dieser Modalität eine der wichtigsten Grundlagen der körpertherapeutischen Traumabehandlung.

T: Markieren Sie durch tastende Gesten eine Raumkugel um sich, die Ihnen Schutz gibt. Gehen Sie nun durch den Raum, und versuchen Sie, diesen Abstand zu anderen beizubehalten.

T: Benutzen sie bitte Medien wie Seile, Matten, Stühle usw., um ein persönliches Gebiet darzustellen und von dem allgemeinen Raum abzugrenzen. Wie geht es Ihnen in Ihrem Raum?

- *Einschließen und Ausschließen:* Mit dieser Modalität ist die Person in der Lage, immer komplexere Beziehungen zu anderen zu gestalten. Sie kann ihren Körper polyzentrisch formen (z. B. Oberkörper geöffnet, Unterkörper geschlossen). Mit ihrem Körper oder dessen Teilen kann sie in drei Dimensionen ein Objekt umschließen und halten oder wieder freigeben. Letzteres entspricht der innerpsychischen Objektkonstanz in dem Sinne, emotionale Bindungen trotz räumlicher Trennung aufrechterhalten zu können und auch Verluste bzw. die Autonomie anderer akzeptieren und integrieren zu können. Das polyzentrische Formen entspricht der Fähigkeit der Objektkonstanz in dem Sinne, gute und böse Anteile in ein und derselben Person ertragen und handhaben zu können. Objektkonstanz wird durch traumatische Erlebnisse gefährdet oder verhindert. Das Symptom der Dissoziation, als Schutzmechanismus zur Bewältigung von traumatischen Situationen entstanden, trennt unerträgliche Widersprüche und verhindert somit die Integration von Gegensätzen. Die Dissoziation muss als ehemals wertvoll anerkannt und als gegenwärtig hinderlich überwunden werden. Wenn positive Erfahrungen nicht gespeichert werden können, entsteht eine Abhängigkeit von unmittelbar verfügbaren Bezugspersonen. Verlorenes kann nicht betrauert und losgelassen werden, sondern wird durch Schuld- und Schmerzgefühle festgehalten.

T: Entscheiden Sie sich für eine Sache, die Sie symbolisch loszulassen üben möchten. Wählen Sie ein Requisit, z. B. ein Kissen, um diese Sache symbolisch darzustellen. Nähern Sie sich dem Kissen, umschließen Sie es und halten Sie es eine Weile. Lassen Sie das Kissen wieder los, und gehen Sie ohne Kissen durch den Raum. Welche Teile der Vorgabe konnten Sie umsetzen? Mit welchen Bewegungsqualitäten haben Sie diese Schritte bewältigt?

42.10 Überprüfung der Stabilität vor der Traumaexposition durch Bewegungstests

Viele Patientinnen und auch Therapeutinnen neigen dazu, der Traumaexposition die eigentlich heilende Wirkung der Therapie zuzusprechen und die Stabilisierung als Beiwerk zu betrachten. Oft wird verkannt, dass die Stabilisierung, mit ihrem Fokus auf die Folgen des Traumas, für manche Patienten eine größere Herausforderung bedeutet als der Fokus auf die vertrauten Schrecken der Vergangenheit. In ihrem Eifer, endlich die – als Erlösung fantasierte – Traumaexposition zu erleben, geben sie manchmal an, die vorausgesetzten imaginativen Stabilisierungsübungen zu beherrschen, obwohl dies noch nicht der Fall ist. Meist ist dies keine bewusste Täuschung, sondern eine Auswirkung des enormen Leidensdruckes bzw. der Überzeugung, dass nur schmerzliche Prozesse wirksam sind.

Beim Therapeuten kann sich bei der Entscheidung für stabilisierende oder aufdeckende Maßnahmen ein Gegenübertragungsagieren dahingehend breit machen, dass er dem Wunsch der Patientin nachkommt, und eine Retraumatisierung kann die Folge sein. Wir empfehlen daher, in jedem neuen Fall die eigene Haltung zum Stellenwert von Stabilisierung und Traumaexposition zu reflektieren.

Über eine eindeutige innere Haltung hinaus können Bewegungstests dem Patienten und Therapeuten mehr Sicherheit darüber geben, ob die innere Vorbereitung des Patienten auf die Belastungen der Traumabearbeitung ausreicht. Die dafür verwendeten Bewegungsmerkmale sind von Kestenberg-Amighi et. al. (1999) als Korrelate der psychischen Stabilität bzw. der Angstregulation in der Säuglingsforschung herausgearbeitet worden. Allerdings sind auch diese Sicherheitsmaßnahmen wirkungslos bei Personen, die durch besondere Bewegungskompetenz eine Spaltung zwischen Körper und Psyche beherrschen bzw. bei denen Medikamente oder somatische Erkrankungen das Bewegungsrepertoire beeinflussen.

Neben zuvor dargestellten Bewegungsmerkmalen zur Affektregulation (Initiieren, Terminieren, Dauer, Intensität) und zur Stabilisierung interpersönlicher Grenzen (Schließen und Öffnen des Körpers, Abwehrgesten und Fortbewegung) sind folgende Merkmale aufschlussreiche Anzeiger für die Stabilität der Patientin:

- Gleichgewicht halten können: Die Patientin steht mit den Füßen hüftbreit und spürt ihrem Gleichgewichtsempfinden nach. Ist eine Stabilität äußerlich sichtbar und nach dem Bericht der Patientin innerlich spürbar, bitten wir sie, die Augen zu schließen und erneut ihrem Gleichgewichtsempfinden nachzuspüren. Bei stabilem Empfinden und Ausdruck kann weiter mit der Balance auf Zehenspitzen oder auf einem Bein, zuerst mit geöffneten, dann mit geschlossenen Augen, fortgefahren werden.
- Die Patientin sollte langsam rückwärts und schnell vorwärts gehen können.
- Sie sollte sich durch eine angemessene Geschwindigkeit und Tastbewegungen der Arme und Beine mit geschlossenen Augen in der Fortbewegung schützen und orientieren können.

Wir regen die Patienten dazu an, die Bewegungen auszuführen und ihre Selbstwahrnehmung mit unserer Fremdwahrnehmung zu vergleichen. Wir stellen Fragen zu ihren Assoziationen zu den einzelnen Bewegungen. Wichtig bei der Durchführung jeder Übung ist es, das Ziel klar zu definieren. Es geht darum, das subjektive Befinden der Patientin, auch eine Labilität, als wertvolle Information für die Indikationsstellung oder Vorbereitung der Traumaexposition zu gewinnen, nicht Stabilität als Maßstab zu definieren.

42.11 Körpererinnerung

Der Körper speichert synaptische Muster somatischer Abwehrformen im Augenblick der Traumatisierung. Als Teil des Schutzmechanismus des Körpers setzt die kognitive Verarbeitung der traumatischen Empfindungen aus. Zurückbleibt der letzte Eindruck vor dem Zusammenbruch der Wahrnehmung. Durch eine gezielte oder zufällige Wiederherstellung des entsprechenden sinnlichen Reizzustandes können traumatische Erinnerungen reaktiviert werden.

P: Plötzlich bei der Entspannungsübung, als wir den Kopf heben sollten, erinnerte ich mich, wie ich damals auf dem Boden festgehalten wurde. Ich spürte wieder diese Ohnmacht und Scham, dass alle sahen, was mir passierte.

Auf die Risiken einer Konfrontation mit traumatischen Erinnerungen ohne die Stabilität, diese verarbeiten zu können, ist an anderer Stelle in diesem Buch eingegangen worden. Aufgrund dieser Risiken werden Körpererinnerungen zu Beginn der Therapie wie die Intrusionen und Flashbacks behandelt, die sie sind: mit Distanzierungs- und Stabilisierungsmaßnahmen. Darauf stellt sich im therapeutischen Prozess meist eine Ruhephase ein, in der kaum Zugang zu Körpererinnerungen möglich ist.

Wir halten es für unverantwortlich und ineffektiv, wenn Therapeutinnen Körpererinnerungen explizit provozieren, auch dann, wenn Patienten, die durch fehlende Erinnerungen beunruhigt sind, darauf drängen. Wenn im Therapieverlauf Patienten zunehmend Stabilität und Sicherheit in der therapeutischen Beziehung gewinnen, werden Körpererinnerungen von selbst, und zwar in steuerbarem Maße wachgerufen.

P: Ich machte vorhin so eine komische Bewegung mit dem Stab. Auf einmal wusste ich, was damals geschehen war.

Die Aufgabe der Therapeutinnen besteht nun darin, die Patienten zu begleiten, während sie das körperlich-emotionale Erleben der Erinnerung in einen Bedeutungskontext stellen. Dies ermöglicht die langfristige Verbindung zwischen emotionalen Inhalten und kognitiver Beurteilung sowie die Überprüfung und Veränderung kognitiver Schemata und des Selbstbildes (Schenk u. Schedlich 2003).

Die letzte Phase des Umgangs mit der Körpererinnerung ist die *Erweiterung des Lebens- und Handlungsraumes*. Wir ermutigen die Patientin, die Vermeidung von triggernden Reizen aufzugeben und sich zurückzuerobern, was sie zu diesem Zweck an Spielraum aufgegeben hat. Die kognitive und sinnliche Differenzierung zwischen der Vergangenheit und der Gegenwart hat sich als Technik für dieses Vorhaben bewährt.

P: Ich bin ganz unruhig, weil dieser Stuhl so ähnlich ist wie der, auf dem ich damals immer sitzen musste.
T: Nehmen Sie genau wahr, in welchen Aspekten dieser Stuhl ähnlich ist und in welchen Aspekten er sich unterscheidet von dem damaligen Stuhl. Nehmen Sie den umgebenden Raum war, und zählen Sie die Eindrücke auf, an denen Sie die Gegenwart erkennen und von der Vergangenheit unterscheiden können.

42.12 Kann die Erinnerung »korrigiert« werden?

Durch die Körpererinnerung werden traumatische Szenen in der aktuellen Therapie wiederbelebt. Aus dem Bedürfnis heraus, unerledigte Konflikte zu lösen, besteht bei manchen Patientinnen der Wunsch, diese traumatischen Szenen nachzugestalten. Nach unserer Erfahrung schadet ein solches Vorgehen meist mehr als es nützt. Es sollte, wenn überhaupt, nur bei ausreichender Stabilität und lediglich zur Erforschung der Gründe für das Handeln der Patientin und die Bestätigung seiner Richtigkeit eingesetzt werden.

Eine verbreitete Technik der Traumabearbeitung in der Körpertherapie (z. B. Levine 1998) beinhaltet die Nachgestaltung traumatischer Szenen, ergänzt durch einen positiven Ausgang. Mit dem Ziel der Vermittlung einer »korrigierenden Erfahrung« wird dem Patienten ermöglicht, das zu tun, was ihm damals nicht möglich war. Der Begriff der Korrektur impliziert, der Patient hätte zum Zeitpunkt des Traumas etwas falsch gemacht. Während manche Patienten über diese Kränkung wohl hinwegzusehen vermögen, zeigen die meisten durch anschließende Symptomverstärkung, dass sie eine einfache Auflösung ihrer Geschichte nicht verinnerlichen können. Wir sind der Überzeugung, dass die Unveränderbarkeit und Entsetzlichkeit der traumatischen Geschichte und die Tatsache, dass der Patient das tat, was ihm zu der Zeit möglich war, anerkannt werden müssen. Es ist diese Bestätigung, und nicht die Korrektur der Szene, die die negativen Kognitionen des Patienten über sich selbst positiv zu transformieren vermag.

Die Körpererinnerung zeigt auf, welche Bewegungsimpulse in der traumatischen Situation unterdrückt werden mussten, die bis heute im Bewältigungsrepertoire der Patientin blockiert sind. Wir empfehlen die Auflösung dieser Blockierung, nicht durch die Rekapitulation früher Erfahrungen, sondern durch das aktuelle Angebot von Entwicklungsaufgaben, die das salutogenetische Potenzial der Patientin aktivieren. Im therapeutischen Prozess ergeben sich zahlreiche Gelegenheiten, die erstarrten Verhaltensmuster des Patienten zu erkennen und unter den aktuellen Bedingungen um alternative Möglichkeiten zu erweitern, die in der traumatischen Situation nicht möglich waren. In manchen Fällen eignen sich hierzu abstrahierte Gestaltungen von Interaktionsmustern besser als komplette biografische Szenen. Muster sind überschaubar, lassen sich generalisieren und auf aktuelle und zukünftige Erfahrungen übertragen.

Die Kontrolle über die Gestaltung ermöglicht der Patientin, den schützenden Widerstand gegen erneute Verletzungen so zu modifizieren, dass aktuelle positive Erfahrungen zugelassen und tatsächlich eintretende negative Erfahrungen abgewendet werden können (Buntig 1991).

42.13 Symbolische Bewegungsmetaphern geben inneren Bildern einen kontrollierbaren Ausdruck

Die Technik der Bewegungsmetapher beinhaltet die Übertragung von komplexen emotionalen Erfahrungen oder inneren Bildern in eine symbolische Bewegungsstruktur, die ähnliche psychophysische Empfindungen zu reproduzieren vermag. Zum Beispiel wenn eine Patientin ihre Unsicherheit thematisieren möchte, könnte sie diese emotionale Erfahrung durch Stehen auf einem wackeligen Balancekreisel symbolisieren. Entscheidend dabei ist, dass der Ist-Zustand, hier die Unsicherheit, reproduziert wird, nicht bereits die Lösung. Im Nachvollzug der Bewegungsmetapher und der darauf folgenden Improvisation können von der Patientin nonverbale Ressourcen und Lösungsmöglichkeiten entdeckt werden, die sie verbal nicht erschließen konnte.

Wie bei der Imagination ermöglicht die Gestaltung, Kontrolle über die Erfahrung zu haben, die innere Bedeutung zu verändern und Verhaltensalternativen zu üben. Unterschiedliche Gehirnareale werden angesprochen, wodurch die neuronale Bahnung, die das Reprozessieren traumatischen Materials ermöglicht, unterstützt wird (Schedlich 2003).

Der Patient kann die Erfahrung zunehmend kognitiv erfassen, weil er einzelne Aspekte differenzieren und auf das Wesentliche reduzieren muss, um sie gestalten zu können. Der Reduktionsprozess wird bereits als eine Transformation des Stellenwertes der Problematik erlebt. Die Aufgabe der Therapeutin bei der Gestaltung liegt darin, den Zugriff auf das volle Spektrum der

Bewegungsmöglichkeiten und somit der Selbstregulation zu eröffnen (Schottenloher 1994).

P: Ich will diesen blöden Kerl einfach loswerden, aber es gelingt mir nicht.
T: Wenn diese Situation eine Ballspiel wäre, wie könnte sie aussehen?
P: Es ist, als wenn man einen Ball wegwirft, er an die Wand prallt und immer wieder zurückkommt.
T: Nehmen Sie bitte einen Ball und probieren Sie, wie fest Sie werfen müssen, damit er wieder zurückkommt. Welches Gefühl begleitet dieses feste Werfen? Spielen Sie den Ball nun weiter mit unterschiedlicher Stärke, auch mal so, dass er weg bleibt. Lassen Sie die einzelnen Möglichkeiten auf sich wirken.

42.14 Die therapeutische Beziehung als Handlungsdialog gestalten

Die Gefahren der Retraumatisierung oder der Mobilisierung von Enttäuschungs- und Verlassenheitsängsten müssen bei traumatisierten Menschen stets bedacht werden, ganz gleich mit welcher Methode interveniert wird. Daher sollte eine interaktionelle Gestaltung von Übungen erst nach sorgfältiger Berücksichtigung des Abstinenzkonzeptes (s. Kap. 42.16) eingeleitet werden.

Die interaktive Gestaltung der therapeutischen Beziehung auf der nonverbalen Ebene ist nicht auf eine regressive Wiedergutmachung von Mangelerfahrungen der Patientin ausgerichtet. Diese können nur anerkannt und deren Abtrauern unterstützt werden. Die Handlungsebene dient stattdessen der spürbaren Erfahrung von Selbstwirksamkeit in einer Beziehung, was die Vitalisierung und Erschließung der Kompetenzen der Patientin zur Folge hat. Wie wird die Selbstwirksamkeit konkret gefördert?

- Die Betonung der *Kompetenz und Einflussmöglichkeiten* der Patientin bei Bewegungsinteraktionen mindert Angst und steigert das Autonomiegefühl.
- Durch den *wechselseitigen Rollentausch* in Übungen mit hierarchischen Strukturen, z. B. Führen – Folgen, Fallen – Auffangen, Aktiv – Passiv begrenzen wir Regressionstendenzen und heben die Ressourcen des Patienten hervor.
- Bei psychischen Spannungen übernehmen wir zunächst die Funktionen als Reizschranke und Regulierungsinstanz. Dem Patienten wird Containing im Sinne von auffangen und halten, aber auch zügeln, im Zaum halten und bändigen über kinästhetische Erfahrungen vermittelt. Durch unser Beispiel lernt der Patient Regulationsprozesse selbst durchzuführen.
- Durch die selektive Enthüllung unserer *körperlichen und emotionalen Resonanz* auf die Patientin stellen wir ein Modell dar; ein Modell dafür, wie Körpergewahrsein angewendet wird, um Beziehungen wahrzunehmen und zu steuern.

T: Ich spüre, wie ich meine Schultern zusammenziehe, wenn Sie von den vielen Aufgaben berichten, die Sie zu erledigen haben. Ich kann kaum noch atmen und habe das Bedürfnis, zu fliehen, an die frische Luft zu gehen. Geht es Ihnen vielleicht ebenso?

- Wir stellen uns zur Verfügung, wenn der Patient interaktive Szenen in der therapeutischen Beziehung anbahnt. Wir gehen davon aus, dass manche traumatischen interaktiven Erfahrungen »ihres präsymbolischen Charakters wegen, nicht bewusst erinnert und sprachlich ausgedrückt werden *können*. Sie müssen erst aktiviert und handelnd in der äußeren Realität ausgeführt werden und können erst in einem zweiten Schritt sprachlich-symbolisch ausgedrückt werden, *nachdem* sie in der äußeren Realität und *als* äußere Realität interaktiv in Szene gesetzt wurden« (Streeck 1998, S. 163).
- Die Handlungsebene wird als Weg zu Bewusstsein und Erkenntnis statt als Flucht vor dergleichen genutzt (Geißler 1998).

42.15 Die gestörte Beziehung zu weiblichen Bezugspersonen antizipieren

Traumatisierte Frauen, die den Täter als männlich identifizieren, glauben der größten Gefahr – dem Mann – entkommen zu sein, indem sie sich für eine Therapie bei einer Frau entschieden haben. Dies gilt in besonderem Maße für die Körpertherapie. Oft bestehen jedoch Traumatisierungen durch weibliche Bezugspersonen unabhängig von Erfahrungen mit Männern, die oft auch in weit früheren Lebensphasen stattfanden als diese Erfahrungen. Die so betroffenen Patientinnen erleben spätere Traumatisierungen umso heftiger, da sie nicht entsprechend dafür ausgerüstet waren, diese Ereignisse zu meistern.

Daher sollte die gestörte Beziehung zu weiblichen Personen, die Traumatisierungen durch einen Mann zugelassen, unterstützt oder im nachhinein nicht aufgefangen haben, antizipiert und bearbeitet werden. Auch wenn darauf geachtet wird, keine regressionsfördernden Interventionen anzubieten, kann die nonverbale Interaktion in der Körpertherapie sehr frühe Interaktionsmuster und die dazugehörigen Empfindungen aktivieren, die in der Beziehung zu weiblichen Bezugspersonen entstanden sind. Diese äußern sich in Form von Enttäuschungen, Frustrationen, Missverständnissen, Impulsdurchbrüchen und anderen Entfremdungserfahrungen. Symptomrückfälle können ebenfalls dazu gehören. Ergebnisse der Bindungsforschung (Schore 1994) und der Säuglingsforschung (Romer 1993) zeigen, dass die Wiederherstellung der Beziehung nach einer Entfremdung die Beziehungskompetenz und die Bindungssicherheit stärkt, mehr noch als eine kontinuierlich ungestörte Beziehungserfahrung.

Um die bindungsfördernde Sequenz Einstimmung – Entfremdung – Wiedereinstimmung zu unterstützen, sollte die Therapeutin die Patientin darauf hinweisen, dass es im Laufe der Therapie zu einer Störung in der Beziehung kommen kann und dass es in diesem Fall wichtig ist, diese zu klären. Für die Patientin ist es nicht immer möglich, selbst die Störung anzusprechen. Daher ist es sinnvoll, dass die Therapeutin sich auf spontane Entfremdungsereignisse einstellt und diese sofort anspricht. Ist eine Störung entstanden, ist es elementar wichtig,

- die Distanzierung in der Vertrauensbeziehung zuzulassen,
- Affekte zu klarifizieren und zu differenzieren,
- Übertragungsverzerrungen von den realen Anlässen für die Entfremdung zu differenzieren,
- die störende Wirkung der realen Anlässe (z. B. eine Verspätung der Therapeutin) auf die Patientin anzuerkennen und
- erneut die Phase der Vertrauensprüfung zu durchlaufen mit besonderer Berücksichtigung der nun bekannten Störfaktoren. Dabei sollen diese Faktoren nicht vermieden oder eliminiert werden, sondern eine Handhabung dafür gelernt werden.

42.16 Abstinente Berührung

Einige Autoren (Reddemann 2002; Rothschild 2002) plädieren dafür, Berührung aus der Behandlung von traumatisierten Patienten auszuschließen. Andere (Klopstech 1994) werten diesen Ausschluss der Berührung als Gegenübertragungsagieren. Wir teilen die Ansicht von Autoren wie Worm (1998), Hoffmann-Axthelm (1998), Geißler (1998), Clauer und Heinrich (1999), dass Abstinenz elementar wichtig ist, jedoch nicht in der Tabuisierung eines einzelnen Verhaltens bestehen kann. Angelehnt an die Konzepte von Bauriedl (1996) und Worm (1998) halten wir folgende Eigenschaften eines der Körpertherapie angemessenen Abstinenzbegriffs fest:

- Abstinenz betrifft die *Intention*, die *Bedeutung* oder die *Wirkung* jeder Handlung im Kontext der aktuellen Therapeut-Patient-Beziehung und keine einzelne Handlung (wie die Berührung) an sich.
- Abstinenz beruht auf einem *Verstehen der Beziehungssituation* der Patientin, das heißt des Einflusses vergangener Beziehungserfahrungen auf die aktuelle Beziehungsgestaltung

mit der Therapeutin und die dadurch angebahnte Entwicklung dieser Beziehung.

- Abstinenz betrifft die *Unterlassung von Impulsen*, seien diese verbaler, körperlicher oder sonst welcher Art, die zu Retraumatisierung, pathologischer Regression, Zementierung von pathologischen Beziehungsmustern oder Missbrauch der Patientin *zur Befriedigung der Bedürfnisse des Therapeuten führen würden.*
- Abstinenz ist ein *dynamisches Phänomen*, das mit der fortschreitenden Entwicklung der Patientin Schritt halten muss, um seine Wirkung zu entfalten. Ein abstinentes Verhalten, das gestern förderlich war, kann heute die Patientin in ihrer Entwicklung hemmen.
- Abstinenz nach diesem Modell beruht weniger auf dem Konzept des Verzichtes auf überkommene Lösungen für psychische Konflikte, sondern auf dem Konzept der *Herausforderung durch Entwicklungsaufgaben*, die neue Lösungsstrategien erfordern.

42.17 Die optimale Entfernung einhalten

Insbesondere bei Patienten, die durch andere Menschen traumatisiert worden sind, besteht eine starke Ambivalenz zwischen Angst vor und Sehnsucht nach körperlicher Berührung. In Interaktion mit einer berechenbaren Umwelt stellen Patientinnen eine Entfernung her, die ihren ambivalenten Empfindungen optimal entspricht. Schließt das therapeutische Setting beispielsweise Berührung in der Regel aus, kann die Patientin dem Bedürfnis nach Berührung Ausdruck verleihen ohne die Sorge, dies in die Tat umsetzen zu müssen. Es besteht eine relative Sicherheit, dass der Therapeut dazu beitragen wird, die optimale Entfernung aufrechtzuerhalten.

P: Ich möchte so gerne von Ihnen in den Arm genommen werden, wenn ich mich so fertig fühle.
T: Erzählen Sie doch, wie Sie sich das vorstellen.

In der Körpertherapie, wo Berührung offenkundig zum Interventionsrepertoire gehört, betonen Patienten eher ihre Berührungsängste. Berührungswünsche werden in der Körpertherapie seltener, gegen Ende der Therapie und mit Ambivalenz ausgedrückt. Somit wird wieder die optimale Entfernung hergestellt.

P: Ich möchte gerne in den Arm genommen werden, aber ich komme mir dann so gefangen vor.
T: Welche Position oder Abstand könnten wir einnehmen, damit beides, Unbehagen und Wunsch, zum Tragen kommen?
P: Vielleicht könnten wir gemeinsam das Seil halten.

Bei der Zusammenarbeit im interdisziplinären Team sollte es daher nicht wundern, wenn die Therapeuten, die nicht auf der Körperebene arbeiten, häufiger mit dem Thema Berührung konfrontiert werden als die Körpertherapeuten. Das Phänomen der »optimalen Entfernung« ist ebenfalls der Grund, warum der Versuch, das scheinbar fehlgeleitete Berührungsthema von der verbalen in die Körpertherapie zu delegieren, oft scheitert. Die Zuweisung der Patientin anzuerkennen und mit ihr zu reflektieren, verspricht bessere Entwicklungschancen.

T: Ich glaube, es spricht manches dafür, mit mir über Berührung zu sprechen, statt sie in der Körpertherapie zu erproben. Was meinen Sie?

42.18 Unvermittelten Paradigmenwechsel vermeiden

Körpertherapien haben ein differenziertes, komplexes, in sich schlüssiges Interventionsinstrumentarium. Das willkürliche Herauspflücken einzelner Interventionen aus einem Paradigma und seine Einpflanzung in ein anderes können Schäden anrichten, die nur schwer zu korrigieren sind. Therapeuten mit einer Ausbildung in einem verbalen Verfahren, die körperbezogene Interventionen in ihre Behandlung integrieren möchten, sollten sich darüber im Klaren sein, wie sie diese Interventionen mit ihrem Grundverfahren theoretisch, ethisch und technisch vereinbaren können. Dieses Prinzip lässt sich anhand der Berührung als Intervention verdeutlichen.

Bei einem unvermittelten Paradigmenwechsel, einem Wechsel von verbaler zu körperlicher Interaktion, droht die Gefahr einer retraumatisierenden Grenzüberschreitung in der therapeutischen Beziehung. Selbst wenn der Patientin eine Mitbestimmung eingeräumt wird, ist sie in diesem Moment nicht in der Lage, diese souverän zu nutzen, weil mit der Fragestellung bereits die sicheren therapeutischen Rahmenbedingungen aufgelöst wurden. Die Patientin würde Zeit bis mindestens zur nächsten Sitzung brauchen, um ihre Meinung dazu zu äußern, sofern sie ein Nein überhaupt äußern kann.

Umgekehrt droht eine retraumatisierende Verlassenheitserfahrung beim unvermittelten Paradigmenwechsel von körpertherapeutischer Abstinenz (s. Kap. 42.16) zum Berührungstabu. Obwohl seltener, kommen solche Paradigmenwechsel vor, beispielsweise wenn die Traumatisierung einer Patientin erst im Laufe der Behandlung bekannt wird und das Behandlungskonzept der Einrichtung vorsieht, dass Traumatisierte grundsätzlich nicht berührt werden sollen. Komplexe posttraumatische Belastungssyndrome entstehen bekanntlich nicht nur aufgrund der Übergriffe eines einzelnen Täters, sondern aufgrund eines zusätzlichen Mangels an Trost und Fürsorge vonseiten der (Rest-)Familie im Anschluss an die Übergriffe. Viele traumatisierte Patientinnen fühlen sich als Geschändete, unwert und unberührbar. Wenn das Bekanntwerden ihrer Traumatisierung einhergeht mit dem Paradigmenwechsel von abstinenter Berührungstechnik zum Berührungstabu, werden diese Fantasien des »Unwertseins« bestätigt.

Trotz aller Vorsicht oder gegebenenfalls Verbote kommt es auch während der Behandlung von traumatisierten Patienten zu scheinbar zufälligen, einem reflektierten Bereich der Behandlung oft nicht zugeordneten Berührungsmomenten. Insbesondere wenn der Therapeut unterstützend eingreift, etwa bei somatischen Symptomen wie Schwindel, Kreislaufschwäche und bei der Dissoziation (stützen, auffangen, in eine stabile Lage bringen), können diese in erster Linie funktional intendierten Berührungen eine starke symbolische Komponente besitzen. Diese verdient die Aufmerksamkeit und Reflexion von Therapeut und Patient, weshalb wir auch scheinbar funktionale Berührungen thematisieren.

T: Wir sind uns sehr nahe gekommen, als Sie ausgerutscht sind und ich Sie aufgefangen habe.

P: Ja, es war mir peinlich, so ungeschickt zu sein, aber es war auch ein ungewohntes Gefühl des Beschütztwerdens dabei.

Zusammenfassend soll festgehalten werden: Das Thematisieren der Berührung in der Therapie vermag wesentlich besser zu einem wirksamen und nach ethischen Maßstäben geschützten therapeutischen Prozess führen als ein Berührungsverbot.

Schlussbetrachtung und Ausblick

Im vorliegenden Buch haben wir ein Konzept zur Behandlung traumatisierter Patienten mit Persönlichkeitsstörungen auf psychodynamischer Grundlage vorgestellt; ein Konzept, das die Erkenntnisse der neueren Bindungs- und Entwicklungsforschung ebenso wie die Ergebnisse der modernen Neurobiologie der Bindungstraumatisierungen einbezieht. Wir denken, dass wir den Lesern, die uns bis hierher gefolgt sind, neue Perspektiven und Zusammenhänge eröffnen und Anleitung für ihr therapeutisches Handeln vermitteln konnten. Die Komplexität des Gegenstandes bringt es jedoch mit sich, dass wir vermutlich auch viele Fragen aufgeworfen und unbeantwortet gelassen haben. Eine Rückschau und kritische Reflexion unserer bisherigen Bemühungen soll daher, verbunden mit einem Ausblick und ergänzenden Hinweisen, am Ende dieses Buches stehen.

Die Motivation für die Konzeption dieses Buches entstand aus dem Bedürfnis, klinisch-praktische Erfahrungen weiterzugeben. Aus Supervisionen und Seminaren war uns vertraut, dass viele psychodynamisch arbeitende Kollegen an die Grenzen ihrer behandlungstechnischen Möglichkeiten stießen, wenn sie mit traumatischem Material und dissoziativen Verarbeitungsmodi persönlichkeitsgestörter Patienten konfrontiert waren. Umgekehrt schilderten uns trauma-therapeutisch arbeitende Kollegen mit einem humanistischen, behavioralen, systemischen oder hypnotherapeutischen Ausbildungshintergrund ihre Grenzen, wenn sie mit der maladaptiven Interaktionsdynamik und den Übertragungsphänomenen persönlichkeitsgestörter Patienten in Berührung kamen. Mit großer Erleichterung stellten wir dabei fest, wie groß mittlerweile die Bereitschaft ist, wertvolle Erfahrungen und Techniken anderer psychotherapeutischer Schulen aufzugreifen und in die eigene Arbeit zu integrieren.

Die wechselseitige Adaptation therapeutischer Techniken und Sichtweisen warf jedoch zwangsläufig *Vermittlungsprobleme der theoretischen Orientierung und der Theoriesprache* auf. Bei psychodynamisch arbeitenden Kollegen bewirkten die sich ausbreitenden traumatherapeutischen Ansätze mit einer andersartigen Behandlungskonzeptualisierung und neuartigen Interventionen eine nicht geringe Verunsicherung und Verwirrung. Auch wenn wichtige Vertreter traumaorientierter Therapieansätze wie Reddemann (2004) und Sachsse (2004) ihre psychodynamische Verwurzelung und Zugehörigkeit immer wieder betonten, erschienen ihre Ansätze der traditionellen psychodynamischen Denkweise doch fremd. Umgekehrt musste den Kolleginnen mit humanistischem, behavioralem, systemischem oder hypnotherapeutischem Ausbildungshintergrund, die sich der Beziehungsproblematik traumatisierter Patienten mit Persönlichkeitsstörungen annähern wollten, der psychoanalytische Denkansatz fremd erscheinen. Kurz: Es stellte sich die Aufgabe, die Theorien und ihre spezifischen Sprachen in die jeweils andere Theorie und Sprache zu übersetzen. Vor diesem Hintergrund war es unser Ziel, einerseits ein *theorien- und methodenintegratives*, andererseits ein *praxisorientiertes und handlungsleitendes* Buch vorzulegen.

Theorien- und methodenintegratives Konzept

Theorienintegrativ ist unser Buch insofern, als uns nicht nur Modellvorstellungen der psychoanalytischen Theorie, sondern ebenso der neueren Entwicklungspsychologie, der Bindungsforschung und der modernen Neurobiologie geleitet haben. Für uns war es essenziell, unterschiedliche theoretische Perspektiven parallel einzunehmen und uns zu orientieren *an plausiblen Modellen*, die wir nach ihrer Brauchbarkeit für das therapeutische Handeln ausgewählt haben. Modelle als anschauliche Gebilde, in die empirische Daten ebenso einfließen wie Hypothesen, waren und sind für uns Hilfen zur Handlungsorientierung – nicht mehr und nicht weniger. Je mehr ein Modell mit dem heutigen Forschungsstand übereinstimmte, je besser es auf unsere therapeutische Praxis »passte« und je sparsamere Erklärungen es erlaubte, desto eher waren wir bereit, es wohlwollend zu prüfen – immer im Wissen, nur eine von vielen möglichen Sichtweisen auf die Wirklichkeit eingenommen zu haben. Da uns einige klinische Phänomene plausibler durch Modelle aus den Neurowissenschaften, andere plausibler durch psychodynamische Modelle und wieder andere plausibler durch behaviorale Modelle erklärbar schienen, gelangten wir notwendigerweise zu einer wechselnden theoretischen Perspektiveneinnahme. Eine solche Arbeit mit Modellen ist im Übrigen in den Naturwissenschaften eine Selbstverständlichkeit (s. Kap. 9.1).

Als *methodenintegrativ* wollten wir unser Buch insofern verstanden wissen, als es im Einklang mit unserer tiefenpsychologischen Orientierung (Wöller u. Kruse 2005a) den Einbezug wertvoller Therapiemethoden aus anderen als der psychodynamischen Schule nicht nur toleriert, sondern ausdrücklich begrüßt. Zwar glauben wir nach wie vor – und fühlen uns durch die moderne neurobiologische Forschung darin bestärkt –, dass die psychoanalytische Theorie die Entstehung von Psychopathologie am besten zu erklären vermag. Wir denken aber nicht, dass ihr Niveau der theoretischen Durchdringung auch für die Erklärung des Heilungsprozesses gilt. Hier erhalten wir mehr Aufschlüsse von den Neurowissenschaften und ihrem Verständnis der Funktionsweise neuronaler Netzwerke. Auch blicken wir mit großer Anerkennung auf die therapietechnischen Errungenschaften anderer Therapieschulen. Unsere Bereitschaft zur Adaptation therapeutischer Techniken gilt jedoch nicht unbegrenzt, sondern unter der Maßgabe, dass psychoanalytische Essentials, nämlich das Beziehungsverständnis und die Beachtung von Abwehr, Übertragung und Gegenübertragung, gewahrt bleiben müssen.

Praxis- und Handlungsorientierung

Das Anliegen der *Praxis- und Handlungsorientierung* sollte darin zum Ausdruck kommen, dass wir praktisch-therapeutischen Erfahrungen immer eine große Bedeutung beigemessen haben. Leider lässt uns die evidenzbasierte Forschung im Bereich der komplexen Traumafolgestörungen oft im Stich. Anders als im Bereich der einfachen Posttraumatischen Belastungsstörungen, stehen gut kontrollierte Therapiestudien hier kaum zur Verfügung – was sicher Ausdruck kaum überwindlicher forschungspraktischer und -ethischer Probleme ist (Flatten et al. 2004). Auch für die meisten spezifischen Persönlichkeitsstörungen liegen nur wenige oder keine kontrollierten Therapiestudien vor (Wöller et al. 2001c). Wir haben daher viel therapeutisches Erfahrungswissen referiert, das wir durch kollegiale Supervision, durch Vorträge von Experten und durch unsere Patienten erworben haben; dass es sich hierbei um subjektive Erfahrungen handelt, haben wir durch entsprechende Formulierungen gekennzeichnet. Auch wenn sich eine Beobachtung nicht problemlos in ein theoretisches Verständnis einfügen ließ, war sie uns wert, mitgeteilt zu werden.

Mit diesen Vorgaben stellte sich uns die Aufgabe, zunächst die Grundlagen psychischer Traumatisierungen wie auch diejenigen der traumaassoziierten Persönlichkeitsstörungen darzustellen, um, darauf aufbauend, unsere diagnostischen und therapeutischen Überlegungen zu entwickeln. Dazu bedurfte es einiger Festlegungen und Vorentscheidungen, die wir im Folgenden reflektieren und erläutern wollen.

Die Begriffe »psychische Traumatisierung« und »Persönlichkeitsstörung«

Zunächst haben wir uns für einen *Begriff psychischer Traumatisierung* entschieden, der Bindungs- und Beziehungstraumatisierungen eine wichtige Bedeutung für das Verständnis von Persönlichkeitsstörungen einräumt. Diese haben wir in ihrer pathogenen Relevanz gleichrangig neben Traumatisierungen durch physische Gewalt und sexuellen Missbrauch gestellt. Zwar finden wir nur bei einem Teil der Persönlichkeitsstörungen, vor allem bei der Borderline-Persönlichkeitsstörung, kontrollierte Studien, die die hohe Prävalenz von sexuellem Missbrauch und physischer Gewalt in der Vorgeschichte belegen. Bei den meisten Persönlichkeitsstörungen gehen wir jedoch von der Präsenz schwerer früher Bindungs- und Beziehungstraumatisierungen aus. Auch wenn zu dieser Frage gut kontrollierte empirische Studien fehlen, lassen unsere klinische Erfahrung, die verfügbare kasuistische Evidenz und die überzeugenden Befunde zur Entwicklungspsychologie und Neurobiologie der Bindungstraumatisierungen an einem solchen Zusammenhang keinen Zweifel (s. Kap. 1).

Mit der Konzeptualisierung der Persönlichkeitsstörungen unter dem Blickwinkel der Bindungs- und Beziehungstraumatisierungen nahmen wir Bezug auf das *Konzept der Komplexen posttraumatischen Belastungsstörung* (Herman 1992b), das neben einer Vielzahl symptomatischer Erscheinungen auch die für Traumafolgeerkrankungen typischen Persönlichkeitsveränderungen beschreibt. Von den traumabedingten Persönlichkeitsveränderungen führt der Weg zu den traumaassoziierten Persönlichkeitsstörungen, die sich – so unsere Auffassung – von traumabedingten Persönlichkeitsveränderungen durch die zusätzlich gestörte interpersonelle Regulationsebene unterscheiden. Dem Vorwurf einer inflationären Ausweitung des Traumabegriffs glauben wir mit dem Hinweis begegnen zu können, dass die schädigenden Auswirkungen chronischer Beziehungs- und Bindungstraumatisierungen in keiner Weise geringer einzuschätzen sind als die Auswirkungen physischer oder sexualisierter Gewalt. Im Gegenteil, vieles spricht dafür, dass die zerstörerischen Folgen schwerer Bindungs- und Beziehungstraumatisierungen oft erst den Boden bereiten für die pathogene Wirkung späterer Traumatisierungen durch physische oder sexualisierte Gewalt.

Persönlichkeitsstörungen fassen wir keinesfalls ausschließlich als Traumafolgeerkrankungen auf – wir nehmen mit Paris (1997) in der Genese von Persönlichkeitsstörungen immer eine komplexe Interaktion von lebensgeschichtlichen Belastungsfaktoren, Schutzfaktoren und genetischen Faktoren an. Dennoch haben wir vor allem aus therapiepraktischen Gründen der Traumaperspektive den Vorzug gegeben. Ihre Implikation, das Schädigende im »Außen« statt im »Inneren« der Patienten zu suchen, hat nach unserer Erfahrungen eine so wichtige entlastende und heilsame Funktion, dass wir auf ihre Vorteile für den therapeutischen Prozess nicht mehr verzichten wollen.

Dezidiert haben wir uns auf der anderen Seite für die Beibehaltung des *Konstrukts der Persönlichkeitsstörung* ausgesprochen, obwohl es mancherlei Gründe gäbe, es zugunsten einer nichtkategorialen Deskription gestörten Kommunikationsverhaltens fallen zu lassen. Die Gefahren der Etikettierung und der Reifizierung, das heißt der Festschreibung des beobachteten Interaktionsverhaltens auf eine vermeintlich real existierende »Krankheit«, die als solche nicht existiert, sind nicht von der Hand zu weisen. Auch hat sich gerade unter dem Einfluss der neuen Traumatherapien gezeigt, dass viele Störungsbilder, die unter die Diagnosekriterien der Persönlichkeitsstörungen fallen, sich in keiner Weise als langzeitstabile und inflexible Verhaltens- und Erlebensmuster erweisen, sondern erstaunlich schnellen therapeutischen Modifikationen zugänglich sind. Trotz dieser Bedenken haben wir an dem Konstrukt »Persönlichkeitsstörungen« festgehalten – nicht nur wegen seiner festen Verankerung in unseren Diagnosesystemen, sondern weil nach unserer Kenntnis kein anderer Begriff die erheblichen Auffälligkeiten im Erleben und Verhalten der betroffenen Patienten, die weit über posttraumatische Persönlichkeitsveränderungen hinausgehen, besser zu beschreiben vermag.

In der Auseinandersetzung mit der Diagnosekategorie »Persönlichkeitsstörungen« haben wir auf eine sequentielle Darstellung der einzelnen Unterkategorien von Persönlichkeitsstörungen wie in der ICD-10 verzichtet. Stattdessen haben wir es vorgezogen, ein *allgemeines Verständnis traumatisierter Patienten mit Persönlichkeitsstörungen* zu vermitteln, und zwar ein Verständnis, das die *Aspekte der Traumagenese, des ich-strukturellen Niveaus und der Stabilität bzw. Funktionalität* und nicht primär die Zuordnung zu einer spezifischen diagnostischen Unterkategorie in den Mittelpunkt stellt. Für diese Akzentsetzung spricht, dass sich die einzelnen Unterkategorien von Persönlichkeitsstörungen in hohem Maße überlappen und dass die Aspekte Traumagenese, Strukturniveau und Stabilität bzw. Funktionalität für die Behandlungsplanung von größerer praktischer Bedeutung sind als die entsprechenden ICD-10- oder DSM-Kategorien (s. Kap. 12.2). Wir stehen damit im Einklang mit der Auffassung Kernbergs (1996b), dass die strukturdiagnostische Einschätzung des Vorliegens einer »Borderline-Persönlichkeitsorganisation« für die Behandlungsplanung wichtiger ist als die deskriptive Diagnose. Gleichzeitig stellen wir uns mit dieser Schwerpunktsetzung auf den Boden der *Operationalisierten Psychodynamischen Diagnostik* OPD-2 (Arbeitskreis OPD 2006) und betonen die Wichtigkeit einer durch sie unterstützten psychodynamischen Beziehungs- und Strukturdiagnostik (s. Kap. 12.4 u. 12.6).

Phasenorientierte Gliederung

Durch die Orientierung an den Gesichtspunkten der Traumagenese, des Strukturniveaus und der Stabilität bzw. Funktionalität ergab sich für uns eine *phasenorientierte Gliederung der Behandlungskonzeption*, die sich auch in der Kapitelanordnung des Therapieteils niederschlägt. Wir folgen damit sowohl den traumatherapeutischen Ansätzen mit ihrer Dreigliederung des Behandlungsprozesses in die Phasen »Stabilisierung – Traumabearbeitung – Reintegration« (Reddemann 2004, Sachsse 2004) wie auch dem psychoanalytischen Konzept der Strukturbezogenen Psychotherapie nach Rudolf (2004), demzufolge die Arbeit an strukturellen Defiziten stets der deutenden Arbeit an unbewussten Konflikten voranzugehen hat. Diese phasenorientierte Gliederung ist vor allem idealtypischer Natur und dient lediglich unserer groben Orientierung im Therapieprozess. Weder müssen alle Phasen und Subphasen zwingend durchlaufen werden, noch ist in den meisten Fällen ihre geradlinige Abarbeitung indiziert. Vielmehr werden die Phasen oft zirkulär durchlaufen, und die Bedeutung der einzelnen Phasen variiert in Abhängigkeit vom Typus der Persönlichkeitsstörung (s. Kap. 15.2).

Wir wollen mit dem Verzicht auf eine an der ICD-10 oder DSM-IV orientierten Gliederung der Darstellung der Persönlichkeitsstörungen nicht den Eindruck erwecken, als sei eine deskriptive Diagnostik spezifischer Persönlichkeitsstörungen verzichtbar. Zweifellos liefert die deskriptive Diagnostik eine Fülle von Informationen über das vorherrschende Interaktionsverhalten, die Bindungsstile und die spezifische Erlebensmodi. Selbstverständlich werfen Patientinnen mit einer narzisstischen Persönlichkeitsstörung andere therapeutische Probleme auf als Patientinnen mit einer abhängigen Persönlichkeitsstörung, Patienten mit einer dissozialen Persönlichkeitsstörung andere als solche mit einer Borderline-Persönlichkeitsstörung. Auf die Besonderheiten der einzelnen Persönlichkeitsstörungen wurde in Kapitel 21 und an verschiedenen anderen Stellen des Buches hingewiesen.

Weiterführende Literatur

Berechtigterweise wird der Leser, der Patienten mit spezifischen Persönlichkeitsstörungen behandelt, noch detailliertere Informationen zu der jeweiligen Persönlichkeitsstörung benötigen als sie im Rahmen dieses Buches angeboten werden konnten. Hier verweisen wir auf Werke und Arbeiten, die die einzelnen Persönlichkeitsstörungen systematisch entsprechend der ICD-10-Klassifikation abhandeln, und zwar auf psychodynamischer (z. B. Tress et al. 2001, Wöller u. Tress 2005) oder integrativer bzw. schulenübergreifender Grundlage (Fiedler 2000, Merod 2005).

Der schon erreichte Umfang des Buches brachte es mit sich, dass wir, um die Grenzen des für den Leser noch Zumutbaren nicht zu überschreiten, viele weitere, für die Behandlung traumatisierter Patientinnen mit Persönlichkeitsstörungen ebenfalls wichtige Gesichtspunkte nicht mehr genügend berücksichtigen konnten. Die Literatur zu psychischen Traumatisierungen, zur Posttraumatischen Belastungsstörung und zur Borderline-Persönlichkeitsstörung ist inzwischen nahezu unüberschaubar geworden. Hier können Übersichtswerke weiterhelfen, die wir in den Literaturempfehlungen der einzelnen Kapitel angegeben haben.

Glücklicherweise verfügen wir über eine Zeitschrift, die sich auch solcher klinischer Themen annimmt, die wir nicht ausreichend behandeln konnten: die wie dieses Buch im Schattauer Verlag erschienene Zeitschrift »PTT – Persönlichkeitsstörungen, Theorie und Therapie«. Wir können die Lektüre dieser Zeitschrift sehr empfehlen, da sie auf hohem Niveau über Bereiche informiert, die bei uns sicher zu kurz gekommen sind. Wir denken da vor allem an Gebiete wie die gruppentherapeutische (König 2002, Mattke u. Eckert 2002, Streeck 2002, Tschuschke u. Weber 2002), familientherapeutische (Cierpka 1998, Joraschky u. Petrowski 2003, Reich 2003) oder nonverbal-therapeutische (Schmidt 2002) Behandlung von Persönlichkeitsstörungen, an stationäre (Bolm et al. 2002, Dulz et al. 2005) und teilstationäre (Küchenhoff 2002) Therapieformen, an verhaltenstherapeutische (Walz u. Trautmann-Sponsel 1999) und gesprächstherapeutische (Biermann-Ratjen u. Eckert 1999) Ansätze, an Aspekte wie Persönlichkeitsstörungen und Sucht (Köhler 1998b, Thomasius 1998), Sexualität (Strauß 2001) und Perversion (Pfäfflin 2001) sowie an Besonderheiten des Umgangs mit Persönlichkeitsstörungen in der Adoleszenz (Brunner et al. 2001, Streeck-Fischer 2005) und im Alter (Heuft 2001, Karger 2005).

Zunehmend wird auch auf unserem Gebiet das Internet als Informationsquelle unverzichtbar. Eine recht aktuelle Übersicht über Informationsressourcen zur Psychotraumatologie im World Wide Web findet sich bei Laszig und Rieg (2005). Wir möchten die Aufmerksamkeit darüber hinaus noch auf folgende Web-Seiten richten: »www.trauma-pages.com«, »www.emptymemories.com« und www.psychotraumatology-institute-europe.com, die eine Vielzahl höchst interessanter Beiträge enthalten. Eine Zusammenstellung wichtiger deutschsprachiger Bücher zu Persönlichkeitsstörungen und psychischen Traumatisierungen findet sich unter »www.fpi-publikationen.de/buecher/borderline.htm«.[1]

Der Verweis auf die weiterführende Literatur mag an dieser Stelle genügen. Wir sind davon überzeugt, dass das dramatisch gestiegene Informationsangebot zum Thema »Trauma und Persönlichkeitsstörungen« auch die erweiterten therapeutischen Möglichkeiten widerspiegelt. Wir würden uns freuen, wenn es im positiven Sinne als Herausforderung angenommen werden könnte. Die betroffenen Patientinnen werden es dankbar zu schätzen wissen. Der therapeutische Umgang mit traumatisierten Patienten mit Persönlichkeitsstörungen erfordert indessen vieles mehr: unsere Kreativität, Geduld und die Bereitschaft, uns mit schwerer seelischer Not auseinander zu setzen. Er fordert von uns auch die Bereitschaft, unsere eigenen Grenzen zu erkennen und die Selbstfürsorge nicht zu vergessen, um so – unter Wahrung einer angemessenen professionellen Distanz – Nähe und Wertschätzung herstellen zu können gegenüber Menschen, die das Unglück inadäquater Bindungs- und Beziehungserfahrungen tragen müssen und die ein Recht haben, für ihren weiteren Lebensweg die Möglichkeiten moderner traumaorientierter Psychotherapie zu nutzen.

Wer sind »wir«?

Das Buch ist bewusst in der »Wir«-Form geschrieben, um die gemeinsame therapeutische Erfahrungsorientierung der beteiligten Autoren zu betonen. Wer sind »wir«? Wir – das sind neben Wolfgang Wöller vor allem Helga Mattheß, die über ihre eigenen Beiträge hinaus alle Kapitel dieses Buches kritisch gegengelesen, ausführlich diskutiert und mit Ergänzungen versehen hat. Ihr, die ihren Berufsweg als Physikerin begonnen

1 Zugriffsdatum aller in diesem Abschnitt genannten Internetadressen: 23. Januar 2006.

hat, verdanken wir auch die mahnende Aufforderung, in plausiblen Modellen statt in vermeintlichen »Wahrheiten« zu denken (s. Kap. 9.1). Sie ist es, die uns die Beschäftigung mit der von Ellert Nijenhuis, Onno van der Hart und Kathy Steele entwickelten Theorie der strukturellen Dissoziation der Persönlichkeit (s. Kap. 8.6) ans Herz gelegt hat – einer Theorie, deren Tragweite wir nicht hoch genug einschätzen können – und die Ellert Nijenhuis zur Mitarbeit an diesem Buch gewinnen konnte. Wir – das sind schließlich auch Arne Hofmann, von dem die meisten von uns EMDR gelernt haben, und Marianne Eberhard-Kaechele, deren kreative körpertherapeutische Umsetzung traumatherapeutischer Erkenntnisse uns stark beeindruckt hat.

Danksagung

Wir wollen nicht schließen, ohne allen denjenigen gedankt zu haben, die über die genannten Personen hinaus direkt oder indirekt am Zustandekommen dieses Buches mitgewirkt haben. Es sind viele Lehrer, Freunde und Bekannte, die uns ausgebildet, supervidiert oder kollegial beraten haben. Unser spezieller Dank gilt unseren Ehepartnern für ihre geduldige Unterstützung, Hildegard Wöller und Dr. Klaus Mattheß, ferner Herrn Dr. Albrecht Wöller für seine Hilfe bei der Fertigstellung und Korrektur des Manuskripts. Schließlich gilt unser Dank unseren Patienten, von denen wir so vieles von dem, was in diesem Buch steht, gelernt haben.

Literatur

Abraham K (1924/1969). Beiträge der Oralerotik zur Charakterbildung. In: Abraham K (Hrsg). Psychoanalytische Studien zur Charakterbildung und andere Schriften. Frankfurt a. M.: S. Fischer; 205–17.

Ackerman PT, Newton JEO, McPherson WB, Jones JG, Dykman RA (1998). Prevalence of post traumatic stress disorder and other psychiatric diagnoses in three groups of abused children (sexual, physical, and both). Child Abuse Negl; 22: 759–74.

Adams-Tucker C (1985). Defense mechanisms used by sexually abused children. Child Today; 29: 9–34.

Adler G (1985). Borderline Psychopathology and Its Treatment. New York: Jason Aronson.

Adler G (1989). Uses and limitations of Kohut's self psychology in the treatment of borderline patients. J Am Psychoanal Assoc; 37: 761–85.

Adler G, Buie D (1979). Aloneness and borderline psychopathology: the possible relevance of child development issues. Int J Psychoanal; 60: 83–96.

Ainsworth MD (1989). Attachments beyond infancy. Am Psychologist; 44: 709–16.

Ainsworth MD, Blehar MC, Waters E, Wall S (1978). Patterns of Attachment: A Psychological Study of the Strange Situation. Hillsdale: Erlbaum.

Akhtar S (1987). Schizoid personality disorder: a synthesis of developmental, dynamic, and descriptive features. Am J Psychother; 41: 499–518.

Akhtar S (1990). Paranoid personality disorder: synthesis of developmental, dynamic, and descriptive features. Am J Psychother; 44: 5–25.

Albach F, Everaerd W (1992). Posttraumatic stress symptoms in victims of childhood incest. Psychother Psychosom; 57: 143–51.

Alden LE (1989). Short-term structured treatment for avoidant personality. J Consult Clin Psychol; 56: 756–64.

Alessandri SM (1992). Mother-child interactional correlates of maltreated and nonmaltreated children's play behavior. Dev Psychopathol; 4: 257–70.

Alexander PC (1992). Application of attachment theory to the study of sexual abuse. J Consult Clin Psychol; 60: 185–95.

Alexander PC, Anderson CL (1994). An attachment approach to psychotherapy with the incest survivor. Psychotherapy; 31: 665–75.

Alexander F, French TM (1946). Psychoanalytic Therapy. New York: Ronald.

Alexander RC, Anderson CL, Brand B, Schaffer CM, Grelling BZ, Kretz L (1998). Adult attachment and longterm effects in survivors of incest. Child Abuse Negl; 22: 45–61.

Allen JG (2001). Traumatic Relationships and Serious mental Disorders. Chichester New York: Wiley.

Amati S (1977). Reflexionen über die Folter. Psyche; 31: 228–45.

Amati S (1990). Die Rückgewinnung des Schamgefühls. Psyche; 44: 724–40.

American Psychiatric Association (1968). Diagnostic and Statistical Manual of Mental Disorders (DSM-II), 2nd ed. Washington DC: American Psychiatric Association (APA).

American Psychiatric Association (1987). Diagnostic and Statistical Manual of Mental Disorders. 3rded, revised (DSM-III-R). Washington: American Psychiatric Association (APA).

American Psychiatric Association (1994). Diagnostic and Statistical Manual of Mental Disorders (DSM-IV), 4th ed. Washington DC: American Psychiatric Association (APA).

American Psychiatric Association (1996). Diagnostisches und statistisches Manual psychischer Störungen DSM-IV. Göttingen: Hogrefe.

Amigorena H, Vignar M (1979). Zwischen Außen und Innen: die tyrannische Instanz. Psyche; 33: 610–9.

Anderson SW, Bechara A, Damasio H, Tranel D, Damasio AR (1999). Impairment of social and moral behavior related to early damage in human prefrontal cortex. Nature Neurosci; 2: 1032–7.

Andrews B, Brewin CR, Rose S, Kirk M (2000). Predicting PTSD symptoms in victims of violent crime: the role of shame, anger, and childhood abuse. J Abnorm Psychol; 109: 69–73.

Arbeitskreis OPD-KJ (Hrsg) (2003). Operationalisierte Psychodynamische Diagnostik im Kindes- und

Jugendalter. Grundlagen und Manual. Bern, Göttingen: Huber.
Arbeitskreis OPD (Hrsg) (2006). Operationalisierte Psychodynamische Diagnostik (OPD-2). Das Manual für Diagnostik und Therapieplanung. 4. Aufl. Bern: Huber, Hogrefe.
Arbel N, Stravynski A (1991). A retrospective study of separation in the development of adult avoidant personality disorder. Acta Psychiatr Scand; 83: 174–8.
Ariès P (1977). Geschichte der Kindheit. München: Hanser.
Armstrong L (1985). Kiss daddy tonight. Aussprache über Inzest. Frankfurt a. M.: Suhrkamp.
Asberg M, Traksman L, Thoren P (1976). 5-HIAA in the cerebrospinal fluid: a biochemical suicide predictor? Arch Gen Psychiatry; 33: 1193–7.
Astington J (1996). What is theoretical about the child's theory of mind? A Vygotskian view of its development. In: Carruthers P, Smith PK (eds). Theories of Theories of Mind. Cambridge: Cambridge University Press; 184–99.
Aston-Jones C, Valentino RJ, Van Bockstaele EJ, Meyerson AT (1994). Locus coeruleus, stress, and PTSD: Neurobiological and clinical parallels. In: Murburg MM (ed). Catecholamine Function. In: Posttraumatic Stress Disorder: Emerging Concepts. Washington DC: American Psychiatric Press; 17–62.
Atchinson M, AC McFarlane (1994). A review of dissociation and dissociative disorders. Aust NZ J Psychiatry; 28: 591–9.
AWMF (2001). Leitlinie »Persönlichkeitsstörungen« der Arbeitsgemeinschaft der Wissenschaftlichen Medizinischen Fachgesellschaften (AWMF). www.leitlinien.net (Stichwort: Persönlichkeitsstörungen; Zugriffsdatum 6. März 2006).
Bacal HA (1985). Optimal responsiveness and the therapeutic process. In: Goldberg A (ed). Progress in Self Psychology. Vol. 1. New York: The Guilford Press; 202–26.
Bacal HA, Newman KM (1990/1994). Objektbeziehungstheorien – Brücken zur Selbstpsychologie. Stuttgart: frommann-holzboog.
Bach S (1991). On sadomasochistic object relations. In: Fogel GI, Myers WA (eds). Perversions and Nearperversions in Clinical Practice. New Haven London: Yale University Press.
Bach S (1994). The Language of Perversion and the Language of Love. Northvale: Jason Aronson.
Bachevalier J (1994). Medial temporal lobe structures and autism: a review of clinical and experimental findings. Neuropsychologia; 32: 627–48.
Baker EL (1981). A hypnotherapeutic approach to enhance object relatedness in psychotic patients. J Clin Exp Hyp; 29: 136–42.
Balint M (1964/1980). Der Arzt, sein Patient und die Krankheit. Stuttgart: Klett-Cotta.
Balint M (1979). The Basic Fault: Therapeutic Aspects of Regression. New York. Brunner/Mazel.
Balint M (1987). Regression. Therapeutische Aspekte und die Theorie der Grundstörung. Stuttgart: dtv Klett-Cotta.
Balint M (1988). Urformen der Liebe. Stuttgart: dtv Klett-Cotta.
Bandura A (1977). Self-efficacy: toward a unifying theory of behavior change. Psychol Rev; 84: 191–215.
Bange D, Deegener G (1996). Sexueller Missbrauch an Kindern. Weinheim: Beltz PVU.
Barach PMM (1991). MPD as an attachment disorder. Dissociation; 4: 117–23.
Baranger M, Baranger W, Mom JM (1988). The infantile psychic trauma from us to Freud: pure trauma, retroactivity and reconstruction. Int J Psychoanal; 69: 113–28.
Bass E, Davis L (1988). The Courage to Heal: A Guide for Women Survivors of Child Sexual Abuse. New York: Harper & Row.
Bateman A, Fonagy P (1999). Effectiveness of partial hospitaliziation in the treatment of borderline personality disorder: a randomized controlled trial. Am J Psychiatry; 156: 1563–9.
Bateman A, Fonagy P (2002). Treatment of borderline personality disorder with psychoanalytically oriented partial hospitalization: an 18-month follow-up. Am J Psychiatry; 158: 36–42.
Bateman A, Fonagy P (2004). Psychotherapy for Borderline Personality Disorder – Mentalization-based Treatment. Oxford: University Press.
Bauer WD, Tweentryman CT (1985). Abusing, neglectful, and comparison mothers' responses to child-related and non-child-related stressors. J Consult Clin Psychol; 53: 335–43.
Bauer M, Priebe S, Maercker A (Hrsg) (1997). Psychopharmakotherapie. Therapie der posttraumatischen Belastungsstörung. Berlin, Heidelberg, New York: Springer.
Bauriedl T (1996). Auch ohne Couch. Psychoanalyse als Beziehungstheorie und ihre Anwendungen. Stuttgart: Klett-Cotta.
Beauregard M, Levesque J, Bourgouin P (2001). Neural correlates of conscious self-regulation of emotion. J Neurosci; 21: 1–6.
Beck JS (1998). Complex cognitive therapy treatment for personality disorder patients. Bull Menn Clin; 62: 170–94.

Beck AT, Freeman A (1995). Kognitive Therapie der Persönlichkeitsstörungen. 3. Aufl. Weinheim: Beltz PVU.

Beebe B (2000). Coconstructing mother-infant distress: the microsychrony of maternal impingement and infant avoidance in the face-to-face encounter. Psychoanal Inq; 20: 412–40.

Beebe B, Lachmann FM (1988). Mother-infant mutual influence and precursors of psychic structure. In: Goldberg A (ed). Frontiers in Self Psychology: Progress in Self Psychology, Vol. 3. Hillsdale NJ: The Analytic Press; 3–26.

Beebe B, Lachmann FM (2002). Säuglingsforschung und die Psychotherapie Erwachsener. Stuttgart: Klett-Cotta.

Belsky J (1980). Child maltreatment: an ecological integration. Am Psychol; 35: 320–35.

Belsky J, Rosenberger K, Crnic K (1995). The origins of attachment security: »Classical« and contextual determinants. In: Goldberg S, Muir R, Kerr J (eds). Attachment Theory: Social, Developmental, and Clinical Perspectives. Hillsdale NJ: The Analytic Press; 153–83.

Benjamin LS (1974). Structural analysis of social behavior. Psychol Rev; 81: 392–425.

Benjamin LS (1987). Use of Structural Analysis of Social Behavior (SASB) to define and measure confrontation in psychotherapy. In: Huber W (ed). Progress in Psychotherapy Research. Louvain La Neuve: Presses Universitaires de Louvain.

Benjamin LS (1993). Interpersonal Diagnosis and Treatment of Personality Disorders. New York, London: The Guilford Press.

Benjamin LS (1996a). An interpersonal theory of personality disorders. In: Clarkin JF, Lenzenweger MF (eds). Major Theories of Personality Disorder. New York, London: The The Guilford Press.

Benjamin LS (1996b). Ein interpersoneller Behandlungsansatz für Persönlichkeitsstörungen. In: Schmitz B, Fydrich T, Limbacher K (Hrsg). Persönlichkeitsstörungen: Diagnostik und Psychotherapie. Weinheim: Beltz PVU; 136–48.

Benjamin LS (1997). Personality disorders: Models for treatment and strategies for treatment development. J Personal Disord; 11: 307–24.

Benjamin LS (2001). Die interpersonelle Diagnose und Behandlung von Persönlichkeitsstörungen. München: CIP-Medien.

Benjamin LS (2003). Interpersonal Reconstructive Therapy. Promoting Change in Nonresponders. New York: The Guilford Press.

Bergler E (1961). Curable and Incurable Neurotics. New York: Liveright.

Bering R, Horn A, Fischer G (2002). Psychopharmakotherapie der posttraumatischen Belastungsstörung. Psychotraumatologie; 3: 27.

Bering R, Horn A, Fischer G (2004). Forschungsergebnisse zur Mehrdimensionalen Psychodynamischen Traumatherapie (MPTT). Z Psychotraumatol Psychol Med; 4: 45–58.

Berliner B (1981). Die Rolle der Objektbeziehungen im moralischen Masochismus. In: Grunert J (Hrsg). Leiden am Selbst. Zum Phänomen des Masochismus. München: Kindler.

Bernstein EM, Putman FW (1986). Development, reliability, and validity of a dissociation scale. J Nerv Ment Dis; 174: 727–35.

Bernstein EM, Putnam FW (1993). An update on the dissociative experiences scale. Dissociation; 6: 16–27.

Bettighofer S (2000). Übertragung und Gegenübertragung im therapeutischen Prozess. Berlin, Köln: Kohlhammer.

Bick E (1968). The experience of the skin in early object-relations. Int J Psychoanl; 49: 484–6.

Biermann-Ratjen EM, Eckert J (1999). Gesprächspsychotherapie bei Borderline-Persönlichkeitsstörungen. PTT – Persönlichkeitsstörungen, Theorie und Therapie; 3: 90–7.

Bifulco A, Brown GW, Adler Z (1991). Early sexual abuse and clinical depression in early adult life. Br J Psychiatry; 159: 115–22.

Bilger A (1986). Agieren: Problem und Chance. Klinische und theoretische Überlegungen. Forum Psychoanal; 2: 294–308.

Bion WR (1962a). A theory of thinking. Int J Psychoanal; 43: 306–10. Dt.: (1990) Eine Theorie des Denkens. In: Bott-Spillius E (Hrsg). Melanie Klein heute. Bd. I. München, Wien: Verlag Internationale Psychoanalyse; 225–35.

Bion WR (1962b). Learning from Experience. London: Heinemann. Dt.: (1990) Lernen durch Erfahrung. Frankfurt a. M.: Suhrkamp.

Bion WR (1963). Elements of Psychoanalysis. London: William Heinemann Books Ltd. Dt: (1992) Elemente der Psychoanalyse. Frankfurt a. M.: Suhrkamp.

Bion WR (1970). Attention and Interpretation. London: Karnac.

Birtchnell J (1997). Attachment in an interpersonal context. Br J Med Psychol; 70: 265–79.

Blanck G, Blanck R (1978). Angewandte Ich-Psychologie. Stuttgart: Klett-Cotta.

Blanck G, Blanck R (1980). Angewandte Ich-Psychologie II. Stuttgart: Klett-Cotta.

Blankenburg-Winterberg S (1988). Der Übertragungs-Gegenübertragungs-Widerstand. Forum Psychoanal; 4: 318–32.

Blos P (1991). Sadomasochism and the defense against recall of painful affect. J Am Psychoanal Assoc; 39: 417–30.

Blum HP (1973). The concept of erotized transference. Am J Psychoanal; 21: 61–76.

Blum HP (1976). Masochism, the ego ideal, and the psychology of women. J Am Psychoanal Assoc; (Suppl) 24: 157–91.

Blum H (1987). The role of identification in the resolution of trauma. Psychoanal Q; 56: 609–27.

Blumberg ML (1974). Psychopathology of the abusing parent. Am J Psychother; 28: 21–9.

Blume ES (1990). Secret Survivors: Uncovering Incest and its Aftereffects in Women. New York: John Wiley & Sons.

Boesky D (1982). Acting out. A reconsideration of the concept. Int J Psychoanal; 63: 39–55.

Boesky D (1983). The problem of mental representation in self and object theory. Psychoanal Q; 52: 564–83.

Bohleber W (2002). Editorial: Psychoanalyse und Entwicklungsforschung. Psyche – Z Psychoanal; 56: 803–8.

Bohus M (2002). Borderline-Störung. Göttingen, Bern, Toronto, Seattle: Hogrefe.

Bohus M, Stieglitz RD, Fiedler P, Berger M (1999). Persönlichkeitsstörungen. In: Berger M (Hrsg). Psychiatrie und Psychotherapie. München, Wien, Baltimore: Urban & Schwarzenberg; 771–845.

Bolm T, Dulz B, Thomasius R (2002). Stationäre Therapie von Borderline-Patienten. PTT – Persönlichkeitsstörungen, Theorie und Therapie; 6: 4–17.

Bond M, Banon E, Grenier M (1998). Differential effects of interventions on the therapeutic alliance with patients with personality disorders. J Psychother Pract Res; 7: 301–18.

Boon S (2005a). Diagnosing Dissociative Disorders. Workshop at the Psychotraumatology Institute Europe (PIE); 3–4 June, Hilden.

Boon S (2005b). Persönliche Mitteilung. Diagnostik und Differentialdiagnostik dissoziativer Störungen. Seminar des Psychotraumatology Institute Europe (PIE); 3.–4. Juni, Hilden.

Boon S, Draijer N (1991). Diagnosing dissociative disorders in The Netherlands: a pilot study with the Structured Clinical Interview for DSM-III-R Dissociative Disorders. Am J Psychiatry; 148: 458–62.

Boon S, Draijer N (1993a). The differentiation of patients with MPD or DDNOS from patients with Cluster B personality disorder. Dissociation; 6: 126–35.

Boon S, Draijer N (1993b). Multiple Personality Disorder in the Netherlands: A Study on the Reliability and Validity of the Diagnosis. Amsterdam: Swets & Zeitlinger.

Boon S, van der Hart O (2003). De behandeling van de dissociatieve identiteitsstoornis (Treatment of dissociative identity disorder). In: Hart O v d (ed). Trauma, dissociatie en hypnose. Vol. 4th ed. Lisse: Swets & Zeitlinger; 193–238.

Boon S, Draijer N, Mattheß H (2006). Diagnostisches Interview zu dissoziativen und traumabezogenen Symptomen. http://www.psychotraumatology-institute-europe.com (Zugriffsdatum 29. März 2006).

Bordin E (1979). The generalizability of the psychoanalytic concept of the working alliance. Psychother; 16: 252–60.

Bornstein RF (1998). Dependency in the personality disorders: intensity, insight, expression, and defense. J Clin Psychol; 54: 175–89.

Bouchard MA, Lecours S (2004). Analyzing forms of superego functions as mentalizations. Int J Psychoanal; 85: 879–96.

Bowers KS, Hilgard ER (1988). Some cornplexities in understanding memory. In: Pettinati HM (ed). Hypnosis and Memory. New York: The Guilford Press; 3–18.

Bowlby J (1969). Attachment and Loss, Vol. 1: Attachment. New York: Basic Books.

Bowlby J (1973). Attachment and Loss, Vol. 2: Separation Anxiety and Anger. London: Hogarth Press & Institute of Psycho-Analysis.

Bowlby J (1988). A Secure Base: Parent-child Attachment and Healthy Human Development. New York: Basic Books.

Boyer LB (1956). On maternal overstimulation and ego defects. Psychoanal Study Child; 11: 236–56.

Bradley S (2000). Affect Regulation and the Development of Psychopathology. New York: The Guilford Press.

Brady K, Pearlstein T, Asnis GM, Baker D, Rothbaum B, Sikes CR, Farfel GM (2000). Efficacy and safety of sertraline treatment of posttraumatic stress disorder: a randomized controlled trial. JAMA; 283: 1837–44.

Braun-Scharm H, Frank R (1989). Die inzestoide Familie. Acta Paedopsychiatr; 52: 134–42.

Brayden RB, Dietrich-McLean G, Dietrich MS, Sherrod KB (1995). Evidence for specific effects of childhood sexual abuse on mental well-being and physical self-esteem. Child Abuse Negl; 19: 1255–62.

Bremner JD, Narayan M (1998). The effects of stress on memory and the hippocampus throughout the life cycle: Implications for childhood development and aging. Develop Psychopath; 10: 871–86.

Bremner JD, Randall P, Scott TM, Bronen RA, Seibyl JP, Southwick SM, Delaney RC, McCarthy G, Charney DS, Innis RB (1995). MRI-based measurement of hippocampal volume in patients with combat-related posttraumatic stress disorder. Am J Psychiatry; 152: 973–81.

Bremner JD, Southwick SM, Darnell A, Charney DS (1996). Chronic PTSD in Vietnam combat veterans: course of illness and substance abuse. Am J Psychiatry; 153: 369–75.

Brenneis CB (1998). Gedächtnissysteme und der psychoanalytische Abruf von Trauma-Erinnerungen. Psyche; 9/10: 801–23.

Breslau N (1998). Epidemiology of trauma and posttraumatic stress disorder. In: Yehuda R (ed). Psychological Trauma. Washington DC: American Psychiatric Press; 1–29.

Breuer J, Freud S (1895). Studien über Hysterie GW Bd. 1; 75–312.

Brewin CR, Andrews B (1998). Recovered memories of trauma: phenomenology and cognitive mechanisms. Clin Psychol Rev; 18: 949–70.

Brewin CR, Dalgleish T, Joseph S (1996). A dual representation theory of posttraumatic stress disorder. Psychol Rev; 103: 670–86.

Briere J (1989). Therapy for Adults Molested as Children. Beyond Survival. New York: Springer.

Briere J (1992). Child Abuse Trauma: Theory and Treatment of the Lasting Effects. Newbury Park CA: Sage.

Briere J, Runtz M (1987). Post sexual abuse trauma: Data and implications for clinical practice. J Interpers Violence; 2: 367–79.

Briere J, Runtz M (1988). Multivariate correlates of childhood psychological and physical maltreatment among university women. Child Abuse Negl; 12: 331–41.

Briere J, Runtz M (1990). Differential adult symptomatology associated with three types of child abuse histories. Child Abuse Negl; 14: 357–64.

Briere J, Evans D, Runtz M, Wall T (1988). Symptomatology in men who were molested as children: a comparison study. Am J Orthopsychiatry; 58; 457–61.

Brisch KH (2001). Bindungsstörungen – Von der Bindungstheorie zur Therapie. 4. Aufl. Stuttgart: Klett-Cotta.

Brisch KH (2003). Bindungsstörungen und Trauma. In: Brisch KH, Hellbrügge T (Hrsg). Bindung und Trauma. Stuttgart: Klett-Cotta.

Britton R (1995). Weitere Überlegungen zur dritten Position. In: Britton R, Feldman M, Steiner J (Hrsg). Groll und Rache in der ödipalen Situation. Perspektiven Kleinianischer Psychoanalyse. Tübingen: edition diskord.

Bromberg PM (1998). Standing in the Spaces. Hillsdale NJ, London: The Analytic Press.

Bronisch T (1992). Diagnostik von Persönlichkeitsstörungen nach den Kriterien internationaler Klassifikationssysteme. Verhaltenstherapie; 2: 140–50.

Bronisch T, Mombour W (1994). Comparison of a diagnostic checklist with a structured interview for the assessment of DSM-III-R and ICD-10 personality disorders. Psychopathology; 27: 312–20.

Brown A, Finkelhor D (1986). Impact of childhood sexual abuse: a review of the literature. Psychol Bull; 99: 66–77.

Brown DR, Scheflin AW, Hammond DC (1997). Memory, Trauma, Treatment, and the Law. New York: Norton.

Brunner R, Panzer P, Resch F (2001). Dissoziative Symptome und traumatische Lebensereignisse bei Jugendlichen mit einer Borderline-Störung. PTT – Persönlichkeitsstörungen, Theorie und Therapie; 5: 4–12.

Bryer JB, Nelson B, Miller JB, Krol PA (1987). Childhood sexual and physical abuse as factors in adult psychiatric illness. Am J Psychiatry; 144; 1426–30.

Buchheim A, Kächele H (2002). Das Adult Attachment Interview und psychoanalytisches Verstehen: Ein kritischer Dialog. Psyche – Z Psychoanal; 56: 946–73.

Büntig WE (1991). Die Entfaltung der Beziehung in der Körperpsychotherapie. In: Buchheim P, Cierpka M, Seifert Th (Hrsg). Lindauer Texte. Berlin, Heidelberg, New York: Springer.

Burgess AW, Hartmann CR, McCormack A (1987). Abused to abuser: antecedents of socially deviant behavior. Am J Psychiatry; 144: 1431–6.

Busch F (1989). The compulsion to repeat in action: a developmental perspective. Int J Psychoanal; 70: 535–44.

Bychowski G (1956). The release of internal images. Int J Psychoanal; 39: 331–8.

Caddy GR (1981). The development and current status of professional psychology. Professional Psychol; 12: 377–84.

Callahan RJ, Trubo R (2001). Tapping the healer within. New York: McGraw-Hill.

Cameron N (1963). Personality Development and Psychopathology. Boston: Houghton Mifflin Company.

Carballo-Diéguez A, Dolezal C (1995). Association between history of childhood sexual abuse and adult HIV-risk sexual behavior in Puerto Rican men who have sex with men. Child Abuse Negl; 19: 595–605.

Carlson EB, Putnam FW (1993). An update on the Dissociative Experiences Scale. Dissociation; 6: 16–27.

Carlson J, Chemtob C, Rusnak K, Hedlund N, Muraoka M (1998). Eye Movement Desensitization and Reprocessing (EMDR) Treatment for Combat-related Posttraumatic Stress Disorder. J Trauma Stress; 11: 3–24.

Carlson V, Cicchetti D, Barnett D, Braunwald K (1989). Disorganized/disoriented attachment relationships in maltreated infants. Dev Psychol; 25: 525–31.

Casement P (1985). Unconscious hope. In: Casement P (ed). Learning from the Patient. New York: The Guilford Press.

Ceci SJ, Huffman ML, Smith E, Loftus EE (1996). Repeatedly thinking about non-events. Consciousness and Cognition; 3: 388–407.

Chess S, Thomas A (1990). The New York longitudinal study: the young adult periods. Can J Psychiatry; 35: 557–61.

Chodoff P, Lyons H (1958). Hysteria, the hysterical personality and hysterical conversion. Am J Psychiatry; 114: 734–40.

Chu JA (1998a). Rebuilding Shattered Lives: The Responsible Treatment of Complex Posttraumatic and Dissociative Disorders. New York: Wiley.

Chu JA (1998b). Riding the Therapeutic Roller Coaster: Stage-oriented Treatment for Survivors of Child Abuse. New York: Wiley & Sons.

Chu JA, Dill DL (1990). Dissociative symptoms in relation to childhood physical and sexual abuse. Am J Psychiatry; 147: 887–92.

Cicchetti D, Toth SL (1995). A developmental psychopathology perspective on child abuse and neglect. J Am Acad Child Adolesc Psychiatry; 34: 541–65.

Cicchetti D, White J (1990). Emotion and developmental psychopathology. In: Stein N, Leventhal B, Trebasso T (eds). Psychological and Biological Approaches to Emotion. Hillsdale NJ: Erlbaum; 359–82.

Cicchetti D, Taraldson B, Egeland B (1978). Perspectives in the treatment and understanding of child abuse. In: Goldstein A (ed). Perspectives for Child Mental Heath and Education. New York: Pergamon.

Cierpka M (1998). Patienten mit Borderline-Störungen und ihre Familien. PTT – Persönlichkeitsstörungen, Theorie und Therapie; 2: 22–31.

Clark K (1996). The nowhere (wo)man: an example of the defensive use of emptiness in a patient with a schizoid disorder of the self. Clin Soc Work J; 24: 153–66.

Clarkin JF, Yeomans F, Kernberg OF (2001a). Psychotherapie der Borderline-Persönlichkeit. Stuttgart, New York: Schattauer.

Clarkin JF, Foelsch P, Levy K, Hull J, Delaney J, Kernberg OF (2001b). The development of a psychodynamic treatment for patients with borderline personality disorder: a preliminary study of behavioural change. J Personal Disord; 15: 487–95.

Clauer J, Heinrich V (1999). Körperpsychotherapeutische Ansätze in der Behandlung traumatisierter Patienten: Körper, Trauma und Seelenlandschaften. Zwischen Berührung und Abstinenz. Psychotherapie Forum; 7: 75–93.

Cloitre M (1998). Sexual revictimization: Risk factors and prevention. In: Follette VM, Ruzek JL, Abueg ER (eds). Cognitive-behavioral Therapies for Trauma. New York: The Guilford Press; 278–304.

Cloitre M, Scarvalone P, Difede J (1997). Post-traumatic stress disorder, self and interpersonal dysfunction among sexually revictimized women. J Trauma Stress; 10: 435–50.

Coccaro EF, Berman CS, Kavoussi RJ, Hauger RL (1996). Relationship of prolactin response to d-fenfluramine to behavioral and questionnaire assessments of aggression in personality-disordered men. Biol Psychiatry; 40: 157–64.

Cohen J (1985). Trauma and repression. Psychoanal Inq; 5: 163–89.

Cohn DA, Silver DH, Cowan CP, Cowan PA, Pearson J (1992). Working models of childhood attachment and couple relationships. J Fam Issues; 13: 432–49.

Collins NL, Read SJ (1990). Adult attachment, working models, and relationship quality in dating couples. J Pers Soc Psychol; 58: 644–63.

Comstock C (1991). The inner self helper and concepts of inner guidance: historical antecedents, its role within dissociation, and clinical utilization. Dissociation; 4: 165–77.

Coons PM (1994). Confirmation of childhood abuse in child and adolescent cases of multiple personality disorder and dissociative disorder not otherwise specified. J Nerv Ment Dis; 182: 461–4.

Coons PM, Milstein V (1990). Self-mutilation associated with dissociative disorders. Dissociation; 3: 81–7.

Cormier B, Kennedy M, Sangowitz J (1962). Psychodynamics of father-daughter incest. Can Psychiatr Assoc J; 7: 203–17.

Costa, PT jr, Widiger TA (eds) (1994). Personality disorders and the five-factor model of personality. Washington DC: American Psychological Association.

Courtois CA (1988). Healing the Incest Wound. Adult Survivors in Therapy. New York: WW Norton & Company.

Courtois CA (1999). Recollections of Sexual Abuse: Treatment Principles and Guidelines. New York: Norton.

Craig AD, Chen K, Bandy D, Reiman EM (2000). Thermosensory activation of insular cortex. Nature Neurosci; 3: 184–90.

Cremerius J (1979). Gibt es zwei psychoanalytische Techniken? Psyche; 33: 577–99.

Cremerius J (1984). Die psychoanalytische Abstinenzregel. Psyche – Z Psychoanal; 38: 769–800.

Crittenden PM (1985). Maltreated infants: vulnerability and resilience. J Child Psychol Psychiatry; 26: 85–96.

Crittenden PM, Partridge ME, Claussen AH (1991). Family patterns of relationship in normative and dysfunctional families. Dev Psychopathol; 3: 491–513.

Dalenberg CJ (1996). Accuracy, timing and circumstances of disclosure in therapy of recovered and continuous memories of abuse. In: Scheflin AW, Brown D (eds). Psychiatry Law; 24: 229–76.

Dalenberg CJ (2000). Countertransference and the Treatment of Trauma. Washington DC: American Psychological Association.

Damasio A (1994). Descartes' Irrtum. Fühlen, Denken und das menschliche Gehirn. München: List.

Damasio A (1999). The Feeling of What Happens: Body and Emotion in the Making of Consciousness. New York: Harcourt Brace.

Dammann G, Bucheim P, Clarkin F, Kernberg OF (2000). Einführung in die übertragungsfokussierte, manualisierte psychodynamische Therapie der Borderline-Störung. In: Kernberg OF, Dulz B, Sachsse U (Hrsg). Handbuch der Borderline-Störungen. Stuttgart, New York: Schattauer.

Dammann G, Janssen PL (Hrsg) (2001). Psychotherapie der Borderline-Störungen. Krankheitsmodelle und Therapiepraxis – störungsspezifisch und schulenübergreifend. Stuttgart, New York: Thieme.

Davidson JR (1992). Drug therapy of post-traumatic stress disorder. Br J Psychiatry; 160: 309–14.

Davidson RJ, Putnam KM, Larson DL (2000). Dysfunction of neural circuitry of emotion regulation – a possible prelude to violence. Science; 289: 591–4.

Davies JM, Frawley MG (1994). Treating the Adult Survivor of Childhood Sexual Abuse: A Psychoanalytic Perspective. New York: Basic.

Dean D (1979). Emotional abuse of children. Children Today; 8: 18–21.

De Jongh A, van den Oord H, ten Broeke E (2002). Efficacy of eye movement desensitization and reprocessing in the treatment of specific phobias: four single-case studies on dental phobia. J Clin Psychol; 58: 1489–503.

Dell PF (2002). Dissociative phenomenology of dissociative identity disorder. J Nerv Ment Dis; 190: 10–5.

De Loos W (1990). Psychosomatic manifestations of chronic PTSD. In: Wolf ME, Mosnaim AD (eds). Posttraumatic Stress Disorder: Etiology, Phenomenology, and Treatment. Washington DC: American Psychiatric Press; 94–105.

De Mause L (1977) (Hrsg). Hört ihr die Kinder weinen? Eine psychogenetische Geschichte der Kindheit. Frankfurt a. M.: Suhrkamp.

Dement WC (1999). The Promise of Sleep. New York: Random House.

Deneke FW (1997). Narzissmus als gewöhnliches und pathologisches Phänomen. PTT – Persönlichkeitsstörungen, Theorie und Therapie; 1: 63–73.

Denzler B (1994). Compulsion: de la répétition a la création. Rev Francaise Psychoanal; 58: 473–82.

De Shazer S (1989). Wege erfolgreicher Kurztherapie. Stuttgart: Klett-Cotta.

Deutsch H (1942). Some forms of emotional disturbance and their relationship to schizophrenia. Psychoanal Q; 11: 301–21.

Devilly GJ, Spence SH (1999). The relative efficacy and treatment distress of EMDR and a cognitive behavioural trauma treatment protocol in the amelioration of post traumatic stress disorder. J Anxiety Disord; 13: 131–57.

De Waal EBM, Aureli F (1999). Conflict resolution and distress alleviation in monkeys and apes. In: Carter CS, Lederhendler II, Kirkpatrick B (eds). The Integrative Neurobiology of Affiliation. Cambridge MA: MIT Press; 119–30.

Dias R, Robbins TW, Roberts AC (1996). Dissociation in prefrontal cortex of affective and attentional shifts. Nature; 380: 69–72.

Dodge KA, Bates JE, Petit GS (1990). Mechanisms in the cycle of violence. Science; 250: 1678–83.

Dornes M (2004). Über Mentalisierung, Affektregulierung und die Entwicklung des Selbst. Forum Psychoanal; 20: 175–99.

Dowling S, Rothstein A (eds) (1989). The Significance of Infant Observational Research for Clinical Work with Children, Adolescents, and Adults. Workshop Series of the American Psychoanalytic Association: Monograph 5. Madison CT: Int. Univ. Press.

Downing G (1997). Körper und Wort in der Psychotherapie. München: Kösel.

Dozier M, Kobak RR (1992). Psychophysiology in attachment interviews: converging evidence for deactivating strategies. Child Dev; 63: 1473–80.

Draijer N (1990). Die Rolle sexuellen Mißbrauchs und körperlicher Mißhandlung in der Ätiologie psychischer Störungen bei Frauen. In: Martinius J, Frank R (Hrsg). Vernachlässigung und Mißhandlung von Kindern. Bern: Huber; 128–42.

Draijer N, Boon S (1999). The imitation of Dissociative Identity Disorder: patients at risk, therapists at risk. J Psychiatry Law; 27: 423–58.

Dreyfuss DK (1941). Zur Theorie der traumatischen Neurose. Int Z Psychoanal Imago; 26: 122–41.

Driessen M, Herrmann J, Stahl K, Zwaan M, Meier S, Hill A, Osterheider M, Petersen D (2000). Magnetic resonance imaging volumes of the hippocampus and the amygdala in women with borderline personality disorder and early traumatization. Arch Gen Psychiatry; 57: 1115–22.

Drossmann DA (1995). Sexual and physical abuse and gastrointestinal illness. Scand J Gastroenterol; 208: 90–6.

Dubester KA, Braun BG (1995). Psychometric properties of the Dissociative Experiences Scale. J Nerv Ment Dis; 183: 231–5.

Dulz B (2004). Borderline-Störungen. Theorie und Therapie. 4. Nachdruck der 2. Aufl. Stuttgart, New York: Schattauer.

Dulz B, Schneider A (1995). Borderline-Störungen. Theorie und Therapie. Stuttgart, New York: Schattauer.

Dulz B, Knauerhase N, Welge A (2005). Traumatische Szenen auf Station – Begegnung mit dem Trauma ohne Traumaexpositionen. PTT – Persönlichkeitsstörungen, Theorie und Therapie; 9: 41–4.

Dunn AL, Dishman RK (1991). Exercise and the neurobiology of depression. In: Holloszy JO (ed). Exercise and Sport Sciences reviews. Baltimore: Williams & Wilkins; 41–98.

Dutton DG, Painter S (1981). Traumatic bonding: the development of emotional attachment in battered women and other relationships of intermittent abuse. Victimology; 6: 139–55.

Eagle M (1993). Enactments, transference, and symptomatic cure. Psychoanal Dial; 3: 93–110.

Eberhard M (2003). Als das Kaninchen vor der Schlange in Bewegung kam. Tanz- und Ausdruckstherapie mit traumatisierten Menschen. In: Hampe R, Martius P, Ritschl D, von Spreti F (Hrsg). Trauma und Kreativität. Bremen: Universitätsverlag.

Eberhard M (2004). Ein Gefährte für Narziss: Tanz- und Ausdruckstherapie mit Menschen mit Narzisstischer Persönlichkeitsstörung. In: Timmermann T (Hrsg). Empfinden – Hören – Sehen. Welche Zugänge wählen nonverbale Psychotherapien? Am Beispiel der Diagnose: Persönlichkeitsstörungen. Wiesbaden: Reichert.

Eberhard M (2005). Spuren der Bewegtheit: Kongruenzen der Sprachen von Zeichnung und Bewegung tiefenpsychologisch betrachtet. In: Titze D (Hrsg). Aus der Mitte (Band 1) – Die Kunst der Kunsttherapie. Dresden: Michel Sandstein.

Eckhardt-Henn A, Hoffmann SO (2000). Zur psychodynamischen/psychoanalytischen Therapie der Histrionischen Persönlichkeitsstörung. PTT – Persönlichkeitsstörungen, Theorie und Therapie; 4: 160–7.

Eckhard-Henn A, Hoffmann SO (Hrsg) (2004). Dissoziative Bewusstseinsstörungen. Stuttgart, New York: Schattauer.

Eckstaedt A (1989). Nationalsozialismus in der »zweiten Generation« – Psychoanalyse von Hörigkeitsverhältnissen. Frankfurt a. M.: Suhrkamp.

Edelman GM (1987). Neural Darwinism. The Theory of Neuronal Group Selection. Basic Books: New York.

Edelman GM (1989). Bright Air, Brilliant Fire: On the Matter of the Mind. New York: Basic Books.

Egeland B, Sroufe LA (1981). Developmental sequelae of maltreatment in infancy. New Dir Child Dev; 11: 77–92.

Egeland B, Jacobvitz D, Sroufe LA (1988). Breaking the cycle of abuse. Child Dev; 59: 1080–8.

Egle UT (1993). Mißbrauch und emotionale Deprivation bei psychogenen Schmerzpatienten. Fundam Psychiatr; 7: 92–9.

Egle UT, Hoffmann SO, Steffen M (1997). Psychosoziale Risiko- und Schutzfaktoren in Kindheit und Jugend als Prädisposition für psychische Störungen im Erwachsenenalter. Gegenwärtiger Stand der Forschung. Nervenarzt; 68: 683–95.

Egle UT, Hoffmann SO, Steffens M (2005). Pathogene und protektive Entwicklungsfaktoren in Kindheit und Jugend. In: Egle UT, Hoffmann SO, Joraschky P (Hrsg). Sexueller Missbrauch, Misshandlung, Vernachlässigung. 3. Aufl. Stuttgart, New York: Schattauer.

Ehlert M, Lorke B (1988). Zur Psychodynamik der traumatischen Reaktion. Psyche – Z Psychoanal; 42: 502–32.

Ehlert-Balzer M (1996). Das Trauma als Objektbeziehung. Forum Psychoanal; 12: 291–314.

Ehling T, Nijenhuis E (2004). Amygdalar volume in women with florid and recovered dissociative disorders, and healthy controls. Presentation at the 21st International Fall Conference of the International Society for the Study of Dissociation (ISSD); 17–2 November, New Orleans.

Eich (1980). The cue dependent nature of state-dependent retrieval. Mem Cognit; 8: 157–73.

Eidelberg L (1954). The masochistic character. In: Eidelberg L (ed). An Outline of Comparative Pathology of the Neuroses. New York: Int. Univ. Press.

Eidelberg L (1959). Humiliation in masochism. J Am Psychoanal Assoc; 7: 274–83.
Eisenberg L (1995). The social construction of the human brain. Am J Psychiatry; 152: 1563–75.
Eisenberger NI, Lieberman, Williams KD (2003). Does rejection hurt? Science; 302: 290–2.
Ellenberger HF (1970). The Discovery of the Unconscious: The History and Evolution of Dynamic Psychology. New York: Basic Books.
Ellenberger HF (1996). Die Entdeckung des Unbewußten. Bern: Huber.
Elliott DM, Briere J (1995). Posttraumatic stress associated with delayed recall of sexual abuse: a general pop study. J Trauma Stress; 8: 629–48.
Emde RN (1981). Changing models of infancy and the nature of early development: remodeling the foundations. J Am Psychoanal Assoc; 29: 179–219.
Emde R (1999). Moving ahead; integrating influences of affective processes for development and for psychoanalysis. Int J Psychoanal; 80: 317–40.
Engfer A (1990). Entwicklung von Gewalt in sogenannten Normalfamilien. In: Martinius J, Frank R (Hrsg). Vernachlässigung, Mißbrauch und Mißhandlung von Kindern. Bern: Huber; 59–68.
Engfer A, Kintzer I (1986). Kindesmißhandlung. Ursachen, Auswirkungen, Hilfen. Stuttgart: Enke.
Erickson MH (1954). Pseudo-orientation in time as a hypnotherapeutic procedure. J Clin Exp Hypn; 2: 261–83.
Erickson MH (1980). Hypnotic psychotherapy. In: Rossi EL (ed). The Collected Papers of Milton H. Erickson on Hypnosis. Vol. 4. New York: Irvington; 35–48.
Ermann M (1993). Übertragungsdeutungen als Beziehungsarbeit. In: Ermann M (Hrsg). Die hilfreiche Beziehung in der Psychoanalyse. Göttingen: Vandenhoeck & Ruprecht.
Ermann M (1996). Aggression und Destruktion in der psychoanalytischen Behandlung. In: Bell K, Höhfeld K (Hrsg). Aggression und seelische Krankheit. Gießen: Psychosozial-Verlag.
Eslinger PJ (1998). Neurobiological and neuropsychological bases of empathy. Eur Neurol; 39: 193–9.
Ettl T (2001). Das bulimische Syndrom. Tübingen: edition diskord.
Faimberg H (1987). Die Ineinanderrückung (Telescoping) der Generationen. Jahrb Psychoanal; 20: 114–42.
Fain M (1991). Préambule à une étude metapsychologique de la vie opératoire. Rev Fr Psychosom; 1: 59–79.
Fairnbairn WRD (1940/1952). Schizoid factors in the personality. In: Psychoanalytic Studies of the Personality. Boston: Routledge & Kegan Paul; 28–58.
Fairbairn WRD (1946). Object relationships and dynamic structure. In: Fairbairn WRD (ed). Psychoanalytic Studies of the Personality. New York: Routledge & Kegan Paul; 137–51.
Fairbairn WRD (1952/1957) (ed). Psychoanalytic Studies of the Personality. London: Routledge & Kegan.
Falsetti SA, Resnick HS, Dansky BS, Lydiard RB, Kilpatrick DG (1995). The relationship of stress to panic disorder: Cause or effect? In: Mazure CM (ed). Does Stress cause Psychiatric Illness? Washington DC: American Psychiatric Press; 111–47.
Fanselow MS, Lester LS (1988). A functional behavioristic approach to aversively motivated behavior: Predatory imminence as a determinant of the topography of defensive behavior. In: Bolles RC, Beecher MD (eds). Evolution and Learning. Hillsdale NJ: Erlbaum; 185–212.
Farber EA, Egeland B (1987). Invulnerability among abused and neglected children. In: Anthony EJ, Cohler BJ (eds). The Invulnerable Child. New York: The Guilford Press; 253–88.
Favazza AR (1987). Bodies Under Siege: Self-mutilation in Culture and Psychiatry. Baltimore, MD: Johns Hopkins University Press.
Favazza AR (1989). Why patients mutilate themselves. Hosp Community Psychiatry; 24: 22–30.
Favazza AR, DeRosear L, Conterio K (1989). Self-mutilation and Eating-disorders. Suicide Life-Threatening Behav; 19: 352–61.
Federn P (1952). Ego Psychology and the Psychoses. New York: Basic Books. Dt.: (1978) Ichpsychologie und die Psychosen. Frankfurt a. M.: Suhrkamp.
Feldman M (1999). Projektive Identifizierung: Die Einbeziehung des Analytikers. Psyche; 53: 991–1041.
Feldman R, Greenbaum CW, Yirmiya N (1999). Mother-infant affect synchrony as an antecedent of emergence of self-control. Dev Psychol; 35: 223–31.
Felitti VJ (2002). Belastungen in der Kindheit und Gesundheit im Erwachsenenalter: die Verwandlung von Gold in Blei. Z Psychosom Med Psychother; 48: 359–69.
Femina DD, Yeager CA, Lewis DO (1990). Child abuse: adolescent records vs. adult recall. Child Abuse Neglect; 14: 227–31.
Fenichel O (1945). Psychoanalytische Neurosenlehre. Bd. 2. Freiburg: Olten.
Ferenczi S (1932/1985). Ohne Sympathie keine Heilung. Das klinische Tagebuch. Frankfurt a. M.: S. Fischer.
Ferenczi S (1933/1982). Sprachverwirrung zwischen den Erwachsenen und dem Kind: Die Sprache der Zärtlichkeit und der Leidenschaft. In: Ferenczi S

(Hrsg) Schriften zur Psychoanalyse. Bd. 2. Frankfurt a. M.: S. Fischer; 303–13.

Feshbach ND (1989). The construct of empathy and the phenomenon of physical maltreatment of children. In: Cicchetti D, Carlsson V (eds). Child Maltreatment. New York: Cambridge University Press.

Fiedler P (1995). Persönlichkeitsstörungen. 2. Aufl. Weinheim: Beltz PVU.

Fiedler P (2000). Integrative Psychotherapie bei Persönlichkeitsstörungen. Göttingen: Hogrefe.

Fiedler P (2003). Komplexe Traumatisierung und Persönlichkeitsstörung. In: Seidler GH, Laszig P, Micka R, Nolting BV: Aktuelle Entwicklungen in der Psychotraumatologie. Theorie, Krakheitsbilder, Therapie. Gießen: Psychosozial-Verlag.

Figley C (1995). Compassion Fatigue: Coping with Secondary Traumatic Stress Disorder in Those Who Treat the Traumatized. Philadelphia: Brunner/Mazel.

Fine C (1990). The cognitive sequelae of incest. In: Kluft RP (ed). Incest-related Syndromes of Adult Psychopathology. Washington DC: American Psychiatric Press; 161–82.

Fine C, Berkowitz A (2001). The wreathing protocol: The imbrication of hypnosis and EMDR in the treatment of dissociative identity disorder and other dissociative responses. Am J Clin Hypn; 43: 275–90.

Finkelhor D (1986). A Sourcebook on Child Sexual Abuse. Newburry Park CA: Sage.

Finkelhor D (1988). The trauma of child sexual abuse: Two models. In: Wyatt GE, Powell GJ (eds). Lasting Effects of Child Sexual Abuse. Newburry Park CA: Sage; 61–82.

Finkelhor D, Hotaling GT (1984). Sexual abuse in the national incidence study of child abuse and neglect: an appraisal. Child Abuse Neglect; 8: 23–33.

Finkelhor D, Hotaling G, Lewis IA, Smith C (1990). Sexual abuse in a national survey of adult men and women: prevalence, characteristics, and risk factors. Child Abuse Negl; 14: 19–28.

Fischer G (2000a). Mehrdimensionale Psychodynamische Traumatherapie MPTT. Manual zur Behandlung psychotraumatischer Störungen. Heidelberg: Asanger.

Fischer G (2000b). Neue Wege nach dem Trauma. Informationen und Hilfen für Betroffene. Konstanz: Vesalius.

Fischer G, Riedesser P (1998). Lehrbuch der Psychotraumatologie. München, Basel: Reinhardt.

Fivush R (1993). Developmental perspectives on autobiographical recall. In: Goodman GS, Bottoms BL (eds): Child Victims, Child Witnesses: Understanding and Improving Testimony. New York: The Guilford Press; 1–24.

Flatten G (2003). Posttraumatische Belastungsstörung aus neurobiologischer und synergetischer Perspektive. In: Schiepek G (Hrsg). Neurobiologie der Psychotherapie. Stuttgart, New York: Schattauer.

Flatten G, Gast U, Hofmann A, Liebermann P, Reddemann L, Siol T, Wöller W, Petzold E (Hrsg) (2004). Posttraumatische Belastungsstörung. Leitlinie der AWMF und Quellentext. 2. Aufl. Stuttgart, New York: Schattauer.

Foa EB, Riggs DS, Gershuny BS (1995). Arousal, numbing, and intrusion: Symptom structure of PTSD following assault. Am J Psychiatry; 152: 116–20.

Foa EB, Dancu CV, Hembree EA, Jaycox LH, Meadows EA, Street GP (1999). A comparison of exposure therapy, stress inoculation training, and their combination for reducing posttraumatic stress disorder in female assault victims. J Consult Clin Psychol; 67: 194–200.

Fonagy P (1998). An attachment theory approach to treatment of the difficult patient. Bull Menninger Clin; 62: 147–69.

Fonagy P, Target M (1995). Towards understanding violence: the use of the body and the role of the father. Int J Psychoanal; 76: 487–502.

Fonagy P, Target M (1996). Playing with reality: I. Theory of mind and the normal development of psychic reality. Int J Psychoanal; 77: 217–33.

Fonagy P, Target M (1997). Perspectives on the recovered memories debate. In: Sandler J, Fonagy P (eds). Recovered Memories of Abuse: True or False? London: Karnac; 183–216.

Fonagy P, Target M (2001). Mit der Realität spielen. Zur Doppelgesichtigkeit psychischer Realität von Borderline-Patienten. Psyche – Z Psychoanal; 55: 961–95.

Fonagy P, Moran GS, Edgcumbe R, Kennedy H, Target M (1993). The roles of mental representations and mental processes in therapeutic action. Psychoanal Study Child; 48: 9–48.

Fonagy P, Steele M, Steele H et al. (1994). The Emanuel Miller Memorial Lecture 1992: the theory and practice of resilience. J Child Psychol Psychiatry; 35: 231–57.

Fonagy P, Steele M, Steele H, Leigh T, Kennedy R, Mattoon G, Target ME (1995). Attachment, the reflective self, and borderline states: The predictive specificity of the Adult Attachment Interview and pathological emotional development. In: Goldberg S, Muir R, Kerr J (eds). Attachment Theory: Social, Developmental, and Clinical Perspectives. New York: The Analytic Press; 233–78.

Fonagy P, Leigh T, Steele M, Steele H, Kennedy R, Mattoon G, Target M, Gerber A (1996). The relation of attachment status, psychiatric classification, and response to psychotherapy. J Consult Clin Psychol; 64: 22–31.
Fonagy P, Target M, Gergely G (2000). Attachment and borderline personality disorder: a theory and some evidence. Psychiatric Clin of North Am; 23: 103–22.
Fonagy P, Gergely G, Jurist EL, Target M (2004). Affektregulierung, Mentalisierung und die Entwicklung des Selbst. Stuttgart: Klett-Cotta.
Fosha D (2003). Dyadic regulation and experiential work with emotion and relatedness in trauma and disorganized attachment. In: Siegel MFSDJ (ed). Healing Trauma: Attachment, Mind, Body, and Brain. New York: Norton; 221–81.
Fossati A, Madeddu F, Maffei C (1999). Borderline personality disorder and childhood sexual abuse: a meta-analytic study. J Person Disord; 13: 268–80.
Fraiberg S (1969). Libidinal object constancy and mental representation. Psychoanal Study Child; 24: 9–47.
Fraiberg S (1982). Pathological defenses in infancy. Psychoanal Q; 51: 612–35.
Frank AF (1992). The therapeutic alliances of borderline patients. In: Clarkin JF, Marziali E, Munroe-Blum H (eds). Borderline Personality Disorder: Clinical and Empirical Perspectives. New York: The Guilford Press; 220–47.
Fraser GA (1991). The dissociative table technique: a strategy of working with ego states in dissociative disorders and ego state therapy. Dissociation; 4: 205–13.
Fraser GA (2003). Fraser's »Dissociative Table Technique« revisited, revised: a strategy for working with ego states in dissociative disorders and ego-state therapy. J Trauma & Dissociation; 4: 5–28.
Frederick C, McNeal S (1999). Inner Strengths. Contemporary Psychotherapy and Hypnosis for Ego-Strengthening. Mahwah NJ, London: Erlbaum.
Freud S (1896). Zur Ätiologie der Hysterie. Wiener klinische Rundschau; 10: 379–81.
Freud S (1905/1972). Drei Abhandlungen zur Sexualtheorie. Studienausgabe. Bd. 5. Frankfurt a. M.: S. Fischer.
Freud S (1916/1917). Vorlesungen zur Einführung in die Psychoanalyse. GW Bd. XI. Frankfurt a. M.: S. Fischer.
Freud S (1918). Aus der Geschichte einer infantilen Neurose. GW Bd. XI. Frankfurt a. M.: S. Fischer.
Freud S (1920). Jenseits des Lustprinzips. Leipzig, Wien, Zürich: Internationaler Psychoanalytischer Verlag.
Freud S (1926). Hemmung, Symptom und Angst. GW Bd. XIV. Frankfurt a. M.: S. Fischer.
Freud A (1936). Das Ich und die Abwehrmechanismen. Wien: Internationaler Psychoanalytischer Verlag.
Freyberger HJ, Spitzer C, Stieglitz RD, Kuhn G, Magdeburg N, Bernstein-Carlson E (1998). Fragebogen zu dissoziativen Symptomen (FDS). Deutsche Adaption, Reliabilität und Validität der deutschen Dissociative Experiences Scale (DES). Psychother Psychosom Med Psychol; 48: 223–9.
Freyberger HJ, Spitzer C, Stieglitz RD (1999). Fragebogen zu Dissoziativen Symptomen FDS. Testmanual. Bern, Göttingen: Huber.
Freyd JJ (1996). Betrayal Trauma: The Logic of Forgetting Childhood Abuse. Cambridge MA: Harvard University Press.
Friedman MJ, Davidson JRT, Mellman TA, Southwick SM (2000). Guidelines for treatment of PTSD: Pharmacotherapy. J Trauma Stress; 13: 563–684.
Frischholz EJ, Lipman LS, Braun BO, Sachs RG (1992). Psychopathology, hypnotizability, and dissociation. Am J Psychiatry; 149: 1521–5.
Frodi AM, Lamb ME (1980). Child abusers' responses to infant smiles and cries. Child Dev; 52: 238–41.
Frodi A, Dernevik M, Sepa A, Philipson J, Bragesjo M (2001). Current attachment representations of incarcerated offenders varying in degree of psychopathology. Attachm Hum Dev; 3: 269–83.
Fry (1993). Adult physical illness and childhood sexual abuse. J Psychosom Res; 37: 89–103.
Fürstenau P (2001). Psychoanalytisch verstehen – systemisch denken – suggestiv intervenieren. Stuttgart: Pfeiffer bei Klett-Cotta.
Furst SS (1967). Psychic trauma: A survey. In: Furst SS (ed). Psychic Trauma. New York: Basic Books; 3–50.
Fuster JM (2003). Cortex and Mind: Unifying Cognition. New York: Oxford University Press.
Gabbard GO (1989). Patients who hate. Psychiatry; 52: 96–106.
Gabbard GO, Horwitz L, Frieswyk SH, Allen JG, Colson DB, Newsom G, Coyne L (1988). The effect of therapist interventions on the therapeutic alliance with borderline patients. J Am Psychoanal Assoc; 36: 697–727.
Gabbard GO, Horwitz L, Allen JG, Frieswyk S, Newsom G, Colson DB, Coyne L (1994). Transference interpretation in the psychotherapy of borderline patients: a high-risk, high-gain phenomenon. Harv Rev Psychiatry; 2: 59–69.
Gaddini (1982). Acting out in the psychoanalytic session. Int J Psychoanal; 63: 57–64.
Gaensbauer TJ (1995). Trauma in the preverbal period. Psychoanal Study Child; 49: 122–49.

Galdston R (1965). Observations on children who have been physically abused by their parents. Am J Psychiatry; 122: 440–3.
Gallacher HL, Frith CD (2003). Functional imaging of theory of mind. Trends Cogn Sci; 7: 77–83.
Gallo FP (1996a). Reflections on active ingredients in efficient treatments of PTSD, Part 1. Traumatology II, (1). http://www.fsu.edu/~trauma/art2v2i1.html (Zugriffsdatum: 22. Februar 2006).
Gallo FP (1996b). Reflections on active ingredients in efficient treatments of PTSD, Part 2. Traumatology II, (2). http://www.fsu.edu/~trauma/contv2i2.html (Zugriffsdatum: 22. Februar 2006).
Gallo FP (2001). Gelöst – entlastet – befreit. Klopfakupressur bei emotionalem Stress. Freiburg: VAK-Verlag.
Garbarino J, Garbarino AC (1989). Emotional maltreatment of children. Chicago IL: National Committee for the Prevention of Child Abuse.
Gartner RB (1999). Betrayed as Boys: Psychodynamic Treatment of Sexually Abused Men. New York: The Guilford Press.
Gast U, Oswald T, Zündorf F, Hofmann A (1999). Manual zum Strukturierten Klinischen Interview für DSM-IV – Dissoziative Störungen SCID-D. Göttingen: Hogrefe.
Gast U, Hofmann A, Oswald T, Zürndorf F (Hrsg) (2000a). SKID-D, Strukturiertes klinisches Interview für DSM-IV – Dissoziative Störungen. Göttingen: Hogrefe.
Gast U, Oswald T, Zündorf F (2000b). Das Strukturierte Klinische Interview für DSM-IV Dissoziative Störungen (SKID-D). Deutsche Fassung. Göttingen: Hogrefe.
Gast U, Rodewald F, Kersting A, Emrich HM (2001a). Diagnostik und Therapie Dissoziativer (Identitäts-)Störungen. Psychotherapeut; 46: 289–300.
Gast U, Rodewald F, Nickel V, Emrich HM (2001b). Prevalence of dissociative disorders among psychiatric inpatients in a German university clinic. J Nerv Ment Dis; 189: 249–57.
Geiselhart R, Hofmann-Burkart C (2002). Stress ade. Die besten Entspannungstechniken. Taschen Guide. 2. Aufl. Planegg: Haufe.
Geißler P (1998). Analytische Körperpsychotherapie: Gegenwärtiger Stand und klinische Praxis. Psychother Forum; 6: 152–66.
Gelinas DJ (2003). Integrating EMDR into phase oriented treatment for trauma. J Trauma Dissociation; 4: 91–136.
Gelles RJ (1973). Child abuse as psychopathology: a sociological critique and reformulation. Am J Orthopsychiatry; 43: 611–21.
George C, Main M (1979). Social interactions of young abused children. J Am Acad Child Psychiatry; 22: 231–7.
George C, Solomon J (1999). Attachment and caregiving: The caregiving behavioral system. In: Cassidy J, Shaver PR (eds). Handbook of Attachment: Theory, Research, and Clinical Applications. New York: The Guilford Press; 649–70.
Gergely G (1992). Developmental reconstructions: infancy from the point of view of psychoanalysis and developmental psychology. Psychoanal Contemp Thought; 15: 3–55.
Gergely G, Watson JS (1996). The social biofeedback theory of parent affect mirroring: The development of emotional self-awareness and self-control in infancy. Int J Psychoanal; 77: 1181–212.
Gerisch B (1996). »Was ist mein Leben, wenn Du mich verläßt«. Suizidalität und weibliche sadomasochistische Beziehungsstruktur. Forum Psychoanal; 12: 242–58.
Geuter U, Schrauth N (2001). Emotionen und Emotionsabwehr als Körperprozess. Psychotherapie Forum; 9: 4–19. Wien: Springer.
Ghent E (1983). Masochism, submission, surrender. Contemp Psychoanal; 26: 108–36.
Gil E, Johnson T (1993). Sexualized Children: Assessment and Treatment of Sexualizend Children and Children Who Molest. Walnut Creek CA: Launch Press.
Giovacchini PL (1967). The frozen introject. Int J Psychoanal; 48: 61–7.
Gleaves DH, Eberenz KP, May MC (1998). Scope and significance of posttraumatic symptomatology among women hospitalized for an eating disorder. Int J Eating Disord; 24: 147–56.
Glover E (1929). The »screening« function of traumatic memories. Int J Psychoanal; 10: 90–3.
Glover E (1932). A psycho-analytical approach to the classification of mental disorders. J Mental Sci; 78: 819–42.
Gold SN (2000). Not Trauma Alone. Lillington: Edwards Brothers.
Golding JM (1994). Sexual assault history and physical health in randomly selectect Los Angeles women. Health Psychol; 13: 130–8.
Goldstein WN (1991). Clarification of projective identification. Am J Psychiatry; 148: 153–61.
Good M (1998). Screen reconstructions: traumatic memory, conviction, and the problem of verification. J Am Psychol Assoc; 46: 149–83.
Goodwin J (1989). Sexual Abuse. Incest Victims and Their Families. Chicago, London: Year Book Med Publishers.

Goulding MM, Goulding RL (1979). Changing Lives Through Redecision Therapy. New York: Brunner/Mazel.
Goyer PF, Konicki PE, Schulz SC (1994). Brain imaging in personality disorders. In: Silk KR (ed). Biological and Neurobehavioral Studies of Borderline Personality Disorder. Washington DC: American Psychiatric Press; 109–25.
Grand D (1998). Auferstehung aus dem Sarg. Behandlung einer masochistischen Persönlichkeitsstörung. In: Manfield P (Hrsg). Innovative EMDR-Ansätze. Die Anwendungsfelder von EMDR. Paderborn: Junfermann.
Grande T, Rudolf G, Oberbracht C (1997). Die Praxisstudie analytische Langzeittherapie. Ein Projekt zur prospektiven Untersuchung struktureller Veränderungen in Psychoanalysen. In: Leuzinger-Bohleder M, Stuhr U (Hrsg). Psychoanalyse im Rückblick. Gießen: Psychosozial-Verlag; 415–31.
Grande T, Dahlbender R, Schauenburg H, Stasch M, Cierpka M (2005). Neue Möglichkeiten der Diagnostik dysfunktionaler Beziehungen – die Beziehungsachse der OPD-2. Z Psychsom Med Psychother; 51: 403–18.
Grant M, Threlfo C (2002). EMDR in the treatment of chronic pain. J Clin Psychol; 58: 1505–20.
Grawe K (1998). Psychologische Therapie. Göttingen, Bern, Toronto, Seattle: Hogrefe.
Grawe K (2004). Neuropsychotherapie. Göttingen, Bern, Toronto: Hogrefe.
Grawe K, Grawe-Gerber M (1999). Ressourcenaktivierung. Ein primäres Wirkprinzip der Psychotherapie. Psychotherapeut; 44: 63–73.
Green A (2000). Therapeutische Ansätze in Frankreich. In: Kernberg OF, Dulz B, Sachsse U (Hrsg). Handbuch der Borderline-Störungen. Stuttgart, New York: Schattauer.
Greenacre P (1949). A contribution to the study of screen memory. Psychoanal Study Child; 3/4: 73–84.
Grigsby J, Stevens D (2000). Neurodynamics of Personality. New York: The Guilford Press.
Grossman WI (1991). Pain, aggression, fantasy, and concepts of sadomasochism. Psychoanal Q; 60: 22–52.
Grubrich-Simitis I (1984). Vom Konkretismus zur Metaphorik. Psyche; 38: 1–28.
Gunderson JG (1984). Borderline Personality Disorder. Washington DC: American Psychiatric Press.
Gunderson JG (1996). The borderline patient's intolerance of aloneness: insecure attachments and therapist availability. Am J Psychiatry; 156: 752–8.
Gunderson JG, Sabo AN (1993). The phenomenological and conceptual interface between borderline personality disorder and PTSD. Am J Psychiatry; 150: 19–27.
Gunderson JG, Frank AE, Ronningstam EF, Wahter S, Lynch VJ, Wolf PJ (1989). Early discontinuance of borderline patients from psychotherapy. J Nerv Ment Dis; 177: 38–42.
Gunderson JG, Najavits LM, Leonhard C, Sullivan CN, Sabo AS (1997). Ontogeny of the therapeutic alliance in borderline patients. Psychother Res; 7: 301–9.
Guntrip H (1968). Schizoid Phenomena, Object-relations and the Self. London: The Hogarth Press Ltd.
Guntrip H (1969a). Personality Structure and Human Interaction. New York: Int. Univ. Press.
Guntrip H (1969b). Schizoid Phenomena. Object-Relations and the Self. London: The Hogarth Press Ltd.
Guntrip H (1971). Psychoanalytic Theory, Therapy, and the Self. New York: Basic Books.
Gurvitz TV, Shenton ME, Hokama H, Ohta H, Lasko NB, Gilbertson. MW, Orr SP, Kikinis R, Jolesz FA, McCarley RW, Pitman RK (1996). Magnetic resonance imaging study of hippocampal volume in chronic, combat-related posttraumatic stress disorder. Biol Psychiatry; 40: 1091–9.
Gutheil TG, Avery NC (1977). Multiple overt incest as family defense against loss. Fam Process; 16: 105–16.
Hall ET (1982). The Hidden Dimension. New York: Doubleday.
Hall RCW, Tice L, Beresford TP, Wooley B, Hall AK (1989). Sexual abuse in patient with anorexia nervosa and bulimia. Psychosomatics; 30: 73–9.
Hamilton V (1992). From Inner Sources: New Directions in Object Relations Psychotherapy. Northvale NJ: Jason Aronson.
Hammond DC, Cheek DB (1988). Ideomotor signaling: A method for rapid unconscious exploration. In: Hammond DC (ed). Hypnotic Induction and Suggestion: An Introductory Manual. Des Plaines IL: American Society of Clinical Hypnosis; 90–7.
Hanly C (1987). Review of the aussault on truth: Freud´s suppression of the seduction theorie, by J. Massion. Int J Psychoanal; 67: 517–21.
Hariri AR, Bookheimer SY, Mazziotta JC (2000). Modulating emotional responses: effects of a neocortical network on the limbic system. Neuroreport; 11: 43–8.
Harter S (1999). The Construction of the Self. A Developmental Perspective. New York: The Guilford Press.
Hartkamp N, Ott J, Wöller W, Langenbach M, Tress W (2001). Dissoziale Persönlichkeitsstörung. In: Tress W, Wöller W, Hartkamp N, Langenbach M, Ott J

(Hrsg). Persönlichkeitsstörungen. Leitlinie der AWMF und Quellentext. Stuttgart, New York: Schattauer; 93–122.

Hartmann H (1964/65). Bemerkungen zur psychoanalytischen Theorie des Ichs. Psyche; 18: 330–53.

Hazan C, Shaver P (1987). Romantic love conceptualized as an attachment process. J Person Soc Psychol; 52: 511–24.

Hebb DO (1949). The Organization of Behavior: A Neuropsychological Theory. New York: Wiley.

Heigl-Evers A, Ott J (Hrsg) (1998). Die psychoanalytisch-interaktionelle Methode. 2. Aufl. Göttingen: Vandenhoeck & Ruprecht.

Heigl-Evers A, Heigl F, Ott J, Rüger U (Hrsg) (1997). Lehrbuch der Psychotherapie. 3. Aufl. Stuttgart: G. Fischer.

Heimann P (1950). On countertransference. Int J Psychoanal; 31: 81–4.

Heisterkamp G (2002). Basales Verstehen. Stuttgart: Pfeiffer bei Klett-Cotta.

Henderson J (2001). Embodying Well-Being. Wie man sich trotz allem wohl fühlen kann. Bielefeld: AJZ Druck & Verlag.

Henderson AJZ, Bartholomew K, Dutton DG (1997). He loves me; he loves me not: attachment and separation resolution of abused women. J Fam Violence; 12: 169–91.

Henry JP (1993). Psychological and physiological responses to stress: the right hemisphere and the hypothalamo-pituitary-adrenal axis, an inquiry into problems of human bonding. Integr Physiol Behav Sci; 28: 369–87.

Henry WP, Schacht TE, Strupp HH (1986). Structural analysis of social behavior: application to a study of interpersonal process in differential psychotherapy outcome. J Consult Clin Psychol; 54: 27–31.

Herbert C (2002). Traumareaktionen verstehen und Hilfe finden – Verstehen als Grundlage zur Heilung. Oxford: Blue Stallion Publications.

Hermann T (1982). Sprechen und Situation. Berlin, Heidelberg, New York: Springer.

Herman JL (1992a). Complex PTSD: a syndrom of survivors of prolonged and repeated trauma. J Trauma Stress; 5: 377–91.

Herman JL (1992b). Trauma and Recovery. New York. Basic Books. Dt.: (1996) Die Narben der Gewalt. München: Kindler.

Herman JL (1993). Sequelae of Prolonged and Repeated Trauma: Evidence for a Complex Posttraumatic Syndrome (DESNOS). Washington DC: American Psychiatric Press.

Herman JL (2003). Die Narben der Gewalt. Traumatische Erfahrungen verstehen und überwinden. Paderborn: Junfermann.

Herman JL, Schatzow E (1987). Recovery and verification of memories of childhood sexual trauma. Psychoanal Psychol; 4: 1–14.

Herman JL, Perry JC, van der Kolk BA (1989). Childhood trauma in borderline personality disorder. Am J Psychiatry; 146: 490–5.

Herrenkohl E, Herrenkohl R, Toedtler L (1983). Perspectives on the intergenerational transmission of abuse. In: Finkelhor D, Gelles R, Hotaling G, Straus M (eds). The Darkside of Families: Current Family Violence Research. Beverly Hills CA: Sage.

Hesse E (1999). The adult attachment interview: Historical and current perspectives. In: Cassidy J, Shaver PR (eds). Handbook of Attachment: Theory, Research, and Clinical Applications. New York: The Guilford Press; 395–433.

Heuft G (2001). Persönlichkeit und Persönlichkeitsstörungen im Alter. PTT – Persönlichkeitsstörungen, Theorie und Therapie; 5: 49–55.

Heuft G, Schneider G, Burgmer M (2003). Psychoanalytische Konzepte von Persönlichkeitsstörungen. PTT – Persönlichkeitsstörungen, Theorie und Therapie; 8: 109–22.

Hilgers M (2004). Psychotherapeutische Behandlung antisozialer Persönlichkeiten. PTT – Persönlichkeitsstörungen, Theorie und Therapie; 8: 109–22.

Hirsch M (1987). Realer Inzest. Psychodynamik des sexuellen Mißbrauchs in der Familie. Berlin, Heidelberg, New York: Springer.

Hirsch M (1989). Der eigene Körper als Objekt. Berlin, Heidelberg, New York: Springer.

Hirsch M (1993a). Latenter Inzest. Psychosozial; 54: 25–40.

Hirsch M (1993b). Therapeutische Erfahrungen mit Opfern inzestuöser Gewalt. Jahrbuch Psychoanal; 31: 132–48.

Hirsch M (1994a). Aggression und Autoaggression in der transgenerationalen Inszest-Dynamik In: Wiese J (Hrsg). Aggression am Ende des Jahrhunderts. Psychoanal Blätter. Bd. 1. Göttingen, Zürich: Vandenhoeck & Ruprecht.

Hirsch M (1994b). Realer Inzest. Psychodynamik des sexuellen Mißbrauchs in der Familie. 3. Aufl. Berlin, Heidelberg, New York: Springer.

Hirsch M (1995). Fremdkörper im Selbst. Jahrbuch Psychoanal; 35: 123–51.

Hirsch M (1996). Wege vom realen Trauma zur Autoaggression. Forum Psychoanal; 12: 31–44.

Hirsch M (1997). Schuld und Schuldgefühl. Zur Psychoanalyse von Trauma und Introjekt. Göttingen: Vandenhoeck & Ruprecht.

Hitt WD (1969). Two models of man. Am Psychol; 24: 651–9.

Hobson P, Patrick M (1998). Objectivity in psychoanalytic judgement. Br J Psychiatry; 173: 172–7.

Hoffer W (1952). The mutual influences in the development of ego and id: earliest stages. Psychoanal Study Child; 7: 31–41.

Hoffmann SO (Hrsg) (1983). Deutung und Beziehung. Kritische Beiträge zur Behandlungskonzeption und Technik in der Psychoanalyse. Frankfurt a. M.: S. Fischer.

Hoffmann SO, Eckhardt-Henn A (2000). Von der Hysterie zur Histrionischen Persönlichkeitsstörung: ein historischer und konzeptueller Überblick. PTT – Persönlichkeitsstörungen, Theorie und Therapie; 4: 128–37.

Hoffmann-Axthelm D (1998). Die Wiederkehr des Monsters. In: Richter-Appelt H (Hrsg). Trauma, Verführung, Missbrauch. Gießen: Psychosozial-Verlag.

Hoffmann-Axthelm D (2002). Die Wiederkehr des Monsters. Zum Umgang mit projektiven Übertragungsformen früh missbrauchter Klienten in der körperorientierten Psychotherapie. In: Richter-Appelt H (Hrsg). Verführung – Trauma – Missbrauch. Gießen: Psychosozial-Verlag.

Hofmann A (2005). EMDR. Therapie psychotraumtischer Belastungssyndrome. 3. Aufl. Stuttgart, New York: Thieme.

Hofmann A, Mattheß H (2005). Die Behandlung komplexer und dissoziativer Patienten. Vortrag auf der EMDRIA-Jahrestagung; 10. Dezember, Bremen.

Hoglend P (1996). Analysis of transference in patients with personality disorders. J Personal Disord; 10: 122–31.

Holderegger H (1993). Der Umgang mit dem Trauma. Stuttgart: Klett-Cotta.

Holmes J (1997). Attachment, autonomy, intimacy: some clinical implications of attachment theory. Br J Med Psychol; 70: 231–48.

Hoppe KD (1962). Verfolgung, Aggression und Depression. Psyche; 16: 521–37.

Hoppe KD (1968). Resomatization of affects in survivors of persecution. Int J Psychoanal; 49: 324–6.

Hopper E (1991). Encapsulation as a defence against the fear of annihilation. Int J Psychoanal; 72: 607–24.

Horevitz R, Loewenstein RJ (1994). The rational treatment of multiple personality disorder. In: Lynn SJ, Rhue JW (eds). Dissociation: Clinical and Theoretical Perspectives. New York: The Guilford Press; 289–316.

Horowitz MJ (1979). States of Mind. New York: Plenum.

Horowitz MJ (1986). Stress-response syndromes: a review of posttraumatic and adjustment disorders. Hosp Commun Psychiatry; 37: 241–9.

Horowitz MJ (1997). Stress response syndromes: PTSD, grief, and adjustment disorders. 2nd ed. Northvale NJ: Aronson.

Horton PC (1985). Personality disorder. Arch Neurol; 42: 840.

Horwitz L, Gabbard G, Allen JG, Frieswyk S (1996). Borderline Personality Disorder: Tailoring the Psychotherapy to the Patient. Washington DC: American Psychiatric Press.

Howell EF (2003). Narcissism, a Relational Aspect of Dissociation. J Trauma Dissociation; 4: 51–72.

Huber M (2003a). Trauma und Traumabehandlung. Teil 1: Trauma und die Folgen. Paderborn: Junfermann.

Huber M (2003b). Trauma und Traumabehandlung. Teil 2: Wege der Traumabehandlung. Paderborn: Junfermann.

Huber M (2005). Der innere Garten – ein achtsamer Weg zur inneren Veränderung. Paderborn: Junfermann.

Hüther G (2001). Bedienungsanleitung für ein menschliches Gehirn. Göttingen: Vandenhoeck & Ruprecht.

Hunter RS, Kilstrom N (1979). Breaking the cycle in abusive families. Am J Psychiatry; 136: 1320–2.

Hunter ECM, Sierra M, Hunter D (2004). The epidemiology of depersonalisation and derealisation. Soc Psychiatry Epidemiol; 39: 9–18.

Insel T (1997). A neurobiological basis of social attachment. Am J Psychiatry; 154: 726–35.

ISSD – The International Society for the Study of Dissociation (1998). ISSD issues press release regarding federal trial. ISSD-Newsletter; 16: 1–8.

ISSD – The International Society for the Study of Dissociation (2005). Guidelines for treating dissociative identity disorder in adults. J Trauma Dissociation; 6: 69–149. Dt.: Richtlinien für die Behandlung der Dissoziativen Identitätsstörung bei Erwachsenen. http://www.psychotraumatology-institute-europe.com (Zugriffsdatum 26. März 2006).

ISTSS – The International Society for Traumatic Stress Studies (2004). Kindheitstrauma – erinnert: ein Report zum derzeitigen wissenschaftlichen Kenntnisstand und zu seinen Anwendungen. In: Sachsse U (Hrsg). Traumazentrierte Psychotherapie. Stuttgart, New York: Schattauer. (S. auch: http://www.schattauer.de/z/11_startseite_news/413_435_Sachsse.pdf [Zugriffsdatum 21. Dezember 2005]).

Jackson JH (1931). Selected Writings of John Hughlings Jackson. Vol. I u. II. London: Hodder & Stoughton.
Jacobs T (1986). On countertransference enactments. J Am Psychoanal Assoc; 34: 289–307.
Jacobson E (1964). The Self and the Object World. New York: Int. Univ. Press. Dt.: (1973) Das Selbst und die Welt der Objekte. Frankfurt a. M.: Suhrkamp.
Jacobson E (1977). Depression. Frankfurt a. M.: Suhrkamp.
Janet P (1889). L'automatisme psychologique. Paris: Alcan.
Janet P (1904). L'amnésie et la dissociation des souvenirs par l'émotion. J Psychologie; 1: 417–53.
Janet P (1909). Problèmes psychologiques (de l'émotion). Revue Neurol; 17: 1551–672.
Janet P (1919). Les médications psychologiques. Paris: Félix Alcan.
Janet P (1925). L'influence somnambulique et la besoin de direction. In: Névroses et idées fixes. Vol. 1. 4th ed. Paris: Alcan; 423–80.
Janet P (1928). L'evolution de la mémoire et de la notion du temps. Paris: A. Chahine.
Jang KL, Livesley WJ, Vernon PA, Jackson DN (1996). Heretability of personality disorder traits: a twin study. Acta Psychiatr Scand; 94: 438–44.
Janoff-Bulman R (1992). Shattered Assumptions: Towards a New psychology of Trauma. New York: Free Press.
Janssen PL (1994). Zur psychoanalytischen Behandlung der Borderline-Störungen. In: Streeck U, Bell K (Hrsg). Die Psychoanalyse schwerer psychischer Erkrankungen. München: Pfeiffer; 124–40.
Jehu D (1989). Sexual dysfunctions among women who where sexually abused in childhood. Behav Psychother; 17: 53–70.
Jehu D, Gazan M (1983). Psychosocial adjustment of women who were sexually victimized in childhood or adolescence. Can J Commun Ment Health; 2: 71–82.
Johnson JG, Cohen R, Brown J, Smailes EM, Bernstein DP (1999). Childhood maltreatment increases risk for personality disorders during early adulthood. Arch Gen Psychiatry; 56: 600–6.
Jonas JM, Pope HG (1992). Axis 1 comorbidity of borderline personality disorder: Clinical implications. In: Clarkin JF, Marziali E, Munroe, Blum H (eds). Borderline Personality Disorder. New York: The Guilford Press; 149–60.
Joraschky P (1996). Die Auswirkungen von Vernachlässigung, Misshandlung, Missbrauch auf Selbstbild und Körperbild. In: Egle UT, Hoffmann SO, Joraschky P (Hrsg). Sexueller Missbrauch, Misshandlung, Vernachlässigung. Stuttgart, New York: Schattauer; 117–30.
Joraschky P, Petrowski K (2003). Die Rolle der Familie bei Entstehung und Behandlung von sexuellem Missbrauch. PTT – Persönlichkeitsstörungen, Theorie und Therapie; 7: 84–94.
Jordan JV (1992). The relational self: a new perspective for understanding women's development. Contemp Psychother Rev; 7: 56–71.
Jordan JV (1995). Female therapists and the search for a new paradigm. In: Sussman MB (ed). A Perilous Calling: The Hazards of Psychotherapy Practice. New Yord: Wiley & Sons; 259–72.
Joseph B (1975). The patient who is difficult to reach. In: Giovacchini P (ed). Tactics and Techniques in Psychoanalytic Therapy. Vol. 2. New York: Jason Aronson.
Joseph B (1985). Transference: the total situation. Int J Psychoanal; 66: 447–54.
Joseph B (1989). Psychisches Gleichgewicht und psychische Veränderung. Stuttgart: Klett-Cotta.
Justice R, Justice B (1975). TA work with child abuse. Transactional Anal J; 5: 38–41.
Kafka JS (1969). The body as transitional object: a psychoanalytic study of a self-mutilating patient. Br J Med Psychol; 42: 207–12.
Kahl-Popp J (1996). Intrusive psychoanalytische Interventionen und ihre Verarbeitung. In: Bell K, Höhfeld K (Hrsg). Aggression und seelische Krankheit. Gießen: Psychosozial-Verlag.
Kandel ER (1999). Biology and the future of psychoanalysis: a new intellectual framework for psychiatry revisited. Am J Psychiatry; 156: 505–24.
Kanin EJ, Parcell SR (1977). Sexual aggression: a second look at the offended female. Arch Sex Behav; 6: 67–76.
Kaplan L (1977). Oneness and Seperateness: From Infant to Individual. New York: Simon & Schuster.
Kardiner A (1941). The Traumatic Neuroses of War. New York: Hoeber.
Karger A (2005). Die Borderline-Störung: Ein geeignetes diagnostisches Konzept für die Gerontopsychiatrie und -psychotherapie? PTT – Persönlichkeitsstörungen, Theorie und Therapie; 9: 56–65.
Kaufman IC, Rosenblum LA (1967). The reaction to separation in infant monkeys: anaclitic depression and conservation-withdrawal. Psychosom Med; 40: 649–75.
Kaufman J, Zigler E (1987). Do abused children become abusive parents? Am J Orthopsychiatry; 57: 186–92.
Kaufmann J, Cook A, Army L, Jones B, Pittinsky T (1994). Problems defining resiliency: illustrations

from the study of maltreated children. Dev Psychopathol; 6: 215–29.
Keilsson H (1979). Sequentielle Traumatisierung bei Kindern. Stuttgart: Enke.
Kempe R, Kempe CH (1978). Child Abuse. London, Fontana: Open Books.
Kempe H, Silverman F, Steele B, Droegemueller W, Silver H (1962). The battered child syndrome. J Am Med Assoc; 181: 17–24.
Kemperman I, Russ MJ, Shearin E (1997). Self-injous behavior and mood regulation in borderline patients. J Person Disord; 11: 146–57.
Kennel R (1997). Zur Theorie der Behandlungstechnik. In: Kennel R, Reerink G (Hrsg). Klein – Bion. Eine Einführung. Perspektiven kleinianischer Psychoanalyse. Tübingen: edition diskord.
Kernberg OF (1967). Borderline personality organization. J Am Psychoanal Assoc; 15: 641–85.
Kernberg OF (1978). Borderline-Störungen und pathologischer Narzissmus. Frankfurt a.M.: Suhrkamp.
Kernberg OF (1980). Internal World and External Reality: Object Relations Theory Applied. New York: Jason Aronson.
Kernberg OF (1981). Theorie der Objektbeziehungen und Praxis der Psychoanalyse. Stuttgart: Klett-Cotta. Orig.: (1976) Object Relations Theory and Clinical Psychoanalysis. New York: Jason Aronson.
Kernberg OF (1988). Schwere Persönlichkeitsstörungen: Theorie, Diagnose, Behandlungsstrategien. Stuttgart: Klett-Cotta.
Kernberg OF (1992). Aggression in Personality Disorder and Perversions. New Haven: Yale University Press.
Kernberg OF (1993). Psychodynamische Therapie bei Borderline-Patienten. Bern: Huber.
Kernberg OF (1996a). Haß als zentraler Affekt der Aggression. Z Psychosom Med; 42: 281–305.
Kernberg OF (1996b). Ein psychoanalytisches Modell der Klassifizierung von Persönlichkeitsstörungen. Psychotherapeut; 41: 288–96.
Kernberg OF (2000). Die übertragungsfokussierte (oder psychodynamische) Psychotherapie von Patienten mit einer Borderline-Persönlichkeitsorganisation. In: Kernberg OF, Dulz B, Sachsse U (Hrsg). Handbuch der Borderline-Störungen. Stuttgart, New York: Schattauer.
Kernberg OF (2001). Die narzisstische Persönlichkeit und ihre Beziehung zu antisozialem Verhalten und zu Perversionen. PTT – Persönlichkeitsstörungen, Theorie und Therapie; 5: 137–72.
Kernberg OF, Hartmann HP (2005) (Hrsg). Narzissmus. Grundlagen – Störungsbilder – Therapie. Stuttgart, New York: Schattauer.
Kestenberg-Amighi J, Loman S, Lewis P, Sossin KM (Hrsg) (1999). The Meaning of Movement. Developmental and Clinical Perspectives of the Kestenberg Movement Profile. New York: Brunner-Routledge.
Khan MMR (1963). The concept of cumulative trauma. Psychoanal Study Child; 18: 286–306.
Khan MMR (1979). Entfremdung bei Perversionen. Frankfurt a. M.: Suhrkamp.
Khan MMR (1990). Erfahrungen im Möglichkeitsraum. Frankfurt a. M.: Suhrkamp.
Kiesler DJ (1982). Interpersonal theory for personality and psychotherapy. In: Anchim JC, Kiesler DJ (eds). Handbook of Interpersonal Therapy. New York: Pergamon; 3–24.
Kiesler DJ (1983). The 1982 interpersonal circle: a taxonomy for complementarity in human transactions. Psychol Rev; 90: 185–214.
Killingmo B (1995). Affirmation in Psychoanalysis. Int J Psychoanal; 76: 503–18.
Kilpatrick DG, Best CL, Veronen LJ, Arnick AE, Villeponteausy LA, Ruff GA (1985). Mental health correlations of criminal victimization: a random community survey. J Consult Clin Psychol; 53: 866–73.
Kitayama N, Vaccarino V, Kutner M, Weiss P, Bremner JD (2005). Magnetic resonance imaging (MRI) measurement of hippocampal volume in posttraumatic stress disorder: a meta-analysis. J Affect Disord 2005; 88: 79–86.
Klein M (1962). Bemerkungen über einige schizoide Mechanismen. In: Klein M. Das Seelenleben des Kleinkindes. Reinbek: Rowohlt.
Klein M (1972). Das Seelenleben des Kleinkindes. Hamburg: Rowohlt.
Klopstech A (1994). Das Trauma des sexuellen Mißbrauchs: Wo Berührung mißhandelt hat und wie Berührung heilen kann. In: Hoffmann-Axthelm D (Hrsg). Schock und Berührung. Oldenburg: Transform.
Klüwer R (1983). Agieren und Mitagieren. Psyche; 37: 828–40.
Kluft RP (1983). Hypnotherapeutic crisis intervention in multiple personality. Am J Clin Hypn; 26: 73–83.
Kluft RP (1989). Playing for time: temporizing techniques in the treatment of multiple personality disorder. Am J Clin Hypn; 32: 90–8.
Kluft RP (1990). Incest and subsequent revictimization. The case of therapist-patient sexual exploitation, with a description of the sitting duck syndrome. In: Kluft RP (ed). Incest-related Syndromes of Adult Psychopathology. Washington DC: American Psychiatric Press; 263–87.

Kluft RP (1991). Clinical presentation of multiple personality disorder. Psychiat Clin North Am; 14: 605–30.

Kluft RP (1993a). Basic principles in conducting the psychotherapy of multiple personality disorder. In: Kluft RP, Fine CG (eds). Current Perspectives on Multiple Personality Disorder. Washington DC: American Psychiatric Press; 19–50.

Kluft RP (1993b). The initial stages of psychotherapy in the treatment of multiple personality disorder patients. Dissociation; 6: 145–61.

Kluft RP (1994). Countertransference in the treatment of multiple personality Disorder. In: Wilson JP, Lindy JD (eds). Countertransference in the Treatment of PTSD. New York: The Guilford Press; 122–50.

Kluft RP (1995). Zur Anwendung hypnotischer Interventionen bei der Behandlung von Dissoziativen Identitätsstörungen. Hypnose und Kognition; 12: 2–12.

Kluft RP (1996). Treating the traumatic memories of patients with dissociative identity disorder. Am J Psychiatry; 153 (7 Suppl): 103–10.

Kluft RP (2005). Advanced Issues in the Treatment of Dissociative Identity Disorder and Allied Dissociative Disorders and States. Workshop at the Psychotraumatology Institute Europe (PIE); 24–25 September, Hilden.

Knox J (2003). Attachment theory as a bridge between cognitive science and psychodynamic theory. In: Cortina M, Marrone M (eds). Attachment Theory and the Psychoanalytic Process. London: Whurr Publishers.

Knutson B, Heinz A (2004). Psychobiology of personality disorders. In: Panksepp J (ed). Biological Psychiatry. New York: Wiley; 145–66.

Kobak RR, Sceery A (1988). Attachment in late adolescence: working models, affect regulation, and representations of self and others. Child Dev; 59: 135–46.

Köhler L (1998a). Zur Anwendung der Bindungstheorie in der psychoanalytischen Praxis. Psyche – Z Psychoanal; 52: 369–403.

Köhler T (1998b). Biologische Aspekte von Persönlichkeitsstörungen und ihre möglichen Beziehungen zur Sucht. PTT – Persönlichkeitsstörungen, Theorie und Therapie; 3: 151–7.

König K (1992). Projektive Identifizierung. Gruppenpsychother Gruppendyn; 28: 17–28.

König K (1998). Übertragungsanalyse. Göttingen: Vandenhoeck & Ruprecht.

König K (2002). Indikationen für die Gruppentherapie bei Persönlichkeitsstörungen. PTT – Persönlichkeitsstörungen, Theorie und Therapie; 6: 94–108.

Koenigsberg HW (2000). Gegenübertragung. In: Kernberg OF, Dulz B, Sachsse U (Hrsg). Handbuch der Borderline-Störungen. Stuttgart, New York: Schattauer.

Kogan I (1990). A journey to pain. Int J Psychoanal; 71: 629–40.

Kohut H (1971). The Analysis of the Self. New York: Int. Univ. Press. Dt.: (1973) Narzißmus. Frankfurt a. M.: Suhrkamp.

Kohut H (1972). Thoughts on narcissism and a narcissistic rage. Psychoanal Study Child; 27: 360–400.

Kohut H (1973). Narzißmus. Eine Theorie der psychoanalytischen Behandlung narzisstischer Persönlichkeitsstörungen. Frankfurt a. M.: Suhrkamp.

Kohut H (1976). Narzißmus. Frankfurt a.M.: Suhrkamp.

Kohut H (1979). Die Heilung des Selbst. Frankfurt a. M.: Suhrkamp.

Kolb B, Whishaw IQ (1998). Brain plasticity and behavior. Ann Rev Psychol; 49: 43–64.

Korn D, Leeds A (2002). Preliminary evidence of efficacy for EMDR resource development and installation in the stabilization phase of treatment of complex posttraumatic stress disorder. J Clin Psychol; 58: 1465–87.

Koss MP, Dinero TE (1989). Discriminant analysis of risk factors for sexual victimization among a national sample of college women. J Consult Clin Psychol; 57: 242–50.

Koukkou M, Lehmann D (1998). Ein systemtheoretisch orientiertes Modell der Funktionen des menschlichen Gehirns, und die Ontogenese des Verhaltens: eine Synthese von Theorien und Daten. In: Koukkou M, Leuzinger-Bohleber M, Mertens W (Hrsg). Erinnerung von Wirklichkeiten: Psychoanalyse und Neurowissenschaften im Dialog, Vol. 1: Bestandsaufnahme. Stuttgart: Klett-Cotta/Verlag Internationale Psychoanalyse (VIP); 287–415.

Krakauer SY (2001). Treating Dissociative Identity Disorder: The Power of the Collective Heart. Philadelphia: Brunner-Routledge.

Kretschmann U (1993). Das Vergewaltigungstrauma. Münster: Westfälisches Dampfboot.

Kroll PD, Stock DF, James ME (1985). The behavior of adult alcoholic men abused as children. J Nerv Ment Dis; 173: 689–93.

Kropp JP, Haynes OM (1987). Abusive and non-abusive mothers´ ability to identify general and specific emotion signals of infants. Child Dev; 58: 187–90.

Kruse J, Wöller W (2005). Bevor die Therapie beginnt. In: Wöller W, Kruse J (Hrsg). Tiefenpsychologisch fundierte Psychotherapie. Basisbuch und Praxisanleitung. Stuttgart, New York: Schattauer.

Krystal H (1978). Trauma and affects. Psychoanal Study Child; 33: 81–116.
Krystal H (1988). Integration and Self-Healing. Affect, Trauma, Alexithymia. Hillsdale NJ: The Analytic Press.
Krystal H, Niederland W (1968). Clinical observations on the survivor syndrome. In: Krystal H (ed). Massive Psychic Trauma. New York: Int. Univ. Press; 327–48.
Krystal H, Bremner JD, Southwick SM, Charney DS (1998). The emerging neurobiology of dissociation: Implications for treatment of posttraumatic stress disorder. In: Bremner JD, Marmar CR (eds). Trauma, Memory, and Dissociation. Washington DC: American Psychiatric Press; 321–63.
Krystal H, Kosten RR, Southwick S, Mason JW, Perry BD, Geller EL (1989). Neurobiological aspects of PTSD: review of clinical and preclinical studies. Behav Ther; 20: 177–98.
Kubany ES (1998). Cognitive therapy for trauma-related guilt. In: Follette VM, Ruzek JI, Abuegg FR (eds). Cognitive-behavioral Therapies for Trauma. New York, London: The Guilford Press.
Kubie LS (1939). A critical analysis of the concept of a repetition compulsion. Int J Psychoanal; 20: 390–402.
Kubie L (1943). The use of induced hypnotic reveries in the recovery of repressed amnesic data. Bull Menninger Clin; 7: 172–82.
Kubie LS (1954). The fundamental nature of the distinction between normality and neurosis. Psychoanal Q; 23: 167–204.
Küchenhoff J (1998). Trauma, Konflikt, Repräsentation. In: Schlösser AM, Höhfeld K (Hrsg). Trauma und Konflikt. Gießen: Psychosozial-Verlag; 13–32.
Küchenhoff J (2000). Der Körper als Ort der Beziehungsinszenierung In: Streeck U (Hrsg). Erinnern, Agieren und Inszenieren. Göttingen: Vandenhoeck & Ruprecht.
Küchenhoff J (2002). Die tagesklinische Behandlung von Patienten mit Borderline-Persönlichkeitsstörungen. PTT – Persönlichkeitsstörungen, Theorie und Therapie; 6: 27–42.
Kuhl J (2001). Motivation und Persönlichkeit. Interaktionen psychischer Systeme. Hogrefe: Göttingen.
Kuiken D, Bears M, Miall D, Smith L (2002). Eye movement desensitization reprocessing facilitates attentional orienting. Imagination Cogn Pers; 21: 3–20.
Kulka RA, Schlenger WE, Fairbank JA, Hough RJ, Jordan BK, Marmar CR, Weiss DS (1990). Trauma and the Vietnam War Generation: Report of Findings from the National Vietnam Veterans Readjustment Study. New York: Brunner & Mazel.
Kumin I (1996). Preobject Relatedness. London, New York: The Guilford Press.
Lamprecht, F, Lempa, W (1997): Psychoanalyse und EMDR. In: Eschenröder CT (Hrsg). EMDR. Eine neue Methode zur Verarbeitung traumatischer Erinnerungen. Tübingen: dgvt-Verlag; 161–88.
Lane RD, Ahern GL, Schwartz GE, Kaszniak AW (1997a). Is alexithymia the emotional equivalent of blindsight? Biol Psychiatry; 42: 834–44.
Lane RD, Fink GR, Chau PM-L, Dolan RJ (1997b). Neural activation during selective attention to subjective emotional responses. Neuroreport; 8: 3969–72.
Lang PJ (1979). A bio-informational theory of emotional imagery. Psychophysiol; 16: 495–512.
Langenbach, M, Hartkamp, N, Ott J, Wöller W, Tress W (2001a). Abhängige (asthenische) Persönlichkeitsstörung. In: Tress W, Wöller W, Hartkamp N, Langenbach M, Ott J (Hrsg): Persönlichkeitsstörungen. Leitlinie der AWMF und Quellentext. Stuttgart, New York: Schattauer; 205–12.
Langenbach M, Hartkamp N, Wöller W, Ott J, Tress W (2001b). Anankastische (zwanghafte) Persönlichkeitsstörung. In: Tress W, Wöller W, Hartkamp N, Langenbach M, Ott J (Hrsg). Persönlichkeitsstörungen. Leitlinie der AWMF und Quellentext. Stuttgart, New York: Schattauer; 181–94.
Langenbach M, Hartkamp N, Wöller W, Ott J, Tress W (2001c). Ängstliche (vermeidende) Persönlichkeitsstörung. In: Tress W, Wöller W, Hartkamp N, Langenbach M, Ott J (Hrsg). Persönlichkeitsstörungen. Leitlinie der AWMF und Quellentext. Stuttgart, New York: Schattauer; 195–204.
Langenbach M, Wöller W, Hartkamp N, Ott J, Tress W (2001d). Definition und Diagnostik von Persönlichkeitsstörungen. In: Tress W, Wöller W, Hartkamp N, Langenbach M, Ott J (Hrsg). Persönlichkeitsstörungen. Leitlinie und Quellentext. Stuttgart, New York: Schattauer; 33–46.
Lapierre D, Braun CMJ, Hodgins S (1995). Ventral frontal deficits in psychopathy: neuropsychological test findings. Neuropsychologia; 33: 139–51.
Laporte L, Guttman H (1996). Traumatic childhood experiences as risk factors for borderline and other personality disorders. J Personal Disord; 10: 247–59.
Laszig P, Rieg K (2005). Informationsressourcen zur Psychotraumatologie im World Wide Web. PTT – Persönlichkeitsstörungen, Theorie und Therapie; 9: 55–9.
Laub D (1993). Knowing and not knowing massive psychic trauma: forms of traumatic memory. Int. J Psychoanal; 74: 287–302.

Laub D, Auerhahn NC (1991). Zentrale Erfahrung des Überlebenden: Die Versagung von Mitmenschlichkeit. In: Stoffels H (Hrsg). Schicksale der Verfolgten. Psychische und somatische Auswirkungen von Terrorherrschaft. Berlin, Heidelberg, New York: Springer; 254–76.

Lausberg H, Eberhard M (1999). Therapieziele in der Tanztherapie In: Ambühl H, Strauß B (Hrsg). Therapieziele. Göttingen: Hogrefe.

Leary T (1957). Interpersonal Diagnosis of Personality. New York: Ronald.

LeDoux J (1996). The emotional brain. New York: Simon & Schuster.

Lee C, Gavriel H, Drummond P, Richards J, Greenwald R (2002). Treatment of PTSD: stress inoculation training with prolonged exposure compared to EMDR. J Clin Psychol; 58: 1071–89.

Leeds A, Korn D (1998). Clinical applications of EMDR in the treatment of adult survivors of childhood abuse and neglect. Paper presented at the EMDR International Association Conference, 11 July; Baltimore MD.

Leichsenring F, Leibing E (2003). The effectiveness of psychodynamic therapy and cognitive behavior therapy in the treatment of personality disorders: a meta-analysis. Am J Psychiatry; 160: 1223–32.

Leichsenring F, Vogel C, Sachsse U (2004). Ergebnisse einer traumazentrierten stationären Psychotherapie für Patientinnen mit komplexer PTBS. In: Sachsse U (Hrsg). Traumazentrierte Psychotherapie. Stuttgart, New York: Schattauer; 334–58.

Lester BM, Hoffman, J, Brazelton, TB (1985). The rhythmic structure of mother-infant interaction in term and preterm infants. Child Dev; 56: 15–27.

Levine P (1998). Traumaheilung. Das Erwachen des Tigers. Unsere Fähigkeit, traumatische Erfahrungen zu transformieren. Essen: Synthesis.

Levy D (1966). Maternal Overprotection. New York: Norton.

Lewis P (1972). Theory and Methods in Dance-Movement Therapy. Dubuque IA: Kendall/Hunt.

Lewis D, Pincus J, Bard B, Richardson E, Prichep L, Feldman M, Yeager C (1988). Neuropsychiatric, psychoeducational and family characteristics of 14 juveniles condemned to death in the United States. Am J Psychiatry; 145: 584–9.

Leygraf N (2004). Persönlichkeitsauffällige Täter im Straf- und Maßregelvollzug: wer gehört wohin? PTT – Persönlichkeitsstörungen, Theorie und Therapie; 8: 93–104.

Lichtenberg JD (1983). Psychoanalysis and Infant Research. Hillsdale NJ: The Analytic Press.

Lichtenberg JD (1989). Psychoanalysis and Motivation. Hillsdale NJ: The Analytic Press.

Lichtenberg JD (1990). Einige Parallelen zwischen den Ergebnissen der Säuglingsbeobachtung und klinischen Beobachtungen an Erwachsenen, besonders Borderline-Patienten und Patienten mit narzisstischer Persönlichkeitsstörung. Psyche; 44: 871–901.

Lichtenberg JD (1991). Psychoanalyse und Säuglingsforschung. Berlin, Heidelberg, New York: Springer.

Lichtenberg JD, Wolf ES (1997). General principles of self psychology: a position statement. J Am Psychoanal Assoc; 45: 531–43.

Lichtenberg JD, Shapard B (2000). Hass und Genugtuung. In: Kutter P (Hrsg). Psychoanalytische Selbstspsychologie. Theorie, Methoden, Anwendungen. Göttingen: Vandenhoeck & Ruprecht.

Lichtenberg JD, Lachmann FM, Fosshage JL (2000a). Das Selbst und die motivationalen Systeme. Zu einer Theorie psychoanalytischer Technik. Frankfurt a. M.: Brandes & Apsel.

Lichtenberg JD, Lachmann FM, Fosshage JL (2000b). Zehn Prinzipien psychoanalytischer Behandlungstechnik. Konzepte der Selbst- und Entwicklungspsychologie in der Praxis. Stuttgart: Pfeiffer bei Klett-Cotta. Orig.: (1996) The Clinical Exchange. Techniques Derived from Self and Motivational Systems. Hillsdale NJ: The Analytic Press.

Lindy JD (1993). Focal psychoanalytic psychotherapy of post-traumatic stress disorder. In: Wilson JP, Raphael B (eds). International Handbook of Traumatic Stress Syndromes. New York: Plenum Press; 803–10.

Linehan MM (1996a). Dialektisch-behaviorale Therapie der Borderline-Persönlichkeitsstörung. München: CIP-Medien.

Linehan MM (1996b). Trainingsmanual der Dialektisch-behavioralen Therapie der Borderline-Persönlichkeitsstörung. München: CIP-Medien.

Linehan MM, Heard HL, Armstrong HE (1993). Naturalistic follow-up of a behavioral treatment for chronically parasuicidal borderline patients. Arch Gen Psychiatry; 50: 971–4.

Liotti G (1995). Disorganized/disoriented attachment in the psychotherapy of the dissociative disorders. In: Goldberg S, Muir R, Kerr J (eds). Attachment Theory: Social, Developmental and Clinical perspectives. Hillsdale NJ: The Analytic Press; 343–63.

Liotti G (1999). Disorganization of attachment as a model for understanding dissociative psychopathology. In: Solomon J, George C (eds). Attachment Disorganization. New York: The Guilford Press; 291–317.

Litz BT, Orsillo SM, Kaloupek D, Weathers F (2000). Emotional processing in posttraumatic stress disorders. J Abnorm Psychol; 109: 26–39.

Livesley WJ, Schroeder ML, Jackson DN (1990). Dependent personality disorder and attachment problems. J Personal Disord; 4: 131–40.

Livesley WJ, Schroeder, ML, Jackson DN, Jang K (1994). Categorical distinctions in the study of personality disorder: implications for classification. J Abnormal Psychol; 103: 6–17.

Livesley WJ, Jang KL, Vernon PA (1998). Phenotypic and genetic structure of traits delineating personality disorder. Arch Gen Psychiatry; 55: 941–8.

Loewenstein RJ (1993). Posttraumatic and dissociative aspects of transference and countertransference in the treatment of multiple personality disorder. In: Kluft RP, Fine CG (eds). Clinical Perspectives on Multiple Personality Disorder. Washington DC: American Psychiatric Press; 51–86.

Loewenstein RJ (1994). Diagnosis, epidemiology, clinical course, treatment and costeffectiveness of treatment for dissociative disorders and MPD: report submitted to the Clinton-Administration Task Force on Health Care Financing Reform. Dissociation; 7: 10–25.

Loftus E, Ketcham K (1995). Die therapierte Erinnerung. Vom Mythos der Verdrängung bei Anklagen wegen sexuellen Mißbrauchs. Hamburg: Klein.

Lohmer M (2002). Borderline-Therapie. Stuttgart, New York: Schattauer.

Loman S (1994). Einordnungsverfahren in der Tanztherapie: Modelle zur Beobachtung und Analyse von Bewegung. In: Nervenklinik Spandau (Hrsg). Sammelband der Hauptvorträge des l. Internationalen Klinischen Kongresses für Tanztherapie in Berlin »Sprache der Bewegung«, Berlin.

Lorenzer A (1968). Methodologische Probleme der Untersuchung traumatischer Neurosen. Psyche; 22: 861–74.

Lubin H, Loris M, Burt J, Johnson DR (1998). Efficacy of psychoeducational group therapy in reducing symptoms of posttraumatic stress disorder among multiply traumatized women. Am J Psychiatry; 155: 1172–7.

Luborsky L, Crits-Christoph P, Mintz J, Auerbach A (1988). Who will benefit from psychotherapy? Predicting therapeutic outcomes. New York: Basic Books.

Luntz BK, Widom CS (1994). Antisocial personality disorder in abused and neglected children grown up. Am J Psychiatry; 151: 670–4.

Lynn SJ, Rhue J W (1988). Fantasy proneness: hypnosis, developmental antecedents, and psychopathology. Am Psychologist; 43: 35–44.

Lyons-Ruth K (1991). Rapprochement or approchement: Mahler´s theory reconsidered from the vantage point of recent research in early attachment relationships. Psychoanal Psychol; 8: 1–23.

Lyons-Ruth K, Alpern L, Repacholi B (1993). Disorganized infant attachment classification and maternal psychosocial problems as predictors of hostile-aggressive behavior in the preschool classroom. Child Dev; 64: 572–85.

Maercker A (1997). Erscheinungsbild, Erklärungsansätze und Therapieforschung. In: Maercker A (Hrsg). Therapie der posttraumatischen Belastungsstörungen. Berlin, Heidelberg, New York: Springer; 3–50.

Mahler MS (1975). Die Bedeutung des Lösungs- und Individuationsprozesses für die Beurteilung von Borderline-Phänomenen. Psyche; 29: 1078–85.

Mahler MS, Pine F, Bergman A (1978). Die psychische Geburt des Menschen. Symbiose und Individuation. Frankfurt a. M.: S. Fischer.

Main M (1995). Recent studies in attachment: Overview, with selected implications for clinical work. In: Goldberg S, Muir R, Kerr J (eds). Attachment Theory: Social, Developmental, and Clinical Perspectives Hillsdale NJ: Analytic Press; 407–74.

Main M, Goldwyn R (1984). Predicting rejection of her infant from mother's representation of her own experience: implications for the abused-abusing intergenerational cycle. Child Abuse Negl; 8: 203–17.

Main M, Hesse E (1990). Parents' unresolved traumatic experiences are related to infant disorganized attachment status: Is frightened and/or frightening parental behavior the linking mechanism? In: Greenberg MT, Cicchetti D, Cummings EM (eds). Attachment in the Preschool Years: Theory, Research, and Intervention. Chicago: University of Chicago Press; 161–82.

Main M, Morgan H (1996). Disorganization and disorientation in infant strange situation behavior: Phenotypic resemblance to dissociative states? In: Michelson LK, Ray WJ (eds). Handbook of Dissociation: Theoretical, Empirical, and Clinical Perspectives. New York: Plenum Press; 107–38.

Main M, Solomon I (1990). Procedures for identifying infants as disorganized/disoriented during the Ainsworth Strange Situation. In: Greenberg MT, Cicchetti D, Cummings EM (eds). Attachment in the Preschool Years: Theory, Research, and Intervention. Chicago: University of Chicago Press; 121–60.

Main M, Weston DR (1981). The quality of the toddler´s relationship to mother and father: related to conflict behavior and the readiness to establish new relationships. Child Dev; 52: 932–40.

Maltsberger JT, Buie DH (1974). Countertransference hate in the treatment of suicidal patients. Arch Gen Psychiatry; 30: 625–33.
Manfield P (1998a). Innovative EMDR-Ansätze. Die Anwendungsfelder von EMDR. Paderborn: Junfermann.
Manfield P (1998b). Die Leere ausfüllen. In: Manfield P (Hrsg). Innovative EMDR-Ansätze. Die Anwendungsfelder von EMDR. Paderborn: Junfermann.
Marcus S, Marquis P, Sakai C (1997). Controlled study of treatment of PTSD using EMDR in an HMO setting. Psychotherapy; 34: 307–15.
Margo GM, McLees EM (1991). Further evidence for the significance of childhood abuse history in psychiatric inpatients. Compr Psychiatry; 32: 362–6.
Marshall RD, Schneier FR, Fallon BA, Knight CBG, Abbate LA, Goetz D, Campeas R, Liebowitz MR (1998). An open trial of paroxetine in patients with noncombat-related chronic posttraumatic stress disorder. J Clin Psychopharmacol; 18: 170–81.
Marty P (1976). Les mouvements individuels de vie et de mort. Vol. l. Paris: Payot.
Marzillier JS, Lambert C, Kellett J (1976). A controlled evaluation of systematic desensitization and social skills training for socially inadequate psychiatric patients. Behav Res Ther; 14: 225–38.
Masson J (1984). The Assault on Truth: Freuds Suppression of the Seduction Theory. New York: Farrar, Straus & Giroux.
Masterson JF (1980). Psychotherapie bei Borderline-Patienten. Stuttgart: Klett-Cotta.
Masterson JF (1981). The Narcissistic and Borderline Disorders. An Integrated Developmental Approach. New York: Brunner/Mazel.
Matsakis A (1998). Managing Client Anger. What to Do When a Client is Angry With You. Oakland CA: New Harbinger Publications.
Mattheß H (2004). Einführung in die Behandlung dissoziativer Störungen. Vortrag auf der Tagung der International Society for the Study of Dissociation (ISSD) – deutsche Sektion, Donaueschingen 26.–27.11.2004.
Mattheß H (2005a). Dissociation structurelle. Seminar am EMDR-Institut France, Paris 13.–14.1.2005.
Mattheß H (2005b). Treating Dissociative and Complex-traumatized Patients. Presentation at the First International Conference for Trauma and Critical Incidence Therapy; 21–23.10., Beijing.
Mattke D, Eckert J (2002). Gruppentherapeutische Behandlungsprinzipien für Patienten mit Borderline-Persönlichkeitsstörung. PTT – Persönlichkeitsstörungen, Theorie und Therapie; 6: 56–64.
Maxfield L, Hyer L (2002). The relationship between efficacy and methodology in studies investigating EMDR treatment of PTSD. J Clin Psychol; 58: 23–41.
Mayr U (2000). Ohnmacht und Bewältigung – Gesichter des Inzests. Diagnose und Behandlung im psychoanalytischen Kontext. Stuttgart: Pfeiffer bei Klett-Cotta.
Maziade M, Caron C, Cotd R, Boutin P, Thivierge J (1990). Extreme temperament and diagnosis: a study in a psychiatric sample of consecutive children. Arch Gen Psychiatry; 47: 477–84.
McCauley J, Kern DE, Kolodner K, Dill L, Schroeder AE, DeChant HK, Ryden J, Derogatis LR, Bass EB (1997). Clinical characteristics of women with a history of childhood abuse. J Am Med Assoc; 277: 1362–8.
McCrae RR, Costa PT (1990). Personality in Adulthood. New York: The Guilford Press.
McDougall J (1980). Psychosomatic states, anxiety, neuroses and hysteria. Contemp Psychoanal; 16: 417–59.
McDougall J (1991). Theater des Körpers. Weinheim: Verlag Internationale Psychoanalyse.
McGlashan TH (1993). Implications of outcome research for the treatment of borderline personality disorder. In: Paris J (ed). Borderline Personality Disorder: Etiology and Treatment. Washington DC: American Psychiatric Press; 235–60.
McLaughlin BA, Nelson D, Erecinska M, Chesselet MF (1998). Toxicity of dopamine to striatal neurons in vitro and potentiation of cell death by a mitochondrial inhibitor. J Neurochem; 70: 2406–15.
McNeal S, Frederick C (1993). Inner strength and other techniques for egostrengthening. Am J Clin Hypn; 35: 170–8.
Meares R (1993). The Metaphor of Play. Disruption and Restoration in the Borderline Experience. Northvale London: Jason Aronson.
Meares R (2000). Intimacy and Alienation. London: Routledge.
Meares R, Lichtenberg JD (1995). The form of play in the shape and unity of self. Contemp Psychoanal; 31: 47–64.
Mellman TA, Kulick-Bell R, Ashlock LE, Nolan B (1995). Sleep events among veterans with combat-related posttraumatic stress disorder. Am J Psychiatry; 152: 110–5.
Meltzer-Brody S, Connor KM, Churchill E, Davidson JR (2000). Symptom-specific effects of fluoxetine in posttraumatic stress disorder. Int Clin Psychopharmacol; 15: 227–314.
Menninger KA (1978). Selbstzerstörung. Psychoanalyse des Selbstmords. Frankfurt a. M.: Suhrkamp.
Mentzos S (1976). Interpersonale und institutionalisierte Abwehr. Frankfurt a. M.: Suhrkamp.

Mentzos S (2000). Neurotische Konfliktverarbeitung. Einführung in die psychoanalytische Neurosenlehre. Frankfurt a. M.: S. Fischer.

Mentzos S (2004). Hysterie. Zur Psychodynamik unbewusster Inszenierungen. Göttingen: Vandenhoeck & Ruprecht.

Merod R (Hrsg) (2005). Behandlung von Persönlichkeitsstörungen. Ein schulenübergreifendes Handbuch. Tübingen: dgvt.

Mertens W, Haubl R (1996). Der Psychoanalytiker als Archäologe. Stuttgart, Berlin, Köln: Kohlhammer.

Metcalf L (1998). Solution-focused Group Therapy. New York: The Free Press.

Milch W (1997). Kleinkindforschung und Erwachsenenbehandlung. Zur Bedeutung der modernen Säuglingsforschung für die Praxis der psychoanalytischen Selbstpsychologie. Forum Psychoanal; 13: 139–53.

Milch W (1998). Überlegungen zur Entstehung von Borderline-Störungen auf dem Hintergrund der Säuglingsforschung. PTT – Persönlichkeitsstörungen, Theorie und Therapie; 1: 10–21.

Milch W, Putzke M (1991). Auswirkungen der Kleinkindforschung auf das Verständnis von Psychosen. Forum Psychoanal; 7: 10–21.

Millon T (1969). Modern Psychopathology. Philadelphia PA: Saunders.

Millon T, Davis RD (1996). Disorders of Personality DSM-IV and beyond. 2nd ed. New York: Wiley.

Mitchell SA (1988). Relational Concepts in Psychoanalysis. An Integration. Cambridge MA: Harvard University Press.

Mitrani JL (1996). On the survival function of pathological organizations. In: Mitrani JL (ed). A Framework for the Imaginary: Clinical Explorations in Primitive States of Being. New York: Jason Aronson.

Modell AH (1971). The origin of certain forms of preoedipal guilt and the implication for a psychoanalytic theory of affects. Int J Psychoanal; 52: 337–46.

Modell AH (1990). Other times, other realities Towards an theory of psychoanalytic treatment. Cambridge MA, London: Harvard University Press.

Modestin J, Ebner G, Junghan M, Erni T (1996). Dissociative experience and dissociative disorders in acute psychiatric inpatients. Compr Psychiatry; 37: 260–6.

Modestin J, Oberson B, Erni T (1998). Possible antecedents of DSM-III-R personality disorders. Acta Psychiatr Scand; 97: 260–6.

Moeller TA, Bachmann GA, Moeller JR (1993). The combined effect of physical, sexual, and emotional abuse during childhood: Long-term health consequences for women. Child Abuse Neglect; 17: 623–40.

Moggi F (1994). Emotion, kognitive Bewertung und Inzest. Bern: Huber.

Mollon P (2001). Releasing the Self. The Healing Legacy of Heinz Kohut. London: Whurr.

Morey LC (1988). Personality disorders in DSM-III and DSM-III-R: convergence, coverage, and internal consistency. Am J Psychiatry; 145: 573–7.

Morgan MA, LeDoux JE (1995). Differential contribution of dorsal and ventral medial prefrontal cortex to the acquisition and extinction of conditioned fear in rats. Behav Neurosci; 109: 681–8.

Moser U (2001). »What is a Bongaloo, Daddy?« Übertragung, Gegenübertragung, therapeutische Situation. Allgemein und am Beispiel »früher Störungen«. Psyche; 2: 97–136.

Mücke K (2001). Probleme sind Lösungen. Systematische Beratung und Psychotherapie – ein pragmatischer Ansatz. Lehr- und Lernbuch. Potsdam: Mücke ÖkoSysteme-Verlag.

Muehlenhard CL, Linton MA (1987). Date rape and sexual aggression in the dating situation: incidence and risk factors. J Couns Psychol; 34: 186–96.

Murray-Jobsis J (1990). Renurturing: Forming positive sense of identity and bonding. In: Hammond DC (ed). Handbook of Hypnotic Suggestions and Metaphors. New York: W.W. Norton; 326–8.

Najavits LM, Weiss RD, Shaw SR, Muenz LR (1998). Seeking safety: outcome of a new cognitive-behavioral psychotherapy for women with posttraumatic stress disorder and substance dependence. J Trauma Stress; 11: 437–56.

Nash MR, Hulsey TL, Sexton MC, Harralson TL, Lambert W (1993). Long-terrn sequelae of childhood sexual abuse: perceived family environment, psychopathology, and dissociation. J Consult Clin Psychol; 61: 276–83.

Nelson K (1993). The psychological and social origins of autobiographical memory. Psychol Sci; 4: 7–14.

Nelson CA, Carver LJ (1998). The effects of stress and trauma on brain and memory: a view from developmental cognitive neuroscience. Dev Psychopathol; 10: 793–809.

Neyraut M (1974). Die Übertragung. Frankfurt a. M.: Suhrkamp.

Nickell AD, Waudby CJ, Trull TJ (2002). Attachment, parental bonding and borderline personality disorder features in young adults. J Personal Disord; 16: 148–59.

Niederland WG (1966). Ein Blick in die Tiefen der »unbewältigten« Vergangenheit und Gegenwart. Psyche; 20: 446–76.

Nijenhuis E (1999). Somatoform dissociation: Phenomena, measurement, and theoretical issues. Assen, The Netherlands: Van Gorcum.
Nijenhuis E, den Boer JA (2006). Psychobiology of traumatization and trauma-related structural dissociation of the personality. In: Vermetten E, Dorahy MJ, Spiegel D (eds). Traumatic Dissociation: Neurobiology and Treatment. Arlington VA: Amercan Psychiatric Press.
Nijenhuis E, Krikke A (2003). Volume of discrete brain structures in florid and recovered DID, DDNOS, and healthy controls. 20th International Fall Conference of the International Society for the study of Dissociation; 2–4 November; Chicago.
Nijenhuis E, van der Hart O (1999). Forgetting and Reexperiencing Trauma. New York: Basic Books.
Nijenhuis E, Spinhoven P, van Dyck R, van der Hart O, Vanderlinden J (1996). The development and psychometric characteristics of the Somatoform Dissociation Questionnaire (SDQ-20). J Nerv Ment Dis; 184: 688–94.
Nijenhuis E, Spinhoven P, van Dyck R, van der Hart O, Vanderlinden J (1997). The development of the somatoform dissociation questionnaire (SDQ-5) as a screening instrument for dissociative disorders. Acta Psychiatr Scand; 96: 311–8.
Nijenhuis E, Spinhoven P, van Dyck R, van der Hart O, Vanderlinden J (1998). Psychometric characteristics of the somatoform dissociation questionnaire: a replication study. Psychother Psychosom; 67: 17–23.
Nijenhuis E, van Dyck R, Spinhoven P, van der Hart O, Chatrou M, Vanderlinden J, Moene F (1999). Somatoform dissociation discriminates among diagnostic categories over and above general psychopathology. Austr NZ J Psychiatry; 33: 511–20.
Nijenhuis E, van der Hart O, Spinhoven P, Chatrou M, Vanderlinden J, Moene F (2002). The emerging psychobiology of trauma-related dissociation and dissociative disorders. In: D'Haenen H, Den Boer JA, Willner P (eds). Textbook of Biological Psychiatry. London: Wiley; 1079–98.
Nijenhuis E, van der Hart O, Steele K (2003). Strukturelle Dissoziation der Persönlichkeitsstruktur, traumatischer Ursprung, phobische Residuen. In: Reddemann L, Hofmann A, Gast U (Hrsg). Lindauer Psychotherapie-Module: Dissoziative Störungen. Stuttgart, New York: Thieme.
Nijenhuis E, van der Hart O, Kruger K, Steele K (2004a). Somatoform dissociation, reported abuse and animal defence-like reactions. Austr N Zealand J Psychiatry; 38: 678–86.
Nijenhuis E, van der Hart, Steele K (2004b). Strukturelle Dissoziation der Persönlichkeit, traumatischer Ursprung, phobische Residuen. In: Reddemann L, Hofmann A, Gast U (Hrsg). Psychotherapie der dissoziativen Identitätsstörungen. Stuttgart, New York: Thieme.
Nishith P, Mechanic MB, Resick PA (2000). Prior interpersonal trauma: the contribution to current PTSD symptoms in female rape victims. J Abnorm Psychol; 109: 20–5.
Nobre AC, Coull JT, Frith CD, Mesulam MM (1999). Orbitofrontal cortex is activated during breaches of expectation in tasks and visual attention. Nature Neurosci; 2: 11–2.
Norma MT, Zilbach JJ, Baker-Miller J, Nadelson C (1986). Themes in psychoanalytic understanding of women: Some reconsiderations of autonomy and affiliation. J Am Acad Psychoanal; 14: 241–53.
Novick J, Kelly KK (1970). Projection and externalization. Psychoanal Study Child; 25: 69–98.
Novick J, Novick KK (1987). The essence of masochism. Psychoanal Study Child; 42: 353–84.
Novick J, Novick KK (1991). Some comments on masochism and the delusion of omnipotence from a developmental perspective. Am J Psychoanal Assoc; 39: 307–31.
Nunberg H (1955). Principles of Psychoanalysis. New York: Int. Univ. Press.
Ochberg EM (1993). Posttraumatic therapy. In: Wilson JP, Raphael B (eds). International Handbook of Traumatic Stress Syndromes. New York: Plenum; 773–84.
OEG (1976). Gesetz zur Entschädigung für Opfer von Gewalttaten vom 11. Mai 1976 (BGBI, S. 1181) in der Fassung vom 30. Juli 2004. http://bundesrecht.juris.de/oeg/index.html (Zugriffsdatum: 19. Dezember 2005).
Ogata S, Silk KR, Goodrich S, Lohr NE, Westen D, Hill EM (1990). Childhood sexual and physical abuse in adult patients with borderline personality disorder. Am J Psychiatry; 147: 1008–13.
Ogawa JR, Sroufe LA, Weinfield NS, Carlson, EA, Egeland B (1997). Development and the fragmented self: longitudinal study of dissociative symptomatology in a nonclinical sample. Dev Psychopathol; 9: 855–79.
Ogden TH (1979). On projective identification. Int J Psychoanal; 60: 357–73.
Ogden TH (1982). Projective Identification and Psychotherapeutic Technique. New York, London: Jason Aronson.
Ogrodniczuk JS, Piper WE (1999). Use of transference interpretations in dynamically oriented individual psychotherapy for patients with personality disorders. J Personal Disord; 13: 297–311.

Oldham JM (1994). Personality disorders. J Am Med Assoc; 272: 1770–6.

Oliver JE (1993). Intergenerational transmission of child abuse: rates, research, and clinical implications. Am J Psychiatry; 150: 1315–24.

Olnick S (1964). The negative therapeutic reaction. Int J Psychoanal; 45: 540–8.

Orange D (1995). Emotional Understanding. Studies in Psychoanalytic Epistemiology. New York: The Guilford Press.

O'Shaughnessy E (1998). Enklaven und Exkursionen. In: O'Shaugnessy E (Hrsg). Kann ein Lügner analysiert werden? Tübingen: edition diskord; 105–25.

Ott J, Langenbach M, Hartkamp N, Wöller W, Tress W (2001). Histrionische Persönlichkeitsstörung. In: Tress W, Wöller W, Hartkamp N, Langenbach M, Ott J (Hrsg). Persönlichkeitsstörungen. Leitlinie der AWMF und Quellentext. Stuttgart, New York: Schattauer; 169–80.

Paar G (1987). Selbstzerstörung als Selbsterhaltung. Eine Untersuchung zu Patienten mit artifiziellen Syndromen. Mat Psychoanal; 13: 1–54.

Palmer RL, Oppenheimer R, Dignon A, Chaloner DA, Howells K (1990). Childhood sexual experiences with adults reported by women with eating disorders: an extended series. Br J Psychiatry; 156: 699–703.

Panksepp J (1998). Affective Neuroscience: The Foundations of Human and Animal Emotions. New York, Oxford: Oxford University Press.

Panksepp J (1999). Emotions as viewed by psychoanalysis and neuroscience: an exercise in consilience, and accompanying commetaries. Neuro Psychoanal; 1: 15–89.

Pao PN (1965). The role of hatred in the ego. Psychoanal Q; 34: 257–64.

Pao PN (1969). The syndrome of delicate self-cutting. Br J Med Psychol; 42: 195–206.

Papousek H, Papousek M (1997). Fragile aspects of early social integration. In: Murray L, Cooper PJ (eds). Postpartum Depression and Child Development. New York: The Guilford Press; 35–53.

Parens H (1993). Neuformulierungen der psychoanalytischen Aggressionstheorie und Folgerungen für die klinische Situation. Forum Psychoanal; 9: 107–21.

Paris J (1994). Borderline Personality Disorder: A Multidimensional Approach. Washington DC: American Psychiatric Press.

Paris J (1997). Childhood trauma as an etiological factor in the personality disorders. J Personal Disord; 11: 34–49.

Paris J (1998). Working with Traits. Northvale NJ: Jason Aronson.

Paris J, Zweig-Frank H (1992). A critical review of the role of childhood sexual abuse in the etiology of borderline personality disorder. Can J Psychiatry; 37: 125–8.

Parnell L (1999). EMDR in the Treatment of Adults Abused as Children. New York: Norton.

Patrick M, Hobson RP, Castle D, Howard R, Maughan B (1994). Personality disorder and the mental representation of early social experience. Dev Psychopathol; 6: 375–88.

Pearce JW, Pezzot-Pearce TD (1997). Psychotherapy of Abused and Neglected Children. New York, London: The Guilford Press.

Pearlman L, Saakvitne K (1995). Trauma and the Therapist: Countertransference and Vicarious Traumatization in Psychotherapy with Incest Survivors. New York: Norton.

Peichl J (1997). Psychotherapeutische Techniken bei traumabedingten Störungen – eine Zwischenbilanz. PTT – Persönlichkeitsstörungen, Theorie und Therapie; 3: 103–12.

Perkins B, Rouanzoin C (2002). A critical evaluation of current views regarding eye movement desensitization and reprocessing (EMDR): clarifying points of confusion. J Clin Psychol; 58: 77–97.

Perlow M (1995). Understanding Mental Objects. London, New York: Routledge.

Perren-Klingler G (1995). Trauma: vom Schrecken des Einzelnen zu den Ressourcen der Gruppe. Bern, Stuttgart, Wien: Haupt.

Perris EE, Myers NA, Clifton RK (1990). Long-term memory for a single infancy experience. Child Dev; 61: 1796–807.

Perry B (1997). Incubated in terror: Neurodevelopmental factors in the »cycle of violence«. In: Osofsky J (ed). Children in a Violent Society. New York: The Guilford Press; 124–49.

Perry BD (1999). The memory of states: How the brain stores and retrieves traumatic experience. In: Goodwin J, Attias R (eds). Splintered Reflections: Images of the Body in Trauma. New York: Basic Books; 9–38.

Perry BD, Pollard RA, Blakely TL, Baker WL, Vigilante D (1995). Childhood trauma, the neurobiology of adaptation, and use-dependent development of the brain. How states become traits. Infant Ment Health J; 16: 271–91.

Person ES, Klar H (1994). Establishing trauma: the difficulty distinguishing between memories and fantasies. J Am Psychoanal Assoc; 42: 1055–81.

Peters SD (1988). Child sexual abuse and later psychological problems. In: Wyatt GE, Powell GJ (eds). Lasting Effects of Child Sexual Abuse. Newbury Park CA, London: Sage; 101–17.

Pfäfflin F (2001). Perversion und Persönlichkeitsstörungen. PTT – Persönlichkeitsstörungen, Theorie und Therapie; 5: 63–72.

Phelps JL, Belsky J, Crnic K (1998). Earned security, daily stress, and parenting: a comparison of five alternative models. Dev Psychopathol; 10: 21–38.

Phillips M, Frederick C (1995). Healing the Divided Self. Clinical and Ericksonian Hypnotherapy for Post-traumatic and Dissociative Conditions: New York: Norton.

Phillips M, Frederick C (2003). Handbuch der Hypnotherapie bei posttraumatischen und dissoziativen Störungen. Heidelberg: Carl Auer.

Piaget J, Inhelder B (1969). Die Entwicklung des inneren Bildes beim Kind. Frankfurt a.M.: Suhrkamp.

Pines D (1986). Working with women survivor of the holocaust: affective experiences in transference and countertransference. Int J Psychoanal; 67: 295–306.

Piper WE, Joyce AS, McCallum M, Azim HFA (1993). Concentration and correspondence of transference interpretations in short-term psychotherapy. J Consult Clin Psychol; 61: 586–95.

Piper WE, Joyce AS, Azim HF, McCallum M (1998). Interpretative and supportive forms of psychotherapy and patient personality variables. J Consult Clin Psychol; 66: 558–67.

Piper WE, Ogrodniczuk JS, Joyce AS, McCallum M, Rosie JS, O'Kelly JG, Steinberg PF (1999). Prediction of dropping out in time-limited, interpretative individual psychotherapy. Psychotherapy; 36: 114–22.

Pitman RK, Orr SP, van der Kolk BA, Greenberg MS, Meyerhoff JL, Mougey EH (1990). Analgesia: A new dependent variable for the biological study of posttraumatic stress disorder. In: Wolf ME, Mosnaim AD (eds). Posttraumatic Stress Disorder. Etiology, Phenomenology, and Treatment. Washington DC: American Psychiatric Press; 140–7.

Plassmann R (1987). Der Arzt, der Artefakt-Patient und der Körper. Eine psychoanalytische Untersuchung des Mimikry-Phänomens. Psyche; 41: 883–99.

Plassmann R (1993). Organwelten: Grundriß einer analytischen Körperpsychologie. Psyche; 47: 261–82.

Plassmann R (1998). Artifizielle Krankheiten und Münchhausen-Syndrome. In: Hirsch M (Hrsg). Der eigene Körper als Objekt. Gießen: Psychosozial-Verlag.

Plomin R, DeFries JC, McClearn GE (1990). Behavioral Genetics: A Primer. New York: WH Freeman.

Polan HJ, Hofer MA (1999). Psychobiological origins of infant attachment and separation responses. In: Cassidy J, Shaver PR (eds). Handbook of Attachment: Theory, Research, and Clinical Applications. New York: The Guilford Press; 162–80.

Polansky NA, Chalmers MA, Williams DP, Buttenweiser EW (1981). Damaged Parents: An Anatomy of Child Neglect. Chicago: University of Chicago Press.

Poole DA, Lindsay DS, Memon A, Bull R (1995). Psychotherapy and the recovery of memories of childhood sexual abuse: U.S. and British practitioners' opinions, practices, and experiences. J Consult and Clin Psychol; 63: 426–37.

Pope HG, Hudson JI (1992). Is childhood sexual abuse a risk factor for bulimia nervosa? Am J Psychiatry; 149: 455–63.

Post RM, Weiss SRB, Smith MA (1995). Sensitization and kindling: Implications for the evolving neural substrates of post-traumatic stress disorder. In: Friedman MJ, Charney DS, Deutch AY (eds). Neurobiological and Clinical Consequencess of Stress: From Normal Adaptation to Post-traumatic Stress Disorder. Philadelphia: Lippincott-Raven; 203–24.

Post RM, Weiss RB, Smith M, McCann U (1997). Kindling versus quenching. Implications for the evolution and treatment of posttraumatic stress disorder. Ann New York Acad Sci; 821: 285–95.

Post RM, Weiss SRB, Li H, Smith MA, Zang LX, Xing G, Osuch EA, McCann UD (1998). Neural plasticity and emotional memory. Dev Psychopathol; 10: 829–55.

Power K, McGoldrick T, Brown K, Buchanan R, Sharp D, Swanson V, Athanasios K (2002). A controlled comparison of eye movement desensitization and reprocessing versus exposure plus cognitive restructuring versus waiting list in the treatment of post traumatic stress disorder. Clin Psychol Psychother; 9: 299–318.

Psychotherapie-Richtlinien (1998). Richtlinien des Bundesausschusses der Ärzte und Krankenkassen über die Durchführung der Psychotherapie in der Fassung vom 11. Dezember 1988. Dtsch Ärztebl; 95, Heft 51–52: A-3309.

Putnam FW (1989). Diagnosis and Treatment of Multiple Personality Disorder. New York: The Guilford Press. Dt.: (2003) Diagnose und Behandlung der Dissoziativen Identitätsstörung. Paderborn: Junfermann.

Putnam FW (1991). Recent research on multiple personality disorder. Psychiatr Clin North Am; 14: 489–502.

Putnam FW (1997). Dissociation in Children and Adolescents: A Developmental Perspective. New York: The Guilford Press.

Putnam EW, Trickett PK (1997). Psychobiological effects of sexual abuse: A longitudinal study. In: Yehuda R, MacFarlane AC (eds). Psychobiology of Posttraumatic Stress Disorder. New York: New York Academy Sci; 150–9.
Putnam FW, Guroff J, Silberman EK (1986). The clinical phenomenology of MPD: review of 100 recent cases. J Clin Psychiatry; 47: 285–93.
Putnam FW, Carlson EB, Ross CA, Anderson G, Clark P, Torem M, Bowman ES, Coons P, Chu JA, Dill DL, Loewenstein RJ, Braun BG (1996). Patterns of dissociation in clinical and nonclinical samples. J Nerv Ment Dis; 184: 673–9.
Quality Assurance Project (1990). Treatment outlines for paranoid, schizotypal and schizoid personality disorders. Aust N Z J Psychiatry; 24: 339–50.
Racker H (1978). Übertragung und Gegenübertragung. München, Basel: Reinhardt.
Radbill SX (1968). A history of child abuse and infanticide. In: Helfer RA, Kempe CH (eds). The Battered Child. Chicago: University of Chicago Press.
Radke-Yarrow M, Cummings M, Kuczynski L, Chapman M (1985). Patterns of attachment in two- and three-year olds in normal families and families with parental depression. Child Dev; 56: 884–93.
Raine A, Stoddard J, Bihrle S, Buchsbaum M (1998). Prefrontal glucose deficits in murderers lacking psychosocial deprivation. Neuropsychiatry Neuropsychol Behav Neurol; 11: 1–7.
Rangell L (1967). The metapsychology of psychic trauma. In: Furst SS (ed). Psychic Trauma. New York, London: Basic Books.
Rapaport D (1967). Psychoanalysis as a developmental psychology. In: Gill MM (ed). The Collected Papers of David Rapaport. New York: Basic Books.
Raspe HH (1983). Aufklärung und Information im Krankenhaus. Göttingen: Vandenhoeck & Ruprecht.
Rauch SL, van der Kolk BA, Fisler RE, Alpert NM, Orr SP, Savage CR, Fischmann AJ, Jenike MA, Pitman RK (1996). A symptom provocation study using positron emission tomography and script driven imagery. Arch Gen Psychiatry; 53: 380–7.
Rauchfleisch U (1997). Die antisoziale Persönlichkeitsstörung – diagnostische Überlegungen bei Verwendung psychoanalytischer Modellvorstellungen. PTT – Persönlichkeitsstörungen, Theorie und Therapie; 2: 85–92.
Reddemann L (2000a). Angst. In: Bronisch T, Bohus M, Dose M, Reddemann L, Unckel C (Hrsg). Krisenintervention bei Persönlichkeitsstörungen. Stuttgart: Klett-Cotta.
Reddemann L (2000b). Dissoziation: In: Bronisch T, Bohus M, Dose M, Reddemann L, Unckel C (Hrsg). Krisenintervention bei Persönlichkeitsstörungen. Stuttgart: Klett-Cotta.
Reddemann L (2003). Imagination als heilsame Kraft. 8. Aufl. Stuttgart: Pfeiffer bei Klett-Cotta.
Reddemann L (2004). Psychodynamisch imaginative Traumatherapie. PITT – Das Manual. Stuttgart: Pfeiffer bei Klett-Cotta.
Reddemann L, Sachsse U (1996). Imaginative Psychotherapieverfahren zur Behandlung in der Kindheit traumatisierter Patientinnen und Patienten. Psychotherapeut; 41: 169–74.
Reddemann L, Sachsse U (1997). Traumazentrierte Psychotherapie. Teil 1: Stabilisierung. PTT – Persönlichkeitsstörungen, Theorie und Therapie; 3: 113–47.
Reddemann L, Sachsse U (1998). Traumazentrierte Psychotherapie. Teil 2: Traumaexposition. PTT – Persönlichkeitsstörungen, Theorie und Therapie; 3: 77–87.
Reddemann L, Sachsse U (2000). Traumazentrierte Psychotherapie der chronifizierten, komplexen Posttraumatischen Belastungsstörung vom Phänotyp der Borderline-Persönlichkeitsstörungen. In: Kernberg OF, Dulz B, Sachsse U (Hrsg). Handbuch der Borderline-Störungen, Stuttgart, New York: Schattauer; 555–71.
Reddemann L, Hofmann A, Gast U (Hrsg) (2003). Psychotherapie der dissoziativen Störungen. Stuttgart, New York: Thieme.
Reich G (2003). Familien- und Paarbeziehungen bei Persönlichkeitsstörungen – Aspekte der Dynamik und Therapie. PTT – Persönlichkeitsstörungen, Theorie und Therapie; 7: 72–83.
Reid JB, Kavanagh K, Baldwin DV (1987). Abusive parents' perceptions of child problem behaviors: an example of parental bias. J Abnorm Child Psychol; 15: 457–66.
Reinders AA, Nijenhuis E, Paans AM, Korf J, Willemsen AT, den Boer JA (2003). One brain, two selves. Neuroimage; 20: 2119–25.
Reinders AA, Nijenhuis E, Quak J, Korf J, Paans AMJ, Haaksma J, Willemsen ATM, den Boer J (2005). Psychobiological characteristics of dissociative identity disorder: a symptom provocation study. In: Reinders AATS (ed). From Methods to Meaning. Groningen: Groningen University.
Reite M, Capitanio JP (1985). On the nature of social separation and attachment. In: Reite M, Field T (eds). The Psychobiology of Attachment and Separation. Orlando FL: Academic Press; 223–55.
Renik O (1981). Typical examination dreams, »superego dreams« and traumatic dreams. Psychoanal Q; 50: 159–89.

Renik O (1993). Countertransference enactment and the psychoanalytic process. In: Horowitz MJ, Kernberg OF, Weinshel EM (eds): Psychic Structure and Psychic Change. Essays in Honor of Robert S. Wallerstein. Madison: IUP; 135–58.

Renik O (2000). Subjectivity and unconsciousness. J Analyt Psychol; 45: 3–20.

Renshaw DC (1982). Incest – Understanding and Treatment. Boston: Little, Brown & Co.

Reschke K (1990). Gestaltung gesundheitsrelevanter Informationen. In: Schwarzer R (Hrsg). Gesundheitspsychologie. Ein Lehrbuch. Göttingen: Hogrefe.

Resnick H, Acierno R, Holmes M, Kilpatrick DG, Jager N (1999). Prevention of post-rape psychopathology: preliminary findings of a controlled acute rape treatment study. J Anxiety Disord; 13: 359–70.

Richter-Appelt H (1994). Sexuelle Traumatisierungen und körperliche Mißhandlungen. Eine Befragung von Studentinnen und Studenten. In: Rutschky K, Wolff R (Hrsg). Handbuch Sexueller Mißbrauch. Hamburg: Rowohlt; 116–42.

Richter-Appelt H (2002a). Sex and gender – Trans- and intersexualities. New aspects of Gender Identity Disorders. Paper presented at Gender & Health: Realizing a Gender Sensitive Health Care System; 16–18 September, Wien.

Richter-Appelt H (Hrsg) (2002b). Verführung – Trauma – Missbrauch. Gießen: Psychosozial-Verlag.

Riesenberg-Malcolm R (2003). Unerträgliche Zustände erträglich machen. Psychoanalytisches Arbeiten mit extrem schwierigen Patienten. Stuttgart: Klett-Cotta.

Rinaman L, Levitt P, Card JP (2000). Progressive postnatal assembly of limbic-autonomic circuits revealed by central transneuronal transport of pseudorabies virus. J Neurosci; 20: 2731–41.

Rinne T, van den Brink W, Wouters L, van Dyck R (2002). SSRI treatment of borderline personality disorder: a randomized, placebo-controlled clinical trial for female patients with borderline personality disorder. Am J Psychiatry; 159: 2048–54.

Rizzolatti G, Craighero L (2004). The mirror neuron system. Annu Rev Neurosci; 27: 169–92.

Robins LN (1966). Deviant children grown up. Baltimore MD: Wilkins.

Rockland LH (1989). Supportive Therapy for Borderline Patients: A Psychodynamic Approach. New York: Basic Books.

Rogers S, Silver S (2002). Is EMDR an exposure therapy? A review of trauma protocols. J Clin Psychol; 58: 43–59.

Rohde-Dachser C (1983). Das Borderline-Syndrom. Bern: Hans Huber.

Rohde-Dachser C (1986). Ringen um Empathie. Ein Interpretationsversuch masochistischer Inszenierungen. Forum Psychoanal; 2: 44–58.

Romans S, Belaise C, Martin J, Morris E, Raffi A (2002). Childhood abuse and later medical disorders in women. An epidemiological study. Psychother Psychosom; 71: 141–50.

Romer G (1993). Choreographie der Haltenden Umwelt. In: Hörmann K (Hrsg). Tanztherapie. Göttingen: Verlag für Angewandte Psychologie.

Rorty M, Yager J (1996). Histories of childhood trauma and complex posttraumatic sequelae in women with eating disorders. Psychiat Clin North Am; 19: 773–91.

Rosenblum D, Williams MB (1999). Life After Trauma. A Workbook for Healing. New York, London: The Guilford Press.

Rosenfeld HA (1981). Zur Psychopathologie und psychoanalytischen Behandlung einiger Borderline-Patienten. Psyche; 35; 338–52.

Rosenfeld HA (1983). Primitive object relations and mechanisms. Int J Psychoanal; 64: 261–7.

Rosenfeld HA (1989). Zur Psychopathologie des Narzissmus – ein klinischer Beitrag. In: Rosenfeld HA (Hrsg). Zur Psychoanalyse psychotischer Zustände. Frankfurt a. M.: Suhrkamp; 196–208.

Rosenfeld HA (1990a). Beitrag zur psychoanalytischen Theorie des Lebens- und Todestriebes aus klinischer Sicht: Eine Untersuchung der aggressiven Aspekte des Narzissmus. In: Bott Spillius E (Hrsg). Melanie Klein heute. Bd. I. München, Wien: Verlag Internationale Psychoanalyse; 299–319.

Rosenfeld HA (1990b). Sackgassen und Deutungen. München: Verlag Internationale Psychoanalyse.

Rosenkötter L (1981). Die Idealbildung in der Generationenfolge. Psyche; 35: 593–9.

Rosenstein DS, Horowitz HA (1996). Adolescent attachment and psychopathology. J Cons Clin Psychol; 64: 244–53.

Ross CA (1989). Multiple Personality Disorder: Diagnosis, Clinical Features, and Treatment. New York: John Wiley.

Ross CA, Norton GR, Wozney K (1989). Multiple personality disorder: an analysis of 236 cases. Can J Psychiatry; 34: 413–8.

Roth G (2001). Fühlen, Denken, Handeln. Wie das Gehirn unser Verhalten steuert. Frankfurt a. M.: Suhrkamp.

Roth A, Fonagy P (1996). What Works for Whom? London: The Guilford Press.

Rothbaum BO (1997). A controlled study of eye movement desensitization and reprocessing for post-

traumatic stress disordered sexual assault victims. Bull Menninger Clin; 61: 317–34.
Rothbaum BO, Foa EB (1995). Kognitiv-behaviorale Behandlung der Posttraumatischen Belastungsstörung. In: Saigh PA (Hrsg). Posttraumatische Belastungsstörung. Diagnose und Behandlung psychischer Störungen bei Opfern von Gewalttaten und Katastrophen. Bern: Huber; 102–29.
Rothbaum BO, Foa EB (1997). Kognitive Verhaltenstherapie für posttraumatische Belastungsstörungen. Formen und Wirksamkeit. In: Maercker A (Hrsg). Therapie der posttraumatischen Belastungsstörungen. Heidelberg, New York: Springer; 103–21.
Rothschild B (2002). Der Körper erinnert sich. Die Psychophysiologie des Traumas und der Traumabehandlung. Essen: Synthesis.
Rounsaville B (1978). Battered wives: barriers to identification and treatment. Am J Orthopsychiatry; 48: 487–94.
Rubin DC (1982). On the retention function for autobiographical memory. J Verbal Learn Verbal Behav; 21: 21–8.
Rudolf G (1995). Diagnostik struktureller Störungen. In: Schneider G, Seidler GH (Hrsg). Internalisierung und Strukturbildung in Psychoanalyse und Psychotherapie. Opladen: Westdeutscher Verlag.
Rudolf G (2004). Strukturbezogene Psychotherapie. Leitfaden zur psychodynamischen Therapie struktureller Störungen. Stuttgart, New York: Schattauer.
Rudolf G, Buchheim P, Ehlers W, Küchenhoff J, Muhs A, Pouget D, Rüger U, Seidler GH, Schwarz F (1995). Struktur und strukturelle Störung. Z Psychosom Med; 41: 197–212.
Runtz MG, Schallow JR (1997). Social support and coping strategies as mediators of adult adjustment following childhood maltreatment. Child Abuse Negl; 21: 211–26.
Ruppenthal G, Arling G, Harlow H, Sackett G, Suomi S (1976). A 10-year perspective of motherless mother monkey behavior. J Abnorm Psychol; 85: 341–9.
Russell DEH (1984). Sexual exploitation: Rape, Child Sexual Abuse, and Workplace Harassment. Newbury Park CA: Sage.
Rutschky K (1992). Erregte Aufklärung: Kindesmißbrauch. Fakten & Fiktionen. Hamburg: Klein.
Rutter M (1987a). Psychosocial resilience and protective mechanisms. Am J Orthopsychiatry; 57: 316–31.
Rutter M (1987b). Temperament, personality, and personality development. Brit J Psychiatry; 150: 443–8.
Ruzek JJ, Polusny MA, Abueg FR (1998). Assessment and treatment of concurrent posttraumatic stress disorder and substance abuse. In: Follette VM, Ruzek JJ, Abueg FR (eds). Cognitive-behavioral Therapies for Trauma. New York: The Guilford Press; 226–55.
Saakvitne KW, Gamble S, Pearlman LA, Lev BT (2000). Risking Connection: A Training Curriculum for Working with Survivors of Childhood Abuse. Lutherville MD: Sidran Press.
Sachse R (2002). Histrionische und Narzisstische Persönlichkeitsstörungen. Göttingen, Bern, Toronto, Seattle: Hogrefe.
Sachse R (2004). Persönlichkeitsstörungen. Leitfaden für die Psychologische Psychotherapie. Göttingen, Bern, Toronto, Seattle: Hogrefe.
Sachsse U (1987). Selbstbeschädigung als Selbstfürsorge. Zur intrapersonalen und interpersonellen Psychodynamik schwerer Selbstbeschädigungen der Haut. Forum Psychoanal; 3: 51–70.
Sachsse U (1989). »Blut tut gut.« Genese, Psychodynamik und Psychotherapie offener Selbstbeschädigung der Haut. In: Hirsch M (Hrsg). Der eigene Körper als Objekt. Zur Psychodynamik selbstdestruktiven Körperagierens. Gießen: Psychosozial-Verlag.
Sachsse U (1994). Selbstverletzendes Verhalten. Psychodynamik und Psychotherapie. Göttingen, Zürich: Vandenhoeck & Ruprecht.
Sachsse U (2003). Distress-Systeme des Menschen. PTT – Persönlichkeitsstörungen, Theorie und Therapie; 7: 4–16.
Sachsse U (2004). Traumazentrierte Psychotherapie. Stuttgart, New York: Schattauer.
Sachsse U, Reddemann L (1998). Traumazentrierte Psychotherapie, Teil 2: Traumaexposition. Persönlichkeitsstörungen; 3: 77–87.
Sack M, Mattheß H (2005). Psychobiological studies and practical implications of the use of EMDR with dissociative clients. Paper presented at the ISSD-Conference; 5–8 November, Toronto, Canada.
Sack M, Lempa W, Lamprecht F (2001). Metaanalyse der Studien zur EMDR-Behandlung von Patienten mit posttraumatischen Belastungsstörungen. Psychother Psychosom Med Psychol; 51: 350–5.
Sack M, Lempa W, Lamprecht F (2003). Psychophysiologische Regulation bei Patienten mit PTSD: Veränderungen nach EMDR-Behandlung. Z Psychotraumatol Psychol Med; 1: 47–57.
Sack M, Hopper JW, Lamprecht F (2004). Low respiratory sinus arrhythmia and prolonged psychophysiological arousal in posttraumatic stress disorder. Heart rate dynamics and individual differences in arousal regulation. Biol Psychiatry; 55: 284–90.

Safran JD, Crocker P, McMain S, Murray P (1990). The therapeutic alliance rupture as a therapy event for empirical investigation. Psychother; 27: 154–65.

Salzman L (1974). Other character personality syndromes: Schizoid, inadequate, passive-aggressive, paranoide, dependent. In: Ariety S, Brody EB (eds). American Handbook of Psychiatry. 2ed Vol. 3. New York: Basic Books.

Sampson H, Weiss J (1983). Testing hypotheses. The approach of the Mount Zion Psychotherapy Research Group. In: Greenberg L, Pinsof W (eds). The Psychoanalytic Process. A Research Handbook. New York: The Guilford Press.

Sandberg D, Lynn SL, Green JP (1994). Sexual abuse and revictimization: Mastery, dysfunctional learning, and dissociation. In: Lynn SJ, Rhe JW (eds). Dissociation. Clinical and Theoretical Perspectives. New York London: The Guilford Press.

Sander L (1988). The event-structure of regulation in the neonate-caregiver system as a biological background of early organization of psychic structure. In: Goldberg A (ed). Frontiers in self psychology. Hillsdale NJ: Erlbaum; 64–77.

Sanders B, McRoberts G, Tollefson C (1989). Childhood stress and dissociation in a college population. Dissociation; 2: 17–23.

Sandler J (1960/1987). The Background of Safety, from Safety to Superego. Selected Papers of Joseph Sandler. London: Karnac.

Sandler J (1964). Zum Begriff des Über-Ichs. Psyche; 18: 721–43.

Sandler J (1967). Trauma, strain, and development. In: Furst SS (ed). Psychic Trauma. New York: Basic Books; 154–74.

Sandler J (1976). Gegenübertragung und Bereitschaft zur Rollenübernahme. Psyche – Z Psychoanal; 30: 297–305.

Sandler J (1988). Projection, Identification, Projective Identification. London: Karnac.

Sandler J, Rosenblatt B (1962). The concept of the representational world. Psychoanal Study Child; 17: 128–45.

Sandler J, Sandler A (1978). On the development of object relationships and affects. Int J Psychoanal; 59: 258–96.

Sandler J, Dare C, Holder A (1996). Die Grundbegriffe der psychoanalytischen Therapie. 7. Aufl. Stuttgart: Klett-Cotta.

Sapolsky RM (1995). Why stress is bad for your brain. Science; 273: 749–50.

Saß H, Mende M (1990). Zur Erfassung von Persönlichkeitsstörungen mit einer integrierten Merkmalsliste gem. DSM-III-R und ICD-10 bei stationär behandelten psychiatrischen Patienten. In: Baumann K, Fähndrich E, Stieglitz RD, Woggon B (Hrsg). Veränderungsmessung in Psychiatrie und klinischer Psychologie. München: Profil; 195–206.

Schacter DL (1996). Searching for memory: The brain, the mind, and the past. New York: Basic Books. Dt.: (1996). Wir sind Erinnerung. Gedächtnis und Persönlichkeit. Reinbek: Rowohlt.

Schacter DL, Tulving E (1994). Memory Systems. Cambridge MA: MIT Press.

Scheck MM, Schaeffer JA, Gillette CS (1998). Brief psychological intervention with traumatized young women: the efficacy of eye movement desensitization and reprocessing. J Trauma Stress; 11: 25–44.

Schedlich C (2003). Material zum Einführungskurs zur Ausbildung zum Fachberater für Psychotraumatologie. Universität Köln.

Schedlich C, Frey-Sander E (2001). Tanztherapeutische Interventionsmöglichkeiten in der Arbeit mit traumatisierten PatientInnen. In: Landschaftsverband Rheinland (Hrsg). Vorhang Auf! Tanz- und Dramatherapie im Rheinland. Pulheim: Rhein-Eifel-Mosel-Verlag.

Schenk B, Schedlich C (2001). Trauma und Körperbild. Auswirkungen, Phänomene und tanztherapeutische Überlegungen. In: Trautmann-Voigt S, Voigt B (Hrsg). Bewegung und Bedeutung. Köln: Klaus Richter.

Schleske G (1999). Imaginiertes und reales Kind. Über den Einfluß mütterlicher Phantasien auf die frühkindliche Entwicklung und die Dynamik des Kindesmißbrauchs. Z Pychoanal Theorie Praxis; 14: 438–63.

Schmidt MH (1990). Die Untersuchung abgelehnter und/oder vernachlässigter Säuglinge aus der Kohorte von 362 Kindern der Mannheimer Studie. In: Martinius J, Frank R (Hrsg). Vernachlässigung, Mißbrauch und Mißhandlung von Kindern; 15–21.

Schmidt HU (2002). Musiktherapie bei Patienten mit Borderline-Persönlichkeitsstörung. PTT – Persönlichkeitsstörungen, Theorie und Therapie; 6: 65–74.

Schmidt G (2004). Liebesaffären zwischen Problem und Lösung. Heidelberg: Carl-Auer-Systeme.

Schneider K (1950). Die psychopathischen Persönlichkeiten. 9. Aufl. Wien: Deuticke.

Schneider-Rosen K, Cicchetti D (1991). Early self-knowledge and emotional development: visual self-recognition and affective reactions to mirror self-image in maltreated and non-maltreated toddlers. Dev Psychol; 27: 481–8.

Schneider-Rosen K, Braunwald KG, Carlson V, Cicchetti D (1985). Current perspectives in attachment theory: Illustration from the study of maltreated infants. In: Bretherton I, Waters E (eds). Growing Points in Attachment Theory and Research: Monographs of the Society for Research in Child Development; 50: 194–210.

Schoffermann J, Anderson D, Hines R, Smith G, Keane G (1993). Childhood psychological trauma and chronic refractory low-back-pain. Clin J Pain; 9: 260–5.

Schore AN (1994). Affect Regulation and the Origin of the Self. The Neurobiology of Emotional Development. Hillsdale NJ: Erlbaum.

Schore AN (1996). The experience-dependent maturation of a regulatory system in the orbital prefrontal cortex and the origin of developmental psychopathology. Dev Psychopathol; 8: 59–87.

Schore AN (1997). Early organization of the nonlinear right brain and development of a predisposition to psychiatric disorders. Dev Psychopathol; 9: 595–631.

Schore AN (2000). Attachment and the regulation of the right brain. Attachment Hum Dev; 2: 23–47.

Schore AN (2001). The effects of early relational trauma on right brain development, affect regulation, and infant mental health. Infant Ment Health J; 22: 201–69.

Schore AN (2003). Affect Dysregulation and Disorders of the Self. New York; Norton.

Schore AN (2005). Back to basics: attachment, affect regulation, and the developing right brain: linking developmental neuroscience to pediatrics. Pediatr Rev; 26: 204–17.

Schottenloher G (1994). Wenn Worte fehlen, sprechen Bilder. München: Kösel.

Schwarz R (2002). Tools for Transforming Trauma. New York, London: Brunner-Routledge.

Schwartz MF, Galperin LD, Masters WH (1995). Dissociation and treatment of compulsive reenactment of trauma: Sexual compulsivity. In: Hunter M (ed). Adult Survivors of Sexual Abuse: Treament Innovations. London, New Delhi: Sage, Thousand Oaks.

Sedney MA, Brooks B (1984). Factors associated with a history of childhood sexual experience in a nonclinical female population. J Am Acad Child Psychiat; 23: 215–8.

Segal H (1957). Notes on symbol formation. Int J Psychoanal; 38: 391–7.

Segal H (1957/1990). Bemerkungen zur Symbolbildung. In: Bott Spillius E (Hrsg). Melanie Klein heute. Bd. 1, Beiträge zur Theorie. Stuttgart: Verlag Internationale Psychoanalyse; 202–24.

Seidler HG (2001). Hysterie heute. Gießen: Psychosozial-Verlag.

Sgroi SA (1982). Handbook of Clinical Intervention in Child Sexual Abuse. Lexington MA: Lexington Books.

Shalev AY (1997). Discussion: treatment of prolonged posttraumatic stress disorder – learning from experience. J Trauma Stress; 10: 415–23.

Shapiro F (1965). Neurotic Styles. New York: Basic Books.

Shapiro F (1989). Efficacy of the eye movement desensitization procedure in the treatment of traumatic memories. J Trauma Stress; 2: 199–223.

Shapiro F (1998). Eye Movement Desensitization and Reprocessing (EMDR). Paderborn: Junfermann.

Sheldon KM, Kasser T (1995). Coherence and congruence: two aspects of personality integration. J Person Soc Psychol; 68: 531–43.

Shengold L (1989). Soul Murder. The Effects of Childhood Abuse and Deprivation. New Haven, London: Yale University Press. Dt.: (1995) Seelenmord – die Auswirkungen von Mißbrauch und Vernachlässigung in der Kindheit. Frankfurt a. M.: Brandes & Apsel.

Shin LM, Kosslyn SM, McNally RJ, Alpert NM, Thompson WL, Rauch SL, Macklin ML, & Pitman RK (1997). Visual imagery and perception in posttraumatic stress disorder: a positron emission tomographic investigation. Arch Gen Psychiatry; 54: 233–41.

Siegel DJ (1995). Memory, trauma, and psychotherapy: a cognitive science view. J Psychother Pract Res; 4: 93–122.

Siegel DJ (1999). The Developing Mind: Toward a Neurobiology of Interpersonal Experience. New York: The Guilford Press.

Siegel A (2005). The Neurobiology of Aggression and Rage. Boca Raton: CRC Press.

Siever LJ, Davis L (1991). A psychobiological perspective on the personality disorders. Am J Psychiatry; 148: 1647–58.

Silver D (1983). Psychotherapy of the charactologically difficult patient. Can J Psychiatry; 28: 513–21.

Silverstein JL (1989). Origins of psychogenic vaginism. Psychother Psychosom; 52: 197–204.

Simonton L (1992). Körper, Seele, Geist, Krebs und Gesundheit. Penzberg: Seminar-Kassette Zist.

Skodol AE, Buckley R, Charles E (1983). Is there a characteristic pattern in the treatment history of clinic outpatients with borderline personality? J Nerv Ment Dis; 171: 405–10.

Skogstad W (2001). Innere und äußere Realität in der stationären Psychotherapie. Zur Behandlung schwergestörter Patienten am Cassel Hospital. Forum Psychoanal; 17: 118–39.

Slater E, Roth M (1977). Clinical Psychiatry. London: Bailliere.

Slavney PR, Mc Hugh PR (1974). The hysterical personality. Arch Gen Psychiatry; 30: 325–32.

Smirnoff VN (1969). The masochistic contract. Int J Psychoanal; 50: 665–71.

Solms M, Turnbull O (2002). The Brain and the Inner World. New York: Other Press. Dt.: (2004) Das Gehirn und die innere Welt. Neurowissenschaft und Psychoanalyse. Düsseldorf, Zürich: Walter.

Soloff PH (1998). Treatment of personality disorders: symptom-specific treatments for cognitive-perceptual, affective, and impulse-behavioral dysregulation. Bull Menninger Clin; 62: 195–214.

Soloff PH, Meltzer CC, Greer PJ, Constantine D, Kelly TM (2000). A fenfluramine-activated FDG-PET study of borderline personality disorder. Biol Psychiatry; 47: 540–7.

Solomon J, George C (1999). Attachment Disorganization. New York: The Guilford Press.

Solomon RS, Solomon V (1998). Differential diagnosis of multiple personality. Psychol Rep; 51: 1187–94.

Sorensen SB, Stein JA, Siegel JM, Golding JM, Burnam MA (1987). Prevalence of adult sexual assault: the Los Angeles epidemiologic catchment area study. Am J Epidemiol; 126: 1141–64.

Southwick SM, Yehuda R, Giller EL (1993). Personality disorders in treatment-seeking combat veterans with posttraumatic stress disorder. Am J Psychiatry; 150: 1020–3.

Southwick SM, Yehuda R, Morgan CA (1995). Clinical studies of neurotransmitter alterations in posttraumatic stress disorder. In: Friedman MJ, Charney DS, Deutch AY (eds). Neurobiological and Clinical Consequences of Stress: From Normal Adaptation to Post-traumatic Stress Disorder. Philadelphia: Lippincott-Raven; 335–49.

Spearings J (2004). Presentation at the EMDR Human Assistance Program (HAP). Training in Trenchin, Slovakia.

Spence DP (1982). Narrative Truth and Historical Truth: Meaning and Interpretation in Psychoanalysis. New York: Norton.

Spiegel D (1986). Dissociative damage. Am J Clin Hypn; 29: 123–31.

Spiegel D (1988). Dissociation and hypnosis in posttraumatic stress disorders. J Trauma Stress; 1: 17–33.

Spiegel D (1990). New uses of hypnosis in the treatment of posttraumatic stress disorder. J Clin Psychiatry; 51 (Suppl), 39–43.

Spiegel D (1993). Dissociative Disorders: A Clinical Review. Lutherville MD: Sidran Press.

Spinetta JJ (1978). Parental personality in child abuse. J Consult Clin Psychol; 46: 1409–14.

Spitz RA (1965/1992). Vom Säugling zum Kleinkind. Naturgeschichte der Mutter-Kind-Beziehungen im ersten Lebensjahr. Stuttgart: Klett-Cotta.

Sroufe LA (1996). Emotional Development. The Organization of Emotional Life in the Early Years. New York: Cambridge University Press.

Sroufe LA, Carlson E, Shulman S (1993). Individuals in relationship: Development from infancy through adolescence. In: Funder DC, Parke R, Tomlinson-Keesey C, Widaman K (eds). Studying Lives Through Time: Approaches to Personality and Development. Washington DC: American Psychological Association; 315–42.

Stachowiak H (1973). Allgemeine Modelltheorie. Wien: Springer.

Stalker CA, Fry R (1999). A comparison of short-term group and individual therapy for sexually abused women. J Can Psychiatry; 44: 168–74.

Stange R (1996). Aggressive Anteile der Übertragung des Analytikers als konstitutive Elemente des analytischen Prozesses. In: Bell K, Höhfeld K (Hrsg). Aggression und seelische Krankheit. Gießen: Psychosozial-Verlag.

Stangl W (1997). Grundbegriffe zu Theorie und Theoriekonstruktion. http://paedpsych.jk.uni-linz.ac.at/INTERNET/ARBEITSBLAETTERORD/ERZIEHUNGSWISSENSCHAFT/Theoriekonstruktion.html (Zugriffsdatum: 27. Februar 2006).

Stavemann HH (1999). Emotionale Turbulenzen. Kognitive Verhaltenstherapie von Angst, Aggression, Depression und Verzweiflung. 2. Aufl. Weinheim: Beltz PVU.

Steele BF (1980). Psychodynamic factors in child abuse. In: Kempe C, Kempe R (eds). The Battered Child. Chicago: University of Chicago Press.

Steele BF (1994). Psychoanalysis and the maltreatment of children. J Am Psychoanal Assoc; 42: 1001–25.

Steele K, van der Hart O (2004). The hypnotherapeutic relationship with traumatized patients: Pierre Janet's contributions to current treatment. In: Steele K, van der Hart (eds). Janetian Studies, Vol 1. http://pierre-janet.com/JanetianStudiesBody.htm (Zugriffsdatum 26. Februar 2006).

Steele H, Steele M, Fonagy P (1996). Associations among attachment classifications of mothers, fathers and their infants: Evidence for a relationship-specific perspective. Child Dev; 67: 541–55.

Steele K, van der Hart O, Nijenhuis E (2001). Dependency in the treatment of complex posttraumatic stress disorder and dissociative disorders. J Trauma Dissociation; 2: 79–116.

Steele K, van der Hart O, Nijenhuis E (2005). Phase-oriented treatment of structural dissociation in complex traumatization: overcoming trauma-related phobias. J Trauma Dissociation; 6: 11–53.

Stein MB, Walker JR, Anderson G, Hazen AL, Ross CA, Eldridge G, Forde DR (1996). Childhood physical and sexual abuse in patients with anxiety disorders and in a community sample. Am J Psychiatry; 153: 275–7.

Stein MB, Koverola C, Hanna C, Torchia MG, McClarty B (1997a). Hippocampal volume in women victimized by childhood sexual abuse. Psychol Med; 27: 951–9.

Stein MB, Walker JR, Hazen AL, Forde DR (1997b). Full and partial post-traumatic stress disorder: findings from a community survey. Am J Psychiatry; 154: 1114–9.

Steinberg M (1994). Interviewer's guide to the Structured Clinical Interview for DSM-IV Dissociative Disorders – Revised (SCID-D-R). Washington DC: American Psychiatric Press.

Steinberg M (1995). Handbook for the Assessment of Dissociation: A Clinical Guide. Washington DC: American Psychiatric Press.

Steinberg M (1996). The Psychological Assessment of Dissociation. In: Michelson LK, Ray WJ (eds). Handbook of Dissociation. Theoretical, Empirical and Clinical Perspectives. New York: Plenum Press: 251–67.

Steiner J (1987). The interplay between pathological organizations and the paranoid-schizoid and depressive position. Int J Psychoanal; 68: 69–80.

Steiner J (1990). Pathological organizations as obstacles to mourning: the role of pathological guilt. Int J Psychoanal; 71: 87–94.

Steiner J (1998). Orte des seelischen Rückzugs. Pathologische Organisationen bei psychotischen, neurotischen und Borderline-Patienten. Stuttgart: Klett-Cotta.

Stern DN (1985). The Interpersonal World of the Infant. New York: Basic Books. Dt.: (1992) Die Lebenserfahrung des Säuglings. Stuttgart: Klett-Cotta.

Stern MM (1988). Repetition and Trauma: Toward a Teleonomic Theory of Psychoanalysis. Hillsdale NJ: The Analytic Press.

Stern DN (1992). Die Lebenserfahrungen des Säuglings. Stuttgart: Klett-Cotta.

Stern DN (2000). Mutter und Kind, die erste Beziehung. Stuttgart: Klett-Cotta.

Stevenson J, Meares R, Comerford A (2003). Diminished impulsivity in older patients with borderline personality disorder. Am J Psychiatry; 160: 165–6.

Stickgold R, Hobson JA, Fosse R, Fosse M (2001). Sleep, learning, and dreams: off-line memory reprocessing. Science; 294: 1052–7.

Stoller RJ (1979). Perversion: Die erotische Form von Haß. Reinbek: Rowohlt.

Stolorow RD (1975/1978). Die narzißtische Funktion des Masochismus (und Sadismus). In: Grunert H (Hrsg). Leiden am Selbst. München: Kindler TB.

Stolorow RD (1981). Die narzisstische Funktion des Masochismus (und Sadismus). In: Grunert H (Hrsg). Leiden am Selbst. Zum Phänomen des Masochismus. München: Kindler.

Stolorow RD, Brandchaft B, Atwood G (1987). Psychoanalytic Treatment: an Intersubjective Approach. Hillsdale NJ: The Analytic Press. Dt.: (1996) Psychoanalytische Behandlung. Ein intersubjektiver Ansatz. Frankfurt a. M.: S. Fischer.

Stone M (1993). Abnormalities of Personality. New York: Norton.

Storch M (2003). Das Geheimnis kluger Entscheidungen. Von somatischen Markern, Bauchgefühl und Überzeugungskraft. Zürich: Pendo.

Straus MA, Sugarman DB, Giles-Sims J (1997). Spanking by parents and subsequent antisocial behavior of cildren. Arch Pediatr Adolesc Med; 151: 761–7.

Strauß B (2001). Sexualität und Persönlichkeitsentwicklung. PTT – Persönlichkeitsstörungen, Theorie und Therapie; 5: 53–62.

Streeck U (1998). Persönlichkeitsstörungen und Interaktion. Zur stationären Psychotherapie von Patienten mit schweren Persönlichkeitsstörungen. Psychotherapeut; 3: 157–63.

Streeck U (Hrsg) (2000). Erinnern, Agieren und Inszenieren. Enactments und szenische Darstellungen im therapeutischen Prozess. Göttingen: Vandenhoeck & Ruprecht.

Streeck U (2002a). Gestörte Verhältnisse – zur psychoanalytisch-interaktionellen Gruppentherapie von Patienten mit schweren Persönlichkeitsstörungen. PTT – Persönlichkeitsstörungen, Theorie und Therapie; 6: 109–25.

Streeck U (2002b). Über nicht-sprachliche Kommunikation in therapeutischen Dialogen. Psyche – Z Psychoanal; 56: 247–74.

Streeck-Fischer A (2005). Traumaexposition bei Jugendlichen? Ein Fallbeispiel. PTT – Persönlichkeitsstörungen, Theorie und Therapie; 9: 22–9.

Strupp HH, Binder JL (1991). Kurzzeittherapie. Stuttgart: Klett-Cotta.

Stuss DT, Alexander MP (2000). Executive functions and the frontal lobes: a conceptual review. Psychol Res; 63: 289–98.

Stuss DT, Knight RT (2002). Principles of frontal lobe function. Oxford: Oxford University Press.

Sugarman A (1994). Victims of abuse. The Emotional Impact of Child and Adult Trauma. Madison: Int. Univ. Press.

Sullivan HS (1953). The Interpersonal Theory of Psychiatry. New York. Norton & Company. Dt.: (1980) Die interpersonale Theorie der Psychiatrie. Frankfurt a. M.: S. Fischer.

Swirsky D, Mitchell V (1996). The binge-purge cycle as a means of dissociation: Somatic trauma and somatic defense in sexual abuse and bulimia. Dissociation; 9: 18–27.

Target M, Fonagy P (1996). Playing with reality II: The development of psychic reality from a theoretical perspective. Int J Psychoanal; 77: 459–79.

Taylor PJ (1986). Psychiatric disorder in London's life sentenced prisoners. Br J Criminol; 26: 63–78.

Terr L (1988). What happens to early memories of trauma: a study of twenty children under age five at the time of documented traumatic events. J.Am Acad Child Adolesc Psychiat; 27: 96–104.

Terr L (1991). Childhood traumas: an outline and overview. Am J Psychiatry; 148: 10–20.

Thomasius R (1998). Persönlichkeitsstörungen bei Konsumenten illegaler Drogen. PTT –Persönlichkeitsstörungen, Theorie und Therapie; 3: 142–50.

Timms RJ, Conners P (1992). Adult promiscuity following child abuse: an introduction. Psychother Patient; 8: 19–27.

Titze M (1997). EMDR-unterstützte Thematisierung bei psychodynamisch fundierten Fokaltherapien. In: Eschenröder CT (Hrsg). EMDR. Eine neue Methode zur Verarbeitung traumatischer Erinnerungen. Tübingen: dgvt; 180–8.

Torem MS (1989). Recognition and management of dissociative regressions. Hypn; 16: 197–213.

Torgersen S, Lygren S, Oien PA, Skre I, Onstad S, Edvardsen J, Tambs K, Kringlen E (2000). A twin study of personality disorders. Compr Psychiatry; 41: 416–25.

Toro PA (1982). Developmental effects of child abuse: a review. Child Abuse Negl; 6: 423–31.

Trautmann-Sponsel RD, Zaudig M (1997). Diagnostik, Differentialdiagnostik und Komorbidität der Persönlichkeitsstörungen nach ICD-10 und DSM-IV. PTT – Persönlichkeitsstörungen, Theorie und Therapie; 2: 51–62.

Trepper TS, Barrett MJ (1992). Inzest und Therapie. Ein (system)therapeutisches Handbuch. Dortmund: modernes lernen.

Tress W (Hrsg) (1993). SASB – Die Strukturale Analyse Sozialen Verhaltens. Heidelberg: Asanger.

Tress W, Henry WP, Junkert-Tress B, Hildenbrand G, Hartkamp N, Scheibe G (1996). Das Modell des zyklisch maladaptiven Beziehungsmusters und der Strukturalen Analyse Sozialen Verhaltens (CMP/SASB). Psychother; 41: 215–24.

Tress W, Wöller W, Hartkamp N, Langenbach M, Ott J (Hrsg) (2001). Persönlichkeitsstörungen. Leitlinie der AWMF und Quellentext. Stuttgart, New York: Schattauer.

Trevarthen C (1993). The self born in intersubjectivity: The psychology of an infant communicating. In: Neisser U (ed). The Perceived Self: Ecological and Interpersonal Sources of Self-knowledge. New York: Cambridge University Press; 121–73.

Trevarthen C (2001). Intrinsic motives for companionship in understanding: their origin, development, and significance for infant mental health. Infant Ment Health J; 22: 95–131.

Tronick EZ, Weinberg MK (1997). Depressed mothers and infants: failure to form dyadic states of consciousness. In: Murray L, Cooper PJ (eds). Postpartum Depression in Child Development. New York: The Guilford Press; 54–81.

Tsai M, Feldman-Summers S, Edgar M (1979). Childhood molestation: variables related to differential impacts on psychosexual functioning in adult wornen. J Abnorm Psychol; 88: 407–17.

Tschuschke V, Weber R (2002). Persönlichkeitsstörungen und Perspektiven gruppentherapeutischer Behandlungen – ein aktueller Überblick. PTT – Persönlichkeitsstörungen, Theorie und Therapie; 6: 80–93.

Turk C (1990). An inquiry into the limits of the psychoanalytic method. In: Giovacchini P (ed). Tactics and Techniques in Psychoanalytic Therapy. Vol I. New York: Science House; 160–76.

Valenstein AF (1993). Über die Verhaftung an schmerzliche Empfindungen und die negative therapeutische Reaktion. Forum Psychoanal; 9: 161–80.

Van der Hart O (1986). The reconstruction of traumatic memories. Am J Clin Hypn; 29: 73–4.

Van der Hart O (2006a). Phasen-orientierte Behandlung komplexer Traumastörungen: Inspiration durch die Theorie der Strukturellen Dissoziation und Janets Aktionspsychologie. Vortrag am Psychotraumatology Institute Europe (PIE); 21–22 January, Hilden.

Van der Hart O (2006b). Structural Dissociation of the Personality. Workshop at the Psychotraumatology Institute Europe (PIE); 21–22 January, Hilden.

Van der Hart O, Steele K, Boon, S, Brown P (1993). The treatment of traumatic memories: synthesis, realization, and integration. Dissociation; 6: 162–80.

Van der Hart O, Steele K, Boon S, Brown P (1995). Die Behandlung traumatischer Erinnerungen: Synthese, Bewusstwerden und Integration. Hypnose Kognition; 12: 34–67.

Van der Hart O, van der Kolk BA, Boon S (1998). Treatment of dissociative disorders. In: Bremner JD, Marmar CR (eds). Trauma, Memory, and Dissociation. Washington DC: American Psychiatric Press; 253–83.

Van der Hart O, Nijenhuis E, Steele K, Brown D (2004). Trauma-related dissociation: conceptual clarity lost and found. Austr New Zealand J Psychiatry; 38: 906–14.

Van der Hart O, Nijenhuis E, Steele K (2006a). The Haunted Self: Structural Dissociation and the Treatment of Chronic Traumatization. New York: Norton.

Van der Hart, Steele K, Nijenhuis E, Mattheß H (im Druck Mai 2006b). Phasenorientierte Behandlung komplexer dissoziativer Störungen auf der Grundlage der Theorie der strukturellen Dissoziation der Persönlichkeit: Phase 2 – Die Behandlung traumatischer Erinnerungen. In: Maercker A, Rosner R (Hrsg). Psychotherapie der posttraumatischen Belastungsstörungen. Stuttgart, New York: Thieme.

Van der Kolk BA (1987). The separation cry and the trauma response: Deveopmental issues in the psychobiology of attachment and separation. In: Van der Kolk BA (ed). Psychological Trauma. Washington DC: American Psychiatric Press.

Van der Kolk BA (1989). The compulsion to repeat the trauma. Re-enactment, revictimiziation, and masochism. Psychiatr Clin North Am; 12: 389–411.

Van der Kolk BA (1994). The body keeps the score: memory and the evolving psychobiology of posttraumatic stress. Harvard Rev Psychiatry; 1: 253–65.

Van der Kolk BA (1996). Trauma and memory. In: Van der Kolk BA, Mc Farlane AC, Weisaeth L (eds). Traumatic Stress: The Effects of Overwhelming Experience on Mind, Body, and Society. New York, London: The Guilford Press; 279–302.

Van der Kolk BA (2004). Treatment outcome research with EMDR. Presentation at the EMDRIA International Conference; 9–12 September, Montreal, Canada.

Van der Kolk BA, Fisler RE (1994). Childhood abuse and neglect and loss of self-regulation. Bull Menn Clin; 58: 145–68.

Van der Kolk BA, Blitz R, Burr WA, Hartmann E (1984). Nightmares and trauma: life-long and traumatic nightmares in veterans. Am J Psychiatry; 141: 187–90.

Van der Kolk BA, Greenberg MS, Boyd H, Krystal JH (1985). Inescapable shock, neurotransmitters and addiction to trauma: towards a psychobiology of post traumatic stress. Biol Psychiatry; 20: 314–25.

Van der Kolk BA, McFarlane A, Weisaeth L (1996a). Traumatic stress: The effects of overwhelming experience on mind, body, and society. New York: The Guilford Press.

Van der Kolk BA, Pelcovitz D, Roth S, Mandel ES, McFarlane A, Herman JL (1996b). Dissociation, somatization, and affect dysregulation: the complexity of adaptation to trauma. Am J Psychiatry; 153: 83–93.

Van der Kolk BA, van der Hart O, Marmar CR (1996c). Dissociation and information processing in posttraumatic stress disorder. In: Van der Kolk BA, McFarlane A, Weisaeth L (eds). Traumatic Stress: The Effects of Overwhelming Experience on Mind, Body, and Society. New York: The Guilford Press; 303–27.

Van Etten ML, Taylor S (1998). Comparative efficacy of treatments for posttraumatic stress disorder: a meta-analysis. Clin Psychol Psychother; 5: 126–44.

Van Ijzendoorn MH, Schuengel C, Bakermans-Kranenburg MJ (1999). Disorganized attachment in early childhood: meta-analysis of precursors, concomitants, and sequelae. Dev Psychopathol; 11: 225–49.

Varvin S (2001). Extreme Traumatisierung und Psychotherapie. Psyche – Z Psychoanal; 54: 860–94.

Vizard E, Monck E, Misch P (1995). Child and adolescent sex abuse perpetrators: a review of the research literature. J Child Psychol Psychiatry; 36: 731–56.

Vogeley K, Bussfeld P, Newen A, Herrmann S, Happe F, Falkai P, Maier W, Shah N, Fink GR, Zilles K (2001). Mind reading: Neural mechanisms of theory of mind and self-perspective. Neuroimage; 14: 170–81.

Vogelmann-Sine S (1998). Heilung von verborgenem Schmerz. Wie die Nachwirkungen von Missbrauch und Vernachlässigung in der Kindheit aufgelöst werden können. In: Manfield P (Hrsg). Innovative EMDR-Ansätze. Die Anwendungsfelder von EMDR. Paderborn: Junfermann.

Volkan VD (1976). Primitive Internalized Object Relations: A Clinical Study of Schizophrenic, Borderline and Narcissistic Patients. New York: Int. Univ. Press. Dt.: (1987) Psychoanalyse der frühen Objektbeziehungen. Stuttgart: Klett-Cotta.

Waldinger RJ, Gunderson JG (1984). Completed psychotherapy with borderline patients. Am J Psychother; 38: 190–202.

Walker LE (1984). The Battered Woman Syndrome. New York: Springer.

Waller G (1992). Sexual abuse and the severity of bulimic symptomatology. Br J Psychiatry; 161: 90–3.

Waller G (1994). Childhood sexual abuse and borderline personality disorder in the eating disorders. Child Abuse Negl; 18: 97–101.

Waller NG, Putnam FW, Carlson EB (1996). Types of dissociation and dissociation types: a taxonomic analysis of dissociative experiences. Psychol Methods; 1: 300–20.

Wallerstein RS (1989). The Psychotherapy Research Project of the Menninger Foundation: an overview. J Consult Clin Psychol; 57: 195–205.

Waltz J, Trautmann-Sponsel RD (1999). Verhaltenstherapie bei Borderline-Persönlichkeitsstörungen. PTT – Persönlichkeitsstörungen, Theorie und Therapie; 2: 79–89.

Watkins J (1949). Hypnotherapy of War Neurosis. New York: Ronald Press.

Watkins J (1971). The affect bridge: a hypnoanalytic technique. Int J Clin Exp Hypn; 19: 21–7.

Watkins HH (1993). Overview of ego state therapy. Am J Clin Hypn; 35: 232–40.

Watkins J, Watkins HH (1997). The Nature and Functioning of Ego States. New York: Norton.

Watkins J, Watkins HH (2003). Ego-States – Theorie und Therapie. Ein Handbuch. Heidelberg: Carl-Auer-Systeme Verlag.

Weinberg K (1955). Incest Behavior. New York: Citadel Press.

Weiß H (2000). Borderline-Position und pathologische Persönlichkeitsorganisation – der kleinianische Ansatz in Großbritannien. In: Kernberg OF, Dulz B, Sachsse U (Hrsg). Handbuch der Borderline-Störungen. Stuttgart, New York: Schattauer.

Weiss RS (1991). The attachment bond in childhood and adulthood. In: Parkes CM, Stevenson-Hinde J, Marris P (eds). Attachment Across the Life Cycle. New York, Tavistock: Routledge; 66–76.

Weiss D, Marrnar CR (1997). The Impact of Event Scale-Revised. In: Wilson JP, Keane TM (eds). Assessing Psychologieal Trauma and PTSD. New York: The Guilford Press; 399–411.

Weltgesundheitsorganisation (2000). Internationale Klassifikation psychischer Störungen (ICD-10). Kapitel V (F). Dilling H, Mombour W, Schmidt MH (Hrsg). 4. Aufl. Bern, Göttingen: Huber.

Wessa M, Flor H (2002). Posttraumatische Belastungsstörung und Traumagedächtnis – eine psychobiologische Perspektive. Z Psychosom Med Psychother; 48: 28–37.

West M, Rose MS (1995). Interpersonal disorder in schizoid and avoidant personality disorders: an attachment perspective. Can J Psychiatry; 40: 411–4.

West M, Sheldon AER (1988). Classification of pathological attachment patterns in adults. J Personal Disord; 2: 153–9.

Westen D, Shedler J (2000). A prototype matching approach to diagnosing personality disorders. J Personal Disord; 14: 109–26.

Westen D, Ludolph P, Misle B, Ruffins S, Block J (1990). Physical and sexual abuse in adolescent girls with borderline personality disorder. Am J Orthopsychiatry; 60: 55–66.

Wetzels P (1997). Zur Epidemiologie physischer und sexueller Gewalterfahrungen in der Kindheit. Ergebnisse einer repräsentativen retrospektiven Prävalenzstudie für die BRD. Forschungsbericht Nr. 59. Hannover: Kriminologisches Forschungsinstitut Niedersachsen.

Widiger TA, Rogers JH (1989). Prevalence and comorbidity of personality disorders. Psychiatr Annals; 19: 132–6.

Widiger TA, Trull TJ (1993). Borderline and Narcissistic Personality Disorders. In: Sutker PB, Adams HE (eds). Comprehensive Handbook of Psychopathology. 2ed New York, London: Plenum Press.

Widiger TA, Trull TJ, Clarkin JF, Sanderson C, Costa PT jr (1994). A description of the DSM-III-R and DSM-IV personality disorders with the five-factor model of personality. In: Costa PT, Widiger T (eds). Personality Disorders and the Five-factor Model of Personality. Washington DC: American Psychological Association; 41–56.

Widom CS (1987). The cycle of violence. Science; 244: 160–5.

Widom CS (1999). Posttraumatic stress disorder in abused and neglected children grown up. Am J Psychiatry; 156: 1223–9.

Wilhelm-Größling C, Bohne M, Eschenröder C (Hrsg) (2006). Integration der Energetischen Psychotherapie. Tübingen: dgvt.

Wilson P (1999). Wege zur Ruhe. 100 Tricks und Techniken zur schnellen Entspannung. Reinbek bei Hamburg: Rowohlt Taschenbuch.

Wilson JP, Lindy JD (eds) (1994). Countertransference in the Treatment of PTSD. New York: The Guilford Press.

Wilson SA, Becker LA, Tinker RH (1995). Eye movement desensitization and reprocessing (EMDR) treatment for psychologically traumatized individuals. J Consult Clin Psychol; 63: 928–37.

Wilson SA, Becker LA, Tinker RH (1997). Fifteen-month follow-up of eye movement desensitization and reprocessing (EMDR) treatment for posttraumatic stress disorder and psychological trauma. J Consult Clin Psychol; 65: 1047–56.

Winnicott DW (1949). Hate in the Counter-Transference. Int J Psychoanal; 30: 69–73.

Winnicott DW (1953). Transitional objects and transitional phenomena: a study of the first not-me possession. Int J Psychoanal; 34: 89–97. Dt.: (1983) Übergangsobjekte und Übergangsphänomene. In: Von der Kinderheilkunde zur Psychoanalyse. Frankfurt a. M.: S. Fischer; 300–19.

Winnicott DW (1954/1975). Metapsychological and clinical aspects of regression within the psychoanalytical set-up. In: Through Paediatrics to Psycho-Analysis. New York: Basic Books; 278–94.

Winnicott DW (1956). Primary maternal preoccupation. In: Through Paediatrics to Psycho-analysis. London: Tavistock.

Winnicott DW (1958). The capacity to be alone. Int J Psychoanal; 39: 416–20.

Winnicott DW (1960). Ego distortion in terms of true and false self. In: The Maturational Processes and the Facilitating Environment. New York: Int. Univ. Press; 37–55.

Winnicott DW (1967). Mirror-role of the mother and family in child development. In: Lomas P (ed). The Predicament of the Family: A Psycho-Analytical Symposium. London: Hogarth; 26–33.

Winnicott DW (1968). Playing: a theoretical statement. In: Playing and Reality. London: Tavistock; 38–52.

Winnicott DW (1969). The use of an object an relating through identifications. Int J Psychoanal; 53: 711–6.

Winnicott DW (1971a). The place where we live. In: Playing and Reality. New York: Basic Books; 104–10.

Winnicott DW (1971b). Dreaming, fantasying, and living. In: Playing and Reality. New York: Basic Books; 26–37.

Winnicott DW (1974a). Fear of breakdown. Int J Psychoanal; 61: 351–7.

Winnicott DW (1974b). Reifungsprozesse und fördernde Umwelt. München: Kindler.

Winnicott DW (1984). Die Entwicklung der Fähigkeit zur Besorgnis. In: Winnicott DW (Hrsg). Reifungsprozesse und fördernde Umwelt. Frankfurt a. M.: Fischer Taschenbuch Verlag; 93–105.

Winston A, Laikin M, Pollack J, Samstag LW, McCullough L, Muran JC (1994). Short-term psychotherapy of personality disorders. Am J Psychiatry; 151: 190–4.

Wissenschaftlicher Beirat Psychotherapie (2005). Stellungnahme zur Psychodynamischen Psychotherapie vom 11. November 2004. Dtsch Ärztebl; 1/2: A73–4.

Wittchen HU, Schramm E, Zaudig M, Unland H (1993). SKID-II. Strukturiertes Klinisches Interview für DSM-III-R, Achse II. Göttingen: Beltz-Test.

Wittling W, Schweiger E (1993). Neuroendocrine brain asymmetry and physical complaints. Neuropsychologia; 31; 591–608.

Wolf DP (1990). Being of several minds: Voices and versions of the self in early childhood. In: Cicchetti D, Beeghly M (eds). The Self in Transition: Infancy to Childhood. Chicago IL: Chicago University Press; 183–212.

Wolff PH (1987). The Development of Behavioral States and the Expression of Emotions in Early Childhood. Chicago: University of Chicago Press.

Wolff J, Schnurr P, Brown P, Furey J (1994). PTSD and war-zone exposure as correlates of perceived health in female Vietnam veterans. J Consult Clin Psychol; 62: 1235–40.

Wöller W (1994). Neuere Auffassungen zur Funktion masochistischer Phänomene. Forum Psychoanal; 10: 162–74.

Wöller W (1997). Die Bindung des Missbrauchsopfers an den Missbraucher. Psychotherapeut; 43: 117–20.

Wöller W (2003). EMDR in der Psychotherapie von Persönlichkeitsstörungen. Z Psychotraumatol Psychol Med; 1: 73–8.

Wöller W (2005). Traumawiederholung und Reviktimisierung nach körperlicher und sexueller Traumatisierung. Fortschr Neurol Psychiatry; 73: 83–90.

Wöller W (2006). Störungen der Emotionsregulierung bei komplexen Traumafolgestörungen. Psychotherapeutische Interventionen. Nervenarzt; 77: 327–32.

Wöller W, Kruse J (1998). Die Reviktimisierungstendenz bei Opfern körperlichen und sexuellen Mißbrauchs – Konvergenz von Trauma-Theorie, Bindungstheorie und Objektbeziehungspsychologie. In: Schlösser AM, Höhfeld K (Hrsg). Trauma und Konflikt. Gießen: Psychosozial-Verlag.

Wöller W, Kruse J (2001). Deutende Interventionstechniken bei schweren Persönlichkeitsstörungen. Psychotherapeut; 46: 326–31.

Wöller W, Kruse J (2003). Persönlichkeitsstörungen und die Psychopathologie in der Folge von Traumen. Überlegungen zur diagnostischen Klassifikation. Nervenarzt; 74: 972–6.

Wöller W, Kruse J (2005a). Die Abwehr wird gelockert. Abwehranalyse bei Konfliktpathologien. In: Wöller W, Kruse J (Hrsg). Tiefenpsychologisch fundierte Psychotherapie. 2. Aufl. Stuttgart, New York: Schattauer; 163–70.

Wöller W, Kruse J (2005b). »Es hat alles keinen Sinn mehr«. Depressive und suizidale Patienten. In: Wöller W, Kruse J (Hrsg). Tiefenpsychologisch fundierte Psychotherapie. Basisbuch und Praxisanleitung. 2. Aufl. Stuttgart, New York: Schattauer; 305–14.

Wöller W, Kruse J (2005c). »Ich fühle mich wie gelähmt in der Sitzung.« Wahrnehmung und Nutzung der Gegenübertragung. In: Wöller W, Kruse J (Hrsg). Tiefenpsychologisch fundierte Psychotherapie. 2. Aufl. Stuttgart, New York: Schattauer; 204–20.

Wöller W, Kruse J (Hrsg) (2005d). Tiefenpsychologisch fundierte Psychotherapie. 2. Aufl. Stuttgart, New York: Schattauer; 185–90.

Wöller W, Kruse J (2005e). Übertragungsanalyse im Hier und Jetzt. In: Wöller W, Kruse J (Hrsg). Tiefenpsychologisch fundierte Psychotherapie. 2. Aufl. Stuttgart, New York: Schattauer; 191–203.

Wöller W, Kruse J (2005f). Übertragungsphänomene erkennen. In: Wöller W, Kruse J (Hrsg). Tiefenpsychologisch fundierte Psychotherapie. 2. Aufl. Stuttgart, New York: Schattauer; 185–90.

Wöller W, Tress W (2005). Die psychotherapeutische Behandlung von Persönlichkeitsstörungen. Z Psychosom Med Psychother; 51: 110–27.

Wöller W, Mans EJ, Kruse J (1993). Besondere Probleme und Anwendungen der Inhaltsanalyse. In: Tress W (Hrsg). SASB – Die Strukturale Analyse Sozialen Verhaltens. Heidelberg: Asanger.

Wöller W, Kruse J, Alberti L (1996). Was ist supportive Psychotherapie? Nervenarzt; 67: 249–52.

Wöller W, Hartkamp N, Langenbach M, Ott J, Tress W (2001a). Paranoide Persönlichkeitsstörung. In: Tress W, Wöller W, Hartkamp N, Langenbach M, Ott J (Hrsg). Persönlichkeitsstörungen. Leitlinie der AWMF und Quellentext. Stuttgart, New York: Schattauer; 71–82.

Wöller W, Langenbach M, Ott J, Hartkamp N, Tress W (2001b). Schizoide Persönlichkeitsstörung. In: Tress W, Wöller W, Hartkamp N, Langenbach M, Ott J (Hrsg). Persönlichkeitsstörungen. Leitlinie der AWMF und Quellentext. Stuttgart, New York: Schattauer; 83–91.

Wöller W, Langenbach M, Ott J, Hartkamp N, Tress W (2001c). Therapie von Persönlichkeitsstörungen. In: Tress W, Wöller W, Hartkamp N, Langenbach M, Ott J (Hrsg). Persönlichkeitsstörungen. Leitlinie und Quellentext. Stuttgart, New York: Schattauer; 47–68.

Wöller W, Gast U, Reddemann L, Siol T, Liebermann P (2004). Akute und komplexe Traumafolgestörungen. In: Flatten G, Gast U, Hofmann A, Liebermann P, Reddemann, L, Siol T, Wöller W, Petzold E (Hrsg). Posttraumatische Belastungsstörung. Leitlinie der AWMF und Quellentext. 2. Aufl. Stuttgart, New York: Schattauer; 29–50.

Wonderlich SA, Brewerton TD, Jocic J, Dansky BS, Abbott DW (1997). Relationship of childhood sexual abuse and enating disorders. J Am Acad Child Adolesc Psychiatry; 36: 1107–15.

Worm G (1998). Berührung als Abstinenzverletzung – Berührung als Heilungsvorgang. In: Richter-Appelt H (Hrsg). Trauma, Verführung, Missbrauch. Gießen: Psychosozial-Verlag.

Wurmser L (1986). Verleugnung, Impulshandlung und Identitätskonflikt. Z Psychoanal Theorie Prax; 1: 95–112.

Wurmser L (1987). Flucht vor dem Gewissen. Analyse von Über-Ich und Abwehr bei schweren Neurosen. Berlin, Heidelberg, New York: Springer.

Wurmser L (1993a). Die Maske der Scham. Berlin, Heidelberg, New York: Springer.

Wurmser L (1993b). Die zerbrochene Wirklichkeit. Psychoanalyse als das Studium von Konflikt und Komplementarität. 2. Aufl. Berlin, Heidelberg, New York: Springer.

Wurmser L (1998). Das Rätsel des Masochismus. Berlin, Heidelberg, New York: Springer.

Wurmser L (2000). Psychoanalytische Behandlung – Trauma, Konflikt und »Teufelskreis«. In: Egle UT, Hoffmann SO, Joraschky P (Hrsg). Sexueller Missbrauch, Misshandlung, Vernachlässigung. 3. Aufl. Stuttgart, New York: Schattauer; 517–29.

Wurmser L (2001). Sheldon Bach: The Language of Perversion and the Language of Love. Northvale (Jason Aronson). Buchbesprechung. Psyche – Z Psychoanal; 55: 73–5.

Wyatt GE, Lyons-Rowe S (1990). Afro-American women's sexual satisfaction as a dimension of their sex roles. Sex Roles; 22: 509–24.

Wyatt GE, Guthrie D, Notgrass CM (1992). Differential effects of womens' child sexual abuse and sexual revictimization. J Consult Clin Psychol; 60: 167–73.

Yehuda R, Southwick SM, Perry BD, Giller E L (1994). Peripheral catecholamine alterations in borderline personality disorder. In: Silk R (ed). Biological and Neurobehavioral Studies of Borderline Personality Disorder. Washington DC: American Psychiatric Press; 63–90.

Yen S, Shea MT, Battle CL, Johnson DM, Zlotnick C, Dolan-Sewell R, Skodol AE, Grilo M, Gunderson JG, Sanislow CA, Zanarini MC, Bender DS, Rettew JB, McGlashan TH (2003). Traumatic exposure and posttraumatic stress disorder in borderline, schizotypal, avoidant, and obsessive-compulsive personality disorders: findings from the collaborative longitudinal personality disorders study. J Nerv Ment Dis; 190: 510–8.

Yeomans F, Selzer M, Clarkin J (1992). Treating the Borderline Patient: A Contract-Based Approach. New York: Basic Books.

Young JE (1990). Cognitive Therapy for Personality Disorders. Sarasota FL: Professional Resources Press.

Young GH, Gerson SG (1991). New perspectives on masochism and spouse abuse. Psychotherapy; 28: 30–8.

Young, JE, Klosko JS, Weishaar M (2003). Schema Therapy. A Practitioners Guide. New York: The Guilford Press.

Young JE, Klosko JS, Weishaar ME (2005). Schematherapie. Ein praxisorientiertes Handbuch. Paderborn: Junfermann.

Zanarini MC, Frankenburg ER (1997). Pathways to the development of borderline personality disorder. J Personal Disord; 11: 93–104.

Zanarini MC, Gunderson JG, Marino FM, Schwartz EO, Frankenburg FR (1989). Childhood experience of borderline patients. Compr Psychiatry; 30: 18–25.

Zanarini MC, Young L, Frankenburg FR, Hennen J, Reich DB, Marino MF, Vujanovic AA (2002). Severity of reported childhood sexual abuse and its relationship to severity of borderline psychopathology and psychosocial impairment among borderline patients. J Nerv Ment Dis; 190: 381–7.

Zanarini MC, Frankenburg FR, Hennen J, Silk KR (2003). The longitudinal course of borderline psychopathology: 6-year prospective follow-up of the phenomenology of borderline personality disorder. Am J Psychiatry; 160: 274–83.

Zerbe KJ (1993). The Body Betrayed: Women, Eating Disorders, and Treatment. Washington DC: American Psychiatric Press.

Zerbe KJ (1999). Women's Mental Health in Primary Care. Philadelphia: Saunders.

Zetzel ER (1968). The so-called good hysteric. Int J Psychoanal; 49: 256–60.

Zhang LX, Xing GQ, Levine S, Post RM, Smith MA (1997). Maternal deprivation induces neuronal death. Soc Neurosci Abstr; 23: 1113.

Zlotnick C (1999). Antisocial personality disorder, affect dysregulation and childbood abuse among incarcerated women. J Personal Disord; 13: 90–5.

Sachverzeichnis

B

E

K

R

T

U

Z